Deutsche Gesellschaft für Chirurgie

Kongressband 2003

Präsident: N. Haas

Redigiert von H. Bauer

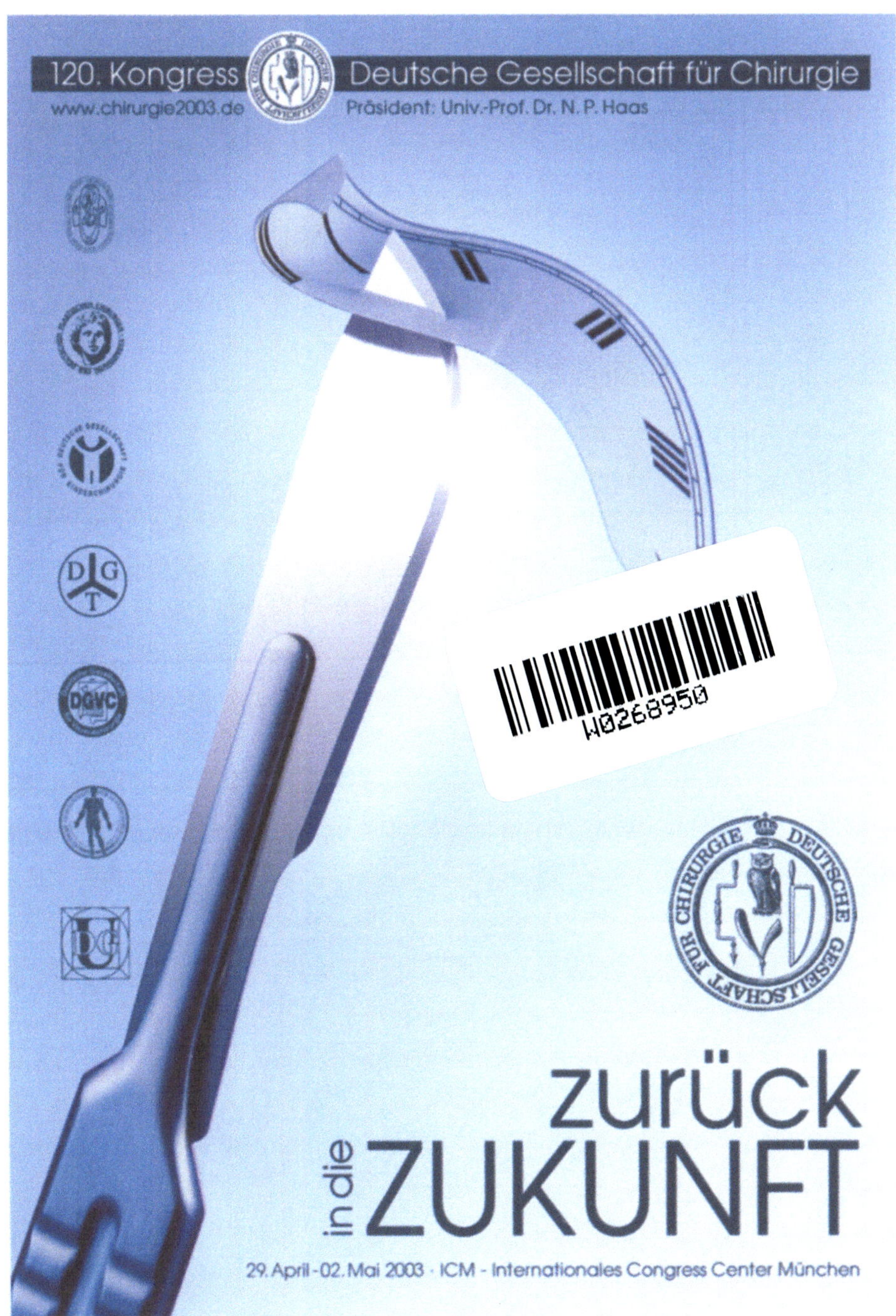

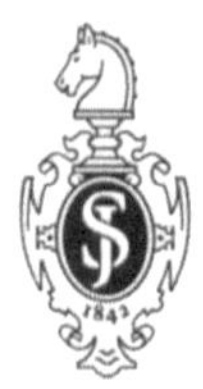

Springer-Verlag Berlin Heidelberg GmbH

Zurück in die Zukunft

120. Kongress der Deutschen Gesellschaft
für Chirurgie
29. April – 2. Mai 2003, München

Präsident: N. Haas
Redigiert von H. Bauer

Mit 81 Abbildungen und 28 Tabellen

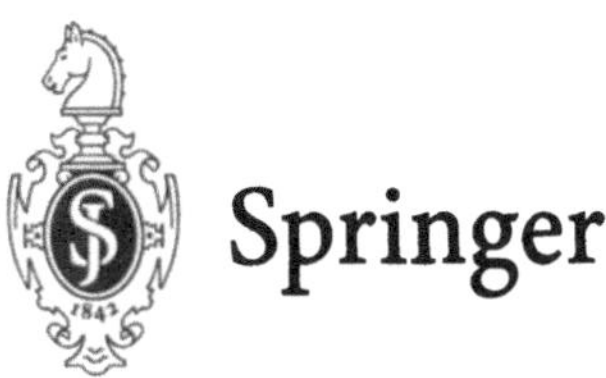

Ab Band 120 Kongreßorgan der Deutschen Gesellschaft für Chirurgie.„Archiv für klinische Chirurgie" begründet 1860 von B. v. Langenbeck. Herausgegeben von Th. Billroth, E. Gurit, E. v. Bergmann, W. Körte, A. v. Eiselsberg, A. Bier, F. Sauerbruch, E. Payr, A. Borchard, O. Nordmann u. a. Bis Band 117 (1921) Berlin, A. Hirschwald, ab Band 118 Berlin, Springer.

Seit 1948 (Band 207/260) unter dem Titel„Langenbecks Archiv für klinische Chirur-gie" vereinigt mit: Deutsche Zeitschrift für Chirurgie. Begründet 1872 von A. v. Bardeleben, W. Baum u. a. Herausgegeben von H. v. Haberer und F. Sauerbruch. Bis Band 254 Leipzig-Berlin, F. C. W. Vogel, ab Band 255 (1941) Berlin, Springer.

Ab Band 324 (1969) unter dem Titel„Langenbecks Archiv für Chirurgie".

Ab Band 338 (1975) vereinigt mit Bruns' Beiträge für Klinische Chirurgie.
München, Urban & Schwarzenberg.

Professor Dr. Norbert Haas
Präsident der Deutschen Gesellschaft für Chirurgie 2002/2003
Direktor der Klinik für Unfall- und Wiederherstellungschirurgie
Univ. Klinik Charité, Campus Virchow-Klinikum
Augustenburger Platz 1, 13353 Berlin

Professor Dr. Hartwig Bauer
Generalsekretär der Deutschen Gesellschaft für Chirurgie
Luisenstraße 58/59, 10117 Berlin

Unter redaktioneller Mitarbeit von
Frau Dr. R. Novoiski
Geschäftsstelle der Deutschen Gesellschaft für Chirurgie

ISBN 978-3-540-20002-4   ISBN 978-3-642-55611-1 (eBook)
DOI 10.1007/978-3-642-55611-1
Bibliographische Information der Deutschen Bibliothek
Die Deutsche Bibliothek verzeichnet diese Publikation in der Deutschen Nationalbibliografie; detaillierte bibliografische Daten sind im Internet über <http://dnb.ddb.de> abrufbar.

Herstellung: PRO EDIT GmbH, Heidelberg
Umschlaggestaltung und Layout: deblik Berlin

Gedruckt auf säurefreiem Papier   22/3160Di – 5 4 3 2 1 0

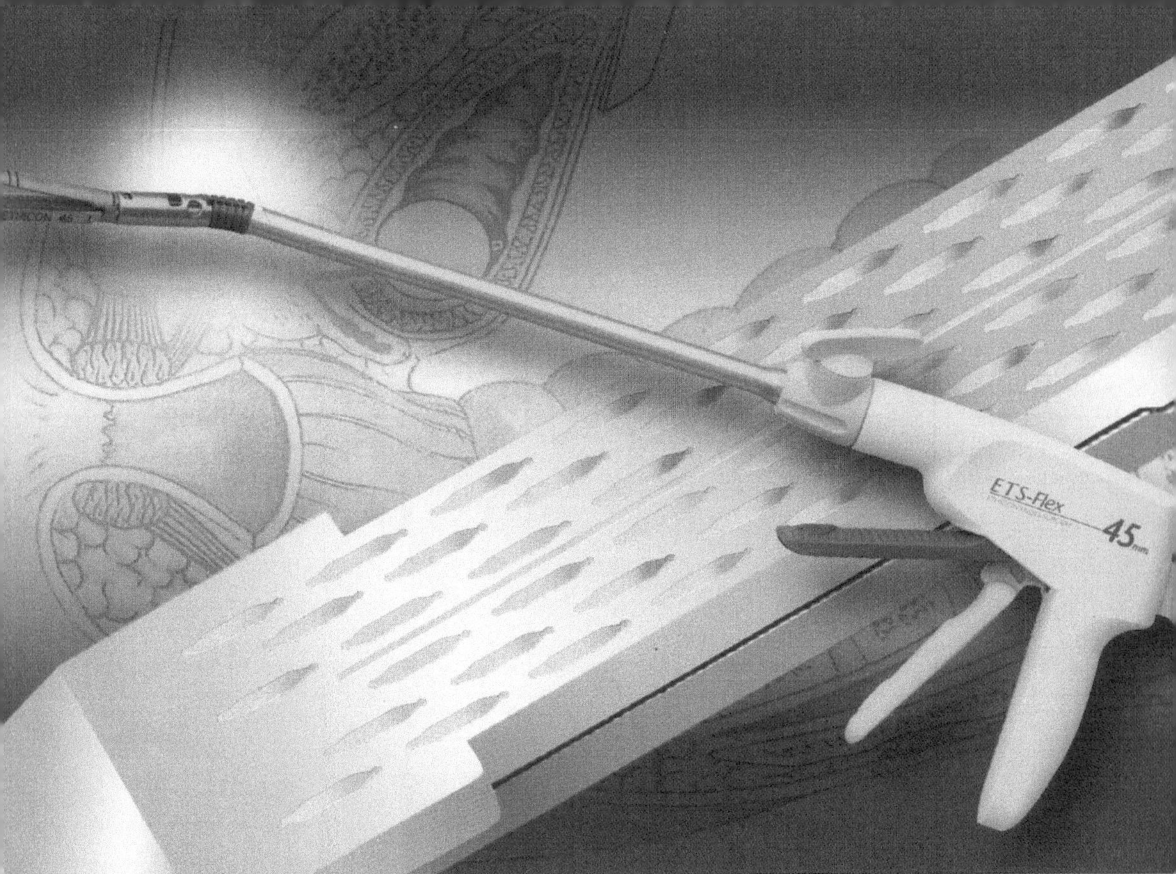

ABSOLUT ANPASSUNGSFÄHIG.

ENDOSKOPISCHE LINEAR CUTTER VON ETHICON ENDO-SURGERY.

ETHICON ENDO-SURGERY
a Johnson&Johnson company

TRANSFORMING
PATIENT CARE
THROUGH

Sektionsverzeichnis

Inhaltsverzeichnis

I Viszeralchirurgie

Fortschritte in der diagnostischen und interventionellen Endoskopie

Perioperative Schmerztherapie in der Viszeralchirurgie

Proktologie (Hämorrhoiden, Fisteln, Fissuren)

Hernienchirurgie

Ösophagus/Magen/Darm und Leber/Galle/Pankreas

II Unfallchirurgie

Winkelstabile Implantate – Neuer Standard?

Periprothetische Frakturen

Hand- und Handgelenk

Kallusdistraktionen

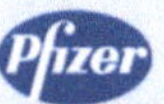

Kompromisslos in Angriff und Verteidigung:

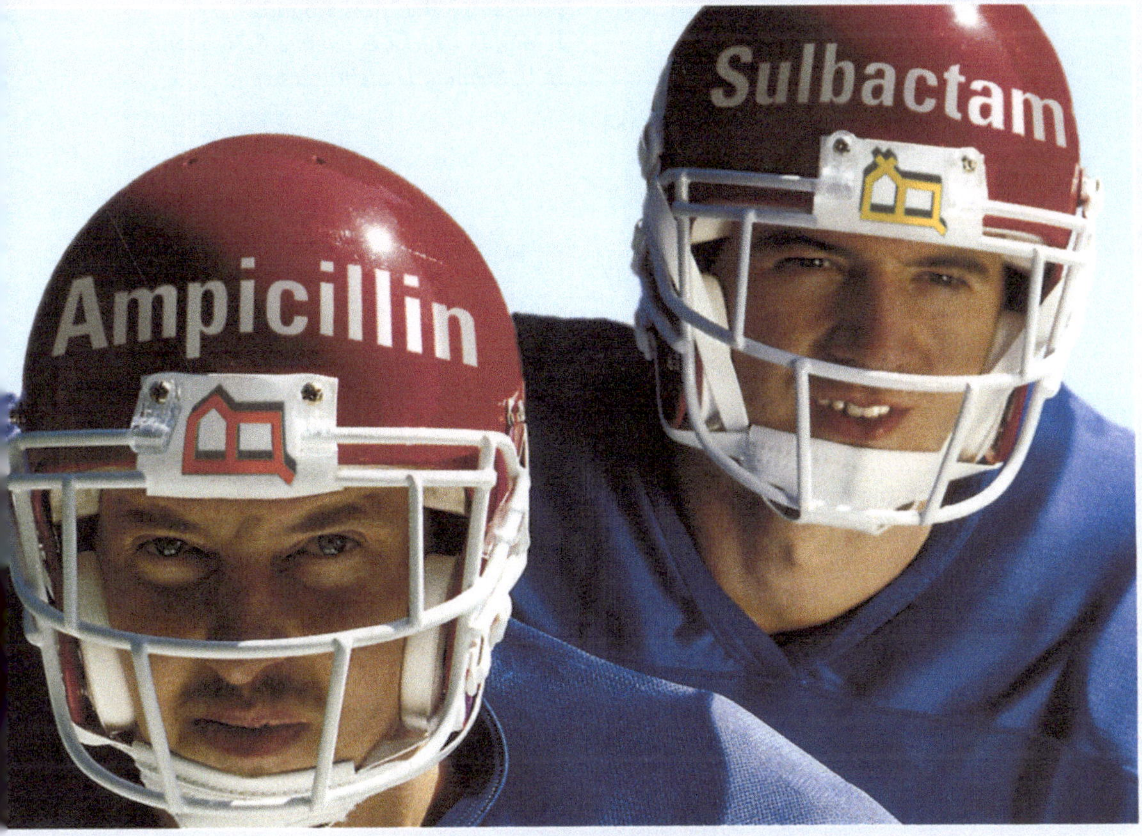

Abstracts

Unfallchirurgie

Biotechnologie und Biomaterialien in der Unfallchirurgie

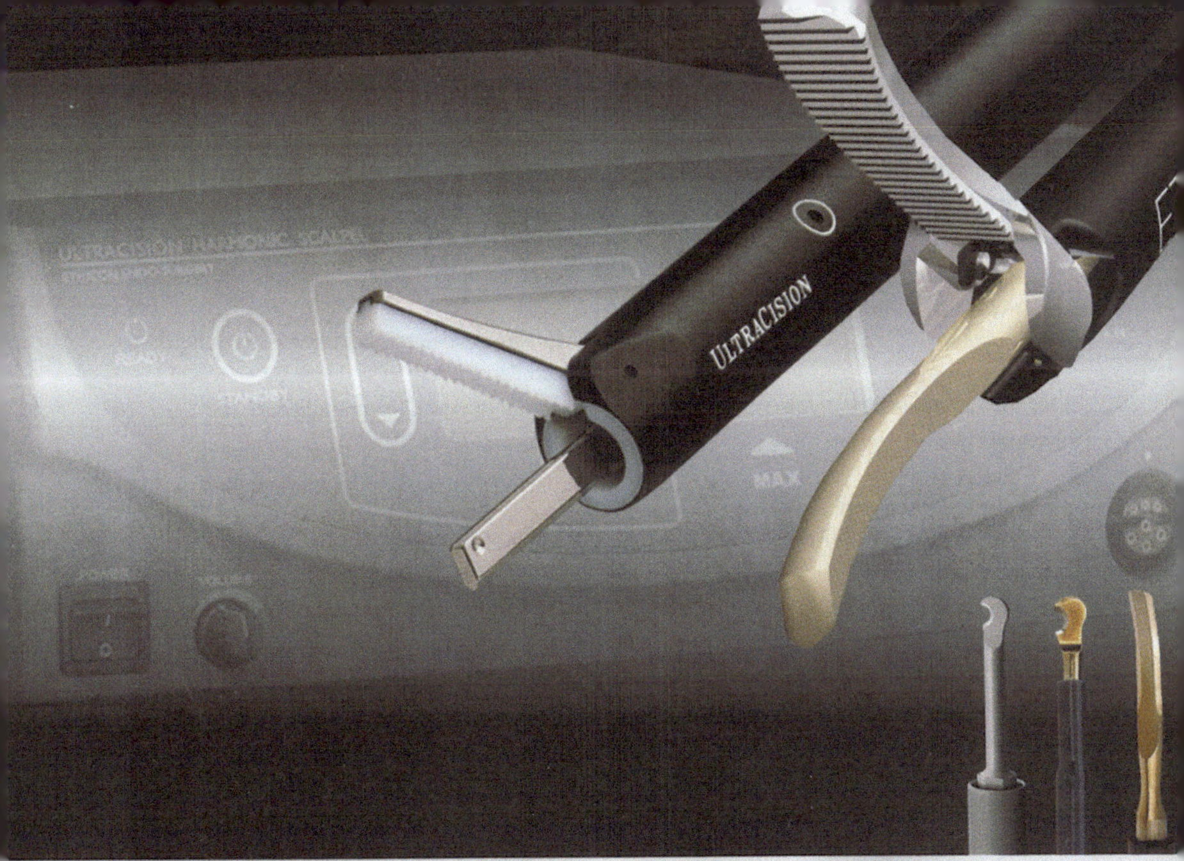

Gefäßchirurgie

Akute Gliedmaßenischämie: Konventionelle und endovaskuläre Techniken

Der kniegelenksüberschreitende Bypass, Standards und Optionen

Kinderchirurgie

Chirurgische Therapie des AGS und des Utrikulus

Endoskopische Fundoplikatio: Technik und Ergebnisse

Forum

Endokrinologie

Gefäßchirurgie

Kinderchirurgie

Inhaltsverzeichnis

Verzeichnis der Erstautoren

Verzeichnis der Erstautoren

Begrüßung durch den Präsidenten

Prof. Dr. med. Norbert P. Haas, Präsident der Deutschen Gesellschaft für Chirurgie: Meine sehr geehrten Damen und Herren! Mit diesem Allegro aus Vivaldis Concerto grosso, gespielt von den Berliner Cellharmonikern, heiße ich Sie zum 120. Kongress der Deutschen Gesellschaft für Chirurgie hier in München herzlich willkommen. Ich freue mich, dass Sie so zahlreich erschienen sind.

Es ist mir eine ganz besondere Freude, die Bundesministerin für Gesundheit und Soziale Sicherung, Frau Ulla Schmidt, begrüßen zu dürfen.

Von der Bayerischen Staatsregierung begrüße ich den Staatsminister für Wissenschaft, Forschung und Kunst, Herrn Hans Zehetmair.

Von den ärztlichen Standesvertretungen heiße ich Herrn Hoppe, Herrn Koch, Herrn Jonitz und Herrn Wolter herzlich willkommen.

Besonders freue ich mich auch über die zahlreichen Vertreter ausländischer Fachgesellschaften, für die ich stellvertretend die Präsidenten Sir Peter Morris, Herrn Laffer und Herrn Szinicz willkommen heißen darf.

Ich begrüße die Präsidenten der deutschen wissenschaftlichen Fachgesellschaften Herrn Martin, Herrn Wirth, Herrn Hahn, Herrn Sunder-Plassmann, Herrn Presselt, Herrn Siebert, Herrn Rothmund, Herrn Steinau, Herrn Birnbaum und Herrn Heller.

Von der Bundeswehr begrüße ich besonders herzlich den neuen Inspekteur des Sanitätsdienstes der Bundeswehr, Herrn Ocker sowie Herrn Franz, Herrn Becker und Herrn Düsel.

Stellvertretend für die vielen anwesenden Verbände begrüße ich Herrn Witte und Frau Bühren.

Für die zahlreichen Repräsentanten der Berufsgenossenschaften begrüße ich stellvertretend Herrn Breuer.

Für die vielen Vertreter der Krankenversicherungen begrüße ich Herrn Ahrens, Herrn Fiedler und Herrn Schmeinck.

Ganz besonders begrüße ich die Vertreter der Industrie, vor allem unsere Hauptsponsoren und Sponsoren, ohne deren großzügige Unterstützung ein solcher Kongress nicht durchführbar wäre.

Grußworte

Präsident Prof. Dr. med. Norbert P. Haas: Meine sehr geehrten Damen und Herren! Es ist mir eine große Freude, nun die Bundesministerin für Gesundheit und Soziale Sicherung um ihr Grußwort zu bitten. Frau Bundesministerin bitte!

Frau Ulla Schmidt, Bundesministerin für Gesundheit und Soziale Sicherung: Herr Staatsminister, meine Herren Präsidenten, sehr geehrter Herr Prof. Haas, meine sehr geehrten Damen und Herren!

Ich freue mich, dass ich heute die Gelegenheit habe, hier ein kurzes Grußwort zu Ihnen zu sprechen. Wir haben ja nicht die Zeit, große Diskussionen zu führen, obwohl wir das auch gern miteinander tun und tun würden; dazu kommt morgen mein Staatssekretär, er steht hier Rede und Antwort. Aber ich finde es gut, dass es mir möglich war, auch zum Kongress der Deutschen Gesellschaft für Chirurgie zu kommen, zu einem Kongress, der heißt: »Zurück in die Zukunft«. Vielleicht erinnern sich viele daran, »Zurück in die Zukunft« war in den Achtzigerjahren ein Kassenschlager in den Kinos. Die Leute wollten in die Zukunft, doch die Vergangenheit holte sie immer wieder ein.

Das ist manchmal so wie in der Gesundheitspolitik. Wir diskutieren über das, was in der Zukunft notwendig ist, und immer wieder haben wir das Gefühl, dass schon vor Jahren alles diskutiert wurde und sich wiederholt; dass immer wieder ein neuer Anlauf gemacht werden muss, was dazu führt, dass jeder sagt, nach der Reform ist vor der Reform. Wenn ich so in den Büchern blättere und auch manche Schriften und Reden aus den Siebzigerjahren, aus den Sechzigerjahren, aus den Zwanzigerjahren, lese, dann sind die Probleme immer die gleichen geblieben im Gesundheitswesen. Es ging immer um die Frage: Wie können wir das Geld der Versicherten effektiv einsetzen? Es ging immer um die Frage: Wie können wir Bedingungen schaffen, dass die Menschen, die im Gesundheitswesen arbeiten, sei es im medizinischen, sei es im pflegerischen Bereich, oder in dem, was drum herum ist, anständig bezahlt werden und anständige Arbeitsbedingungen vorfinden.

Es ging vor allen Dingen immer um eine Kernfrage, die für mich auch in der kommenden Gesundheitsreform die zentrale Frage ist: Wie können wir sicherstellen, dass auch in Zukunft jeder/jede unabhängig vom Portmonee und unabhängig vom Alter – auch im Gegensatz zu manch anderen Ländern – den gleichen

Zugang zu medizinischen Leistungen haben und auch die gleiche Teilhabe am medizinischen Fortschritt. Das ist für mich die Hauptfrage, die wir lösen müssen, auch in der sozialpolitischen Debatte.

Ich glaube, es ist unbestreitbar, dass wir einen dringenden Reformbedarf haben. Jeder von Ihnen weiß das, jeder von Ihnen spürt es auch im Alltag; auch in dem, was er selber tun muss, Sie auch. Ich bin überzeugt, die Zeit war kaum so reif wie in diesem Jahr, dass wir wirklich zu dringenden Reformen kommen; wir brauchen sie. Wir haben mehrere Herausforderungen zu lösen, Sie wissen es selber. Die Gesellschaft wird immer älter – Gott sei Dank; ich sage, noch Menschen wie ich, weil ich daran teilhaben möchte. Der medizinische Fortschritt führt dazu, dass Krankheiten oder Krankheitsbilder sich verändern, und auch Krankheiten, bei denen früher keine Hilfe möglich war, heute mit medizinischer Hilfe eben auch chronische Erkrankungen werden können, die zu einer dauerhaften Behandlung führen. Wir werden den Prognosen nach auch immer mehr dementielle kranke Menschen haben. Auch für sie müssen wir Angebote haben.

Wir haben auf der anderen Seite, besonders bei uns in Deutschland, aufgrund des fehlenden Wachstums in den letzten Jahren auch massive Einnahmeschwächen und Einnahmenprobleme, und das Ganze dreht sich so, dass der Hund sich in den Schwanz beißt: Wir haben Einnahmenprobleme, uns fehlt Geld, weil die Ausgaben da sind. Die Beiträge werden erhöht, und das führt dazu, dass weiterhin Arbeitsplätze abgebaut werden und dann im Grunde genommen die Beitragszahlerinnen und Beitragszahler weniger werden.

Das sind die Gründe, warum wir dringend Reformen brauchen, warum wir uns dringend aufeinander zubewegen müssen. Wir in der Politik sind gefordert, uns aufeinander zuzubewegen, die Regierung und die Opposition, damit wir zu gemeinsamen Lösungen kommen. Wir sind gezwungen, uns aufeinander zuzubewegen, was die Ärzteschaft angeht, damit wir gemeinsam, auch wenn wir Streitpunkte haben werden, auch wenn wir Punkte haben werden, wo wir nicht so einfach zueinander kommen, dass wir überlegen: Wie können wir im Interesse der Patientinnen und Patienten das Gesundheitswesen so gestalten, dass es wirklich auch zukunftsfähig ist. Ich sage Ihnen drei große Bereiche, wo ich davon ausgehe, dass wir sie lösen müssen.

Das Erste ist, wir müssen die Strukturen in unserem System so in Ordnung bringen, dass jeder Euro da hin fließt, wo er ausgegeben werden muss für die Patientinnen und Patienten. Wir müssen vieles überwinden, was trennt: die sektoralen Budgets, die absolute Trennung zwischen den einzelnen Bereichen. Wir müssen zu den Kollektivverträgen einzelvertragliche Lösungen machen, wir müssen integrierte Versorgungsnetze fördern, und wir müssen gucken, wie wir insgesamt ärztlichen Fachverstand auch mit anderen, die in diesem Bereich tätig sind, einbeziehen. Ein ganz wichtiger Bereich ist, dass wir sagen: Wir müssen verhindern, dass es unnötige Doppeluntersuchungen gibt. Wir müssen dahin gehen, was Sie auch in den nächsten Tagen beschäftigen wird, dass wirklich das, was qualitativ am meisten nutzt, auch geleistet werden kann.

Der zweite Bereich ist der Leistungskatalog. Da erhoffe ich von der anstehenden Reform, dass wir endlich den Schritt schaffen, die Leistungen, die derzeit über die gesetzliche Krankenversicherung bezahlt werden, die aber familienpolitische Leistungen sind, die gesamtgesellschaftlich gewünscht sind, nicht mehr über die Beiträge der Versicherten bezahlt werden, sondern über Steuern finanziert werden, wie es in der Rentenversicherung schon der Fall ist, damit wir die Krankenversicherung, die Beitragszahlerinnen und Beitragszahler, davon entlasten. Wir werden genau hingucken müssen, was die Solidargemeinschaft eigentlich tragen muss, oder ob es nicht auch Dinge gibt in diesem Bereich, wo durchaus zumutbar ist, dass die Versicherten sie allein tragen. Was muss die Solidargemeinschaft finanzieren, was müssen wir über Steuern finanzieren, was muss der Einzelne finanzieren?

Das sind die Aufgaben der anstehenden Strukturreform, von der ich eines nur weiß: Wir müssen uns in diesem Jahr darüber einigen, denn wir brauchen diese Reform, damit wir wieder bessere Bedingungen haben. Um zu den Problemen zu kommen, die auch Sie beschäftigen: Die Strukturreform ist für mich die Voraussetzung dafür, dass wir das Geld effizient und effektiv einsetzen; dass wir daran gehen können, auch die Honorierung der Ärzteschaft neu zu regeln, aber auch, dass wir die notwendigen Ressourcen haben, die Arbeitsbedingungen in den Kliniken so zu verändern, dass junge Ärztinnen und Ärzte auch wieder diesen Beruf ergreifen und wir auch die Zukunftsfrage, die wir haben, damit lösen können. Wenn wir das geschafft haben, werden wir uns unterhalten müssen, dass auf Dauer – auch davon bin ich überzeugt – allein die Beiträge auf Lohn und Gehalt nicht ausreichen werden, um das, was wir im Bereich der Medizin aufbringen müssen, auch wirklich aufbringen können. Sonst würde der Faktor Arbeit zu sehr belastet. Deshalb wird dann die Frage sein, wie wir langfristig die Einnahmenseite lösen, damit der Faktor Arbeit entlastet wird. Und da wird man den Menschen sagen müssen, wir können das System effizienter gestalten. Wir können da, wo wir Reserven haben, diese heben, und wir können im Grunde genommen dafür sorgen, dass die Qualität sehr zielgenau erbracht wird. Aber es wäre eine Illusion zu glauben, wenn eine Gesellschaft immer älter wird und wenn der medizinische Fortschritt dazu führt, dass wir sehr viele Krankheiten in einer chronischen Weise behandeln können, dann das, was der Einzelne für Gesundheit aufbringen muss, weniger wird. Das wäre auch nicht richtig, glaube ich. Darauf müssen wir uns vorbereiten. Deshalb sind Kongresse wie der Ihre auch gut. Da wird über Alltagsfragen geredet, da wird aber auch über Qualitätsfragen geredet, und da wird morgen über die Gesundheitsreform geredet, und ich kann Sie nur bitten, offen zu sein für das, was wir verändern, gemeinsam mit uns die Schritte zu gehen und uns dabei zu unterstützen, dass Opposition und Regierung in diesem Jahr wirklich sagen: Wir machen diese Reform, und wir machen sie so, dass die Krankenversicherung auch für die nächsten Jahre ein bisschen Luft bekommt, damit wir uns vorbereiten können auf das, was danach kommt.

In diesem Sinne wünsche ich Ihnen rege Diskussionen, einen interessanten Kongress, und auch die Hoffnung, dass wir bei allen Differenzen, die es zweifelsohne gibt, doch in den entscheidenden Fragen zusammenarbeiten wollen. Denn eines haben wir beide gemeinsam: Wir möchten, dass die Menschen, die krank sind, eine optimale Behandlung erhalten. – Vielen Dank.

Präsident Prof. Dr. med. Norbert P. Haas: Sehr geehrte Frau Bundesministerin, vielen Dank für Ihre kritischen, aber doch recht konstruktiven Worte. Wir nehmen Ihr Dialogangebot sicher gerne an, besonders natürlich auch bei der so ganz wichtigen Frage: Was müssen wir uns leisten, was können wir uns nicht länger leisten. Das ist auch ein Thema dieses Kongresses, und ich bin Ihnen sehr dankbar, dass Sie darauf hingewiesen haben und dass Sie uns Ihren Staatssekretär zur Verfügung stellen, damit er mit uns auf hohem Niveau dann diskutieren kann. Herzlichen Dank.

Meine sehr verehrten Damen und Herren! Ich darf jetzt den Bayerischen Staatsminister für Wissenschaft, Forschung und Kunst um sein Grußwort bitten.

Hans Zehetmair, Bayerischer Staatsminister für Wissenschaft, Forschung und Kunst: Frau Bundesministerin, Herr Präsident und hohes Präsidium, sehr geehrte Präsidentinnen und Präsidenten, Professorinnen und Professoren, Doktores, sehr geehrte Damen und Herren!

Es ist mir eine besondere Freude, dass ich ein Jahr, nachdem ich Gast in Berlin sein durfte, nachdem der von Berlin kommende bayerische hochkompetente Direktor einer meiner Universitätskliniken Präsident war beim 119. Kongress, heute unter der Regie eines Schwaben von Berlin kommend in München Sie begrüßen darf. Kontinuität ist durch die Cellharmoniker geblieben; sie waren auch letztes Mal da. Ich erinnere mich jedenfalls der Qualität. Man sieht, es kann in Berlin viel Qualität geben.

Meine sehr verehrten Damen und Herren! Ich darf Sie im Namen des Bayerischen Ministerpräsidenten und der Staatsregierung herzlich begrüßen. Es ist mir das Wichtigste, Ihnen zu sagen, dass es für uns von ungeheurer großer Bedeutung ist, einen Kongress, ein Congredi, ein Zusammentreten von hochrangigen Vertreterinnen und Vertretern eines Bereiches, der für die Entwicklung unseres Landes in schwieriger Zeit und für die internationalen Kontaktpflege so wichtig ist, hier beheimaten zu können. Wir möchten eine Kongressstadt sein und wir möchten auch unseren Beitrag leisten mit fünf medizinischen Fakultäten an unseren Universitäten und mit fünf Universitätskliniken.

Natürlich würde die Anwesenheit der Bundesministerin, der Ressortchefin auf Bundesebene, auch mich veranlassen, hier manchen Seufzer zu artikulieren aus den letzten Jahren. Eigentlich war ich auch in gewisser Absicht, dies zu tun, gekommen, hatte es allerdings davon abhängig gemacht – das ist der Vorteil, dass Sie vor mir geredet haben –, wie Sie es denn machen. (Heiterkeit) Und da Sie so friedlich die Hand ausgestreckt haben, will ich als politischer Vertreter auch der CSU, einer nicht unbedeutenden Partei in der Opposition, zumindest im Gesundheitswesen – ich muss keine Namen nennen, Sie wissen, was gemeint ist – es eigentlich zurückhalten. Die Frage, wie wir mit der Arbeitszeit unter der Bundes- und europäischen Regelung weiterkommen sollen, vermag ich allmählich nicht mehr zu beantworten. Trotz besten Willens, weil ich auch weiß, dass wir neue Wege gehen müssen, kann ich in der Frage DRG diese rapide Art des Umsetzens, mit dieser Strafaktion, nur schwer nachvollziehen; diese läppische Weise, den Zuwachs auch noch strafgemäß zu streichen, wenn man es nicht sofort macht.

Aber ich sage, eines stimmt, das hat die erste Repräsentantin dieses Bereiches auf Bundesebene zum Ausdruck gebracht: Wir brauchen einige Schritte, die nur in gemeinsamer Anstrengung überhaupt in Deutschland geleistet werden können. Das gilt für den Rentenbereich, das gilt für den Gesundheitsbereich, um nur zwei herausragende und herausfordernde Themen zu nennen. Ich will aber auch ganz bewusst deutlich machen, wenn Sie sagen, dass hier der Dialog intensiviert werden muss – er wird nie, meine Damen und Herren, in einem Parlament richtig intensiviert werden, da stehen die Positionen, kommt man kaum einander entgegen. Das ist auf einem Kongress – ich sage es noch einmal, wo man zusammenkommt –, auf einem Kongress der Deutschen Gesellschaft für Chirurgie bei dem rapiden Entwicklungsprozess in Wissenschaft und Forschung, in dem die Chirurgie so viele Segmente und Facetten dazu gewonnen hat und wo, wenn Sie es ehrlich sehen, der Dialog untereinander nicht einfacher geworden ist, umso notwendiger. Dies darf ich auch im Interesse natürlich der Wissenschaft und der Forschung sagen, weil wir eigentlich nur noch in Zwischenbereichen zu vagen weiteren Schritten kommen, aber auch gegenüber den Menschen, die uns anvertraut sind in der wirklichen Hilfsbedürftigkeit, die Sie angesprochen haben; die Patientinnen und Patienten, die nicht segmentiert oder partikularisiert betrachtet werden dürfen, sondern die sich in der Einheit noch wiedergefunden sehen müssen.

Dies alles wird sicherlich durch einen Kongress, in den Arbeitsstunden, die Sie hier verbringen, bei den vielen Themen, die Sie sich vorgenommen haben unter einem so herausfordernden, aber nicht neuen Logo, vertieft werden. Aber ich will auch dazu sagen, das Miteinanderreden ist ungemein wichtig. Der Kongress soll gerade an so einem Abend wie heute, wo ich für die Staatsregierung auch zu einem Empfang einladen darf, den Dialog fördern. Streiten werden wir um die Sache, und zwar da, wo es sein muss, ganz intensiv, und das muss in vielen Bereichen sein, aber der Ton muss passend sein. Und damit diese Möglichkeit des Gespräches ist, ziehe ich mich jetzt von meinem Grußwort zurück und begrüße Sie nochmals herzlich.

Präsident Prof. Dr. med. Norbert P. Haas: Sehr geehrter Herr Staatsminister, herzlichen Dank für Ihre freundlichen und wie immer humorvollen, aber doch sehr fundierten Worte. Vielen Dank auch für die Stellungnahme, dass Politik nicht auf dem Rücken unserer Patienten ausgetragen werden soll, sondern dass der Dialog zum Vorteil der uns anvertrauten Kranken sein soll. Nochmals herzlichen Dank.

Meine sehr geehrten Damen und Herren! Ich bitte jetzt den Präsidenten der Bundesärztekammer um sein Grußwort. Herr Hoppe bitte.

Prof. Dr. med. Jörg-Dietrich Hoppe, Präsident der Bundesärztekammer: Sehr geehrte Frau Bundesministerin Schmidt, sehr geehrter Herr Staatsminister Zehetmair, Herr Präsident, meine Herren Präsidenten, meine sehr verehrten Damen und Herren, liebe Kolleginnen und Kollegen!

Ich bedanke mich herzlich für die Einladung, auch dieses Jahr wieder zur Eröffnung kommen und auch etwas sagen zu dürfen. Ich überbringe die Grüße des Vorstandes der Bundesärztekammer auch namens der anwesenden Vorstandsmitglieder Frau Dr. Bühren, Herrn Dr. Koch, den beiden Chirurgen bei uns, Herrn Dr. Jonitz und Herrn Dr. Wolter, natürlich auch der Geschäftsführung.

Der Kongress, Sie haben es gerade schon gemerkt, fällt in eine Zeit hochbedeutender Entscheidungsprozesse. Zur ganz aktuellen Situation möchte ich mich nicht äußern, weil ich warten will, was Anfang oder Mitte Mai wirklich auf den Tisch kommt, und nicht, was manche vermuten. Ich habe aber die ausgestreckte Hand der Ministerin gespürt und glaube, dass wir tatsächlich das Ziel erreichen können, wobei wir allerdings merken werden – darauf möchte ich jetzt zu sprechen kommen –, dass mancher Wunsch, den wir alle gemeinsam haben, vielleicht doch nicht erfüllbar ist. Denn:

Wohin geht die generelle Richtung? Wir sind von einer Kostendämpfung, die über 20 Jahre gedauert hat, mit zunehmender Rationalisierung hinübergegangen in eine Phase der Rationierung, die nicht gesteuert ist, auch nicht gewollt ist, aber geschieht. Wir wissen das alle und könnten viele Beispiele aufzählen. Ich nenne sie deswegen verdeckte Rationierung. Im vorpolitischen Raum, und deshalb habe ich hier ein Buch als Beispiel mitgebracht, z.B. in der Gesundheitsökonomie, in der Philosophie, in der Medizinethik, wird bereits ganz offen und für jedermann nachlesbar über gesteuerte, geplante Rationierung diskutiert, und diese Diskussionen schwappen über die Politikberatung auch in die angewandte – so sage ich jetzt mal – Politik über. Ich darf zwei Sätze aus diesem Buch zitieren, die von dem Philosophen **Kliemt** stammen. Er sagt:

»Es mag aus rein medizinischer Sicht generell wünschenswert sein, sich am Stand der Wissenschaft zu orientieren. Aber es ist einfach falsch, davon auszugehen, dass langfristig keine Kompromisse hinsichtlich der Qualität gemacht werden müssen. Richtlinien werden nicht einzig und allein mit dem Ziel erlassen, die beste medizinische Versorgung zu gewährleisten, sondern vielmehr mit dem doppelten Ziel, sowohl Nebenbedingungen finanzieller Natur einzuhalten, als auch innerhalb dieser Bedingungen das Maximum an Qualität zu erreichen.«

– Ein weiterer Satz, einige Zeilen später:

»Wir werden bei der Formulierung von Behandlungsrichtlinien gezwungen sein, sogar Behandlungen auszuschließen, die nicht nur einen geringfügigen, sondern einen bedeutenden Beitrag zur Gesundheit von Patienten leisten. Die Gesellschaft wird nicht bereit sein, für diese Maßnahmen zu zahlen.«

Und jetzt der entscheidende Satz:

»Die entscheidende Frage, mit der wir uns hier befassen müssen, ist, ob diese unvermeidbare Vorenthaltung von essentiellen Gesundheitsleistungen offen stattfinden soll oder nicht. Ist Transparenz der Standards, die die Vorenthaltung von Behandlungsmaßnahmen vorschreiben, wünschenswert oder nicht?«

Und tatsächlich, das ist die entscheidende Frage, übrigens nicht nur in Deutschland. Das ist auch der Grund, weshalb wir Probleme miteinander haben. Die verbreitete gesundheitspolitische Analyse über das Thema Über-, Unter- und Fehlversorgung, Qualitätsdefizite und Korruption seien das entscheidende Problem, greift eben zu kurz und hat auch noch den Nebeneffekt, dass wir uns natürlich als diejenigen, die im Gesundheitswesen arbeiten, über solche Urteile nicht freuen. Deswegen möchten wir gern, dass die gesundheitspolitische Diskussion auf das gesamte Spektrum ausgeweitet wird mit ehrlichen Argumenten, und wir nicht mit eventuellen negativen Auswirkungen von Reformschritten allein gelassen werden.

Wir sehen ein, es wird nicht mehr alles für jeden möglich sein. Wir stehen für eine offene und ehrliche Diskussion und auch für Verantwortungsübernahme zur Verfügung, aber nicht für Weglassung oder Vernebelungen. Das Prinzip der Gegenseitigkeit setzt im Gesundheitswesen, wie wir wissen, die Solidarität voraus, in der Gesundheitspolitik aber die Verantwortung, und die ist unteilbar. Gesetze haben und werden deswegen bezüglich dieser Verantwortung auch keine befreiende Wirkung haben.

Darauf möchten wir hinweisen, und in diesem Sinne wünsche ich auch dieser gesundheitspolitischen Diskussion und dem ganzen Kongress viel Erfolg. Ich hoffe, dass wir, wenn wir uns im nächsten Jahr wieder sehen – ich würde das gerne tun –, dann in einer Situation sind, in der wir unter neuen gesetzlichen Rahmenbedingungen wieder mehr Freude daran haben, unseren Beruf auszuüben. – Vielen Dank.

Präsident Prof. Dr. med. Norbert P. Haas: Vielen Dank, Herr Hoppe. Ich danke Ihnen für Ihr eindeutiges Statement und möchte Sie bestärken, das Gespräch mit der Politik zu suchen und auch erfolgreich zu führen. Vielen Dank. Ich bitte jetzt den Präsidenten des Berufsverbandes der deutschen Chirurgen um sein Grußwort. Herr Witte.

Prof. Dr. med. Jens Witte, Präsident des Berufsverbandes der Deutschen Chirurgen: Frau Bundesministerin, Herr Staatsminister, lieber Herr Präsident Haas, Frau Präsidentin Bühren, sehr geehrte Herren Präsidenten, meine sehr geehrten Damen und Herren! Für den Berufsverband der deutschen Chirurgen möchte ich Ihnen, lieber Herr Haas, sehr herzlich danken, dass Sie Ihre zahlreichen Themen in der Berufspolitik unter aktiver Mitgestaltung der Berufsverbandsangehörigen gestaltet haben, und auch bei dieser Gelegenheit leise erwähnen, liebe Frau Professor Haas, das Rahmenprogramm ist Ihnen exzellent gelungen, und wir möchten Ihnen auch dazu gratulieren.

Als Berufsstand wissen wir natürlich sehr genau um die Brisanz und die Konsequenzen aller um uns herum anstehenden Entscheidungen und Konsequenzen. Im Ergebnis, das wissen wir und akzeptieren wir natürlich immer für unsere Patienten – es fehlt ja auch nicht an Einsicht oder Zustimmung oder Angeboten der Mitarbeit –, aber, meine Damen und Herren, es fehlt an Personen. In der Chirurgie muss festgehalten werden, dass in über 35 % der Kliniken und Chirurgischen Abteilungen in den neuen Bundesländern heute bereits Assistentenstellen auf Dauer nicht besetzt werden können. In den alten Bundesländern sind es bereits fast 30 %. Wenn man dann noch die alarmierende Zahl von 8000 jungen Ärztinnen und Ärzten hört, die allein in Schweden arbeiten, fast 2000 in Großbritannien, vielen hundert in der Schweiz, mehreren hundert bereits in Frankreich und den Niederlanden, dann hat das leider immer noch nicht zu Unruhe, zumindest sichtbar für uns, bei den politischen Entscheidungsträgern geführt, und es ist nicht durch die Arbeit der Selbstverwaltung allein zu schaffen. Welcher Staat kann es sich leisten, mehr als einen ganzen Jahrgang von Medizinstudenten in andere Länder abzugeben ohne ein einziges Signal der Gegensteuerung? Wir können es bestimmt auch nicht, niemand hat es geschafft.

Hochgerechnete Zahlen, meine Damen und Herren, im Hinblick auf die in Kürze anstehende Entscheidung des Europäischen Gerichtshofes müssen für uns als Angehörige unseres Berufsstandes fast zynisch klingen. Wir hören von 15 000 bis 26 000 jungen Ärztinnen und Ärzten, die fehlen. Wie kann denn das nur weitergehen in der Patientenversorgung? Es muss mehr als bedenklich stimmen und in der Patientenversorgung alarmierende Bedenken zum Anlass haben. Da kann der große Wurf – und es ist ein großer Wurf – unserer neuen Weiterbildungsordnung, erarbeitet von allen chirurgischen Disziplinen und den Orthopäden über Jahre, wirklich nur ein kleiner attraktiver Anreiz sein für unsere Nachwuchschirurginnen und -chirurgen. Wir möchten deshalb auch an dieser Stelle an alle Delegierten den Appell richten und sie beschwören, in diesem Sinne auf dem bevorstehenden Deutschen Ärztetag ihr Votum für dieses neue Weiterbildungskonstrukt abzugeben. Es ist für uns Chirurgen und Orthopäden eine einmalige Chance seit vielen Jahrzehnten, die Versorgungsstruktur für unsere Patienten wieder zu verbessern.

Meine Damen und Herren, sehr geehrter lieber Herr Präsident Haas! In dieser Kongresswoche werden wir reichlich über dies alles diskutieren können. Hoffentlich bringt uns dieses mit den Entscheidungsträgern in der Politik, aber auch in unserem Fach wieder ein Stück näher. – Ich danke Ihnen.

Präsident Prof. Dr. med. Norbert P. Haas: Sehr geehrter Herr Witte, herzlichen Dank für Ihren wie immer aktuellen Lagebericht aus berufspolitischer Sicht. Ich glaube, das ist ganz wichtig, und ich werde darauf auch noch eingehen. Das brennt uns allen auf den Nägeln. Herzlichen Dank. Meine sehr geehrten Damen und Herren! Als Vertreter der Chirurgischen Fachgesellschaften spricht jetzt der Präsident der Vereinigung der Deutschen Plastischen Chirurgen, Herr Steinau.

Prof. Dr. med. Hans U. Steinau: Werte Ehrengäste, Hohes Präsidium, meine sehr verehrten Damen und Herren! Im Namen der chirurgischen Fachgesellschaften und -gebiete heiße ich Sie herzlich willkommen.

Auch in diesem Jahr tanzt der Kongress der Deutschen Gesellschaft für Chirurgie nicht nur. Wiedervereint unter einem gemeinsamen Dach haben die Fachdisziplinen neben Vortrags- und Posterveranstaltungen interdisziplinäre Ausbildungs- und Fortbildungskurse zusammengestellt, die zukünftigen CME-Qualifikationen entsprechen. Den Organisatoren und Dozenten, die sich jedes Jahr unentgeltlich für den Nachwuchs einsetzen, sei von dieser Stelle für ihre Mühe gedankt.

Ein weiterer intensiver Bereich hat uns in den letzten Monaten gefordert. Meine Damen und Herren! Nach initialer Ablehnung durch die Gesundheitsadministration und mehrjährigen beratungsrefraktären Verhältnissen durften die Fachgesellschaften vor Toresschluss ad hoc ihren Sachverstand einbringen. Bis zum Stichtag Ende März 2003 gingen mehr als 1800 konkrete Änderungsvorschläge ein, die versuchten, Ökonomie und Realisierung im klinischen Alltag in Einklang zu bringen. Angesichts der gesundheitspolitischen Großwetterlage hoffe ich allerdings, dass die hohe Zahl berechtigter und redlicher Monita nicht wieder als hemmendes Instrument der »ewig gestrigen reformunwilligen, unflexiblen und unklugen Chirurgengruppe« interpretiert wird. Wer je fernab vom Elfenbeinturm ein knappes Budget verwaltet, weiß um die ökonomischen Probleme seines Landes.

Meine Damen und Herren! Die chirurgischen Fachgesellschaften wünschen sich für die kommenden Monate die gemeinsame Verantwortung für Strukturplanung, Finanzierung und berechtigte Patientenansprüche vor Ort. Niemand darf sich nach Festlegung von Paragraphen oder Ersatzvornahmen aus diesem Spannungsfeld in die politisch neutrale Ecke begeben.

Für den Kongress wünsche ich Ihnen lebhafte Diskussionen, kritisches Hinterfragen und kollegialen Gedankenaustausch, sodass Sie mit neuen Kenntnissen und der für uns alle so notwendigen Motivation zurückkehren in Ihren Berufsalltag. Für Ihre Teilnahme danke ich im Namen der Fachgesellschaften.

Präsident Prof. Dr. med. Norbert P. Haas: Herzlichen Dank, Herr Steinau, auch für Ihre zum Teil recht kritischen Worte.

Rede des Präsidenten Univ.-Prof. Dr. N. P. Haas

Sehr geehrte Gäste, meine Damen und Herren,
Meine Präsidentschaft war von dem Glück geprägt Erfolge zu erzielen, die von anderen initiiert und über Jahre verfolgt wurden.

Das herausragendste Ziel, das erst jüngst erreicht wurde, war die Rückübertragung des Langenbeck-Virchow-Hauses in Berlin an uns und die Berliner Medizinische Gesellschaft.

Besonders der Hartnäckigkeit von Herrn Prof. Hartel und von Herrn Prof. Kewitz von Seiten der Berliner Medizinischen Gesellschaft ist dies zu verdanken. Nach jahrzehntelangem Rechtsstreit bis zum Bundesverwaltungsgericht wurde das Urteil des Verwaltungsgerichtes Berlin am 25.11. letzten Jahres rechtskräftig mit der Verpflichtung der Rückübertragung des Hauses an beide Gesellschaften.

Entsprechend dem englischen Vorbild des Royal College of Surgeons wird in Zukunft dieses Haus wieder das Zentrum der Deutschen Chirurgie werden. Zusammen mit der Berliner Medizinischen Gesellschaft werden wir es zu einem wissenschaftlichen Mittelpunkt in Deutschland entwickeln. Zahlreiche wissenschaftliche Fachgesellschaften haben bereits ihren Sitz im Langenbeck-Virchow-Haus und weitere haben ihr Interesse schon bekundet.

Übereinstimmend zu unserer neuen und alten Heimstatt gemeinsamer chirurgisch-wissenschaftlicher Tradition und zukünftigen Fortschrittes sind die grundlegenden und richtungweisenden Beschlüsse der gemeinsamen Strukturkommission aller chirurgischen Disziplinen.

Die traditionellen und inhaltlichen Gemeinsamkeiten der Chirurgischen Fächer stehen wieder ganz im Vordergrund. Die Gebiete Herzchirurgie, Kinderchirurgie, Plastische Chirurgie und Orthopädie kehren unter das neustrukturierte gemeinsame Dach der Chirurgie zurück. Die Eigenständigkeit und die internen Belange der einzelnen wissenschaftlichen Fachgesellschaften bleiben davon ebenso unberührt, wie das Selbstverständnis der Deutschen Gesellschaft für Chirurgie.

Nur die gebündelte Stimme aller chirurgischen Fächer hat eine Chance auf die vielfältigen eingreifenden Entscheidungen der Gesundheits- und Wissenschaftspolitik einzuwirken.

Diese Neuentwicklungen der Chirurgischen Fächer spiegeln sich auch wider in dem gemeinsamen Weiterbildungsantrag aller chirurgischen Fachgesellschaften an den Ärztetag 2003 und in dem darin verankerten Zusammengehen von Unfallchirurgen und Orthopäden.

Die Vision des »Common Trunk«, einer gemeinsamen Weiterbildung aller chirurgischen Fächer kann schon in 3 Wochen auf dem Ärztetag Realität werden.

Wir müssen neue Wege gehen, denn der Beruf des Chirurgen hat schon viel von seiner Anziehungskraft eingebüsst. Dies ist mit einer der Gründe für den derzeitigen gravierenden Ärztemangel, vor allem in den chirurgischen Fächern. In über 30% aller chirurgischen Abteilungen sind freie Assistentenstellen nicht zu besetzen.

Dadurch entstehende Probleme für die Patientenversorgung werden bisher nur unzureichend wahrgenommen oder gar bewusst negiert.

Der Verlust in der Qualität chirurgischer Patientenversorgung ist als unmittelbare Folge der unzulänglichen ärztlichen Arbeitsbedingungen jedoch bereits eingetreten.

Wir, die derzeitige Generation der leitenden Chirurgen, sind für diese Situation mitverantwortlich. In den vorangegangenen Jahren wurde die reale Arbeitsbelastung der Chirurgen bewusst durch mangelnde Dokumentation der Arbeitszeiten in ihrer Gesamtheit nicht erfasst. Über Jahre haben wir Ärzte im Praktikum für einen Hungerlohn vollwertige Assistentenarbeit leisten lassen, und das nach schon einem Jahr unbezahlter Arbeit im Praktischen Jahr.

Die Konsequenz ist, dass sich bis zu 40% der Studienabgänger nicht mehr der Patientenversorgung, sondern anderen attraktiveren Berufsfeldern widmen, zum Teil schon vor der Approbation. Verschärft wird die Situation durch die notwendige Umgestaltung der Arbeitszeiten und die teilweise Einführung von Schichtdienst, der Arzt am Fliessband!

Wir brauchen daher neue Arbeitszeitmodelle mit flexiblerer Arbeitszeitgestaltung.

Diese muss an ein leistungsgerechtes Tarifmodell gekoppelt sein.

Das Ansehen des jungen Arztes und die Bewertung seiner Arbeit muss sich auch in seiner Entlohnung widerspiegeln.

Wir brauchen diese neuen Modelle aber auch um die Kontinuität der persönlichen Patientenbetreuung erhalten zu können. Die individuelle Verantwortung für einen Kranken darf nicht durch Schichtdienst auf der Strecke bleiben. Das Arzt-Patientenverhältnis ist mehr als eine Dienstleistung!

Vor allem ist nicht zu akzeptieren, dass zunehmend nichtmedizinische Dienstleistungsaufgaben, wie Dokumentation und differenzierte Codierung zur Entgeltermittlung, ausschließlich den Ärzten aufgebürdet werden. Bei gleichzeitig gedeckelten Budgets, höheren Fallzahlen, sinkendem Stellenschlüssel und geringerer Tagesarbeitszeit geht dies eindeutig zu Lasten der Qualität und damit zu Lasten der Patienten.

Ohne neue Berufsbilder wie medizinische Assistenzberufe und neue Aufgabenverteilungen ist dies nicht zu lösen.

Große Sorge bereitet auch die Gewährleistung einer qualifizierten Weiterbildung unter den Bedingungen des neuen Entgeltgesetzes. Die Sicherstellung der Weiterbildung zum Nulltarif ist nicht möglich.

Tiefgreifende Auswirkungen wird auch die Umsetzung des EuGH- Urteiles haben, das Bereitschaftsdienstzeit voll als Arbeitszeit anerkennt.

Die notwendigen 15-20.000 neuen Arztstellen sind zur Zeit weder zu finanzieren noch zu besetzen.

Infolge des notwendigen Freizeitausgleiches sind auch die erforderlichen Weiterbildungsinhalte in dem dafür vorgesehenen Zeitrahmen von 6 Jahren nicht mehr zu vermitteln. Und wir wollen sicher keine schwedischen Verhältnisse bekommen, wo bereits jetzt das Durchschnittsalter beim Erreichen des Facharztes an 40 Jahre heranreicht. Welch ein Anreiz Chirurg zu werden!

Und wir, die Weiterbildungsberechtigten sind gefordert, individuelle Weiterbildungspläne zu erstellen. Unabdingbar sind regelmäßige Personalgespräche mit klaren Zielformulierungen und deren Überprüfung.

Wir müssen uns diesen Aufgaben stellen und die Assistenten und Assistentinnen, die unser Berufsziel noch anstreben, zu leitungsfähigen Ärzten und leistungsfähigen Chirurginnen und Chirurgen heranbilden, damit sie später eben nicht in die Ecke gedrängt werden, in die uns viele der Gesundheitsplaner gerne stellen würden: technische Leistungserbringer operativer Dienstleistungen, womöglich sogar auf Geheiß von Kostenträgern.

Die Entwicklung der chirurgischen Fächer und eine zunehmende Verschiebung der Fachbereichsgrenzen werden eine Neuordnung der bisherigen Klinikstrukturen erforderlich machen.

Auch das DRG-System kennt keine Fachabteilungen mehr, die Leistung wird als Ganzes gruppiert und bezahlt. »Fast Track« und »Clinical Pathway« heißen die neuen Schlagworte.

Ein Lösungsweg ist die vermehrte Einrichtung Problemorientierter Zentren mit interdisziplinären Verknüpfungen. Zentrumsbildungen sind auch im Sinne einer Qualitätssteigerung unerlässlich, damit vorgegebene Spezialisierungen bei gleichzeitiger Änderung der hierarchischen Strukturen neue Berufsziele mit hoher Attraktivität für den chirurgischen Nachwuchs ermöglichen.

Darüber hinaus kommt eine solche Neustrukturierung auch dem seit Jahren gefordertem Aufbrechen der sektoralen Aufteilung des Gesundheitssystems entgegen. Die Bedingungen für Chirurgen in der Praxis sind bei der jetzigen Vergütung für ambulante Operationen deprimierend. Der absehbare Anstieg ambulanter Operationen im Krankenhaus wird die Situation leider verschärfen. Die neuen pauschalierten Entgelte werden ebenfalls zusätzlich Auswirkungen auf die gesamte Versorgungskette haben.

Wir sollten uns jedoch hüten, unsere Kräfte in die innerärztliche ökonomische Konkurrenz und »Rosinenpickerei« zur Erlössteigerung zu investieren, denn im Landes- und Bundesvergleich wird dies nur zu einem Preisverfall führen.

Unser gemeinsames Ziel muss es sein, beste Behandlungsqualität gerecht vergütet zu bekommen. Nicht mehr und nicht weniger!

Wenn unsere eingereichten Änderungsvorschläge umgesetzt werden, kann das DRG-System auch eine Chance sein. Andernfalls wird es besonders in der Unfall- und Notfallchirurgie zu unlösbaren Problemen kommen mit bis zu 65% nicht gedeckten Kosten bei Mehrfachverletzten.

Oder sollen wir es dann wie die Amerikaner machen, die ihre so berühmten, aber defizitären Traumazentren nach der DRG-Einführung einfach geschlossen haben.

Qualität und Wirtschaftlichkeit sowie Effizienz und Transparenz in der medizinischen und pflegerischen Versorgung müssen zusammen betrachtet und analysiert werden.

Bei geforderter Effizienzsteigerung durch Fallzahlerhöhung und Kostensenkung pro Fall kann es sehr schnell zu einem Verlust an Qualität in der medizinischen Versorgung kommen.

Aktuelle Qualitätssicherungsmaßnahmen erzeugen bei hohem Personaleinsatz immense Datenmengen ohne greifbare Ergebnisse.

Ziel müsste es sein, mit diesen Daten endlich einmal auch Aussagen zur Ergebnisqualität zu bekommen.

Auch der Stellenwert des Qualitätsindikators Mindestmenge ist im Verhältnis zu den anderen, das Ergebnis determinierenden Faktoren, bisher nicht geklärt.

Warum überlässt man die Steuerung nicht dem Markt und dem Nachfrageverhalten der Patienten unterstützt durch die gesetzlich vorgesehene Leistungstransparenz?

Stetige Fortschritte in der Chirurgie und in der Behandlung unserer Patienten sind ohne chirurgische Forschung, ein elementarer Bestandteil chirurgischer Tätigkeit, nicht möglich. Sie kann aber in Zukunft nicht mehr nur neben der klinischen Tätigkeit oder überwiegend in der Freizeit stattfinden.

Nur professionelle, interdisziplinäre Forschung hat heute noch eine Chance zu überleben bei immer knapper werdenden Ressourcen.

Neben der bisherigen Forschungsförderung ist eine Beteiligung der Kostenträger zumindest bei klinischen Effizienz-Studien zu fordern und in Deutschland muss eine private Sponsoring- und Stiftungskultur gefördert werden. Durch den Rückgang der staatlichen Förderung werden wir sonst unsere internationale Konkurrenzfähigkeit verlieren.

Noch beweist der Blick in das wissenschaftliche Programm unserer Jahrestagung eindrucksvoll, wie weitreichend die Fortschritte in der deutschen Chirurgie sind. Es sind besonders die wissenschaftlich aktiven jungen Menschen die uns erneut beeindruckende Forschungsergebnisse präsentieren und gerade in Zeiten der Globalisierung können wir uns deren Abwanderung in forschungsfreundlichere Länder nicht leisten.

Meine Damen und Herren.

Nur im Bewusstsein all dieser Ziele, und dies ist ein zentrales Anliegen meiner Präsidentschaft, wiedergegeben im Memorandum »Zukunftschancen junge Chirurgie«, können wir in eine gemeinsame Zukunft gehen, in welcher sich aus der Vielfalt der Spezialgebiete eine Einheit für den Patienten formt und sich unterschiedliche Wege an einem gemeinsamen Ziel treffen. Es gilt, dem kranken Menschen, der im Mittelpunkt unseres ärztlichen Handelns steht, ganzheitlich zu begreifen und zu versorgen, aber zu berücksichtigen:

Was müssen wir tun, was sollen wir tun, was können wir tun?

Hier sind wir gefordert, uns zwischen medizinischem Ethos und dem Druck der Wirtschaftlichkeit einen Weg zu bahnen, uns mit chirurgischem Idealismus und chirurgischem Realismus auseinanderzusetzen, wohl wissend, dass es ohne Innovationen und Forschung keinen Fortschritt gibt.

Zurück in die Zukunft, das Leitthema unseres Kongresses heißt: Abkehr von falsch verstandener Konkurrenz und Benchmarking in der Chirurgie, Abkehr von Effizienzsteigerung zu Lasten von Patienten und Mitarbeitern, Abkehr von fachfremder Bevormundung mit dem Ziel der Industrialisierung des Gesundheitswesens.

Zurück in die Zukunft bedeutet aber auch:

Hinwendung zu ergebnisorientierter Lehre, Forschung und Krankenversorgung.

Hinwendung zu einem leidensgerechten, humanen Gesundheitswesen.

Hinwendung zu einer kollegialen Chirurgie mit von Achtung geprägtem Miteinander von Patienten, Ärzten und Mitarbeitern.

Sehr geehrte Damen und Herren,

es ist gelungen unsere räumliche Heimat im Langenbeck-Virchow-Haus und unsere gemeinsame geistige Heimat in der Deutschen Gesellschaft für Chirurgie wieder zu erlangen.

Nutzen wir mit dem Erreichen die Gunst der Stunde und setzen uns mit aller Kraft für eine begeisternde Chirurgie ein, in einem der zur Zeit noch besten Gesundheitssysteme der Welt!

Vielen Dank für Ihre Aufmerksamkeit.

Totenehrung

Präsident Prof. Dr. med. Norbert P. Haas: Ich darf Sie nun bitten, sich zum traditionellen Gedenken der im letzten Jahr verstorbenen Mitglieder zu erheben. (Die Anwesenden erheben sich) – Vielen Dank.

Ehrungen und Preisverleihungen

Präsident Prof. Dr. med. Norbert P. Haas: Meine sehr geehrten Damen und Herren! Ich freue mich, jetzt die Ehrenmitgliedschaften der Deutschen Gesellschaft für Chirurgie und der Deutschen Gesellschaft für Viszeralchirurgie gemeinsam mit deren Präsidenten Herrn Rothmund und unserem Generalsekretär Herrn Bauer verleihen zu dürfen. Dazu bitte ich Herrn Folkman, Sir Peter Morris, Herrn Russell und Herrn van Heerden auf die Bühne zu kommen.

Präsident Prof. Dr. med. Norbert P. Haas: Meine sehr geehrten Damen und Herren!

Die Deutsche Gesellschaft für Chirurgie ernennt Herrn Judah Folkman zu ihrem **Ehrenmitglied**.

Sie würdigt damit einen chirurgischen Forscher von außergewöhnlicher Qualität, insbesondere seine weltweit führenden und anerkannten Leistungen in der Angiogeneseforschung. Sie dankt ihm damit auch für die Ausbildung zahlreicher junger Ärzte aus Deutschland.

Mr. Folkman, congratulations!

Die Deutsche Gesellschaft für Chirurgie ernennt Sir Peter Morris zu ihrem **Ehrenmitglied**.

Sie würdigt damit seine außergewöhnlichen Verdienste um die Transplantationschirurgie und seine Bemühungen um die Kooperation mit der Deutschen Gesellschaft für Chirurgie, u. a. durch regelmäßig stattfindende Joint Meetings.

Congratulations from our Society!

Prof. Dr. M. Rothmund, Präsident der Deutschen Gesellschaft für Viszeralchirurgie: Meine sehr geehrten Damen und Herren! Die Deutsche Gesellschaft für Viszeralchirurgie verleiht ihre Ehrenmitgliedschaft an zwei Kollegen von internationalem Rang.

Die Deutsche Gesellschaft für Viszeralchirurgie verleiht ihre **Ehrenmitgliedschaft** an Mr. Chris Russell, Consultant Surgeon am Middlesex Hospital, London. Die DGVC würdigt hiermit einen weltweit anerkannten Pankreaschirurgen und herausragenden Experten in der chirurgischen Publikation mit europäischer Perspektive.

Congratulations!

Die Deutsche Gesellschaft für Viszeralchirurgie verleiht ihre **Ehrenmitgliedschaft** an Dr. Jon van Heerden, Professor of Surgery Mayo Medical School Rochester (USA). Sie würdigt damit einen international herausragenden Viszeral- und Endokrinenchirurgen. Seine besondere didaktische Fähigkeit hat zahlreiche junge Chirurgen auch aus Deutschland motiviert und für die Chirurgie begeistert.

Congratulations!

Sir Peter Morris wird jetzt im Namen der vier Ehrenmitglieder ein kurzes Dankeswort sprechen.

Sir Peter Morris, President of the Royal College of Surgeons of England: President Haas, ministers, colleagues, other professors, ladies and gentlemen!

It's indeed a great honour, you have bestowed on the four of us this afternoon. And I must say the whole ceremony has been extremely impressive. However, in listing the most interesting talks – as we had a translator – beforehand talking about the need for reform, the need for new working time rasters, the decline in surgical research etc. etc. I had to shake my head I thought I was back in the United Kingdom (Heiterkeit). But again I think that illustrates how we are tightly bound together and your problems are our problems and vice versa.

But on more serious note, all four of us are very honoured by receiving this honour memberships because we have all head long associations with Germany in a variety of ways. And those of you who heard Judah Folkman's splendid lecture little earlier in the afternoon heard him refer to the contributions the German research fellow had made to his own work. In my own case when I came to Oxford from Australia I was shortly afterwards asked to join the Faculty of Round Table Immunology which had been created by the famous Walter Brendel, Director of Experimental Research Institute here in Munich where each year the faculty met with young clinical surgeons doing science in the Austrian Alps – it was at all work as you might add – in fact I was taught to ski by a young German medical student but that developed a long association with the institute and a number of young German surgeons who all rose to greater things. When sadly Walter died, Conrad Messmer, his successor, carried on this tradition until he retired last year and we had a grand party to wind the Round tables up. Again in terms of students I was just looking the other day coming here to accept this honour that ever my time in Oxford I have had over 30 research fellows and graduate students in my department. Some 17 who've come back to Germany with Ph.D's.

Chris Russell is no different. He's had numerous trainees from Germany, particularly in his Pancreatic practise and Jon van Heerden again likewise has had large number of South African research fellows and trainees at the Mayo-Clinic. So that is something that binds us together. But again on another note, I suppose we all have an enormous respect for German surgery which has had a famous and distinguished history for over two hundred years. And, indeed, in the later part of the nineteenth century and early part of the last century British and American surgeons all travelled to Germany to consider the seed of great experts in surgery to learn the trade and new techniques back to their own country.

So for those reasons it really is a great honour for the four of us to be here – two British surgeons and two American surgeons – although I have to point out that it's not quite as it seems with one of the British surgeons namely myself is Australian and one of the American surgeons named Jon van Heerden is in fact South African. So there is a good international spread here although it might not seem so to the audience at first glance. So again, in conclusion, on behalf of all four of us here can I thank you very much for the honour you have bestowed on all four of us and we deeply appreciate it.

Präsident Prof. Dr. med. Norbert P. Haas Meine sehr geehrten Damen und Herren! Ich möchte nun Herrn Hans Georg Borst und Herrn Hiroshi Akiyama auf die Bühne bitten. Ich habe mit Prof. Borst gesprochen. Er ist in der Phase des Übergangs zur Vollbelastung; er darf die Treppe raufkommen.

Meine sehr verehrten Damen und Herren!

Die Deutsche Gesellschaft für Chirurgie verleiht den **Rudolf-Zenker-Preis** gestiftet von der Firma B. Braun-Melsungen an Prof. Hans-Georg Borst in Anerkennung seines chirurgischen Lebenswerkes.

Viele Generationen junger Chirurgen haben seine Brillanz hautnah erlebt. Auch für mich eine prägende Erfahrung, er war mein erster chirurgischer Lehrer. Hans Georg Borst begründete 1968 in Hannover weit vorausblickend das erste Zentrum für Chirurgie mit fünf selbstständigen Kliniken, ein bis heute hochmodernes Konzept.

Lieber Herr Borst, meine herzlichen Glückwünsche. Es ist mir eine besondere Freude, dass ich Ihnen den Preis überreichen darf.

Prof. Dr. med. Hans-Georg Borst: Herr Präsident, verehrte Kollegen, liebe Freunde! Zunächst ohne Ernst, glauben Sie nicht, dass ich hierher zu einem Schaulaufen für meinen prächtigen Orthopäden Professor Gradinger gekommen bin, um sein Ergebnis zu demonstrieren, ganz im Gegenteil.

Lieber Herr Haas, es ist das vierte Mal, dass mich die noble Deutsche Gesellschaft für Chirurgie mit einer Ehrung beglückt. Es ist einigermaßen erstaunlich, denn ich habe den großen Teil meines Lebens eben nicht in der Allgemeinchirurgie verbracht, sondern in der kardiothorakalen Chirurgie. Und so kann ich diese Ehrung eigentlich nur auffassen als ein Symbol der Kooperationswilligkeit und der Weitherzigkeit der Deutschen Gesellschaft für Chirurgie.

Bereits 1964 erhielt ich, damals noch von Rudolf Nissen, den Langenbeck-Preis. Es folgte dann der Lexer-Preis und schließlich die Ehrenmitgliedschaft, die mir meine Freunde Hans-Jürgen Peiper und der unvergessene Rudolf Pichlmayr überreicht haben. Es erfüllt mich mit ganz besonderem Stolz, von Ihnen ausgewählt zu sein als erster Träger eines Preises, der einem Menschen gewidmet ist, der mir sehr viel und uns allen sehr viel bedeutet hat, unser geliebter und verehrter Meister Rudolf Zenker. Sein 100. Geburtstag hat sich jetzt im Februar gejährt und wir haben ihn glaube ich in sehr adäquater und zu Herzen gehender Weise geehrt.

Ich bedanke mich bei der Deutschen Gesellschaft für Chirurgie und natürlich insbesondere bei Ihnen, lieber Herr Haas. Ich bedanke mich vor allem in Erinnerung an die gute Zeit, die wir zusammen in Hannover verlebt haben. Vielen Dank.

Prof. Dr. med. M. Rothmund, Präsident der Deutschen Gesellschaft für Viszeralchirurgie: Die Deutsche Gesellschaft für Viszeralchirurgie verleiht jedes zweite Jahr einen Wissenschaftspreis an einen ausgewiesenen Chirurgen für sein Lebenswerk.

Die Deutsche Gesellschaft für Chirurgie verleiht in diesem Jahr den **Rudolf-Nissen-Preis** an Dr. Hiroshi Akiyama, Professor für Chirurgie, Toranomon Hospital in Tokio, Japan. Sie würdigt damit einen international anerkannten Pionier in der Oesophaguschirurgie und seine vielseitigen Verdienste für den Fortschritt auf dem

Gebiet der onkologischen Chirurgie. Die DGVC würdigt auch seine guten Beziehungen zu deutschen Chirurgen.

Congratulations!

Prof. Hiroshi Akiyama, Professor of Surgery (Tokio): Herr Prof. Rothmund, Herr Prof. Haas, and members of the Society! As a old good friend of mine in Germany it's a great honour for me to receive the Rudolf-Nissen-Preis. In history of surgery in Japan our first teachers were German professors. We really appreciate that. By winning the price with a great name of Rudolf Nissen in the glorious history of surgery in Germany I feel I am just incorporated in your Society. And I only wish the great further success of the Society.

It is my happiest moment in my life and also for my wife. With this award I am sure that my wife will realize that it has been worth-while and good for her to get married with me. (Heiterkeit) In such sense also I'm very gratefull for Nissen-Prize. Thank you very much!

Präsident Prof. Dr. med. Norbert P. Haas: Ich darf nun Herrn Rühland zu mir bitten.

Das Präsidium der Deutschen Gesellschaft für Chirurgie ernennt Herrn Prof. Dr. Dieter Rühland, Präsident 1998/99, in Anerkennung seiner langjährigen Verdienste um die Gesellschaft zum **Senator auf Lebenszeit.** Herzlichen Glückwunsch.

Prof. Dr. med. Norbert P. Haas, Präsident der Deutschen Gesellschaft für Chirurgie: Meine sehr geehrten Damen und Herren! Ich darf nun Herrn Hansjörg Wiss auf die Bühne bitten.

Meine Damen und Herren!

Das **Siegel der Deutschen Gesellschaft für Chirurgie** wird verliehen an Herrn Hansjörg Wiss. Er fördert mit seiner Hansjörg-Wiss-Medical-Foundation in hohem Maße chirurgisch-orthopädische Forschung und Lehre. Nach der Stiftung mehrerer Lehrstühle in den USA hat er seine Forschungsförderung jetzt auch in Deutschland etabliert. Er unterstützt mehrere Forschungsprojekte und hat ein Research Fellowship eingerichtet. Mit der Verleihung des Siegels der Deutschen Gesellschaft für Chirurgie soll ein Zeichen zur Förderung der Stiftungskultur in Deutschland gesetzt werden.

Herzlichen Glückwunsch!

Präsident Prof. Dr. med. Norbert P. Haas: Meine sehr geehrten Damen und Herren! Wir kommen jetzt zur Preisverleihung, zu der ich Herrn Schumpelick, Frau Bruns, Herrn Jeschke, Herrn Birth, Herrn Spelsberg und Herrn Thasler auf die Bühne bitten darf.

Meine sehr geehrten Damen und Herren! Die Deutsche Gesellschaft für Chirurgie verleiht den **Erich-Lexer-Preis** der Ethicon GmbH an Herrn Prof. Dr. Volker Schumpelick. Sie ehrt damit einen hochverdienten Arzt und Wissenschaftler für seine herausragenden internationalen Leistungen auf dem Gebiet der rekonstruktiven Chirurgie, speziell der Hernienchirurgie. Herzlichen Glückwunsch.

Meine sehr geehrten Damen und Herren! Die Deutsche Gesellschaft für Chirurgie verleiht den **von-Langenbeck-Preis** für besondere wissenschaftliche Leistungen auf dem Gebiet der Chirurgie an Frau Privatdozentin Christiane Bruns. – Herzlichen Glückwunsch!

Die Deutsche Gesellschaft für Chirurgie verleiht den **Förderpreis Chirurgische Intensivmedizin,** gestiftet von der Fresenius AG, für besondere Verdienste um die Weiterentwicklung und klinische Forschung der Chirurgischen Intensivmedizin an Herrn Privatdozent Marc Jeschke. Herzlichen Glückwunsch!

Die Deutsche Gesellschaft für Chirurgie verleiht den **Felicien-Steichen-Preis,** gestiftet von der Firma Tyco Autosuture, für besondere Leistungen im Bereich der Klammernahttechnik und Endoskopie an Herrn Privatdozent Matthias Birth. Herzlichen Glückwunsch!

Die Deutsche Gesellschaft für Chirurgie verleiht den **von-Mikulicz-Kelling-Preis** für Endoskopische Chirurgie für besondere wissenschaftliche und praktische Leistungen aus dem Bereich der Endoskopischen Chirurgie an Herrn Privatdozent Fritz Spelsberg. Herzlichen Glückwunsch!

Die Deutsche Gesellschaft für Chirurgie verleiht den **Müller-Osten-Preis** zur Förderung wissenschaftlicher Arbeiten, die sich u. a. besonders mit den ethischen Grundlagen des chirurgischen Berufs befassen, an Herrn Dr. Wolfgang Thasler. Herzlichen Glückwunsch!

Präsident Prof. Dr. med. Norbert P. Haas: Meine sehr geehrten Damen und Herren! Am Ende der Preisverleihungen darf ich die **Müller-Osten-Stipendiaten** bekannt geben. Sie gehen dieses Jahr an Mediziner aus Berlin, Kiew, der Republik Moldau und Rumänien.

Das **Rudolf-Geißendörfer-Stipendium** geht an Herrn Andreas Bembenek.

Präsident Prof. Dr. med. Norbert P. Haas Meine sehr geehrten Damen und Herren! Wir sind am Ende unserer Eröffnungsveranstaltung. Ich bedanke mich bei Ihnen allen für Ihr so zahlreiches Kommen und wünsche Ihnen interessante und erfolgreiche Kongresstage, verbunden mit vielen persönlichen freundschaftlichen Begegnungen und inspirierenden wissenschaftlichen Kontakten.

An dieser Stelle ein herzliches Dankeschön an die Berliner Cellharmoniker für die musikalische Begleitung dieser Eröffnung. Meine Damen und Herren! Nach der Musik folgt eine Laserschau »Zurück in die Zukunft über Evolution und die Deutsche Gesellschaft für Chirurgie«. Danach sind Sie alle zum Empfang der Bayerischen Staatsregierung und zur Get-Together-Party im Messeeingang West eingeladen.

Mitgliederversammlung, Teil I

Prof. Dr. med. Norbert P. Haas, Präsident der Deutschen Gesellschaft für Chirurgie: Meine Damen und Herren! Ich darf Sie recht herzlich zum ersten Teil der Mitgliederversammlung hier im Saal 1 des Münchner Congress Centrums begrüßen.

Diese erste Mitgliederversammlung dient traditionsgemäß der Vorbereitung der zweiten, wichtigeren Mitgliederversammlung, insbesondere der Bekanntgabe der Vorschläge zu den Wahlen und zu einem kurzen Bericht des Generalsekretärs. Die Einladung ist fristgemäß veröffentlicht worden und Ihnen zugegangen, sodass diese Sitzung satzungskonform stattfindet.

Ich möchte Ihnen bezüglich dieser getrennten zwei Sitzungen der Mitgliederversammlung berichten, dass wir gestern im Vorstand und Präsidium darüber diskutiert haben und dass der Vorstand und das Präsidium den Generalsekretär beauftragt haben zu prüfen, inwieweit es satzungskonform ist, zukünftig die Mitgliederversammlungen I und II zusammenzulegen, weil es erfahrungsgemäß, wie heute auch, nur ein kleiner Kreis ist, und zur II. Mitgliederversammlung, wegen der Wahlvorgänge, dann mehr da sind. Ein Zusammenlegen würde auch einen Zeitgewinn für die Arbeit des Kongresses bedeuten. Das nur als kleine Information.

Ich darf nun den Generalsekretär um die Bekanntgabe der Vorschläge für die Wahlen bitten.

Bekanntgabe der Vorschläge für die Wahlen

Prof. Dr. med. H. Bauer, Generalsekretär: Liebe Kolleginnen und Kollegen! Herr Präsident, vielleicht darf ich mit einer erfreulichen Meldung beginnen. Ich habe den Ausdruck von 11.04 Uhr: Zahl der registrierten Teilnehmer 2999. Es läuft also sehr gut an.

Zu den satzungsgemäßen Verkündigungen darf ich auf die früheren Mitteilungen hinweisen, in denen Ihnen die Wahlvorschläge bereits bekannt gemacht wurden. Ich darf sie vorlesen.

Es stehen in diesem Jahr an

- die Wahl des Zweiten Stellvertretenden Präsidenten 2003/04, dann Präsident 2004/05:
  Herr Prof. M. Rothmund aus Marburg
- die Wahl des Oberarztes in nichtselbstständiger Stellung einer Universitätsklinik

Da stehen zur Wahl an – das bitte ich auf dem Stimmzettel dann zu beachten und nur eine Stimme zu vergeben – Privatdozent J. Kalff, Universitätsklinik Bonn, Viszeralchirurg, und Privatdozent U. Stöckle, Berlin, aus der Klinik des Präsidenten, Unfallchirurg. Einer der beiden wäre zu wählen.

- die Wahl des Vertreters der Sektion Chirurgische Forschung. Es wurde von der Sektion vorgeschlagen, Herrn Prof. K.-W. Jauch aus München zu wählen bzw. zu bestätigen.
- die Wahl bzw. Bestätigung des Vertreters des BDC. Dafür steht Herr Prof. J. Witte zur Verfügung.
- die Wahl der Vertreter der Regionalvereinigungen. Es sind drei Mitglieder des Präsidiums zu bestätigen.

Unter der Präsidentschaft von Herrn Siewert ist die Regelung getroffen worden, für drei verschiedene Gruppen von Regionalvereinigungen jeweils einen Vertreter stimmberechtigt in das Präsidium zu nehmen. Die »Südwestschiene«, hat für ein weiteres Jahr Prof. H. Denecke, Schweinfurt, benannt, die »Ostländer« haben Prof. H. Lippert, Magdeburg, auch für ein weiteres Jahr, und der »Nordverbund« hat Herrn W. Teichmann, Hamburg, in Nachfolge von Herrn Gellert, Berlin, nominiert.

Gibt es dazu Fragen? Kommentare? Die Stimmzettel werden wie üblich in der II. Mitgliederversammlung verteilt. Ich darf Sie daran erinnern und bitten, den Mitgliederausweis nicht zu vergessen. Es muss leider darauf geachtet werden. Nur der, der sich ausweisen kann, wird am Donnerstag einen Stimmzettel erhalten.

Satzungsänderungen

Prof. Dr. med. H. Bauer, Generalsekretär: Ein wichtiger Teil der Vorbereitung der II. Mitgliederversammlung sind anstehende Satzungsänderungen. Sie sind im I. Teil der Mitgliederversammlung anzukündigen. Es geht hier um die Satzungsänderung »Neugründung von Sektionen«. Sie wissen sicher aus den Mitteilungen, dass wir beschlossen hatten, insgesamt fünf Arbeitsgemeinschaften, die viszeralchirurgische Schwerpunktinhalte zum Gegenstand ihrer Arbeit haben, der Deutschen Gesellschaft für Viszeralchirurgie zuzuordnen. Es wurde eingehend diskutiert, dass es aus diesen Bereichen einige gibt, wo es Sinn macht, innerhalb der Deutschen Gesellschaft für Chirurgie diese Aufgaben gemeinsam und gebündelt zu vertreten und nach außen hin darzutun. Dies gilt insbesondere für die Arbeitsgemeinschaft Chirurgische Onkologie, dies gilt für die Arbeitsgemeinschaft Computerassistierte Chirurgie und Telematik, und es gilt auch für die Chirurgische Arbeitsgemeinschaft Transplantation. Die Endoskopie steht noch in der Diskussion. Es sind zwischenzeitlich für zwei derartige Sektionen bereits Gründungsversammlungen erfolgt. Es bedarf aber nun der Absegnung durch eine Satzungsänderung, weil wir in der derzeit noch gültigen Satzung nur eine Sektion aufgeführt haben, die Sektion Chirurgische Forschung.

Deshalb der Vorschlag, die derzeit gültige Satzung zu ändern. Sie sehen hier den bisherigen Satzungsinhalt, wo genannt sind »Ausschüsse, Sektionen, Arbeitsgemeinschaften«. Da ist expressis verbis nur von der Sektion Chirurgische Forschung die Rede, und darüber hinaus von Arbeitsgemeinschaften. Der neue Text soll so aussehen:

> Das Präsidium richtet für die »Chirurgische Forschung« und weitere schwerpunkt- und gebietsübergreifende Arbeitsgebiete in der Chirurgie Sektionen ein. Für besondere chirurgische Interessengebiete können Arbeitsgemeinschaften gebildet werden. ...

Wir wollten das aus historischen Gründen und wegen der gewissen Sonderstellung der Sektion Chirurgische Forschung auch in der Zukunft so formulieren. Sie ist nämlich auch eingetragener Verein im Gegensatz zu den anderen. Wir wollten, dass weitere Schwerpunkte und gebietsübergreifende Arbeitsgebiete in der Chirurgie Sektionen bilden können. Für besondere chirurgische Interessensgebiete können natürlich weiterhin Arbeitsgemeinschaften gebildet werden. Wir haben von den 17 Arbeitsgemeinschaften insgesamt noch 14 unter dem Dach der DGCH. Dieser Vorschlag wird der Mitgliederversammlung II noch einmal vorgetragen. Darüber gilt es dann auch abzustimmen.

Haben Sie dazu Fragen oder Kommentare? – Dann würde ich diesen Teil verlassen und, wenn der Präsident gestattet, den erfreulichen Teil der Stipendienübergabe übernehmen.

Bekanntgabe der Stipendien

Prof. Dr. med. H. Bauer, Generalsekretär: Unsere Gesellschaft – ich möchte die Zahl doch einmal nennen – vergibt für insgesamt 45.000 € Stipendien neben den wissenschaftlichen Preisen. Der Großteil dieser Stipendien bzw. der Damen und Herren, die diese Stipendien erhalten haben, wird in der Mitgliederversammlung I verlesen.

Wir haben einmal das **Stipendium als Fortbildungsbeihilfe.** Das ist eine Beihilfe zur Fortbildung in der Allgemeinchirurgie oder einem Spezialgebiet der Chirurgie, so ist es im alten Text noch ausgewiesen, dotiert mit 5.000 €. Diese Beihilfe geht an vier Stipendiaten:

1. Frau Privatdozentin Dr. Katharina Holzer, Klinik für Allgemeinchirurgie der Universität Frankfurt am Main, Weiterbildung an viszeralchirurgischen Zentren in den USA mit dem Schwerpunkt hepato-biliäre Chirurgie
2. Herr PD. Dr. med. Paul Schneider von der Chirurgischen Universitätsklinik Köln, Weiterbildung in chirurgischer Onkologie des Oesophagus- und Bronchialkarzinoms in den USA, Japan und Frankreich
3. Herr PD Dr. med. Marco Sailer von der Chirurgischen Universitätsklinik Würzburg, Studium zum Resektionsverfahren für die chirurgische Therapie des Rektumkarzinoms
4. Herr PD Dr. med. Georg A. Pistorius von der Chirurgischen Klinik des Universitätsklinikums Homburg/Saar, Besuch von Zentren der Leberchirurgie in Japan und Australien

Wir haben zu vergeben **Internationale Gaststipendien** unserer Deutschen Gesellschaft für Chirurgie. Diese werden verliehen an junge Chirurgen, die ihre Weiterbildung zum Facharzt für Chirurgie oder eine entsprechende Qualifikation in ihrem Heimatland absolviert haben und anschließend, das ist ganz wichtig, zur Ausübung ihres Berufes dorthin zurückkehren. Auch diese Stipendien sind dotiert mit 5000 €. Die Stipendien erhalten

1. Frau Dr. med. Armine Papyan aus Jerewan/Armenien zur Weiterführung der am Zentrum für operative Medizin der Universität Köln, Klinik für Viszeral- und Gefäßchirurgie, begonnenen Ausbildung im Bereich Onkologie und
2. Dr. med. Szabolcs Szentesi aus Miskolc/Ungarn zur Weiterbildung auf dem Sektor Gefäßchirurgie und Radiologie. Hier ist die Klinik noch nicht benannt.

Dann gibt es noch **Reisestipendien zum Japanischen Chirurgenkongress.** Es ist eine gute Tradition im Rahmen der guten Beziehungen zur Japanischen Gesellschaft, dass wechselseitig die japanischen Kollegen drei deutsche Kollegen einladen zum Besuch des Japanischen Chirurgenkongresses und umgekehrt wir drei japanische Kollegen zum Besuch unseres Kongresses. Ich habe die drei Kollegen heute früh bereits mit großer Freude begrüßt. Ich darf bekannt geben, wer aus unserer Gesellschaft den Japanischen Chirurgenkongress besuchen darf. Es sind

1. Frau PD Dr. med. Heike Allgayer, Chirurgische Klinik und Poliklinik am Klinikum Großhadern in München

2. Herr PD Dr. med. Michael Hünerbein, Klinik für Chirurgie und Chirurgische Onkologie Robert-Rössle-Klinik Berlin, Klinik von Herrn Schlag
3. Herr Dr. med. Björn Brücher, Chirurgische Universitätsklinik der Technischen Universität München, Klinikum rechts der Isar München

Das sind also die Stipendiaten des Jahres 2003. Herzlichen Glückwunsch an alle, die Stipendien bekommen haben, verknüpft mit der ebenso herzlichen Bitte, uns spannende und informative Reiseberichte zur Publikation in den »Mitteilungen« zu überlassen.

Damit wäre ich am Ende der Punkte, die wir in der Mitgliederversammlung I abzuhandeln haben. Herzliche Einladung an alle zur Mitgliederversammlung II. Sie sehen, der Saal ist so groß, dass keiner stehen muss. Ich hoffe, dass wir uns möglichst zahlreich an diesem Ort wieder sehen. – Herr Präsident.

Präsident Prof. Dr. med. Norbert P. Haas: Schönen Dank, Herr Generalsekretär. Wenn es keine weiteren Fragen der Mitglieder gibt, ist Teil I der Mitgliederversammlung hiermit abgeschlossen. Ich möchte darauf hinweisen, dass hier im Saal um 12.30 Uhr die Vorlesung von Herrn Prof. Peiper über das Langenbeck-Virchow-Haus stattfindet, und ich erinnere an die feierliche Eröffnung heute Nachmittag um 17.15 Uhr. Ich bitte alle, möglichst früh und pünktlich da zu sein. Frau Bundesministerin Ulla Schmidt wird den Kongress eröffnen und sie wird sicher uns interessante Sachen zu sagen haben. Die Eröffnung findet hier im Saal statt.

Damit ist der I. Teil der Mitgliederversammlung offiziell geschlossen.

Mitgliederversammlung, Teil II

Eröffnung

Präsident Prof. Dr. med. Norbert P. Haas: Meine sehr verehrten Damen und Herren, liebe Mitglieder! Ich darf Sie recht herzlich zur Mitgliederversammlung Teil II begrüßen. Auch hierzu ist die Einladung ordnungsgemäß und zeitgerecht erfolgt. In den Mitteilungen wurde auch die Tagesordnung kundgegeben.

Es ist eine Änderung eingetreten, und zwar haben wir die Verleihung der **Preise für Filme/Video und Posterausstellung** in die Abschlussveranstaltung verlagert. Ansonsten sind keine weiteren Änderungswünsche eingegangen. Auch bezüglich der Wahlen sind keine weiteren Namensnennungen erfolgt. Wie im Programm angekündigt, ziehen wir aus organisatorischen Gründen den Punkt »Wahlen« vor.

Ich darf den Generalsekretär bitten, die Wahlen anzukündigen und durchzuführen.

Wahlen

Prof. Dr. med. H. Bauer, Generalsekretär: Herr Präsident, meine Damen und Herren! Zu den Wahlen ist ebenfalls ordnungsgemäß eingeladen worden mit Mitteilung der Namensvorschläge. Es stehen zur Wahl:

- Zweiter Stellvertretender Präsident 2003/2004, dann Präsident 2004/2005, Vorschlag des Präsidiums Herr Prof. Dr. Rothmund, Marburg
- Oberarzt in nichtselbstständiger Stellung einer Chirurgischen Universitätsklinik

  Hier gibt es eine Stimme. Das Präsidium hat sich auf eine Umfrage gestützt, die von dem jetzigen Amtsinhaber, Herrn Gebhard aus Ulm, bei den Universitätsklinika durchgeführt wurde. Es stehen zwei Herren zur Wahl: Herr Privatdozent Dr. Kalff, Viszeralchirurgischer Oberarzt von der Universitätsklinik Bonn, und Herr Privatdozent Dr. Stöckle, Unfallchirurg von der Charité, Berlin.
- Vertreter der Sektion Chirurgische Forschung, Hier ist nominiert Prof. K. W. Jauch aus München
- Vertreter des BDC. Nominiert ist der Präsident Prof. J. Witte, Augsburg
- Vertreter der Regionalvereinigungen

  Die Vertreter der Regionalvereinigungen sind zu wählen bzw. zu bestätigen. Es sind dies für die Südgruppe Herr Denecke aus Schweinfurt; für die östlichen Gesellschaften Herr Lippert aus Magdeburg, und für die nördlichen Herr Teichmann aus Hamburg.

Herr Eypasch wird die Wahlleitung übernehmen. Ich darf an dieser Stelle ganz ausdrücklich auch im Namen des Präsidenten unseren langjährigen Wahlleiter, Herrn Prof. Loeprecht, erwähnen und ihm danken. Sie kennen ihn über viele Jahre. Er ist leider schwer erkrankt. Wir wünschen ihm von hier aus alles Gute.

Herr Notar Krick wird die Wahl aus notarieller Sicht begleiten. Hier gibt es ein kleines Problem: Er hat uns darauf hingewiesen, dass dann, wenn zwei Persönlichkeiten zur Wahl stehen, wie dies bei den Oberärzten der Universitätskliniken der Fall ist, nach unserer Satzung einer der Bewerber die absolute Mehrheit der abgegebenen Stimmen haben muss. Es könnte also sein, dass wir einen zweiten Wahlgang brauchen. Wir werden also, darauf haben wir uns gerade geeinigt, vordringlich zuerst die Stimmen für den Oberarzt auszählen und dann eine erste Mitteilung geben, um notfalls einen zweiten Wahlgang in der Zeit zu schaffen.

Ich darf Sie nun bitten, Ihre Wahlzettel, sofern Sie es noch nicht getan haben, vollständig auszufüllen. Ich darf fragen, ob nur Mitglieder hier sind, die die Wahlzettel bekommen haben. – Dann müssten wir die Türen schließen und die Damen bitten, die Wahlzettel einzusammeln. Haben Sie noch Fragen oder Kommentare zur Wahl? Der Herr Präsident hat schon erwähnt, dass keine weiteren Wahlvorschläge zeitgerecht mehr eingegangen waren.

Dann beginnen wir den Wahlvorgang. Die Türen sind zu. Ich bitte, dass Sie Ihre Stimme abgeben.

(Durchführung der Wahl)

Bericht des Präsidenten

Präsident Prof. Dr. med. Norbert P. Haas: Um Zeit zu sparen, möchte ich die Zeit des Wahlvorgangs nutzen, den Bericht des Präsidenten vorzutragen. Auch auf die Gefahr hin, dass man sich sicher wiederholt, aber es muss der Präsident in der Mitgliederversammlung berichten, was im vergangenen Jahr war.

Das Wesentliche und sicher Einschneidende war oder ist immer noch das Langenbeck-Virchow-Haus. Die Geschichte geht ja weiter und wir müssen dort noch viel Arbeit investieren. Aber das Wesentliche ist, dass im abgelaufenen Jahr die rechtsgültige Rückübertragung stattgefunden hat und dass im Moment der Prozess der Rückübertragung mit der Charité sehr konstruktiv und sehr positiv läuft. Die Sitzungen sind alle sehr erfreulich und es gibt dort, wollen wir einmal sagen, von unserer Seite keine wesentlichen Probleme. Es wird irgendwann wahrscheinlich einmal finanzielle Probleme geben, könnte ich mir vorstellen. Denn das Urteil beinhaltet natürlich auch Rückzahlungen von der Charité. Die Charité ist ja – seit 1993 glaube ich; Herr Hartel, korrigieren Sie mich, wenn ich etwas Falsches sage – in dem Haus und müsste rückwirkend Miete zahlen, und das muss man aufrechnen mit dem, was investiert worden ist. Da könnte ich mir natürlich, wenn es um das hart Eingemachte geht, sicher Probleme vorstellen, aber das müssen auf beiden Seiten die Rechtsanwälte in die Hand nehmen. Wie gesagt, ich habe es auch bei der Eröffnung schon gesagt, Herr Kewitz und Herr Hartel sind von unserer Seite ja die Hardliner gewesen, die das Ganze ermöglicht haben zusammen mit Herrn Trott zu Solz und seinem Mitarbeiter Hüttenhain, die auch jetzt in den laufenden Übergabeverhandlungen mit der Charité unsere beratenden Juristen sind.

Ich hatte in der Eröffnung kurz darauf hingewiesen, dass in der Zwischenzeit bereits zahlreiche Fachgesellschaften im Langenbeck-Virchow-Haus sind. (Schaubild) Ich habe sie hier einmal aufgeschlüsselt, damit man sieht, welche wissenschaftlichen Gesellschaften ihren Sitz im Langenbeck-Virchow-Haus haben. Sie sehen die ganzen chirurgischen-wissenschaftlichen Gesellschaften, auch den Konvent Leitender Krankenhauschirurgen, den Vorstand des Verbandes Leitender Unfallchirurgen, Gemeinschaft Fachärztlicher Berufsverbände, Müller-Osten-Stiftung, und natürlich die Berliner Medizinische Gesellschaft, der Mitbesitzer, ganz klar, und es sind auch eine ganze Reihe schriftlicher Anfragen bereits da, z. B. von den Ophthalmologen, den Neurochirurgen. Also der Prozess, dass die wissenschaftlichen Fachgesellschaften in diesem Haus Heimat suchen, ist bei Leibe noch nicht beendet. Wie Sie alle wissen, gehört dieses Haus der Deutschen Gesellschaft für Chirurgie und der Berliner Medizinischen Gesellschaft zu gleichen Hälften. (Fortsetzung des Berichts siehe unten)

Prof. Dr. med. Eypasch, Wahlleiter: Gibt es noch nicht abgegebene Wahlzettel im Raum? Hat jemand noch nicht abgegeben? – Ich sehe niemanden. Dann ist der erste Wahlgang beendet.

Präsident Prof. Dr. med. Norbert P. Haas: Herr Notar, ist der Wahlvorgang damit abgeschlossen? (Zustimmung) – Jawohl. Dann dürfen die Türen wieder geöffnet werden für diejenigen, die zu spät gekommen sind.

Bericht des Präsidenten (Fortsetzung)

Präsident Prof. Dr. med. Norbert P. Haas: Das Haus gehört zu gleichen Hälften der Deutschen Gesellschaft für Chirurgie und der Berliner Medizinischen Gesellschaft. Verwaltet wird das Ganze von der Langenbeck-Virchow-Haus-Gesellschaft bürgerlichen Rechts, die bereits 1913 begründet worden ist. Diese wird von zwei Geschäftsführern geführt, die jeweils auf fünf Jahre gewählt werden. Von unserer Seite ist der Geschäftsführer Herr Hartel, der noch über ein Jahr im Amt sein wird von der letzten Wahl her, und bei der Berliner Medizinischen Gesellschaft hat gestern ein Wechsel stattgefunden. Herr Hahn, der bisherige erste Vorsitzende der Berliner Medizinischen Gesellschaft, ist von seinem Vorstand einstimmig zum Nachfolger von Herrn Kewitz als Geschäftsführer der Langenbeck-Virchow-Haus GbR gewählt worden, sodass jetzt Herr Hartel mit Herrn Hahn zusammen die Geschicke dieses Hauses führen wird. Wie schon gesagt, es ist sicher noch eine Menge Arbeit zu tun. Es war auch für mich während meiner Präsidentschaft ein wesentlicher Teil bei den Notaren, die ganzen Übergabeverhandlungen. Aber es macht sehr viel Spaß und Freude, weil es eben doch einen großen Fortschritt nach vorn gibt. Aber es kommt noch eine Menge Arbeit auf uns zu. Es ist ein großes Haus, das muss verwaltet werden. Wir müssen jetzt dafür sorgen, dass eine professionelle Firma die Ausstattung und Unterhaltung des Hauses übernimmt, was bisher von der Charité gemacht worden ist. Wir haben da auch schon recherchiert und gute Angebote bekommen. Die Charité hatte auch ein Angebot gemacht und versucht, das zu erhalten, aber es war doch sehr hoch. Da gibt es professionellere private Betreiber, die da recht günstig und viel besser sind. Die ganze Renovierungsarbeit steht an. Da muss noch viel investiert werden. Aber da sind wir im Moment auf der Suche nach Lösungen, wie wir das realisieren können.

An vorderster Front steht natürlich die Renovierung des Großen Hörsaales, der wunderschön ist und den wir möglichst bald wieder benutzen wollen für wissenschaftliche Veranstaltungen, der zentral liegt; es gibt keinen so großen Saal in der Mitte von Berlin. Das war ja auch damals der Grund, dass die Volkskammer das übernommen hat. Da gibt es schon eine ganze Menge von Anfragen von wissenschaftlichen Fachgesellschaften und anderen Organisationen, die gern den Hörsaal nutzen würden. Also hier haben wir sicher ein Goldstück in der Hand im wahrsten Sinne des Wortes. Das noch zum Langenbeck-Virchow-Haus, eine zentrale Angelegenheit während meiner Präsidentschaft.

Dann einen kurzen Bericht über die Strukturkommission, die 2001 ins Leben gerufen wurde unter Vorsitz von Rüdiger Siewert. Herzlichen Dank an Rüdiger Siewert und die gesamten Mitglieder der Kommission, die sehr konstruktiv gearbeitet haben, das muss man wirklich sagen; die bisher, wenn ich richtig mitgezählt habe, insgesamt siebenmal getagt haben und ein hohes Maß an Übereinstimmung erzielt haben. Das muss man wirklich sagen. Es ist mit ein Verdienst auch von Rüdiger Siewert, die doch divergierenden Meinungen immer wieder in eine Richtung zu bringen, wobei der Konsens, dass die Deutsche Gesellschaft für Chirurgie nach außen die Gesamtchirurgie vertritt, unumstritten war.

Lange Diskussionen waren in der letzten Zeit über die Mitgliedschaften. Es war ein großes Problem die Frage der Doppelmitgliedschaft. Hier wurde ein Konsens gefunden über den Weg von assoziierten Mitgliedern. Da wurden auch die Rechtsanwälte eingeschaltet, weil es dabei auch um die Satzungsstruktur geht. Hier ist ein Modell vorgeschlagen worden, das im Moment bei allen Fachgesellschaften zur Prüfung ansteht. Auch innerhalb unseres Präsidiums und des Vorstandes wird diese Satzungsänderung im Moment geprüft. Auch die Bewahrungskommission der Deutschen Gesellschaft für Chirurgie hat sich prinzipiell wie das Präsidium im Februar für diesen Weg und diese Richtung einstimmig ausgesprochen. Also wie gesagt, die Satzungsänderung befindet sich in Vorbereitung; sie wird auf der Präsidiumssitzung im Herbst 2003 diskutiert und dann der Mitgliederversammlung, also Ihnen allen, 2004 zur Abstimmung vorgelegt werden, nachdem Sie zuvor rechtzeitig und ordnungsgemäß sich informieren konnten. Mit den anderen wissenschaftlich-chirurgischen Fachgesellschaften, den acht Säulen, läuft dieses parallel. Die künftige Leitungsstruktur wird so sein, dass alle chirurgischen Fachgesellschaften gleichberechtigt vertreten sein sollen. Es wird so kommen, wenn es von allen genehmigt und abgestimmt ist, auch von Ihnen, dass der Präsident, der als Präsident elect ein Jahr früher gewählt wird, damit eine längere Kontinuität im Vorstand bestehen bleibt und der Kongress, die Vorbereitung des Kongresses, am Anfang seiner Präsidentschaft steht, also damit er nach dem Kongress wirklich konzentriert seine ganze Kraft für die Gesellschaft aufbringen kann. Ich glaube, das ist eine sehr gute Änderung, die in der Strukturkommission auch bei allen großen Anklang fand.

Über den Gemeinschaftsfonds der Strukturkommission wurde das letzte Mal schon berichtet. Es wurde angedeutet, dass wir eventuell eine Imagekampagne durchführen wollen für die deutsche Chirurgie, aber das wäre sehr teuer gewesen, sodass wir davon Abstand genommen und uns im Moment konkreteren Dingen zugewandt haben, nämlich der DRG-Problematik. Es wird von diesem Fondsgeld ein DRG-Beauftragter der deutschen Chirurgie, Herr Bartkowski gestellt werden, der die Koordination zwischen den unterschiedlichen wissenschaftlichen chirurgischen Fachgesellschaften durchführt, damit wir mit einer Sprache sprechen, und der die Änderungen koordiniert, damit wir auch wirklich gehört werden. Das ist eine Aktion, wofür im Moment das Geld ausgegeben wird, eine Aktivität, die für uns ganz wichtig ist. Ich hatte auch darauf hingewiesen, dass ganze Bereiche erhebliche Probleme haben. Wenn die DRGs nicht geändert werden, kommen wir in echte Probleme.

Eine weitere Aktivität waren Gespräche mit dem Marburger Bund, mit Herrn Montgomery, die sehr ausgewogen waren. Ich will jetzt nicht auf die Einzelheiten eingehen. Der Marburger Bund sieht auch, dass er sicher besser beraten ist, wenn er mit den Betroffenen, auch mit den Fachgesellschaften, spricht. Wir haben in diesen Gesprächen beschlossen, eine Gruppe zu bilden, die sich mit dem Marburger Bund zusammensetzt und versucht, ein Memorandum bezüglich der Arbeitszeitgestaltung zu erarbeiten, das dann von der Strukturkommission verabschiedet wird. Das ist die Problematik mit dem Arbeitszeitgesetz. Das zur Strukturkommission.

Eine weitere Kommission, die auch sehr effektiv gearbeitet hat, ist die Weiterbildungskommission. Da gilt mein besonderer Dank natürlich Herrn Witte, der diese Kommission hervorragend geführt hat und immer noch führt. Ich darf um die Folie bitten, wie jetzt die Vorlage zur Novellierung der Weiterbildungsordnung ist, wie sie von der Bundesärztekammer gebildet wurde. (Schaubild) Es gab ja lange Diskussionen, viel Hin und Her und Änderungen. Ich hoffe, Herr Witte, dass ich die letzte Folie habe, die die Ärztekammer tatsächlich dem Ärztetag vorlegt. Es waren ja ständig noch Änderungen. Common trunc mit der Basisweiterbildung, sechs Monate Notfallaufnahme, sechs Monate Intensivmedizin, 12 Monate Chirurgie, so ist die Formulierung für den Bundesärztetag, davon sechs Monate im ambulanten Bereich und sechs Monate im stationären Bereich. Dann folgt die 48monatige Weiterbildung zum Facharzt für. Das sind jetzt die acht Säulen: Allgemeine Chirurgie, Gefäßchirurgie, Herzchirurgie, Kinderchirurgie, Unfallchirurgie und Orthopädie – hier ist diese Propellerlösung möglich, je nach dem, so wurde uns zugesagt –, Plastische Chirurgie, Thoraxchirurgie und Viszeralchirurgie.

Hart umkämpft waren die Zusatzweiterbildungen. Dort sind sicher nicht alle unsere Wünsche berücksichtigt worden. Es sind eine Reihe von denen, die zur Verabschiedung dem Bundesärztetag vorgelegt werden, der am 20. Mai in Köln beginnt: Intensivmedizin, Notfallmedizin, Plastische Operation, Proktologie, Sportmedizin, Schmerztherapie. Im Bereich der Unfallchirurgie und Orthopädie war ein großes Problem, wenn man die beiden Fächer zusammenlegt dass die Vielfalt bestehen bleibt und die Qualifikation noch besser erkennbar. (Schaubild) – Das ist das Ergebnis, das die Bundesärztekammer dem Ärztetag vorlegt, eben die Möglichkeit der Handchirurgie, Kinderorthopädie, orthopädische Rheumatologie, spezielle orthopädische Chirurgie und spezielle Unfallchirurgie, sodass sich also wieder der Baum nach dem gemeinsamen Facharzt in diese wahrscheinlich vier Zweige öffnet, wobei zwei ganz kräftig sind, die spezielle Unfallchirurgie und die spezielle orthopädische Chirurgie.

Ich darf wirklich alle bitten, auf ihre Delegierten auf dem Deutschen Ärztetag einzuwirken, dass sie diesem Vorschlag zustimmen. Jeder kennt sicher jemand von den Internisten oder Allgemeinmedizinern. Sonst weiß ich wirklich nicht, wie es weitergehen wird. Es wird sicher dann einen Rückschritt geben, massiv, das ganze Zusammengehen wird problematisch werden. Das ist also ein günstiger Zeitpunkt, den man nutzen sollte. Denn wenn das nicht verabschiedet wird, ist meine Prognose, wird vieles wieder auseinanderbrechen. Ich bitte daher alle, auf die Delegierten einzuwirken, dass dieses Modell, das jetzt über fünf Jahre von uns erarbeitet wurde, angenommen wird. Sicher, es hätte noch besser aussehen können, aber ich glaube mit dem jetzt Vorgeschlagenen können wir leben. Das zur Weiterbildungskommission.

Ein weiterer Hauptpunkt meiner Präsidentschaft war das Memorandum Junge Chirurgie, das in der Zwischenzeit überall publiziert worden ist. Auch da bitte ich, dass man das, wo es geht, weiterträgt, in politische Institutionen bringt. Da möchte ich besonders Herrn Schönleben und Herrn Bauer danken, die da sehr hilfreich waren, Herr Bauer vor allem jetzt im Umsetzen. Im »Spiegel« und überall wir es ja schon vorgebracht. Das zum Memorandum.

Kurz noch zum traditionellen Kurzbericht der Chirurgischen Arbeitsgemeinschaften in der Präsidiumssitzung am Montag. Hier möchte ich noch einmal an unsere Arbeitsgemeinschaften erinnern. Denn es war auch ein Ergebnis dieser Diskussion, dass wir das Gefühl haben, dass viele Mitglieder gar nicht so sehr über die Arbeitsgemeinschaften informiert sind. Deshalb möchte ich die Gelegenheit nutzen, dass man in den Informationsmitteilungen und auch generell beim Generalsekretär das Material über diese Arbeitsgemeinschaften abfordert; dass man vor allem bei den Jüngeren dafür wirbt. Es gibt welche, die ganz gut florieren, und dann gibt es welche, die nur ganz bescheidene Mitgliederzahlen haben. Deshalb die Erinnerung, ich habe sie noch einmal aufgeführt. (Schaubild) Ich will die Gelegenheit gleichzeitig benutzen, bei den Herren, die sie bisher geführt haben, mit dem Strichlein hinten dran, die das sehr gut gemacht haben und die ausscheiden, mich zu bedanken, z.B. bei Herrn Langendorff, Herrn Saeger, Herrn Goretzki. Ich möchte Sie gleichzeitig auffordern, Vorschläge für den Vorstand zu machen für die, die jetzt routinemäßig, turnusmäßig ausscheiden, für die Führung. Der Vorstand ist dankbar für jeden Vorschlag, der gemacht wird. Darf ich um die nächste Folie bitten, damit wir die restlichen auch noch sehen? (Schaubild) – Auch den Herren Ekkernkamp, Schneider, möchte ich für ihre Arbeit danken. Herr Becker scheidet auch aus. Auch ihm gilt mein Dank. Noch einmal: Werbung machen für die Arbeitsgemeinschaften, vor allem bei den jüngeren Mitarbeitern.

Aktuell noch zum Kongress. Die Vorbereitung und die Durchführung des Kongresses sind ja auch ein wesentlicher Teil der Präsidentschaft. Auch hier ist sehr Erfreuliches zu melden. Stand von heute, 11.16 Uhr: Gesamtteilnehmerzahl 4385. Das ist wirklich eine hocherfreuliche Zahl. Von den Mitgliedern, die wir diesmal mit zu registrieren versucht haben, was letztes Mal nicht möglich war, wir haben das System geändert, haben wir knapp 2000; 2000 aktive Mitglieder sind da. Das finde ich auch sehr schön. Aus Deutschland selbst sind es 3700. Es freut mich natürlich auch sehr: Wir haben 700 Gäste und zahlende Teilnehmer aus dem Ausland, und zwar aus 40 Ländern. Aus 40 Ländern, das hat mich selbst wirklich überrascht. Das finde ich sehr großartig. Wir haben 225 wissenschaftliche Sitzungen und insgesamt knapp 1300 Referenten. Eingereicht waren knapp 1600, genau 1595 Abstracts; davon konnten wir 42 % annehmen. Im Vorfeld – das haben wir jetzt während des Kongresses nicht mehr erfasst, aber auch einmal eine ganz interessante Zahl – waren im Schnitt täglich 774 Zugriffe auf das Internet. Insgesamt wurden 7400 Seiten abgerufen. Der Internet-Zugriff war aus 43 Ländern. Also hier spiegelt sich ab, die gekommen sind, haben sich vorher auch ausführlich informiert. Die bisherige Resonanz von Presse, Funk und Fernsehen vor allem ist recht gut.

Was war sonst noch im Bericht? Ich hatte es schon an anderer Stelle gesagt, aber hier in der Mitgliederversammlung sei es noch einmal betont: Ich bin ja ein Präsident mit zwei Generalsekretären. Ich habe mit Herrn Hartel angefangen und habe dann den Wechsel zu Herrn Bauer miterlebt. Ich kann nur sagen, es war ein völlig reibungsloser Wechsel. Ich möchte mich bei Herrn Hartel herzlich bedanken. Es war für mich sicher nicht so leicht am Anfang als Unfallchirurg. Er hat mir sehr viel geholfen, diesen Weg zu gehen. Mit Herrn Bauer hat es genauso bestens und reibungslos geklappt. Man hat den Übergang gar nicht gemerkt. Es war wirklich wie geplant und wie von Herrn Hartel angekündigt, ein völlig reibungsloser Wechsel. Herzlichen Dank an beide.

Sonstiges. Wir hatten im November unter Hilfe von Herrn Encke ein Konsensgespräch mit den Anästhesisten. Auch hier waren wir an sich überrascht: keine ernsthaften Probleme. Der Konsens bestand darin, dass wir nicht versuchen sollten, allgemeingültige Regelungen zu finden, sondern lokale Lösungen vor Ort. Das fand ich einen sehr guten Hinweis, weil auch die Anästhesisten gesehen und gesagt haben, wenn es Probleme gab, waren es Probleme vor Ort, entweder durch die örtlichen Gegebenheiten oder manchmal, leider, auch durch personelle Probleme hervorgerufen. Dass kein Bedarf bestand an allgemeingültigem Konsens oder allgemeingültigen Regelungen, dafür sind die Unterschiede zwischen Krankenhaus der Regelversorgung und Universität mit Maximalversorgung, viel zu groß. Auch die lokalen Gegebenheiten bezüglich Intensivstationen waren viel zu unterschiedlich, sodass man da keine allgemeine gültige Empfehlung aussprechen konnte. Der Tenor war, wir haben uns verabredet, dass wir in einem Jahr wieder zusammentreffen und die Gespräche fortführen, die sehr konstruktiv und sehr gut waren, die aber zeigten, dass keine richtig ernsthaften Probleme im Moment bestehen.

Dann natürlich die Aktivität des Präsidenten: Besuche, Grußworte, Besuche bei regionalen Veranstaltungen. Ich muss wirklich sagen, dabei habe ich viel gelernt. Es war für mich eine ganz große Erfahrung, auf den regionalen Veranstaltungen die Kultur dort kennen zu lernen, jedes Mal individuell und anders, das war für mich wirklich bereichernd und ich möchte das nicht missen. Ich bin der Gesellschaft und all denen, die mich eingeladen haben, wirklich dankbar, dass ich das erleben durfte.

Das war in kurzen Zügen mein Bericht. Ich bin noch Präsident bis Juli. Aber die Hauptarbeit ist getan. Das Langenbeck-Virchow-Haus steht noch an. Aber ich will sagen, es hat mir Riesenspaß gemacht. Es war eine große Freude und Ehre natürlich für mich, der Präsident der Deutschen Gesellschaft für Chirurgie zu sein in dieser Phase des Umbruchs, und ich hoffe, dass wir diesen Weg weitergehen. Ich danke Ihnen allen für das mir entgegengebrachte Vertrauen.

Bericht des Generalsekretärs (2. Teil)

Prof. Dr. med. H. Bauer, Generalsekretär: Herr Präsident, meine Damen und Herren! Ich darf Ihnen meinen ersten Bericht als Generalsekretär geben. Es ist natürlich auch mir ein Bedürfnis, mich zu bedanken für die Einarbeitungszeit in den letzten Monaten. Ich möchte mich bedanken für die hervorragende Kooperation mit dem Präsidenten, mit dem Vorstand und natürlich auch mit Wilhelm Hartel. Wir haben beide, glaube ich, einen sehr harmonischen Übergang hingelegt. Lieber Wilhelm, ich habe an anderer Stelle gesagt, das Sprichwort heißt »Neue Besen kehren gut, die alten aber kennen die Ecken«. Ich kann mich nur bemühen, einigermaßen ordentlich zu kehren und weiterhin von dir Tipps zu bekommen, wie man in die Ecken am besten hineinkommt.

Ich möchte mich vorab gerade aus den Erlebnissen der letzten Monate für die äußerst engagierte Zuarbeit der Damen unserer Geschäftsstelle bedanken, was diesen Übergang sicherlich erleichtert hat.

Nun zu meinem Bericht. Ich beginne mit dem Mitgliederstatus. Unsere Gesellschaft hat derzeit 6031 Mitglieder. Sehr erfreulich ist die weise Regelung, die getroffen wurde, dass insbesondere junge Chirurgen, die in die Gesellschaft eintreten wollen, dies mit dem kostenlosen Kongressbesuch verbinden können, um dann rückwirkend noch im gleichen Jahr als Mitglied zu gelten. Auf diese Weise haben wir in diesem Jahr schon wieder 145 Mitglieder als Neuzugang.

(Schaubild) In diesem Zusammenhang, deshalb habe ich die Folie herausgesucht, einen Blick auf die Zusammensetzung der Chirurgen nach der jetzt noch gültigen Gebietsordnung mit ihren Schwerpunkten in der Bundesrepublik. Wir haben über 18 000 Chirurgen, davon, bemerkenswert, etwa 3000 Chirurginnen. Das war auch gestern auf der Sitzung »Frauen in der Chirurgie« zu erfahren. Es hat sich die Zahl der Chirurginnen in einem Jahrzehnt doch verfünffacht. Also hier ist eine deutliche Aufwärtstendenz da. Aber ich darf Sie bitten, den Blick auch einmal auf die Spalten zu lenken, wo die Aufteilung in ambulant und stationär Tätige ist. Da sehen Sie, dass wir die Gruppen der Allgemeinchirurgen und der Unfallchirurgen haben, für die es offensichtlich als einzige Sinn macht, in der Praxis tätig zu sein, etwa ein Viertel. Sie sehen, dass dies für die anderen weniger infrage kommt. Es ist auch sehr interessant bei den Prozentsätzen der Berufstätigkeit zu sehen, dass insbesondere bei den »jüngeren« geschaffenen Schwerpunkten die Zahl der aktiv Tätigen naturgemäß deutlich größer ist. Ich zeige diese Zahlen auch deshalb, weil wir als wissenschaftliche Gesellschaft gewisse Anhaltspunkte haben sollten, wo wir denn unsere Mitglieder rekrutieren. Es kann für uns natürlich nicht zufriedenstellend sein, dass wir derzeit als eine wissenschaftliche Gesellschaft nur etwa ein Drittel aller Chirurgen schwerpunktübergreifend in unseren Reihen als Mitglieder haben. Sie sehen hinten in der Spalte, dass bei den Chirurgen immerhin 4 % nicht mehr in der Patientenversorgung tätig sind, mit aufsteigender Tendenz. (Schaubild) Hier haben wir auch eine interessante Hochrechnung. Dieser Prozentsatz wird sich bis ins Jahr 2010 nahezu verdoppeln, während Sie die anderen Prozentsätze als lineare Extrapolation einmal aufgrund der medizinischen Entwicklung und unter Zugrundelegung der demografischen Entwicklung haben.

Wir müssen uns mit diesen Zahlen, der Strukturverschiebung im Tätigkeitsprofil des Chirurgen, wie ich meine, auch als wissenschaftliche Gesellschaft auseinandersetzen und natürlich um die Weiterbildungsordnung ringen. Das ist ein ganz wesentlicher Punkt. Der Herr Präsident hat es angedeutet, er hat auf die äußerst fruchtbare Zusammenarbeit in der Kommission unter Leitung von Herrn Prof. Witte hingewiesen.

(Schaubild) Es ist mir ein Bedürfnis, darauf hinzuweisen, wie notwendig es ist, dass wir uns in engem Schulterschluss insbesondere mit dem Berufsverband diesen Aufgaben stellen. Die Weiterbildung wird nicht nur von der Definition verschiedener Säulen und den Inhalten geprägt, sondern sie ist hineingestellt in ein großes Umfeld, in dem wir alle gemeinsam agieren müssen. Es sind die gesetzlichen Vorgaben, es sind strukturelle Änderungen, aber auch Nutzung neuer Möglichkeiten im chirurgischen Training. Wir haben hier eine ganze Reihe von Aufgabenfeldern, die wir intensiv zu bearbeiten haben, bis hin zur Thematik der Überprüfung der Kompetenzerhaltung gerade in der Chirurgie. Auch das ist ein Thema, dem wir uns gemeinsam verstärkt widmen wollen. Erste Gespräche dazu haben stattgefunden. Ich glaube, wir befinden uns hier auf dem richtigen Weg. Dies wollte ich noch ergänzend zur Situation der Chirurgie allgemein angefügt haben.

Ein zweiter Punkt, den ich ansprechen möchte, sind die »Mitteilungen«. Ich habe mich bemüht, in Fortsetzung der Redaktionstradition von Herrn Hartel die Themenschwerpunkte weiter zu fixieren. Es ist geplant, in jedem Heft verschiedene Schwerpunkte darzustellen. Ich möchte mich bemühen, durchaus unterschiedliche Blickweisen zu einem Thema darzustellen, um auch zu Diskussionen anzuregen. Ich appelliere an Sie, schreiben Sie Briefe, wenn Sie zu Dingen andere Meinung haben, wenn Sie sich artikulieren möchten. Ich möchte die »Mitteilungen« wirklich weiter zu einem lebendigen Organ entwickeln.

Wir haben uns nach langen Gesprächen und insbesondere auch wegen wirtschaftlicher Probleme mit der Herausgabe der »Mitteilungen« darauf geeinigt, dass wir die »Mitteilungen« in Zukunft nicht mehr fünfmal pro Jahr in relativ unregelmäßigem Zyklus, sondern wirklich als Quartalsheft herausgeben wollen, also Erscheinungsweise viermal im Jahr. Was das inhaltliche Konzept anlangt, wird dieses gut durchzuhalten sein mit den pflichtgemäß zu übermittelnden Mitteilungen. Ich denke, das wird auch im Sinne mancher Straffung durchaus sinnvoll sein. Ich glaube, es wird sich das Ganze dann doch etwas günstiger gestalten lassen.

In diesem Zusammenhang möchte ich noch auf einen anderen Punkt hinweisen, der auch weitere Überlegungen betrifft, die wir im Präsidium zur künftigen Herausgabe des Kongressbandes und Umgestaltung angestellt haben. Ich möchte nicht im Detail alles vertiefen, nur eine Folie zeigen. (Schaubild) Sie wissen, dass die AWMF German Medical Science gegründet hat. In aller Kürze: Es ist ein elektronisches Publikationsforum. Der Präsident, Herr Encke, könnte in der Diskussion sicher noch mehr dazu sagen, wenn es gewünscht wird. Es gibt drei Ebenen. Es wird eine große interdisziplinäre Ebene zur Publikation angeboten, eine fachspezifische Ebene, etwa im Stil von Fachzeitschriften, und die dritte Ebene – deshalb spreche ich es hier extra noch an – ist die so genannte Mitteilungsebene. Es ist also durchaus denkbar, dass wir uns in Zukunft bei unseren Mitteilungen auch German Medical Science bedienen und in dieses Publikationsmedium auch auf dieser Ebene einsteigen. Ich habe Ihnen hier die Adressen zusammengefasst, die jetzt definitiv gültig sind, sodass sich jeder auch über dieses System weiter informieren kann. So viel zu den Mitteilungen und Publikationen.

Als dritten Punkt möchte ich die Sektionsgründung ansprechen. Der Herr Präsident hat Ihnen bereits die Arbeitsgemeinschaften gezeigt, in denen, wie ich meine, die Kernarbeit unserer wissenschaftlichen Gesellschaft geleistet wird. Sie haben den bisherigen Mitteilungen auch entnommen und sind darüber informiert, dass vom Präsidium im Einvernehmen mit der Deutschen Gesellschaft für Viszeralchirurgie beschlossen wurde, einige Arbeitsgemeinschaften mit einer eindeutigen Zugehörigkeit zur Viszeralchirurgie an die Deutsche Gesellschaft für Viszeralchirurgie abzugeben. Das sind immerhin Arbeitsgemeinschaften mit um die 2600 Mitglieder in diesen Gruppen, die übertragen werden. Die einzelnen Arbeitsgemeinschaften sind in den Mitteilungen aufgeführt, ich kann sie noch einmal nennen: Chirurgische Arbeitsgemeinschaft für Endoskopie, für Koloproktologie, für Transplantation, für Onkologie und für Endokrinologie. Nun hat sich aber in den Diskussionen herausgestellt, dass es natürlich weiterhin Sinn macht, bei bestimmten Arbeitsgemeinschaften, die jetzt der DGVC zugeordnet sind, weiterhin mit übergreifenden Ansätzen zu arbeiten, die Interessen zu bündeln, um auch wieder die Außenwirkung verbessern zu können. Es wurde beschlossen, für diese Arbeitsgemeinschaften, die als Arbeitsgemeinschaften jetzt der DGVC, also der Viszeralchirurgie, zugeordnet sind, so genannte Sektionen zu gründen. (Unterbrechung)

Präsident Prof. Dr. med. Norbert P. Haas: Ich muss Sie unterbrechen. Ich möchte ankündigen, weil manche jetzt irritiert sind, dass, wie der Generalsekretär bereits erwartet hat, die absolute Mehrheit im Wahlgang nicht erreicht worden ist. Es muss also noch einmal für den Oberarzt in nichtselbstständiger Stellung einer Universitätsklinik gewählt werden, Herrn Stöckle und Herrn Kalff. Es gilt dann die einfache Mehrheit.

Prof. Dr. med. H. Bauer, Generalsekretär (in Fortsetzung des Berichts): Also für diese Arbeitsgemeinschaften Sektionen zu gründen. Es ist dies bereits geschehen für zwei, einmal die Sektion Computerassistierte Chirurgie, Telematik und Robotik, und als zweite die Sektion Chirurgische Onkologie. Dazu ist aber eine Satzungsänderung erforderlich. Auch dies wurde Ihnen zeitgerecht mitgeteilt. Ich darf um die Folien bitten.

(Schaubild) Zunächst die alte Satzung, die vorsieht, dass die Deutsche Gesellschaft für Chirurgie Sektionen und Arbeitsgemeinschaften zu gründen hat. In der Satzung steht bisher nur eine Sektion, Sektion Chirurgische Forschung. Sie wird natürlich weiter bestehen bleiben. Die Sektion Chirurgische Forschung als zentrales Forschungselement unserer wissenschaftlichen Gesellschaft hat auch einen gewissen Sonderstatus schon dadurch, dass sie ein eigener eingeschriebener Verein ist. Die Änderung der Satzung wird nun vorsehen, dass die Deutsche Gesellschaft für Chirurgie »Sektionen« gründen kann. Sie sehen den Text hier aufgeführt, er wurde vorher schon mitgeteilt.

Vielleicht darf ich an dieser Stelle unterbrechen und Sie fragen, ob Sie mit dieser Satzungsänderung einverstanden sind. Ich bitte um Ihr Handzeichen. – Darf ich die Gegenprobe machen, wer ist nicht einverstanden mit der Satzungsänderung? – Ich sehe keine Gegenstimme. Wer enthält sich der Stimme? – Vorbehaltlich des richtigen Sichtwinkels darf ich damit feststellen, dass die Satzungsänderung einstimmig angenommen ist. Ich danke Ihnen.

Ich darf in meinem Bericht fortfahren und den nächsten Punkt ansprechen in teilweiser Ergänzung zu dem, was der Herr Präsident Ihnen bereits aus der Strukturkommission berichtet hat. Wir haben hier die DRG-Problematik in besonderer Weise aufgegriffen. Ich will dieses Thema um Gottes willen hier nicht vertiefen; ich weiß, man kann es langsam nicht mehr hören. Ich möchte aber doch deutlich zum Ausdruck bringen, dass wir den äußerst engagierten Mitarbeitern sehr dankbar sind, die von Anfang an in der Gemeinsamen DRG-Kommission der Deutschen Gesellschaft für Chirurgie und des Berufsverbandes Deutscher Chirurgen mitgearbeitet haben. Ich darf hier, obwohl wesentlich mehr inzwischen von allen Fachgesellschaften, allen Schwerpunkten und Gebieten mitarbeiten, vielleicht doch vier Namen nennen. Es sind dies die Namen Siess, Hermanek, Bartkowski und Endrich insbesondere, die sich auch von Anfang an der schwierigen Aufgabe, Übungsaufgaben zu stellen, unterzogen haben und wirklich in enormem Arbeitseinsatz dies getan haben. Es hat sich aber gezeigt, dass die Problematik so groß und vor allem der riesen Arbeitsaufwand nicht so zu leisten sind, dass man das als Hobbyarbeit noch nebenbei betreiben kann. So war ein Beschluss der Strukturkommission, dieses eben auf professionelle Schultern zu stellen, was uns leider natürlich nicht davon entbindet, in allen Fachgesellschaften uns weiterhin auf engagierte Mitarbeiter zu stützen, die hier mit zuarbeiten. Aber wir brauchen professionellen Sachverstand, um in den entsprechenden Gremien gut vertreten sein zu können und vor allem die Vorgaben rechtzeitig erfüllen zu können, die uns der Gesetzgeber vorgibt, wenn ich nur das Stichwort strukturiertes Antragsverfahren an das InEK nehme, wo bis zum 31.03. eine Menge von Anträgen zu stellen war. Die Fachgesellschaften haben das hervorragend aufgearbeitet. Herr Bartkowski hat das gebündelt und zeitgerecht noch mit entsprechenden Kommentaren auch eingereicht. Also ich glaube, das ist ein ganz wichtiger Punkt und eine wirklich gute Aufgabe, die auch über den Strukturfonds der Strukturkommission geleistet wird.

Ein weiterer Punkt, auch den haben wir in der Strukturkommission abgesprochen, in der neben den wissenschaftlichen Fachgesellschaften auch der Präsident des Berufsverbandes mit vertreten ist: Wir haben eine Fragebogenaktion gestartet, weil wir uns in der jetzigen Phase, nach dem deutschen Urteil, das ja nur wartet, bis das europäische Urteil endgültig die Umsetzung erzwingt, ein genaueres Bild über die Situation der Arbeitszeit der Chirurgen machen wollten. Herr Schrem aus Hannover hat hier sehr engagiert mitgewirkt, um diesen Fragebogen zu entwerfen, den wir dann nach gemeinsamen Kommentaren noch einmal überarbeitet haben und der jetzt von allen Fachgesellschaften rausgeht. Der Rücklauf ist mittlerweile sehr erfreulich. Ich möchte an Sie appellieren, geben Sie diesen Fragebogen an Ihre Mitarbeiter weiter. Wir wollen möglichst fundiertes Datenmaterial haben, um in den sich weiter abzeichnenden Diskussionsrunden wirklich auch auf gutes valides Zahlenmaterial zurückgreifen zu können. Wir wollen es außerdem nutzen, diese Gespräche haben sich in den letzten Tagen ergeben, um auch auf europäischer Ebene mit einigen Partnern – gedacht ist an das Royal College of Surgeons, es ist gedacht an die österreichischen Kollegen, die niederländischen Kollegen – dieses voranzutreiben, natürlich gemeinsam mit dem Berufsverband. Ich habe gestern mit Prof. Witte auch gesprochen, es soll nicht so erscheinen, als wollten wir getrennte Wege gehen oder etwas tun, was nicht gemeinsam abgestimmt ist.

Über die anderen Tätigkeiten und Aktivitäten in der Strukturkommission hat der Präsident ausreichend berichtet, auch was Öffentlichkeitsarbeit anlangt, was zunächst einmal zurückgestellt, aber nicht vergessen wird. Ich möchte nur einen Punkt anführen, wo ich meine, dass dies auch eine gute originäre Aufgabe der Strukturkommission wäre. Es geht um das Klinische Studienzentrum der Deutschen Gesellschaft für Chirurgie in Heidelberg. Hier sind intensive Vorgespräche gelaufen. Wenn Sie an die leider relativ spärlich besuchte Veranstaltung gestern Nachmittag denken, die äußerst wichtigen Informationen zu der Situation der klinischen Studien in Deutschland gebracht hat, dann wird klar, wie dringend notwendig es ist, dass wir auch von den wissenschaftlichen Gesellschaften her fördernd alle Möglichkeiten nutzen, die es gibt. Um diese Möglichkeiten nutzen zu können, vom Bundesministerium die entsprechenden Unterstützungen überhaupt zu erhalten, ist es notwendig, dass wir dieses im Verbund tun mit einem Netzwerk. Die bisherigen Gespräche sind sehr erfreulich und in äußerst kooperativer Form gelaufen mit Herrn Prof. Büchler, dem Klinischen Studienzentrum in Heidelberg. Dessen Basisstruktur bietet sich hier als Grundlage an. Es sind die Gespräche jetzt im Gange, wie dies dann technisch und strukturell abgewickelt werden muss, dass die Deutsche Gesellschaft für Chirurgie ein Netzwerk für klinische Studien aufbaut, das allen Anforderungen, die heute zu stellen sind, genügt, um die Dinge in positivem Sinne voranzutreiben. Ich meine, dass all' dieses auch in der Strukturkommission, also in dem, was später einmal unsere große Dachgesellschaft sein soll, verankert werden sollte.

Ich möchte punktuell noch einige Dinge ansprechen, weitere Arbeitsgebiete, um die wir uns auch kümmern müssen über die tägliche klinische und wissenschaftliche Arbeit hinaus. Dazu gehört z. B. die Mindestmengenproblematik. In der Eröffnungs-Pressekonferenz hat dies auch großes Interesse gefunden. Wir werden uns im Rahmen der Chirurgischen Arbeitsgemeinschaft Qualitätssicherung bemühen, neben dieser Fragestellung auch um die jetzt anstehenden Qualitätsberichte. Auch das ist etwas, wo der medizinisch-chirurgische Sachverstand einfließen muss. Die Versorgungsforschung müssen wir von chirurgischer Seite aus mit Sicherheit stärker betreiben. Wir werden uns verstärkt in den entsprechenden Gremien zu artikulieren haben.

Wir werden, das habe ich angedeutet mit dem Stichwort Überprüfung der Kompetenzerhaltung, als wissenschaftliche Gesellschaft weiterarbeiten müssen in Richtung freiwillige Prüfungen innerhalb der Common-Trunk-Regelung. Wir wollen über diese »Basis«, ich sage es mal in Anführungszeichen, auch Druck auf die Ärztekammern ausüben, bis hin zu den freiwilligen von der wissenschaftlichen Gesellschaft aus anzubietenden Prüfungen für spätere, auch der Ausdruck ist nicht glücklich, Rezertifizierungen. In diese Richtung muss weitergedacht werden, vor allem wo das institutionalisiert wird. Ich meine nach wie vor, dass die Lehrakademie Müller-Osten hier das Richtige wäre.

Also das sind alles Aufgaben, die anstehen und denen wir uns stellen. Stichwort Lehrakademie: Es ist mir ein persönliches Anliegen, hier noch einmal einen Appell an Sie zu richten. Wir reden sehr viel über Memoranden, und Sie wissen, was wir alles getan und formuliert haben. Sie wissen auch, dass wir uns in vielen Bereichen auch selbst an die eigene Brust klopfen müssen. Ein Punkt ist die Qualifikation der Weiterbilder. Wir haben da und dort wirklich eine Bringschuld und wir müssen alles tun, dass wir uns selber, aus uns heraus, für diese Aufgabe besser qualifizieren, verbessern. Eines ist dieser Kurs von der Müller-Osten-Akademie, speziell für Weiterbilder zugeschnitten, den wir vom Royal College of Surgeons übernommen haben: Lehre lernen. Ich kann nur appellieren, dass diejenigen, die sich in der Weiterbildung aktiv engagieren, dieses Angebot verstärkt wahrzunehmen. Wir sind etwas traurig, dass dies nicht in der Form geschieht, wie man es eigentlich gern hätte. Für die letzten Kurse haben sich, das ist eigentlich bezeichnend, mehr aus der Schweiz und aus Südtirol angemeldet, als es deutsche Teilnehmer waren. (Unterbrechung)

Präsident Prof. Dr. med. Norbert P. Haas: Ich muss den Generalsekretär nochmals unterbrechen. Die Wahl gestaltet sich etwas problematisch. Für den zweiten Wahlgang wurden leider nicht genügend Wahlzettel gedruckt. Jetzt sind wir auf die Ehrlichkeit derjenigen angewiesen, die noch nicht gewählt haben. Es werden jetzt nach Rücksprache mit dem Notar, der die Wahl überwacht, noch Wahlzettel verteilt an die, die nicht wählen konnten, weil zu wenig Wahlzettel da waren. Ich bitte wirklich nur die sich zu melden, die noch nicht gewählt haben. (Wahlleiter Prof. Dr. Eypasch: Aber nur für den zweiten Wahlgang!) – Nur für den zweiten Wahlgang.

Prof. Dr. med. H. Bauer, Generalsekretär (in Fortsetzung des Berichts): Ich bin ohnehin am Ende meines Berichts. Ich darf nur abschließend noch die Auslandsaktivitäten erwähnen. Es gehen die Partnerschaften weiter. Wir haben das Joint Meeting mit dem Royal College of Surgeons geplant turnusmäßig, wie es vorgesehen war, für das nächste Jahr am 20./21. Februar 2004. Das nächste Joint Meeting mit unseren japanischen Freunden wird im Jahre 2005 stattfinden. Herr Hartel hat mich heute noch darauf hingewiesen, und ich werde es sehr gern tun, dass wir die vor drei Jahren aufgenommenen Verbindungen zur Chilenischen Chirurgischen Gesellschaft weiterführen wollen und die Kollegen hierher einladen wollen. Es haben sich auch weitere Verbindungen nach Polen angedeutet, aber da müssen wir noch weitere Vorgespräche führen.

Das wäre mein Bericht gewesen. Ich danke für Ihre Aufmerksamkeit. Ich stehe natürlich für weitere Fragen und Kommentare zur Verfügung.

Präsident Prof. Dr. med. Norbert P. Haas: Sind Fragen zu den beiden Berichten, zu dem Bericht des Generalsekretärs und zu meinem Bericht, Kommentare? – Dann fahren wir fort mit dem Bericht des Schatzmeisters.

Bericht des Schatzmeisters

Prof. Dr. med. K. Junghanns, Schatzmeister: Herr Präsident, Herr Generalsekretär, liebe Kolleginnen und Kollegen! Der Finanzbericht über das Jahr 2002 fällt erstmals nicht so günstig aus wie in den Jahren vorher. Es ist der erste Bericht in Euro, und dieser erweist sich wirklich für uns leider als ein Teuro. Für die Zusammenstellung und finanzamtsgerechte Aufarbeitung des Berichtes danke ich Frau Mohrbacher und Herrn Dr. Mihm und seiner Mitarbeiterin Frau Wengenroth.

Die Einnahmen beliefen sich auf zirka 600 000 €. Sie setzen sich hauptsächlich aus Mitgliederbeiträgen und Mieteinnahmen zusammen. Die Zahl der zahlenden Mitglieder ist um zirka 200 gestiegen. Dabei haben sich mehr Ausländer als Kollegen aus den neuen Bundesländern angemeldet. Ich finde das leider etwas traurig. Das Billroth-Haus wird zurzeit mit einem Gewinn von etwa 8000 € pro Jahr vermietet. Falls keine wesentlichen Reparaturen anfallen, wird dieser Gewinn in dieser Höhe auch in den nächsten Jahren so bleiben.

Die Ausgaben im so genannten ideellen Bereich lagen bei 245 000 €. Wichtigster Posten der Ausgaben sind wiederum Löhne und Gehälter und deren Nebenkosten mit 261 000 €. Unsere Reise- und Bewirtungskosten für Sitzungen und die Bewirtungskosten im Langenbeck-Haus und bei den Sitzungen lagen bei insgesamt fast 200 000 €. Dies ist eine Zunahme um 65 000 € im Jahr 2002 gegenüber 2001. Für Stipendien und Preise haben wir 118 000 € ausbezahlt. Beiträge an Dritte zahlen wir inzwischen 33 000 €, davon den Hauptteil in den Fonds für gemeinsame Aufgaben der Strukturkommission. Der Betrag wird sich für das Jahr 2003 verdoppeln. Der Kongress hat als positiv zu verbuchende Einnahme 160 000 € gebracht, sodass wir letztlich im ideellen Bereich einen Verlust von 100 000 € zu verzeichnen haben.

Aus unserem zweiten Einnahmebereich, der Vermögensverwaltung, haben wir ein Minus von 50 000 € erwirtschaftet. Unser Vermögen liegt damit deutlich unter unserem Jahresumsatz. Dies darf eigentlich in einem Verein nicht so sein, sodass wir unbedingt verhindern müssen, dass weiterhin Geld aus unserem Vermögen in den laufenden Betrieb abfließt, da wir sonst auf Dauer nicht arbeitsfähig sind. Wir sind in vier bis fünf Jahren, wenn es so weitergeht, dann pleite.

Kostenreduktionen im Bereich der Verwaltung sind schwierig zu realisieren. Wenn wir mit der Verwaltung der Mitgliedsbeiträge und der Buchhaltung mit dem Berufsverband zusammengehen, kostet dies dort auch Bearbeitungsgebühren, die, wie wir bisher hören, etwa die bei uns notwendigen Personalkosten auch nicht unterschreiten. Die Zahl der Sitzungen und deren Kosten sollten unbedingt aber reduziert werden. Die einzige Möglichkeit, unsere Bilanz zu verbessern, wäre, die Kongresseinnahmen durch die Rechtspacht zu erhöhen oder die Ausgaben zum Kongress niedriger zu halten. Maßnahmen dazu hatten wir im letzten Herbst beschlossen und den Präsidenten, dem jetzigen und dem zukünftigen, mitgeteilt. Wir hoffen, dass dies auch bei diesem Kongress wirkt. Ich glaube, wir werden etwas besser dastehen als im letzten Jahr. Insgesamt bitte ich bei allen Vorschlägen und Beschlüssen die Kostenseite zu berücksichtigen. Wenn Beschlüsse mit Folgekosten gefasst werden, muss eine Gegenfinanzierung mit beschlossen werden. Ich komme mir fast schon vor wie der Finanzminister im Fernsehen.

Im Fonds für gemeinsame Aufgaben der Strukturkommission befinden sich zurzeit etwa 50 000 €. Dieser Fonds wird sämtliche Ausgaben für Sitzungen selber bestreiten. Wir haben uns bereit erklärt, vonseiten der Buchhaltung, Buchführung, Wirtschaftsprüfung und der Tätigkeit des Schatzmeisters die technische Abwicklung kostenfrei zu übernehmen.

Für flutgeschädigte Kollegen haben unsere Mitglieder und die des Berufsverbandes insgesamt 38 000 € gespendet. Diese Summe wurde inzwischen an sieben flutgeschädigte Kollegen ausgezahlt. Wir danken Ihnen allen für dieses Zeichen der Solidarität mit den flutgeschädigten Kollegen.

Lassen Sie mich zum Schluss kommen. Wir haben mit einem Minus abgeschlossen. Wir müssen unsere Ausgaben beschränken und neue Mitglieder anwerben. Die Zahlen, die wir gerade gehört haben, sind ja sehr erfolgversprechend und erfreulich. Ein finanziell noch nicht abschätzbarer Bereich bleibt das Langenbeck-Virchow-Haus. Daran müssen wir in den nächsten Jahren arbeiten, dass dieses nicht unserem laufenden Betrieb Geld entzieht.

Die Details des Jahresabschlusses können Sie dem Finanzbericht entnehmen, der zur Einsicht im Sekretariat ausliegt. – Ich danke Ihnen für Ihre Aufmerksamkeit. Ich stehe Ihnen für weitere Fragen gern zur Verfügung.

Präsident Prof. Dr. med. Norbert P. Haas: Herzlichen Dank an den Schatzmeister. Ich darf nun die beiden Kassenprüfer um ihren Bericht bitten. Herr Arbogast, Herr Saeger.

Bericht der Kassenprüfer

Prof. Dr. med. R. Arbogast, Kassenprüfer: Herr Präsident! Die Unterlagen über den Finanzbericht des Jahres 2002 sind ordnungsgemäß und fristgerecht eingegangen. Es gibt keinerlei Beanstandungen aus meiner Sicht.

Prof. Dr. med. H-D. Saeger, Kassenprüfer: Dem kann ich mich anschließen. Es ist alles in Ordnung, sehr übersichtlich gestaltet von den Wirtschaftsprüfern. Ich habe keine Einwände gegen diesen Bericht.

Prof. Dr. med. Norbert P. Haas, Präsident der Deutschen Gesellschaft für Chirurgie: Herr Saeger, darf ich Sie bitten, die Entlastung zu erteilen.

Prof. Dr. med. H-D. Saeger: Darf ich das? Das letzte Mal durfte ich es nicht gleich. Diesmal mache ich es gern auch wieder. Ich bitte die Mitgliederversammlung den Vorstand für das Jahr 2002 zu entlasten.

Prof. Dr. med. Norbert P. Haas, Präsident der Deutschen Gesellschaft für Chirurgie: Wir kommen zur Abstimmung. Wer ist für die Entlastung? – Wer ist dagegen? Niemand. - Wer enthält sich? Der Vorstand. – Damit ist der Vorstand entlastet. Wir bedanken uns recht herzlich bei den Mitgliedern.

Verschiedenes

Prof. Dr. med. Norbert P. Haas, Präsident der Deutschen Gesellschaft für Chirurgie: Zum Punkt »Verschiedenes« liegen keine Meldungen vor. Hat der Herr Generalsekretär noch etwas zum Punkt Verschiedenes? – Wir haben die Wahlergebnisse noch nicht vorliegen. Wir müssen noch etwas Geduld haben. – Herr Witte, bitte.

Prof. Dr. med. J. Witte: Herr Präsident, darf ich die Zeit nutzen, den Mitgliedern mitzuteilen, dass die Ständige Weiterbildungskommission der Bundesärztekammer eine Vielzahl von Zusatzweiterbildungen – der Herr Präsident hat darüber berichtet – zur Weiterreichung an den Deutschen Ärztetag nicht genehmigt hat. Die Weiterbildungskommission hat daraufhin beschlossen, ich möchte Ihnen das informativ mitteilen, für die Kinder-Herzchirurgie, die Chirurgische Onkologie, insbesondere in der Viszeralchirurgie und Thoraxchirurgie, und die Chirurgische Endoskopie sowie die Transplantation einen Zusatzantrag zu stellen, der als Einzelantrag auf dem Deutschen Ärztetag vorgelegt werden wird in der Hoffnung, dass diese Dinge als Zusatzweiterbildungen auch genehmigt werden. Wir haben uns von Anfang an dafür ausgesprochen und uns gegen die Beschlüsse der Bundesärztekammer gewehrt, allerdings nicht verhindern können, dass der Vorstand entsprechend beschließt. Die Einzelanträge sind vorbereitet, formuliert, und sie werden von einzelnen Delegierten, insbesondere den Chirurgen unter den Landesärztekammerpräsidenten, eingebracht werden. Wir hoffen natürlich, dass dann in unserem Sinne entschieden wird.

Wichtig ist zu wissen, dass alle Delegierten aller Disziplinen, die an diesem Acht-Säulen-Modell beteiligt sind, erklärt haben, dass sie nicht die Grundsatzfrage stellen, ob sie ihre anfangs geäußerten Bedingungen, sich aus dem »Common trunc«-Modell zu verabschieden, umsetzen werden. Alle acht Disziplinen und die Orthopäden haben erklärt, dass das übergeordnete Ziel der gemeinsamen zukünftigen Weiterbildungsstruktur Vorrang hat und aufrecht erhalten werden soll. Die vier Anträge werden für den Fall, dass sie abgelehnt werden, unmittelbar nach dem Ärztetag für den Ärztetag 2004 wieder neu aufgearbeitet. – Danke.

Präsident Prof. Dr. med. Norbert P. Haas: Schönen Dank, Herr Witte. Herr Witte, können Sie vielleicht zusätzlich etwas sagen, was wir machen können für den Ärztetag, damit es auch so geht und zur Abstimmung kommt, wie wir uns alle wünschen.

Prof. Dr. med. J. Witte: Es ist so, wie Sie sagen. In Ihrem Bericht hatten Sie schon darauf hingewiesen, jeder, der irgendwie Zugang hat zu Delegierten des Ärztetages, möge bitte im Sinne des chirurgischen Modells versuchen dort Überzeugungsarbeit zu leisten. Wir dürfen uns keiner Illusion hingeben, die Hauptschlacht wird zwischen den Allgemeinmedizinern und Internisten geschlagen, wir sind da nur ein Nebenprodukt. Allerdings werden wir als Vorzeigemodell dessen, wie es zukünftig laufen soll, gehandelt. Insofern ist unsere Chance gut, dass wir insgesamt durchkommen. Man sollte aber jede Chance nutzen, auf die Delegierten des Ärztetages in diesem Sinne einzuwirken, um insbesondere natürlich im Einzelfall ein positives Votum für diese Einzelanträge zu erreichen, die uns sehr wichtig erscheinen. Jeder, der in der Kommission an diesen Anträgen beteiligt war, weiß, mit wie viel Energie wir versucht haben, diese Dinge dort einzubringen.

Präsident Prof. Dr. med. Norbert P. Haas: Schönen Dank. Weitere Diskussionspunkte, damit wir die Zeit etwas überbrücken? Wir haben keinen Einfluss auf den Notar und den Wahlvorgang. Jetzt ist die Chance zur Diskussion. (Wortmeldung) – Bitte.

N.N.: Vielleicht kann ich das ergänzen. Wir sollten in irgendeiner Form wissen, wer von den Mitgliedern der Deutschen Gesellschaft für Chirurgie selber auf dem Ärztetag ist. Es sind nicht viele, aber wenn man sich umhört, hört man plötzlich doch, dass der eine oder andere dort sitzt. Ist da eine Möglichkeit? Die zweite Idee: Es ist nicht so einfach, wie Sie geschildert haben, es gibt einen Hauptantrag und wieder Einzelanträge. Das ist wahrscheinlich gar nicht verständlich für die Delegierten dort, was eigentlich die Deutsche Gesellschaft für Chirurgie will, weil dann namentliche Einzelanträge wahrscheinlich sind. Wir müssten irgendeine Form finden, wie wir auf örtlicher Ebene, über unsere Landesärztekammern und die Delegierten der Bezirksärztekammern, die nach Köln fahren, einfach Zettel an die Hand geben: Bitte, unterstützt doch diesen Antrag, jenen Antrag, der letztlich von den Chirurgen kommt. Gäbe es da eine Möglichkeit?

Prof. Dr. med. J. Witte: Diese Bitte haben wir natürlich über unsere Delegierten aus den einzelnen Fachgesellschaften in der gleichen Form gestellt. Wir haben fünf Chirurgen meines Wissens, die Präsidenten von Landesärztekammern sind: Brandenburg, Berlin, Schleswig-Holstein, Pfalz und noch ein Land. Jedenfalls vier oder fünf Präsidenten von Landesärztekammern sind Chirurgen, die sind alle informiert. Es gibt eine Reihe von Nominierten aus Landesärztekammern, die Chirurgen sind. Es ist geplant, über Herrn Lob, Mitglied unserer Weiterbildungskommission und Delegierter des Marburger Bundes, der auch die Verteilung der vier Einzelanträge, die ich eben genannt habe, organisieren wird. Herr Encke ist informiert als AWMF-Präsident, der allerdings nur Rede- und kein Stimmrecht hat; er wird den Antrag verbal entsprechend für Chirurgische Onkologie einbringen. Wir haben sowohl die Anträge als auch die Personen verteilt und von der uns möglichen Regie her dafür gesorgt, dass sie an entsprechender Stelle auch eingebracht werden. Wie das Schicksal dieser Anträge läuft, ist nicht steuerbar.

Um Ihre Frage zu beantworten wegen der Chirurgen unter den Delegierten des Ärztetages, da müsste man vielleicht eine Liste der Mitglieder unserer Gesellschaft, die gleichzeitig Präsident einer Landesärztekammer sind, zusammenstellen, um entsprechend noch aktiv werden zu können.

Prof. Dr. med. Encke: Ich habe zu dem chirurgischen Antrag keine Probleme, das hat Herr Witte auch schon gesagt. Er trifft auf großes Verständnis bei allen Delegierten und wird sicher auch keine Schwierigkeit haben zu passieren. Die Zusatzanträge sind uns sogar von dort angeboten worden, da habe ich auch keine Bedenken. Aber es ist klar, dass dieser Ärztetag zwischen Internisten und Allgemeinmedizinern entschieden wird. Die Internisten sind fest entschlossen, ihn platzen zu lassen. Herr Hoppe hat mir nach der Eröffnungsveranstaltung gesagt, er ist fest entschlossen, das Ganze durchzuziehen. Sie wissen, dass die Neuwahl des Präsidenten der Bundesärztekammer auch mit ansteht, sodass die politischen Entscheidungen unwägbar sind. Aber die Chancen für uns stehen gut. Aber was nicht gemacht wird, das ist, dass eine getrennte Abstimmung gemacht wird über die operativen Fächer und die konservativen Fächer. Das hatten wir erbeten, aber das lehnen die Landesärztekammern ab.

Prof. Dr. med. J. Witte: Wenn immer noch Zeit ist, möchte ich auch darauf hinweisen dürfen, es wird auf dem Ärztetag ausschließlich über die Struktur, mit keiner Zeile irgendwo über die Inhalte der zukünftigen Weiterbildung beschlossen werden. Es geht nur um eine strukturelle Vorgabe, die diesmal verabschiedet werden soll.

Prof. Dr. med. H. Bauer, Generalsekretär: Ich muss mich entschuldigen für die Verzögerung. Sie zählen jetzt den zweiten Wahlgang aus. Ich habe dringend gebeten, wenigstens die Resultate, die bisher vorliegen, durchzugeben. Das wird in zwei Minuten der Fall sein. Ich habe nicht richtig registriert, dass nach der Satzung bei zwei Kandidaten eine absolute Mehrheit notwendig ist. Deshalb kam die ganze Verzögerung zustande.

Vielleicht darf ich noch kurz erklärend sagen, weil mir das auch ein Anliegen ist, Herr Präsident Encke als Präsident der AWMF. Ich glaube, es hätte sich in der DRG-Geschichte, die uns alle so belastet, nicht mehr so viel bewegt, wenn nicht damals im Schulterschluss zwischen AWMF und Bundesärztekammer dieses Vorgehen gewählt worden wäre, sodass wir jetzt zumindest die Aussicht haben, bei den weiteren Aktivitäten der Selbstverwaltung Sachverstand rechtzeitig oder rechtzeitiger einbringen zu können. Ich darf da noch erwähnen, dass es diese gemeinsame DRG-Kommission auch bei AWMF und Bundesärztekammer gibt, wo wir mit den entsprechenden Vertretern für die Chirurgie drin sind. So glaube ich, es war ein guter Weg, die Kräfte etwas zu bündeln und mehr Gewicht zu erhalten.

Prof. Dr. med. Encke: Ich kann die Pause auch noch nutzen, um noch etwas zu sagen. Es ist so, dass die Regierung mit ihrem neuen Gesundheitsprogramm doch an verschiedenen Stellen versucht, uns zu bevormunden, um es gelinde auszudrücken. Insbesondere dieses Deutsche Institut für Qualität in der Medizin wird sich wohl nicht verhindern lassen, so wie es im Augenblick aussieht. Aber ich sehe schon eine Chance, dass wir es selber mit Inhalt füllen. Es wäre deshalb sehr wichtig, dass die ganzen Bewegungen in Richtung Qualitätssicherung, Leitlinienentwicklung, Zertifizierung angegangen werden und von uns mitbestimmt werden. Wir müssen da agieren statt zu reagieren. Dann besteht die Chance, dass unsere Dinge auch übernommen werden von diesem Institut. Herr Schröder hat ja gestern ausgeführt, dass es sich um eine relativ kleine Managementgeschichte handeln soll und um kein etabliertes Institut. In diesem Zusammenhang möchte ich etwas Erfreuliches mitteilen: Es ist uns gelungen, die Leitlinie für die Thromboembolie-Prophylaxe zu überarbeiten, was notwendig war, und dabei ist es auch gelungen, 18 medizinische Fachgesellschaften aus den operativen Fächern alle zu dieser einen Leitlinie zu bewegen. Das ist ein Positivum mal.

Präsident Prof. Dr. med. Norbert P. Haas: Meine Damen und Herren, liebe Mitglieder, das war nun wirklich eine spannende Aktion.

Zum Zweiten Stellvertretenden Präsidenten 2003/2004, dann laut Satzung Präsident 2004/2005, wurde eindeutig Herr Rothmund gewählt. Ich frage Matthias Rothmund, nehmen Sie die Wahl an? – Ja.

Als Vertreter der Sektion Chirurgische Forschung wurde Herr Jauch gewählt. Herr Jauch, nehmen Sie die Wahl an? (Zustimmung) – Danke.

Vertreter des BDC ist, ganz klar, Herr Witte. (Prof. Dr. med. Witte: Auch ich danke sehr und nehme mit Freude an!) – Danke schön.

Zu Vertretern der Regionalvereinigungen wurden Herr Denecke, Herr Lippert und Herr Teichmann wie vorgeschlagen von der Mitgliederversammlung bestätigt und gewählt. Herr Denecke? (Zustimmung) Herr Lippert? (Zustimmung) Herr Teichmann? (Zustimmung) – Wunderbar.

Der zweite Wahlgang zum Oberarzt läuft noch, eine ganz spannende Angelegenheit.

Ich darf nun Herrn Rothmund bitten mit der entscheidenden Frage: Nimmst du die Wahl an? und dir schon einmal gratulieren.

Prof. Dr. med. M. Rothmund: Herr Präsident, Herr Generalsekretär, liebe Kolleginnen und Kollegen! Ich bedanke mich für das Vertrauen, das Sie mir mit dieser Wahl entgegengebracht haben und nehme die Wahl an. Es ist insofern wenigstens eine Wahl, als mir die Mehrheit von ihnen auch die Stimme hätte verweigern können.

Ich habe bis vor wenigen Tagen gedacht, ich wäre möglicherweise der erste Präsident dieser Gesellschaft aus Marburg. Als ich das Programm durchschaute, sah ich aber, dass Ernst Küster ausgerechnet vor 100 Jahren, 1903, aus Marburg Präsident dieser Gesellschaft war. Es waren natürlich viele andere Marburger Präsidenten dieser Gesellschaft, aber nicht in der Zeit, in der sie in Marburg waren.

Sie haben mich gewählt zu einem Zeitpunkt, in dem das Schiff der Deutschen Gesellschaft für Chirurgie in etwas schwierigen Wassern ist. Es ist die Rede gewesen von Neuorientierung, von Umstrukturierung, von Sammlungsbewegung. Das haben Sie alles schon gehört, das wissen Sie. Ich werde mich mit Kräften daran beteiligen, dass dies auf einem guten Weg zwischen Tradition und Fortschritt pragmatisch gelöst wird, und für alle so gelöst wird, dass die Deutsche Gesellschaft für Chirurgie ein Haus ist, in dem alle wohnen können, die da wohnen wollen. Möglicherweise muss ich auch gar nicht mehr viel tun, denn so wie ich gehört habe ist möglicherweise im Jahr 2004/2005 alles schon in trockenen Tüchern.

Es gibt aber dennoch viel zu tun; Herr Bauer hat es gesagt. Wir sind aus meiner Sicht, da gibt es überhaupt keine Frage, auf dem Weg zu einer Pflichtrezertifizierung. Außerdem muss die Deutsche Gesellschaft für Chirurgie ihren strukturellen Beitrag leisten zu dem Defizit, das wir haben in klinischen Studien in der Chirurgie in diesem Land.

Es ist gute Tradition, dass man sich, wenn man an dieser Stelle in dieser Situation steht, bei denen bedankt, die einem diesen Berufs- und Lebensweg ermöglicht haben. Ich möchte zuerst meinen Vater erwähnen, der ein Basischirurg war, Chirurg und Unfallchirurg, der als Praxisbelegbetten von der Radiusfraktur bis zur Schenkelhalsfraktur und den Blinddarm und das Gallensteinleiden alles behandelt hat, was an kleiner und mittlerer Chirurgie nötig war. Ich habe von ihm gelernt, dass man sich um Patienten kümmern muss und dass sich Um-den-Patienten-Kümmern nicht in irgendwelche tarifliche Vorgaben pressen lässt; zumindest ist das sehr schwierig.

Natürlich, das werden Sie auch erwarten, muss ich Fritz Kümmerle erwähnen und will ihn erwähnen. Er hat mir alles das an Rüstzeug mitgegeben, was für meinen weiteren beruflichen Lebensweg nötig war, und ich habe sehr viel von ihm bekommen und danke ihm dafür. Ich habe nicht nur von ihm Fachliches gelernt, sondern über das Fachliche hinaus sehr viel. Ich habe von ihm gelernt, dass man kein Fachidiot sein darf; dass es über die Chirurgie und Medizin hinaus auch noch mehr geben muss, was einen beschäftigt. Es ist heute noch ergiebig mit ihm über Literatur, über Kunst, über Geschichte zu sprechen. Ich habe immer davon profitiert, von den Anastomosengesprächen angefangen, die ich mit ihm führte, als ich sein Assistent war, bis zum heutigen Tag. Ich freue mich, dass er hier unter uns ist, körperlich fit und in geistiger Frische.

Ich möchte mich auch bei meinen Mitarbeitern in Marburg bedanken, bei meinen Oberärzten und Assistenten, die über die Zeit in wechselnder Zusammensetzung immer ein gutes Team waren, und ich muss sie schon warnen, dass dieser Teamgeist in zwei Jahren wieder gefordert werden wird.

Nochmals vielen herzlichen Dank für Ihr Vertrauen und auf eine gute Zukunft unserer Gesellschaft.

Präsident Prof. Dr. med. Norbert P. Haas: Meine Damen und Herren, wir haben keinen Einfluss auf die Auszählung der Wahlstimmen. (Rücksprache mit dem Vorstand). Meine Damen und Herren, der geschäftsführende Vorstand hat gerade beschlossen, dass wir die Sitzung beenden und das Ergebnis der Wahl des Oberarztes in nichtselbstständiger Stellung einer Universitätsklinik nachliefern werden.

Ich bedanke mich recht herzlich für Ihr Kommen und wünsche Ihnen weiterhin einen erfolgreichen Kongress.

Festvorträge

Das Schicksal des Langenbeck-Virchow-Hauses in Berlin

Prof. Dr. med. H.-J. Peiper

Einführung

Prof. Dr. med. W. Hartel: Herr Präsident, meine sehr verehrten Damen und Herren! Ich habe das große Privileg, den Festredner einzuführen. Das verdanke ich dem Herrn Präsidenten, und dieses möchte ich in drei Etappen tun. Erstens möchte ich den Anlass kurz skizzieren, der zu diesem Festvortrag führt. Dann möchte ich die Persönlichkeit des Festredners würdigen, und zum Schluss möchte ich einfach einen kurzen Ausblick in die Zukunft tun.

Ich fange an mit dem Anlass dieses Festvortrages. Das ist der erfolgreich abgeschlossene Rechtsstreit um das Langenbeck-Virchow-Haus, der 1991 noch aus dem Münchner Büro heraus begonnen und dann am 10. September 2002 vor dem Verwaltungsgericht Berlin erfolgreich abgeschlossen worden ist. In der letzten Phase des Streits musste allerdings das Bundesverwaltungsgericht in Leipzig eingeschaltet werden.

Der Rückübertragung des Hauses steht jetzt nichts mehr im Wege; das Urteil ist rechtskräftig. Die Rückübertragung erfolgt auf die beiden Besitzer Deutsche Gesellschaft für Chirurgie und Berliner Medizinische Gesellschaft, vereint in der Langenbeck-Virchow-Haus-Gesellschaft bürgerlichen Rechts, die zwei Geschäftsführer hat, die jeweils von den Gesellschaftern gestellt werden und die auf fünf Jahre gewählt sind. Der erfolgreiche Abschluss ist auch veröffentlicht worden. Das haben wir einmal selbst gemacht in den Mitteilungen, aber auch »Die Welt« und »FAZ« haben darüber berichtet.

Ich möchte jetzt zur Person des Festredners übergehen. Prof. Hans-Jürgen Peiper stammt aus einer ursprünglich Berliner Arztfamilie. Sein Vater war Professor der Chirurgie. Er war vor dem Zweiten Weltkrieg Chefarzt am Westendkrankenhaus und nach dem Kriege Ordinarius für Chirurgie an der Johann-Gutenberg-Universität in Mainz. In den Erzählungen des Vaters in Gegenwart des jungen Hans-Jürgen ist zum ersten Mal das Langenbeck-Virchow-Haus aufgetaucht und ihm vertraut geworden. Er hat dann sein Medizinstudium als Sanitätsoffiziersanwärter der Luftwaffe an der Friedrich-Wilhelms-Universität in Berlin begonnen und das Studium nach dem Krieg in Mainz und Rom fortgeführt. Seine Assistentenzeit begann, wie bei vielen von uns aus der Nachkriegsgeneration, in den USA, in Newark/New Jersey. Er hat sie fortgeführt bei Rudolf Zenker in Marburg und als Oberarzt bei Georg Heberer in Köln. Schließlich erreichte ihn 1969 der Ruf auf den Chirurgischen Lehrstuhl an der Georg-August-Universität in Göttingen; diesen Lehrstuhl hat er bis 1994 innegehabt. Präsident unserer Gesellschaft, der 104. Tagung, war Herr Peiper 1987.

Was legitimiert ihn ganz besonders, diesen Festvortrag zu halten? Das sind insbesondere Aktivitäten im Vorfeld. In der Periode des Rechtsstreits hat er die Historie des Langenbeck-Virchow-Hauses in ganz außerordentlicher Weise gepflegt, öffentlich gemacht, und das hat mit Sicherheit den Verlauf des Prozesses – wie die Aktivitäten vieler Präsidenten, wir hatten auch einmal einen sehr hohen Gipfel zurzeit von Christian Herfarth – positiv beeinflusst; darüber gibt es gar keinen Zweifel.

Ich darf die Publikationen ganz kurz erwähnen. Das ist einmal die Präsidentenrede gewesen, in der das Hauptthema praktisch schon das Langenbeck-Virchow-Haus war, und er hat ein Buch geschrieben »Das Langenbeck-Virchow-Haus im Spiegel der Geschichte der Deutschen Gesellschaft für Chirurgie«, Einhorn-Verlag in Hamburg. Er hat eine Festrede gehalten, als wir von München nach Berlin übergewechselt sind am 23.02.2001, und schließlich hat er, als wir das Haus übernommen haben, als die Charité es uns offiziell übergeben hat, vor ein paar Wochen diesen Festvortrag wiederholt, und letztendlich, um vollkommen zu sein, hat er eine Publikation in den »Mitteilungen« veröffentlicht: »Das Langenbeck-Virchow-Haus und seine Bedeutung für die deutsche Medizin«. Also das liegt ihm sehr am Herzen, er hat sich auf dieses Haus konzentriert. Es ist in der Tat ein Kristallisationspunkt und ein wichtiger Inhalt der Deutschen Gesellschaft für Chirurgie. Daran besteht überhaupt kein Zweifel. Ich möchte nur noch erwähnen, dass Herr Peiper auch sehr viel bei der Aufarbeitung der Historie des Billroth-Hauses in Bergen beigetragen hat, wo wir gemeinsam ein Museum eingerichtet haben, das demnächst vervollständigt wird.

Ich komme zu meinem letzten und dritten Punkt: Wie sieht die Zukunft aus, was erwarten wir von diesem Vortrag von Herrn Peiper? Wir erwarten, dass er uns in die Schönheit und Funktionalität des Hauses einführt. Wir möchten hören, was in dem Haus zerstört und verschwunden ist und was wir suchen und wieder haben wollen. Letztendlich wird Herr Peiper auch eine exzellente Zukunftsperspektive des Hauses aufzeigen können.

Ich darf jetzt Herrn Peiper bitten, seinen Vortrag zu beginnen. – Vielen Dank.

Festvortrag

Prof. Dr. med. H.-J. Peiper: Herr Präsident, Hohes Präsidium, lieber Wilhelm Hartel, meine sehr verehrten Damen und Herren!

Ich bedanke mich sehr für die liebenswürdige Einführung. Ich bin dem Wunsch des Präsidenten gern nachgekommen und berichte noch einmal vor dem erweiterten Kreis der Mitglieder unserer Gesellschaft über den Schicksalsweg des Langenbeck-Virchow-Hauses im Hinblick auf die zweifellos große Bedeutung, die die Rückübertragung dieses Hauses für die Entwicklung unserer Gesellschaft nehmen wird.

»Für einen Stand ist nichts so bedeutend, als dass er fest steht, und wo steht es sich fester als auf eigenem, freier Selbstbestimmung übergebenem Grund und Boden?« Diese Feststellung Ernst von Bergmanns als Bevollmächtigtem für den Bau des Langenbeck-Virchow-Hauses anlässlich der Einweihungsfeierlichkeiten 1892 und die Überzeugung vom bleibendem Wert einer sich daraus ableitenden Tradition waren die Triebfedern eines unermüdlichen Kampfes um das Langenbeck-Virchow-Haus, der mit seiner Rückgabe ein Ende gefunden hat. Dabei verkörpert gerade die Person Bergmanns, jenes in seiner Zeit herausragenden Chirurgen, das enge Miteinander der beiden bedeutenden Gesellschaften, der Deutschen Gesellschaft für Chirurgie und der Berliner Medizinischen Gesellschaft, den Schicksalsweg dieses Hauses. Ihrer beider Begehren, den großen Dioskuren deutscher Medizin, nämlich dem Chirurgen Bernhard von Langenbeck und dem Pathologen, Naturforscher und Politiker Rudolf Virchow, ein Denkmal bleibender Verehrung zu schaffen, hat in Berlin zum sogenannten alten Langenbeck-Haus am Spreeufer auf dem Gelände des Chirurgischen Klinikums in der Ziegelstraße und dann in seiner Nachfolge eben zum Langenbeck-Virchow-Haus im Medizinischen Viertel in der Luisenstraße geführt. Die Tatsache, dass der langjährige, fast schon aussichtslose Kampf um dieses ehrwürdige Haus von beiden Gesellschaften im engen Verbund geführt wurde, kann als Fortsetzung einer im 19. Jahrhundert wurzelnden Tradition betrachtet werden.

Schon am Anfang eines wechselhaften Schicksalsweges dieses Hauses bzw. seines Vorläuferbaus war es Ernst von Bergmann, der als damaliger Direktor der Königlichen Chirurgischen Universitätsklinik in der Ziegelstraße und zeitweiliger Präsident der Deutschen Gesellschaft für Chirurgie, zugleich als Vorsitzender der Berliner Medizinischen Gesellschaft, beide Vereinigungen zu einem Zusammengehen beim Bau eines eigenen Vereinshauses bewegen konnte. Nach einer verflochtenen Entstehungsgeschichte beider Häuser und der Erlangung ihrer beachtlichen Bedeutung für das internationale Ansehen deutscher Medizin kam es durch den unglücklichen Kriegsausgang zum Verlust des Langenbeck-Virchow-Hauses für unsere Gesellschaft mit daraus folgenden wechselnden Nutzern. Nach einer De-facto-Enteignung folgten schließlich Meilensteine seiner Rückübertragung. Dabei waren es im Wesentlichen zwei Männer, die sich in erneut engem Verbund als Geschäftsführer der alten Langenbeck-Virchow-Haus-Gesellschaft unermüdlich die Rückgewinnung dieses einst gemeinsamen Besitzes zur Aufgabe gemacht hatten: Wilhelm Hartel als langjähriger Geschäftsführer unserer Gesellschaft und zeitweiliger Präsident, und Helmut Kewitz als stellvertretender Vorsitzender der Berliner Medizinischen Gesellschaft.

Als ein am Schicksal dieses Hauses seit langem interessierter Beobachter möchte ich auch diese Gelegenheit hier vor Ihnen benutzen, die großen Verdienste beider Kollegen noch einmal hervorzuheben. Dabei soll zugleich die kompetente und ideenreiche juristische Vertretung durch die Rechtsanwälte von Trott zu Solz und Hüttenhain als ganz wesentlich für den erzielten Erfolg bewertet werden. Immerhin währte dieser Kampf zehn Jahre und wurde von vielen als absolut aussichtslos betrachtet. Nur Zielstrebigkeit, unermüdlicher Einsatz und großer Optimismus konnten zum Erfolg führen.

Lassen Sie mich in gebotener Kürze den Schicksalsweg des Langenbeck-Virchow-Hauses schildern.

Die historische und ökonomische Voraussetzung für dieses Haus war sein bereits erwähnter Vorgängerbau, das alte Langenbeck-Haus am Spreeufer. Schon bald nach der Entstehung der Deutschen Gesellschaft für Chirurgie 1872 entwickelten sich bei derem Mitbegründer, dem unvergessenen Bernhard von Langenbeck, damals Direktor der Königlichen Chirurgischen Universitätsklinik in der Ziegelstraße, Vorstellungen zur Schaffung eines eigenen »Vereinshauses«. Vor allem die ihm sehr verbundene Kaiserin Augusta, Gemahlin Wilhelm I., gab diesbezügliche Anregungen und hat sich als Stifterin und Schutzherrin unserer Gesellschaft ein bleibendes Andenken verdient. Ich zitiere ihre diesbezügliche Kabinettsorder:

»Nicht ein Standbild irgendwelcher Art, und wäre es auch von des größten Künstlers Hand gefertigt und an offener Stelle ausgestellt, könnte den großen Meister der Chirurgie so ehren wie ein Haus, welches der Pflege der von ihm so mächtig geförderten Wissenschaft gewidmet ist. Nicht eine Bildsäule Langenbecks, sondern ein Langenbeck-Haus soll errichtet werden, dem Kranken Heil, der Heilkunst Pflege.«

Der erst nach Langenbecks Tod durch seinen Nachfolger Ernst von Bergmann verwirklichte Bau auf dem Gelände des Klinikums in der Ziegelstraße erhielt ihm zum Andenken den Namen »Langenbeck-Haus«. Schon an der Realisierung jenes ersten Bauvorhabens hatte sich auch die bereits 1860 gegründete Berliner Medizinische Gesellschaft beteiligt, deren langjährige Vorsitzende sowohl Bernhard von Langenbeck wie auch Rudolf Virchow und Ernst von Bergmann gewesen waren. Beide Gesellschaften stellten erhebliche finanzielle Mittel zur Verfügung. Hinzu kamen Stiftungen der Kaiserin Augusta, des damaligen Kaiser Wilhelm II. und von privaten Geldgebern sowie aus einer diesbezüglich angelegten umfangreichen Sammlung.

Dem damaligen Unterrichtsminister von Gossler gebührt das Verdienst, für jenes Bauvorhaben eines der schönsten Grundstücke in der Innenstadt am Ufer der Spree, im Anschluss an das Chirurgische Klinikum, zu einem sehr günstigen Preis zur Verfügung gestellt zu haben.

Da sich die Deutsche Gesellschaft für Chirurgie zum Ende des 19. Jahrhunderts in nicht vorherzusehender Weise vergrößerte, erwiesen sich die Raumverhältnisse bald als völlig unzureichend. Ein Umbau oder Neubau an gleicher Stelle kam nicht in Frage, sodass eine Ersatzlösung gesucht werden musste. Diese fand sich im nahe gelegenen Medizinischen Viertel in einem mit verfallenen Häusern bestückten Grundstück in der Luisenstraße 58/59. Die materiellen Voraussetzungen für einen dort zu erstellenden Neubau ergaben sich durch ein erneutes Zusammengehen der beiden Gesellschaften mit Zusammenschluss in Form einer Langenbeck-Virchow-Haus-Gesellschaft bürgerlichen Rechts sowie Verkauf des alten Gebäudes an die Universität zwecks gleichzeitiger Erweiterung der Chirurgischen Klinik. Hinzu kamen großzügige Spenden sowie ein von der Stadt Berlin gewährtes hypothekarisches Darlehen über 1 Million Mark. Die Berliner Medizinische Gesellschaft gab dabei den eigenen Plan eines Rudolf Virchow gewidmeten Hauses auf. So entstand das Konzept eines Langenbeck-Virchow-Hauses als Denkmal für die beiden großen Männer und als Symbol für den Aufstieg der neuen naturwissenschaftlich begründeten Medizin im 19. Jahrhundert.

Unter der Ägide einer gemischten Bau- und Verwaltungskommission, deren Geschäftsführer der bekannte Berliner Chirurg Werner Körte, Präsident und Ehrenpräsident unserer Gesellschaft, und der Frauenarzt Leopold Landau waren, erfolgte eine Ausschreibung, aufgrund derer Regierungsbaumeister Professor Dernburg den Zuschlag erhielt. Sein Plan eines fünfstöckigen Gebäudes wurde in den Jahren 1913/15, also bis in den Ersten Weltkrieg hinein, verwirklicht. Von ihm stammt eine ausführliche Baubeschreibung dieses Hauses.

Das Haus konnte trotz der bald nach Baubeginn eintretenden kriegsbedingten Erschwernisse in knapp zwei Jahren fertiggestellt werden. Bei schlichter Fassade wurde ein repräsentatives Foyer mit großzügigem Treppenhaus gestaltet. Besonderes Schmuckstück waren der große Vortragssaal mit einer verglasten Decke und reichhaltigen antiken figürlichen Darstellungen aus dem Gebiet der ärztlichen Tätigkeit in Form eines umlaufenden Frieses und anderen Schmuckelementen.

Die feierliche Einweihung des Hauses erfolgte nach dem unglücklichen Ausgang des Ersten Weltkrieges anlässlich der 44. Tagung der Deutschen Gesellschaft für Chirurgie am 7. April 1920 durch August Bier, dem Nachfolger von Ernst von Bergmann als Direktor der ersten Chirurgischen Universitätsklinik in der Ziegelstraße. Von 1920 bis 1940 versammelten sich hier jährlich die Mitglieder unserer Gesellschaft sowie anderer medizinischer Vereinigungen zu ihren Tagungen.

Nach 1945 wurde das weitgehend erhaltene Haus in der sonst verwüsteten Landschaft von Berlin-Mitte von den sowjetischen Militärbehörden besetzt und für ihre Belange verändert. Die ursprüngliche Fassade, in Altberliner Putzcharakter antikisierender Form gestaltet und mit den Büsten von v. Langenbeck und Virchow geschmückt, fiel den wenig zweckmäßigen baulichen Veränderungen zum Opfer. Noch befand sich das Haus im Besitz der Gesellschaft, bis es dann aber 1950 wegen der durch die Nachkriegsverhältnisse erschwerten Bedingungen durch einen Pachtvertrag mit der Regierung der DDR auf zunächst fünf Jahre abgegeben werden musste, nachdem es von den Sowjets geräumt war. Dieser Pachtvertrag lief formell bis zum Zeitpunkt der sogenannten »Inanspruchnahme« nach der Aufbauverordnung seitens der DDR mit Wirkung vom 1. Februar 1953. Die dann nach dieser Verordnung für die Enteignung, und eine solche war es, erforderliche Zustimmung des Oberbürgermeisters von Berlin wurde weder eingeholt noch erteilt. Dennoch erfolgte eine Eintragung in das Grundbuch als »Eigentum des Volkes«.

Leider war während der Zeit der Besetzung durch sowjetische Militärbehörden die gesamte kostbare Inneneinrichtung mit Bildern, Gestühl usw. verloren gegangen. Auch das Schicksal der großen, bedeutenden Bibliothek mit mehreren hunderttausend Bänden bleibt im Dunklen. Das berühmte, Ihnen bekannte, »Gründerbild« von Ismaél Gentz war vom Präsidium unserer Gesellschaft in Auftrag gegeben und anlässlich des 23. Kongresses 1894 im alten Langenbeck-Haus durch Friedrich von Esmarch enthüllt und aufgehängt worden. Später befand es sich im Langenbeck-Virchow-Haus, ist von dort nach dem Krieg in die Chirurgische Klinik der Charité verlagert worden und fand später nach seiner Restaurierung durch die Gesellschaft für Chirurgie der DDR in der neuen Charité-Klinik seinen Platz. Nach Klärung der Eigentumsverhältnisse steht eine Rücküberführung des Bildes nun wohl bevor. Die anderen zahlreichen Gemälde, insbesondere berühmter Chirurgen ihrer Zeit, die die Wände des Hauses geschmückt hatten, sind vollständig verloren gegangen. Kunstgeschichtlich wertvolle Marmorbüsten der Kaiserin Augusta und bedeutender Persönlichkeiten aus der klassischen Pionierzeit deutscher Chirurgie haben erfreulicherweise die Zeiten überdauert, nachdem sie 1983 bei Umbaumaßnahmen im Bereich der alten Chirurgischen Klinik der Charité aufgefunden wurden. Friedrich Ölschlegel beschrieb dies in einer lesenswerten Abhandlung »Über den Kunstbesitz der Chirurgischen Klinik der Charité zu Berlin«. Nach seiner Darstellung fanden sich diese elf gezeigten Büsten eingemauert neben einem Leichenraum, wobei er annahm, dass sie in der letzten Kriegsphase dorthin gelangt seien. Dem widerspricht eine Notiz, die ich Ihnen hier zeige, von 1950 von Georg Mylius, dem langjährigen Verwalter des Langenbeck-Virchow-Hauses, wonach er vom Bauführer im Zusammenhang mit Maßnahmen bei der Inbetriebsetzung des Gebäudes für die Volkskammer die Erlaubnis erhalten hatte, 15 Büsten alter Chirurgen in Verwahrsam zu nehmen. Das war also nach dem Kriege.

Nach einem ebenfalls von mir in den Akten aufgefundenen Zettel wurden diese 12 Büsten, die hier aufgeführt sind, unter Angabe ihrer Beschädigungen in die Chirurgische Klinik überführt. Ursprünglich gehörten ein Bronzebüste von Rudolf Virchow und ein Kopf von Johannes von Müller ebenfalls in diese Sammlung, waren aber an anderer Stelle wieder aufgestellt worden. Diese Büsten hatten erhebliche Kriegsschäden aufgewiesen, wie der Kopf von Langenbeck hier zeigt, die auf Veranlassung der Ostdeutschen Chirurgengesellschaft beseitigt wurden.

Schmückten über viele Jahre eine Büste Wilhelm Piecks und Ölbilder Lenins und Stalins das Foyer unseres Hauses, wie ich aus den Akten der Volkskammer weiß, und sind diese den Zeitläuften inzwischen natürlich gewichen, so sollten die geretteten Büsten doch bald wieder an die ihnen angestammte Stätte zurückkehren.

An dieser Stelle soll der langjährigen Verdienste des zuvor bereits erwähnten Konsuls Georg Mylius gedacht werden. Infolge inflationsbedingter Schwierigkeiten 1921/22, die damals sogar an einen Verkauf oder Verpachtung des Hauses denken ließen, übernahm die Firma Siemens & Halske unter günstigen Bedingungen auf zehn Jahre die Pacht und setzte Georg Mylius, ursprünglich Leiter des medizinisch-technischen Büros der Siemens-Gesellschaft, als Verwalter ein. Dieser erwarb sich ein so großes Vertrauen, dass er später, nachdem die wirtschaftlichen Schwierigkeiten behoben waren, die Verwaltung des Langenbeck-Virchow-Hauses beibehielt und sogar im Hause wohnte. Außerdem war er jahrzehntelang Geschäftsführer und Schatzmeister der Berliner Medizinischen Gesellschaft und häufiger Ehrengast unserer Gesellschaft.

Nach 1950 wurde das Haus für viele Jahre Sitz der Volkskammer und Länderkammer der DDR, und zwar bis zur Fertigstellung des »Palastes der Republik« auf der Spreeinsel 1978. In dem großen Auditorium wurde Wilhelm Pieck zum ersten Präsidenten des so genannten Arbeiter- und Bauernstaates gewählt. Hier wurde auch die Gründung der Nationalen Volksarmee ausgerufen. Von 1978 bis 1989 wurde das Haus der »Akademie der Künste« der DDR übergeben.

Schon in dieser Zeit gab es Initiativen ostdeutscher Chirurgen, die sich um eine Rückübertragung zugunsten der Chirurgen Berlins und der DDR bemühten. Helmut Wolff und Richard Reding erhielten dann aber 1987 von Professor Hager im Auftrage von Honecker eine diesbezügliche Absage auf ihren Antrag hin.

Die Wiedervereinigung, ein unerwartetes Jahrhundertereignis, ließ sogleich auch Hoffnungen auf eine Rückgabe des traditionsreichen Langenbeck-Virchow-Hauses an die alten Eigentümer entstehen. Es erfolgte auch bald die Inaussichtstellung einer Rückgabe durch die Stadt, und es waren bereits Architekten für die Planung von Sanierungsmaßnahmen und Umbauten beauftragt worden. Umso enttäuschender und überraschender war dann ein Besitzanspruch der Stadt auf dieses Haus. Die alten Eigentümer ließen daraufhin nichts unversucht, um ihren wohlbegründeten Besitzanspruch durchzusetzen.

1994 erfolgte auf den Antrag beider Gesellschaften zur Rückübertragung ein Ablehnungsbescheid seitens des Amtes zur Regelung offener Vermögensfragen. Der sofortige Widerspruch gegen diesen Ablehnungsbescheid bei der Widerspruchsbehörde dieses Amtes verlief ebenfalls negativ.

Zu diesem Zeitpunkt schien den meisten Mitgliedern beider Gesellschaften eine Fortsetzung des ja mit Kosten verbundenen juristischen Klageweges absolut unrealistisch. Es ist heute und für die Zukunft dem Willen und der anhaltenden Einsatzbereitschaft von Wilhelm Hartel und Helmut Kewitz zu verdanken, dass sie den mühsamen und im Ergebnis unsicheren Klageweg nach einem Wechsel ihrer juristischen Vertreter 1995 vor dem Verwaltungsgericht Berlin fortgesetzt haben. Inzwischen wurde die Charité Nutznießer des Hauses. Bekannt sein dürfte, dass es bereits während des laufenden Verfahrens durch Verhandlungen mit Stadt und Charité zu einer provisorischen Kompromisslösung kam, die im Jahre 2000 der Deutschen Gesellschaft für Chirurgie eine Verlegung ihrer Geschäftsstelle von München nach Berlin ermöglichte. Dabei war es eine entscheidende Hilfestellung des Berufsverbandes Deutscher Chirurgen mit seinem Präsidenten Prof. Witte, dass er seine Geschäftsstelle als vorläufiger Mieter bei der Charité von Hamburg nach Berlin überführte. Die Deutsche Gesellschaft für Chirurgie war dadurch in der Lage, als Untermieter aufzutreten, da sie infolge ihrer Prozessführung nicht unmittelbar Mieter sein sollte.

Im Mai 2001 wurde dann die Klage vom Verwaltungsgericht Berlin abgewiesen. Als Argument wurde geltend gemacht, dass die Regierung der DDR das Haus im Rahmen einer »Inanspruchnahme« für die Aufbaumaßnahme »Volkskammer« zu Recht enteignet hätte. Herr Hartel und Herr Kewitz gingen daraufhin trotz juristischer Bedenken in die nächste Instanz, indem sie gegen die Nichtzulassung der Revision beim Bundesverwaltungsgericht in Leipzig Klage einlegten. Dabei trugen sie unter Beratung durch die Rechtsanwälte von Trott zu Solz und Hüttenhain der Überlegung Rechnung, nach Beweismitteln für eine seinerzeit irreführende Argumentation seitens der DDR-Regierung zu suchen. Unter Einsatz einer hierzu engagierten Historikerin und in wochenlanger Sucharbeit wurden Akten des früheren Aufbauministeriums der DDR eingesehen, die sich inzwischen im Bundesarchiv befanden. Danach war festzustellen, und dies wurde später vom Bundesverwaltungsgericht so akzeptiert, dass es sich bei der so genannten Inanspruchnahme für eine Aufbaumaßnahme »Volkskammer« um ein manipuliertes Vorgehen im Sinne einer unlauteren Machenschaft gehandelt hatte.

Unter Aufhebung des ursprünglichen Urteils wegen Verletzung der Aufklärungspflicht – man hatte eben die Fakten nicht ausreichend berücksichtigt oder erforscht – erfolgte im November 2001 die Zurückverweisung seitens des Bundesverwaltungsgerichtes an das Verwaltungsgericht Berlin zur anderweitigen Verhandlung und Entscheidung. Dort kam die Kammer aufgrund der nunmehr vorliegenden Unterlagen zu der Überzeugung, dass die damalige Enteignung nur dem Schein nach gesetzlich fundiert, d. h. scheinbar auf den Vorschriften der Aufbauverordnung beruhend, erfolgt war. Zum Zeitpunkt der Einleitung des Inanspruchnahmeverfahrens hatten die Voraussetzungen der damaligen Aufbauverordnung gar nicht mehr vorgelegen, da die Durchführung weiterer Baumaßnahmen nicht mehr geplant war.

Darauf fußend hat die 25. Kammer des Verwaltungsgerichts Berlin im September 2002 zu Recht erkannt, dass die Stadt Berlin in Gestalt des Landesamtes zur Regelung offener Vermögensfragen verpflichtet sei, das Eigentum an dem Grundstück Luisenstraße 58/59 an die klagenden Gesellschaften zurückzuübertragen.

Nach endgültiger Klärung der Besitzverhältnisse kann somit über die weitere Nutzung des Langenbeck-Virchow-Hauses entschieden werden. Neben den Geschäftsstellen der Deutschen Gesellschaft für Chirurgie und des Berufsverbandes konnten inzwischen auch diejenigen der meisten chirurgischen Schwerpunktgesellschaften, der AWMF, der Müller-Osten-Stiftung und der Berliner Medizinischen Gesellschaft hier ihre Bleibe finden. Weitere nichtchirurgische Gesellschaften haben ihr diesbezügliches Interesse inzwischen bekundet. Die erforderlichen Vermietungen aus dem großen Raumbestand dürften keine Schwierigkeiten bereiten.

Für die deutsche Chirurgie werden die nunmehr gegebenen Möglichkeiten des Langenbeck-Virchow-Hauses die für ihre Schlagkraft so dringend erforderliche Zusammengehörigkeit ihrer Teildisziplinen mit dem Berufsverband unter einem gemeinsamen Dach stärken und dadurch ihren Einfluss auf künftige Entwicklungen mehren können. Für die Zukunft lassen Ausbau und Veränderungsmaßnahmen, insbesondere eine Renovierung des großartigen Auditoriums, erwarten, dass sich das Langenbeck-Virchow-Haus zu einem bedeutenden allgemeinen Zentrum der Medizin über Berlin hinaus entwickeln wird. Schon bahnt sich durch beginnende Kontakte eine Brückenfunktion nach Osteuropa an. Überlegungen zum Ausbau einer zentralen Fort- und Weiterbildungsstätte im engen Verbund von Chirurgie und Medizintechnik befinden sich bereits im Stadium der Konkretisierung.

Die Rückübertragung des Hauses hat unserer Gesellschaft nicht nur einen beachtlichen Wertzuwachs gebracht, sondern bietet zugleich eine vor kurzem noch kaum vorstellbare Stärkung ihrer fachübergreifenden Funktion als Kondensator. Dabei möchte ich wie schon vor zwei Jahren bei der Inbetriebnahme der Geschäftsstelle der Deutschen Gesellschaft für Chirurgie im Langenbeck-Virchow-Haus uns Chirurgen den alten Wunsch August Biers anlässlich der Einweihung des Hauses 1920 mit auf den neuen Weg geben: »Möge von Langenbecks Geist mit einziehen in dieses Haus, das ist der Geist wahrer Wissenschaft, vollendeter ärztlicher Kunst, treuer Pflichterfüllung, Vornehmheit, Ehrlichkeit, Bescheidenheit und Menschenfreundlichkeit«.

Machen wir uns selbst? Über das schwierige Verhältnis von Biologie, Medizin und Ethik

Prof. Dr. Jürgen Mittelstraß
Zentrum Philosophie und Wissenschaftstheorie, Universität Konstanz

Vorbemerkung

Dass der Mensch in seiner biologischen Natur nicht aufgeht, ist eine alte Einsicht. Sie hat bei den Griechen zur Definition des Menschen als animal rationale, als des mit Vernunft und Verstand begabten Lebewesens geführt, bei Descartes, dem ‚Vater‘ der neuzeitlichen Philosophie, zur Zerlegung des Menschen in eine körperliche und eine geistige Substanz, die beide in ihrer Konstitution nichts miteinander zu tun haben, und im Deutschen Idealismus zu der wahrhaft ‚idealistischen‘ Bestimmung, daß die wahre Wirklichkeit die des Geistes ist. Nach Descartes ist der Mensch einerseits eine Gliedermaschine und darin ein Stück mechanische Natur, andererseits reiner Geist, reiner Verstand, unabhängig und frei von aller körperlichen Natur. In der Philosophie des Deutschen Idealismus ist alles Geist, selbst die Natur, die insofern nur die andere Seite des Geistes wäre. Weit weniger philosophisch – und weniger emphatisch – wird, wiederum seit der Antike, zwischen der biologischen Natur und der kulturellen, ethische Orientierungen einschließenden Natur des Menschen, nämlich dem, was an ihm selbst Natur (im physischen und biologischen Sinne), und dem, was an ihm selbst Kultur, sein kulturelles Wesen ist, unterschieden.

Die Frage ‚machen wir uns selbst?‘ wurde denn auch bezogen auf das kulturelle Wesen, die kulturelle Natur des Menschen mit Ja, bezogen auf das natürliche Wesen des Menschen, seine physische und biologische Natur, mit Nein beantwortet. In der Kultur, in unserem kulturellen Wirken, sind wir Schöpfer, in der Natur, in unserer natürlichen Befindlichkeit, sind wir Geschöpfe. Das scheint heute auf eine dramatische Weise anders geworden zu sein. Die Frage ‚machen wir uns selbst?‘ bleibt nicht bei dem kulturellen Wesen des Menschen stehen, sondern wird auf eine völlig neue Weise auch an seine physische und biologische Natur gestellt. Mit den Fortschritten der Biologie und der Medizin – Stichworte Gentechnik und Reproduktionsmedizin – beginnt sich ein neues Bild des Menschen zu formen, das Bild eines Menschen, der sich selbst, auch in seiner physischen und biologischen Natur, macht, in dem die Frage ‚machen wir uns selbst?‘ ihren kulturell eingeschränkten Sinn verliert und die alte Frage ‚was macht den Menschen zum Menschen?‘, bezogen auf die neuen biologischen und medizinischen Interventionsmöglichkeiten, zur offenen Frage wird. Sie wird zugleich in der gegenwärtigen Diskussion zu einem heißen Eisen, sofern man zu glauben scheint, sie müsse sich auch in einem rein biologischen Kontext, nämlich bezogen auf biologische Fakten, beantworten lassen. Wer das meint, weiß oft nicht, was er tut, jedenfalls verliert er das Wesentliche, das sich einmal mit der Frage verband, was den Menschen zum Menschen macht, aus dem Auge. Biologische Einsichten — das sei hier gleich festgehalten – bringen uns in dem, was wir als empirische Wesen sind, weiter, aber sie beantworten die Frage nach dem Wesen des Menschen nicht.

Kein Wunder, daß Diskussionen um die Frage, was den Menschen zum Menschen macht, vor allem dann, wenn sie, was derzeit der Fall ist, mit der Frage verbunden werden, wann das menschliche Leben beginnt, eher Glaubenskriegen als rational geführten Auseinandersetzungen gleichen. Das hat etwas mit weltanschaulichen Vorstellungen zu tun, hinter die sich niemand gern sehen läßt, aber auch mit Ängsten gegenüber wissenschaftlichen Entwicklungen und mit vielen Mißverständnissen. Offenbar meinen viele, es müsse hier eine definitive Antwort geben, weil andernfalls das Menschsein sich selbst gefährde, am Ende gar sich selbst aufhebe. Die Frage ist berechtigt: Ist das wirklich so? Gefährden moderne biologische und medizinische Entwicklungen wirklich das, was sie zu erklären suchen, eben den Menschen? Und verhalten sich diejenigen, die diese Entwicklungen unterstützen, wirklich inhuman? Die Philosophie und die Tradition des anthropologischen Denkens in ihr dachten und denken anders. Daran sei im Folgenden in einigen kurzen systematischen Betrachtungen erinnert.

Dabei werde ich vor ein paar kräftigen Worten nicht zurückscheuen. Das Problem mit der gegenwärtigen Diskussion um das neue Können von Biologie und Medizin – richtiger: um das sich allmählich abzeichnende neue Können – liegt nicht zuletzt darin, daß viele meinen, sie müßten sich zwischen **Biologie** und **Moral** entscheiden, d.h. in einer Situation, in der die Biologie wie das drohende Böse erscheint, in der sie jedenfalls dabei ist, mal wieder eine Büchse der Pandora zu öffnen (Sie erinnern sich: heraus kommt das Übel, nur die Hoffnung bleibt in ihr verschlossen), die Moral hingegen wie eine feste Burg gegen alles Übel, das nun weitgehend auch noch mit der Wissenschaft allgemein identifiziert wird. Das ist eine Alternative, in der man eigentlich nur alles falsch machen kann: Entscheidet man sich für die Wissenschaft, hat man sich in den Augen der anderen für das Übel entschieden; entscheidet man sich für das, was hier Moral heißt, hat man sich gegen den wissenschaftlichen Fortschritt und damit auch gegen das, was dieser für ein humanes Leben bedeutet, entschieden. Man sieht, wie nötig eine nüchterne und klare Betrachtung ist, die sich nicht in eine derartige (unsinnige) Alternative zwingen läßt, d.h., die nicht in die Falle tappt, die alle großen Vereinfacher stets bereithalten.

1. Das nicht feststellbare Wesen

Wir sind heute, kein Zweifel, Zeugen tiefgreifender Entwicklungen in Biologie und Medizin, aber auch Zeugen einer fundamentalen Veränderung im Verhältnis von Wissenschaft und Anthropologie, im Verhältnis zwischen dem, was wir über die Welt, und dem, was wir über uns selbst wissen. Der Mensch entdeckt jene Exzentrizität, die im Übergang vom geozentrischen zum heliozentrischen Weltbild seine neue Stellung im Kosmos ausmachte – auf einmal bewohnte er nicht mehr die Mitte, sondern einen Außenposten der Welt –, in sich selbst. Der Mensch begreift sich, mit dem Philosophen Friedrich Nietzsche, als das »noch nicht festgestellte Tier« [1], und er begreift sich in dieser Form von exzentrischer, keine vorbestimmte Mitte besitzender Existenz mit dem Anthropologen Helmuth Plessner als Einheit von vermittelter Unmittelbarkeit und natürlicher Künstlichkeit [2]. Gemeint ist, daß dem Menschen als reflexivem, denkenden Wesen ein unvermitteltes Verhältnis zu sich selbst nicht möglich und ihm insofern auch sein reflexives, ‚künstliches‘ Wesen natürlich ist.

Mit anderen Worten, der Mensch muß sich zu dem, was er ist, erst machen. Und das gilt nicht nur in einem ontogenetischen, sondern auch in einem anthropologischen Sinne: was der Mensch ist, ist, wozu er sich macht. Es gibt, wie das schon Renaissance-Denker formuliert haben, keinen Archetypus, der allgemein festlegte, was der Mensch ist und wozu er sich entwickelt. Nach dem Florentiner Platoniker Giovanni Pico della Mirandola, der im 15. Jahrhundert lebte, soll der Mensch, einziges Wesen ohne Archetypus, als artifex, als ‚Architekt‘ seiner selbst, nach dem Willen Gottes selbst die ‚Form‘ bestimmen, in der er zu leben wünscht: »Wir haben dir«, so heißt es bei Pico, »keinen festen Wohnsitz gegeben, Adam, kein eigenes Aussehen, noch irgendeine besondere Gabe, damit du den Wohnsitz, das Aussehen und die Gaben, die du selbst dir aussiehst, entsprechend deinem Wunsch und Entschluß habest und besitzest. (...) Weder haben wir dich himmlisch noch irdisch, weder sterblich noch unsterblich geschaffen, damit du wie dein eigener, (...) schöpferischer Bildhauer dich selbst zu der Gestalt ausformst, die du bevorzugst.« [3]

In der modernen Biologie findet diese alte anthropologische Feststellung eine empirische Bestätigung, insofern uns unser wissenschaftliches Wissen zunehmend in die Lage versetzt, uns selbst, unsere (biologische) Natur nicht nur zu erkennen, sondern auch zu verändern und in diesem Sinne zu ‚machen‘. Die alte Vorstellung, daß der Mensch im Unterschied zu allen anderen Wesen sein Wesen, gemeint ist sein kulturelles Wesen, selbst bestimmen müsse, macht nicht länger vor seinem biologischen Wesen halt. Damit öffnet sich ein weiter Horizont möglicher Selbstdeutungen des Menschen und insofern auch ein weiter Horizont für die Beantwortung der Frage, was der Mensch ist. Klar ist aber auch, daß diese Frage nicht abschließend beantwortbar ist, und sich damit die schon von Pico della Mirandola betonte wesentliche Offenheit des Menschen in der Bestimmung dessen, was sein Wesen ist, als die eigentliche anthropologische Grundsituation des Menschen bezeichnen läßt. Diese Grundsituation des Menschen besteht eben darin, in seinem Wesen nicht, wie das Tier, festgelegt zu sein, sondern dieses Wesen selbst zu bestimmen, was in jedem Einzelfall auch bedeutet: sich selbst zu bestimmen. Selbstbestimmung ist denn auch nicht zufällig das Losungswort der Aufklärung.

Noch einmal anders formuliert: Der Mensch ist ein **Naturwesen**, das nur als **Kulturwesen**, leben kann und nur als Kulturwesen seine Bestimmung findet. Darum vermag auch nur er selbst zu bestimmen, was sein Wesen sein soll. Nichts anderes besagt die in der öffentlichen Diskussion über biomedizinische und bioethische Fragen in den zurückliegenden Debatten – auch Sie werden sie verfolgt haben – vielgescholtene Bemerkung des Konstanzer Biologen Hubert Markl, damals noch Präsident der Max-Planck-Gesellschaft, daß »‚Mensch‘ ein kulturbezogener Zuschreibungsbegriff von Menschen ist und keine rein biologische Tatsache. (...) Menschsein ist mehr als dies Faktum, es ist eine kulturell-sozial begründete Attribution« [4]. Das soll heißen: Was der Mensch ist (in seinem Wesen ist), läßt sich nicht einfach empirisch ermitteln (so wie wir die Eigenschaften einer Fliege oder das Wahlverhalten irgendwelcher Bevölkerungsteile ermitteln); was der Mensch ist (in seinem Wesen ist), ist vielmehr das Resultat unseres Nachdenkens über den Menschen, über uns selbst, und es sind die anthropologischen Schlüsse, die wir aus einem solchen Nachdenken, z.B. in moralischer oder in Verfassungsform, ziehen.

Was in der Auseinandersetzung mit diesen Feststellungen seltsamerweise als unerlaubter Übergriff des biologischen Verstandes auf den anthropologischen, auch, wie es heißt, die Ethik verwaltenden Verstand diagnostiziert wurde (offenbar nur, weil es ein Biologe gesagt hat), zeigt daher auch lediglich, daß gewisse

Selbstverständlichkeiten, die die philosophische Anthropologie von je her dargelegt hat, darunter die Selbstverständlichkeit, daß der Mensch sein Wesen selbst bestimmen müsse, als solche nicht mehr gesehen werden, und daß sich im öffentlichen Bewußtsein und seinen Medien zwei Kulturen, die naturwissenschaftliche und die geisteswissenschaftliche, doch weiter auseinanderentwickelt haben, als dies für eine rationale, sowohl auf den forschenden Verstand als auch auf die reflektierende Vernunft setzende Kultur bekömmlich ist.

Empirisch oder **deskriptiv**, hier im Rahmen einer biologischen Systematik, ist der Mensch eine Unterart der Art homo sapiens, nämlich homo sapiens sapiens, und darin das einzig rezente Mitglied der Gattung Homo. Doch ist mit dieser Bestimmung eben nur die empirisch-physische Seite des Menschen erfaßt, nicht das, was askriptiv, nämlich in Formen einer Selbstzuschreibung und einer (nicht abschließend festlegbaren) Selbstbestimmung, das Wesen des Menschen ausmacht [5]. Dieses beschrieben denn auch die Alten entweder in Form des animal rationale, eines vernunftbegabten und durch die Vernunft bestimmten Lebewesens, oder in Form eines Wesens zwischen Tier und Gott, neuere Anthropologien, wie wir gesehen haben, im Begriff des (biologisch wie kulturell) nicht festgestellten Wesens. Wir machen eben einen Kategorienfehler, wenn wir unser Tun und Denken als Ausdruck natürlicher Prozesse deuten, womit im übrigen ja auch das Deuten selbst zur Natur, zu einem natürlichen Faktum würde. Wir fallen allerdings auch in eine neue Naivität zurück, wenn wir gegen eine solche Auffassung meinen sollten, naturwissenschaftlich erhobene Fakten hätten keinen Einfluß oder sollten keinen Einfluß haben auf die Selbstbestimmung des Menschen in seinem Wesen. Es kommt eben darauf an, jenseits von **Biologismus** und **Kulturalismus,** d.h. jenseits einer Absolutsetzung entweder biologischer Erklärungen (Biologismus) oder kultureller Erklärungen (Kulturalismus), die sich auf das Leben und die Gesetze, unter die das Leben tritt, beziehen, wieder eine wissenschaftlich informierte und philosophisch reflektierte Position einzunehmen, die den Menschen nicht auf das reduziert, was er als (pure) Natur ist oder als (absoluter) Geist sein will.

Das war im übrigen ja schon der Fehler Descartes', nur daß bei diesem der Mensch noch irgendwie zusammengesetzt aus Natur und Geist gedacht war, so allerdings, daß die Natur (und ihren Gesetzen) der Geist nichts anginge, und den Geist (und seinen Regeln) die Natur nichts anginge. Wer so trennt, darf sich eben nicht wundern, wenn dann große Vereinfacher entweder alles zur Natur oder alles zum Geist (oder zur Kultur) erklären. Wer gerade bis Zwei zählen kann, geht gern auf Eins zurück. Offenbar gilt das selbst in anthropologischen Dingen und auch heute noch.

2. Vernunft, Person, Würde

Vieles spricht tatsächlich dafür, daß im Hintergrund der heftigen Debatten um den wissenschaftlichen Fortschritt im Kontext von Biologie, Medizin und Ethik, konkret: um ethische Probleme etwa der pränatalen und Präimplantationsdiagnostik, einer verbrauchenden Forschung an Embryonen und einer Verwendung embryonaler Stammzellen für das therapeutische oder gar reproduktive Klonen die falsche Alternative von Biologismus und Kulturalismus und der Wunsch zur Vereinfachung in der einen oder in der anderen Richtung stehen. Die einen sehen im biologischen Fortschritt und seinen medizinischen und gesellschaftlichen Implikationen eine fundamentale Bedrohung des Menschseins überhaupt, die anderen in einer wissenschaftsfernen, hier biologiefernen Bestimmung des Wesens des Menschen eine neue Herrschaftsform des geisteswissenschaftlichen und des theologischen Verstandes über den naturwissenschaftlichen Verstand. Dabei geht es insbesondere um die Frage, wann das menschliche Leben beginnt. Tatsächlich vermitteln viele Stellungnahmen den Eindruck, als entschiede sich das Schicksal des Abendlandes und mit ihm das Schicksal des Menschseins in der Beantwortung eben dieser Frage und der mit ihr verbundenen weiteren Frage, ab wann dem, was da beginnt, Würde, verstanden als spezifisches Moment des Menschseins, zukommt.

Hier geht es wieder um die Frage, ab welchem Zeitpunkt im Werden des Menschen Menschsein im deskriptiven, sich auf eine biologische Systematik beziehenden Sinne und im askriptiven, sich auf eine kulturelle Systematik beziehenden Sinne gegeben und gegebenenfalls über den Begriff der Menschenwürde zu schützen ist. Das eigentliche Problem wiederum liegt darin, daß nach Meinung mancher beide Aspekte, der deskriptive und der askriptive Aspekt, zusammenfallen, d.h. auch biologisch feststehen muß, wann das menschliche Leben, auf das sich dann sofort das Würdeargument zu beziehen hätte, beginnt.

Nun gibt es auf die Frage, wann das menschliche Leben beginnt bzw. wann wir es genau in der Entwicklung von der Zeugung zur Geburt mit einem Menschen zu tun haben, im strengen Sinne keine eindeutige biologische Antwort, und schon deshalb, wenn auch nicht allein deshalb, keine eindeutige ethische Antwort. Ist eine befruchtete Eizelle schon ein Mensch, oder entsteht aus einer befruchteten Eizelle erst ein Mensch? Wie ist mit Gametenzellen umzugehen, d.h. mit haploiden Eizellen und Samenzellen, deren genetisches Schicksal unter geeigneten Bedingungen, z. B. der Befruchtung und der Einnistung, ebenfalls schon festliegt? Was ist von dem Argument zu halten, daß erst die Entwicklung eines zentralen Nervensystems vom (sich entwickelnden) Menschen sprechen läßt? Was ist hier, so ließe sich gleich auch wieder fragen, Deskription und was ist Askription, naturhaft Gegebenes und kulturell Zugeschriebenes? Der Biologe wird hier mit Recht keine Antwort geben (es gibt keine eindeutige biologische Antwort auf die Frage, wann das Leben beginnt), und die Antwort des Nicht-Biologen, unser aller Antwort, wird durchaus unterschiedlich ausfallen dürfen.

Mit anderen Worten, auch die Vorstellung, daß mit der Verschmelzung der Eizelle und der Samenzelle das menschliche Leben beginne, ist nur eine Möglichkeit, so etwas wie einen Anfang – den es als einen absoluten Anfang in Wahrheit, weil weder biologisch noch ethisch entscheidbar, nicht gibt – zu bestimmen. In jedem Falle bedarf der sich entwickelnde Zellhaufen der Mutter, d.h. der Symbiose mit dem mütterlichen Organismus, um sich überhaupt im Sinne einer Menschwerdung zu entwickeln. »Ohne den mütterlichen Organismus«, so die Biologin und Nobelpreisträgerin Christiane Nüsslein-Volhard, die sich zwar nicht so sehr mit dem Menschen als vielmehr mit der Fruchtfliege beschäftigt hat, »kann sich die befruchtete Eizelle nur bis zu einem Bläschen aus wenig mehr als hundert menschlichen Zellen entwickeln, dazu reichen die Faktoren in ihrem eigenen Zytoplasma aus, – aber nicht weiter« [6]. Das heißt, entgegen einer verbreiteten Vorstellung enthält die befruchtete Eizelle nicht schon das vollständige Programm für eine Menschwerdung. Deshalb spricht aber auch vieles dafür, als ein wichtiges biologisches Datum (nicht als das Datum) auf dem Wege zur Menschwerdung die Nidation, also die Einnistung der befruchteten Eizelle in der Gebärmutter, zu nehmen. Nun erst sind jedenfalls alle Bedingungen beisammen, die gegeben sein müssen, um die definite Menschwerdung einzuleiten. Das bedeutet auch, daß der Versuch, mit der Anwendung des Begriffs der **Menschenwürde** auf den Verschmelzungsprozeß in der Frage, wann das menschliche Leben beginnt, Klarheit zu schaffen, nur von den Schwierigkeiten einer Entscheidung über die auch biologisch angemessenen Bestimmungen ablenkt bzw. diese auf dogmatischem Wege abzubrechen sucht.

Tatsächlich wird mit dem Begriff der Menschenwürde in unserem Zusammenhang häufig dort argumentiert, wo man nicht bereit oder in der Lage ist, sich mit anderen begründeten Vorstellungen auseinanderzusetzen. Offenbar genügt für viele der Hinweis darauf, daß die Menschenwürde auf dem Spiele stehe, um Diskussionen zu beenden, weitere Abwägungen zu unterbinden und Verbote, darunter insbesondere Forschungsverbote, auszusprechen. Anders formuliert, der Begriff der Menschenwürde wird an eine Begründungsstelle gesetzt, leistet aber die beanspruchte Begründung nicht, weil er – zumal wenn er sich auf biologische Sachverhalte zu beziehen sucht – zu unspezifisch ist und zu früh kommt. Er übernimmt eine Taburolle, und dies ausgerechnet in einer Kultur, die sich als rationale, also auf (abwägende) Argumentationen und (nachvollziehbare) Begründungen abstellende Kultur begreift [7]. Wäre es im übrigen wirklich so, daß bereits der befruchteten Eizelle Würde zukommt, dann müßten wir wohl das Zeugungsdatum und nicht das Geburtsdatum feiern und müßte eine abgestorbene befruchtete Eizelle mit allen in christlichen Kulturen üblichen Riten beerdigt werden.

Entscheidend für den Begriff der Menschenwürde ist denn auch, einer langen anthropologischen Tradition folgend, der Kontext der Begriffe Person und Vernunft. Im Begriff der Person versuchen wir in askriptiver Weise, also in Form einer wohlüberlegten zuschreibenden Bestimmung des Menschen, die Gesichtspunkte der Identität und der Autonomie des Menschen zusammenzufassen. Deshalb auch die Rede von einer personalen Identität und einer personalen Autonomie. Identität besagt hier nicht die empirische Einheit des Menschen mit sich selbst – etwa über biologische Merkmale bestimmbar –, sondern eine begriffliche Einheit, nämlich die eines vernünftigen Wesens. Autonomie wiederum bezieht sich auf die Fähigkeit zu einem selbstbestimmten, sich seine Ziele selbst setzenden bzw. diese realisierenden Handeln. Daher verbinden sich auch die Begriffe Person, Vernunft und Würde miteinander, etwa in der eindrucksvollen so genannten Zwecke-Formel des Kategorischen Imperativs zur Bestimmung dessen, was Immanuel Kant die 'Würde eines vernünftigen Wesens' [8] nennt. Diese Formel lautet: »Handle so, daß du die Menschheit sowohl in deiner Person, als in der Person eines jeden andern jederzeit zugleich als Zweck, niemals bloß als Mittel brauchst.« [9]. Als ‚Zweck an sich selbst' [10] existiert nur das ‚vernünftige Wesen', weshalb nach Kant auch nur das vernünftige Wesen ‚Würde' hat [11]. Damit ist für Kant klar: Dem Menschen kommt nicht bereits als Mitglied der Gattung Mensch, also im Rahmen einer allein biologischen Systematik, sondern erst als Träger von Vernunft bzw. im Hinblick auf seine Vernünftigkeit Würde zu.

Natürlich ergeben sich in diesem Zusammenhang Schwierigkeiten, wenn man den auch heute mit dem Würdeargument formulierten Schutz des Menschen vor einer Fremdbestimmung auf Vorstufen eines entwickelten Vernunftwesens, also z.B. die befruchtete Eizelle, aber auch auf spätere Eingriffe jeder Art in die ‚genetische Identität' des Menschen ausdehnt. Hier drohen deskriptive (biologische) Aspekte – der Mensch als biologische Gattung – und askriptive (anthropologische) Aspekte – das ‚Wesen' des Menschen – wieder durcheinanderzugehen, z.B. also dort, wo zwischen Fremdbestimmung, die sich gegen Selbstbestimmung richtet (der Normalfall in unserem Erwachsenenleben), und Fremdbestimmung, die, wie im Falle des Embryos, auf nicht selbstbestimmte Verhältnisse trifft, nicht unterschieden wird [12].

Wie polemisch und sachlich unbedacht im übrigen die Debatten um den Anfang des menschlichen Lebens und dessen Schutz geführt werden, macht der Umstand deutlich, daß hier der Hinweis, bei differenzierterer Betrachtung des Begriffs der Menschenwürde stünde auch die Würde geistig Behinderter, Alzheimer- und Wachkomapatienten in Frage, nicht auf sich warten läßt. Als ob sich zwischen kranken Menschen und einer befruchteten Eizelle vor der Einnistung nicht unterscheiden ließe, und als ob sich in einer Gesellschaft und in einem Rechtssystem, in dem z. B. das Eigentum, der letzte Wille Verstorbener, Autorenrechte und Patente wirkungsvoll geschützt werden, nicht auch das entstehende menschliche Leben schützen ließe, ohne gleich mit dem scheinbar keinen Einwand mehr duldenden Begriff der Menschenwürde zu operieren [13]. Und dieser Schutz wird durchaus in differenzierter Weise erfolgen können, und zwar an beiden Enden des Lebens – vor der Geburt und vor dem Tod (Stichwort Sterbehilfe).

3. Conditio humana

In der nachgelassenen Schrift »Über Wahrheit und Lüge im außermoralischen Sinne« Friedrich Nietzsches findet sich die folgende Bemerkung: »Was weiss der Mensch eigentlich von sich selbst! Ja, vermöchte er auch nur sich einmal vollständig, hingelegt wie in einen erleuchteten Glaskasten, zu percipiren? Verschweigt die Natur ihm nicht das Allermeiste, selbst über seinen Körper, um ihn, abseits von den Windungen der Gedärme, dem raschen Fluss der Blutströme, den verwickelten Fasererzitterungen, in ein stolzes gauklerisches Bewusstsein zu bannen und einzuschliessen! Sie warf den Schlüssel weg.«[14]. Diese Bemerkung ist biologisch gesehen zweifellos nicht auf dem neuesten Stand, anthropologisch gesehen aber von andauernder Aktualität. Die conditio humana, die menschliche Befindlichkeit, ist nach wie vor durch das Erfordernis einer Selbstbestimmung des Menschen, durch die Suche nach einem selbstbestimmten Wesen des Menschen charakterisierbar. Deswegen sollten wir auch nicht nach einem verlorenen Schlüssel suchen; es gibt ihn nicht. Das heißt, Selbstbestimmung ist nicht nur das Schicksal des Einzelnen, sondern auch das Schicksal des Menschen überhaupt; sie gehört zu seinem Wesen. Wo das übersehen wird, etwa indem wir nach der biologischen Antwort oder der weltanschaulichen Antwort suchen, droht, wie schon bemerkt, auf der einen Seite der Biologismus – der Mensch sieht sich nur noch als ein biologisches Gattungswesen -, auf der anderen Seite ein weltanschaulicher Dogmatismus – der Mensch verliert sich in seinen eigenen Ideologien. Also wird, auch auf dem Hintergrund eines ständig wachsenden biologischen Wissens und einer zunehmenden Verfügbarkeit auch der biologischen Natur des Menschen, alles darauf ankommen, daß der Mensch Herr, und zwar vernünftiger Herr, seiner eigenen Zuschreibungen, seiner Selbstdefinitionen und seiner Selbstentwürfe bleibt.

Wir können in diesem Zusammenhang auch sagen, daß das **Maß der Welt** noch immer der Mensch ist, nicht die Natur und nicht eine transzendente Instanz, also etwas Göttliches, das der Mensch doch nur nach seinem Bilde formt. Eben das aber bedeutet, daß er auch für sich selbst ein Maß bestimmen muß, das ein menschliches Maß ist und sich sowohl gegen seine drohende eigene Verwissenschaftlichung als auch gegen seine drohende eigene Ideologisierung richten muß. Denn stets hat der Mensch ein zukünftiges Bild seiner Vollkommenheit zu zeichnen versucht – als individuelle Gottwerdung oder gesellschaftliche Utopie – und sich gleichzeitig entweder mit Grauen oder mit antizipierter Langeweile von diesem Bilde abgewandt. Und darin kommt zum Ausdruck, daß die conditio humana, in der wir unser besonderes Wesen beschreiben, in einem gewissen Sinne nicht optimierbar ist, nämlich so, daß mit einer Optimierung auch diese conditio, eben weil sie das Wesen des Menschen ausmacht, zu verschwinden droht. Was bliebe, wären Götter oder Maschinen, und beide teilen nicht, was uns zu Menschen macht – unsere Wärme, unser Geruch, unser Glück und unser Leid.

Das bedeutet nicht, daß wir an unserem Wesen und dem, was die conditio humana zwischen dem Verfügbaren und dem Unverfügbaren, zwischen Glück und Leid, zwischen Gott und Tier ausmacht, nicht arbeiten sollten. Im Gegenteil, eben darin liegt unsere Aufgabe; und dieser Aufgabe dienen sowohl Ethik als auch Wissenschaft, nicht auf verschiedenen Sternen, sondern auf einem Stern und miteinander. Denn es lernt nicht nur die Wissenschaft, wenn die Ethik lernt, indem sie ihr eigenes Tun auch mit ethischen Maßen mißt; es lernt auch die Ethik, wenn die Wissenschaft lernt, indem sie wissenschaftliche Tatbestände, z. B. über das biologisch-empirische Wesen des Menschen, zur Kenntnis nimmt. Das macht schließlich das besondere Können des Menschen und das macht das Denken aus. Hegel in seinen »Vorlesungen über die Geschichte der Philosophie«, in denen es nicht um philosophische Archäologie, sondern um Wahrheit und philosophische Anthropologie geht: »Es ist ein altes Vorurteil, daß das, wodurch sich der Mensch von dem Tiere unterscheidet, das Denken ist; wir wollen dabei bleiben« [15]. Wir sollten in der Tat dabei bleiben und uns zugleich gegen die heute so beliebte pessimistische Annahme wenden, daß sich die Naturwissenschaften und die Geisteswissenschaften nichts zu sagen haben, jedenfalls nichts, das uns auf dem Wege zur besseren Selbstbestimmung des Menschen weiterbrächte.

Wäre beides so, d.h., hätten sich der naturwissenschaftliche und der geisteswissenschaftliche Verstand wirklich nichts zu sagen, läge darin nur eine weitere Bestätigung dafür, daß eine falsch gestellte Alternative, nämlich die zwischen einem naiven Biologismus und einem bornierten Kulturalismus, nun auch noch wissenschaftssystematisch nach Kulturen sortiert, unser Denken bestimmt, und nicht, wie es sein sollte, die Einsicht, daß in diesem Falle alle wesentlichen Fragen, auch die nach dem Wesen des Menschen selbst, unbeantwortet bleiben. Hier in der richtigen Weise nach einer richtigen Antwort zu suchen, aber ist ebenfalls etwas, das den Menschen zum Menschen macht.

Literatur

[1] F. Nietzsche, Jenseits von Gut und Böse (1886), in: F. Nietzsche, Werke. Kritische Gesamtausgabe VI/2, ed. G. Colli/M. Montinari, Berlin 1968, 79.

[2] H. Plessner, Die Stufen des Organischen und der Mensch. Einleitung in die philosophische Anthropologie, Frankfurt/ Main 1981 (= Gesammelte Schriften IV), 360ff.

[3] Vgl. G. Pico della Mirandola, De hominis dignitate. Heptaplus. De ente et uno, e scritti varii, ed. E. Garin, Florenz 1942, 106 (dt. De hominis dignitate / Über die Würde des Menschen, ed. A. Buck, Hamburg 1990, 5-7). Vgl. H. Plessner, a.a.O., 383f., ferner K. Lorenz, Einführung in die philosophische Anthropologie, Darmstadt 1990, 4ff.

[4] H. Markl, Freiheit, Verantwortung, Menschenwürde: Warum Lebenswissenschaften mehr sind als Biologie, in: 52. Jahresversammlung der Max-Planck-Gesellschaft in Berlin 2001, ed. Max-Planck-Gesellschaft, München 2001, 58.

[5] Zur Unterscheidung zwischen ‚deskriptiv‘ und ‚askriptiv‘ vgl. C. F. Gethmann, Praktische Subjektivität und Spezies, in: W. Hogrebe (Ed.), Subjektivität, München 1988, 138ff.

[6] Chr. Nüsslein-Volhard, Wann ist ein Tier ein Tier, ein Mensch kein Mensch?, Frankfurter Allgemeine Zeitung (FAZ), 2.10.2001, Nr. 229, 55. Vgl. R. Wolfrum, Unser Recht auf ein Höchstmaß an Gesundheit, Frankfurter Allgemeine Zeitung (FAZ), 29.5.2001, Nr. 123, 53 (»Die argumentative Gleichsetzung von Embryonen außerhalb und innerhalb des Mutterleibes verdrängt die Bedeutung der Mutter für die Entwicklung zum Menschen und überbetont die Bedeutung der genetischen Disposition. Sie wird dem Phänomen der Menschwerdung und der Individualität nicht gerecht«).

[7] Vgl. D. Birnbacher, Mehrdeutigkeiten im Begriff der Menschenwürde, Aufklärung und Kritik. Zeitschrift für freies Denken und humanistische Philosophie 2 (1995), Sonderheft 1 (Schwerpunkt: »Peter Singer«), 4-13. Zum Würdebegriff allgemein vgl. N. Roughley, Würde, in: J. Mittelstraß (Ed.), Enzyklopädie Philosophie und Wissenschaftstheorie IV, Stuttgart/Weimar 1996, 784-787.

[8] I. Kant, Grundlegung zur Metaphysik der Sitten (1785), in: I. Kant, Gesammelte Schriften, ed. Königlich Preußische (heute Berlin-Brandenburgische) Akademie der Wissenschaften, Berlin 1902ff., IV, 434.

[9] A.a.O., 429.

[10] A.a.O., 428.

[11] A.a.O., 428, 435.

[12] Vgl. B. Schöne-Seifert, Philosophische Überlegungen zu »Menschenwürde« und Fortpflanzungs-Medizin, Zeitschrift für philosophische Forschung 44 (1990), 442 – 473.

[13] Vgl. V. Gerhardt, Der Mensch wird geboren. Kleine Apologie der Humanität, München 2001, 74f.

[14] F. Nietzsche, Über Wahrheit und Lüge im außermoralischen Sinne, Werke. Kritische Gesamtausgabe III/2, 371.

[15] G. W. F. Hegel, Vorlesungen über die Geschichte der Philosophie, in: G. W. F. Hegel, Werke in zwanzig Bänden, ed. E. Moldenhauer/K. M. Michel, Frankfurt/ Main 1969 – 1979, XVIII, 23.

Abschlussveranstaltung

Festvortrag

Präsident Prof. Dr. med. Norbert P. Haas: Meine sehr geehrten Damen und Herren! Es ist mir nun eine besondere Freude, den Zukunftsforscher Herrn Prof. Opaschowski anzukündigen. Er ist Gründer und Leiter des renommierten BAT Freizeit-Forschungsinstituts und Professor an der Universität Hamburg. Sein Festvortrag, passend zu unserem Kongressthema, heißt:

Gesellschaft der Zukunft – wie wir morgen leben

Wir sind gespannt. Herr Prof. Opaschowski bitte.

Prof. Dr. Horst W. Opaschowski: Herr Präsident, meine sehr verehrten Damen und Herren!

Es gab einmal einen Bauern, dessen Pferd davonlief, und dabei handelte es sich um eine herrliche preisgekrönte Stute. Sofort kamen die Nachbarn, um dem Bauern ihr Mitleid über diesen herben Verlust auszusprechen. »Du bist jetzt sicher sehr traurig«, sagten sie, doch der Bauer antwortete nur »vielleicht«. Eine Woche später kam die Stute zurück und brachte fünf wilde Pferde mit. Und wieder kamen die Nachbarn, und dieses Mal natürlich zur Gratulation. »Du bist jetzt sicher sehr glücklich«, sagten sie, doch der Bauer antwortete nur »vielleicht«. Am nächsten Tag versuchte der Sohn des Bauern auf einem der wilden Pferde zu reiten, er wurde abgeworfen und brach sich ein Bein. »So ein Pech«, sagten die Nachbarn, »vielleicht« antwortete der Bauer. Drei Tage später kamen Offiziere ins Dorf, um Soldaten zu rekrutieren. Sie nahmen alle jungen Männer mit, nur den Sohn des Bauern nicht, weil er für den Kriegsdienst untauglich war.

Meine Damen und Herren! Wer sich mit Zukunftsfragen beschäftigt, der kann aus dieser Geschichte lernen, dass es nicht nur eine Zukunft und nicht nur eine Sichtweise gibt. Denn nicht alles, was möglich ist, ist auch realistisch, und nicht alles, was machbar ist, ist auch wünschbar. Also eine sozialverantwortliche Zukunftsforschung muss verschiedene Zukünfte aufzeigen, darf nicht nur Antworten auf die Frage geben, wie wir morgen leben werden, sondern muss auch Wege aufzeigen, wie wir morgen leben wollen.

Müssen aber nicht, werden einige von Ihnen fragen, angesichts der gegenwärtigen weltpolitischen Lage konkrete Aussagen, die sich auf Entwicklungen, auf Veränderungen, auf Zukunftsperspektiven beziehen, auf den ersten Blick unrealistisch erscheinen? Lassen globale Krisen präzise Prognosedaten nicht schnell zur Makulatur werden?

Nun, meine bisher veröffentlichten Prognosen auf der Basis repräsentativer Bevölkerungsbefragung haben in den vergangenen Jahren eine relativ große Treffsicherheit erzielt, weil es mir nämlich immer nur um eine Frage ging und geht: Wo bleibt der Mensch? Also nur am Rande interessiert mich die Frage, was technologisch alles möglich wäre.

Große gesellschaftliche Veränderungen von der Perestroika bis zur deutschen Vereinigung kann ich nicht prognostizieren, auch Kriege und Krisen, von Energiekrise über den Golfkrieg bis zu den Terroranschlägen in den USA nicht. Voraussagbar aber sind für mich die Lebensgewohnheiten der Menschen.

In Zukunft kommt es zum Themenwechsel. Im Zentrum der gesellschaftlichen Diskussion steht dann mehr soziales Wohlbefinden und weniger materielle Wohlstandssteigerung. Folgenschwere Entwicklungen und Zukunftstrends zeichnen sich bereits heute ab.

Zunächst Zukunftstrend 1, das ist klar, die Globalisierung. Vor über 100 Jahren kam es in den nordöstlichen Bundesstaaten Brasiliens zu einem Bauernaufstand gegen das Dezimalsystem. Die Bauern überfielen Geschäfte und Lagerräume und zerschlugen die neuen Kilogewichte und Metermaße, welche die Monarchie eingeführt hatte, um das brasilianische System an die übrige Welt anzuschließen und den weltweiten Handel zu ermöglichen. Nun, der Aufstand dieser so genannten Kilobrecher scheiterte kläglich, das Rad der Zeit war einfach nicht mehr zurückzudrehen.

Die heutigen Kilobrecher, das wissen Sie, heißen Globalisierungsgegner oder Globalisierungskritiker. Ihnen geht es allerdings weniger um den Widerstand gegen gesellschaftliche Neuerungen als vielmehr um die Frage nach der sozialen Gerechtigkeit, vielleicht auch um die Utopie einer gerechten Gesellschaft. Ja, die Angst wächst, dass sich durch die Globalisierung die Schere zwischen arm und reich in der Welt weiter öffnet. Die Alternative für viele Länder lautete ja bisher nur, Anpassung an die westliche Welt oder Ausgrenzung. Und Anpassung konnte Selbstverleugnung mit teilweise erniedrigender Nebenwirkung bedeuten. So sprießen derzeit die Callcenter in Indien wie Pilze aus dem Boden, und da sitzen dann indische Frauen, denen ein amerikanischer Akzent antrainiert wird, und am Telefon müssen sie sich Susi und Jenny nennen und so tun, als säßen sie irgendwo in Amerika.

In der Realität der Marktforschung zeigen sich heute schon erste Grenzen der Globalisierung, weil z. B. die gleiche Methode, das gleiche Produkt überall in der Welt auf die gleiche Weise zu vermarkten, nun nicht immer funktioniert. Von einigen wenigen Produkten einmal abgesehen, wie z. B. Coca Cola oder Harley Davidson, hat die globale Vermarktung zu teilweise spektakulären Fehlschlägen geführt. Die Chinesen lachen sich derzeit über die missverständliche Übersetzung des Limonadennamens »Seven up« kaputt, d. h. auf Chinesisch »Tod durch Trinken«.

Also Glaubwürdigkeit lässt sich nur durch lokale Bezüge herstellen. Der n-tv-Sender beruft sich in diesem Zusammenhang ganz bewusst auf einen neuen Begriff, und der heißt »Glokalisierung«, also eine Mischung aus Globalisierung und Lokalisierung. Gegen die McDonaldisierung der Welt setzt n-tv erfolgreich die weltweite Glokalisierung, strahlt von Brasilien bis China rund 30 regionale Programme aus, die sich an lokalen Besonderheiten orientieren. Ja, Glokalisierung schließt auf diese Weise Weltläufigkeit genauso ein wie Regionales, also Heimat oder Nestwärme.

In letzter Konsequenz bedeutet Globalisierung natürlich auch Verteilung der Arbeit rund um den Globus, also Arbeitsplatzexport, aber auch Arbeitsplatzabbau. Auch für die übrigen verbleibenden Vollzeitbeschäftigten gilt, ihre Arbeit wird immer konzentrierter und intensiver, zeitlich länger und psychisch belastender, dafür auch aus der Sicht mancher Unternehmen immer produktiver und effektiver. Die neue Arbeitsformel der Zukunft lautet Nullkommafünf mal zwei mal drei. Das heißt die Hälfte der Mitarbeiter verdient dann doppelt so viel, muss dafür aber dreimal so viel leisten wie früher. Diese ständige Produktivitätssteigerung bewirkt, dass immer weniger Mitarbeiter immer mehr leisten müssen.

Zukunftstrend 2: die Leistungslust. Die italienischen Psychologen Massimi und del Fabe interviewten unlängst italienische Bauern in den hochgelegenen Bergtälern der Alpen, die von der industriellen Revolution weitgehend verschont geblieben sind. In ihren Interviews kam zum Ausdruck, dass die Bauern ihre Arbeit nicht von ihrer Freizeit unterscheiden konnten. Ja, bei den Interviewern entstand ein doppelter Eindruck: Die Bauern arbeiteten 16 Stunden am Tag, oder sie arbeiteten überhaupt nicht. Das heißt, sie melkten Kühe, sie mähten Wiesen, sie erzählten ihren Enkeln Geschichten oder spielten Akkordeon für ihre Freunde. Und auf die Frage, was sie denn gern tun würden, wenn sie mehr Zeit für sich zur Verfügung hätten, kam eben die Antwort: Kühe melken, Wiesen mähen, Geschichten erzählen, Akkordeon spielen. Für ihr ganzes Leben galt und gilt der Grundsatz, ich tue, was ich will. Das Leben, auch das Arbeitsleben, bot und bietet ständig und gleichermaßen Herausforderungen dafür.

Ich meine, Politik und Wirtschaft sollten sich rechtzeitig auf einen sich ankündigenden Wertewandel in Richtung auf eine neue Gleichgewichtsethik einstellen, mehr fließende Übergänge zwischen Berufs- und Privatleben einplanen. Insbesondere die jüngere Generation definiert sich ja derzeit auf dem Weg zu einer neuen Lebensbalance. Leistung und Lebensgenuss sind für sie keine Gegensätze mehr. Ganz anders, als in den Siebziger- bis Neunzigerjahren befürchtet worden war, hat sich die Einstellung der jungen Generation zu Arbeit und Leistung entwickelt. Das heißt, die befürchtete Leistungsverweigerung fand und findet nicht statt. Im Zeitvergleich der letzten Jahre ist erkennbar, dass Leistung und Lebensgenuss immer gleichgewichtiger beurteilt werden, also kein Lebensgenuss ohne Leistung. Umgekehrt gilt aber auch, Lebensgenuss lenkt doch nicht mehr automatisch von Leistung ab. Ich finde, wer sein Leben nicht genießen kann, wird auf Dauer auch nicht leistungsfähig sein.

Es bleibt also hier festzuhalten, der Mensch kann nicht untätig in seinen eigenen vier Wänden verweilen, er braucht eine Aufgabe. Die Passivität, die Untätigkeit des Menschen, das ist offensichtlich nicht im Schöpfungsplan vorgesehen. Der Mensch ist eher als gefährdetes Wesen geschaffen, das um sein Überleben kämpfen muss wie andere Lebewesen auch. Aus der Sicht der Evolutionsbiologie ist der Mensch geradezu auf Anstrengung programmiert, auf den ganzen Einsatz seiner Kräfte. Hingegen führt Lust ohne Anstrengung zu Langeweile und manchmal auch zur Selbstzerstörung. Daraus folgt für die Zukunft, Arbeit ohne Lust und Freizeit ohne Leistung kann der Mensch auf Dauer nicht ertragen.

Zukunftstrend 3: die Mediatisierung. Wenn es nach dem amerikanischen Medienwissenschaftler Negroponte geht, sehen die Folgen der fortschreitenden Mediatisierung unseres Lebens so aus: Sie werden nicht mehr sehr oft zum Arzt gehen, weil Sie jeden Morgen einen kleinen Computer schlucken, der Ihre Körperfunktionen überprüft. Ihre Kinder gehen auch nur noch drei Stunden zur Schule und arbeiten dann zu Hause mit Lernprogrammen weiter. Und warum sollten Sie Ihre Zeit zu Hause mit Putzen verbringen, wenn Roboter das besser machen können?

Nein, meine Damen und Herren, so wird unsere Zukunft nicht aussehen. Selbst Bill Gates meldet neuerdings erhebliche Zweifel an. In einem Interview gab er selbstkritisch zu, dass technischer Fortschritt allein nicht mehr ausreicht. Die Menschen müssten sich ändern, so sagt er, sonst ändert sich überhaupt nichts auf dem Weg in die Informationsgesellschaft. Nur, die Menschen, so muss er kleinlaut eingestehen, ändern nur langsam ihre Gewohnheiten. Ja, oftmals ändern sie ihre Gewohnheiten erst mit einer neuen Generation.

Insofern kann es die Informationsgesellschaft weder heute noch in drei oder fünf Jahren geben. Es dauert in der Regel ein bis zwei Generationen, bis sich die Menschen wirklich an Neues gewöhnen. Die Kinder werden in Zukunft sicher lieber mit dem Homecomputer als mit dem Holzbaukasten spielen. Nur, die multimediale Entwicklung wird bis dahin weder unser menschliches Kommunikationsbedürfnis beeinträchtigen noch unser Interesse am Lesen von Büchern, Zeitungen oder Zeitschriften verkümmern lassen. Ja, je mehr sich Homebanking oder Online-Shopping ausbreiten, desto größer wird geradezu unser Bedürfnis nach persönlichen Kontakten, nach sehen und gesehen werden, z.B. beim Einkaufsbummel, sein. Denn die Sinne konsumieren weiter mit.

Also auch im Jahre 2010, meine Damen und Herren, werden die meisten Beschäftigten keine Telearbeiter sein, sondern wie bisher müde von der Arbeit nach Hause kommen, sich vor den Fernseher setzen und mit nichts anderem als ihrem Partner oder ihrem Kühlschrank interagieren.

Zukunftstrend 4: die Kinderlosigkeit. Vor zehn Jahren warnte ich vor den Folgen einer kinderlosen Konsumkultur. Wenn es weniger Ehen, Familien und Kinder gibt, sinkt auch die Zahl der Verwandten. Ein Kind hat dann zwar noch Eltern, aber kaum noch Verwandte im gleichen Alter, also weniger Cousins und Cousinen, weniger Onkel und Tanten. In einer künftigen Gesellschaft von Singles wird es auch mehr Einzelkinder geben, pointiert ins Bild gesetzt: Wenn zwei Einzelkinder heiraten, deren Eltern auch Einzelkinder waren, so haben sie nach dem Tode ihrer Eltern keinen einzigen Verwandten mehr.

Allein in den letzten dreißig Jahren hat die ansässige deutsche Bevölkerung rund 5 Millionen Menschen verloren, und kaum einer hat's gemerkt. Denn bei der dramatischen Zunahme der Lebenserwartung fiel dieser Geburtenrückgang gar nicht weiter auf. Heute ist jede Kindergeneration zahlenmäßig um ein Drittel kleiner als die Elterngeneration. Ein Ende dieser Entwicklung ist noch gar nicht absehbar. Zum Beispiel Frauen mit akademischem Abschluss bleiben zu mehr als 40 % kinderlos. In den Großstädten und Ballungsgebieten steigt der Anteil kinderloser Vierzigjähriger auf teilweise 50 %.

Im November 1999, meine Damen und Herren, stellte der Sachverständigenrat in seinem Gutachten für die Bundesregierung fest: Deutschland wird im Jahre 2035, wörtlich, »die älteste Bevölkerung der Welt haben«. Also die gesetzliche Rentenversicherung ist ernsthaft bedroht, ja droht die demografische Spaltung der Gesellschaft, weil ein Teil aus dem Generationenvertrag aussteigt und so das soziale Sicherungssystem ins Wanken bringt, also zugespitzt in der Formel, von Kindern profitiert, wer keine hat. Was also passiert, wenn nichts passiert? Nun, der typische Deutsche wird in Zukunft kinderlos und kurzsichtig sein. Wenn sich alle in der Welt so verhielten wie heute schon jeder dritte zeitlebens kinderlos bleibende Deutsche, dann wäre die Erde in 120 Jahren menschenleer.

Zukunftstrend 5: die Zuwanderung. Sie wissen, es begann alles in den Sechzigerjahren. Die Gastarbeiter wurden gebraucht, aber Menschen sind gekommen. Die ökonomische Rechnung der Wirtschaft ging zunächst auf, doch die sozialen Folgekosten der Gesellschaft wurden weitgehend außer Acht gelassen. Die strukturellen Probleme des Arbeitsmarktes schienen gelöst, doch die Probleme des Sozialstaates fingen damit erst an. Nun, der Begriff Gastarbeiter sollte seinerzeit zum Ausdruck bringen, dass es sich um Gäste auf Zeit handelte, so wie man vielleicht heute nach dem »Political correctness«-Verständnis von Zuwanderern spricht, die im Unterschied zu Einwanderern nicht dauerhaft in Deutschland bleiben sollen. Also Zuwanderer sollen möglichst wie Gastarbeiter als Konjunkturpuffer benutzt und bei Arbeitslosigkeit schnell wieder nach Hause geschickt werden.

Nach einer Vorausberechnung der Vereinten Nationen wird der Anteil der zugewanderten Bevölkerung in Deutschland einschließlich der bereits hier lebenden Menschen ohne deutschen Pass bis zum Jahr 2050 rund ein Drittel im Bundesdurchschnitt und in den Großstädten über 50 % erreichen. Und trotzdem, meine Damen und Herren, wird die Bevölkerungszahl zurückgehen. Also ohne Zuwanderung würde es Mitte des Jahrhunderts nicht mehr wie heute 82, sondern nur noch 51 Millionen in Deutschland geben. Eine solche Nullzuwanderung ist überhaupt nicht realistisch. Das bedeutet, das demografische Defizit kann durch Zuwanderung ein wenig gemildert, aber es kann nicht ausgeglichen werden.

Zukunftstrend 6: die Überalterung. Kennen Sie den Unterschied zwischen einem deutschen, einem englischen und einem französischen Rentner? Des Rätsels Lösung soll ja einfach sein, klar. Der deutsche Rentner steht um 7 Uhr auf, nimmt seine Herztablette und fängt nach dem Frühstück sofort mit der Gartenarbeit an. Der englische Rentner steht erst um 8 Uhr auf, trinkt seinen Tee und geht dann gemächlich zum Golf oder nächsten Windhundrennen. Der französische Rentner steht erst um 9 Uhr auf, kippt den Cognac herunter, und dann ab zur Freundin.

Das ist natürlich ein Klischee. Im Jahre 1900 wurde das Jahrhundert des Kindes ausgerufen. Kommt jetzt das Jahrhundert der Senioren? Der demografische Wandel hat die Altersgrenze in Deutschland verschoben. Alt ist man in Deutschland jetzt so nach unserer Befragung, »was meinen Sie«, alt ist man in Deutschland jetzt erst mit 76 Jahren. Also das war die Antwort auf die Frage, ab wann man heute alt ist. Sie sehen, die offizielle Altersgrenze steht heute eigentlich nur noch auf dem Papier, und wenn die Lebenserwartung weiter so zunimmt, dann gilt man vielleicht im Jahr 2030 erst mit 86 als alt.

Wie gesagt, die Bevölkerung altert dramatisch, die Lebenserwartung steigt weiter an. Bis zum Jahr 2040 wird sich der Anteil der über Sechzigjährigen verdoppeln. Diese demografische Revolution ist nicht allein auf Deutschland beschränkt. Nach Berechnungen der UN wird die allgemeine Lebenserwartung in den westlichen Industrieländern bis Ende dieses Jahrhunderts auf 87,5 Jahre bei Männern und 92,5 Jahre bei Frauen steigen. Ja, selbst ein Leben über 100 ist vielleicht mit Hilfe der Genforschung möglich, wenn wir das denn wollen. Eines kann man sicher sagen, bedrückende Aussichten für die arme Erbengeneration, die so lange warten muss.

Mittlerweile hat selbst das Bundesverfassungsgericht in seinem Urteil zur Pflegeversicherung vom unausweichlichen und sehr massiven Altern der Gesellschaft gesprochen und sich der Expertenmeinung angeschlossen, die da lautet: Wenn man die heutige Altersstruktur in Deutschland nur erhalten will, gar nicht verbessern will, dann muss entweder die Geburtenrate pro Frau von derzeit 1,3 sofort und umgehend auf 3,8 verdreifacht werden, oder es müssen 188 Millionen jüngere Personen bis zum Jahr 2050 einwandern, also jedes Jahr mehr als 3 Millionen. Auch das ist unvorstellbar. Mit anderen Worten, die Überalterung ist vorprogrammiert, und Deutschland wird grau, zählt zu den Ländern in der westlichen Welt mit den niedrigsten Geburtenraten und dem höchsten Altenanteil.

Zukunftstrend 7: die Mobilisierung. Eine chinesische Delegation war unlängst im Ruhrgebiet zu Gast, und mit einer deutschen Expertengruppe von Verkehrspolitikern fuhr nun diese Delegation aus China durch Nordrhein-Westfalen. Bei der Ankunft auf der Bundesautobahn ging im wahrsten Sinne des Wortes nichts mehr, die Autos standen in einem gigantischen Stau, die Luft war schlecht, doch die Stimmung der Chinesen gut. Warnend und fast beschwörend appellierte dennoch der Sprecher der Deutschen an die ausländische Delegation: Setzen Sie in China nicht so stark auf die Autos, schauen Sie her, zu was das bei uns geführt hat! Nun, die Chinesen sahen sich wechselseitig relativ verständnislos an und gaben dem Dolmetscher die Frage zurück: Wieso macht ihr Deutschen es denn, wenn es so blöd ist? Ich glaube, Recht haben sie. Offensichtlich ist die Lust immer noch größer als der Frust, sonst würden wir es ja nicht tun.

Werden also die 400 Millionen Chinesen, die heute noch mit dem Fahrrad fahren, in Zukunft mit 400 Millionen Autos unterwegs sein, weil auch sie etwas erleben wollen? Alle Anzeichen sprechen dafür, dass die mobile Lust am Autofahren in den nächsten Jahren noch weiter zunimmt. Weder der Drang ins Grüne oder Freie noch der Wunsch nach Orts- oder Tapetenwechsel motiviert die Menschen am meisten zu massenhafter Mobilität. Nein, was nach Meinung der Bevölkerung dieses Mobilitätsbedürfnis am ehesten erklärt, ist, wörtlich: »die Angst, etwas zu verpassen.« Viele haben die Befürchtung, sich sozusagen am Leben vorbeizuleben, wenn sie sich nicht regelmäßig in Bewegung setzen. Motorisierte Mobilität entwickelt sich nicht selten zum körperlichen Bewegungsersatz, übrigens insbesondere bei Männern. Vielleicht sind auch manche Männer im Grunde ihres Herzens immer noch Jäger oder Cowboys, die auf ihren Pferden durch die weite Prärie reiten und das Wild und die Rinder vor sich hertreiben. Wenn eben kein Wild oder Rind in der Nähe ist, dann kann es auch ein Auto sein.

Also die künftige Generation wird eine automobile Generation sein, die nur ja nichts verpassen will. Das Nomadisieren, heute hier, morgen dort, und dann schon wieder fort, gehört dann immer dazu. Unsere Befragungsergebnisse bestätigen geradezu Analysen des Amerikaners Vance Packard aus den Siebzigerjahren, der seinerzeit der Frage nachging, warum eigentlich die Menschen immer mobiler, immer rastloser werden. Im Grunde genommen nicht auf irgendein Ziel hin, sondern immer von etwas weg. Packard nannte dieses Phänomen damals das Kaliforniensyndrom. Das Kaliforniensyndrom basiert auf den beiden Säulen Zeit und Geld. Aus jedem Tag, aus jeder Stunde muss so viel wie möglich herausgeholt werden. Lebe dein Leben, genieße es, Hauptsache, die Langeweile ist ganz weit weg.

Zukunftstrend 8: die Schnelllebigkeit. Jeden Morgen, meine Damen und Herren, wacht in Afrika eine Gazelle auf, und sie weiß, sie muss schneller laufen als der schnellste Löwe, um nicht gefressen zu werden. Jeden Morgen wacht in Afrika aber auch ein Löwe auf, und er weiß, er muss schneller als die langsamste

Gazelle sein, sonst würde er verhungern. Sie sehen, es ist eigentlich egal, ob man ein Löwe oder eine Gazelle ist. Wenn die Sonne aufgeht, musst du rennen.

Weltweit gilt dieses Bild als Symbol einer Nonstop-Gesellschaft, in der Rast-, in der Ruhelosigkeit den Ton angeben. Die derzeitige Angebotsflut in Konsum, Medien, Unterhaltungsbereich hat sicher viele Beschäftigungen attraktiver gemacht, den Menschen aber zugleich Stress und Hektik beschert. Die Frage, was zuerst oder wie viel wovon, beantwortet der gestresste Konsument in seiner Zeitnot mit Zeitmanagement. Also in genauso viel Zeit werden immer mehr Aktivitäten hineingepackt und untergebracht, schnell ausgeübt und vor allem auch zeitgleich erledigt. Diese neue Erlebnisgeneration agiert nicht etwa alternativ, z. B. PC-Nutzung statt Bücher lesen oder Video statt Radio. Nein, für sie heißt es Video und Radio, PC und Bücher lesen, und Einkaufsbummel und Wochenendfahrt, sie will alles und von allem möglichst noch mehr. Also der Konsument kommt nicht zur Ruhe, ja der Wunsch kommt auf, am besten mehrere Leben leben, der vermessene Traum eines hybriden Menschen.

Zukunftstrend 9: die erste Antwort darauf, die Wohlführorientierung. Sie wissen, wer heute regelmäßig joggt, der muss 1,5 Jahre seines Lebens laufen, um dann zwei Jahre länger zu leben und natürlich auch gesünder zu sterben. Viele verweigern sich mittlerweile, sehnen sich nach Fitness auf die sanfte Tour. Für die Zukunft zeichnet sich eine Entwicklung ab, in der aus Fitness Wellness wird. Wellness zielt auf persönliches Wohlbefinden, Well being. So lautete meine Prognose aus dem Jahre 1987. Dieser Wellnesstrend ist inzwischen weltweit Wirklichkeit geworden, ja mittlerweile muss darauf geachtet werden, dass der Boom nicht schon wieder zum Bumerang wird. Also mitunter sollen Wochenendgäste zum Schrecken des Personals wie die Hunnen in diese Wellness oasen einfallen und dann eben alles auf einmal machen, sozusagen von der Sauna in den Whirlpool, und dann ab zum Peeling und zur Ganzkörpermassage. Also rastlos vom Bürosessel auf die Massagebank, sie hetzen vom Arbeitsstress zur Ruheübung. Irgendwas muss da falsch laufen. Beinahe zeichnet sich schon wieder als neuer Trend ab, aus Wellness wird dann eines Tages Wellstress.

Schließlich Zukunftstrend 10: die Sinnsuche. In Afrika, meine Damen und Herren, erzählt man, gibt es zwei Arten von Hunger, den kleineren und den größeren. Der kleinere Hunger gilt den Dingen, die das Leben in Gang halten, also den Gütern, den Dienstleistungen, natürlich auch dem Geld, das wir brauchen, um das alles bezahlen zu können. Der größere Hunger aber gilt den Antworten auf die Frage, warum die Erklärung dafür geben, wozu dieses Leben eigentlich gut sein soll.

Ich glaube, dieses Bild macht anschaulich klar, dass viele Menschen in westlichen Industrieländern allzu lange, vielleicht auch allzu naiv daran geglaubt haben, dass der Hunger nach Geld und materiellem Wohlstand auch diesen größeren Hunger nach Sinnstillen die Menschen zufriedener machen könnte. In Wirklichkeit stellt der Sinnhunger nicht einfach nur eine Erweiterung des Geldhungers dar, sondern ist etwas völlig anderes. Aus kultursoziologischen Forschungen geht hervor, dass es Menschen im Mittelbereich zwischen Not und Überfluss subjektiv am besten geht. Diesen Menschen fehlt noch etwas, wofür sich Arbeit und Anstrengung lohnen. Ihr Leben hat schließlich noch eine Richtung, nämlich nach oben, und die Erfahrung lehrt, Menschen, die nach oben wollen, haben eher Mittelkrisen, Menschen dagegen, die oben sind, Sinnkrisen. Die einen sind unterwegs, und die anderen sind schon angekommen. Bedroht ist nicht mehr das Leben, sondern sein Sinn.

Welche Wege müssen wir also gehen, um aus dieser Sinnkrise herauszufinden? »Es wird nie wieder so werden, wie es war«, diesen Ausspruch hörte ich erstmals zurzeit der Ölenergiekrise 1972/73, dann 1986, als das Unglück in Tschernobyl geschah, schließlich 1991 während des Golfkrieges, und jetzt wieder nach dem 11. September. Jedes Jahrzehnt hat offensichtlich seine zeitgeschichtliche Zäsur, die die Menschen nachdenklich stimmt oder zur Selbst- und Neubesinnung anregt. »Back to the simple life«, zurück zum einfachen Leben, so hieß beispielsweise die Formel der Amerikaner 1991 zurzeit des Golfkrieges. Alles wiederholt sich historisch gesehen.

Die Welt nach dem 11. September, hat sie eigentlich die Menschen verändert? Nun, aus so genannten Vorher-/ Nachherstudien geht hervor, die Menschen reagieren darauf auf eine zweifache Weise. Zunächst einmal denkt jeder Einzelne an sein ganz persönliches Glück. Das Leben heute und nicht erst morgen genießen und einfach glücklich sein. Die zweite Reaktion deutet auf einen grundlegenden Einstellungswandel hin. Seit den frühen Siebzigerjahren haben soziale Motive im Leben permanent an Bedeutung verloren. Jetzt, im Zeitvergleich vor und nach dem 11. September, ist plötzlich feststellbar, dass sich die Menschen wieder mehr für eine bessere Gesellschaft interessieren und auch mithelfen wollen, eine bessere Gesellschaft zu schaffen.

Meine Damen und Herren! Ich komme zum Schluss. Die Bevölkerung erwartet von der Zukunft nicht das ganz große Glück. Nein, es sind eher die kleinen Glücksmomente des Lebens in einer entspannten, störungsfreien Atmosphäre, Stimmung, Harmonie, Geborgenheit. So altmodisch es vielleicht auf den ersten Blick erscheinen mag, auf die Frage, was zum Wohlfühlen im Leben unbedingt dazu gehört, nennen die Bürger im 21. Jahrhundert als Erstes die Geborgenheit, und mittlerweile als Letztes die Freiheit, übrigens die jüngere Generation genauso wie die ältere. Ich glaube, die soziale Geborgenheit ist heute und in Zukunft der Garant dafür, dass man unbeschwert leben und sich über manche schöne Augenblicke einfach freuen kann.

Daraus folgt für unser persönliches Handeln: Ich glaube, wir müssen ernsthafter als bisher auch über eine ganz persönliche Agenda 21 nachdenken. Wie wollen wir eigentlich leben? Insbesondere die jüngere Generation muss kompetenter werden, um in Zukunft den Anforderungen an das Leben genügen zu können. Wer persönliches Wohlbefinden und nicht nur materiellen Wohlstand erreichen will, der sollte, neben den christlichen Geboten natürlich, die folgenden zehn Anleitungen für ein gelingendes Leben im 21. Jahrhundert beherzigen:

1. Bleib nicht dauernd dran, schalt doch mal ab.
2. Jag nicht ständig schnelllebigen Trends hinterher.
3. Kauf nur das, was du wirklich willst, und mach dein persönliches Wohlergehen zum wichtigsten Kaufkriterium.
4. Versuche nicht permanent deinen Lebensstandard zu verbessern oder ihn gar mit Lebensqualität zu verwechseln.
5. Entdecke die Hängematte wieder, lerne wieder, eine Sache zu einer Zeit zu tun.
6. Genieße nach Maß, damit du länger genießen kannst.
7. Mach nicht alle deine Träume wahr, heb dir noch unerfüllte Wünsche auf.
8. Du allein kannst es, aber du kannst es nicht allein. Hilf anderen, damit auch dir geholfen wird.
9. Tu nichts auf Kosten anderer oder zulasten nachwachsender Generationen. Sorge nachhaltig dafür, dass das Leben kommender Generationen lebenswert bleibt.
10. Verdien dir deine Lebensqualität durch Arbeit oder gute Werke. Es gibt nichts Gutes, es sei denn, man tut es.
   – Vielen Dank.

Prof. Dr. med. Norbert P. Haas, Präsident der Deutschen Gesellschaft für Chirurgie: Meine Damen und Herren! Ein herzliches Dankeschön an Frau von Hehn für die musikalische Begleitung unserer Abschlussveranstaltung. Auch Ihnen, Herr Opaschowski herzlichen Dank für die interessante Analyse und Ihre zehn Gebote.

Schlussworte und Danksagungen

Prof. Dr. med. Norbert P. Haas, Präsident der Deutschen Gesellschaft für Chirurgie: Meine sehr geehrten Damen und Herren! Wir sind am Ende unseres Kongresses angelangt. Zum Schluss habe ich die angenehme Pflicht zu danken. Besonders bedanken möchte ich mich bei allen Referenten und Vorsitzenden für das hohe Niveau der wissenschaftlichen und gesundheitspolitischen Sitzungen. Für das Organisationsteam bedanke ich mich stellvertretend bei Ulrich Stöckle, dem Macher. Hier darf ich auch noch ganz offiziell das Ergebnis des zweiten Wahlgangs zur Wahl des Oberarztes in nichtselbstständiger Stellung einer chirurgischen Universitätsklinik ins Präsidium der DGC nachtragen. Der Wahlgang hat länger gedauert gehabt. Der Wahlsieger heißt Privatdozent Dr. Ulrich Stöckle.

Weiterhin danke ich aus dem Organisationsteam Benjamin König, er war der Kaiser der Medien, Tobias Lindner, der noch eine Woche vor dem Kongress erstmalig Vater geworden ist, dem Youngster in der Gruppe Stefan Greiner und Esther Heyer, zuständig für Rahmenprogramm, Presse, kurzum für alles. Sie wurde genannt »Königin der Geduld«.

Bedanken möchte ich mich auch für die gute Zusammenarbeit bei der Geschäftsstelle der Deutschen Gesellschaft für Chirurgie, bei Frau Dr. Nowoiski, und bei meiner Chefsekretärin Frau Karen Scholz.

Ein besonderes Dankeschön auch an unsere Gastgeber, das Internationale Congress Center München, für das ich stellvertretend Frau Brunner und Frau Braun auf die Bühne bitten möchte.

Ein großes Dankeschön auch an Frau Schwarz und Frau Mühlbauer von der Medizinischen Congressorganisation Nürnberg und deren gesamtes Team. Sie haben exzellente Arbeit geleistet.

Natürlich ein herzliches Dankeschön an die vielen sonstigen Helferinnen und Helfer, von denen über 40 aus den befreundeten Kliniken in München, der Rest aus meiner Klinik in Berlin stammen. Stellvertretend für alle darf ich Frau Everenz, Frau Kocher-Fessler, Frau Kröller und Frau Wildemann nach oben bitten.

(Überreichung von Buchgeschenken und Blumen durch den Präsidenten – Gruppenfoto – Beifall)
– Nochmals herzlichen Dank. Sie haben großartige Arbeit geleistet.

Ich möchte mich auch bei der Firma Volkswagen für den exzellenten Fahrservice bedanken und natürlich auch bei unseren Hauptsponsoren und Sponsoren sowie der Industrie für die tollen Stände mit großzügiger Bewirtung. Da die Get Together-Party ebenfalls ein besonderes Highlight war, der Firma Schottenhamel für die fantastische Ausstattung der Halle und das perfekte Catering.

Meine sehr verehrten Damen und Herren! Ich bedanke mich für Ihre Teilnahme und hoffe, dass Sie interessante und erfolgreiche Kongresstage hatten. Es ist eine gute Tradition, den Kongress ausklingen zu lassen mit der Einladung des zukünftigen Präsidenten zum Kongress im nächsten Jahr in Berlin. Dafür wünsche ich Herrn Ulrich guten Gelingen.

Meine sehr verehrten Damen und Herren! Ich darf mich jetzt von Ihnen verabschieden und Herrn Ulrich auf die Bühne bitten.

Einladung und Ausblick zum 121. Kongress

Prof. Dr. med. B. Ulrich, Präsident der Deutschen Gesellschaft für Chirurgie 2003/2004:

Herr Präsident, meine sehr verehrten Damen und Herren! Mir kommt zunächst die angenehme Aufgabe zu, Ihnen, lieber Herr Haas, ganz herzlich für diesen großartigen Kongress zu danken. Ich würde sagen, es war ein Kongress der Superlative. Man hat überall Ihre Handschrift bemerkt, abgesehen natürlich von dem hohen Informationswert. Es war überall die straffe Führung zu sehen. Ihnen waren sogar Details bekannt, und selbst in Stresssituationen haben Sie immer noch ein offenes Ohr gehabt.

Weshalb Superlative? Noch nie hat es so viele Teilnehmer gegeben: 4800. Aus 43 Ländern kamen die Teilnehmer, und zum ersten Mal seit langen Jahren waren wieder mehr junge Assistenten unter den Teilnehmern. Deswegen noch einmal ganz herzlichen Dank und herzlichen Glückwunsch. Ich trete ein schweres Erbe an.

Es ist mir aber auch ein weiteres Bedürfnis, es ist mir sogar ein Herzensanliegen, Ihrer Frau ganz herzlich zu danken. Ihnen, liebe Frau Haas, haben wir zu verdanken, dass wir uns hier wie in einer großen Familie gefühlt haben, wie zu Hause sozusagen unter Chirurgen. Sie haben sich einerseits natürlich über die lange Zeit sehr zurückgenommen, andererseits sich aber enorm engagiert, u. a. auch für das Rahmenprogramm. Deswegen darf ich Ihnen einen Blumenstrauß überreichen im Namen aller Chirurgen.

Meine Damen und Herren! Es ist zwar schon sehr spät, aber ich hoffe, Sie haben noch wenige Minuten Geduld, damit ich das Programm vom nächsten Jahr kurz vorstellen darf. (Schaubild) Sie sehen auf dem Logo das Thema: „Chirurgen und Chirurgie zwischen Anspruch und Realität", und Sie sehen das Ganze vor einem jungen Chirurgen mit Barcode. Sie kennen den Barcode von Artikeln im Supermarkt. Er wird über den Scanner gezogen und Sie erfahren nicht nur den Preis, sondern auch Gewicht, Inhalt, Wassergehalt, Verpackungsgröße. Damit wollte ich ausdrücken, dass möglicherweise in Zukunft Behörden, Krankenhausträger oder auch andere Institutionen mit Spezialaufgaben jederzeit über den Barcode des Chirurgen erfahren können, wofür man ihn denn verwenden könne. Im weitesten Sinne: Mir geht es um das Berufsbild des Chirurgen. Als ich dieses Motto vor zwei Jahren erstmals vorstellte, da konnte ich nicht ahnen, dass die Ereignisse jetzt schon so aktuell sein würden, dass sie der jetzige Präsident in seiner Antrittsrede erwähnen musste. Die DRGs, die bisher nur als Optionsmodell laufen, und im nächsten Jahr alle Krankenhäuser verpflichten, sich daran zu beteiligen, führen natürlich zu vermehrten Ansprüchen nicht nur vonseiten der Patienten sondern, auch von Kostenträgern, Krankenhausträgern, und selbst auch von Kollegen. Das heißt: Wir sind gezwungen zu sektorübergreifender enger Zusammenarbeit. Interdisziplinarität betreiben wir ja schon länger, aber was hier gemeint ist, ist die ökonomische Interdisziplinarität. Die Regulative des Arbeitszeitgesetzes, die Überfrachtung der Ärzte mit arztfremden Aufgaben, die Verdienstmöglichkeiten, die nicht rosig sind, die fehlenden Perspektiven – das alles hat zu dem Rückgang der Zahlen geführt, die Herr Witte anfänglich schon genannt hat: Vor zehn Jahren 11.200 Studienabgänger Medizin, jetzt nur noch 7.800, wovon 40 % gar nicht in den Beruf gehen. Das ist natürlich erschreckend.

Warum ist das so? Früher haben wir auch sehr viele Überstunden gemacht, aber wir hatten noch ein Erfolgserlebnis. Die heutigen jungen Kollegen haben das nicht mehr. Durch den ständigen Wechsel und „Nachtdienstfrei" haben sie überhaupt gar keine Möglichkeit mehr zu einem engen Patientenkontakt. Wir hatten noch die attraktive Lebensstellung vor Augen. Heute gibt es keine Niederlassungsmöglichkeit mehr, und die Chefarztposition jüngster Prägung ist eigentlich nur ausgezeichnet durch einen hohen Verantwortungsgrad, nicht so sehr aber durch eine adäquate Honorierung. Das europäische Urteil zum Arbeitszeitgesetz wird uns dazu zwingen, den Bereitschaftsdienst Mitte des Jahres in einen Schichtdienst umzuwandeln. Das führt zu unlösbaren Problemen. Sie sind schon angesprochen worden.

Dazu kommt eine Veränderung der Krankenhauslandschaft. Im Institut für Gesundheitsforschung können Sie bei Herrn Neubauer nachlesen, dass in zehn Jahren ein 200-Betten-Krankenhaus so viele Patienten versorgen wird wie zurzeit ein 600-Patienten-Krankenhaus, also etwa 18 000 Patienten. Die Rhönkliniken als große Trägergesellschaft gründen noch in diesem Jahr drei Teleportal-Kliniken, sie wollen sie erhöhen auf 10 bis 12. Das sind Krankenhäuser der Grundversorgung, die nur „Kleinigkeiten" machen, z. B. Appendektomien und Entbindungen, ansonsten aber eine enorme apparative Ausstattung haben bis hin zum Ganzkörper-MRT und zur Gendiagnostik. Hier werden die Diagnosen gestellt – und weit davon entfernt – (Hunderte Kilometer) werden dann von Spezialisten Operationen durchgeführt. Ob diese Spezialisten dann unter dem ökonomischen Druck noch den Patienten vorher sehen oder abschließend verabschieden, das ist im Moment die Frage. Deswegen mein Logo: Ein roboterhafter Mediziner mit besonderen praktischen Fähigkeiten; das ist nicht das, was wir uns in Zukunft als Berufsbild vorstellen.

Wenn das in Berlin im nächsten Jahr diskutiert wird, dann trifft es natürlich vor allem die junge Generation. Die junge Generation war bei den Kongressen immer relativ schwach vertreten. Meine Frage: Wie können wir sie noch mehr als jetzt dazu bewegen, zum Kongress zu kommen? Ich habe mir überlegt, ob wir nicht besondere Kurse und Zertifikate anbieten sollten, die die jungen Kollegen sowieso absolvieren wollen oder müssen. Natürlich können nicht alle für 1 Woche nach Berlin kommen, sie müssten sich ablösen - ein-, zwei- oder dreimal - um hier teilnehmen zu können. Dann käme das nächste Hindernis: Der Preis für die Unterkunft. Es ist ein Industriefonds angedacht, der den jungen Kollegen ermöglichen soll, Hotelpreise von maximal 50 € zu zahlen.

Natürlich geht es nicht nur um Berufspolitik, aber das Berufsbild wird ein Hauptthema sein. Ich möchte gern dem Beispiel von Herrn Haas folgen und jeden Tag unter ein Tagesthema stellen, also neben »Chirurgie unter DRG-Bedingungen« auch die »Interdisziplinarität« wobei ich da Interdisziplinarität unter den operativen Fächern verstehe. Also es darf in Zukunft wohl nicht mehr möglich sein, dass nur deswegen eine R 1- oder R 2-Resektion akzeptiert wird, weil man mit einem Kollegen der Nachbardisziplin keinen Kontakt aufgenommen hat. Das Beispiel der Zusammenarbeit: Unfallchirurgie mit Plastischer Chirurgie bei Sarkomen. Viszeralchirurgie mit HNO bei Oesophaguskarzinomen. Ich denke, da gibt es viele Dinge, die abzuhandeln sind unter anderem auch die Reihung und medicolegale Gesichtspunkte, die in der Zusammenarbeit noch gar nicht beleuchtet wurden.

Der nächste Tag sollte unter dem Begriff Innovation stehen. Innovationen werden bei jedem Kongress abgehandelt; sie sind nicht immer dauerhaft. Deshalb wäre zu fragen, ob sie unter heutigen ökonomischen Gesichtspunkten immer umgesetzt werden können. Und am vierten Tag heißt das Thema »Evidence-based Medicine«. Ich hoffe, dass alle Säulen in Form eines Statements darstellen können, was in ihren Bereichen evidence-based ist. Möglicherweise können dabei auch die Studien erwähnt werden, die zur Klärung dieser Fragestellung notwendig wären.

Das Thema, was mir immer schon am Herzen lag ist der Schmerz (Akutschmerz), der aus der Chirurgie in andere Hände abzugleiten droht. Dringend zu behandeln wäre m. E. auch das Problem: „Wie behandle ich den Sterbenden?« z. B. auf der Intensivstation. In Anbetracht der Katastrophe vom 11. September, und ich denke auch an den Flughafenbrand in Düsseldorf, wäre es wichtig, dass man auch einmal die Katastrophenmedizin zum Thema macht, um zu sehen, wie die Krankenhäuser und auch wir selbst auf solche Situationen eingestellt und eingerichtet sind. Ich hoffe, dass diese Themen halbwegs interessant sind und Sie ansprechen.

Ich hoffe, Sie im nächsten Jahr in der gleichen Zeit vom Dienstag, 27. April, bis Samstag, 1. Mai, in Berlin begrüssen zu können. - Vielen Dank.

I. Viszeralchirurgie: *Fortschritte in der diagnostischen und interventionellen Endoskopie*

„Computer Improved Reality" – Rechnergestützte Bildverbesserung in der Videoendoskopie von Körperhöhlen

"Computer Improved Reality" – Computer-aided image enhancement in videoendoscopy of visceral cavities

S. Krueger[1], F. Vogt, D. Paulus, H. Niemann, W. Hohenberger, Ch. Schick

[1] Chirurgische Klinik und Poliklinik der Universität Erlangen, Krankenhausstr. 12, 91054 Erlangen

Summary

During endoscopic operations the camera images are displayed directly on the video monitor. The good image quality at the beginning is typically decreased by small flying particles, smoke and colour errors (bleeding) in the course of the operation. The used optical lenses with small focal length distort the images. By using computer-aided image enhancement methods like colour normalization, undistortion and temporal filtering these disturbances can be reduced in real-time. The evaluation of 120 image pairs and 5 image sequences by 14 surgeons of different experience showed the colour normalization and undistortion to be a significant improvement of the videoendoscopic images. The more experienced surgeons preferred the colour of the original images altough in total they also evaluated colour normalization to be an improvement. With the image sequences the temporal filtering with filter size 5 was better than with size 3. By the usage of image enhancement the necessary lavages of the operated area can be reduced and a better orientation and overview for the surgeon can be achieved.

Key words: Minimal invasive surgery, computer-aided image enhancement, evaluation

Zusammenfassung

Bei minimal-invasiven Operationen werden die Kamerabilder derzeit unverändert auf den Videomonitor übertragen. Der anfänglich gute Bildeindruck wird im OP-Verlauf typischerweise durch Schwebepartikel, Rauch und Farbfehler (nach Blutungen) verschlechtert. Die verwendeten Weitwinkeloptiken verzerren die Bilder. Durch rechnergestützte Bildverbesserung im Sinne von Farbnormierung, zeitlicher Filterung und Bildentzerrung können diese Störeinflüsse in Echtzeit reduziert werden. Bei der Evaluation von 120 Einzelbildpaaren und 5 Bildsequenzen durch 14 Ärzte unterschiedlicher Weiterbildung wurden die Farbnormierung und die Entzerrung als signifikante Verbesserung der Videoendoskopiebilder gewertet. Die erfahrenen Auswerter gaben trotz positiver Gesamtbeurteilung im Einzelnen der Farbe der Originalbilder den Vorzug. Bei den Filmsequenzen verbesserte die zeitliche

Filterung mit Filtergröße 5 deutlicher als bei Filtergröße 3 die Bildqualität. Durch Bildverbesserung kann eine Reduktion der nötigen Spülungen des OP-Gebietes, sowie eine bessere Orientierung und Übersicht für den Operateur erzielt werden.

Schlüsselwörter: Minimal-invasive Chirurgie, Rechnergestützte Bildverbesserung, Evaluation

Postoperative Übelkeit und Erbrechen (PONV) – Konzepte zur Vermeidung

Postoperative nausea and vomiting (PONV). Concepts to avoid these symptoms

Ch. Simanski

Chirurgische Klinik Köln-Merheim am II. Lehrstuhl für Chirurgie, Universität zu Köln, Ostmerheimerstrasse 200, 51109 Köln, E-mail: Christian.Simanski@uni-Koeln.de

Summary

One of the most distressing symptoms for the operative treated patients are nausea and vomiting. Patients are often more disturbed by PONV than by postoperative pain. The incidence of PONV is 30%, so that it is regarded as "the big little problem". Studies demonstrated, that only 28% of the general surgical patients with PONV received a sufficient antiemetic therapy. On the other hand, good treatment concepts for successful pharmacological therapy of these negative side effects exist. We discuss the etiology, physiology of PONV and the pros and cons of the pharmacological drug groups for successful treatment. There is a need for surgeons to increase their attention on patient-related symptoms.

Key words: Postoperative nausea and vomiting (PONV), prognostic factors, prophylaxis, pharmacological treatment

Zusammenfassung

Eines der am meisten den operativ behandelten Patienten belästigenden Symptome ist die postoperative Übelkeit und das Erbrechen. Die Patienten fühlen sind vielfach mehr durch PONV belästigt, als durch den postoperativen Schmerz. Die Inzidenz von PONV liegt im Mittel bei 30%, so dass PONV in der Literatur vielfach als „the big little problem" bezeichnet wird. Studien haben gezeigt, dass nur 28% der allgemeinchirurgischen Patienten, die eine PONV-Symptomatik boten, auch tatsächlich eine ausreichende antiemetische Therapie erhielten. Demgegenüber existieren wirkungsvolle pharmakologische Therapiekonzepte zur Vermeidung von PONV. Wir diskutieren die Ätiologie und Physiologie von PONV und die Vor- und Nachteile der einzelnen Pharmaka-Gruppen zur erfolreichen Therapie. Seitens der verantwortlichen Operateure sollte diesem Symptom mehr Aufmerksamkeit entgegengebracht werden.

Schlüsselwörter: Postoperative Übelkeit und Erbrechen, Prognosefaktoren, Prophylaxe, pharmakologische Therapie

Einleitung

Die Inzidenz von postoperativer Übelkeit und Erbrechen (PONV) wird zurzeit, trotz moderner Anästhesieverfahren sowohl bei ambulanten, als auch bei stationär operierten Patienten im Mittel mit 30% beziffert. PONV tritt häufig mit postoperativen Schmerzen vergesellschaftet auf und belästigt den Patienten oftmals mehr, als der postoperative Schmerz [1]. Dementsprechend wird PONV von den verantwortlichen Therapeuten (Anästhesiologen, Operierenden) vielfach als „...the big „little problem"..." angesehen [2]. Wie für den Schmerz wird möglicherweise in Zukunft die Beachtung und suffiziente Therapie von PONV ein zusätzliches Auswahlkriterium der Patienten für die Krankenhauswahl sein [3, 4]. Die höchsten Inzidenzraten werden bei Eingriffen der Ophtalmologie, Gynäkologie, Hals-Nasen-Ohren-Heilkunde und der Allgemeinchirurgie berichtet, doch gibt es wenig „harte" Daten durch Studien hohen Evidenzgrades.

Material und Methoden

Im Rahmen einer systematischen Literaturanalyse mittels Med Line® und EMBASE® wurde die derzeitige Evidenz zur Therapie von postoperativer Übelkeit und Erbrechen analysiert.

Ergebnisse

Das Therapieverhalten der behandelnden Operateure ist desolat: In unterschiedlichen operativen Fachgebieten wurde innerhalb des ersten postoperativen Tages bei 1107 Patienten gezeigt, dass in 52% der Fälle Übelkeit und in 25% Erbrechen auftraten. Eine Antiemetikatherapie erfolgte nur bei 31% aller Patienten, d.h. jeder Zweite litt unter PONV, eine medikamentöse Therapie erfolgte aber nur bei knapp einem Drittel [12].

Eine Umfrage unter Chirurgen und Anästhesisten (n = 182) in der Schweiz in 87 Krankenhäusern zeigte auf, dass die *Chirurgen* über mangelndes fachliches Wissen verfügen und *Anästhesisten und Chirurgen* Unzufriedenheit über die in der Klinik verfügbaren Antiemetika, einen Mangel an Therapiestandards und an Qualitätskontrolle bekunden. Eine Befragung der *Patienten* ergab, dass diese vor PONV noch mehr Angst haben, als vor dem postoperativen Schmerz. Außerdem würden sie die möglichen zusätzlichen pharmakologischen Nebenwirkungen der Antiemetika in Kauf nehmen und auch höhere Medikamentenkosten selbst tragen [5, 6, 7]. Als prädiktive Faktoren beim Patienten lassen sich das Patientenalter, das Geschlecht, das Körpergewicht, die PONV-Anamnese bei vorherigen Eingriffen sowie die Patientenangst herausarbeiten. Studien zeigen, dass die höchste PONV-Inzidenz bei Kindern im Präadolezentenalter (bis 50%), die niedrigsten Inzidenzen bei Säuglingen und Erwachsenen jenseits der 8. Lebendekade festzustellen sind (Geschlechtshormonabhängigkeit). Frauen sind 3×häufiger betroffen, die positive PONV-Anamnese wird durch einen ausgeprägten Reflexbogen für das Erbrechen erklärt. Adipöse (Kumulation der emetogenen Substanzen im Fettgewebe) und ängstliche Patienten (Hyperventilation = Magendistension) neigen zu höheren PONV-Raten. Aber auch die Art der Prämedikation (Opioide) und des Anästhesieverfahrens, die Erfahrung des Operateurs (OP-Dauer) und des Anästhesisten (Anästhesietiefe und Narkotikaverbrauch) spielen eine wichtige Rolle [1].

Diskussion

Als effiziente Therapiekonzepte zur Vermeidung von PONV zeigen sich neben nichtmedikamentösen Verfahren wie Akupunktur und -pressur des P6 Punktes [8], vor allem medikamentöse Verfahren mit Serotonin-, Histamin-, Muscarin-, und Dopamin(D2)-antagonisten.
Kontrollierte Studien haben gezeigt, dass die Kombination der entsprechenden Rezeptorantagonisten synergistisch wirkt und damit eine nahezu komplette Symptomfreiheit (96%) gewährleistet

werden kann [9, 10]. Am wirksamsten, aber auch kostenintensivsten, sind die 5-HT3-Antagonisten Ondansetron (Zofran®), Granisetron (Kevatril®), Dolasetron (Anemet®) und Tropisetron (Navoban®), die initial für die Onkologie entwickelt wurden. Auch die Neuroleptika (z.B. Haldol®), die Antihistaminika (z.B. Vomex A®) oder die D2-Antagonisten (z.B. Paspertin®) haben ihren Stellenwert in der Therapie von PONV und sind preisgünstiger. Das am besten untersuchteste und altbewährte Antiemetikum Dehydrobenzperidol (z.B. DHB®) ist hingegen nicht mehr auf dem deutschen Markt erhältlich.

Prophylaktische Gabe:
Nach derzeitigem Wissenstand ist die prophylaktische Gabe von Antiemetika sinnvoll bei ambulant operierten und anamnestisch vorbelasteten Patienten oder bei Eingriffen mit hoher Emesisinzidenz (z.B. Augen-, HNO-Eingriffe).

Kombinierende Gabe:
Kombinationen von z.B. Neuroleptikum/Glukocorticoid (z.B. Dexamethason) und 5-HT3-Antagonist bewirken eine > 90% Erfolgsrate mit nahezu kompletter Symptomfreiheit [10, 11]. In letzter Zeit wurde in der angloamerikanischen Literatur zunehmend die antiemetische Wirksamkeit des Dexamethasons (z.B. Fortecortin®) untersucht, nicht zuletzt wohl auch, weil sich mit diesem Glukocorticoid eine preiwertere und durchaus vergleichbare Therapiealternative bietet. Nach Analyse der patienten- und therapieindividuellen Faktoren sollte nach folgendem Algorithmus therapiert werden (◘ Abbildung 1).

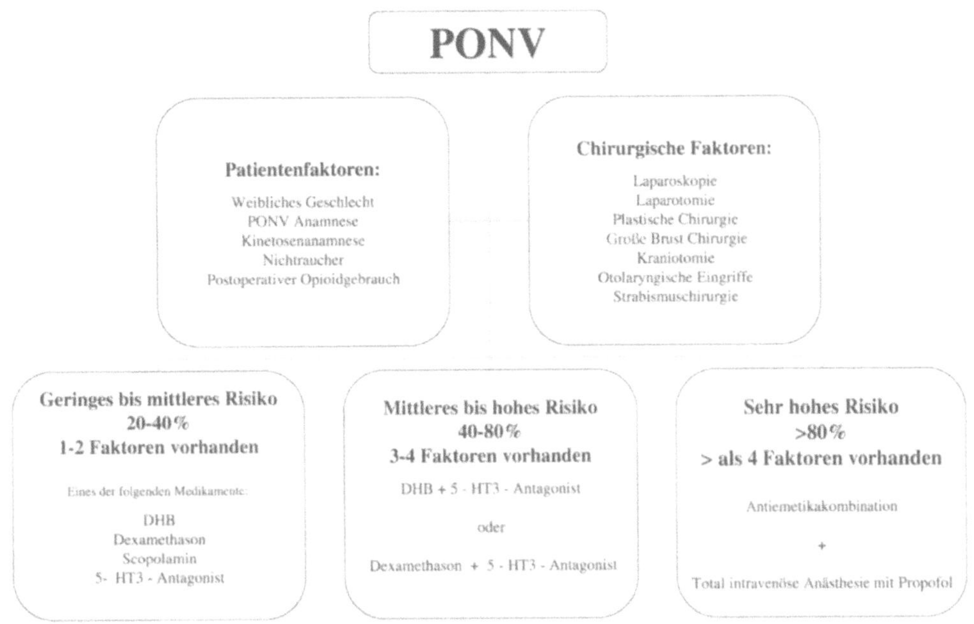

◘ **Abb. 1.** Therapiealgorithmus (modifiziert nach Gan TJ (2001): JAMA, 287: 1233–1236)

Schlussfolgerung

Obwohl wissenschaftlich gut untersuchte Möglichkeiten zur Therapie der unangenehmen und belastenden Symptome von PONV existieren, wird im Klinikalltag einer antiemetischen Bedarfsmedikation seitens der verantwortlichen Ärzte noch wenig Beachtung entgegengebracht. Dabei sind Erfolgsraten von nahezu 100% möglich und die Vielfalt der vorhandenen Antiemetika-Wirkstoffgruppen erlaubt für den individuellen Patienten und den individuellen Eingriff eine wirksame Therapie.

Literatur

1. Simanski C, Waldvogel HH, Neugebauer E (2001) Postoperative Nausea und Emesis (PONV): Klinische Bedeutung, Grundlagen, Prophylaxe und Therapie. Chirurg 72:1417–1426
2. Kapur PA (1991) The big „little problem". Anesth analg 73:243–245
3. Paech MJ, Pavy TJG, Kristensen JH, Wojnar-Horton RE (1998) Postoperative nausea and vomiting: development of a management protocol. Anaesth intens care 26:152–155
4. Watcha MF, White PF (1997) Economics of anesthetic practice. Anesthesiology 86:1170–1196
5. Cohen MM, Duncan PG, de Boer DP, Tweed WA (1994) The postoperative interview: Assessing risk factors for nausea and vomiting. Anesthesia and Analgesia 78:7–16
6. de Boer-Dennert M, de Wit R, Schmitz PIM, Djontono J, Stoter G, Verweij J (1997) Patient perceptions of the side-effects of chemotherapy: the influence of 5HT3 antagonists. Br J cancer 76:1055–1061
7. Orkin F (1992) What do patients want? – Preferences for immediate postoperative recovery. Anesth analg 74:225
8. Dundee JW, Ghaly RG, Bill KM, Chestnutt WN, Fitzpatrick KT, Lynas AG (1989) Effect of stimulation of the P6 antiemetic point on postoperative nausea and vomiting. Br J anaeth 63:612–618
9. Eberhart LH, Morin AM, Bothner U, Georgieff M (2000) Droperidol and 5 HT3-antagonists, alone or in combination, for prophylaxis of postoperative nausea and vomiting. A meta-analysis of randomised controlled trials.
10. Fujii Y, Toyooka H, Tanaka H (1998) Prevention of postoperative nausea and vomiting with a combination of granisetron and droperidol. Anesth Analg 86:613–616
11. Habib AS, El-Moalem HE, Gan TJ (2001) Should 5-HT3- receptor antagonists be combined with droperidol or dexamethasone for PONV prophylaxis? Anesthesiology 95A41
12. Koivuranta M, Läärä E, Snare L, Alahuhta S (1997) A survey of postoperative nausea and vomiting. Anaesthesia 52:443–449
13. Gan TJ: Postoperative Nausea and Vomiting – Can it be eleminated? JAMA 287:1233–1236

Proktologie (Hämorrhoiden, Fisteln, Fissuren)

Diagnostik und Therapie von Analfisteln

Diagnosis and therapy of anal fistula

R. Winkler

Chirurgische Klinik, Abteilung für Allgemeinchirurgie (Chefarzt Prof. Dr. R. Winkler) des Martin-Luther-Krankenhauses Schleswig, Lutherstr. 22, 24837 Schleswig

Summary

The majority of fistulas in ano (> 90%) develops because of cryptoglandular infections. The abscess represents the acute, the fistula the chronic stage of disease. The spread of infection occurs in the preformed spaces, according on the telescopic structure of the anal region. Intersphincteric (> 40%) and transsphincteric (35 – 40%) manifestations are predominant. Elimination of the cryptoglandular source is the essential basis of cure. Then healing can be expected in 95%. Even if indication and performance of the operation are correct, slight deterioration of the continence function may appear in about 5 to 10%. However, severe incontinence has to be avoided.

Key-words: Anal-fistula, diagnosis, treatment, incontinence

Zusammenfassung

Das Gros aller Analfisteln (> 90%) entsteht auf dem Boden kryptoglandulärer Analinfekte. Dabei ist der Abszess das akute, die Fistel das chronische Infektstadium. Die Ausbreitung des Infektes erfolgt je nach Eindringtiefe in den präformierten Spalträumen der kulissenartig strukturierten Analregion. Es dominieren intersphinktere (> 40%) und transsphinktere (35 – 40%) Manifestationen. Erst die Sanierung des kryptoglandulären Quellbereiches kann zu einer Ausheilung führen. Dann sind Heilungsquoten über 95% zu erwarten. Auch bei korrekter Indikation und Technik muß mit 5 – 10% leichter Kontinenzminderungen gerechnet werden. Schwere Inkontinenzen II.–III.° sollten nicht auftreten.

Schlüsselwörter: Analfistel, Diagnose, Therapie, Inkontinenz

Einleitung

Fisteln der Analregion haben einen schlechten Leumund. Sie gelten als so rezidivfreudig, daß schon sarkastisch resümiert wurde: „Einmal Fistel, immer Fistel". Tatsächlich scheint die Fehlerquote bei der operativen Versorgung von Fistelungen und Abszessen hoch, werden Rezidivraten von 10 – 60% berichtet. Die Ursachen hierfür sind vielfältig:

- in der Mehrzahl der Fälle handelt es sich nicht um echte Radikaloperationen der Fistelung sondern lediglich um Drainagemaßnahmen des Ausmündungsbereiches oder von Abszessen. So lange jedoch keine Quellsanierung erfolgt ist, muß eine Heilung ausbleiben.
- Erhebliche Unsicherheiten in der Zuordnung der Fistel zu den anatomischen Strukturen, insbesondere ihrer Lokalisation innerhalb des Schließmuskelapparates. Hier sind Fehleinschätzungen geläufig, die zum Operationsabbruch führen.
- Differentialdiagnostische Irrtümer. Dies gilt insbesondere für Erkrankte mit einem Morbus Crohn.
- Operationsverfahren, die à conto systemimmanenter Schwierigkeiten ein höheres Rückfallrisiko tragen (insbesondere Fistuloplastiken),
- unvollständige Operationen, bei denen Teile des Fistelsystems belassen oder aber, insbesondere bei intersphinkterer Aszension, mangelhaft drainiert werden, und
- Nachsorgemängel, insbesondere die Entwicklung oberflächlicher Verklebungen mit Verhaltungen in der Tiefe und Ausbildung eines Pseudorezidives.

Pathologie und Klinik

Fisteln in der Analregion können auf vielfältiger Basis entstehen (◘ Tabelle 1), wobei das Gros der Fistelungen kryptoglandulären Ursprungs ist. Auf diese konzentriert sich die Darstellung.

Entwicklungsgeschichtlich bedingt finden sich in der Analregion rudimentäre Duftdrüsen, die in die analen Krypten ausmünden. Da sie angelegt werden, bevor sich die Sphinktermuskulatur ausformt, ist ihr mehr oder weniger sphinkterdurchsetzender Verlauf anatomisch programmiert. Als rudimentäres Organ verfügen sie nur über einen unzuverlässigen Infektionsschutz, hier der Appendix vergleichbar, und sind von daher zu Infekten disponiert. Je nach der Ausbreitungstiefe dieser Drüsen entwickeln sich diese Infektionen in den vorgegebenen anatomischen Spalträumen regelhaft unter Absenkung nach außen, wobei sie sich akut als Abszess oder mehr chronisch schwärend manifestieren.

Je nach der Eindringtiefe in die kulissenartig verschachtelten Anorektalstrukturen erfolgt die Ausbreitung subanodermal/submukös, intersphinkter deszendierend, seltener höhergradig aszendierend, oder transsphinkter (◘ Tabelle 2). Eine suprasphinktere Fistel, diese glücklicherweise sehr selten, entsteht überwiegend auf dem Boden einer intersphinkteren Aszension. Hier kann sich der Primärabszess pelvirektal entwickeln, sekundär durch den Levator in die Ischiorektalgruben durchbrechen, hier einen Zweitabszess auslösen und schließlich sich unter dem Bild eines ischiorektalen Abszesses nach außen eröffnen. Die übrigen pelvirektalen Abszesse

◘ Tabelle 1. Perianale Fisteln. Ätiologie

– kryptoglandulär	80%
– Pyodermia fistulans sinifica	8%
– Sinus pilonidalis	7%
– Morbus Crohn	3%
– traumatisch	1-2%
(tiefe anteriore Rektumresektionen, Partus, Prostatektomie, Fremdkörper, Pfählung)	
– Dysontogenetisch	1%
(Rektumduplikatur, Meningomyelocelen, präsakrale Dermoide)	
– Sonstige	≪ 1%
(Divertikulitis, urologische Infektionen, Tropeninfekte, Leukosen, HIV, Karzinome)	

◻ Tabelle 2. Analfisteln Klassifikation (Zeitraum 01.01.2000 – 31.03.2003)

	n	%
Subanodermal *	207	36,8
Intersphinkter	199	35,3
Transsphinkter	143	25,4
Suprasphinkter	14	2,5
Gesamt	563	100%
Morbus Crohn **		
anale Fisteln	533	
Chronische Analfissur *	451	
davon mit Fistel	369	

* Anmerkung: der hohe Anteil subanodermaler Fisteln erklärt sich aus einer Doppelklassifikation bei chronischen Analfissuren.

** Die hohe Zahl von Interventionen bei fistelnden anorektalen Läsionen gründet auf eine starke Konzentration in der Beschäftigung mit diesem Leiden. Sie dürfte in der allgemeinen Relation 5% kaum überschreiten (s. auch ◻ Tabelle 1).

haben keine primär anale Genese. Sie resultieren aus chronisch entzündlichen Darmerkrankungen (Morbus Crohn, Divertikulitis) oder Infektionen im gynäkologischen, seltener urologischen Bereich.

Sonderformen sind die analen Manifestationen eines Morbus Crohn sowie die chronische Analfissur, die sich nach eigenen Untersuchungen in über 90% auf dem Boden einer unterlagernden Fistelung entwickelt, wobei die Fissur gewissermaßen das Drainageulcus des unterlagernden Infektes ist.

Das akute Stadium der Infektion ist der Abszess, das chronische die Fistel. Analrandnahe sich absenkende Abszesse geraten wegen des begrenzten Schwellraumes infolge der Septierung der Analregion frühzeitig unter Spannung, machen nach ein bis zwei Tagen unverkennbare Zeichen und sind von daher diagnostisch nie ein Problem. Schwieriger sind die ischiorektalen Abszesse. Sie verfügen über einen umfänglichen in der Tiefe verborgenen Schwellraum, machen anfangs nur sehr uncharakteristische Beschwerden, vielfach auch ohne deutliche entzündliche Begleitsymptomatik, so daß in dieser Phase Fehleinschätzungen, etwa als Lumboischialgie, geläufig sind. Ihre Reifung kann mehrwöchig dauern, bevor sie die Fascia transversalis durchbrechen, dann unter der Oberfläche sichtbar werden und nunmehr auch einfach zu diagnostizieren sind. Hat man den Verdacht auf einen ischiorektalen Abszess, läßt sich dieser von rektal als druckschmerzhafte Pelotte meistens besser nachweisen als von außen.

Die Fistelung ist im allgemeinen beschwerdearm, Leitsymptom die eitrige Absonderung neben dem After. Beschwerdeverstärkend wirken Phasen einer Abflussstörung bis hin zur abszedierenden Verhaltung. Bei Ausbildung von Granulationen im Fistelausmündungsbereich sind Kontaktblutungen häufig.

Diagnostik

Grundsätzlich ist die Diagnose eines kryptoglandulären Infektes allein mit den klinischen Mitteln der Anamnese, der Inspektion und Palpation zu stellen. Auch die anale Fistelquelle ist als druckschmerzhafte, teilweise narbig umwallte und situativ durch eine hypertrophe Analpapille akzentuierte Einsenkung meist besser fühl- als sichtbar. Proktoskopisch sind dann auch eher die Sekundärzeichen des entzündlichen Reizzustandes in der Kryptenumgebung und die schon angesprochenen hypertrophen Papillen nachweisbar, gelegentlich kann es durch Druck auf den Fistelraum zur Entleerung eines Eitertropfens aus der Quellkrypte kommen. Sondierungen der Fistel sind für die Behandlungsentscheidungen entbehrlich, für den Patienten lästig. Dies gilt vor allen Dingen für die Sondierung des analen Fistelostiums mit Hakensonden, diese ja in einer hoch sensiblen Zone gelegen. Derartige Manöver sind nur bei dem Verdacht auf das Vorliegen inkompletter Fisteln, also solcher, die über keine äußere Drainageöffnung verfügen, statthaft. Die Rektoskopie dient vornehmlich dem Ausschluss einer entzündlichen Begleitkrankheit, insbesondere eines Morbus Crohn, ferner einer relevanten Komorbidität.

Apparative Untersuchungen sind im Regelfall entbehrlich. Auch die mittlerweile vielfach eingesetzte Endosonographie erhöht den Informationswert für den erfahrenen Untersucher nur unbedeutend. Ihre Domäne hat sie in der Entdeckung occulter Abszesse, insbesondere bei intersphinkterer Aszension, oder tiefer Abszesslokalisation. Für komplexe Fistelbildungen, insbesondere bei unklarer Ausbreitung und hoher Eiterproduktivität, liefert die Kernspintomographie deutlich bessere Informationen als die Computertomographie, da sie die entzündlich alterierten Gewebsregionen direkt abzubilden vermag. Ihre Domäne hat die MRT bei komplexen anorektalen Crohnmanifestationen. Die früher häufig eingesetzte Fistulographie hat schon damals vielfach zu Fehlinterpretationen geführt und trägt zur Klärung eher ausnahmsweise etwas bei. Sie ist heute kaum noch indiziert.

Therapie

Abszessstadium

Die Behandlung im Abszeßstadium verfolgt vorrangig die großräumige Freilegung der Abszedierung. Als Faustregel sollte gelten, daß die Wundöffnung größer als die Abszesstiefe ist. Bei ischiorektalen Abszessen ist insbesondere auf eine ausreichend weite Aufspaltung der Fascia transversalis zu achten, da sonst frühzeitig eine neuerliche Verhaltung durch oberflächliche Verklebungen des Drainageweges droht.

Ob in gleicher Sitzung die zugrunde liegende Fistelung saniert wird, ist eine Frage der persönlichen Erfahrung des Operateurs in der Fistelchirurgie wie auch der Sicherheit der Identifikation des analen Quellbereiches. Aufgrund der entzündlichen Verquellung in der Abszessumgebung kann dieses schwierig werden, zumal bei der strukturellen Auflockerung die Gefahr einer Fehlsondierung überproportional hoch ist. Wird die Fistel einwandfrei lokalisiert und liegt sie in einem spaltbaren Bereich, so ist die Komplettfreilegung grundsätzlich anzustreben. Wird sie identifiziert, ist aber die Höhe des Durchtritts durch den Sphinkter unsicher, legt man zweckmäßig Drainage- und Markierungsfäden ein, um im Intervall die Radikaloperation durchzuführen. Liegt eine bogenförmig oder hufeisenförmig sich ausbreitende Infektion in den Ischiorektalgruben vor, so ist es in jedem Fall zweckmäßig, zweizeitig vorzugehen, da aufgrund der asymmetrischen Wundverhältnisse eine Verziehung der Analwunde durch ungleichmäßige Schrumpfung droht, die eine spätere Dichtigkeitsstörung im Sinne eines sogenannten Schlüssellochdefektes bewirkt. Hier sollte erst nach Stabilisation der äußeren Wunden in 4–6 Wochen die Radikaloperation der Quellfistel erfolgen. Die typischen Fehler bei der Abszessoperation sind in ◘ Tabelle 3 noch einmal zusammengefaßt.

War nur eine Abszessdrainage möglich, so bleibt der weitere Heilungsverlauf abzuwarten. Im Regelfall etabliert sich die Fistel in der Schlußphase der Heilung als persistierende Wundöffnung. Nicht selten aber auch kommt es zu einer vorübergehenden Ausheilung der Abszesswunde. Ist es unter der Abszessmanifestation zu einer Zerstörung der Proktodäaldrüsen gekommen, kann eine solche Ausheilung sogar definitiv sein. Wahrscheinlicher ist, daß sich das Leiden über einen Rezidivabszess neuerlich bemerkbar macht. Der Patient ist auf diese Entwicklungen vorzubereiten.

Tabelle 3. Analfisteln. Typische Fehler bei Abszeß-Operationen

- zu kleinräumige Entlastung
- tiefe Anteile nicht erfaßt (intersphinkter aszendierend, ischiorektal, pelvirektal)
- Falschwegbildung
- Fadenfehllage (maskiert die Quellfistel)
- Fehldiagnosen (Morbus Crohn, Pyodermia fistulans)

Fistelstadium

Eine konservative Ausheilung einer einmal etablierten Analfistel ist nicht zu erreichen. Sämtliche Versuche mit Antibiotika-Behandlung (Metronidazol) oder Fibrinklebung haben allenfalls einen transitorischen Erfolg. Über eine Fadendrainage der Fistelung erreicht man eine bessere Kanalisation des Infektes nach außen und damit eine Linderung der Beschwerden für den Patienten. Dass Hippokrates zugeschriebene Behandlungsprinzip, durch Spannung auf den Drainagefaden ein allmähliches Durchschneiden des Fadens zu bewirken, ist obsolet, auch wenn in praxi bei oberflächlich gelegenen Fisteln gelegentlich eine spontane Abstoßung des als Fremdkörper wirkenden Drainagefadens und damit eine Ausheilung beobachtet wird.

Therapie der Wahl in nahezu 90% der Fälle ist die radikale Fistelfreilegung, sei es bei oberflächlichen Fisteln im Sinne der Komplettexzision der gesamten Fistelröhre, sei es als Lay-open-Operation. Einige Chirurgen kombinieren die Freilegung mit einer partiellen Sphinkterrekonstruktion. Ob dies die Inkontinenzrate mindern kann, ist offen. Ein gesunder Sphinkter kann bis zu $^3/_4$ der Sphinktermasse durchtrennt werden, ohne eine relevante Kontinenzminderung zu bewirken.

Verläuft die Fistelung so hoch im Sphinkter oder bestehen Sphinktervorschäden (insbesondere perineale Fisteln der Frau, anovaginale Fisteln), daß eine radikale Freilegung eine Gefährdung der Kontinenz befürchten lassen muß, wird auf Fistuloplastiken zurückgegriffen. Das Behandlungsprinzip besteht in der Ausschneidung des analen Quellbereiches und seiner Deckung durch einen anodermalen oder rektalen Verschiebelappen (sliding flap), der Ausschneidung des transmuskulären Fistelanteils mit und ohne Naht sowie der breiten Drainage der extrasphinkteren Fistel- und Abszessräume. Die Erfolgsquote derartiger Fistuloplastiken liegt bei 80–85% Ausheilung bei Darmgesunden, bei einem Morbus Crohn deutlich unter 50%.

Die Kontinenzfrage

Die Kardinalfrage jeder Fistelchirurgie ist die Erhaltung einer ausreichenden Kontinenzfähigkeit. Grundsätzlich gilt, daß die Erhaltung der Kontinenz Priorität vor der Fistelbeseitigung hat. Allerdings ist in der Frühphase nach derartigen Operationen, insbesondere bei hohem Fistelverlauf, in bis zu 30% mit einer transitorischen Inkontinenz zu rechnen, die sich je nach Heilungsverlauf innerhalb von einem halben Jahr verliert. Ursächlich hierfür sind die initiale Minderung des Schließmuskeldruckes durch Sperrereinsatz und wundbedingte Sphinkterminderung, die wundbedingte Sphinkterparese, die Wundsekretion, die zu einer Überfeuchtung der Analregion und damit zu einer Wahrnehmungsstörung führt, sowie das initiale Wundklaffen. Eine bleibende Minderung der Kontinenzleistung ist bei 5–10% der Patienten zu fürchten, die jedoch bei einwandfreier Stuhlqualität zumeist kompensiert wird. Besteht eine Neigung zu eher dünner Stuhlbeschaffenheit, ist primär mit Antiperistaltika (Loperamid) gegenzusteuern, eventuell das Prinzip einer provozierten Stuhlentleerung durch Einsatz von Klysmen anzuwenden. Eine Feinkontinenzstörung resultiert sehr häufig aus der narbigen Entrundung des Afters, der sogenannten Schlüssellochdeformität. Hier besteht eine Neigung zu einem Stuhlnachschmieren

◗ Tabelle 4. Analfisteln. Therapie

– konservative Maßnahmen nicht erfolgreich (Antibiotika, Fibrinklebung, Fadendrainage-Ausnahme?: Ayuveda-Faden?)	
– Operativ	
– – Lay open-Operation/Radikale Exzision	85 – 90%
– – – mit Sphinkternaht	
– – Fistuloplastiken	10 – 15%
– – Sonstige	< 5%

über den Narbengraben, die sich erfahrungsgemäß aber auch in der Mehrzahl der Fälle mit narbiger Strukturauflockerung verliert. Eine Inkontinenz zweiten Grades, dann zumeist bei schon vorbestehenden Sphinkterschäden (z.B. auch Beckenbodeninsuffizienz), ist bei etwa 2% zu fürchten, während eine drittgradige Inkontinenz, also die Unfähigkeit auch festen Stuhl zu halten, bei richtiger Operationsindikation und -technik nicht auftreten sollte, in praxi aber leider doch in bis zu 1% der Fälle zu beobachten ist.

Ursachen des Analfistelrezidivs

Die hohe Misserfolgsquote der Analfisteloperationen wurde bereits angesprochen. Die häufigste Ursache eines vermeintlichen Misserfolges ist allerdings kein echtes Rezidiv, wenn die Voroperationen alleinige Drainageoperationen des Fistel- oder Abszessraumes gewesen sind, die anale Quelle selbst aber unangetastet blieb. Unter den echten Rezidiven stellt das Verfehlen der analen Quelle die Hauptursache dar, ferner die mangelhafte Drainage insbesondere intersphinkter aszendierender Abszessräume. Da eine vollständige Drainage dieser Räume ein unzulässig hohes Sphinkteropfer erfordern würde, kann im Zuge des Abheilungsprozesses der intersphinktere Drainageweg insuffizient werden, so daß hier eine Nachdrainage erforderlich wird, bis der Infekt granulierend aus der Tiefe heraus zugeheilt ist. Dieser Prozess verläuft im günstigsten Fall mehrmonatig: aber auch mehrjährige Ausheilungszeiten sind nicht ungewöhnlich. Hier ist eine besonders konsequente engmaschige Nachsorge geboten. Hauptnachsorgefehler ist das Verkennen sich entwickelnder Verklebungen im Wundbereich, insbesondere bei tiefen Wundräumen. Diese eine rasche Heilung vortäuschenden Verklebungen bewirken entweder Verhaltungen in der Tiefe mit abszessartigem Krankheitsbild oder aber tunnelartige Strecken, die einer neuen Fistel entsprechen. Bei wieder auflebenden Fistelaktivitäten ist grundsätzlich auch eine andere Ursache der Fistelentstehung, insbesondere ein Morbus Crohn zu kalkulieren.

Analfistel und Analfissur

Es klang schon an, daß sich zumindestens hinter der weit überwiegenden Mehrzahl aller chronischen Analfissuren ein Fistelleiden verbirgt. In 10% der Fälle läßt sich dies durch Nachweis einer kompletten unterlagernden Fistelung oder aber einer frischen Abszedierung, wobei die intraanale Abszessperforation den Drainageweg der Fissur gleichsam in statu nascendi erkennen läßt, zweifelsfrei belegen. Bei gezielter Suche und pathologisch-histologischer Aufarbeitung lassen sich aber in annähernd 90% der Fälle fissurunterlagernde Fistelungen nachweisen. Orientiert sich die Fissurexzision an den narbigen Formationen, so werden derartige Fistelungen regelhaft miteliminiert, ohne daß sich der Operateur dessen bewußt sein muß und damit dann auch Heilung erreicht. Unterbleibt die Sanierung der unterlagernden Fistelung, kann sich diese sekundär, nicht selten abszedierend, manifestieren, was vielfach zum Vorwurf eines Behandlungsfehlers geführt hat.

Fistelnde anale Läsionen bei Morbus Crohn

Hierbei kann es sich um äußerst komplexe Behandlungsentscheidungen handeln, deren Darstellung den Rahmen dieser Abhandlung sprengen würde. Grundsätzlich ist anzustreben, auch diese Fistelungen so radikal als möglich zu operieren, mindestens mit Komplettexzision aller perianorektaler Fistel- und Abszessanteile (sogenannte Exzisionsdrainage), in günstig gelagerten Fällen (das sind immerhin 50% aller Crohnfisteln!) auch im Sinne der radikalen Fistelexzision. Ein Problem besonderer Art zeichnet sich bei sehr chronischen Fistelungen ab, die Entwicklung eines Karzinoms auf dem Boden der Fistelung. In bislang 9 eigenen Beobachtungen wurde diese Diagnose ausschließlich histologisch am Exzidat gestellt. Angesichts der zunehmenden Prävalenz älterer Crohnpatienten mit langer Krankenvorgeschichte wird dieses Problem an Häufigkeit zunehmen!

Schlussbetrachtung

Bei korrekter Indikation und Vorgehen kann die Chirurgie der Analfisteln und Abszesse äußerst erfolgreich sein mit Heilungsquoten über 95%. Die von dieser Zielgröße weit verbreitet noch deutlich entfernten Ergebnisse gründen auf einer mangelhaften Kenntnis der Gesetzmäßigkeiten des Leidens, der anatomischen Zuordnung und hierauf basierender halbherziger Operationen. Gerade beim Fistelleiden aber wird auch der empirische Charakter der Therapie besonders deutlich. Sie taugt daher nicht zur Befriedigung des Ehrgeizes chirurgischer Anfänger, sondern bedarf zumindestens der Assistenz durch einen einschlägig sehr erfahrenen Operateur. Wer mangelhafte Chirurgie durch Antibiotikatherapie oder lang dauernde Spülverfahren zu kompensieren sucht, wird sich auf der Misserfolgsseite wiederfinden.

Literatur beim Verfasser

Die laparoskopisch-assistierte Versorgung inkarzerierter Leistenhernien

Laparoscopically assisted treatment of incarcerated inguinal hernias

Th. Carus, S. Bollmann, H. Lienhard, R. Nothofer

Klinik für Allgemein-, Visceral- und Gefäßchirurgie, Krankenhaus Neuwerk – Maria von den Aposteln, Dünner Str. 214 – 216, 41066 Mönchengladbach, E-mail: carus@krankenhaus-neuwerk.de

Summary

Aim: In most cases, incarcerated inguinal hernias are treated by conventional inguinal incision, reposition and closure of the hernia defect. We describe a laparoscopically assisted procedure with laparoscopic reposition of the incarcerated mass and conventional hernia repair.
Patients and method: Between October 2001 and September 2002, 224 patients (age: 14 – 93 years) underwent hernia operation. In 17 patients (7.6%) the operation had to be done as an emergency due to incarceration, starting in each case with diagnostic laparoscopy. The incarcerated mass could be identified easily and was reposed into the abdominal cavity. An additional resection of the incarcerated mass (small bowel segment, omentum majus) was necessary in 7 patients. The conventional hernia repair was done without mesh material.
Results: Diagnostic laparoscopy helps to identify the incarcerated mass and to decide about a resection. A herniolaparotomy can be avoided in all cases.

Keywords: Inguinal hernia, incarceration, diagnostic laparoscopy

Zusammenfassung

Zielsetzung: In der überwiegenden Zahl werden inkarzerierte Leistenhernien konventionell versorgt. Wir beschreiben ein laparoskopisch-assistiertes Verfahren, in dem das Inkarzerat zunächst laparoskopisch identifiziert und reponiert wird. Der Verschluss der Bruchpforte erfolgt konventionell.
Patienten und Methodik: Bei 224 Patienten (Alter 14 – 93 Jahre), die von Oktober 2001 bis September 2002 wegen einer Leistenhernie operiert wurden, lag bei 17 (7,6%) Patienten eine Inkarzeration vor. Alle Patienten wurden primär laparoskopiert, wobei das Inkarzerat leicht identifiziert und in die Bauchhöhle reponiert werden konnte. Bei 7 Patienten musste zusätzlich eine Resektion des Inkarzerates (Dünndarmsegment, Omentum majus) erfolgen. Die Versorgung der Bruchpforte erfolgte konventionell ohne Netzimplantation.
Ergebnisse: Die primäre Laparoskopie ist bei der Beurteilung des Inkarzerates und der Entscheidung über eine Resektion hilfreich, eine Herniolaparotomie kann dadurch immer vermieden werden.

Schlüsselwörter: Leistenhernie, Inkarzeration, diagnostische Laparoskopie

Eine Inkarzeration ist die häufigste und gefährlichste Komplikation von Leisten- und Schenkelhernien. Sie tritt als Erstmanifestation bei 10% der Leistenhernien und bei 40% der Schenkelhernien auf.

Die Letalität der Erkrankung ist von der Vitalität des Bruchinhaltes abhängig. Bei vitalem Inkarzerat, bei dem keine Resektion notwendig ist, beträgt die Letalität in der Literatur 3 – 8%. Sie steigt auf 20 – 37%, wenn Darmschlingen durch die Inkarzeration gangränös verändert sind [4].

Auch das Alter der Patienten spielt eine entscheidende Rolle bei der Prognose der Erkrankung. Die Gesamtletalität betrug bis zum 60. Lebensjahr 3%, bei Patienten zwischen 60 und 75 Jahren 15% und nach dem 75. Lebensjahr 38%. Zur Diagnose einer inkarzerierten Leisten- oder Schenkelhernie stehen verschiedene Untersuchungsverfahren zur Verfügung, an erster Stelle dabei die klinische Untersuchung mit Inspektion, Palpation und Auskultation. 13% der inkarzerierten Schenkelhernien entgehen der Erstuntersuchung und werden erst intraoperativ entdeckt. Die Sonographie der Leistenregion ermöglicht in vielen Fällen den Nachweis einer Hernie mit inkarzeriertem Bruchinhalt ohne sichere Festlegung auf den prolabierten Gewebe- oder Organteil. Eine Röntgenuntersuchung des Abdomen in 2 Ebenen (a.p. und in Linksseitenlage) zeigt im Falle einer länger bestehenden Darminkarzeration einen mechanischen oder paralytischen Ileus und ermöglicht anhand der Spiegelbildung die Abschätzung der Lokalisation der Inkarzeration im Dünn- oder Dickdarmbereich.

Die Problematik der Diagnostik besteht darin, dass die bildgebenden Untersuchungsverfahren zwar den klinischen Verdacht auf eine inkarzerierte Leisten- oder Schenkelhernie bestätigen, aber keinen sicheren Hinweis auf die Art des Inkarzerates und das Ausmaß der möglichen Schädigung ergeben.

Bei inkarzerierten Hernien ist immer eine absolute Indikation zur Operation gegeben, die ohne Zeitverzug notfallmäßig erfolgen muss. Eine manuelle Reposition (Taxis) ist bei einer frischen Inkarzeration bei rund 25% der Patienten erfolgreich. Sie sollte immer nur einmal und dann von einem erfahrenen Chirurgen durchgeführt werden, um wiederholte Manipulationen mit der Gefahr einer zusätzlichen Schädigung des Inkarzerates zu vermeiden. Die manuelle Reposition ist kontraindiziert bei:

- Mehrstündiger Inkarzeration
- Lokaler Entzündung
- Peritonitis
- Ileus
- V.a. ein inkarzeriertes Ovar.

Zur operativen Therapie wird in den meisten Kliniken als Standardverfahren die konventionelle Hernienversorgung nach Shouldice oder Lichtenstein durchgeführt. Nekrotisches Gewebe kann dabei in vielen Fällen durch die Bruchpforte ohne Schnitterweiterung reseziert werden. Wenn das Inkarzerat über den inguinalen Zugang nicht in seiner Vitalität beurteilt werden kann, besteht die Indikation zur zusätzlichen sog. Herniolaparotomie oder Herniolaparoskopie. Nach Identifika-tion des Bruchinhaltes wird dann über eine ggf. notwendige Resektion entschieden.

Als Alternative zum konventionellen Vorgehen wird die endoskopische Hernienreparation transabdominell (TAPP-Verfahren) oder extraperitoneal (TEPP-Verfahren) angewandt. Verfahrensbedingt ist die Beurteilung des Inkarzerates bei der extraperitonealen Methode nur schwer oder nicht möglich. Auch die Reposition erfolgt dabei ohne direkte Sicht des Bruchinhaltes.

Wir beschreiben die laparoskopisch-assistierte Versorgung inkarzerierter Leistenhernien, die die Vorteile der raschen laparoskopischen Diagnostik und erleichterten Reposition unter Sicht mit den guten Ergebnissen der konventionellen Hernienreparation ohne Einsatz alloplastischer Netze vereint.

Patienten und Methodik

Von Oktober 2001 bis September 2002 wurden insgesamt 224 Patienten wegen einer Leisten- oder Schenkelhernie operiert. Bei 207 Patienten wurde die Hernie elektiv mit differenzierter Verfahrenswahl versorgt. 124 Patienten (59,9%) wurden endoskopisch in TEPP-Technik operiert, bei 73 Patienten (35,3%) wurde die Shouldice-Operation durchgeführt. In den übrigen 10 Fällen wurde die Operation nach Lichtenstein angewandt.

Eine Inkarzeration mit Indikation zur notfallmäßigen Versorgung lag bei 17 Patienten (7,6%) vor. Bei diesen Patienten erfolgte die laparoskopisch-assistierte Hernienversorgung, die im folgenden beschrieben ist.

Operatives Vorgehen

Bei klinischem Verdacht auf eine inkarzerierte Leisten- oder Schenkelhernie wurde nach präoperativer Routinediagnostik (klinische Untersuchung, Routinelabor und Urinuntersuchung, Abdomen-Sonographie) eine diagnostische Laparoskopie durchgeführt. Das Pneumoperitoneum wurde nach subumbilicalem Hautschnitt offen angelegt. Nach Einbringen eines 10 mm Optiktrokars erfolgte die orientierende Spiegelung aller 4 Quadranten. Nach Kopftieflagerung der Patienten und Einbringen eines 5 mm Arbeitstrokars im Mittelbauch auf der betroffenen Seite wurde die Leistenregion inspiziert.

Bei noch inkarzeriertem Bruchinhalt wurde versucht, diesen durch leichten Zug mit der atraumatischen Fasszange unter manuellem Gegendruck von außen zu reponieren. Bei zu enger Bruchpforte wurde das Leistenband ventral auf einer Länge von 3 – 5 mm in senkrechter Richtung inzidiert, bis die Reposition leicht möglich war. Anschließend konnte der Bruchinhalt identifiziert und in seiner Vitalität beurteilt werden. Wenn der Bruchinhalt spontan während der Narkoseeinleitung oder Vorbereitung zur Laparoskopie reponiert war, erfolgte die systematische Revision der Bauchhöhle zur Identifikation des ehemaligen Inkarzerates. Dieses war bei allen Patienten möglich. Bei nekrotischem oder gangränösem Bruchinhalt wurde die Resektion des betroffenen Gewebes laparoskopisch durchgeführt. Die Resektatbergung erfolgte über eine Minilaparotomie im Bergebeutel.

Da bei einer Inkarzeration von Darmanteilen durch eine mögliche Translokation von Darmbakterien und bei Gangrän- oder Nekrosebildung immer von einer potentiellen Kontamination der Bruchpforte auszugehen ist, wurde die Hernienreparation konventionell ohne Implantation von alloplastischen Netzen durchgeführt.

Um die Vitalität des reponierten Bruchinhaltes abschließend beurteilen zu können, wurde der Optiktrokar nach Beenden der diagnostischen Laparoskopie belassen. Im Anschluss an die konventionelle Hernienreparation wurde das Pneumoperitoneum zur Relaparoskopie erneut aufgebaut. Auf diese Weise war ein „second look" zur Kontrolle des reponierten Bruchinhaltes möglich.

Ergebnisse

17 Patienten mit einer inkarzerierten Leisten- oder Schenkelhernie wurden primär laparoskopiert. Die Identifikation des Bruchinhaltes war in allen Fällen möglich. Bei 9 Patienten gelang die Reposition durch Zug von innen und manuellen Druck von außen, in 6 Fällen gelang die

Reposition erst nach Inzision des Leistenbandes. In 2 Fällen war es zu einer spontanen Reposition des Bruchinhaltes gekommen. Die laparoskopische Identifikation des ehemaligen Inkarzerates war bei diesen Patienten anhand einer typischen Schnürfurche leicht möglich.

In 7 Fällen war eine Resektion des Inkarzerates (2 Dünndarm-Segmentresektionen, 3 Teilresektionen des Omentum maius, 2 Resektionen einer inkarzerierten Appendix epiploica) indiziert, die laparoskopisch durchgeführt wurde. Bei den 10 Patienten ohne Indikation zur Resektion des Bruchinhaltes erfolgte die Relaparoskopie ca. 30 min nach Beginn der diagnostischen Laparoskopie. Der reponierte Bruchinhalt hatte sich in allen Fällen so weit erholt, dass auch jetzt keine Indikation zur Resektion bestand.

Die intraoperativen Befunde des Bruchinhaltes vor und nach der Reposition wurden jeweils mittels Videoprint dokumentiert.

Diskussion und Schlussfolgerung

Auch wenn die laparoskopische bzw. endoskopische extraperitoneale Hernienreparation in den letzten Jahren eine zunehmende Verbreitung gefunden hat, wird sie bei inkarzerierten Leisten- und Schenkelhernien nur selten eingesetzt. In der Literaturrecherche finden sich außer Einzelbeobachtungen bis April 2003 nur 3 Arbeiten, die über eine laparoskopische Diagnostik bzw. Therapie inkarzerierter Leistenhernien berichten.

Leibl [3] untersuchte 220 Patienten mit inkarzerierten Hernien in 6 Jahren. Bei 194 Patienten (88,2%) erfolgte die laparoskopische Hernienreparation im TAPP-Verfahren und wurde als effiziente Therapie bei akuten und chronischen Inkarzerationen beurteilt. Lavonius [2] zeigte bei 27 Patienten, dass unnötige Laparotomien durch eine frühe Laparoskopie vermieden werden können. Ishihara [1] beschrieb die laparoskopische Reposition von inkarzeriertem Dünndarm bei 6 Patienten mit dem Vorteil der Vermeidung unnötiger Darmresektionen.

Entscheidend für die Prognose und die Letalitätsrate der Erkrankung ist die rasche Beurteilung des Inkarzerates mit der Entscheidung über eine ggf. notwendige Resektion. Wenn es bei der konventionellen Versorgung zu einer spontanen Reposition des Inkarzerates kommt, ohne dass es in seiner Vitalität beurteilt werden konnte, ist die Indikation zur Herniolaparotomie oder bei entsprechender Erfahrung zur Herniolaparoskopie durch die Bruchpforte gegeben. Die Herniolaparotomie bedeutet eine deutliche Vergrößerung des Zugangstraumas und Verlängerung der Operationszeit mit daraus folgender erhöhter Komplikationsrate.

Durch das in unserer Klinik durchgeführte laparoskopisch-assistierte Vorgehen ist die laparoskopische Beurteilung und Reposition des Inkarzerates immer möglich, so dass eine Herniolaparotomie vermieden werden kann. Über die Notwendigkeit zur Resektion des Bruchinhaltes kann unmittelbar entschieden werden, wobei die Option zur minimal-invasiven Therapie besteht. Auch wenn einzelne Arbeitsgruppen bei inkarzerierten Hernien eine Reparation mit Netzimplantation durchführen, sehen wir eine erhöhte Infektionsgefahr v.a. bei nekrotischem oder gangränösem Bruchinhalt und haben deshalb routinemäßig die konventionelle Hernienversorgung nach Shouldice angewandt.

Wir empfehlen die primäre Laparoskopie zur Diagnostik und Reposition des Bruchinhaltes bei inkarzerierten Leisten- und Schenkelhernien.

Literatur

1. Ishihara T, Kubota K, Eda N, Ishibashi S, Haraguchi Y (1996 Nov) Laparoscopic approach to incarcerated inguinal hernia. Surg Endosc 10:1111–1113
2. Lavonius MI, Ovaska J (2000 May) Laparoscopy in the evaluation of the incarcerated mass in groin hernia. Surg Endosc 14:488–489

3. Leibl BJ, Schmedt CG, Kraft K, Kraft B, Bittner R (2001 Oct) Laparoscopic transperitoneal hernia repair of incarcerated hernias: Is it feasible? Results of a prospective study. Surg Endosc 15:1179–1183
4. Schumpelick V et al. (1996) Hernien 3. Auflage: 227–228

Ösophagus/Magen/Darm und Leber/Galle/Pankreas

Prospektiv-randomisierte Studie zur Behandlung der Postgastrektomie-Osteoporose

Treatment of postgastrectomy bone disease by sodium fluoride or ibandronate – a prospective randomized study

T. Zittel[1], J. Glatzle[1], F. Martini[2], L. C. Hofbauer[3], Ch. von Tirpitz[4], M. Reinshagen[4], E. C. Jehle[1], H. D. Becker[1]

[1] Klinik für Allgemeine Chirurgie, Viszeral- und Transplantationschirurgie, Hoppe-Seyler-Str. 3, 72076 Tübingen, E-mail: tilman.zittel@med.uni-tuebingen.de

[2] Orthopädische Universitätsklinik Tübingen

[3] Zentrum für Innere Medizin der Universitätsklinik Marburg

[4] Innere Medizin, Abt. Gastroenterologie der Universitätsklinik Ulm

Summary

Postgastrectomy bone disease affects about half of the patients after gastrectomy, and no established treatment is currently available. We randomized 13 patients to sodium-fluoride (SF) and 12 patients to ibandronate (I) treatment for 12 months, all patients received calcium (800 mg/die) and vitamin D (1000 IE/die) for 15 months. After 15 months, treatment resulted in an increase in bone mineral density (BMD) of the lumbar spine in both groups (SF: 0.98 ± 0.15 vs 1.02 ± 0.15 g/cm^2, $p < 0.0003$, increase $4.4 \pm 7.8\%$; I: 0.95 ± 0.18 vs 1.00 ± 0.11 g/cm^2, $p < 0.0000002$, increase $5.9 \pm 5.5\%$). However, femoral neck BMD was unchanged after I treatment (0.75 ± 0.18 vs 0.76 ± 0.18 g/cm^2, $p = 0.12$, increase $2.4 \pm 7.9\%$), but significantly decreased after SF treatment (0.79 ± 0.17 vs 0.75 ± 0.15 g/cm^2, $p < 0.0008$, decrease $-4.4 \pm 7.7\%$).

Key words: Postgastrectomy bone disease, osteoporosis, ibandronate, sodiumfluoride

Zusammenfassung

Nach Gastrektomie kommt es in etwa der Hälfte der Fälle zu einer Abnahme der Knochendichte (KD), eine effektive Therapie gibt es bisher nicht. Wir randomisierten 13 Patienten zur Behandlung mit Na-Fluorid (NaF) und 12 Patienten zur Behandlung mit Ibandronat (I) für je 12 Monate, alle Pat. erhielten Calcium (800 mg/die) and Vitamin D (1000 IE/die) für 15 Monate. Nach 15 Monaten war eine Zunahme der KD von LWK1 – 4 feststellbar (NaF: 0.98 ± 0.15 vs 1.02 ± 0.15 g/cm^2, $p < 0.0003$, Zunahme $4.4 \pm 7.8\%$; I: 0.95 ± 0.18 vs 1.00 ± 0.11 g/cm^2, $p < 0.0000002$, Zunahme $5.9 \pm 5.5\%$). Am Oberschenkelhals war die KD nach Behandlung mit I unverändert (0.75 ± 0.18 vs 0.76 ± 0.18 g/cm^2, $p = 0.12$, Zunahme $2.4 \pm 7.9\%$), nahm aber nach Behandlung mit NaF signifikant ab (0.79 ± 0.17 vs 0.75 ± 0.15 g/cm^2, $p < 0.0008$, Abnahme $-4.4 \pm 7.7\%$).

Schlüsselwörter: Gastrektomie, Osteoporose, Ibandronat, Natriumfluorid

Einleitung

Die Gastrektomie stellt nach wie vor einen wesentlichen Teil der Behandlung des Magenkarzinoms dar, an dem pro Jahr etwa 15.000 Patienten in der BRD erkranken. Magenresektionen werden derzeit nur noch im Rahmen von Notfalloperationen bei Ulcuskomplikationen durchgeführt, deren Zahl ist aber konstant. Zusätzlich wurden in den 70er und 80er Jahren zahlreiche Patienten zur Behandlung der Ulkuskrankheit magenreseziert. Nach Magenresektion oder Gastrektomie kommt es tierexperimentell und bei über der Hälfte der Patienten zu einer Abnahme der Knochendichte, gleichzeitig ist das Frakturrisiko am Achsenskelett und peripher signifikant erhöht [1, 2].

Die exakte Ätiologie der Postgastrektomie-Osteoporose ist ungeklärt, möglicherweise liegt ein multifaktorielles Geschehen vor [3]. Eine effektive Therapie ist bisher nicht beschrieben, die alleinige Vitamin D- und Calcium-Substitution führt nicht zu einer Zunahme der Knochendichte am Achsenskelett [4]. Aufgrund dessen sollte im Rahmen einer prospektiv-randomisierten Studie die Wirkung zweier in der Therapie der Osteoporose etablierter Substanzen (Natriumfluorid [NaF] oder Ibandronat; [5, 6]) auf die Knochendichte bei gastrektomierten Patienten mit nachgewiesener Osteopenie oder Osteoporose untersucht werden.

Patienten, Material und Methoden

Evaluiert wurden 84 magenresezierte oder gastrektomierte Patienten, die mindestens 4 Jahre postoperativ und tumorfrei waren. Randomisiert wurden insgesamt 25 Patienten (❏ Tabelle 1). Bei einem Patient (Ibandronat) wurde nach 6 Monaten ein Bronchialkarzinom festgestellt, der Patient verstarb und wurde von der Analyse ausgeschlossen. Studienmedikation waren Vitamin D 1000 IE/die und Calciumcitrat 2×2 Tabl (entsprechend 800 mg freies Ca/die) für 15 Monate (alle

❏ **Tabelle 1.** Patienten, Studiendauer und Medikamenteneinnahme, Angaben als Mittelwert ± SD (Range). BI = Billroth I, BII = Billroth II, GX = Gastrektomie.

	Na-Fluorid (n = 13)	Ibandronat (n = 12)
Alter	63 ± 10 (49 – 80)	55 ± 11 (37 – 72)
Jahre postop	16 ± 8 (4 – 29)	13 ± 9 (4 – 34)
♂ : ♀	10:3	9:3
BI/BII/GX	4:2:7	1:4:7
Osteoporose/-penie	10/13; 3/13	9/12; 3/12
Studiendauer	472 ± 19 Tage	480 ± 44 Tage
Vitamin D (IE/die)	723 ± 256 (72 ± 26%)	836 ± 280 (84 ± 28%)
Calcium (mg/die)	595 ± 200 (74 ± 25%)	683 ± 196 (85 ± 24%)
Na-Fluorid (mg/die)	17 ± 6 (77 ± 26%)	
Ibandronat (mg/die)		9.3 ± 2.4 (88 ± 24%)

Pat.), NaF 2×25 mg/die für 12 Monate oder 5 Ibandronat-Infusionen je 2 mg im Abstand von jeweils 3 Monaten. Bestimmt wurden die Knochendichte mittels DEXA (LWK 1 – 4, Oberschenkelhals, Trochanter major, Ward Dreieck) und Serumparameter des Knochenstoffwechsels zu Beginn und nach 15 Monaten (455 Tage). Zusätzlich erfolgte eine Röntgenaufnahme von BWS und LWS in 2 Ebenen zu Beginn und am Ende.

Ergebnisse

Die Compliance war in beiden Gruppen gut, an nachteiligen Ereignissen lagen unter Ibandronat-Behandlung ein Bronchial-Ca, eine Myalgia rheumatica (kein Zusammenhang) und ein Nierenstein (Studienabbruch nach 3 Monaten) vor. Ein Patient (NaF) nahm keinerlei Studienmedikation ein. Am Achsenskelett (LWK 1 – 4) kam es zu einer signifikanten Zunahme der Knochendichte in beiden Gruppen (Abbildung 1), während am Oberschenkel unter NaF eine

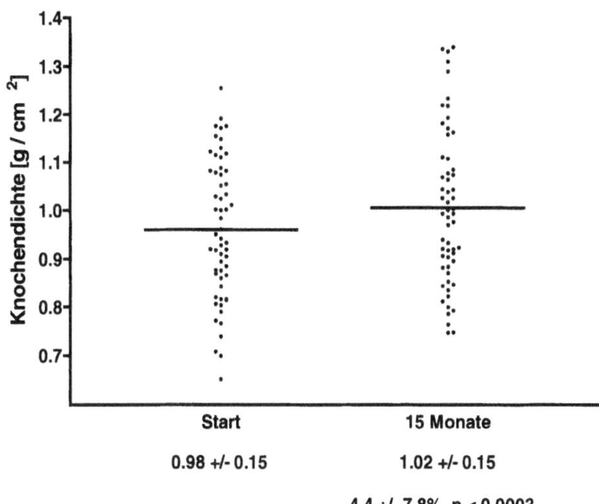

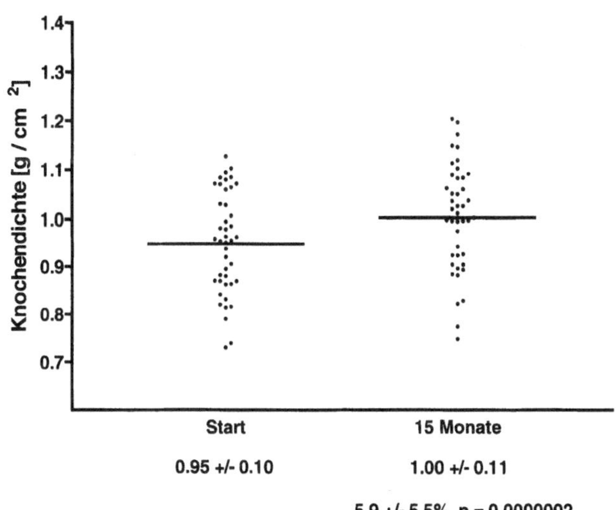

Abb. 1. Knochendichte (absolut und prozentuale Zunahme) der Lendenwirbelkörper 1 – 4 nach Na-Fluorid (oben) oder Ibandronat (unten).

Abnahme, unter Ibandronat aber keine Veränderung der Knochendichte feststellbar war (Abbildung 2). Veränderungen der Serumparameter durch die Studienmedikation sind in Tabelle 2 dargestellt.

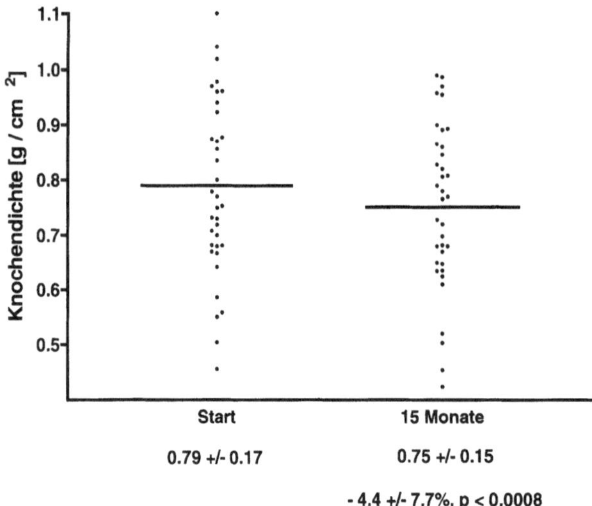

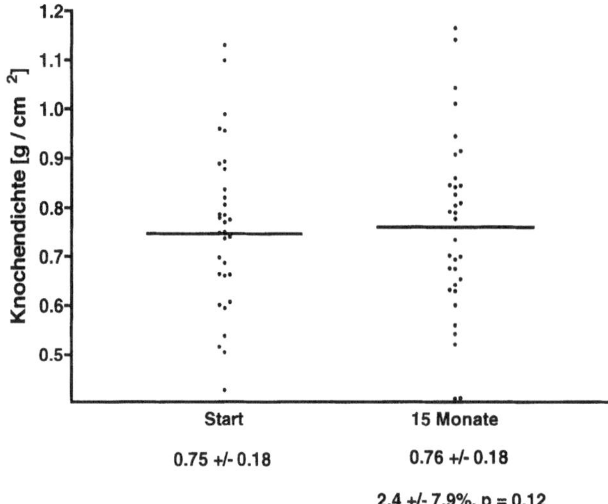
Abb. 2. Knochendichte (absolut und prozentuale Veränderung) am Oberschenkel (3 Messpunkte) nach Na-Fluorid (oben) oder Ibandronat (unten).

Diskussion

Unsere Studie weist erstmals eine effektive Behandlung zur Steigerung der Knochendichte am Achsenskelett bei der Postgastrektomie-Osteoporose auf, dies war in beiden Therapiegruppen der Fall. Die absolute und die relative Zunahme war mit Ibandronat größer, außerdem nahm in dieser Gruppe bei allen 11 Patienten die Knochendichte der Wirbelkörper zu, während dies mit NaF nur bei 8/13 Patienten der Fall war. Durch NaF war keine Zunahme der Knochendichte am Oberschenkelhals zu erwarten, zu bedenken gibt aber die Abnahme der Knochendichte am Oberschenkelhals bei den Patienten mit NaF, hier fand möglicherweise eine Zunahme der Knochendichte am Achsenskelett zu Lasten des Oberschenkelhalses statt. Dies war mit Ibandronat nicht der Fall, hierunter blieb die Knochendichte am Oberschenkelhals statistisch unverändert, absolut gesehen nahm sie sogar bei 9/11 Patienten zu und bei 2/11 Patienten ab. Wir konnten kürzlich tierexperimentell einen erhöhten Knochenumsatz nach Gastrektomie nachweisen [7]. Die Hemmung der Osteoklasten durch ein Biphosphonat (Ibandronat) scheint die Knochenstoffwechselaktivität zu hemmen und dadurch zu einer Zunahme der Knochendichte

◼ Tabelle 2. Serumparameter zu Beginn (T0) und nach 15 Monaten Therapie (T15). Angaben als Mittelwert ± SD. *p < 0.05; **p < 0.01; ***p < 0.001 vs T0 ks AP = knochenspezifische alkalische Phosphatase; PTH = Parathormon

	Na-Fluorid (n = 13)		Ibandronat (n = 11)	
	T 0	T 15	T 0	T 15
Calcium [mmol/L]	2.4 ± 0.04	2.4 ± 0.03	2.4 ± 0.15	2.4 ± 0.13
Vitamin D [nmol/L]	97 ± 165	115 ± 44	81 ± 91	141 ± 51**
1.25-Vit. D [pmol/L]	108 ± 33	139 ± 31***	109 ± 23	145 ± 32**
PTH [pmol/L]	3.2 ± 0.4	3.7 ± 0.5	3.3 ± 1.0	2.2 ± 0.6*
AP [U/L]	147 ± 12	151 ± 12	139 ± 36	113 ± 27*
ks AP [U/L]	23 ± 2	21 ± 3	22 ± 9	14 ± 5**
Osteocalcin [pmol/L]	3.5 ± 0.5	4.1 ± 0.7	4.0 ± 1.0	1.9 ± 0.6***
Telopeptid 1 [ng/ml]	3.6 ± 0.3	4.1 ± 0.6	3.8 ± 1.9	3.3 ± 0.9
Prokollagen I [ng/ml]	162 ± 19	144 ± 17	159 ± 64	91 ± 28***
Osteoproteg. [pmol/L]	4.7 ± 2.0	5.8 ± 3.0	4.6 ± 2.0	4.8 ± 2.1

zu führen. Dies wiederum führt theoretisch zu einer Abnahme des Frakturrisikos [8], ein tatsächlicher Beweis lässt sich aufgrund niedriger Studienfallzahlen bei gastrektomierten Patienten nur sehr schwer erbringen.

Literatur

1. Maier GW, Kreis ME, Zittel TT, Becker HD (1997) Calcium regulation and bone mass loss after total gastrectomy in pigs. Ann Surg 225:181–192
2. Zittel TT, Zeeb B, Maier GW et al. (1997) High prevalence of bone disorders after gastrectomy. Am J Surg 174:431–438
3. Zittel TT, Maier GW, Starlinger M, Becker HD (1997) Kalziumregulation und Knochenstoffwechsel nach Gastrektomie. Chirurg 68:784–788
4. Zittel TT, Berner D, Zeeb B et al. (1997) Vitamin D and calcium supple-mentation corrects altered serum parameters of calcium regulation and bone metabolism after gastrectomy. Gastroenterology 112:A51
5. Libanati C, Lau K-H, Baylink D (1996) Fluoride therapy for osteoporosis. In: Osteoporosis. Marcus R, Feldman D, Kelsey J, Hrsg, Academic Press, San Diego; S. 1259–1278.
6. Thiebaud D, Burckhardt P, Kriegbaum H et al. (1997) Three monthly intravenous injections of ibandronate in the treatment of postmenopausal osteoporosis. Am J Med 103:298–307
7. Piert M, Zittel TT, Jahn M, Stahlschmidt A et al. (2003) Detection of high-turnover ostepenia by [^{18}F]Fluoride ion positron emission tomography and quantitative CT after total gastrectomy in mini pigs. J Nucl Med 44:117–124
8. Slemenda CW, Johnston CC, Hui SL (1996) Assessing fracture risk. In: Osteoporosis. Marcus R, Feldman D, Kelsey J, Hrsg, Academic Press, San Diego, S. 623–633.

Multimodale Therapiekonzepte beim Oesophaguskarzinom

Multimodal therapeutic concepts in esophageal cancer

A. H. Hölscher, P. M. Schneider, E. Bollschweiler

Klinik und Poliklinik für Visceral- und Gefäßchirurgie der Universität zu Köln, Josef-Stelzmann-Str. 9, 50931 Köln,
E-mail: Arnulf.Hoelscher@medizin.uni-koeln.de

Summary

In patients with advanced esophageal cancer cT3 or selected cT4 without elevated functional risk factors neoadjuvant radiochemotherapy is aiming towards reduction of tumor mass and increase of R0 resection rate. Own data of 66 patients show a 90 day mortality rate of 5,2% which is not elevated compared to esophagectomy without pretreatment. In comparison to studies without induction therapy or only neoadjuvant chemotherapy patients with preoperative radiochemotherapy had a substantial improvement of prognosis. Responders show a 2 year survival rate twice as high as non-responders.

Key words: Esophageal cancer, neoadjuvant therapy, radiochemotherapy, esophagectomy

Zusammenfassung

Bei Patienten mit fortgeschrittenen Oesophaguskarzinomen cT3, oder selektioniert cT4, ohne erhöhtes funktionelles Operationsrisiko wird die neoadjuvante Radio-Chemotherapie mit dem Ziel der Reduktion der Tumormasse und der Erhöhung der R0-Resektionsrate eingesetzt. Die eigenen Daten von 66 Patienten zeigen bei einer 90 Tage-Mortalität von 5,2% keine Risikoerhöhung gegenüber Oesophagektomie ohne Vorbehandlung. Im Vergleich zu Studien ohne Induktionstherapie oder Studien mit neoadjuvanter Chemotherapie ließ sich eine deutliche Prognoseverbesserung für die radiochemotherapierten Patienten nachweisen. Responder haben eine doppelt so hohe 2 Jahres-Überlebensrate wie Non-Responder.

Schlüsselwörter: Oesophaguskarzinom, neoadjuvante Therapie, Radio-Chemotherapie, Oesophagektomie

Einleitung

Grundvoraussetzung für einen kurativen Therapieanspruch in der chirurgischen Therapie des Ösophaguskarzinoms ist die komplette Resektion des Primärtumors mit adäquater Lymphadenektomie. Dieses Ziel der Resektion ohne Residualtumor (R0-Resektion) ist bei frühen Tumorstadien wie T1- und T2-Tumoren in über 90% der Fälle zu erzielen. Beim T3-Karzinom beträgt die R0-Resektionsrate nur noch etwas mehr als 50% und beim T4-Karzinom nur noch ca. 20% [11]. Die Problematik der R0-Resektion fortgeschrittener Ösophaguskarzinome ist besonders bei den sogenannten suprabifurkalen und in Höhe der Trachealbifurkation sitzenden Karzinomen evident, da eine sehr enge topographische Beziehung zwischen Vorderwand des Ösophagus und Hinterwand der Trachea besteht.

Multimodale Therapiekonzepte sind beim Ösophaguskarzinom und anderen Malignomen eingeführt worden mit dem primären Ziel, präoperativ durch Radiochemotherapie die lokale Tumormasse zu reduzieren, um die R0-Resektabilität zu erhöhen und folglich eine

Prognoseverbesserung zu erzielen. Die alleinige neoadjuvante Chemotherapie mit Cisplatin und 5-FU in drei Zyklen hat nach der Studie von Kelsen keine Prognoseverbesserung im Vergleich zur alleinigen Chirurgie ergeben [6]. Dagegen hat die Studie von Walsh unter Anwendung der neoadjuvanten Radiochemotherapie (40 Gy, Cisplatin und 5-FU) eine signifikant günstigere Prognose für den multimodalen Therapiearm im Vergleich zur alleinigen Chirurgie gezeigt [13]. Die 2-Jahresüberlebensrate betrug im neoadjuvanten Therapiearm 54%, im Studienarm mit alleiniger Chirurgie nur 24%.

Patienten und Methoden

In der Klinik und Poliklinik für Visceral- und Gefäßchirurgie der Universität zu Köln wurde in einem 6-Jahreszeitraum ein Drittel der Patienten, die zur Ösophagektomie wegen Speiseröhren-karzinom vorgesehen waren (n = 215) radiochemotherapiert. Einschlusskriterien waren T3-Tumoren nach endosonographischem und computertomographischem Staging. T4-Tumoren mit Infiltration der Aorta oder der Trachea wurden nicht eingeschlossen, da auch nach Radiochemotherapie keine komplette Resektion dieser Tumoren zu erwarten ist. Nur T4-Tumoren bei beginnender Zwerchfell- oder Perikardinfiltration, die resezierbar waren, wurden in die Studie aufgenommen. Bei allen Patienten wurde eine genaue präoperative Risikoevaluation vorgenommen und nur die Patienten in die Studie eingeschlossen, die ein niedriges oder mässiges Operationsrisiko hatten [1, 2, 3]. Weiterhin wurden Patienten, die nach genauer Auf-klärung über das multimodale Verfahren eher eine ablehnende Haltung einnahmen, nicht eingeschlossen. Das neoadjuvante Radiochemotherapie-Protokoll war für Adeno- und Platten-epithelkarzinome des Ösophagus gleich und umfasste in einem vierwöchigen Zeitraum die Bestrahlung mit 36 Gy in 1,8 Gy Einzeldosen an den Tagen 1 bis 5 der Woche [4]. In der Woche 1 wurde an Tag 1 bis 5 1000 mg/m^2 5-FU als Dauerinfusion in 24 Stunden gegeben und gleichzeitig an Tag 1 bis 5 der ersten Woche 20 mg/m^2 Cisplatin als Kurzinfusion für eine Stunde. Die Wochen 5 und 6 waren zur Erholung des Patienten als Pause vorgesehen und in der Woche 7 fand das Restaging wiederum mit Endoskopie, Endosonographie und Computertomographie statt. In den Wochen 8 bis 10 erfolgte die Operation als transthorakale en bloc-Ösophagektomie mit 2- bzw. 2^1/$_2$-Feld-Lymphadenektomie [5]. Die genauen Zahlen des Krankengutes sind einer Original-publikation vorbehalten, die in Kürze erscheinen wird. Daher können die Ergebnisse hier nur allgemein dargestellt werden.

Nach dem Restaging wurden 9% der Plattenepithelkarzinome und 19% der Adenokarzinome wegen Progression nicht reseziert. Die R0-Resektionsrate betrug jedoch hinsichtlich der resezierten Patienten für das Plattenepithelkarzinom 85% und für das Adenokarzinom 96%. Die histomorphologisch am Resektionspräparat beurteilte Regression zeigte Residualtumor von weniger als 50% bei 62% der Patienten und ein komplettes Ansprechen bei 12% [10]. Die 90-Tage-Mortalität betrug 5,2% und war damit nicht höher als in vielen Serien der Chirurgie des Ösophaguskarzinoms ohne Radiochemotherapie [5]. Die bisher zu bestimmende 2-Jahresüber-lebensrate mit 62% war etwas höher als in der Studie von Walsh aus 1996 und über doppelt so hoch wie in der Studie von Kelsen aus 1998 mit alleiniger Chemotherapie. Auch in unserer Studie zeigte sich wie in drei anderen Studien der Literatur, dass Patienten mit kompletter histomorpholo-gischer Regression eine etwa doppelt so hohe 2-Jahresüberlebensrate haben als diejenigen, die nicht ansprechen [7, 14, 12].

Daher wird in der Zukunft die Vorhersage des Ansprechens, die sogenannte Response-Prädiktion, mit Positronen-Emissionstomographie (PET) bzw. Biomarkern von besonderer Bedeutung sein. Dazu wurden aus der eignen Arbeitsgruppe erste Ergebnisse hinsichtlich der Marker ERCC1 und C-Erb B2 vorgesellt [9, 4, 8].

Insgesamt sind bei Plattenepithel- und Adenokarzinomen des Ösophagus im Stadium T3, zum Teil auch T4, bei niedrigem bzw. mässigem Operationsrisiko durch die neoadjuvante Radiochemotherapie und nachfolgende transthorakale en bloc-Ösophagektomie günstige Ergebnisse zu erzielen. Die Chirurgie ist nach neoadjuvanter Radiochemotherapie schwieriger. Bei entsprechender Operationsfrequenz liegt in High volume-Zentren die Mortalität unter entsprechender Patientenselektion jedoch nicht höher als bei Ösophagektomie ohne Vorbehandlung und es lässt sich eine Prognoseverbesserung der Gesamtgruppe, aber insbesondere der Patienten mit komplettem Ansprechen erzielen. In der Zukunft wird die Vorhersage des Ansprechens mit PET und Biomarkern eine weitere Differenzierung der Patienten erlauben.

Literatur

1. Bartels H, Stein HJ, Siewert JR (1998) Preopertive risk analysis and postoperative mortality of oesophagectomy for resectable oesophageal cancer. Br J Surg 85:6840–6844
2. Bollschweiler E, Schröder W, Hölscher AH, Siewert JR (2000) Preoperative risk analysis in patients with adenocarcinoma or squamous cell carcinoma of the oesophagus. Brit J Surg 87:1106–1110
3. Bollschweiler E (2002) Scoringsysteme und Qualitätsmanagement In: Ekkernkamp-Scheibe: Qualitätsmanagement in der Medizin. Handbuch für Klinik und Praxis 18. Erg. Lfg 12:1–10
4. Hölscher, AH, Metzger R, Schneider PM (2000) Praeoperative Radio-Chemotherapie des Oesophaguskarzinoms, Zentralblatt Chir 125:319–325
5. Hölscher AH, Schröder W, Bollschweiler E, Beckurts KTE, Schneider PM (2003) Wie sicher ist die hoch intrathorakale Oesophagogastrotomie? Chirurg 74:726–733
6. Kelsen DP, Ginsberg R, Pajak TF, Sheahan DG, Gunderson L, Mortimer J, Estes N, Haller DG, Ajani J, Kocha W, Minsky BK, Roth JA (1998) Chemotherapy followed by surgery compared with surgery alone for localized esophageal cancer. N Engl J Med 339:27 1979–1984
7. Leichman L, Steiger Z, Seydel HG, Vaitkevicius VK (1984 Jun) Combined preoperative chemotherapy and radiation therapy for cancer of the esophagus: the Wayne State University, Southwest Oncology group and Radiation Therapy Oncology Group experience. Semin Oncol 11:2 178–185
8. Metzger R, Schneider PM, Warnecke-Eberz U, Miyazono F, Baldus S, Schäfer H, Hölscher AH (2002) Potential der ERCC1 und c-erbB-2 Genexpression zur Prädiktion des Responseverhaltens auf die neoadjuvante Radio-Chemotherapie beim Oesophaguskarzinom. Chir. Forum, (Hrsg.) J. R. Siewert, Springer Heidelberg; 109–111
9. Schneider PM, Metzger R, Baldus STE, Warnecke-Eberz U, Bruns CJ, Brabender J, Stöltzing O, Hölscher AH (2002), Oesophaguskarzinom in: Nicht hereditäre Tumorerkrankungen (Hrsg.) D. Ganten, K. Ruckpaul, Springer-Verlag Berlin Heidelberg; 126–163
10. Schneider PM, Zirbes TK, Metzger R, Baldus S, Dienes HP, Hölscher AH (1999) Histomorphologisches Regressionsgrading und Apoptose-Index als objektive Responseparameter beim neoadjuvant chemotherapierten Adenokarzinom des Magens und oesophagogastralen Übergangs. Langenbecks Arch Chir I, Springer Heidelberg; 109–115
11. Siewert JR, Bartels H, Bollschweiler E, Dittler HJ, Fink U, Hölscher AH, Roder JD (1992) Plattenepithelcarcinom des Oesophagus. Behandlungskonzept der Chirurgischen Klinik der Technischen Universität München. Chirurg 63:693–700
12. Urba SG, Orringer MB, Turrisi A, Iannettoni M, Forastiere A, Strawderman M (2001) Randomized trial of preoperative chemoradiation versus surgery alone in patients with locoregional esophageal carcinoma. J Clin Oncol 19:2 305–313
13. Walsh TN, Noonan N, Hollywood D, Kelly A, Keeling N, Hennessy TP (1996) A comparison of multimodal therapy and surgery for esophageal adenocarcinoma. N Engl J Med 335:7 462–467
14. Wilke H, Fink U (1996 Aug 15) Multimodal therapy for adenocarcinoma of the esophagus and esophagogastric junction. N Engl J Med 335:7 509–510

Intraoperative Routine-Cholangiographie bei der laparoskopischen Cholezystektomie – CONTRA

Laparoscopic routinecholangiography in laparoscopic cholecystectomy – CONTRA

E. Kraas, B. Jansen-Winkeln, S. Farke

DRK-Kliniken – Westend – Chirurgische Klinik – Zentrum für Minimal Invasice Chirurgie, Spandauer Damm 130, 14050 Berlin, E-mail: e.Kraas@drk-kliniken-westend.de

Summary

The aim of routine intraoperative cholangiography (IOC) is to detect pathologies of the common bile duct and to minimize the rate of bile duct injuries by better demonstration of the anatomic situation. The incidence of choledocholithiasis is 5%. With preoperative diagnostic most cases of stones in the common bile duct can be detected. For these reasons a routine IOC is no longer necessary today. If there is an intraoperative X-ray documentation of the bile ducts it is questionable how to proceed in the case of choledocholithiasis. The operating surgeon has to decide whether to perform an intraoperative ERCP, a laparoscopic revision of the ductus choledochus or to convert to open surgery for this procedure. The success rate for laparoscopic revision of the common bile duct is about only 75%. The rate of false-positive or false-negative results can be a problem of IOC.

Key words: Intraoperative cholangiography, cholecystectomy, laparoscopy, standard

Zusammenfassung

Ziel einer intraoperativen Cholangiographie (IOC) als Routine-Verfahren ist die Erkennung einer Veränderung des Gallenganges und die Verminderung der Gallengangs-Verletzungen durch bessere Darstellung der Anatomie. Die Inzidenz der Choledocholithiasis liegt bei ca. 5%. Die Erkennung der Steine im Gallengang gelingt heute meist im Rahmen der präoperativen Diagnostik. Eine Routine-IOC ist daher heute nicht notwendig. Wenn eine intraoperative Röntgendarstellung der Gallengänge stattfindet, stellt sich die Frage des weiteren Procedere bei Nachweis eines Choledochuskonkrements. Entweder wird eine intraoperative ERC oder eine Steinextraktion über den Cystikusstumpf bzw. eine Choledochusrevision durchgeführt werden. Die Erfolgsrate der laparoskopischen Steinextraktionen aus dem Gallangangssystem liegt jedoch nur bei 75%. So muss der Operateur über Konversion, intra- oder postoperative ERC oder ERCP entscheiden. Problematisch bei der Entscheidung für eine routinemäßige IOC ist die Anzahl der falsch-positiven und falsch-negativen Befunde.

Schlüsselwörter: Intraoperative Cholangiographie, Cholezystektomie, Laparoskopie, Standard

Ziel einer intraoperativen Cholangiographie (IOC) als Routine-Verfahren ist die Erkennung einer Veränderung des Gallenganges und die Verminderung der Gallengangs-Verletzungen durch bessere Darstellung der Anatomie. Dabei kann ein bis zur Durchführung der Cholangiographie unverletzter Ductus hepatocholedochus dokumentiert werden. Des weiteren soll mit diesem Verfahren der intraoperative Ausschluss einer Choledocholithiasis durchgeführt werden.

Die Inzidenz der Choledocholithiasis im Rahmen des Gallensteinleidens liegt bei ca. 5%. Diese Patienten müssen erkannt und einer entsprechenden Therapie zugeführt werden. Die Erkennung der Steine im Gallengang gelingt heute meist im Rahmen der präoperativen Diagnostik mit Anamnese, Labordiagnostik (AP, Bilirubin, gGT) und mit der Sonographie. Bei Verdacht auf eine Choledocholithiasis wird heute durch endoskopische Darstellung im Rahmen der endoskopischen retrograden Cholangiographie (ERC) und wenn nötig gleichzeitig die Therapie durch Papillotomie und Bergung der Steine aus dem Gallengang durchgeführt. Durch diese präoperative Sanierung des Gallenganges ist nur noch selten eine Gallengangsrevision im Rahmen der Operation notwendig. Die Steinfreiheit des Ganges kann im Verdachtsfall präoperativ durch ERC belegt oder erreicht werden. Bei präoperativ nicht erkannten Gallengangskonkrementen besteht bei postoperativer Diagnosestellung immer noch weiterhin die Möglichkeit einer postoperativen ERCP. Kleine im Rahmen der perioperativen Diagnostik nicht festgestellte Konkremente bereiten meist keine Beschwerden und gehen meistens subklinisch oder mit einer kurzen Symptomatik spontan ab.

Wenn eine intraoperative Röntgendarstellung der Gallengänge stattfindet, stellt sich die Frage des weiteren Procedere bei Nachweis eines Choledochuskonkrements. Entweder wird eine intraoperative ERCP oder eine Steinextraktion über den Cystikusstumpf bzw. eine Choledochusrevision durchgeführt werden. Die Erfolgsrate der laparoskopischen Steinextraktionen aus dem Gallangangssystem liegt jedoch nur bei 75% [9]. So muss der Operateur intraoperativ über Konversion mit offener Choledochusrevision und T-Drainage oder intra- bzw. postoperative ERCP entscheiden. Auch hier ist das therapeutische Splitting mit postoperativ durchgeführter ERCP ein häufig angewendetes und vertretbares Verfahren. Die ERCP hat inzwischen eine therapeutische Effizienz erreicht, die eine sichere postoperative Konkrementextraktion ohne wesentliche Erhöhung der Morbidität erwarten lässt. Immerhin 58% der Kliniken in Deutschland favorisieren in dieser Situation das therapeutische Splitting [9]. Zumal dadurch die Konversion zur offenen Operation mit großer Laparotomie vermieden werden kann.

Wenn die therapeutische Konsequenz der IOC aber ein therapeutisches Splitting mit postoperativer ERCP ist, scheint die Untersuchung fragwürdig, da sie ohne unmittelbare Konsequenz wäre.

Problematisch bei der Entscheidung für eine routinemäßige IOC ist die Anzahl der falsch-positiven und falsch-negativen Befunde. Wenn man eine Routine-IOC durchführt und ein Choledochuskonkrement sichtet, wird die Diagnose Choledocholithiasis oben angeführte Entscheidungsprozesse in Gang setzen. Wenn man sich für eine laparoskopische Choledochusrevision oder eine Konversion mit offener Choledochusrevision entscheidet, ändert sich der Umfang der Operation erheblich. Eine Choledochusresivion mit Einlegen einer T-Drainage ist ein Eingriff von erheblich höherer technischer Schwierigkeit und auch Mehrbelastung für den Patienten. Er erfordert mehr logistische Voraussetzungen. Die OP-Zeit kann um das Doppelte verlängert sein. Es können mehr und schwerwiegendere Komplikationen auftreten. Die Morbidität liegt in der Literatur bei ca. 16% [16] und ist damit relativ hoch. Die Verweildauer im Krankenhaus ist deutlich verlängert.

Bei der Abwägung der routinemäßigen IOC ist die Sensitivität und Spezifität der IOC wichtig. Die Inzidenz von falsch-positiven Cholangiographien wird in der Literatur mit 0,7 – 10% angegeben [13, 10, 6, 2, 18, 17]. Somit wird bei den falsch-positiven Befunden oft eine unnötig große Operation gewählt. Bei den falsch-negativen Befunden hingegen wiegt sich der Operateur in falscher Sicherheit.

Durch die IOC wird die OP-Zeit verlängert und höhere Kosten verursacht. Die Zeitdauer für die IOC ist abhängig von der Erfahrung und der Häufigkeit der Anwendung. Eine Klinik, die routinemäßig eine IOC durchführt wird weniger Zeit beanspruchen, als eine Klinik, die diese Diagnostik nur wenige Male im Jahr durchführt. In der Literatur ist die Dauer der Operation um 7 – 23 Minuten verlängert. [1, 5, 12, 16, 3]

Der personelle und apparative Aufwand für eine IOC ist gegenüber einer einfachen laparoskopischen Cholezystektomie erhöht, es wird ein im Abdomenbereich röntgendurchlässiger OP-Tisch, ein Bildwandler und das entsprechend geschulte Personal benötigt. Bei der IOC fällt eine geringe Strahlenbelastung an, der die Patienten ebenfalls ausgesetzt werden. Im Falle einer Routine-IOC im Gegensatz zu einer selektiven IOC werden erheblich mehr Patienten dieser Strahlenbelastung unnötig ausgesetzt. Bei der Cholangiographie wird ein Kontrastmittel eingesetzt, das in seltenen Fällen zu einer Allergie bzw. einem anaphylaktischen Schock führen.

Ein zweites Argument für eine Routine-Cholangiographie bei der laparoskopischen Cholezystektomie ist die bessere Darstellung der Anatomie mit einer Verminderung des Risikos einer Gallengangsverletzung.

Das Argument der besseren Darstellung der Anatomie durch die intraoperative Cholangiographie ist zum einen richtig, jedoch hat man mit der Laparoskopie in blutungsfreier Präperationstechnik in den allermeisten Fällen eine sehr gute Möglichkeit die Anatomie exakt darzustellen. Bei subtiler Präparation und konsequenter Darstellung des Calot'schen Dreieckes ist die Anatomie offensichtlich. Bei Darstellung der Gallenblasenbasis und dem dort entspringenden D. cystikus und der A. cystica ist die Operation sicher. Selbst bei akzessorischen Gallengängen oder anatomischen Varianten der A. cystica ist die Anatomie mit der Kamera bei der Laparoskopie ideal darstellbar.

Bei einer Cholangiographie ist das kontrastierte Gallangangssystem sichtbar. Bei intraoperativer Durchführung jeweils nur in der a. p. Projektion. Eine Umsetzung des Bildes auf den intraoperativen Situs ist schwierig und macht nur in ausgewählten Fällen einen Gewinn an anatomischer Sicherheit aus. Um bei einfacher Cholezystektomie die Patienten nicht einem unnötigen Risiko und einer unnötigen Strahlenbelastung auszusetzen ist eine IOC zur Orientierung bei den anatomischen Strukturen in Ausnahmefällen indiziert und sollte deshalb nicht routinemäßig angewendet werden.

Zur Frage der IOC als Routine liegt eine Vielzahl von Arbeiten vor. In der ◘ Tabelle 1 sind 5 internationale Studien nebeneinandergestellt.

Die amerikanische Studie wertete 1.570.361 Cholezystektomien aus und stellt heraus, dass in der Gruppe mit IOC eine Verletzung des DHC mit 0,39% der Fälle seltener ist, als in der Gruppe ohne IOC. Hier lag die Verletzungsrate des DHC bei 0.58%. [3] Hauptargument dieser Arbeitsgruppe ist also die bessere Darstellung der anatomischen Strukturen. In unserem Patientengut ist die Anzahl der DHC-Verletzungen um ein Vielfaches geringer, auch die anderen Studien zeigen ein deutlich geringeres Risiko. Bemerkenswert ist, dass auch die Rate der primär offenen Eingriffe in der amerikanischen Studie und auch in den anderen Studien mit 24 – 29% deutlich über der eigenen mit 3% liegt [7, 8].

Im eigenen Patientengut haben wir in der Gruppe der laparoskopischen Cholezystektomien 216 (3%) intraoperative Cholangiographien (IOC) durchgeführt. Davon waren 94 (44%) Untersuchungen ohne pathologischen Befund. In 16 Fällen (7%) erfolgte eine laparoskopische

	Washington USA	AMIC Österreich	SALTC Schweiz	QS-Nordrhein	KH Moabit/ Westend Berlin
Literatur	[3]	[4]	[20]	[14]	[7]
Zeitraum	1992–1999	1992–1997	1992–1995	1990–1999	1990–2002
Anzahl	1.570.361	88.110	10.174	160.686	7.784
primär offen	24%	25%	–	29%	3%
Konversion	–	6%	8%	7%	2,3%
PraeOP ERCP	–	–	11%	12%	4,5%
Intraop. Cholangiogr.	39%	19%	23%	8%	3%
Gallengangsverletzungen	0,5%	0,2%	0,3%	0,1%	0,08%

Choledochusrevision, in 7 Fällen (3%) eine intraoperative ERC mit Papillotomie. Bei 41 Patienten (19%) wurde postoperativ eine ERC und eine Steinextraktion bzw. Papillotomie durchgeführt [7, 8].

Die Indikationen zur präoperativen ERCP stellen ein Verschlußikterus bzw. ein V. a. Choledocholithiasis, eine deutliche Cholestase-Erhöhung sowie ein sonographisch auf über 10 mm erweiterter Ductus choledochus dar.

Insgesamt wurden von 1990 bis 2002 bei uns 7784 Fälle mit Cholelithiasis behandelt. [7] (Siehe ◘ Tabelle 1) 351 Patienten (4,5%) mit sonographischem oder laborchemischem Verdacht auf ein Choledochuskonkrement erhielten präoperativ eine ERC. Von diesen wurden 312 Patienten anschließend operiert. 39 Patienten (0,5%) wurden weiter konservativ behandelt und aus der stationären in die ambulante Behandlung entlassen. Insgesamt wurden 7745 Operationen durchgeführt, davon wurden 7521 Operationen laparoskopisch begonnen, 224 Patienten wurden primär offen operiert. Bei 180 Patienten musste aus unterschiedlichen Gründen konvertiert werden (2,3%). 7341 Operationen (95%) wurden als laparoskopische Cholezystektomie beendet.

Im Unterschied zur Routine-IOC ist eine selektive intraoperative Cholangiographie bei bestimmten Indikationen durchaus sinnvoll und kann wichtige zusätzliche Informationen liefern. Diese Gelegenheiten können z.B. eine unklare Anatomie trotz subtiler Präparation oder eine präoperativ bestehende Cholestase mit fehlender Möglichkeit zur ERC, wie bei Zustand nach Billroth II Operation sein.

Fazit

Im Zeitalter der laparoskopischen Cholezystektomie ist eine intraoperative Cholangiographie als Routinemaßnahme nicht notwendig. Durch prä- oder postoperative ERC können Steine im Gallengang sicher erkannt und nach Papillotomie entfernt werden; die Anatomie im Calot'schen Dreieck kann durch sorgfältige blutungsfreie Präparation fast immer eindeutig dargestellt und damit eine Verletzung des Ductus choledochus vermieden werden.

In Besonderen Fällen kann die Cholangiographie eine wertvolle Hilfe und wegweisend für den weiteren Fortgang der Operation und Therapie sein.

Literatur

1. Caroll BJ, Phillips EH, Rosenthal R, Gleishmann S, Bray JF (1996) One hundred consecutive laparoskopic cholangiogramms. Surg endosc 10:319
2. DelSanto P, Kazarian KK, Rogers F, Bevins PA, Hall JR (1985) Prediction of operative cholangiography in patients undergone elective cholecystektomy with routine liver function chemistry. Surgery 98:7

3. Flum DR, Dellinger EP, Cheadle A, Chan L, Koepsell T (2003) Intraoperative cholangiography and risk of common bile duct injury during Cholecystectomy. JAMA 289:1639
4. Gitter T, Wayand W, Woisetschläger R (1995) Der Stand der laparoskopischen Cholezystektomie in Österreich. AMIC – Arbeitsgemeinschaft für minimal invasive Chirurgie. Wien Klin Wochenschr 107:61
5. Gregg RO (1988) The case for selective cholangiogram. Am J Surg 155:540
6. Hauer-Jensen M, Karesen R, Nygaard K, Solheim K et al. (1986) Consequences of routine peroperative cholangiography during cholecystectomy for gallstone disease: World J Surg 10:996
7. Kraas E, Frauenschuh D (2001) Chirurgie der Gallenblase und Gallenwege durch MIC. Chirurg 72:378
8. Kraas E, Frauenschuh D (2000) Cholezysto-/Choledocholithiasis. 10 Jahre laparoskopische Cholezystektomi am Krankenhaus Moabit, Berlin. Viszeralchirurgie 35:321
9. Lufwid K, Köckerling F, Hohenberger W, Lorenz D (2001) Die chirurgische Therapie der Cholecysto-/Choledocholithiasis. Chirurg 72:1171
10. Morlang T, Umscheid T, Stelter WJ (1995) Laparoskopische Cholezystektomie – eine prospektive Studie an 1775 unselektierten Patienten. Zentralbl chir 120:353
11. Nies C, Bauknecht F, Groth C, Cerlici T, Bartsch D, Lange J, Rothmund M (1997) Intraoperative Cholangiographie als Routinemethode? Chirurg 68:892
12. Panton ONM, Nagy AG, Scudamore CH, Panton RJ (1995) Laparoscopic cholecystectomy: a continuing plea for routine cholangiography. Surg laparosc endosc 5:43
13. Pernthaler H, Sandbichler P, Schmidt T, Margreiter R (1990) Operative cholangiography in elective cholecystektomy. Br J Surg 77:399
14. Qualitätssicherung Chirurgie Nordrhein (1999) Cholelithiasis/-zystitis; Ärztekammer Düsseldorf
15. Shuchleib S, Chousleb A, Mondragon A, Torices E et al. (1999) Laparoscopic common bile duct exploration. World J Surg 23:698
16. Soper NJ, Dunnegan DL (1992) Routine versus selective intraoperative Cholangiography during laparoscopic cholecystectomy. World J Surg 16:1133
17. Soper NJ (1992) Routine versus selective intraoperative cholangiography during laparoscopic cholecystectomy. World J Surg 64:1133
18. Voyles CR, Sanders DL, Hogan R (1994) Common bile duct evaluation in the era of laparoscopic cholecystectomy. Ann Surg 219:744
19. Wayand W, Gitter T (1996) Five years laparoscopic cholecystectomy: a reappraisal. Prog Surg 22:63
20. Z'graggen K, Wehrli H, Metzger A, Buehler M et al. (1998) for the Swiss association of laparoscopic and thoracoscopic surgery: Complications of laparoscopic cholecystectomy in Switzerland. Surg Endosc 12:1303

Gallengangsrekonstruktion durch in-vivo tissue-engineering mit Veneninterponat und resorbierbarem Stent im Tiermodell

Bile duct reconstruction by in-vivo tissue engineering with venous interponat and bioabsorbable stent in an animal model

H. P. Heistermann[1], D. Palmes, H. Hierlemann, K. Schneiders, M. Ebsen, G. Hohlbach, H. U. Spiegel

[1] Chirurgische Abteilung, St. Marien-Hospital, Kunibertskloster 11 – 13, 50668 Köln

Summary

A new appropach to the treatment of bile duct lesions was investigated. A part of the bile duct was replaced with a venous interponat which had been endoluminally stented by a bio-absorbable stent. A total of 24 pigs was divided into four groups. In group I a segment of the common bile duct was replaced by a venous interponat, while in groups II and III the interponates were additionally stented. Group IV served as control. For investigation of stent degradation, in group II 2 animals were sacrificed after 3, 4 and 5 months, in group III after 6 months. In groups II-IV all animals survived in good condition. The interponat was found to be laminated with bile duct epithel and showed the diameter of the stent, whereas after 4 months the stent material had been completely degraded. The reported technique represents an interesting alternative to the biliodigestive anastomosis because of the preservation of the Sphincter Oddi.

Key words: Bile duct lesion, vein, bio-degradable stent, pig

Zusammenfassung

Wir untersuchten eine neue Behandlungsmethode von Defektläsionen des Gallenganges durch Ersatz mit einem Veneninterponat, das mit einem bio-degradablen Stent endoluminal geschient wurde. 24 Schweine wurden auf vier Gruppen aufgeteilt. In Gruppe I wurde ein Gallengangssegment durch ein venöses Interponat ersetzt, in Gruppe I und II zusätzlich gestentet. Gruppe IV diente als Kontrolle. Zur Untersuchung der Stentdegradation erfolgten in Gruppe II Opferungen von jeweils 2 Tieren nach 3, 4 und 5 Monaten, in Gruppe 3 nach 6 Monaten. In den Gruppen II – IV überlebten alle Tiere in gutem Zustand. Das Interponat war mit Gallengangsepithel ausgekleidet und zeigte den Durchmesser des Stents. Nach 4 Monaten war das Stentmaterial abgebaut. Die vorgestellte Technik stellt wegen des Erhalts des Sphincter Oddi eine interessante Alternative zur biliodigestiven Anastomose dar.

Schlüsselwörter: Gallengangsverletzung, Vene, absorbierbarer Stent, Schwein

Einleitung

Die Therapie der Wahl bei Defektläsionen des D. choledochus, die als Komplikationen der laparoskopischen Cholezystektomie oder bei Tumorresektionen auftreten, stellt derzeit die Choledochojejunostomie dar. Deren Langzeitprognose ist durch Komplikationen wie

Cholangitiden und biliäre Zirrhose eingeschränkt (1). Ziel der Studie war die Überbrückung eines Gallengangdefekts mit einem Veneninterponat, das durch einen neuen resorbierbaren endoluminalen Stent in einem tierexperimentellen Modell am Schwein geschient wurde.

Methodik

24 Schweine (Deutsche Landrasse, 20 – 25 kg) wurden auf vier Gruppen zu sechs Tieren aufgeteilt: „Nur Vene", „Stent-Degradation", „Stent-Langzeit" und „Kontrolle". Bei allen 24 Tieren wurde ein 2 cm langes Segment der V. jugularis interna entnommen. In allen Gruppen außer der Kontrollgruppe wurde über eine mediane Laparotomie ein ebenfalls 2 cm langes Segment aus dem D. choledochus reseziert und durch das Veneninterponat, das End-zu-End mit 6-0 PDS eingenäht wurde, rekonstruiert. In den beiden Stentgruppen erfolgte zusätzlich die endoluminale Schienung des Veneninterponats mit einem resorbierbaren Stent von fünf bis acht Millimetern Durchmesser. In der Kontrollgruppe wurde der D. choledochus nur mobilisiert. Postoperativ wurden Überleben, Allgemeinzustand und Gewichtsverlauf bis 6 Monate beobachtet. Zur Untersuchung der Kinetik der Stentdegradation wurden in der Gruppe „Stent-Degradation" jeweils 2 Tiere nach 3, 4 und 5 Monaten geopfert. Die Tiere der Gruppe „Stent-Langzeit" wurden nach 6 Monaten geopfert. Zum OP- und Opferungszeitpunkt erfolgten Blut- und Biopsieentnahmen aus Leber und Gallengang, die histomorpholigisch semiquantitativ auf Entzündung, Fibrose und Fremdmaterial untersucht und in einem Score bewertet wurden.

Ergebnisse

Alle Eingriffe ließen sich komplikationsfrei mit Op-Zeiten um 90 Minuten durchführen. In der Kontrollgruppe überlebten alle Tiere im guten AZ. In den beiden Stentgruppen überlebten die Tiere bis zum geplanten Zeitpunkt der Opferung. Das Veneninterponat war mit Gallengangs-epithel ausgekleidet und heilte mit dem Durchmesser des implantierten Stents ein. Das Stentmaterial war nach 4 Monaten vollständig abgebaut, parallel mit einem Rückgang der Cholangitis. Die Serumchemie zeigte keine signifikanten Unterschiede zur Kontrollgruppe. Ein Tier zeigte eine Abknickung des Veneninterponats. In der Gruppe „Nur Vene" starben 3 Tiere innerhalb von 3 Wochen mit Nekrose des Veneninterponats und galliger Peritonitis, ein weiteres Tier verstarb nach 4 Monaten, zwei Tiere überlebten 5 Monate, davon eins mit hochgradig stenosiertem Veneninterponat, eitriger Cholangitis und ausgepägter sekundärer biliärer Leber-zirrhose.

Schlussfolgerung

Durch Schienung mittels resorbierbarem Stent können perioperative Komplikationen wie z. B. Stenose und Nekrose des Veneninterponats (2) vermieden werden. Nach 4 Monaten ist der Stent vollständig resorbiert und das Veneninterponat mit Gallengangsepithel ausgekleidet. In Kombination mit dem resorbierbaren Stent stellt das Veneninterponat bei erhaltenem Sphinkter Oddi eine viel versprechende Alternative zur Hepatikojejunostomie in der Behandlung von Gallengangsdefektläsionen dar.

Literatur

1. Neuhaus P, Schmidt SC, Hintze RE, Adler A, Veltzke W, Raakow R, Langrehr JM, Bechstein WO (2000) Einteilung und Behandlung von Gallengangverletzungen nach laparoskopischer Chirurgie. Chirurg 71:166–173
2. Wittrin G, Clemens M, Arndt M, Ruhland D (1978) Replacement of the common bile duct by an autologous vein. Res Exp Med 173:95–103

Chirurgische Therapie cystischer Tumore des Pankreas

Cystic neoplasms of the pancreas: surgical therapy and outcome

J. Köhler

Klinikum Nord, Prof.-Ernst-Nathan-Str. 1, 90149 Nürnberg, E-mail: j.koehler@klinikum-nuernberg.de

In memoriam Prof. Dr. Ch. Gebhardt, der dieses Manuskript im März 2003 erstellt hat, im April erkrankt und am 30. Mai 2003 verstorben ist.

Summary

From 1986 – 2001 we treated 31 patients with cystic neoplasms of the pancreas; 13 patients showed a cystadenocarcinoma including one rare case of a serious cystadenocarcinoma. A curative resection (R0) was possible in 10 patients (resection-rate: 76.9%). After median 61 months (range 29 – 144 months) 8 patients are alive without evidence of tumour; 2 patients died 2 months (pneumonia) and 36 months (local recurrence), respectively, after operation. The latter case of tumour recurrence showed nodal involvement (pN1) in the Whipple specimen. One patient died 44 months after Whipple procedure with tumour-positive resection margin (R1 situation) from local recurrence and hepatic spread. Our data reflect the good prognosis of cystic neoplasms of the pancreas reported in literature after curative resection – a result of the different biological behaviour compared with ductal adenocarcinome.

Key words: Cystadenoma, cystadenocarcinoma, cystic neoplasms, pancreas

Zusammenfassung

Schlüsselwörter. Von 1986 bis 2001 behandelten wir 31 Patienten mit zystischen Pankreasneoplasien. Bei 13 Patienten fand sich ein Cystadenokarzinom, hierunter ein Fall eines seltenen serösen Cystadenocarcioms. Bei 10 Patienten war eine kurative Resektion (R0) möglich (Resektionsrate: 76,9%). Nach median 61 Monaten (29 – 144 Monaten) lebten 8 Patienten tumorfrei. 2 Patienten verstarben 2 (Pneumonie) bzw. 36 Monate (Lokalrezidiv) postoperativ. Im letzten Fall hatte das Operationspräparat eine nodal-positive Situation gezeigt. Ein Patient nach R1-Resektion verstarb 44 Monate postoperativ am Tumorrezidiv und hepatischer Metastasierung. Unsere Daten belegen die günstige Prognose zystischer Pankreasneoplasien nach kurativer Resektion – ein Ergebnis der unterschiedlichen Tumorbiologie verglichen mit den duktalen Pankreaskarzinomen.

Schlüsselwörter: Cystadenom, Cystadenokarzinom, zystischer Pankreastumor

Cystische Tumore des Pankreas müssen zunächst genau definiert werden. Es handelt sich bei diesen Läsionen nicht um Pseudocysten, die etwa 80% der cystischen Pankreasveränderungen ausmachen. Es handelt sich auch nicht um andere gutartige Cysten wie zum Beispiel das kongenitale Cystenpankreas oder Veränderungen nach Echinococcus-Infektion oder Tuberkulose. Auch das gelegentlich cystisch degenerierte ductale Pankreascarcinom und andere

Tumoren wie neuroendokrine Carcinome fallen nicht in diese Rubrik. Es handelt sich um ein eigenständiges Krankheitsbild, die sogenannte „genuine cystische Neoplasie", die etwa 10% der Pankreascysten ausmacht (◘ Abbildung 1).

zystische Pankreasläsionen

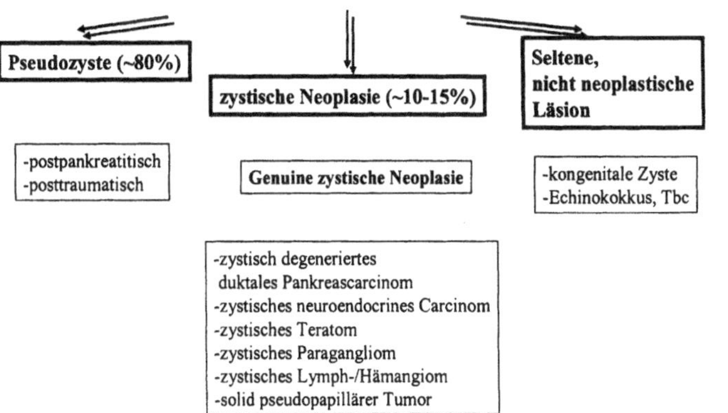

◘ Abb. 1.

Aufgrund der WHO-Klassifikation kann unterschieden werden zwischen benignen, borderline und malignen cystischen Pankreastumoren, wobei das seröse oder mucinöse Cystadenom und das entsprechende Cystadenocarcinom ganz im Vordergrund stehen (◘ Abbildung 2). Adenome und Adenocarcinome machen etwa 80% aller genuiner cystischer Pankreastumoren aus, so dass im folgenden schwerpunktmäßig diese Läsionen diskutiert werden sollen.

Bezüglich der Häufigkeitsverteilung findet sich nicht nur im eigenen Krankengut, sondern auch in der Literatur der vergangenen 10 Jahre, ein etwa identisches Muster. Man kann davon ausgehen, dass das seröse und mucinöse Cystadenom etwa gleich häufig beobachtet werden (39 bzw. 32%), während das mucinöse Cystadenocarcinom mit 28% geringfügig seltener angetroffen wird. Extrem selten ist das seröse Cystadenocarcinom mit einer Häufigkeit von 0,5% (◘ Tabelle 1).

WHO-Klassifikation
zystischer Pankreastumore

> **Benigne**
Seröses Cystadenom
Mucinöses Cystadenom
Intraduktal papillär-mucinöses Adenom

> **Boderline**
Mucinös-zystischer Tumor mit mäßiggradiger Dysplasie
Intraduktal papillär-mucinöser Tumor mit mäßiggradiger Dysplasie

> **Maligne**
Seröses Cystadenocarcinom
Mucinöses Cystadenocarcinom
Intraduktales papillär-mucinöses Carcinom
Acinuszellcystadenocarcinom

Klöppel et al., 1996

◘ Abb. 2.

Noch vor wenigen Jahren galt die Regel, dass seröse Cystadenome niemals maligne entarten können. Diese Einstellung muss heute, nicht nur entsprechend der WHO-Klassifikation von Klöppel, sondern auch aufgrund zunehmender Beobachtungen in der Literatur revidiert werden. In den vergangenen Jahren wurden – auch in der eigenen Klinik – insgesamt neun seröse Cystadenocarcinome beobachtet (◼ Tabelle 2). Trotzdem sind diese Tumore so selten, dass nur höchstens 1% der serösen cystischen Neoplasien maligne sind und deswegen hier nicht gesondert besprochen werden sollen. Trotzdem muss daran gedacht werden, dass ein seröses Cystadenom nicht grundsätzlich benigne ist.

◼ **Tabelle 1.** Zystadenome, -adenokarzinome Häufigkeitsverteilung

Studienzahl Metaanalyse	Jahr	n	SCA	MCA	MCAC	SCAC
12	1990-2001	784	307 (39,2%)	254 (32,4%)	219 (27,9%)	4 (0,5%)

◼ **Tabelle 2.** Seriöses Zystadenokarzinom Literaturberichte

Erst-Autor	Jahr	Anzahl	% zystischer Neoplasien
George	1989	1	
Kamei	1991	1	
Yoshimi	1992	1	
Ohta	1993	1	
Siech	1998	2	3,9
Eriguchi	1998	1	
Horvath	1999	1	5,0
(Nürnberg)	2001	1	3,2

(Nur 1 % der serösen zystischen Neoplasien ist maligne !)

Wegen der gewissen prognostischen Unsicherheit besteht grundsätzlich eine Operationsindikation zur Resektionsbehandlung bei Verdacht auf Cystadenom oder Cystadenocarcinom. Wichtig ist die Abgrenzung gegenüber Pankreaspseudocysten, die ja in bis zu 60% der Fälle nicht nur eine spontane Remissionstendenz beobachten lassen, sondern auch in einem hohen Prozentsatz heute endoskopisch oder interventionell ohne operative Maßnahme behandelt werden können. Dieses ist jedoch nur erlaubt, wenn die Differentialdiagnose eines Cystadenoms sicher ausgeschlossen werden kann.

Die Abgrenzung des Cystadenoms von Pseudocysten basiert einerseits auf klinischen Daten. So handelt es sich beim Cystadenom in der Regel um einen Zufallsbefund, die Patienten haben in der Regel keine Beschwerden, es sei denn, es findet sich bei Lokalisation im Kopf der Bauchspeicheldrüse eine Kompression von Ductus choledochus oder Duodenum. Wichtig ist, dass die Patienten keine Anamnese einer akuten oder chronischen Pankreatitis oder eines Pankreastraumas aufweisen.

Bezüglich der morphologischen Differentialdiagnose ist das Adenom echoinhomogen, die reife Pseudocyste dagegen echofrei. Im CT finden sich beim Adenom häufig cystisch solide Anteile und Septen. Verkalkungen der Cystenwand werden beobachtet, ein Befund der für Pseudocysten sehr atypisch wäre. Bei der retrograden Pankreasgangdarstellung findet sich gegenüber Pseudocysten nur sehr selten ein Cystenanschluß, häufiger dagegen ein Gangabbruch mit Verdrängung. Die Punktionszytologie ist nur selten wegweisend (◘ Tabelle 3).

◘ Tabelle 3. Morphologische Differentialdiagnose

	Zystische Neoplasie	Pseudozyste
Sonographie	Echoinhomogen	Echofrei
CT	Zystisch-solide Anteile Verkalkungen Septen	Hypodens
ERP	Gangabbruch,-verdrängung Zystenanschluß selten	Gangabbruch,-verdrängung Zystenanschluß häufig
Punktionszytologie	Selten positiv	negativ

Hilfreicher ist die Punktion der Cyste mit Untersuchung des Cystenpunktates, wobei nach den Untersuchungen von Lewandrowski und Mitarbeitern (1993) differentialdiagnostisch die Viskosität, die Höhe des CEA, des CA-125 und der Amylase Bedeutung haben. Insbesondere die Differenzierung der Pseudocyste gegenüber den unterschiedlichen Adenomformen ist hiermit sehr zuverlässig zu ermitteln (◘ Tabelle 4).

Trotzdem wurden in der Vergangenheit nicht selten sogar Cystadenocarcinome initial als Pseudocyste fehlgedeutet und zum Teil auch falsch behandelt. Die Häufigkeit liegt zwischen 15 und 41%, wobei jedoch heute durch besseres Wissen und bessere Untersuchungstechniken diese Inzidenz rückläufig ist (◘ Tabelle 5). Wir selbst haben bei zwei entsprechenden Patienten dieses Problem erlebt. So handelte es sich zum Beispiel in einem Fall um eine Patientin mit einer großen Cyste im linken Oberbauch. Bei genauer Beurteilung des CT's erkennt man in der Cyste Raumforderungen und Septen, so dass der Verdacht auf ein Adenom hätte nahe liegen müssen. Tatsächlich wurde die Patientin jedoch auswärts interventionell drainiert und erst als es zu einer Infektion der Cyste gekommen ist, wurde die Patientin uns zuverlegt. Die präoperativ

◘ Tabelle 4. Differentialdiagnostische Konsequenzen aus dem Zystenpunktat

	Viskosität	*CEA*	*CA 125*	*Amylase*
Pseudozyste	niedrig	niedrig	niedrig	hoch
Seröses Zystadenom	niedrig	niedrig	variabel	variabel
Muzinöses Zystadenom	hoch	hoch	variabel	variabel
Zystadeno-karzinom	hoch	hoch	hoch	variabel

(nach Lewandrowski et al., 1993)

◘ Tabelle 5. Zystadenokarzinom initiale Fehdiagnose: Pseudozyste

➢ Warshaw et al. (1990):   41 %
➢ De Calan et al. (1995):   18 %
➢ Eigenes Krankengut: 23 %
➢ Le Borgne (1999)   15 %

durchgeführte ERCP ergab einen Gangabbruch ohne Zeichen einer chronischen oder akuten Pankreatitis. Bei der Operation fand sich die Cyste relativ gut abgegrenzt, während Pseudocysten aufgrund der entzündlichen Genese in der Regel massiv mit der Umgebung verbacken sind. Die Pankreaslinksresektion ergab dann ein mucinöses Cystadenocarcinom.

Auch intraoperativ ist die Diagnose eines Cystadenocarcinoms im Einzelfall sehr schwierig, weil – trotz schnellschnitttechnischer Untersuchung der Cystenwand – das Ergebnis nicht beweisend sein muss, da alle mucinösen Cystadenocarcinome benigne Anteile haben und da bis zu 70% der mucinösen Tumoren ein inkomplettes Epithel haben, so dass histologisch das Bild einer Pseudocystenwand resultiert.

Die Lokalisation des Tumors kann einen gewissen Hinweis auf die Dignität geben, so werden benigne Cystadenome häufiger im Corpus/Cauda-Bereich, maligne Formen dagegen entsprechend häufig im Pankreaskopfbereich beobachtet (◘ Tabelle 6).

Beim Ausschluss einer Pseudocyste ist die Therapie der Wahl bei diesen cystischen Tumoren die Resektionsbehandlung. Im Einzelfall kann bei sehr gut abgegrenzten Adenomen auch einmal eine Enukleation erfolgen, die wir einmal – jedoch mit der Konsequenz einer postoperativen Pankreasfistel – durchgeführt haben. Im eigenen Krankengut kamen bei den gutartigen Formen siebenmal Pankreaskopfresektionen, einmal die zitierte Enukleation und zehn Pankreaslinks-

◻ Tabelle 6. Zystadenome, -adenokarzinome Lokalisation (n = 31) Klinikum Nürnberg Nord 1986–2001

	Caput	*Corpus/Cauda*
Zystadenome	7 (39 %)	11 (61 %)
Zystadenokarzinome	9 (69 %)	4 (31 %)

resektionen zur Anwendung. Bei den Cystadenocarcinomen handelte es sich siebenmal um Kopfresektionen, viermal um Linksresektionen und zweimal um Palliativmaßnahmen. Postoperative Todesfälle sind nicht aufgetreten. Die Prognose des Cystadenocarcinoms ist günstig. Im Gegensatz zum ductalen Pankreascarcinom lag die Resektionsrate bei 84% und die R0-Resektionsrate bei 76%. Nach kurativer Resektion sind nur zwei Patienten zwischenzeitlich verstorben. Ein Patient zwei Monate postoperativ infolge einer Pneumonie und ein weiterer Patient 36 Monate postoperativ infolge eines Tumorrezidivs. Dieser war der einzige der kurativ operierten Patienten, der schon eine lymphogene Metastasierung hatte, während alle anderen Patienten ein Lymphknotenstadium pN0 aufwiesen. Diese Patienten leben zur Zeit alle rezidivfrei bis zu 144 Monate (◻ Tabelle 7). Diese günstige Prognose findet sich auch in den in der Literatur mitgeteilten Daten. So berichten Delcore und Mitarbeiter über zehn kurativ resezierte Patienten, die alle eine pN0-Situation hatten. Die mitgeteilten 5-Jahresüberlebensraten liegen deutlich höher als beim ductalen Carcinom und sind etwa bei 70% einzuordnen (◻ Tabelle 8). Aufgrund dieser Daten erscheint es gerechtfertigt, das Cystadenocarcinom lokal R0 zu resezieren ohne eine erweiterte

◻ Tabelle 7. Cystadenocarcinome - Therapieverlauf Klinikum Nürnberg Nord 1986–201 (n = 13)

Pat.	*Lokal.*	*Vorbehandlung*	*Op-Verfahren*	*N/R-Stad.*	*Status*	*Mon.*
1	Caput	Keine	Whipple	pN0, R0	lebend	93
2	Caput	Keine	Whipple	pN0, R0	lebend	50
3	Caput	Keine	Whipple	pN0, R0	verstorben (Pneumonie)	2
4	Caput	Keine	Whipple	pN0, R1	Verstorben(Rezidiv,Leberfiliae)	44
5	Caput	Innere Cystendrainage	Whipple + Portar4esektion	pN1, R0	Verstorben (Rezidiv)	36
6	Cauda	Externe Cystendrainage	Linksresektion	pN0, R0	lebend	144
7	Corpus	Keine	Linksresektion	pN0, R0	lebend	69
8	Caput	Keine	DPPHR	pNx, R0	lebend	106
9	Corpus	Cystenpunktion	Linksresektion	pN0, R0	lebend	62
10	Caput	Keine	Palliativ	pNx, R2	verstorben	18
11	Caput	Keine	Palliativ	pNx, R2	verstorben	6
12	Caput	Keine	PPPHR	pN0, R0	lebend	29
13	Corpus	Keine	Linksresektion	pN0, R0	lebend	65

◘ Tabelle 8. Mucinöses Zystadenokarzinom Therapieergebnisse

Erst-Autor	Jahr	n	Resektionsrate (%)	5-JahresÜberlebensrate (%)
Warshaw	1990	27	63	76
Delcore	1992	13	77	72
Ridder	1996	10	90	56
Schmidt-Rohlfing	1998	17		67
Hashimoto	1998	11	80	52
Moesinger	1999	27		38
Le Borgne	1999	78	74	63
Yamaguchi	2000	11		27

Lymphdissektion vornehmen zu müssen. Zusammenfassend kann festgestellt werden, dass das Hauptproblem in der Behandlung des Cystadenocarcinoms nicht die adäquate operative Therapie ist, sondern die richtige Diagnose bzw. das Nichtübersehen der malignen Läsion.

Literatur

1. Balcom IV JH, Fernandez-Del Castillo C, Warshaw AL (2000) Cystic lesions in the pancreas: when to watch, when to resect Curr Gastroenterol. Rep 2:152–158
2. Brenin DR, Talamonti MS, Yang YET, Sener StF, Haines GK, Joehl RJ, Nahrwald DL (1995) Cystic neoplasms of the pancreas: A clinicopathologic study, including DNA flow cytometry. Arch Surg 130:1048–1054
3. Compagno J, Oertel JE (1978) Mucinous cystic neoplasms of the pancreas with overt and latant malignancy (cystadenocarcinoma and cystadenoma). A clinicopathologic study of 41 cases. Am J Clin Pathol 69:573–580
4. De Calan L, Levard H, Hennet H, Fingerhut A (1995) Pancreatic cystadenoma and cystadenocarcinoma: diagnostic value of preoperative morphological investigations. Eur J Surg 161:35–40
5. Delcore R, Thomas JH, Forster J, Hermeck AS (1992) Characteristics of cystic neoplasms of the pancreas and results of aggressive surgical treatment. Am J Surg 164:437–442
6. Eriguchi N, Aoyagi S, Nakayama T, Hara M, Miyazaki BT, Kutami R, Jimi A (1998) Serous cystadenocarcinoma of the pancreas with liver metastasis. J Hep-Bil-Panc Surg 5:470–473
7. Fernandez-del Castello C, Warshaw AL (2000) Current management of cystic neoplasms of the pancreas. Adv Surg 34:237–248
8. George DH, Murphey F, Michalski R, Ulmer BG (1989) Serous cystadenocarcinoma of the pancreas: a new entity? Am J Surg Pathol 13:61–66
9. Hashimoto L, Walsh RM, Vogt D, Henderson JM, Mayes J, Hermann R (1998) Presentation and management of cystic neoplasms of the pancreas. J Gastrointest Surg 2:504–508
10. Horvath KD, Chabot JA (1999) An aggressive resectional approach to cystic neoplasms of the pancreas. Am J Surg 178:269–274
11. Klöppel G, Solcia E, Longnecker DS, Capella C, Sobin LH (1996) Histological typing of tumours of the exocrine pancreas, 2nd edn. Springer Heidelberg New York, pp 11–20 (World Health Organisation international histological classification of tumours)
12. Köhler J, Meyer W, Gebhardt C (1998) Mucinöses Zystadenokarzinom des Pankreas – fehlgedeutet als Pseudozyste. Leber Magen Darm 28:77–79

13. Le Borgne J, de Calan L, Partensky C (1999) Cystadenomas and castadenocarcinomas of the pancreas: a multiinstitutional retrospective study of 398 cases. French Surgical association Ann Surg 230:152–161

14. Martin I, Hammond P, Scott J, Redhead D, Carter C, Garden OJ (1998) Cystic tumours of the pancreas. Br J Surg 85:1484–1486

15. Meyer W, Köhler J, Gebhardt C (1999) Cystic neoplasms of the pancreas – cystadenomas and cystadenocarcinomas. Langenbeck's Arch Surg 384:44–49

16. Moesinger RC, Talamini MA, Hruban RH, Cameron JL, Pitt HA (1999) Large cystic pancreatic neoplasms: pathology, respectability, and outcome. Ann Surg Oncol 6:682–690

17. Nagel M, Dobrowolski F, Bunk A, Saeger HD (2000) Das seröse Cystadenom des Pancreas. Chirurg 71:424–428

18. Ohta T, Nagakawa T, Itoh H, Fonseca L, Miyazaki I, Terada T (1993) A case of serous cystadenoma of the pancreas with focal malignant changes. Int J Pancreatol 14:283–289

19. Schmidt-Rohlfing B, Siech M, Mattfeldt T, Schoenberg MH (1989) Zystische Neoplasien des Pankreas: operative Therapie und Heilungschancen. Z Gastroenterol 36:939–945

20. Ridder GJ, Maschek H, Klempnauer J (1996) Favourable prognosis of cystadeno- over adenocarcinoma of the pancreas after curatice resection. Eu J Surg Oncol 22:232–236

21. Schneider C, Reck T, Greskötter KR, Köckerling F, Gall FP (1993) Zystische Pankreastumoren. Langenbeck's Arch Chir 378:281–287

22. Siech M, Tripp K, Schmidt-Rohlfing B, Mattfeldt T, Widmaier U, Gansauge F, Görich J, Beger HG (1998) Cystic tumours of the pancreas: diagnostic accuracy, pathologic observations and surgical consequence. Langenbeck's Arch Surg 383:56–61

23. Warshaw AL, Compton CC, Lewandrowski K, Cardenosa G, Mueller PR (1990) cystic tumors of the pancreas. New clinical, radiologic, and pathologic observations in 67 patients. Ann Surg 163:432–445

24. Yoshimi N, Sugie S, Tanaka T, Aijin W, Bunai Y, Tatematsu A (1992) A rare case of serous cystadenocarcinoma of the pancreas. Cancer 69:2449–2453

Das Translokationsphänomen als Problem der Ileuskrankheit

Ileus and translocation

H. Bartels

Chirurgische Klinik und Poliklinik der TU München, Klinikum rechts der Isar, Ismaninger Str. 22, 81675 München

Summary

Translocation means migration of bacteria and microbial products from the intestinal lumen through the intestinal wall. In general the clinical relevance of this phenomenon is low; but in low-flow states and reduced intestinal perfusion the breakdown of intestinal barrier function might induce release of proinflammatory cytokines, SIRS, sepsis and MODS. In prolonged ileus these pathogenic mechanisms are even stronger (hypovolemia, distension of the abdominal wall, activation of regional macrophages). Therefore the therapy must include local (surgical) measures and a systemic approach to prevent the development of MODS.

Key words: Ileus, translocation, intestinal barrier function, multiorgan dysfunction syndrome (MODS)

Zusammenfassung

Unter Translokation verstehen wir die Passage von lebenden Mikroorganismen und/oder ihrer Produkte aus dem Darmlumen durch die Darmwand. In der Regel ist die klinische Bedeutung des Translokationsphänomens gering. Translokation kann aber zum Problem werden bei Kreislaufinstabilität und intestinaler Minderdurchblutung. Über Makrophagenaktivierung und Zytokin-Freisetzung kann es zu SIRS, Sepsis und zum MOV kommen. Im Ileus werden diese Reaktionsabläufe auf allen Ebenen noch verstärkt (Hypovolämie, Darmdistension, Aktivierung sessiler Makrophagen in der Darmwand). Die Therapie muß damit neben lokalen (chirurgischen) auch allgemeine Maßnahmen umfassen, die sich gegen die Entwicklung eines MOV richten.

Schlüsselwörter: Ileus, Translokation, Mucosa-Barierre, Multiorganversagen (MOV)

Geschichtliche Perspektive

Das Translokationsphänomen beschäftigt Chirurgie und Intensivmedizin schon seit einer Reihe von Jahren. Jakob Fine hat als Erster in den frühen 60ern einen Zusammenhang zwischen systemischen Infektionen und dem Magendarmtrakt als Ausgangspunkt von diesen Infektionen vermutet. Dem vorausgegangen waren Beobachtungen, daß bei einigen Patienten, die am Multiorganversagen verstarben, klinisch und auch autoptisch ein eigentlicher Infektionsherd nicht nachgewiesen werden konnte. Es wurde angenommen, dass der Gastrointestinaltrakt ein Reservoir für pathogene Erreger darstellt, die unter gewissen Voraussetzungen die Darmmucosaschranke überwinden und dann ein septisches Krankheitsbild verursachen und auch aufrecht erhalten können.

Ein früher Hinweis dafür war 1969 ein Selbstversuch von Krause, der eine Suspension von lebenden Candida albicans trank, nach Stunden über Übelkeit und Erbrechen klagte und bei dem dann Candidakonzentration im Blut und Urin gefunden wurden.

Mit moderneren mikrobiologischen Verfahren gelang 1971 der Nachweis, daß die bakteriellen Serotypen, die eine systemische Infektion ausgelöst hatten, identisch waren mit den Serotypen aus Stuhlproben der betreffenden Patienten. Und 1979 wurden erstmals in experimentellen Untersuchungen Enterobacteriaceae, die die Darmwand durchwanderten, histologisch gesichert.

Seit den 80er Jahren wird bei Intensivpatienten die Translokation als ein pathogenetischer Faktor für das Multiorganversagen angesehen und aktuell werden spezifische Therapieansätze, die Translokation zu vermeiden, formuliert.

Pathomechanismen

Unter Translokation verstehen wir heute die Passage von lebenden Mikroorganismen und/oder ihrer Produkte aus dem Darmlumen durch eine makroskopisch intakte Darmwand. Translokation findet statt – dafür gibt es eine ganze Reihe von experimentellen und auch klinischen Daten. So ist Endotoxin als ein Repräsentant von bakteriellen Bestandteilen während und nach Koloskopien in der systemischen Zirkulation nachgewiesen worden. Und bei Laparotomien konnten lebende Bakterien in mesenterialen Lymphknoten, auf der Peritoneal-Oberfläche und auch im Portalvenenblut gefunden werden. In der Regel ist aber die klinische Konsequenz gering. Körpereigene systemische und retikuloendotheliale Abwehrmechanismen werden offensichtlich schnell und effizient mit der Translokation fertig. Unter gewissen Voraussetzungen kann aber Entwicklung in Gang kommen, wie wir sie von der Sepsis her kennen: Makrophagen-Aktivierung, Zytokin-Freisetzung, sekundäre Kaskadensysteme, SIRS, Sepsis und Multiorganversagen.

Dabei ist offensichtlich die intestinale Ischämie von zentraler Bedeutung. Pauk und Heyland konnten bereits 1992 in experimentellen Untersuchungen zeigen, daß die Darmschleimhaut hochgradig empfindlich auf Perfusionsstörungen reagiert. Wir wissen heute, dass solche Veränderungen bevorzugt im distalen Ileum und Coecum auftreten können, wir wissen, dass den morphologischen Veränderungen immer funktionelle Veränderungen vorausgehen und aus Permeabilitätsmessungen wissen wir auch, dass die Translokation von Endotoxin und anderen Mediatoren schneller und auch deutlich früher erfolgt als die Translokation lebender Bakterien.

Translokation wird damit klinisch zum Problem, vor allem bei Kreislaufinstabilität, intestinaler Minderdurchblutung und Mucosa-Ischämie. Translokation wird auch zum Problem bei Veränderungen der Muzinproduktion in der Schleimhaut, wie sie bei langfristiger parenteraler Ernährung oder entzündlichen Darmerkrankungen auftreten und bei Darmwanddistension und bakterieller Fehlbesiedlung bzw. Überwucherung – bekannte Phänomene beim Ileus. Und auch proinflammatorische Mediatoren selbst können z.B. bei kritisch kranken Intensivpatienten die intestinale Permeabilität steigern und damit im Sinne eines positiven Feedback-Mechanismus Translokation aufrecht erhalten.

Diese Zusammenhänge haben in der Vergangenheit zu einer Reihe von Bezeichnungen geführt [1], wie „Gut derived sepsis", „Intestinal barrier failure", „leaky Mucosa" oder „motor of MODS". Sie benennen damit alle dasselbe komplexe Geschehen: nämlich funktionelle und später auch morphologische Schädigungen der Darmwand, die die Translokation von Mediatoren und dann auch Bakterien aus dem Darmlumen zulassen und schwere Allgemeinreaktionen auslösen können.

Unterstützt wird diese Vorstellung durch ganz aktuelle Arbeiten von Soybel und Kalff [2]. In immunhistochemischen Untersuchungen konnten die Autoren in Dünndarmsegmenten nachweisen, dass die postoperative Paralyse und der Ileus vorrangig verursacht werden durch die Aktivierung eines dichten Netzwerkes von Makrophagen in der Muscularis externa. Dadurch werden regional proinflammatorische Zytokine und Mediatoren freigesetzt, die die Prostaglandin- und NO-Synthese beeinflussen. Diese Daten zeigen wieder, dass der Darm ein immunologisch hoch aktives Organ ist, vor allem aber, dass im Ileus die Darmwand die entscheidende Zytokin-produzierende Struktur darstellt.

Translokation bei der Ileuskrankheit

Damit schließt sich der Kreis und das Translokationsphänomen bei der Ileuskrankheit kann vereinfacht folgendermaßen dargestellt werden. Eine Splanchnicus-Minderdurchblutung führt über Darmwandischämie zum Verlust der Mucosabarriere. Es kommt zur Translokation und Zytokinantwort. Im Ileus werden diese Reaktionsabläufe auf allen Ebenen noch verstärkt: durch die Aktivierung sessiler Makrophagen in der Darmwand [5], durch das endoluminale Bakterienwachstum, durch die Darmdistension und natürlich durch die Kreislaufinsuffizienz auf dem Boden einer Hypovolämie. Die gemeinsame Endstrecke ist dann SIRS, Sepsis und Multiorganversagen.

Heute werden für die Entstehung des Multiorganversagens im wesentlichen 3 Pathomechanismen verantwortlich gemacht. Einmal die Dysfunktion des Immunsystems mit pro- und antiinflammatorischen Reaktionsmustern und sekundäre Aktivierung der bekannten Kaskadensysteme, dann die Kreislaufinsuffizienz mit endothelialer Dysfunktion und – wie bereits aufgezeigt – als dritter Mechanismus die Störung der Mucosabarriere des Darmes. Das bedeutet, daß bei der Therapie der Ileuskrankheit nicht nur lokale, sondern auch allgemeine Maßnahmen zum Einsatz kommen müssen.

Therapieansätze

Natürlich steht als lokale Therapie die schnellstmögliche Beseitigung des Darmverschlusses im Vordergrund. Operativ, wenn erforderlich, oder konservativ, wenn vertretbar, z. B. mit Gastrographin, Sympathikolyse, Parasympathomimetika u.a. Vorrangiges Ziel dabei ist die rasche Darmentlastung und Wiederherstellung der Passage und damit Vermeidung von sekundären Ischämieschäden. Aber zeitgleich muß auch eine systemische Therapie erfolgen, die sich im Idealfall gegen die das Multiorganversagen auslösenden Pathomechanismen richtet. D.h. Immunmodulation, Kreislaufstabilisierung und zusätzliche Mucosaprotektion.

Eine wirksame Immunmodulation im Sinne von Inhibition, Elimination oder Antagonisierung von Schlüsselzytokinen oder sekundären Mediatoren ist bisher nicht möglich. Das „magic bullet", das lange Zeit gesucht wurde und immer noch gesucht wird, ist bis heute nicht verfügbar. In dieser Hinsicht macht sich Resignation breit. Und auch andere – nicht monokausale – Therapieansätze, wie AT III und humanes Protein C müssen ihre klinische Wirksamkeit in Folgestudien noch unter Beweis stellen.

Als Therapieoption verfügbar ist aber die Kreislaufstabilisierung durch ausreichende Volumengabe. Volumen so lange, bis keine weitere Steigerung des HZV mehr möglich ist. Zielkriterien sind dabei ein arterieller Mitteldruck + 75 mm Hg, die BGA und die Urinausscheidung des Patienten. Der Einsatz von vasoaktiven Substanzen bleibt weiter hochproblematisch und ist nur noch gerechtfertigt, wenn mit Volumen allein kein ausreichender Perfusionsdruck erzielt werden kann. Die Gefahr einer unkritisch durchgeführten Katecholamingabe liegt wieder in der Splanchnicusischämie [6].

Allen Katecholaminen gemeinsam ist eine dosisabhängige intestinale Minderdurchblutung mit der Gefahr der Mucosaischämie, die es ja gerade zu verhindern gilt. Aus diesem Grunde sollte Adrenalin, Dopamin und auch Dopexamin gar nicht mehr zur Anwendung kommen. Dobutamin –

vor allem in niedriger Dosierung – scheint in diesem Zusammenhang weniger gravierende Nachteile zu haben, in einigen Studien wird sogar ein positiver Effekt auf die Splanchnicus-Durchblutung gezeigt [3].

Und diese effektive Kreislaufstabilisierung, wenn möglich unter vollständigem Verzicht auf Katecholamine, ist auch die einzige mucosaprotektive Maßnahme beim Ileus. Therapieansätze, die sonst bei Störungen der Mucosabarriere greifen – also frühe enterale Ernähung, enterale Immunonutrition, und (mit Abstrichen) die selektive Darmdekontamination, kommen bei der Akutbehandlung des Ileus nicht in Frage. Und spezielle Therapieansätze wie AICAR – unter der Vorstellung durch Adenosinsubstitution den nutritiven Status der geschädigten Darmmucosa zu verbessern – sind noch in experimenteller Erprobung [4].

Zusammenfassung

In der Regel ist die klinische Konsequenz daraus: Translokation findet statt. Translokation wird aber zum Problem vor allem bei Hypovolämie, Splanchnicus-Minderdurchblutung und Darmwandischämie. Hypovolämie und Darmwandischämie stehen im Zentrum der Ileuskrankheit. D.h. über die Aktivierung sessiler Makrophagen und dann Zytokin-Freisetzung kann eine Reaktion in Gang kommen bis hin zum Multiorganversagen.

Daher muß die Therapie lokal und auch systemisch erfolgen. Lokal natürlich zum schnellstmöglichsten Zeitpunkt die Beseitigung des Ileus operativ oder, wenn vertretbar, auch konservativ. Und systemisch durch Maßnahmen, die der Entwicklung zum Multiorganversagen entgegenwirken. Dabei kommt heute der effektiven Kreislaufstabilisierung die entscheidende Bedeutung zu.

Literatur

1. Alverdy JC, Laughlin RS, Wu L (2003) Influence of the critically ill state on host-pathogen interactions within the intestine: Gut derived sepsis redefined. Crit Care Med 31:598–607
2. Kalff JC, Turler A, Schwarz NT et al. (2003) Intra-Abdominal Activation of a Local Inflammatory Response within the Human Muscularis Externa During Laparotomy. Annals of Surgery 237:301–315
3. Kumar A (1997) Inotropes and gut mucosal perfusion: A brake on the motor of multiple organ failure? Crit Care Med 25:1266–1267
4. Ragsdale ND, Proctor KG (2000) Acadesine and intestinal barrier function after hemorrhage shock and resuscitation. Crit Care Med 28:3876–3884
5. Soybel DJ, Zinner MJ (2003) Ileus and the Macrophage. Annals of Surgery 237:316–318
6. Taneja R, Marshall JC (2000) Vasoactive agents and the gut: Fueling the motor of multiple organ failure. Crit Care Med 8:3107–3108

Frakturversorgung am Humeruskopf mit der winkelstabilen PHILOS Platte

Treatment of proximal humeral fractures with the PHILOS angular stable plate

M. Kettler, E. Wiedemann, C. Zeiler, P. Biberthaler, W. Mutschler

Klinikum der Ludwig-Maximilians Universität München – Innenstadt, Chirurgische Klinik und Poliklinik, Nußbaumstraße 20, 80336 München, E-mail: mkettler@ch-i.med.uni-muenchen.de

Summary

Since January 2002 69 patients with an average age of 72 have been treated with the new angular-stable screw fixation plate (PHILOS). To date 36 patients passed a follow up of a mean interval of 9 months (6 to 15). The mean constant score was 76 points; 59% of the patients archieved exellent or good results. In X-ray analyses implant displacement were seen in 5 (8%) cases with malunion, due to an incorrect placement of the scews. Correct anatomical reduction was achieved in 64%, minimal axial deviation ($< 10°$) was noted in 26%. No infection or pseudarthrosis was recorded; 2 patients developed an avascular humeral head necrosis.

The new implant provides superior stability of fixation of humeral head fragments and reduces the risk of secondary fracture displacement.

Key words: Proximal humeral fracture, angular stablility, internal fixation

Zusammenfassung

Seit Januar 2002 wurden 69 Patienten mit einem Altersdurchschnitt von 72 Jahren mit einer neuen winkelstabilien Platte (PHILOS) am proximalen Humerus versorgt. 36 Patienten erreichten mittlerweile die durchschnittliche Nachuntersuchung von 9 Monaten (6 – 15). Der mittlere Constant Score beträgt 76 Punkte. 59% erreichten ein hervorragendes oder gutes Ergebnis. Die Röntgenkontrollen zeigten eine Implantatdislokation mit Varusfehlstellung bei 5 (8%) Anwendungen. Eine anatomisch korrekte Achsenstellung bestand bei 64%; geringere Achsenabweichungen ($< 10°$) bei 26%. Bis lang trat keine Infektion oder Pseudarthrose auf. Das neue Implantat hat eine sehr gute Stabilität und reduziert das Risiko einer sekundären Dislokation.

Schlüsselwörter: Proximale Humerusfraktur, Winkelstabilität, Osteosynthese

Einleitung

Proximale Humeruskopfmehrfragmentfrakturen stellen die dritthäufigste Fraktur des höheren Alters dar und sind dementsprechend typische osteoporotische Frakturen. Eine sichere Implantatverankerung ist mit T-Platten o.ä. nur bedingt zu erzielen und mit einer hohen sekundären Dislokation zwischen 16% – 50% behaftet. Durch die Entwicklung winkelstabiler Implante konnten verglichen mit herkömmlichen T- oder Kleeblatt-Platten biomechanisch deutlich stabilere Verankerungen erzielt werden und auch in ersten klinischen Anwendungen vielversprechende Ergebnisse präsentiert werden. In der vorliegenden Anwendungsstudie wurde untersucht, ob durch eine anatomisch geformte winkelstabile Plattenosteosynthese (PHILOS) einerseits eine adäquate Reposition auch von Frakturen im anatomischen Hals fixiert werden können und auch im Verlauf zu guten Ergebnissen führt.

Material und Methoden

Im Rahmen einer prospektiven Anwendungsstudie wurden ab Januar 2002 bislang 69 Patienten (40 Frauen und 29 Männern) mit einer winkelstabilen Plattenosteosynthese (PHILOS, Fa. Synthes) operativ versorgt. In 5 Fällen wurde das Implantat bei Revisionsoperationen eingesetzt. Bei 36 Patienten liegen Ergebnisse über 6 Monate vor.

Das Durchschnittsalter der Patienten betrug 72 Jahre (31 – 94 Jahre). Die Indikationen zur operativen Versorgung wurde im wesentlichen nach den von Neer aufgestellten Kriterien (Segmentdislokation über 1 cm, Achsenabweichung mehr als $45°$) gestellt. Die vorliegenden Frakturen verteilten sich hauptsächlich auf dislozierte Zweisegmentfrakturen sowie Frakturen mit zusätzlicher Dislokation des Tuberkulum majus. Nach der Neer-Klassifikation verteilten die Frakturformen auf 23 Typ III-2, 34 Typ IV-3, 9 Typ IV-4, und 3 Luxationsfrakturen (VI), nach der AO-Einteilung zeigten 14 Frakturen einen Frakturverlauf im anatomischen Hals (Typ C).

Operationstechnik

In der Mehrzahl wurde über einen deltoideo-pectoralen Zugang die Frakturzone lateral dargestellt, dislozierte Tuberkula mit Cerlagen oder festen Nähten gefasst und in entsprechenden Plattenlöchern befestigt. Die Platte wurde nach temporärer K-Draht Fixation in der Kalotte oder am Schaft verankert und die Reposition im Bildwandler kontrolliert bevor die winkelstabile Verankerung erfolgte. Vorteilhaft hat sich die variable divergierende Verteilung der winkelstabilen Kalottenschrauben erwiesen. Die Operationszeit betrug im Mittel 113 Minuten (55 – 225 min). Die Immobilisation betrug durchschnittlich 5 Tage. Danach wurde die aktive funktionelle Beübung angestrebt.

Ergebnisse

Bei der Nachuntersuchung (bislang 36 Patienten) waren 94% der Patienten mit dem bisherigen Behandlungsergebnis zufrieden. Der mittlere Constant Score beträgt durchschnittlich 75,7 Punkte, mit einer guten Bewertung im Teilbereich Schmerzen von 12,7 Punkten. Gute und ausgezeichnete Ergebnisse werden bei 59% aller Patienten im alters- und geschlechtsadaptierten Score erreicht. Vier Patienten (11%) wurden als schlecht gewertet.

Die Achsenstellung konnte in 96% bei den 69 Anwendungen verbessert werden. Ein korrekte anatomische Achsenstellung wurde bei 44 (64%) Patienten erreicht, während geringe Varus- oder Valgusfehlstellungen unter $10°$ in 18 (26%) auftraten.

Ein sekundärer Korrekturverlust mit Varusfehlstellung über 30° trat fünf (7%) mal auf. Ursächlich wird eine vorwiegend kraniale Platzierung aller winkelstabilen Schrauben im Kalottensegment bei fehlender inferiorer Abstützung angeschuldigt.

Bei den 44 primär dislozierten Tuberkula wurden 24 (55%) korrekt refixiert, 16 (36%) weisen Stufenbildungen bis 5 mm auf und vier (9%) verbleiben über 1 cm disloziert. Infektionen oder Wundheilungsstürungen wurden bislang nicht registriert.

Eine Humeruskopfnekrose wurde bislang in zwei Fällen dedektiert.

Weitere Komplikationen sind sensible Nervenausfälle in 2 Anwendungen, sowie starke Bewegungseinschränkungen in 10 Fällen.

Postoperative Implantatfehllagen bestanden in sechs (8%) Fällen mit überstehenden Schrauben aus dem Kalottensegment sowie in 12 (16%) mit einem Überstand der Platte über das Tuberkulum majus.

Schlussfolgerungen

Die winkelstabile PHILOS-Plattenosteosynthese stellt auch bei Mehrsegmentfrakturen im höheren Lebensalter ein geeignetes operatives Verfahren dar, um einerseits durch die modulare winkelstabile Ausrichtung der Schrauben Fraktursegmente gut zu fixieren, andererseits für Draht- oder Nahtcerclagen über zusätzliche Plattenlöcher eine indirekte Stabilisierung der Tuberkula zu gewährleisten.

Zur Eindämmung von Fehlstellungen des Implantats ist eine korrekte intraoperative Röntgendarstellung in mehreren Ebenen notwendig.

Eine schmerzabhängige frühfunktionelle Physiotherapie hat sich zur Vermeidung von Schultersteifen als essentiell erwiesen.

Auch wenn im Vergleich mit älteren Implantaten die Ergebnisse bezüglich einer sekundären Dislokation überlegen sind, bleiben die Langzeitresultate hinsichtlich der Ausbildung einer posttraumatischen Nekrose des Humeruskopfes oder einer sekundären Omarthrose abzuwarten, um die derzeitige Indikationsausweitung zur winkelstabilen Plattenosteosynthese zu untermauern.

Periprothetische Frakturen

Periprothetische Frakturen nach künstlichem Hüft- und Kniegelenkersatz

Perioperative fractures after hip and knee joint replacement

S. Klima, U. Schietsch, W. Hein, R. Hube

Klinik für Orthopädie der Martin-Luther-Universität, Magdeburger Str. 22, 06112 Halle/Saale

Summary

During 1991 and July 2002 altogether 55 patients with periprosthetic fracture were treated, including 13 fractures after knee and 42 after hip arthroplasty. One intention was to realize an early mobilization of the patient. An osteosynthesis was performed in cases without signs of loosening of the prosthesis, if the implant was unstable a revision of the implant was performed. Whereas at the beginning of this period mostly cerclages and plates augmented with strutgrafts applied, modern methods are LISS-plates and transarticular nailing. In cases of exchange of the prosthesis the pressfit stabilizing is recommended, primary interlocking or cemented systems are other solutions. If the prosthesis is infected this must be treated first; the reimplantation of the prosthesis has to be performed secondarily.

Key words: Periprosthetic fracture, hip arthroplasty, knee arthroplasty

Zusammenfassung

Im Zeitraum von 1991 bis Juli 2002 wurden 55 Patienten mit periprothetischer Fraktur behandelt. Es handelte sich um 13 Frakturen nach KTEP und 42 nach HTEP. Primäres Ziel war die Herstellung einer baldigen Mobilität des Patienten. Die operative Therapie bestand in der Osteosynthese bei fehlenden Prothesenlockerungszeichen bzw. im Wechsel der Prothese. Während zu Beginn des Zeitraumes meist Cerclagen und Plattenosteosynthesen ggf. mit Strutgrafts bei Prothesenerhalt angewendet wurden, besteht die moderne Therapie der Wahl in der Anwendung der LISS®-Platte und der transartikulären Nagelung. Bei Prothesenwechsel wird eine Pressfit-Verankerung im Femurschaft empfohlen, zementierte Systeme oder primäre Verriegelung sind Kompromisslösungen. Bei vorliegendem Infekt ist dieser zunächst zu sanieren, die Prothesen-Reimplantation erfolgt sekundär.

Key words: Periprothetische Fraktur, Hüftendoprothese, Knieendoprothese

Femurfrakturen bei liegender Hüft- und/oder Knieendoprothese stellen neben der Infektion, Luxation, Thrombose, Prothesenlockerung und peripheren Ossifikationen eine Komplikation der Endoprothetik dar. In Deutschland werden jährlich etwa 200.000 primäre Hüft- und 100.000 Knieprothesenimplantationen vorgenommen. Bei liegender Hüftendoprothese ist in 0,07% der

Fälle mit einer Fraktur am Acetabulum und in 0,1 – 1,1% mit einer Femurfraktur zu rechnen [6, 7]. Von 1991 bis Juli 2002 wurden an der Klinik für Orthopädie der Martin-Luther-Universität Halle-Wittenberg 55 Patienten mit periprothetischer Femurfraktur behandelt.

Patientenangaben

- Anzahl: 55 (weibl. 34, männl. 21)
- Frakturen nach Hüft-TEP: 42, nach Knie-TEP: 13
- Altersdurchschnitt 65,3 Jahre (32 – 87)
- Zeitliches Auftreten (55 Monate postoperativ)
- 8 Frakturen im 1. Monat postoperativ

Die Klassifikation der Femurfrakturen nach Hüft-TEP erfolgte nach Bethea et al. [2], kniegelenknahe Frakturen wurden nach den AO-Kriterien eingeteilt.

Ergebnisse

Bis auf eine Retention im Gipsverband einer nicht dislozierten suprakondylären Femurfraktur nach Knie-TEP zum Beginn des Beobachtungszeitraumes war die Versorgung stets operativ (▪ Tabelle 1). Primäres Ziel der Maßnahmen war die stabile Versorgung mit schneller Mobilität des Patienten, weiterhin wurden die Kriterien Belastungsstabilität, Erhalt der Primärprothese und geringe operative Traumatisierung berücksichtigt.

▪ Tabelle 1. Behandlungsverfahren bei 55 periprothetischen Femurfrakturen

Frakturen nach Hüft-TEP		Frakturen nach Knie-TEP	
Maßnahme	Anzahl	Maßnahme	Anzahl
Schaftwechsel	16	Prothesenwechsel	5
Kompletter Prothesenwechsel	15	Retrograde Nagelung	3
Schrauben-/Plattenosteosynthese	5	LISS®-Platte	2
Cerclagen	4	Schrauben-/Plattenosteosynthese	2
LISS®-Platte	2	konservativ	1

Insgesamt wurde wegen einer unzureichenden Primärosteosynthese bei 7 Patienten ein nochmaliger operativer Eingriff notwendig. Die Gründe für die Refraktur waren stets Kompromisslösungen mit dem Ziel, die Primärprothese zu erhalten (▪ Abbildung 1, ▪ Abbildung 2, ▪ Abbildung 3).

Generell war eine großzügige und alleinige Anwendung von Cerclagen ohne ein zusätzliches Osteosyntheseverfahren mit einer hohen Komplikationsrate behaftet. Röntgenologisch war dabei eine verzögerte Knochenbruchheilung und in 3 Fällen eine unzureichende Dauerstabilität mit nachfolgender Refraktur zu beobachten. Dagegen hat sich die Verwendung von Cerclage-fixierten Strutgrafts in Verbindung mit einer Plattenosteosynthese bewährt. Komplikationslos und ohne erneuten Eingriff verheilten alle Frakturen, die durch retrograde Nagelung oder mit einer LISS®-Platte stabilisiert wurden. Frakturen bei gleichzeitig vorliegender Infektsituation wurden stets nach Prothesenentfernung und temporärer Spacerimplantation mit einem Revisionssystem erfolgreich behandelt.

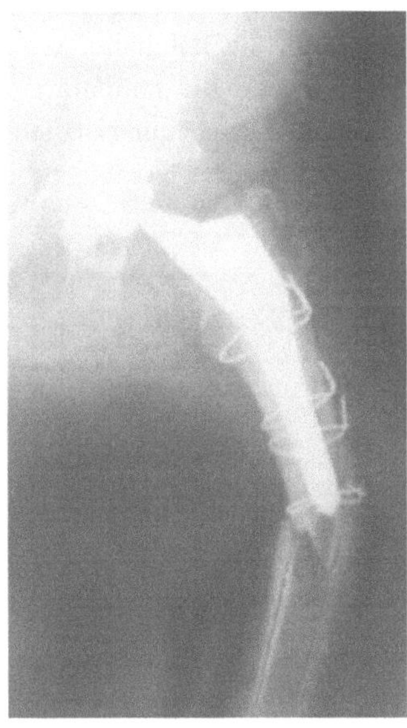

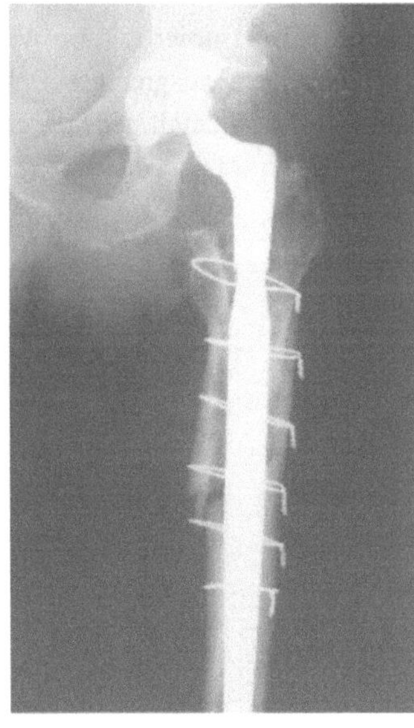

Abb. 1. Unzureichende Primärversorgung mit Cerclagen, nach Refraktur definitive Stabilisierung mit einem distal fixierten Pressfit-Stem

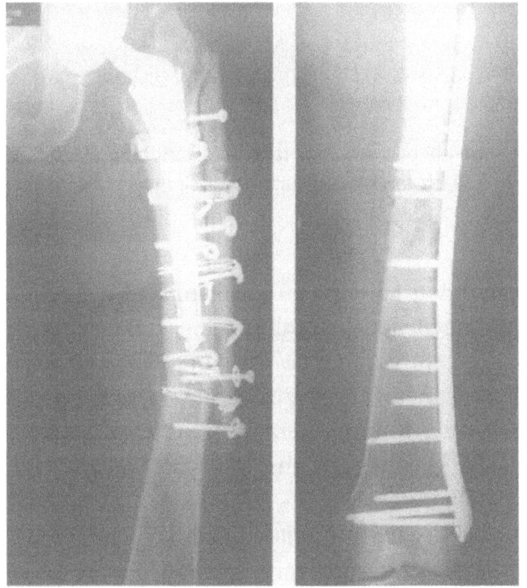

Abb. 2. Refraktur distal des knöchern integrierten Stems nach primärer Stabilisierung mit Cerclagen und Strutgrafts, definitive Stabilisierung der erneuten Fraktur mit LISS®-Platte

Diskussion

Vor der Versorgung periprothetischer Femurfrakturen sind folgende Fragen zu klären:

1. Liegt ein Infekt vor?
2. Lohnt es sich, die Prothese zu erhalten?
3. Welcher ist der geringste Eingriff bei voller Stabilität?

Besteht eine Infektsituation, die auch im Sinne einer septischen Prothesenlockerung Ursache der Fraktur sein kann, steht zunächst die Infektsanierung im Vordergrund. Sie beinhaltet im allgemeinen die Entfernung der Prothese, ein ausgiebiges Debridement und die temporäre Stabilisierung durch Implantation eines antibiotikahaltigen Spacers. Nach Infektausheilung ist die Implantation eines Revisionssystems möglich (◘ Abbildung 3).

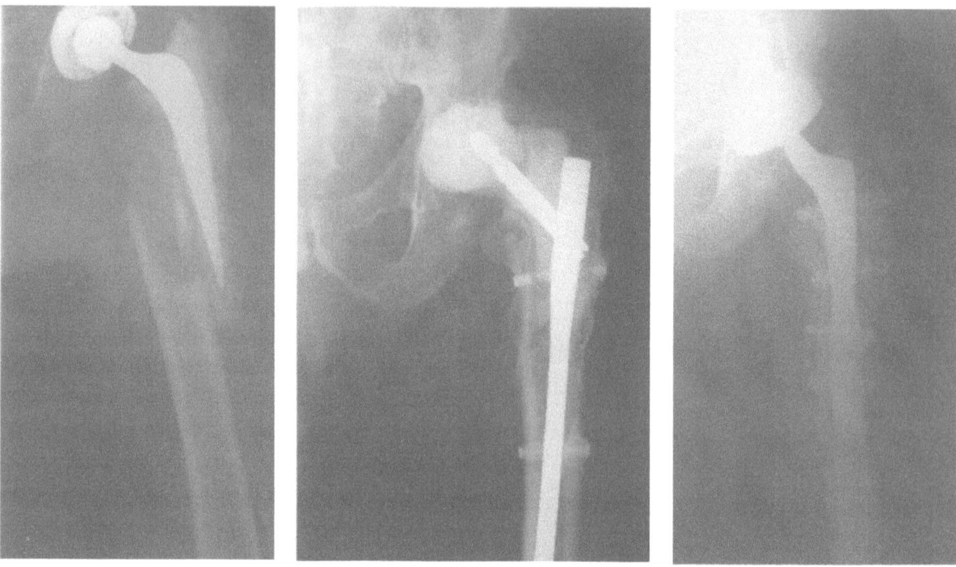

◘ **Abb. 3.** Spiralfraktur (Bethea Typ 2) bei vorliegender septischer Lockerung, temporäre antibiotikahaltige Spacerimplantation in Kombination mit einem Gammanagel, nach Infektausheilung Stabilisierung mit einem Revisionssystem

Beim Bestreben, die Prothese komplett oder zumindest teilweise zu erhalten, sind mehrere Faktoren wie Alter des Patienten und vorliegende Knochenqualität, allgemeine, frakturunabhängige Lockerungszeichen und Osteolysen, mögliche eingeschränkte Belastungsfähigkeit für mehrere Wochen, Kombinierbarkeit von Prothesenkomponenten zu berücksichtigen. Bei jüngeren und kooperativen Patienten ist der Erhalt einer fest knöchern integrierten Prothese anzustreben, da bei übereilter Implantation eines Revisionssystems schlechte Ausgangsbedingungen für spätere Wechseloperationen geschaffen werden.

Moderne Verfahren der stabilen Osteosynthese bei liegender Prothese sind die retrograde Nagelung suprakondylärer Femurfrakturen und die Stabilisierung mit der LISS®-Platte. Die Gewebetraumatisierung ist gering und die knöcherne Durchblutung wird nach Prothese und Fraktur kaum zusätzlich geschädigt [3, 5, 8, 9, 10].

Allerdings gestatten einige Knie-Prothesenmodelle nicht die Anwendung eines Nagels wenn das Femurschild den Nageleintritt verschließt. Eine LISS®-Platte kann meist verwendet werden, doch bietet sich bei starkem Prothesen-Stem und gleichzeitig zarter Kortikalis oder nach Femurteilersatz nur eine unzureichende bzw. keine Möglichkeit der Schraubenverankerung. Langstreckige Plattenosteosynthesen bedeuten einen erhebliche Gewebetraumatisierung und nur eine mäßige Stabilität [1]. Die zusätzliche Verwendung von Strutgrafts zur medialen Abstützung führt zur weiteren Weichgewebstraumatisierung, doch wird die primäre Stabilität wesentlich verbessert und die schnelle Anheilung an den Knochen ist zuverlässig [4].

Die alleinige Verwendung von Cerclagen führt meist nicht zur erfolgreichen Dauerstabilität und oft zur Refraktur distal (bei Hüft-TEP) bzw. proximal (bei Knie-TEP) der Prothesenspitze, zudem ist das Gewebetrauma erheblich.

Trotz moderner Osteosyntheseverfahren stellt in vielen Fällen der Prothesenwechsel auf ein Schaft-verankertes Prothesensystem die Therapie der Wahl dar. Hier sind zementfreie Pressfit-Stems zu empfehlen, eine Stem-Verriegelung stellt dabei keine Alternative zum Pressfit-Sitz sondern allenfalls eine zusätzliche Maßnahme dar.

Literatur

1. Aigner C, Marschall C, Reischl N, Windhager R (2002) Kortikale Strut Grafts, eine Alternative zur konventionellen Plattenosteosynthese bei periprothetischer Femurfraktur. Z Orthop Ihre Grenzgeb 140:328–333
2. Bethea JS, DeAndrade JR, Fleming LL, Lindenbaum SD, Welch RB (1982) Proximal femoral fractures following total hip arthroplasty. Clin Orthop 170:95–106
3. Falck M, Höntzsch D, Krackhardt T, Weise K (1999) LISS (less invasive stabilization system) als minimalinvasive Alternative bei distalen Femurfrakturen. Trauma Berufskrankh 1:402–406
4. Haddad FS, Duncan CP, Berry DJ, Lewallen DG, Gross AE, Chandler HP (2002) Periprosthetic femoral fractures around well-fixed implants: use of cortical onlay allografts with or without plate. J Bone Joint Surg Am 84-A:945–950
5. Hockertz TJ, Gruner A, Reilmann H (1999) Die Versorgung von periprothetischen Femurfrakturen bei liegender Kniegelendoprothese mit dem LIS-System: Ein neuer Therapieansatz. Unfallchirurg 10:811–814
6. Lewallen DG, Berry DJ (1998) Periprosthetic fracture of the femur after total hip arthroplasty: treatment and results to date. Instr Course Lect 47:243–249
7. Peterson CA, Lewallen DG (1996) Periprosthetic fracture of the acetabulum after total hip arthroplasty. J Bone Joint Surg Am 78:1206–1213
8. Schandelmaier P, Blauth M, Krettek C (2001) Osteosynthese distaler Femurfrakturen mit dem Less Invasive Stabilizing System (LISS). Operat Orthop Traumatol 13:178–197
9. Schutz M, Müller M, Krettek C, Hontzsch D, Regazzoni P, Ganz R (2000) Minimally invasive fracture stabilization of distal femoral fractures with the LISS. Injury 32 Suppl 3:SC 48–54
10. Wick M, Müller EJ, Muhr G (2001) Suprakondyläre Femurfrakturen bei Knieendoprothesen. Unfallchirurg 104:410–443

Intraartikuläre Mittelgelenkfrakturen

Fractures of the proximal interphalangeal joint of the finger

R. Nyszkiewicz

Handchirurgische Klinik, Krankenhaus Elim gGmbH, Hohe Weide 17, 20259 Hamburg,
E-mail: ralf.nyszkiewicz@elim.de

Summary

Due to the fact that finger joints are small, injuries to these joints are often underestimated. Patients as well as professionals tend to consider them as being of minor importance. Often it is the fact that pain and joint stiffness are persisting which makes the patient visit a doctor.
If the correct diagnosis is not made at this point, the outcome will not be satisfactory. Too little as well as too much treatment can lead to a functional impairment of the complete hand. The different types of fractures, the necessary diagnostics and the principles of the operative treatment are explained.

Key words: Interphalangeal joint, finger, fracture, osteosynthesis

Zusammenfassung

Verletzungen der Fingermittelgelenke werden nicht selten sowohl vom Patienten als auch vom Arzt in ihrer Schwere unterschätzt. Oft führt erst die persistierende Schmerzhaftigkeit und Bewegungseinschränkung den Patienten zum Arzt. Wird dann die korrekte Diagnose nicht gestellt oder die Schwere der Verletzung nicht korrekt eingeschätzt, so sind schlechte Therapieergebnisse vorprogrammiert. Sowohl ein „zu wenig" als auch ein „zu viel" an Behandlung kann bei einer Verletzung des PIP-Gelenkes dazu führen, dass es langfristig dazu kommt, dass die scheinbare Bagatellverletzung zu einer Funktionsbeeinträchtigung der gesamten Hand führen kann.
Die Art der Verletzungen, die Diagnostik und die Grundsätze der Therapie werden erläutert.

Schlüsselwörter: Mittelgelenk, Finger, Frakturversorgung

Einleitung

Das Mittelgelenk eines dreigliedrigen Fingers ist eines der empfindlichsten und kleinsten Gelenke des menschlichen Bewegungsapparats. Intraartikuläre Frakturen in diesen Gelenken sind verhältnismäßig seltene Verletzungen. Wegen der Kleinheit des Gelenkes wird seinen Verletzungen jedoch oft anfänglich nicht die Aufmerksamkeit geschenkt, die erforderlich wäre, um ein funktionell gutes Ergebnis zu erreichen. Nicht nur der Laie tendiert dazu, eine Fingerverletzung zu bagatellisieren, so dass erfahrungsgemäß sogar schwere Frakturen der Fingergelenke nicht selten erst verspätet versorgt werden können.

Oft ist es erst die persistierende schmerzhafte Schwellung, die den Patienten zum Arzt führt. Wird dann die korrekte Diagnose nicht gestellt oder die Schwere der Verletzung nicht korrekt eingeschätzt, so sind schlechte Therapieergebnisse vorprogrammiert. Sowohl ein „zu wenig" als auch ein „zu viel" an Behandlung kann bei einer Verletzung des PIP-Gelenkes dazu führen, dass es langfristig dazu kommt, dass die scheinbare Bagatellverletzung zu einer Funktionsbeeinträchtigung der gesamten Hand führen kann.

Anatomie

Das Fingermittelgelenk wird im Allgemeinen als Scharniergelenk beschrieben. Dies trifft jedoch nicht zu. Bei einem echten Scharniergelenk würde die Drehachse des Gelenkes in der Mitte des Kreisbogens des Gelenkkopfes liegen. Die Finger durchlaufen jedoch eine dreidimensionale schraubenförmige Linie bei Streckung und Beugung in den Fingergelenken, wobei die distale Gelenkfläche um die proximale Gelenkfläche herum gleitet. Die seitliche Stabilisierung erfolgt durch das relativ weit dorsal am Grundgliedköpfchen entspringende und trapezartig nach distal ziehende „eigentliche" Kollateralband, welches an der palmaren Basis des Mittelgliedes ansetzt. Im gesamten Bewegungsraum zwischen 0° und annähernd 90° Beugung sind stets Anteile dieses Bandes angespannt. Das akzessorische Kollateralband bildet gemeinsam mit der palmaren Platte einen Überstreckungsschutz für das Gelenk. Diese Strukturen, speziell das akzessorische Kollateralband, neigen bei einer Ruhigstellung in Beugestellung rasch zur Ausbildung einer Beugekontraktur. Streckseitig wird das Gelenk durch den Strecksehnenapparat, hier insbesondere durch den Mittelzügel der Strecksehne geführt.

Knöcherne Verletzungen des Mittelgelenkes betreffen stets, direkt oder indirekt auch den stabilisierenden Bandapparat. Die Ruhigstellung in korrekter Position (intrinsic plus) und die möglichst frühzeitige Mobilisierung des Gelenkes sind die Schlüssel zu einer erfolgreichen Behandlung von Verletzungen dieses Gelenkes.

Diagnostik

Ganz im Vordergrund stehen die klinische Untersuchung und die exakt in zwei Ebenen angefertigte Röntgen Nativ-Aufnahme. Übersichtsaufnahmen der gesamten Hand in dorso-palmarer und schräger Position sind nicht ausreichend! Jeder verletzte Finger muß einzeln in zwei Ebenen geröntgt werden. Jede Konturunregelmäßigkeit in einer der beiden Ebenen ist verdächtig auf eine Fraktur. Gegebenenfalls können Aufnahmen in schräger Projektion oder bei Trümmerfrakturen in Ausnahmefällen sogar die CT sinnvolle Ergänzungen der bildgebenden Diagnostik darstellen.

Das folgende Ablaufschema erläutert den diagnostischen Algorithmus in knapper Form ◼ Schema 1, ◼ Abbildung 1.

Frakturarten

Alle intraartikulären Frakturen der Fingermittelgelenke sind nach der Klassifikation der Handskelettfrakturen nach Prinzipien der AO in die Gruppe 7 n n C 1 bis 7 n n C3 einzuordnen.

Unter klinischen Gesichtspunkten ist diese Einteilung wenig hilfreich, so dass sich in unserer Abteilung eine Einteilung der intraartikulären Mittelgelenkfrakturen einerseits nach ihrer Lokalisation, andererseits nach der Verletzungsschwere durchgesetzt hat:

1. Frakturen des Grundgliedköpfchens
   a) Unikondylär, unverschoben   stabil
   b) Unikondylär, verschoben   instabil

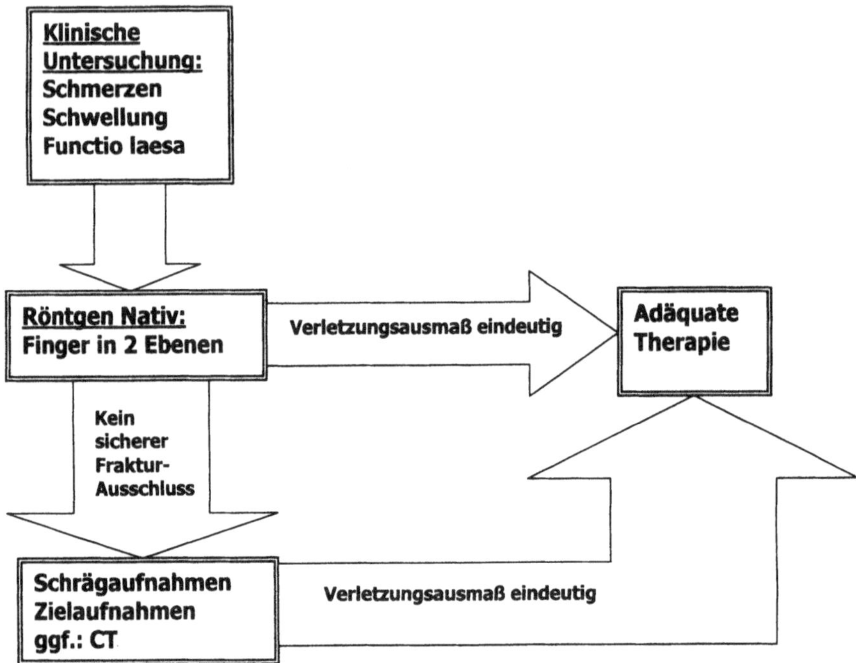

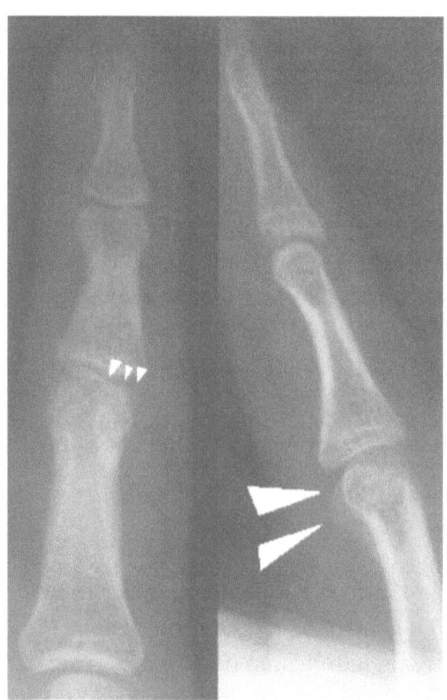

◘ Abb. 1. Die Pfeile markieren die Frakturzeichen.

    c)   Bikondylär   instabil
    d)   Mehrfragmentfrakturen   instabil
2. Frakturen der Mittelgliedbasis
    a)   Palmare Kante mit kl. Fragment und ohne Gelenkbeteiligung
    b)   Palmare Kante mit gr. Fragment, mit Gelenkbeteiligung
    c)   Dorsale Kante
    d)   Pilonfrakturen
3. Kombinationsverletzungen / Sonderformen

Diese Einteilung erscheint insofern sinnvoll, als sie einerseits die anatomische Lokalisation berücksichtigt und andererseits Hinweise für die Behandlungsform geben kann.

Frakturen des Grundgliedköpfchens

Eine unverschobene, nicht abrutschgefährdete unikondyläre Fraktur des Mittelgliedköpfchens lässt sich durchaus konservativ mit relativ kurzer Ruhigstellungszeit und frühfunktioneller Übungsbehandlung therapieren.

Die Ruhigstellung erfolgt in „intrinsic-plus-Stellung" ohne Einschluss der Nachbarfinger. Abhängig von der (engmaschigen) Röntgenkontrolle wird nach zwei bis drei Wochen mit der frühfunktionellen Bewegungsbehandlung begonnen. Hier hat sich die Anwendung einer Mitnehmerschlaufe oder des „buddy-taping" bewährt.

Dislozierte Frakturen, abrutschgefährdete Schrägfrakturen oder bikondyläre bzw. Mehrfragment-Frakturen werden offen reponiert und mit Mini-Schrauben (wie z.B. Leibinger® „XS" oder „S") oder mit K-Drähten von 0,6 mm bzw. 0,8 mm Stärke fixiert. In Einzelfällen ist auch eine Versorgung mit einer kleinen (Kondylen)Platte möglich.

Frakturen der Mittelgliedbasis

Hier müssen die kleinen knöchernen Abrisse der palmaren Platte ohne Gelenkflächenbeteiligung gesondert gesehen werden.

Eine übertriebene Ruhigstellung würde hier zu einer irreversiblen Bewegungsbeeinträchtigung durch narbige Schrumpfung der Strukturen Palmare Platte/Akzessorisches Kollateralband und Check-rein Ligamente führen.

Eine kurzfristige Ruhigstellung auf einer Ein-Finger Hohlhand-Gipsschiene für ca. 1 Woche (bis zum Abklingen der anfänglichen Schwellung und Schmerzen) mit anschließender frühfunktioneller Übungsbehandlung führt im Regelfall zu guten Behandlungsergebnissen. Wichtig ist, die Patienten darauf hinzuweisen, dass diese Art von Verletzung sehr lange schmerzhaft bleiben kann. Nicht selten dauert es mehr als sechs bis acht Monate, ehe sich die Schmerzen und die Schwellneigung endgültig zurückgebildet haben.

Größere knöcherne Abrisse der palmaren Platte stellen stets auch eine Verletzung der Gelenkfläche dar. Sie werden offen reponiert und mit kleinen (im Regelfall 0,6 mm starken) K-Drähten fixiert. Im Einzelfall ist auch die Fixation mit einer kleinen Zugschraube möglich.

Bei Frakturen der dorsalen Gelenkkante liegt ein knöcherner Abriss des Strecksehnenmittelzügels vor. Unbehandelt führt dies zur Ausbildung einer Knopflochdeformität. Hier erfolgt die offene Reposition und Osteosynthese mittels Zuggurtung oder Schrauben. Bei sehr kleinen Fragmenten, die nicht refixiert werden können, empfiehlt sich die Fragmentresektion und Refixation des Strecksehnenmittelzügels mit einem Knochenanker. In diesen Fällen sollte das Mittelgelenk für drei Wochen mit einem K-Draht transfixiert werden.

Fallbeispiel 1:
Männlicher Patient, 34 Jahre, Sturz auf die Hand,
Diagnose:
knöcherner Mittelzügelabriss und Abriss der palmaren Platte.
Versorgung am Unfalltag mit Zuggurtungsosteosynthese
Beginn der Krankengymnastik am 17. postop. Tag
14 Wochen nach KG-Beginn:
Bewegungsausmaß PIP 0/20/90
Fingerkuppen-Hohlhand-Abstand: 0,5 cm
Fingernagel-Tisch-Abstand: 1,5 cm, (◘ Abbildung 2)

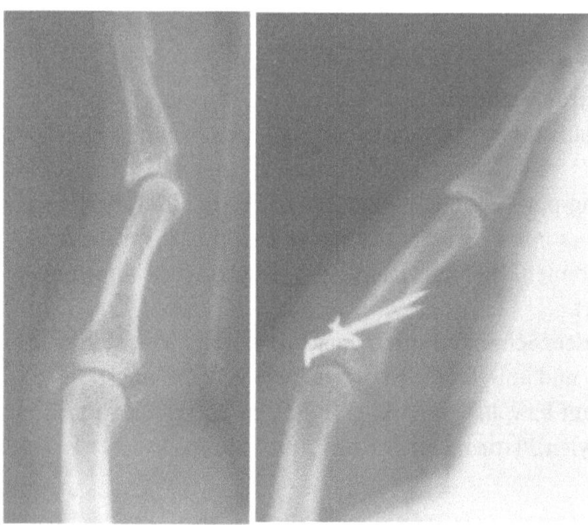

◘ Abb. 2. Die auf den Unfall-Röntgenaufnahmen erkennbare beginnende Knopflochdeformität ist nach der Versorgung aufgehoben.

Das therapeutisch schwierigste Problem stellen die Pilonfrakturen dar. Abhängig vom Ausmaß der Fraktur kann hier die Versorgung mit offen oder geschlossen eingebrachten K-Drähten, die Schraubenosteosynthese oder die Verplattung, die Versorgung mit einem externen Fixateur (z.B. nach Suzuki) oder die primäre Prothesenimplantation bzw. die primäre Arthrodese zur Anwendung kommen. Sämtliche Verfahren werden in der Literatur beschrieben. Insbesondere die Behandlung mit dem Fixateur nach Suzuki wird von manchen Autoren als sehr erfolgreich und komplikationsarm geschildert.

In unserer Abteilung bevorzugen wir die offene Versorgung mit Gelenkdebridement, möglichst weitgehender Wiederherstellung der Gelenkfläche und Fixierung mit kleinen K-Drähten sowie möglichst frühzeitiger krankengymnastischer Nachbehandlung. Insbesondere die Wiederherstellung der Gelenkfläche durch Aufrichtung der imprimierten Knorpel tragenden Fragmente ist uns sehr wichtig, um ein gutes Therapieergebnis zu erzielen.

Fallbeispiel 2:
Männlicher Patient, 62 Jahre, Sturz auf die Hand,
Diagnosen:
Pilon-Fraktur des Kleinfingermittelgelenkes, Risswunde in der Hohlhand

Versorgung am Unfalltag mit Aufrichtung der imprimierten Gelenkfläche
und Zugschraubenosteosynthese.
Beginn der Krankengymnastik am 11. postop. Tag
5 Wochen nach KG-Beginn beträgt das Bewegungsausmaß
im PIP 0/25/80 der Fingerkuppen-Hohlhand-Abstand und der Fingernagel-Tisch-Abstand
betragen je 2 cm obschon das Gelenk präoperativ bereits deutlich arthrotisch vorgeschädigt
war.
FKHA und FNTA je 2 cm ◘ Abbildung 3.

Ein Sonderfall der Mittelgelenkfrakturen soll an dieser Stelle nicht unerwähnt bleiben.
Es handelt sich hierbei um Frakturen der Mittelgliedbasis im Bereich der Epiphyse bei jugendlichen Sportkletterern männlichen Geschlechts. Es kommt bei diesen Verletzungen nicht durch
ein einmaliges Trauma zu der Fraktur, vielmehr handelt es sich im weitesten Sinne um Ermüdungsbrüche bei permanter Über- und Fehlbelastung der Fingermittelgelenke bei wettkampfmäßigem Sportklettern. Die Jugendlichen klagen über langsam an Intensität zunehmende
Schmerzen, Schwellungen und Steifigkeit der betroffenen Gelenke und kommen oft erst nach
mehreren Wochen der Beschwerden zum Arzt. Röntgenologisch finden sich dann meist Frakturen
im Bereich der dorsalen Mittelgliedbasis, in Einzelfällen wurden auch Knochennekrosen in diesem
Bereich gesehen. Teilweise konnte die Diagnose erst durch eine Kernspintomographie gesichert
werden. Die Therapie besteht in konsequentem Sportverbot für ca. 3 bis 6 Monate bei regelmäßiger
röntgenologischer Verlaufskontrolle. In den meisten Fällen ließ sich hierdurch eine Ausheilung
erreichen.

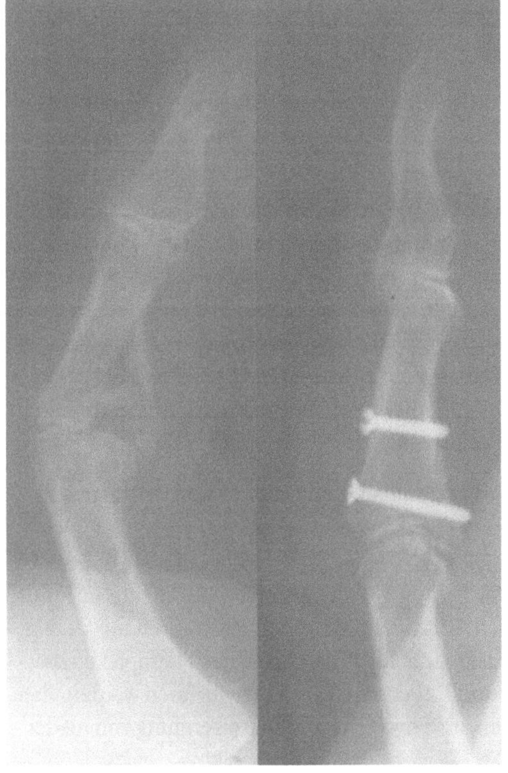

◘ **Abb. 3.** Die imprimierte Gelenkfläche ist gut
erkennbar, ebenso die Arthrose im Endgelenk

Die Anwendung von niederenergetischem, gepulstem Ultraschall im Falle des drohenden Regeneratversagens bei der Kallusdistraktion – klinische Ergebnisse

Efficiency of low-intensity pulsed ultrasound on distraction osteogenesis in case of delayed callostasis – clinical results

M. Dudda, S. A. Esenwein, A. Pommer, F. Hopf, F. Kutscha-Lissberg, G. Muhr

Berufsgenossenschaftliche Kliniken Bergmannsheil, Chirurgische Universitätsklinik der Ruhr-Universität Bochum, Bürkle-de-la-Camp-Platz 1, 44789 Bochum

Summary

In this study the influence of low-intensity pulsed ultrasound was investigated in 20 patients with delayed callostasis during distraction osteogenesis. Evaluation was done by radiographic and sonographic controls of the distraction zone every 3 – 4 weeks. We found a successful therapy with acceleration of osteogenesis in 75% of all treated patients. Negative effects of this therapy could not be detected. The ultrasound treatment can positively influence bone maturation and formation in distraction osteogenesis and in the case of delayed callostasis.

Key words: Low-intensity pulsed ultrasound, distraction osteogenisis, segment transportation

Zusammenfassung

In dieser Studie wurde die klinische Anwendung von niederenergetischem, gepulstem Ultraschall bei 20 Patienten mit drohendem Regeneratversagen bei Kallusdistraktion untersucht. Die Beurteilung der Knochenneubildung erfolgte alle 3 – 4 Wochen in Form von sonographischen und radiologischen Kontrolluntersuchungen. Eine erfolgreiche Therapie mit Förderung der Regeneratbildung konnte in 75% unseres Krankengutes herbeigeführt werden. Ein negativer Einfluß der Therapie wurde nicht beobachtet. Die Ultraschalltherapie kann die Knochenreifung und Knochenneubildung bei der Kallusdistraktion und in Fällen des drohenden Regeneratversagens positiv beeinflussen.

Schlüsselwörter: Niederenergetischer gepulster Ultraschall, Kallusdistraktion, Segmenttransport

Zielsetzung: Bei Anwendung von niederenergetischem, gepulstem Ultraschall konnte in klinischen und experimentellen Studien eine deutlich Beschleunigung der Frakturheilung gezeigt werden. In einer Vielzahl von prospektiven Studien konnte die Wirksamkeit des Therapiekonzepts in Form einer Beschleunigung der Kallusbildung und Knochenreifung nachgewiesen werden. Ziel der vorliegenden Untersuchung war es festzustellen, inwieweit sich durch Anwendung von niederenergetischem, gepulstem Ultraschall im Falle der ausbleibenden Knochenneubildung beziehungsweise der zeitverzögerten Knochenreifung bei einer Kallusdistraktion die Stimulation der Regeneratbildung erzielen läßt.

Material und Methoden: 20 Patienten, bei denen ein drohendes Regeneratversagen im Rahmen der Kallusdistraktion vorlag, konnten in der vorliegenden Studie integriert werden. 16 Patienten wurden primär aufgrund von Unterschenkelfrakturen und 2 Patienten wegen Oberschenkelfrakturen mit resultierender Verkürzung der betroffenen Extremität behandelt. Ein Patient litt primär unter einer chronischen Osteitis des Unterschenkels mit Segmentresektion und eine Patientin an einer juvenilen Osteitis des Oberarmes ohne stattgehabtes Trauma. Alle Patienten, die in diese Studie aufgenommen wurden, konnten als Negativselektion betrachtet werden und wurden sekundär mit niederenergetischem, gepulstem Ultraschall (Frequenz 1,5 MHz, gepulst mit 1 kHz, Signaldauer 200 μs, Intensität 30 mW/cm2, Zeitdauer 20 min/täglich) behandelt. Die Indikation zur Durchführung dieser Therapie ergab sich in allen Fällen bei ausbleibender Knochenneubildung oder zeitverzögerter Knochenreifung. Die Beurteilung der Knochenneubildung erfolgte alle 3 – 4 Wochen in Form von sonographischen und radiologischen Kontrolluntersuchungen im Rahmen der ambulanten Wiedervorstellung der Patienten in unserer Klinik.

Ergebnisse: Die Beschleunigung der Knochenneubildung konnte bei 15 von 20 Patienten herbeigeführt und erreicht werden. Raucher wiesen eine niedrigere Heilungsrate als Nichtraucher auf. Eine Amputation erfolgte bei 2 Patienten, bei denen eine Osteitis der Tibia und letztendlich eine ausbleibende Regeneratbildung vorlag. Bei 3 weiteren Patienten mussten zusätzliche operative Maßnahmen einschließlich Spongiosaplastik aufgrund einer fehlenden Knochenneubildung durchgeführt werden. Ein negativer Einfluss der Therapie mit niederenergetischem, gepulstem Ultraschall wurde in unserer Patientengruppe nicht beobachtet .

Schlussfolgerung: Die Therapie mit niederenergetischem, gepulstem Ultraschall kann die Knochenreifung und Knochenneubildung bei der Kallusdistraktion teilweise auch in Fällen des drohenden Regeneratversagens herbeiführen. In 75% der Fälle des untersuchten Krankenguts, bei denen vor Behandlungsbeginn eine zeitverzögerte Knochenneubildung im Rahmen der Kallusdistraktion vorlag, war das Verfahren erfolgreich. Daher kann die Behandlung mit niederenergetischem, gepulstem Ultraschall als komplikationsarmes Therapiekonzept zur Stimulation der Kallusbildung im Regenerat betrachtet werden. Insbesondere in kritischen Fällen stellt sie ein sinnvolles Adjuvans dar.

Ringfixateur oder AO-Fixateur bei der Distraktionsosteogenese am Unterschenkel? – Klinische Resultate in Abhängigkeit des gewählten Therapieverfahrens

Ilizarov fixator or AO /ASIF fixator in distraction osteogenesis of the lower limb? Clinical results dependent on therapeutic regimen

S. A. Esenwein, F. Kutscha-Lissberg, C. Schumann, C. Josten, G. Muhr

Berufsgenossenschaftliche Kliniken Bergmannsheil – Chirurgische Universitätsklinik mit Poliklinik, Bürkle-de-la-Camp-Platz 1, 44789 Bochum, E-mail: Stefan.A.Esenwein@ruhr-uni-bochum.de

Summary

In the presented study the application of the AO/ASIF external fixator was compared to the circular external fixation device according to Ilizarov in the case of distraction osteogenesis of the lower limb to demonstrate the pros and cons of the respective therapeutic regimen. During a 6-year period 53 patients were treated using the distraction osteogenesis technique at the lower limb. In 34 cases the treatment was performed by means of an AO/ASIF external fixator, in 19 cases an Ilizarov circular external fixator was used. The mean bone healing index according to Paley was 44.5 days in the treatment group with the AO/ASIF external fixator and 41.9 days in the Ilizarov-treated patients per cm distraction, in which the results obtained showed a significant difference between both therapeutic regimen ($p < 0.05$; unpaired t-test). Compared to the Ilizarov fixator the use of an AO/ASIF external fixator showed delayed consolidation of bone proportional to distraction time. As advantages the unilateral AO/ASIF fixator system offers more wearing comfort to the patient during treatment, superior user-friendliness during bone transportation and better handling in the case of further surgical procedures.

Key words: Distraction osteogenesis, segment transportation, AO/ASIF fixator, Ilizarov fixator

Zusammenfassung

In der vorliegenden retrospektiven Studie wurde die Anwendung des AO-Fixateurs und des Ringfixateurs nach Ilizarov zur Distraktionsosteogenese am Unterschenkel vergleichend gegenübergestellt, um Vor- und Nachteile des jeweiligen Verfahrens herauszuarbeiten. Während eines 6jährigen Zeitraums wurde bei insgesamt 53 Patienten eine Distraktionsosteogenese am Unterschenkel durchgeführt. In 34 Fällen erfolgte die Behandlung mittels AO-Fixateur, in 19 Fällen wurde ein Ringfixateur verwendet. Der Heilungsindex nach Paley betrug 44,5 Tage für den AO-Fixateur und 41,9 Tage für den Ringfixateur pro cm Distraktionsstrecke, wobei die gefundenen Ergebnisse eine signifikante Unterschiedlichkeit aufwiesen ($p < 0,05$; t-Test für unverbundene Stichproben). Der AO-Fixateur führt im Vergleich zum Ilizarov-Fixateur zu einer längeren knöchernen Konsolidierungszeit relativ zur Distraktionszeit. Als Vorteile des unilateralen Fixateursystems können der hohe Tragekomfort für den Patienten, die einfachere Bedienung während der Transportphase und das bessere Handling im Falle noch anstehender Sekundäreingriffe angesehen werden.

Schlüsselwörter: Distraktionsosteogenese, Segmenttransport, AO-Fixateur, Ilizarov-Fixateur

Fragestellung

Das Verfahren der Kallusdistraktion stellt bei exakter Indikationsstellung eine erhebliche Erweiterung der therapeutischen Optionen zur Behandlung von segmentalen Knochendefekten, Beinlängendifferenzen und Achsfehlstellungen am Unterschenkel dar. In der vorliegenden retrospektiven Studie wurde die Anwendung des AO-Fixateurs und des Ringfixateurs zur Distraktionsosteogenese am Unterschenkel vergleichend gegenübergestellt, um Vor- und Nachteile des jeweiligen Verfahrens herauszuarbeiten.

Methodik

Während eines 6jährigen Zeitraums wurde bei insgesamt 53 Patienten eine Distraktionsosteogenese am Unterschenkel durchgeführt. In 34 Fällen erfolgte die Behandlung mittels AO-Fixateur, in 19 Fällen wurde ein Ringfixateur verwendet. Zum Zeitpunkt der Operation waren die Patienten im Mittel 34,1 Jahre (Range von 15 bis 58 Jahre) alt, davon waren 83% (n = 44) Männer. 92,4% der Indikationen zur Behandlung waren posttraumatisch. In 11 Fällen kam als therapeutisches Verfahren eine isolierte Distraktionskortikotomie und in 42 Fällen ein Segmenttransport zur Anwendung. Bei 16 Patienten erfolgte begleitend eine Achskorrektur am Unterschenkel. Die durchschnittliche Transportstrecke betrug 7,5 cm (Range von 3,0 cm bis 18 cm), in einem Fall erfolgte die Durchführung eines bimetaphysären Transportes. Distraktionsbeginn war im Mittel 6,3 Tage nach Durchführung der Kortikotomie bei einer durchschnittlichen Transportgeschwindigkeit von 1,0 mm/Tag (Range von 0,6 bis 1,5 mm/Tag).

Ergebnisse

Im Vergleich zeigte der AO-Fixateur eine langsamere knöcherne Konsolidierung bis zur Entfernung des Systems als der Ringfixateur. Im Falle der Segmenttransporte betrug die Konsolidierungszeit bei Anwendung des AO-Fixateurs durchschnittlich das 2,9fache, bei Anwendung des Ringfixateurs das 1,8fache der Distraktionszeit. Der Heilungsindex nach Paley betrug 44,5 Tage für den AO-Fixateur und 41,9 Tage für den Ringfixateur pro cm Distraktionsstrecke, wobei die gefundenen Ergebnisse eine signifikante Unterschiedlichkeit aufwiesen (p < 0,05; t-Test für unverbundene Stichproben). Mit zunehmender Transportstrecke verringerte sich die Konsolidierungszeit pro cm Regenerat, wobei im Mittel bei beiden Fixateursystemen von einer durchschnittlichen Konsolidierungszeit von etwa 6 Wochen pro cm gebildetem Regenerat ausgegangen werden kann.

Schlussfolgerung

Der AO-Fixateur führt im Vergleich zum Ringfixateur zu einer längeren knöchernen Konsolidierungszeit relativ zur Distraktionszeit. Ferner gestaltet sich bei Anwendung des AO-Fixateurs insbesondere bei längerstreckigen Distraktionen das Docking in manchen Fällen als schwierig, da im Falle fehlender Parallelität zwischen Fixateursystem und Tibiavorderkante das Regenerat aus der Schaftachse zu laufen droht. Als Vorteile des unilateralen Fixateursystems können der hohe Tragekomfort für den Patienten, die einfachere Bedienung während der Transportphase und das bessere Handling im Falle noch anstehender Sekundäreingriffe angesehen werden.

Behandlung und Ergebnisse von 66 Patienten mit chronischer Osteitis bei mit Marknagel versorgten Frakturen

Therapy and results of 66 patients with chronic osteitis after fractures and nail osteosynthesis

J. Kiene, S. Berg, H. G. K. Schmidt, Ch. Jürgens

BG – Unfallkrankenhaus Hamburg, Bergedorfer Str. 10, 21033 Hamburg

Zusammenfassung

Von 1994 – 2000 behandelten wir 66 Patienten mit chronischer Osteitis nach Marknagel-osteosynthese. Ein konsequentes, standardisiertes Vorgehen mit frühzeitiger Marknagel-entfernung und ggf. externer Stabilisierung, eine radikale Sequestrektomie mit Markraum-aufbohrung und die Anwendung lokaler Antibiotikumträger erwiesen sich als effektiv in der Infektionsbehandlung.

Summary

From 1994 – 2000 66 patients with chronic osteitis after fractures and nail osteosynthesis were treated with a consequently and standardized surgical procedure. An early extraction of the contaminated nail, complete sequestrectomy and use of a local antimicrobial agent are effective in therapy of bone infection.

Material und Methode

Die Diagnose einer Osteitis wurde in Zusammenschau der erhobenen klinischen, radiologischen, skelettszintigraphischen, intraoperativen, bakteriologischen und histologischen Befunden gestellt. Von den 66 Patienten sind 60 Männer und 6 Frauen, Durchschnittsalter 41,4 Jahre (17 – 77). 31 Patienten hatten offene (11 I°, 15 II°, 5 III° offen) und 34 geschlossene Frakturen, 12 waren polytraumatisiert gewesen, 1×handelt es sich um eine Nagelung bei Umstellungsosteotomie.

Alle Patienten wurden auswärts mit Marknagel versorgt, davon waren 17 primär mit Fixateur externe, 9 mit Drahtextension, 2 mit Platten versorgt gewesen und bekamen sekundär einen Verfahrenswechsel zum Marknagel (3/11 I°, 9/15 II°, 5/5 III°, 14/34 geschlossenen Frakturen), 39 sind primär genagelt worden (8/11 I°, 6/15 II°, 0/5 III°, 20/34 geschlossene F.). 6 waren bereits wegen eines Kompartmentsyndroms am Unterschenkel behandelt worden, 6 hatten eine Peroneusläsion. Das Femur war 30 mal, die Tibia 35 mal und der Humerus 1×betroffen.

25 Patienten wurden zur Infektionsbehandlung primär zu uns verlegt, 41 waren durchschnittlich 3,6 mal (2 – 11) auswärts voroperiert ohne Infektionsberuhigung zu erreichen.

55 Patienten hatten Infektionen durch Staph.aureus (35×) oder Staph.epidermidis (15×) und/oder sonstige Bakterien (33×), 11×gelang kein Keimnachweis.

Das operative Vorgehen erfolgte standardisiert, wobei sich in Abhängigkeit der Kriterien: Marknagel noch liegend oder entfernt und bestehender Stabilität oder Infektpseudarthrose 3 Therapiegruppen bilden lassen.

Die *erste* Gruppe umfasst 26 Patienten, bei denen auf Grund einer Osteitis bei liegendem Nagel und verheilter Fraktur die Materialentfernung mit Markraumaufbohrung und temporärer bzw. percutan ausgeleiteter Septopaleinlage durchgeführt wurde. Bei 12 Patienten war eine ergänzende lokale Sequestrektomie mit lokal permanenter bzw. gedeckter Septopaleinlage erforderlich.

4 Patienten dieser Gruppe erforderten trotz Stabilität bei größerem lokalen Halbschalendefekt eine Spongiosaplastik. Diese wurde bei Infektberuhigung in einem Zweiteingriff nach 4 Wochen durchgeführt.

Die *zweite* Gruppe umfasst 18 Patienten mit Infektpseudarthrose, so daß nach Materialentfernung, Markraumaufbohrung und lokaler Sequestrektomie eine externe Stabilisierung mit AO- oder Ilisarow-Ringfixateur durchgeführt wurde. Septopal wurde primär temporär und permanent eingebracht, im Zweiteingriff erfolgte eine Spongiosaplastik bei 14 Patienten. Bei 4 Patienten bestand nach Segmentresektion eine so ausgedehnte Defektstrecke (durchschnittlich 10,2 cm (7 – 12 cm)), das neben dem Verfahrenswechsel auf den Ringfixateur nach Ilisarow ein Segmenttransport notwendig wurde. Dazu wurde im Zweiteingriff die proximale Kortikotomie nach Anlage eines Zugmechanismus durchgeführt, anschließend schrittweiser Segmenttransport. Als Dritteingriff wurde der Zugmechanismus entfernt und eine Spongiosaplastik in der Andockzone durchgeführt. Nach Konsolidierung wurde der Fixateur entfernt. Die durchschnittliche Transportstrecke betrug 9,4 cm.

In der *dritten* Gruppe (22 Patienten) bestand Stabilität bei bereits zu einem früheren Zeitpunkt auswärts entferntem Marknagel und nun bestehender Infektionsexacerbation. Bei uns wurde entweder eine Markraumaufbohrung (10 Pat., davon 5 mit zusätzlicher lokaler Sequestrektomie) oder nur eine lokale Sequestrektomie ohne Aufbohrung (12 Pat.) durchgeführt worden. Stets wurden lokale Antibiotikumträger eingelegt, eine systemische Antibiotikumgabe erfolgte perioperativ für maximal 5 Tage.

Die Daten wurden retrospektiv ausgewertet, wobei 64/66 Patienten regelmäßig nachuntersucht werden konnten.

Ergebnisse

Um Infektionsberuhigung und Vollbelastbarkeit der betroffenen Extremitäten zu erreichen, waren unter Berücksichtigung aller operativen Maßnahmen einschließlich von eventuellen Revisionen bei erneuter Infektionsexacerbationen in der ersten Gruppe durchschnittlich 1,7 Operationen (1 – 4), in der zweiten 4,2 (3 – 7) und in der dritten 2,8 (1 – 4) erforderlich. Bei 59/66 Patienten (= 89%) konnte anhaltende Infektionsberuhigung über 4,3 (1,8 – 10,7 J.) Jahre erreicht werden.

Bei 4/26 (1.Gruppe), 2/18 (2.Gruppe) und 12/22 (3.Gruppe) Patienten waren nach durchschnittlich 3,4 (1,4 – 5,1) Jahren Zweiteingriffe bei erneuter Infektionsexacerbation notwendig, allein 8/12 der reoperierten Patienten in Gruppe 3 gehörten zu den nur lokal sequestrektomierten ohne Markraumaufbohrung. Allerdings hatten die Patienten der Gruppe 3 auch zu 50% relevante Vorerkrankungen (pAVK, KHK, Diabetes mell.), während dieser Anteil in Gruppe 1 und 2 nur bei 14 bzw 18% lag. Das Durchschnittsalter unterschied sich in den 3 Therapiegruppen nicht wesentlich. Durchschnittlich 6,3 (3,2 – 9,8) Jahre nach der ersten Operation bei uns war bei 7 Patienten mit zweiter Infektionsexacerbation eine erneute Revision erforderlich.

Alle 17 Patienten mit Infektpseudarthrosen und unterschiedlich großen Defektstrecken wurden im Fixateur externe zur Ausheilung mit erreichter Stabilität gebracht. Dazu waren am Femur (5 Pat.) durchschnittlich 7,5 Monate (1 Segmenttransport mit 12 Monaten) und an der Tibia (11 Pat.) 6,0 Monate (3 Segmenttransporte mit 9,5 Monaten) erforderlich, am Humerus waren 3,5 Monate (1 Pat.) notwendig.

Insgesamt traten bei 3 von unseren Patienten nach 0,5, 2 und 18 Monaten Refrakturen auf. Einer bekam einen operationspflichtigen Pininfekt, bei einem Patienten musste die percutan ausgeleitete Antibiotikumkette operativ entfernt werden. Eine Amputation war nicht erforderlich.

Diskussion und Zusammenfassung

In der Behandlung der Osteitis nach Marknagel werden verschiedene therapeutische Konzepte verfolgt. Küntscher [1] ging davon aus, das selbst im Infekt der Verbleib des Nagels zum Erhalt der Stabilität unverzichtbar sei. Von Schweiberer wurde 1982 [2] auf die entscheidende Rolle chirurgischer Lokalmaßnahmen zum frühest möglichen Zeitpunkt hingewiesen und ein Verfahrenswechsel auf externe Stabilisation empfohlen. Weller [3] zeigte die unbefriedigenden Ergebnisse unter Erhalt des infizierten Marknagels auf.

In unserem Patientengut wurde überwiegend der Nagel entfernt, der Markraum aufgebohrt, alle Sequester entfernt und lokale Antibiotikumträger eingebracht. Deren Wirksamkeit im Vergleich mit Spül-Saug-Drainagen und ortsständiger Myoplastik wurde bereits von anderen Arbeitsgruppen bestätigt [4]. Die erreichte Infektionsberuhigung von 89% bei einer durchschnittlichen Nachbeobachtungszeit von 51 Monaten unterstreicht u.E. die Bedeutung des konsequenten Behandlungsmanagementes. Als nachteilig hat sich in einem Teil der Gruppe 3 der Verzicht auf die Markraumaufbohrung im Rahmen des ersten operativen Vorgehens zur Infektionsberuhigung erwiesen, so das uns diese Maßnahme als weitgehend unverzichtbar erscheint.

Die hohe Heilungsrate bei den Infektpseudarthrosen und den Segmentdefekten rechtfertigt u.E. das dafür auch die z.T. mehrmonatige Beeinträchtigung der Lebensqualität durch einen Fixateur in Kauf genommen werden sollte.

Literatur

1. Küntscher G, Maatz R (1945) Technik der Marknagelung Thieme, Leipzig
2. Schweiberer L, Betz A, Wilker D (Kongressbericht 1982) Wundinfektion und ihre Behandlung in der Unfallchirurgie, Langenbecks Arch Chir 358, Springer, 179–185
3. Meeder PJ, Weller S, Sieber H (1990) Der infizierte Unterschenkelmarknagel. In Rahmanzadeh R, Beyer H-G (Hrsg). Das infizierte Implantat. Springer, Berlin, Heidelberg 61–65
4. Krüger-Franke M, Carl C, Haus J (1993) Die Behandlung der infizierten Marknagelosteosynthese. Ein Vergleich verschiedener Therapieverfahren. Thieme, Akt Traumatol 23:72–76

Der intramedulläre Abszess des Rückenmarks – Falldarstellungen und Behandlungskonzept

Intramedullary abscess formation of the spinal cord – case reports and concept of treatment

S. A. Esenwein, C. Horch, T. Kagel, R. Meindl, G. Muhr, U. Bötel

Berufsgenossenschaftliche Kliniken Bergmannsheil, Chirurgische Universitätsklinik mit Poliklinik, Bürkle-de-la-Camp-Platz 1, 44789 Bochum, E-mail: Stefan.A.Esenwein@ruhr-uni-bochum.de

Summary

Although the presence of an intramedullary abscess of the spinal cord is extremely rare, in the case of existing neurological deficits with progressive symptoms of paraplegia a differential diagnosis of an intramedullary abscess should be included in the therapeutical regimen. In this analysis two patients will be reported on, both of whom were already showing symptoms of paraplegia at the time they were admitted to hospital. In both cases MR tomographically an intramedullary nodulary lesion of the spinal cord could be detected. These two cases present an overview of the pathogenesis, the clinical symptomatology, the treatment strategy and the expectable therapeutical outcome of an intramedullary abscess formation. A correct diagnosis using MR tomography followed by an early surgical treatment strategy are essential for the affected patients. An early diagnosis and an immediate operative intervention represent decisive prognostic factors independent of the cause of infection.

Key words: Intramedullary spinal cord abscess, spinal cord neoplasm, magnetic resonance imaging

Zusammenfassung

Obwohl intramedulläre Abszesse des Rückenmarks eine seltene Entität darstellen, sollte das Vorliegen eines neurologisches Defizits mit progredienter Querschnittsymptomatik die Differentialdiagnose einer intramedullären Abszedierung in das therapeutische Handeln miteinbeziehen. Wir berichten über 2 Patienten, die bereits mit vorliegender Querschnittsymptomatik zur stationären Aufnahme vorgestellt wurden und bei denen MR-tomographisch eine intramedulläre noduläre Raumforderung nachgewiesen werden konnte. Anhand der präsentierten Fälle soll eine Übersicht über die Pathogenese, die klinische Symptomatik, die Behandlungsstrategie und das zu erwartende therapeutische Outcome der intramedullären Abszesse gegeben werden. Die Diagnosesicherung mittels MR-Tomographie und eine rasche chirurgische Sanierung sind für die betroffenen Patienten essentiell. Eine frühzeitige Diagnose und schnellstmögliche operative Therapie stellen unabhängig von der Genese des Infektes die entscheidenden prognostischen Faktoren dar.

Schlüsselwörter: Intramedullärer Abszess des Rückenmarks, Neoplasie des Rückenmarks, Kernspintomographie

Einleitung

Obwohl intramedulläre Abszesse des Rückenmarks eine seltene Entität darstellen, sollte man sich deren Existenz in der Differentialdiagnose neurologischer Krankheitsbilder bewusst sein. Das Vorliegen eines neurologisches Defizits mit progredienter Querschnittsymptomatik sollte immer Misstrauen erwecken und die Differentialdiagnose einer intramedullären Abszedierung des Rückenmarks in das therapeutische Handeln miteinbeziehen.

Kasuistik

Wir berichten über 2 Patienten, die bereits mit vorliegender Querschnittsymptomatik zur stationären Aufnahme vorgestellt wurden und bei denen MR-tomographisch eine intramedulläre noduläre Raumforderung nachgewiesen werden konnte. In einem Fall wurde bei fehlender akuter Entzündungssymptomatik erst intraoperativ die Diagnose eines intramedullären Abszesses gestellt. Anhand der beiden Fälle soll eine Übersicht über die Pathogenese, die klinische Symptomatik, die Behandlungsstrategie und das zu erwartende therapeutische Outcome der intramedullären Abszesse gegeben werden.

Schlussfolgerung

Die Diagnosesicherung mittels MR-Tomographie und eine rasche chirurgische Sanierung sind für die betroffenen Patienten essentiell, da eine frühzeitige Diagnose und schnellstmögliche operative Therapie unabhängig von der Genese des Infektes die entscheidenden prognostischen Faktoren darstellen. Nach frühzeitig eingeleiteten adäquaten Therapiemaßnahmen ist mit einer funktionellen Besserung des bestehenden neurologischen Defizits zu rechnen. Die chirurgische Therapie muß dabei eine dekompressive Laminektomie, eine Myelotomie sowie eine sichere intraoperative Abszessdrainage umfassen.

III. Plastische Chirurgie: *Deckung von Thoraxwanddefekten*

Rekonstruktionsmöglichkeiten nach palliativer Resektion ausgedehnter Thoraxwandrezidive beim Mammakarzinom

Reconstructive methods after resection of recurrent breast cancer in the chest wall

D. Drücke, L. Steinsträsser, S. Langer, M. Lehnhardt, H. U. Steinau

Universitätsklinik für Plastische Chirurgie, Schwerbrandverletztenzentrum, Handchirurgiezentrum, BG-Kliniken Bergmannsheil, Ruhr-Universität Bochum, Bürkle-de-la-Camp-Platz 1, 44789 Bochum, E-mail: daniel.druecke@bergmannsheil.de

Summary

Full-thickness defects of the thoracic wall following resection of recurrent breast carcinoma require early interdisciplinary cooperation to achieve patient-specific treatment modalities. The fact of metastases occurrence does not bar plastic reconstruction of the chest wall to treat secondary problems like ulceration, bleeding, pain or malodour.

Key words: Chest wall, breast cancer, reconstruction, methods

Zusammenfassung

Ausgedehnte Thoraxwandrezidive beim Mammakarzinom bedürfen besonders im Hinblick auf eine palliative Intention dem interdisziplinären Vorgehen um eine für die Patientin individuelle und best mögliche Lösung zu finden. Das Vorliegen von Fernmetastasen sollte in diesen Fällen nicht dazu führen, dass sichere Resektions- und Rekonstruktionsverfahren den Patientinnen vorenthalten werden, wenn sekundäre Symptome vorliegen wie Exulceration, Schmerzen, rezidierende Blutungen oder Geruchsbelästigung.

Schlüsselwörter: Thoraxwand, Mammakarzinom, Rekonstruktion, Methoden

Einleitung

Die Häufigkeit für das Auftreten von Thoraxwandrezidiven wird für nodalpositive und nodalnegative Frauen in der Literatur in Abhängigkeit von der Tumorgröße und dem Grading unterschiedlich, wenn überhaut, angegeben. Über die Notwendigkeit und Form einer (neo-)-adjuvanten Therapie wird immer noch diskutiert. Adjuvante Therapien beeinflussen mehr oder minder die Rezidivhäufigkeit. Insgesamt dürfte das Risiko für ein Lokalrezidiv derzeit aus allen korrekt behandelten Gruppen heraus bei 10 – 33% liegen. Liegen große exulcerierte Rezidive vor, kann auch unabhängig von Fernmetastasen eine palliative Indikation zur Resektion bestehen. Bei der Verfahrenswahl wird die Notwendigkeit der Resektion immer in das onkologische Gesamtkonzept eingeordnet. Verschiedene, auch aufwendige, Lappenplastiken kommen in Kombination mit oder ohne alloplastische Thoraxwandstabilisierung zum Einsatz. Aber auch die Spalthauttransplantation kann in einigen Fällen das geeignete Verfahren darstellen. Selbstverständlich ist im „stadium ante finem" eine suffiziente Schmerztherapie und Sterbebegleitung der geeignete Weg.

Indikationsstellung

Die Indikation zur Resektion und Rekonstruktion ergibt sich aus der Tatsache, dass in der Literatur über M1-Langzeitverläufe berichtet wird. Das plastisch-chirurgische Vorgehen muss sich immer in das Gesamttherapiekonzept einordnen. Als Entscheidungsparameter hierfür gelten:

- Allgemeinzustand
- Lebenserwartung
- Belastung der Patientin durch den Eingriff
- Länge des Aufenthaltes
- Fortsetzung der adjuvanten Therapien
- Intolerable atemabhängige Schmerzen
- Perforation, Verjauchung
- Relevante Infektion.

Entscheidend für den Therapieerfolg sind nicht zuletzt die ausführliche und ehrliche Aufklärung der Patientin mit dem Hinweis auf die Verfahrensmöglichkeiten, die Erfolgsaussichten und Komplikationen und die Prognose.

Rekonstruktionsverfahren

Folgende Verfahren stehen zur Rekonstruktion zur Verfügung:

- Pectoralislappenplastik
- als reine Muskellappenplastik
- als myokutane Insellappenplastik
- Latissimus dorsi-Lappenplastik
- Rectus abdominis-Lappenplastik
- TRAM, VRAM, Ankerlappenplastik
- Kombinierter Transfer von Latissimus + Pectoralis
- Omentum majus-Lappenplastik
- Zyklopenbrust
- Spalthaut.

Die Thoraxwandstabilisierung wird in der Regel mittels Prolenenetzimplantation hergestellt. Intraoperativ bietet sich die Möglichkeit zur postoperativen Schmerztherapie Katheter interpleural oder interkostal einzubringen. Die Rate der Lappenverluste liegt unter 2%. Postoperative Wundheilungsstörungen liegen meist in der fehlenden Radikalität der Resektion der Bestrahlungsfelder begründet. Gefürchtete Komplikation ist die postoperative Strahlenpneumonitis, weshalb bei der perioperativen Infusionstherapie Zurückhaltung geübt werden sollte. Probleme aufgrund bestehender Thoraxwandinstabilitäten sind wenig zu erwarten und entstehen meist bei insuffizienter Atemgymnastik nach dem Eingriff.

Eigenes Patientengut

Im Zeitraum von 1998 – 2001 erfolgte bei insgesamt 19 Patientinnen mit ausgedehnten Thoraxwandrezidiven in unserer Klinik eine Resektion und Rekonstruktion unter palliativen Gesichtspunkten. Palliativ bedeutete, dass entweder mindestens eine weitere (fern-) Tumormanifestation vorlag oder aufgrund der lokalen Gegebenheiten keine R0-Resektion durchgeführt werden konnte. Folgende Rekonstruktionsverfahren wurden angewandt: Gestielte Latissimus dorsi-Lappenplastik (n = 7), gestielte Pectoralis major-Lappenplastik (n = 4), gestielter TRAM (n = 3), Advancement-Lappenplastik (n = 2), Zyklopen-Brustbildung (n = 1), Spalthaut-Tx (n = 2). Die mittlere stationäre Behandlungsdauer lag bei 19 Tagen. Eine Thoraxwandstabilisierung mittels Prolenenetz-Implantation war bei 14 Patientinnen erforderlich. Bei allen Pat. konnte, mit dem jeweils gewählten Verfahren, eine adäquate Behandlungsdauer und zeitgerechte Entlassung mit stabilen Wundverhältnissen erzielt werden. Das mittlere Überleben nach Entlassung betrug 18 Monate. Nennenswerte Komplikationen lagen nur bei 2 Pat. in der Notwendigkeit einer verlängerten Nachbeatmungsperiode von jeweils 10 Tagen bei dem Auftreten einer postoperativen Pneumonie bei radiogener Lungenfibrose vor.

Zusammenfassung

Werden bestimmte Behandlungskriterien beachtet ergibt sich insgesamt, auch bei aufwendigen Eingriffen, nach Resektion und Rekonstruktion eines Thoraxwandrezidives nach Mamma-Ca bei pall. Indikation eine geringe Komplikationsrate. Ziel dieser Behandlungsstrategie ist es, über die Verringerung der Tumorlast und Erzeugung einer stabilen Weichgewebsbedeckung, eine Verbesserung der Lebensqualität zu erzielen. Die Ergebnisse des Verlaufs der Pat. aus unserer Klinik stützen diese Auffassung.

Literatur

1. Arnold PG, Pairolero PC (1985) Chest wall reconstruction. Recent Adv Plast Surg 3:203
2. Larson DL, McMurthrey M (1988) Chest wall reconstruction.
   Adv Plast Reconstr Surg 4:217
3. Merkle NM, Isele G, Vogt-Moykopf I (1988) Die chirurgische Therapie der Brustwandtumoren. Chirurg 59:248
4. Steinau HU, Hebebrand D, Vogt PM, Peter FW, Tosson R (1997) Plastische Rekonstruktion von Thoraxwanddefekten. Chirurg 68:461
5. Vogt PM, Busch K, Peter FW, Möcklinghoff C, Torres A, Steinau HU (1998) Plastische Rekonstruktion der bestrahlten Thoraxwand. Langenbecks Arch Chir Suppl. II:507

Spezielle Entzündungen – Spezielle Therapien

Specific Infections – Specific Therapy

D. Drücke

Universitätsklinik für Plastische Chirurgie, Schwerbrandverletztenzentrum, Handchirurgiezentrum, BG-Kliniken Bergmannsheil, Ruhr-Universität Bochum, Bürkle-de-la-Camp-Platz 1, 44789 Bochum, E-mail: daniel.druecke@bergmannsheil.de

Summary

Severe infections of the upper extremity could lead to seriously impaired function and in the worst case to limb loss. Delayed admission to experts, i.e. hand surgeons and the early treatment with antibiotics, is the most common failure in the initial therapy of deep infections. An increase of the damage and poor outcome are the consequences. Specific infections does not always require specific therapies. The early detection, approval and correct management of a severe infection are the primary goals for a good result. The surgical intervention includes sufficient debridement, lavage, temporary wound closure, second look, reconstruction and reintegration.

Key words: Infections, upper extremity, surgical therapy

Zusammenfassung

Schwere Infektionen der oberen Extremität können funktionelle Defizite und im schlimmsten Fall den Verlust des Armes zur Folge haben. Die verspätete Zuweisung in Schwerpunktzentren und der symptom-kupierende Einsatz von Antibiotika sind die häufigsten Fehler der Erstbehandler mit der Konsequenz, dass der resultierende Schaden für die Extremität und den Patienten zunehmen. Spezielle Entzündungen bedürfen nicht immer auch spezieller Therapien. Das frühe Erkennen einer tiefen Infektion, die Würdigung der Symptome und das richtige Management müssen die primären Ziele in der Erstversorgung sein. Zur korrekten Versorgung gehören das suffiziente Debridement, die ausgiebige Spülung, ggf. der passagere Wundverschluß, das Etappendebridement, die Rekonstruktion und frühst mögliche Reintegration.

Schlüsselwörter: Infektionen, obere Extremität, Chirurgische Therapie

Einleitung

Primär pyogene Infekte im Bereich der Hand bestimmen mit relativ konstanter Inzidenz die ärztliche Praxis. Hierbei überwiegen leichte Formen wie Paronychie und Panaritium subunguale, cutaneum u. subcutaneum. Die ärztliche Kunst steckt in der Wertung und Beurteilung des vorliegenden Befundes und der Einleitung der korrekten Therapie oder handchirurgischen Überweisung. Durch fehlgedeutete direkte und indirekte Hinweise auf das Vorliegen eines tiefen Handinfektes, symptomkupierende primäre Antibiotikabehandlung und verspätete Zuweisung zum Handchirurgen führen diese auch heute noch zu einem beträchtlichen volkswirtschaftlichen Schaden und in erster Linie zu einem fatalen Krankheitsverlauf für den Patienten.

Die Behandlungsrichtlinien der Therapie tiefer Handinfekte und insbesondere der Handphlegmonen hat sich über die Jahrzehnte kaum verändert und folgt den Prinzipien des radikalen Debridements und Nekrektomie sowie ausgiebiger Lavage zum bestmöglichen Erhalt funktioneller Strukturen. Dies sollte so früh wie möglich durchgeführt werden und ist meist als Seriendebridement angelegt bis saubere und gut durchblutete Wundverhältnisse vorliegen. Die Kenntnis rekonstruierender Verfahren in der Handchirurgie nimmt der Aggressivität der Nekrektomie den Schrecken und führt schließlich zu einem besseren funktionellen Ergebnis als die ängstlich durchgeführte Wundsäuberung. Die suffiziente Nachbehandlung mit der Ausschöpfung der krankengymnastischen und ergotherapeutischen Möglichkeiten hat ihren gleichberechtigten Anteil an der bestmöglichen Restitution des Patienten.

Ursachen

Die Handinfektion ist überwiegend Folge einer Bagatellverletzung [10]. Berufliche Verletzung bei Handwerkern und Industriearbeitern führen am häufigsten zu schwerwiegenden Handinfektionen gefolgt von häuslichen Unfällen [4]. Interessanterweise ist in gut nachuntersuchten Kollektiven bei einem Drittel der Patienten kein Trauma erinnerlich [9]. Die radialen Strahlen sind aufgrund der häufig ausgeführten Greifformen (Spitzgriff, Schlüsselgriff) vermehrt betroffen. Die häufigsten Erreger sind Staphylokokken und Streptokokken und E.coli. Jedoch können auch Mischinfektionen in 40 – 80% der Fälle auftreten [6]. Die Infektion mit Anaerobiern stellt eher die Ausnahme dar. Menschen- und Tierbissen kommt aufgrund des besonders aggressiven Erregerspektrums ebenso eine besondere Rolle zu wie Verletzungen bei Beschäftigten in der Fleisch verarbeitenden Industrie. Schwere Infektionen werden besonders auch nach Durchspießung der Haut mit Dornen oder frischem Holz, insbesondere wenn Anteile hiervon in tieferen Schichten verbleiben und die Haut zunächst darüber verheilt, beobachtet. Eine besondere Stellung nehmen die auftretenden Infektionen nach inadäquat behandelter Hochdruckeinspritzung ein. Prädisponierende Faktoren sind z.B. Diabetes mellitus oder Immunsuppressionen.

Als spezielle Infektionsursachen kommen in Frage:

- Protrahierte Verläufe nach Bagatelltraumata
- Infektionen mit Gasbildnern
- Pyoderma gangraenosum
- Gicht
- Nekrotisierende Fasziitis
- Rheumatischer Pseudotumor, Synovitis
- Osteomyelitiden, Osteitis
- Infektionen nach Paravasaten, Infektionen bei i.v. Drogenabusus
- Alle Bissverletzungen (Exoten), Insektenstiche
- Infektionen nach Hochdruckeinspritzungen
- Tuberkulose, Infektionen mit atypischen Mycobacterien
- Herpesinfektionen

Chirurgische Therapie

Tiefe Infektionen der Hand sind in der Regel stark schmerzhaft. Das Symptom Schmerz kann jedoch auch fehlen oder nur bei bestimmten Untersuchungen hervorgerufen werden. Das druckschmerzhafte Beugesehnenlager ist immer Hinweis auf eine fortgeleitete Infektion und bedingt die Indikation zur chirurgischen Intervention. Die Tatsache, dass auch beugeseitige Entzündungen ein Handrückenödem hervorrufen, führen nicht selten zu einer Fehleinschätzung der primären Lokalisation und des Ausbreitungsweges des Infektes. Schmerz und Ödem führen je nach Ausprägung zu einer mehr oder minder ausgeprägten Functio laesa (Schonhaltung). Die guten Durchblutungsverhältnisse der Hand bedingen zumeist eine Überwärmung und Rötung. Bei bestehenden Zirkulationsstörungen der Haut können livide Verfärbungen auftreten. Bedrohlich wirkende Lymphangitiden zwingen nicht immer zur chirurgischen Intervention (z. B. Katzenkratzkrankheit) und sind in diesen Fällen unter Antibiose, Kühlung und Ruhigstellung rasch rückläufig. Eine Röntgendiagnostik zum Ausschluss einer knöchernen Mitbeteiligung sollte in jedem Fall durchgeführt werden. Die Durchführung von bakteriologischen Untersuchungen versteht sich von selbst.

Liegt eine tiefe Handinfektion vor, kann nur durch die sofortige handchirurgische Intervention eine Sanierung des Infektherdes herbeigeführt werden [2, 5, 9]. Ist die Diagnose tiefer und/oder fortgeleiteter Handinfekt gestellt handelt es sich um einen handchirurgischen Notfall und die operative Revision muss unverzüglich durchgeführt werden. Das chirurgische Debridement sowie die erforderliche Nekrektomie sollten so radikal wie möglich durchgeführt werden. Avitale funktionelle Strukturen sind zu resezieren und sollten sekundär rekonstruiert werden. Bei ausgedehnten Befunden sollten Second-Look-Eingriffe in einem Zeitintervall von 24 – 48 Stunden durchgeführt werden, damit nachnekrotisiertes Gewebe entfernt werden kann.

Der Eingriff wird in Plexusanästhesie und Oberarmblutsperre durchgeführt. Nur in Ausnahmefällen ist eine Vollnarkose notwendig. Zehn Minuten vor Anlage der Blutsperre erfolgt die i.v.-Antibiose mit einem Präparat breiten Spektrums. Dies dient nicht zur Infektsanierung, sondern bei phlegmonösen Prozessen den Progress zu verhindern und Einschwemmungen nach Wiederöffnen der Blutsperre abzufangen [6]. Die unter diesem Regime zu erreichenden hohen intraoperativen Gewebespiegel stützen diese Auffassung [1]. Je nach betroffenem Spatium erfolgt die großzügige Eröffnung unter Verwendung der allgemeinhin bekannten handchirurgischen Zugangswege unter Einbeziehung und Exzision der Perforationsstelle der Haut, soweit vorhanden, und die Darstellung aller anatomischen Strukturen. Ist aufgrund des intraoperativen Befundes der Befall der angrenzenden anatomischen Region auch nur zu vermuten, sollte diese in jedem Fall auch inspiziert werden. Hierzu gehört z. B. beim Vorliegen einer Hohlhandphlegmone die Carpaltunnelspaltung. Es erfolgt der intraoperative Abstrich und die bakteriologische Untersuchung. Sodann wird alles abgestorbene Gewebe radikal entfernt. Liegt ein Befall der Beugesehnenscheiden vor sind diese zu fenstern und von proximal nach distal zu lavagieren. Bei der Resektion nekrotischer Beugesehnenscheiden sollten die Ringbänder erhalten bleiben. Eine Synovektomie im Bereich des Paronaschen Raumes kann erforderlich sein. Beim Vorliegen intraartikulärer Infektionen müssen die Gelenkkapseln ebenfalls eröffnet und ausgespült werden. In seltenen Fällen ist bei ausgeprägter Gelenkzerstörung die Anlage einer sogenannten septischen primären Arthrodese erforderlich [7]. Bei drohendem Kompartmentsyndrom ist selbstverständlich eine adäquate Fasziotomie notwendig. Alle Resektate inklusive der exzidierten Perforationsstelle werden zur histologischen Aufarbeitung eingesandt, nicht zuletzt um doppelbrechendes Material nicht zu übersehen.

Die Verwendung von Spüldrainagen wird zwischen den handchirurgischen Kliniken kontrovers diskutiert (Spülstraßen). Bei isolierten arthrogenen Infekten kann ihre Verwendung eine second-look-Operation einsparen. Der Wundverschluss darf auf gar keinen Fall erzwungen werden. Im Zweifelsfall sollte die Wunde eher offengelassen werden. Werden Situationsnähte angelegt, ist für eine suffiziente Drainage aller Wundbezirke zu sorgen. Passagere Abdeckungen verhindern die Austrocknung, aber auch der alt gediente Feuchtverband kann hier eingesetzt werden. Die Ruhigstellung erfolgt i. d. R. über Gipsschienen, in die auch Ösen zum Aufhängen der

Extremität eingearbeitet werden können. Der Meinung, dass die Ruhigstellung mittels Fixateur externe als obligat angesehen wird [8], können wir uns nicht anschließen. Dieses Vorgehen ist nur in Ausnahmefällen und bei Befall des Carpus erforderlich. Tägliche Handbäder sind ebenso hilfreich wie eine adäquate Schienenbehandlung notwendig ist. Die initial durchgeführte parenteral durchgeführte Antibiose kann zügig auf die orale Gabe umgesetzt werden, da die Serumspiegel moderner Antibiotika bei oraler Gabe gleich denen der i.v.-Gabe sind. Hierdurch werden zusätzlich Kosten eingespart. Die Antibiose sollte ohnehin nur perioperativ zur Vermeidung von Einschwemmungen durchgeführt werden, da die Infektsanierung chirurgisch erfolgt. Ist trotz aller Bemühungen ein Fortschreiten der fortgeleiteten Entzündungszeichen zu beobachten sollte die Antibiose nach Antibiogramm auf eine gezielte Therapie umgesetzt werden. Entgegen anders lautender Berichte [12] ist der Einsatz von topischen Antibiotika heute nicht mehr Therapiestandard.

Resultiert nach Beherrschung des Infektes eine Weichgewebsdefekt, ist nur bei exponierten funktionellen Strukturen oder drohendem Funktionsverlust eine Weichgewebsrekonstruktion mittels gestielter lokoregionäre und in seltenen Fällen mittels freier mikrochirurgischer Lappenplastik erforderlich. Die Amputationsrate nach Handinfekten kann mittlerweile als gering angesehen werden. Jedoch sind nach foudroyanten Verläufen auch heute noch Makroamputationen möglich. Die Nachbehandlung mit krankengymnastischen und ergotherapeutischen Übungsbehandlungen richtet sich nach dem zu erwartenden Defizit und sollte unmittelbar nach Beherrschung des Infektes und unter größtmöglicher Schmerzfreiheit durchgeführt werden um das bestmögliche funktionelle Ergebnis zu erzielen (Abb. 7a/b).

Zusammenfassung

1891 wurde von Tornier eine Mortalität bei schweren Handphlegmonen von 22% angegeben [11]. Selbst 1933 berichtet Deike noch von einer Mortalität von über 10% [3]. Die Einführung der Anti- und Asepsis und die Aufstellung allgemeingültiger Behandlungsrichtlinien infizierter Wunden mit frühzeitiger Exzision erkrankten Gewebes, ausreichender Drainage und Ruhigstellung haben, in Kombination mit der Entdeckung und Einführung der Antibiotika in die Therapie, den schweren Infektionen der Hand den Schrecken genommen.

Es kann nicht oft genug darauf hingewiesen werden, dass der frühestmögliche Zeitpunkt der handchirurgischen Intervention größere Schäden vermeiden kann. Geldmacher und Flügel konstatieren in ihrem überaus ausführlichen Kapitel der Handinfektionen im Buch von Nigst/ Buck-Gramcko und Millesi 1981 daher treffend: „Dem Chirurgen kommen eitrige Entzündungen der Hände und Finger meist erst ‚im Stadium der Reife' zu Gesicht, wenn der Patient bereits mehrere Tage das Krankheitsgeschehen bagatellisierte und seine oder des Hausarztes konservative Anbehandlungen erfolglos blieben." [5]. Der Behandlungserfolg hängt vom Zeitpunkt des Beginns der fachchirurgischen Behandlung ab. Verzögerungen erhöhen die Rate der Revisionen, führen zu größeren Funktionseinbußen und verlängern nicht zuletzt die Krankheitsdauer mit längeren Arbeitsunfähigkeitszeiten [9]. Die Tatsache, dass auch heute noch Amputationen aufgrund von Infektionen durchgeführt werden müssen unterstreicht den Stellenwert der frühen Zuweisung und Intervention.

Die Grundzüge des Managements von tiefen Infektionen der Hand lassen sich wie folgt zusammenfassen:

- frühzeitige großzügige Eröffnung
- ausgedehntes Debridement/radikale Nekrektomie
- suffiziente Drainage

- ggf. second look
- adäquate Nachbehandlung
- sekundäre Rekonstruktion
- Gesamtziel: schnellst mögliche Reintegration.

Literatur

1. Abel R, Stark GB, Spilker G (1994) Präoperative Infektionsprophylaxe mit Cefuroxim beim handchirurgischen Notfall. Handchir Mikrochir Plast Chir 26:150
2. Blümel G, Millesi H (1967) Zur Behandlung der eitrigen Entzündungen der Hand. Wien Med Wochenschr 117:215
3. Deike H (1933) Sehnenscheidenpanaritien der Hand. Ihre Behandlung und ihr Spätschicksal. Bruns' Beitr Klin Chir 158:461
4. Flügel M, Geldmacher J (1985) Primär pyogene Infektionen der Hand – Ein Krankheitsbild im Wandel der Zeit. Handchir Mikrochir Plast Chir 17(S):28
5. Geldmacher J, Flügel M (1981) Infektionen. In: Nigst H, Buck-Gramcko D, Millesi H (Hrsg.): Handchirurgie Bd. I, 14.1 ff., Thieme, Stuttgart-New York
6. Geldmacher J, Flügel M, Betz C (1985) Die primär pyogenen Infektionen der Hand und ihre Behandlung. Handchir Mikrochir Plast Chir 17(S):32
7. Høgh J (1985) Septische Arthritis von Fingergelenken. Behandlung mit sofortiger Arthrodese. Handchir Mikrochir Plast Chir 17:230
8. Peterson T, Olivier L, Schmidt G (1994) Therapiekonzept und eigene Ergebnisse bei der Versorgung der Hohlhandphlegmone. Handchir Mikrochir Plast Chir 26:144
9. Reh-Plass S, Schaller E (1991) Stellenwert der Frühintervention bei Handinfektionen. Handchir Mikrochir Plast Chir 23:214
10. Schink W (1971) Pyogene Infektionen der Hand. Chirurg 42:356
11. Tornier M (1891) Beitrag zur Kenntnis schwerer Phlegmonen. Inauguraldissertation Universität Greifswald
12. Zifko B (1985) Die Therapie schwerer Handinfektionen mit lokaler Penicillin-Streptomycingabe. Handchir Mikrochir Plast Chir 17(S):37

Integra® zur Korrektur sternomentaler Kontrakturen – Funktioniert es wirklich?

Integra for reconstruction of neck contracture – does it really work?

D. Drücke, L. Steinsträsser, S. Langer, M. Lehnhardt, H. U. Steinau

Universitätsklinik für Plastische Chirurgie, Schwerbrandverletztenzentrum, Handchirurgiezentrum, BG-Kliniken Bergmannsheil, Ruhr-Universität Bochum, Bürkle-de-la-Camp-Platz 1, 44789 Bochum, E-mail: daniel.druecke@bergmannsheil.de

Summary

Neck burn contractures are a devastating functional and cosmetic deformity for the patient and a challenging problem for plastic surgeons. A satisfactory reconstruction of severe neck contractures (stage IV by Achauer) could only be achieved by local and free tissue transfer. Lacking sufficient donor sites, alternative reconstruction procedures are rare. Less hypertrophic scarring was described after the use of Integra as a dermal substitute. In the review of the literature sparsely experience in the treatment of neck contractures using Integra are available. An incidence of 50% for recurring contractures is described. The results of the treatment of severe neck contractures with Integra in three patients are presented and discussed.

Key words: Burn reconstruction, neck contracture, dermal substitute, Integra

Zusammenfassung

Ausgeprägte sternomentale Kontrakturen nach Verbrennungen gehen mit einer massiven funktionellen und kosmetischen Behinderung einher und stellen für den Plastischen Chirurgen eine besondere Aufgabe dar. Idealerweise kommen im Stadium IV nach Achauer lokale und freie Lappenplastiken zur Anwendung. Fehlen geeignete Spenderareale sind alternative Verfahren rar. Die Verwendung von Integra® bei der Rekonstruktion nach Verbrennungen soll sich durch eine niedrige Rate erneuter hypertropher Narbenformationen auszeichnen. Nur geringe Erfahrungen liegen zum Einsatz bei sternomentalen Kontrakturen vor. Über das erneute Auftreten von schweren Kontrakturen in 50% der Fälle wird berichtet. Die Resultate der Anwendung von Integra® bei 3 Patienten aus dem eigenen Patientengut werden vorgestellt und diskutiert.

Schlüsselwörter: Rekonstruktion nach Verbrennungen, sternomentale Kontraktur, dermale Ersatzstoffe, Integra

Einleitung

Die sternomentale Kontraktur nach Verbrennungen ist mit den resultierenden ästhetischen und funktionellen Einschränkungen jedem Verbrennungschirurgen als schwerwiegendes Problem in Bezug auf die Rekonstruktion bekannt. Ist das umliegende Gewebe mitverletzt kommen nach Narbenresektion/-release Vollhauttransplantationen und aufwendige mikrochirurgische Gewebetransplantationen in Betracht. Bei der Vollhauttransplantation sind gute Ergebnisse bekannt, jedoch können auch nicht selten erhebliche Transplantatverluste beobachtet werden. Der freie mikrochirurgische Gewebetransfer stellt ein aufwendiges Verfahren dar und ist auch häufig durch das Fehlen geeigneter Spenderareale limitiert. Die Verwendung von Integra® kann in bestimmten Fällen eine Alternative zu den gängigen Rekonstruktionsverfahren zur Beseitigung der sternomentalen Kontraktur darstellen. In der Literatur werden die kosmetischen und funktionellen Resultate in der Rekonstruktion von Narbenfeldern unterschiedlich angegeben. Das erneute Auftreten von Kontrakturen in bis zu 50% der Fälle wird berichtet. ◘ Tabelle 1

◘ Tabelle 1. Nach Achauer werden die sternomentalen Kontrakturen wie folgt eingeteilt:

Stadium	Ausprägung	Klinischer Befund
I	geringgradig	isolierter Narbenstrang, weniger als ein Drittel der Halsvorderfläche
II	mäßiggradig	Kontrakturausdehnung zwischen 1/3 – 2/3 der Halsvorderfläche
III	schwer	Kontrakturausdehnung mehr als 2/3 Halsvorderfläche
IV	ausgedehnt	sternomentale Kontraktur

Rekonstruktionsverfahren

Im Stadium I sind i.d.R. Z-Plastiken ausreichend. Im Stadium II kommen idealerweise Advancementlappenplastiken des unverletzten umliegenden Gewebes oder kleinere Verschie-beschwenklappenplastiken (VSL) zum Einsatz. Die Rekonstruktion bei Kontrakturen des Stadium III erfordert dann größere VSL oder kleinere freie Lappenplastiken wie z.B. die Radialislappenplastik. Im Stadium IV ist das gesamte Spektrum der Lappenplastiken gefragt (Adant et al. 1998). Aufgrund fehlender Spenderareale kann hier jedoch nicht selten nur noch eine Hauttransplantation durchgeführt werden. Spalthauttransplantate neigen zu erneuter Kontrakturbildung. Vollhauttransplantate zeigen, wenn geeignete Spenderareale vorliegen, gute Resultate.

Integra®

Die aus bovinen Sehnen gewonnene Collagen/Glycosaminoglycan-Matrix ist als dermaler Ersatzstoff zur primären Therapie schwerer Verbrennungen entwickelt worden (Yannas et al. 1982, Suzuki et al. 1990, Heimbach et al. 1988, Sheridan et al. 1994). Die Vorteile bei ihrer Verwendung liegt in der Herstellung eines composite-grafts in Kombination mit autologer Spalthaut und damit in der Verbesserung der biomechanischen Eigenschaften des Hautersatzes besonders nach epifaszialer Nekrektomie.

Über den erfolgreichen Einsatz von Integra® bei der Rekonstruktion von Verbrennungsnarben wird berichtet (Chou et al. 2001, Moiemen et al. 2001). Weitere Berichte (Hunt et al. 2000) stellen den Einsatz bei Kontrakturen in Gesichts-Halsbereich vor und berichten über erneute Narbenschrumpfungen von 50% bei der Verwendung von gemeshter Spalthaut über Integra® (follow up 43 – 54 Monate).

Fallbeschreibungen

Vorgestellt werden 3 Fälle aus unserer Klinik, wobei sternomentale Kontrakturen (Grad IV) mit Integra® behandelt wurden (1999 – 2002). Das Narbenfeld wurde exzidiert sowie eine Resektion des Platysmas, soweit noch vorhanden, vorgenommen und Integra® aufgebracht. Postoperativ erfolgte täglich der Verbandswechsel und die Wundinspektion. Auftretende Hämatome unter dem dermalen Ersatzstoff wurden abpunktiert. In zwei Fällen wurde keine spezielle Ruhigstellung durchgeführt. Bei einer Patientin war die Anlage eines Halo-Fixateurs mit Thoraxabstützung aufgrund fehlender Compliance notwendig. 14 Tage nach Integra®-Transfer erfolgte die autologe ungemeshte-gestichelte Spalthauttransplantation. Die „take-rate" bei allen Patienten betrug 90 – 100% für Integra® und 70 – 95% für die Spalthaut.

Fall 1

8-jähriger Junge mit initial 59%iger VKOF. Sternomentale Kontraktur Grad IV.
Nach Narbenresektion Aufbringen von Integra®. Transplantation von ungemeshter Spalthaut. Nach einem Jahr erneute 50%iger Kontraktur. Danach erneute Integra®-Rekonstruktion. Resultat mit 30%iger Rekontraktur.

Fall 2

36-jährige Frau mit initial 48%iger VKOF. Sternomentale Kontraktur Grad IV.
$^1/_2$ Jahr nach Integra® erneute sternomentale Kontaktur mit deutlich stärkerer Ausbildung als zuvor. Verfahrenswechsel und gutes Ergebnis nach Vollhauttransplantation.

Fall 3

6-jähriges Mädchen mit initial 70%iger VKOF. Z.n. Keratinozyten-Tx. Sternomentale Kontraktur Grad IV. Großflächig aufgebrachtes Integra®.
Erneute massive Rekontraktur mit der Notwendigkeit zur erneuten Spalt-Tx.

Diskussion

Zur Rekonstruktion sternomentaler Kontrakturen werden in der Literatur zahlreiche und innovative Methoden beschrieben. In bestimmten Fällen ist die Auswahl des Verfahrens jedoch durch das Fehlen geeigneter Spenderareale stark limitiert. Das Prinzip der Herstellung eines composite-grafts zur Vermeidung erneuter Kontrakturen macht Sinn. Integra® hat hier in der letzten Zeit Hoffnung gemacht. Bei mechanisch wenig beanspruchten Regionen wird von sehr guten Ergebnissen berichtet. Bei der Rekonstruktion sternomentaler Kontrakturen sind die Resultate mit erneuten Kontrakturraten von bis zu 50% weniger ermutigend. Die in unserer Klinik gesammelten Erfahrungen sind ähnlich. Eine sehr starke Schrumpfungsneigung konnten auch wir beobachten. Bei absolut fehlenden Alternativen muss jedoch nach wie vor davon ausgegangen werden, dass die Schaffung eines dermalen Äquivalentes die geringste Rate von Narbenschrumpfungen aufweist. Jedoch sind in Zukunft hier weitere Anstrengungen erforderlich um die Resultate zu verbessern.

Literatur

1. Adant JP, Bluth F, Jacquemin D (1998) Reconstruction of neck burns : A long-term comparative study between skin grafts, skin expansion and free flaps. Acta Chir Belg, 98:5 – 9
2. Chou TD, Chen SL, Lee TW et al. (2001) Reconstruction of burn scar of the upper extremities with artificial skin. Plast Reconstr Surg, 108:378 – 384
3. Heimbach D, Luterman A, Burke JF et al. (1988) Artificial dermis for major burns. A multi-center randomised clinical trial. Ann Surg, 208:313 – 320
4. Hunt JA, Moisidis E, Haertsch P (2000) Initial experience of Integra in the treatment of post-burn anterior cervical neck contracture. Br J Plast Surg, 53:652 – 658
5. Moiemen NS, Staiano JJ, Ojeh NO, Thway Y, Frame JD (2001) Reconstructive surgery with a dermal regeneration template:Clinical and histologic study. Plast Reconstr Surg, 108:93 – 103
6. Sheridan RL, Hegarty M, Tompkins RG, Burke JF (1994) Artificial skin in massive burns. Eur J Plast Surg, 17:91 – 93

7. Suzuki S, Matsuda K, Isshiki N, Tamada Y, Yoshioka K, Ikada Y (1990) Clinical evaluation of a new bilayer 'artificial skin' composed of collagen sponge and silicon layer. Br J Plast Surg, 43:47–54
8. Yannas-IV, Burke JF, Orgill DP, Skrabut EM (1982) Wound tissue can utilize a polymeric template to synthesize a functional extension of skin. Science, 215:174–176

Chirurgisches Management nekrotisierender Infektionen

Ein neues und innovatives topisches Wundantiseptikum (PVP-Jod Liposomen Hydrogel) fördert die Epithelialisierung und reduziert die bakterielle Besiedlung von Meshgraft Transplantaten: Eine Phase III Studie

A new and innovative topical drug formulation (PVP-Liposome Hydrogel) improves wound epithelialisation and reduces bacterial count: a phase-III study

J. Hauser, O. H. Rossbach, C. Reis, M. Lehnhardt, D. Drücke, H. H. Homann, P. M. Vogt, H. U. Steinau

Klinik für Plastische Chirurgie und Schwerbrandverletzte, Berufsgenossenschaftliche Kliniken Bergmannsheil, Bürkle-de-la-Camp-Platz 1, 44789 Bochum

Summary

Introduction. A clinical study on efficacy and tolerability in wound healing was carried out on patients receiving meshed skin grafts in parallel groups (PVP-I Liposome Hydrogel vs. Jelonet gauze).

Methods: 160 patients with fresh, primarily not infected mesh skin grafts were enrolled in parallel groups: 80 patients were treated with PVP-I Hydrogel, 80 patients with Jelonet gauze. Methods of analysis included clinical assessment, photoplanimetry, impedance measurement and the bacterial colonisation of the wound.

Result: The rate of wound epithelialisation was significantly improved. A better microbicial activity and tissue tolerability of the PVP-I Hydrogel compared to Jelonet was shown.

Conclusion: The PVP-I Liposome Hydrogel combines microbicial and wound-healing activities resulting in enhanced epithelialisation.

Key words: Liposomes, wound healing, antisepsis, moist wound environment

Zusammenfassung

Einleitung: In einer randomisierten offenen Phase III Studie wurden insgesamt 160 Patienten, welche Meshgraft Transplantate erhielten, aufgenommen. Untersucht wurde die Geschwindigkeit der Reepithelialisierung sowie die bakterielle Besiedlung der Transplantate. Eine Gruppe wurde mit PVP-Jod Liposomen Hydrogel behandelt, die andere mit Jelonet Fettgazen.

Methode: Die Geschwindigkeit der Reepithelialisierung wurde photoplanimetrisch bestimmt, ferner wurden regelmäßig Abstriche entnommen und die Transplantate klinisch beurteilt. Impedanzmessungen lieferten Aussagen über die Wiederherstellung der epidermalen Barriere.

Ergebnis: Es kam zu einer signifikant schnellerer Reepithelialisierung der Spalthauttransplantate sowie einer verminderten bakteriellen Besiedlung unter PVP-Jod Hydrogel im Vergleich zu Jelonet.

Schlüsselwörter: Liposomen, Wundheilung, Antisepsis, feuchte Wundbehandlung

Einleitung

Feuchte Wundbehandlung fördert die Epithelisierung, kann jedoch bei lokalen Infektionen zur Progression des Infektes und zu Wundheilungsstörungen führen. Umgekehrt inhibieren Antiseptika lokal die Wundheilung. Mit der Möglichkeit Antiseptika mikrosomal zu verkapseln, besteht zum erstenmal die Option eine feuchte Wundbehandlung und Antisepsis wirkungsvoll zu kombinieren. In einer monozentrischen, randomisierten, offenen Phase III Pilot Studie wurde Polyvinyl- Pyrrolidone (PVP)-Jod, ein etabliertes topisches Antiseptikum in einer neuartigen Liposomen-verkapselter Form auf frischen Meshgraft-Transplantaten nach Verbrennung oder rekonstruktiven Eingriffen angewandt.

Material und Methode

Bei n = 170 Patienten wurden gemeshte Spalthauttransplantate entweder mit PVP- Jod Liposomen Hydrogel (Betasom hydrogel) oder regulärer Fettgaze therapiert. Ab dem ersten Verbandswechsel (3.Tag postop.) wurden die Wundareale wie folgt evaluiert: Klinische Beurteilung, Fotoplanimetrie (Optimas- Software, Rate der Epithelisierung), Impedanzmessung der Haut (Wundheilungsqualität), Mikrobiologie und Messung der Schilddrüsenhormone (FT3, FT4, TSH basal).

Ergebnisse

1. Klinische Beurteilung: Signifikant bessere antiseptische Effizienz (p = 0,002) und Wundheilungsqualität (p = 0.004), keine unerwünschten Nebenwirkungen von Betasom Hydrogel. 2. Signifikant bessere Epthelisierungsrate (Tag 9: 100% vs. 82,3%, p = 0,005). Geringere Transplantatteilverluste unter Betasom (n = 1,5 %) als unter Fettgaze (n = 5,33%). 3. Die Impedanzmessungen zeigten eine frühere Normalisierung unter Betasom behandelter Wunden (Tag 9) verglichen mit Fettgaze (Tag 11). 4. Eine deutlich geringere Keimbesiedlung der Transplantate unter Betasom-Therapie.

Schlussfolgerungen

Die Möglichkeit durch Liposomen- Verkapselung von PVP- Jod in Hydrogel eine höhere Feuchtigkeit des Wundmilieus zu erzeugen und PVP-Jod länger und zielgerechter durch exaktere Interaktion mit Zelloberfläche freizusetzen, führt zu einer beschleunigten Epithelisierung bei besserer Wundheilungsqualität gegenüber konventioneller Therapie. Als primäre Indikation erscheinen Epitheldefekte unterschiedlicher Genese (Erosionen, Meshgraft, Entnahmestellen, Brandwunden) geeignet.

Entwicklung einer Fournier-Gangrän nach Hämorrhoidektomie

Fournier's gangrene after hemorrhoidectomy

M. Lehnhardt, L. Steinstraesser, H. H. Homann, H. U. Steinau

Klinik für Plastische Chirurgie und Schwerbrandverletzte, Handchirurgiezentrum Operatives Referenzzentrum für Gliedmaßentumoren, BG-Universitätsklinik Bergmannsheil Bochum, Bürkle-de-la-Camp-Platz 1, 44789 Bochum, E-mail: marcus.lehnhardt@ruhr-uni-bochum.de

Summary

The present case describes the development of Fournier's gangrene after Milligan-Morgan hemorhoidectomy of a previously healthy 76 year old female patient. Following such a common surgical procedure the patient developed full-thickness skin necrosis of the perianal region including the rectum. Immediate radical debridement was mandatory. Because of rectal involvement a diverting sigmoid colostomy was required. The rectum had to be removed by abdominoperineal resection. This disastrous complication was completely unexpected and unpredictable following Milligan-Morgan hemorroidectomy because of the lack of predisposing factors.

Key words: Fournier gangrene, hemorrhoidectmy, case report

Zusammenfassung

Einleitung: Die Fournier-Gangrän ist eine seltene, aber lebensbedrohliche phlegmonös-eitrige Entzündung der Perianalregion welche nach gynäkologischen, urologischen und anorektalen Hautläsionen auftritt. Idiopathische Erkrankungen sind möglich, aber zunehmend selten. Als prädisponierende Faktoren gelten das Alter der Patienten, das Immunsystem kompromitierende Erkrankungen, Diabetes mellitus, Alkoholismus und konsumierende Erkrankungen. In der Literatur gibt es bisher 2 Fälle einer solchen Komplikation nach Hämorroidektomie. *Material und Methodik:* Der vorliegende Fall beschreibt die Entwicklung einer Fournier-Gangrän nach operativer Hämorroidektomie (OP nach Milligan-Morgan) bei einer gesunden 76 jährigen Patientin. *Ergebnisse:* Nach insgesamt 6 Ops (Debridement, Rektumamputation, AP-Anlage, Meshgrafttransplanta-tionen) und insgesamt 115 tägigem stationären Aufenthalt konnte die Patientin voll mobilisiert in die Rehabilitation entlassen werden. *Schlussfolgerung:* Die Fournier-Gangrän ist eine sehr seltene Komplikation nach Hämorrhoidektomie. Die Möglichkeit des Auftretens nach proktologischen Eingriffen sollte jedem behandelnden Arzt bekannt sein.

Schlüsselwörter: Hämorrhoidektomie, Fournier-Gangrän, Kasuistik

Die Fournier-Gangrän ist eine entzündliche Erkrankung des subkutanen und epifaszialen Weichteilgewebes im Bereich der anogenitalen Region, welche meist durch bakterielle Mischinfektionen hervorgerufen wird (Fournier 1883, Kaulbars 1993). In der Literatur werden zunehmend prädisponierende Faktoren aufgezählt (Kilic et al. 2001, Basoglu et al. 1997). Charakterisiert ist die Fournier-Gangrän analog der nekrotisierenden Fasziitis durch eine sich rasch entwickelnde Gangrän des Subkutan- und Epifaszialgewebes, sowie seltener der Faszien, mit nachfolgender Nekrose der darüber befindlichen Haut und einer inadäquat hohen Schmerzintenstität. Die Mortalitätsrate wird mit bis zu 50% angegeben (Kaulbars 1993, Ecker et al. 1993).

Nach Hämorrhoidektomien wurden in der Literatur bisher zwei Fälle einer sich postoperativ entwickelnden Fournier-Gangrän beschrieben (Cihan et al. 1999, Basoglu et al. 1997).

Fallbeschreibung

Die 76-jährige, sonst gesunde Patientin unterzog sich einer Hämorrhoidektomie nach Milligan-Morgan bei einem drittgradigen Hämorrhoidalleiden. Unter stationären Bedingungen wurden in Lokalanästhesie und Schlafsedierung laut Operationsbericht Hämorrhoidalknoten bei 4 und 11 Uhr entfernt. Zum Ende der OP erfolgte die Einlage einer mit Braunollösung® getränkten Tamponade in den Analkanal.

Nach zunächst unauffälligem intra- und postoperativem Verlauf fiel am Folgetag beim Ziehen der Tamponade ein diskretes Hämatom im Bereich der Submukosa auf. Am 2. postoperativen Tag traten zunehmende Schmerzen und subfebrile Temperaturen hinzu. Am darauffolgenden Morgen zeigten sich perianal beginnende Hautnekrosen bei progredienter Beschwerdesymptomatik.

Die Verlegung in unsere Klinik erfolgte am 4. postoperativen Tag in septischem Zustand. Lokal zeigten sich gangränose Nekrotisierungen perianal, welche sich ventral bis zur Scheidenmitte und gluteal über beide Gesäßhälften erstreckten (☐ Abbildung 1). Nach Intubation und kompletter intensivmedizinischer Versorgung erfolgte noch am Aufnahmetag die komplette Nekrektomie sowie die temporäre Deckung mit Leichenhaut. Intraoperativ zeigte sich eine phlegmonös-eitrige Infiltration der Submukosa durch für diese Erkrankung typisch gräulich, ödemartig aufgetriebenes Gewebe, welches sich stumpf von der mitbetroffenen Faszie ablösen ließ. Die Nekrosen reichten deutlich über die äußerlich sichtbaren Anteile hinaus. Bei der im Rahmen der Nekrektomie durchgeführte Rektoskopie wurde eine massive Nekrotisierung der Rektumschleimhaut bis über die Linea dentata reichend festgestellt.

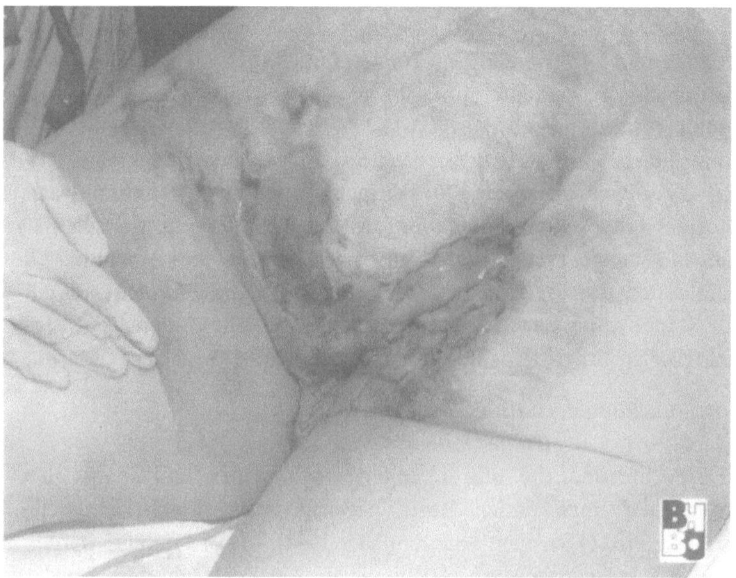

☐ **Abb. 1.** Sichtbare Hautnekrosen der Fournier-Gangrän 4 Tage nach Hämorrhoidektomie

Nach Stabilisierung des Allgemeinzustandes erfolgte 24 Stunden später die komplette Rektumexstirpation, Anlage eines Sigmastomas und ein erneutes radikales Wunddébridement (◘ Abbildung 2).

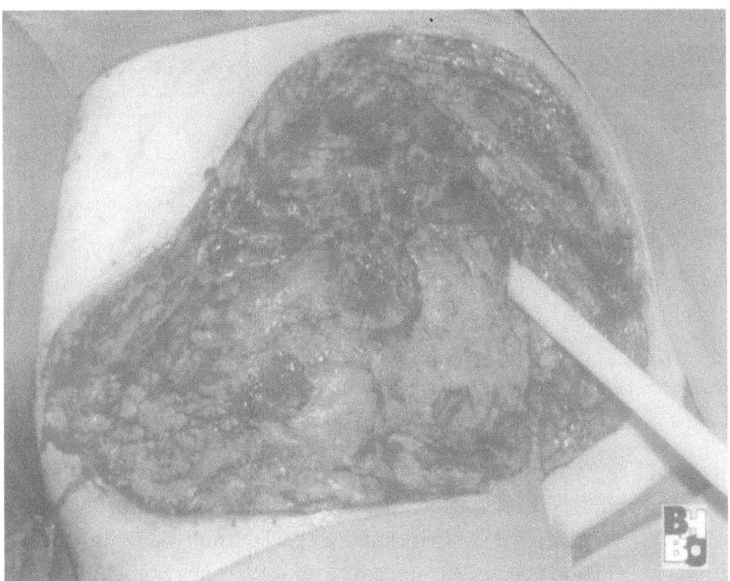

◘ Abb. 2. Resultierende Defektgröße

Makroskopisch und histopathologisch fand sich eine allschichtige Wandnekrose des Rektums.

Es folgten 6 weitere Operationen mit wiederholten Teilverlusten der transplantierten Spalthaut bei der notwendigen Mobilisation inklusive Sitztraining der adipösen Patientin. Letztlich konnte ein Wundverschluss mittels Meshgraft-Transplantationen erreicht werden (◘ Abbildung 3). Trotz nosokomialer MRSA-Besiedelung und rezidivierenden nosokomialen Pneumonien konnte die Patientin nach insgesamt 115 tägigem stationärem Aufenthalt bei gutem Allgemeinzustand voll mobilisiert in eine Rehabilitationsklinik verlegt werden.

Das Auftreten einer Fournier-Gangrän als Komplikation nach transanalen Interventionen ist sehr selten.

Während Jean A. Fournier erstmals 1883 über 4 männliche Patienten mit gangränösen Veränderungen der Perianalregion berichtete und hierfür keine auslösende Ursache erkennen konnte (Gaeta et al. 1991, Fahal et al. 1988, Spirnak et al. 1984, Jones et al. 1979), ist eine unklare Anamnese heute zunehmend selten (Giebel 2001, Bönner et al. 2002, Basoglu et al. 1997).

Das Auftreten der Fournier-Gangrän wird in der Literatur meist mit prädisponierenden Faktoren korreliert, wovon vor allem das Alter der Patienten, Adipositas, Immunmodulationen bei allergischen Reaktionen und immunsupprimierten Patienten, Diabetes mellitus (Mikroangiopathie, Polyneuropathie) sowie chronischer Alkoholismus zu nennen sind (Kilic et al. 2001, Sayfan 2001).

Die vorliegende Kasuistik beschreibt den insgesamt 3. dokumentierten Fall einer Fournier-Gangrän nach operativer Hämorrhoidenbehandlung.

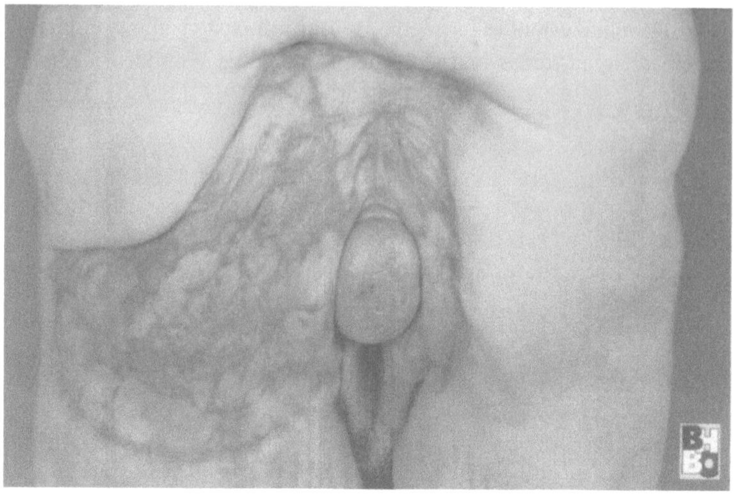

◨ **Abb. 3.** Komplettverschluß der Wunde. Zustand 6 Monate nach der letzten Operation. Der verbleibende Beckenbodenprolaps wurde auf Wunsch der Patientin nicht behoben.

1997 berichteten Basoglu et al. über insgesamt 15 Fälle einer Fournier-Gangrän, wobei ein Fall nach einer Hämorrhoidektomie entstand. Nähere Angaben werden hier nicht gemacht (Basoglu et al. 1997). 1999 beschrieben Cihan et al. Die Entwicklung einer Fournier-Gangrän nach Hämorrhoidektomie, allerdings auf dem Boden einer Agranulozytose, welche nach Einnahme von Metamizol auftrat (Cihan et al. 1999).

2001 veröffentlichten Bönner et al. Den Fall einer schweren Infektion der linken Glutealregion nach Staplerhämorrhoidektomie (Bönner et al. 2001). Da hier die Haut über dem Prozeß intakt war, muß im Gegensatz zu den Angaben nicht von einer Fournier-Gangrän, sondern von einer Beckenbodenphlegmone ausgegangen werden, welche im Vergleich zur Fournier-Gangrän eine wesentlich höhere Inzidenz zeigt.

Darüberhinaus wird in der Literatur ein Fall einer sich nach Sklerosierungstherapie entwickelten Fournier-Gangrän beschrieben (Kaman et al. 1999).

Die Fournier-Gangrän stellt eine sehr seltene, aber lebensbedrohliche Komplikation der Hämorrhoidaltherapie auch bei sonst gesunden Patienten dar.

In aktuellen Beiträgen zur Hämorrhoidaltherapie wird auf das Auftreten einer Fournier-Gangrän als mögliche postoperative Komplikation bisher nicht hingewiesen.

Tritt nach einem proktologischen Eingriff Fieber auf, welches keine offensichtliche Erklärung hat, sollten engmaschige Kontrollen des Lokalbefundes erfolgen.

Jeder chirurgische Stationsarzt muß die Fournier-Gangrän als mögliche Komplikation der Hämorrhoidaltherapie kennen.

Das Auftreten einer Fournier-Gangrän lässt sich nicht allein auf prädisponierende Faktoren zurückführen.

Das sofortige, radikale und ggfs. wiederholte chirurgische Débridement, am besten unter Anlage eines protektiven doppelläufigen Anus praeter, stellt die entscheidende Therapie der Fournier-Gangrän dar. Im Zweifel sollte der Patient einem für die Therapie von Großwunden geeigneten Zentrum vorgestellt werden.

Literatur

1. Basoglu M, Gul O, Yildirgan I, Balik AA, Ozbey I, Oren D (1997) Fournier's gangrene: review of fifteen cases. Am Surg 63:1019–1021
2. Bonner C, Prohm P, Storkel S. Fournier (2001) gangrene as a rare complication after stapler hemorrhoidectomy. Case report and review of the literature. Chirurg 72:1464–1466
3. Cihan A, Mentes BB, Sucak G, Karamercan A, Naznedar R, Ferahkose Z (1999) Fournier's gangrene after hemorrhoidectomy: association with drug-induced agranulocytosis. Report of a case. Dis Colon Rectum 42:1644–1648
4. Ecker K DH, Omlor G, Mast G (1993) Fournier's gangrene 64:58–62
5. Fahal AH, Hassan MA (1988) Fournier's gangrene in Khartoum. Br J Urol 61:451–454
6. Fournier JA: Gangréne fondroyante de la verge. Sem Med 3, 3, 345
7. Gaeta M, Volta S, Minutoli A, Bartiromo G, Pandolfo I (1991) Fournier gangrene caused by a perforated retroperitoneal appendix: CT demonstration. AJR Am J Roentgenol 156:341–342
8. Heitmann C, Pelzer M, Bickert B, Menke H, Germann G (2001) Surgical concepts and results in necrotizing fasciitis. Chirurg 72:168–173
9. Hoeffel JC (2002) In Process Citation. Chirurg 73:287.
10. Jones RB, Hirschmann JV, Brown GS, Tremann JA (1979) Fournier's syndrome: necrotizing subcutaneous infection of the male genitalia. J Urol 122:279–282
11. Kaman L, Aggarwal S, Kumar R, Behera A, Katariya RN (1999) Necrotizing fascitis after injection sclerotherapy for hemorrhoids: report of a case. Dis Colon Rectum 42:419–420
12. Kaulbars E (1993) Fournier's gangrene. Case report and review of the literature. Chirurg 64:63–67
13. Kilic A, Aksoy Y, Kilic L (2001) Fournier's gangrene: etiology, treatment, and complications. Ann Plast Surg 47:523–527
14. Milligan ETC, Morgan CN, Jones LE, Officer R (1937) Surgical anatomy of the anal canal and the operative treatment of haemorrhoids. Lancet ii:1119–1124
15. Sayfan J (2001) Complications of Milligan-Morgan hemorrhoidectomy. Dig Surg 18:131–133

Adjuvante Sepsistherapie mit Gerinnungsinhibitoren (Antithrombin, aktiviertes Protein C, Heparin)

Adjuvant sepsis therapy with coagulation inhibitors (antithrombin, activated protein C, heparin)

H. B. Reith

Klinikum Konstanz, Chefarzt Chirurgie I, Luisenstr. 7, 78464 Konstanz

Summary

The adjuvant sepsis therapy has reached new dimensions through the sepsis studies of the last years. For a long time sepsis studies have led for the first time to a better survival rate. Indeed this is demonstrated in the sepsis study with activated protein C, a coagulation inhibitor. The parallel study with Antithrombin (AT) shows no benefit in the treatment group; however, a subgroup of patients without heparin favours the use of Antithrombin. The old and new question is now the use and the dosage of heparin in intensive care unit stay. Up to now there are only a lot of empiric data. With evidence-based medicine there is a new therapeutic tool in sepsis therapy using activated protein C, the inclusion and occlusion criteria have to be taken into account.

Key words: Sepsis therapy, Antithrombin, activated protein C, heparin

Zusammenfassung

Durch die in den letzten Jahren durchgeführten Sepsisstudien hat die adjuvante Therapie eine neue Dimension erfahren. Erstmals konnten Studien zu einer Letalitätsverbesserung führen. Zu erwähnen ist hier die 2001 erschienene Studie zum aktivierten Protein C, einem Gerinnungsinhibitor. Die zeitgleich beendete Studie mit Antithrombin (AT) verlief nicht erfolgreich, konnte aber eine Subgruppe ohne Heparin zeigen, die einen Vorteil hat. Damit war die generelle Frage nach der Notwendigkeit und der Menge von Heparin in der Intensivmedizin erneut aufgeworfen. Hierzu liegen bis heute nur empirische Daten vor. Nach Kriterien der EBM ist die Therapie mit aktiviertem Protein C ein neuer therapeutischer Ansatz, die Ein- und Ausschlusskriterien sind jedoch zu beachten.

Schlüsselwörter: Sepsistherapie, Antithrombin, aktiviertes Protein C, Heparin

Warum denken wir überhaupt über adjuvante Sepsistherapie nach? Sepsis ist nach wie vor eine klinische Diagnose (Konsensus-Konferenz-Kriterien 1991, Update 2001). Die mikrobiologische Diagnostik ist nur in ca. 50 – 60% positiv, so dass Infektionen auch nach reinen klinischen oder radiologischen Gesichtspunkten diagnostiziert werden müssen. Gleichzeitig hat sich trotz der immer besser werdenden Intensivmedizin die Letalität der Sepsis in den letzten 20 – 30 Jahren nicht verändert, wenngleich natürlich das Patientengut einen erheblichen Wandel erfahren hat. Hinzu kommen ökonomische Aspekte der modernen Intensivtherapie, die dazu geführt haben, dass auf der einen Seite die Behandlungsstrategien besser und intensiver geworden sind und dadurch eine Steigerung der Liegezeit von ca. 5 Tagen vor 15 Jahren auf 30 Tage stattgefunden hat. Das dieses mehr Ressourcen für Personal und Medikamente verbraucht ist einleuchtend.

Von adjuvanter Therapie versprechen wir uns erheblichen Einfluss und Stabilisierung von Körpersystemen und damit Steigerung des Überlebens. Speziell die Sepsis führt zu einer Störung der Gerinnungshomöostase (■ Abbildung 1). Von verschiedenen Antikoagulantien sind Wirkungen auf die Sepsis bekannt, besonders Antithrombin, Protein S und C, Heparine und TFPI (Tissue factor pathway inhibitor).

+ Inflammation	- Fibrinolyse
+ Gerinnungsaktivität	
wegen	wegen
Pro-inflammatorische Mediatoren	Hemmung der Fibrinolyseaktivierung
Endothelschädigung	durch die Fibrinolyse-Inhibitoren
Gewebethromboplastin-Freisetzung	PAI-1 und TAFIa
Thrombinbildung	Protein C meistens reduziert

■ **Abb. 1.** Die Homöostase der Gerinnung ist in der Sepsis gestört. PAI = Plasminogen-Aktivator-Inhibitor, TAFIa = Thrombin-aktivierbarer Fibrinolyse-Inhibitor, aktiviert

Heparine

Heparine sind Glykosaminglykane, die lang- oder kurzkettig (NMH) im klinischen Alltag gebraucht werden. Sie sind ein wichtiger Kofaktor zum AT und ein leichter Plättchenaggregationshemmer, die Wirkung erfolgt auf Faktor Xa und IIa (Thrombin), daher ist einer der wichtigsten therapeutischen Ansätze die disseminierte intravasale Gerinnung (DIG). Zur Thromboseprophylaxe sind in der Intensivmedizin 10.000 bis 20.000 IE/ Tag akzeptiert (oder 400 – 600 IE/pro kg KG/ Tag oder 15 IE/pro kg KG/ Stunde). Leider liegen nach Evidence-based medicine (EBM) keine Studien vor, die für oder gegen die Anwendung sprechen oder die Dosis festlegen.

Antithrombin

Das Antithrombin (AT, früher AT III) wird hauptsächlich in der Leber synthetisiert, es ist ein $\alpha2$-Globulin mit einem Molekulargewicht von 65.000 Dalton. Die normale Plasmakonzentration beträgt 18 – 30 mg/dl. Es findet eine irreversible Bindung an Gerinnungsfaktoren Thrombin, Gewebe-Thromboplastin-VIIa-Komplex, IXa, Xa, XIa und XIIa statt, dadurch wird deren Inaktivierung erreicht.

Dass bei der Sepsis die hochdosierte Gabe zu einer Verbesserung der Letalität führen kann, haben zahlreiche experimentelle und klinische Arbeiten gezeigt. Die dann durchgeführte Multicenterstudie konnte diesen Vorteil für alle Patienten nicht belegen. Die bereits prospektiv geplante Subgruppe ohne Heparin zeigte dann den Vorteil der mit Antithrombin behandelten Patienten (■ Abbildung 2, ■ Abbildung 3).

Somit ist klar zur folgern, bei hochdosierter Therapie mit AT sollte kein Heparin gegeben werden, eine weitere Studie um dieses Ergebnis nochmals zu bestätigen sollte durchgeführt werden. Dazu könnten dann auch Fragen der Heparintherapie des Intensivpatienten mit erörtert werden.

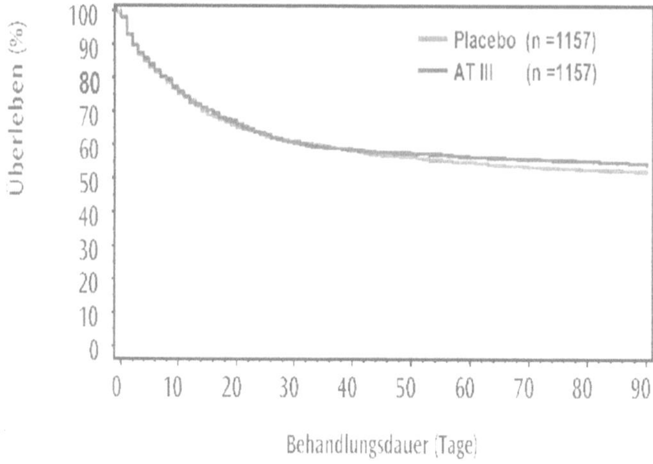

Abb. 2. Ergebnisse der AT-Studie (KyberSept) – Überlebensraten für 90 Tage

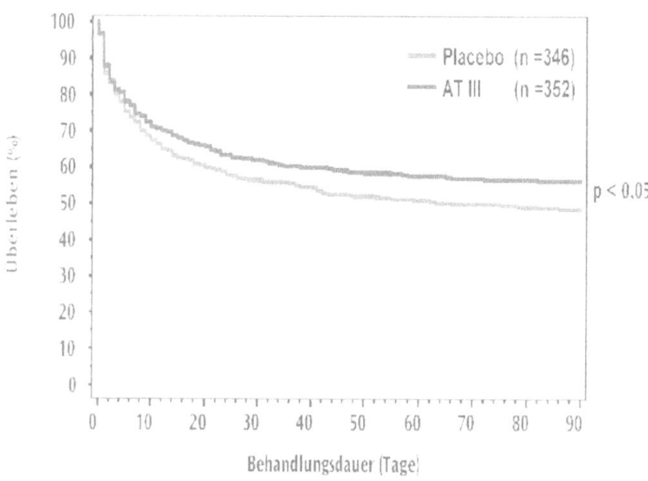

Abb. 3. Ergebnisse der AT-Studie (KyberSept) – Überlebensraten für 90 Tage Patienten ohne Heparinmedikation

Protein C

Protein C ist ein Vitamin-K-abhängiges Enzym, welches als inaktives Proenzym im Blut vorhanden ist, die Halbwertszeit im Blut beträgt ca. 10 Minuten. Es kommt zu einer Aktivierung durch Thrombin-Thrombomodulin-Komplex, zur Hemmung von Faktor Va und VIIIa, zur Inaktivierung von PAI-1 (Plasminogen-Aktivator-Inhibitor), zur Hemmung der Aktivierung von TAFI (Thrombin-aktivierbarer Fibrinolyse-Inhibitor) und zur Hemmung der E-Selektin-vermittelten Inflammation.

Die adjuvante Sepsistherapiestudie mit dem aktivierten Protein C konnte erstmals seit vielen Jahren ein signifikantes Ergebnis hinsichtlich der Letalität erzielen. Die relative Risikoreduktion von knapp 20% ist dabei beeindruckend (Mortalität 30,89% in der Placebo-Gruppe und 24,87% in der Therapiegruppe). Die Zahl der Patienten die behandelt werden müssen um einen Patienten zu retten, liegt bei 16.

Die Ergebnisse sind in der **◻** Abbildung 4 zu sehen, insbesondere ist dabei wichtig, dass der Effekt auch bis 90 Tage anhält.

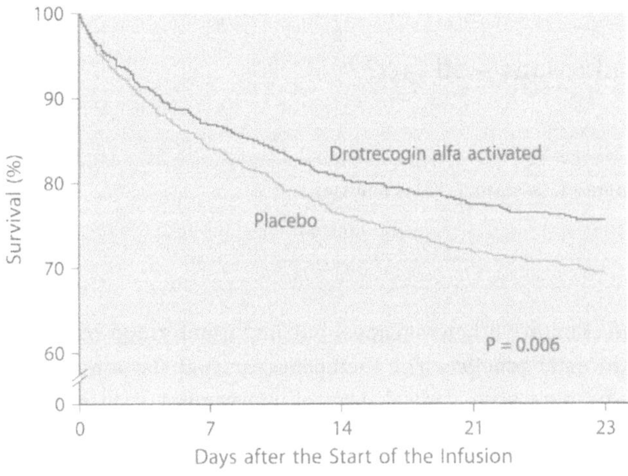

No. at Risk

Drotrecogin alfa activated	850	737	684	657	640
Placebo	840	705	639	602	581

◘ Abb. 4. Ergebnisse der Therapie mit aktiviertem Protein C, Kaplan-Meierkurve von 850 Patienten mit schwerer Sepsis in der Drotrecogin-Alfa Gruppe und 840 Patienten mit schwerer Sepsis in der Placebogruppe, p = 0.006. Ergebnisse: Abnahme der D-Dimere, Reduktion 28 Tage Mortalität von 30,89% in der Placebogruppe auf 24,72% in der Therapiegruppe, 19,43% Risikoreduktion, NNT 16

Zu erwähnen ist natürlich, das in dieser Studie 70% der Patienten eine „internistische" Sepsis hatten, wenngleich die Subgruppenanalyse zeigen konnte, das Patienten mit intraabdomineller Infektion ebenso profitieren. Die chirurgische Kohorte beinhaltete 474 Patienten von denen 228 das Präparat und 246 das Placebo erhielten, davon hatten 315 eine intraabdominelle Ursache ihrer Sepsis. Die Letalität lag bei 21,5% in der Therapiegruppe und bei 30,6% in der Placebogruppe. Die odds-ratio und das 95% Konfidenzintervall erreichte gerade die Signifikanz. Weitere Daten sind hierzu eingefordert und werden in Kürze erscheinen.

Klar ist natürlich, das eine Gerinnungsinhibition auch zu einer Erhöhung der Blutungsneigung führt. Dennoch ist hier im Konzept der adjuvanten Sepsistherapie erstmalig ein Durchbruch gelungen, der uns ermutigt auf diesem Gebiet weiter zu arbeiten und diese neuen Erkenntnisse in die tägliche Arbeit mit einzubeziehen.

Literatur

1. Carvalho und Freeman (1994) J Crit Illness 9:51
2. Bernard GR (2001) N Engl J Med. 344:699–709
3. Kidokoro et al. (1996) Shock 5:223
4. Vervloet et al. (1998) Semin Thromb Hemost 24:33.
5. Warren BL (2001) JAMA 286:1869–1878

Haut- und Weichteilinfektionen – alles Fakten?

Skin and soft tissue infections – all fact?

H. B. Reith

Klinikum Konstanz, Chefarzt Chirurgie I, Luisenstr. 7, 78464 Konstanz

Summary

Skin and soft tissue infection are a heterogenous, but important group of diseases with a high number of cases in daily practice. The therapeutic arsenal starts with conservative, antibiotic treatment and ranges up to radical surgical intervention, such as necrosectomy, debridement and also the use of modern therapeutic therapy systems like vacuum therapy. The rationale for antibiotics depends on the potential bacteria and has to take into account the rising number of resistant bacteria, especially *Staph. aureus*. For this reason the use of the new antibiotic group of oxazolidinons for the treatment of MRSA leads to favourable results.

Key words: Skin and soft tissue infections, diagnostic, therapy, MRSA

Zusammenfassung

Haut- und Weichteilinfektionen stellen in der täglichen Praxis eine nicht unbedeutende Gruppe von Erkrankungen dar. Der Therapieansatz kann von konservativ, medikamentös bis zur radikalen chirurgischen Intervention mit Nekrosektomie, Debridement und modernen Therapiesystemen (Vacuum) gehen. Die Behandlung mit Antibiotika richtet sich nach dem Erregerspektrum und muss die zunehmende Zahl von resistenten Keimen, besonders Staphylokokken berücksichtigen. Durch dieses Problem ist die neue Gruppe der Oxazolidinone besonders für den Einsatz bei MRSA zu befürworten.

Schlüsselwörter: Haut- und Weichteilinfektionen, Diagnostik, Therapie, MRSA

Der Begriff „Chirurgische Infektionen" umfasst nicht nur die postoperativen oder traumatischen Wunden und ihre Behandlung, sondern auch eine Vielzahl von Infektionen der Haut- und Weichteile. Dabei konkurrieren sicherlich verschiedene Disziplinen um die Behandlung, so Allgemeinarzt, Dermatologe, Internist und Chirurg.

Haut- und Weichteilinfektion

Eine Einteilung der Infektionen kann nach der Morphologie oder nach der Mikrobiologie vorgenommen werden. Bei allgemeinen und postoperativen Infektionen ohne bekannten Erreger wird man der Morphologie den Vorzug geben.

Zur Mikrobiologie: Zur vollständigen Abhandlung sind Staphylokokken, Streptokokken, Clostridien, gram-negative Keime und Anaerobier zu betrachten.

Zur Klinik: Hier unterscheiden wir einzelne besondere Krankheitsbilder aufgrund ihres Verlaufes, ihrer Bedeutung für die Behandlung und aufgrund der unterschiedlichen therapeutischen Modalitäten: die Phlegmone, den Abszeß, das Erysipel und weiterhin wichtig die Myonekrose beim Gasbrand.

Therapiestrategien

Es lässt sich ableiten, dass eine Reihe von Erkrankungen als leichte Infektionen eingestuft werden können. Eine chirurgische Therapie ist nicht immer erforderlich, der Verlauf ist langsam, Antibiotika sind die Mittel der Wahl und werden durch lokale Maßnahmen ergänzt. Hierzu gehören begrenzte Phlegmone, das Erysipel, aber auch Furunkel und weitere dermale Staphylokokken-Infektionen.

Infektionen mit einer dringlichen chirurgischen Versorgungsnotwendigkeit sind ausgedehnte Phlegmonen, insbesondere postoperativ, alle Abszesse, das Panaritium aber auch eitrige Entzündungen von Hohlräumen, sei es Gelenkempyem, Pleuraempyem oder auch eitrige Bursitiden.

Aufgrund ihrer Bedeutung soll den nekrotisierenden Weichteilinfektionen ein besonderer Raum gewidmet werden.

Nekrotisierende Weichteilinfektionen

Die nekrotisierende Fasziitis wird in 2 Typen unterschieden, der Typ I eine Mischinfektion aus Anaerobiern, gram-negativen (Enterobacter) und gram-positiven Keimen (Enterokokken, Staphylokokken) und der Typ II durch hämolysierende Streptokokken der Gruppe A oder C. Eine Gasbildung ist nicht obligat, kann aber je nach Keimspektrum vorkommen. Charakteristisch sind die extremen Schmerzen lokal, in Diskrepanz zum klinischen Befund. Durch Thrombose der kleinen Gefäße und eintretende Nekrose der tiefen Gewebsschichten kommt es zu einer Nekrose der Haut, zur Schwellung der Weichteile und nicht selten zu einem Kompartment-Syndrom.

Eine Sonderform ist die Fournier'sche Gangrän der Skrotal- und Perinealregion. Im Prinzip ist es eine nekrotisierende Fasziitis in einer vorgegebenen Region. Eintrittspforten sind die Genital-, Anal- aber auch die Leistenregion. Nach Operationen am After, aber auch nach Hernienoperationen ist dieses Krankheitsbild beschrieben. Im Krankengut der nekrotisierenden Fasziitis macht der Anteil von Patienten mit Fournier'scher Gangrän ca. 25% aus. Frauen werden ebenso betroffen wir Männer, allerdings zeigen einige Studien, dass die Letalität bei Frauen erheblich höher ist. Dieses resultiert aus den späten Zuweisungen, da bei den Gynäkologen dieses Krankheitsbild in aller Regel nicht bekannt ist, hingegen bei Urologen doch. Hinzu kommt, dass durch die Ausbildung einer nekrotisierenden Fasziitis die Patienten schwer krank sind, der APACHE II Score ist bei diesen Patienten häufig über 20 Punkte, was einem erheblich kranken Klientel entspricht.

Zur Therapie ist zunächst zu sagen, dass aufgrund der schnellen rasanten Verlaufsform eine absolute Dringlichkeit besteht. Ohne chirurgische Intervention ist der Verlauf tödlich. Wir sprechen hier von den komplizierten Weichteilinfektionen, wenn folgende Kriterien erfüllt sind: 1. Die Infektion erfordert eine größere chirurgische Intervention, 2. Der Infektionsprozess erfasst auch die tiefergelegenen Weichteilgewebe und 3. Es liegt eine begleitende schwere Grundkrankheit vor, die die Infektion fördert bzw. die Therapie erschwert (Definition der FDA, 1999).

Die chirurgische Therapie umfasst in erster Linie das radikale Debridement und extensive Abtragen der nekrotischen Areale mit angrenzenden Haut und Faszienschichten. Die Amputation als therapeutische Option muss in Erwägung gezogen werden. Die Therapie der systemischen Infektion erfordert in manchen Fällen die Intensivstation und Protektion der Organsysteme ggf. die Therapie von eintretenden Organversagen. Unter der Maßgabe der täglichen lokalen Kontrolle (Redebridement, Verbandswechsel) kann dann nach Beherrschung der Infektion mit dem Wiederaufbau der Kontur begonnen werden (Schwenklappen, freie Lappen, Spalthaut, Sekundärnaht). In der Proliferationsphase kommen heute Granulationsförderung und Sekretableitung in Betracht. Diese Verfahren werden unter Vacuumtherapie exzellent erreicht, aber auch Hydrokolloidverbände (nicht bei persistierender Infektion) ggf. in Kombination mit Alginaten sind sinnvolle therapeutische Optionen.

Zur rationalen Therapie stellt man zunächst die Frage nach dem potentiellen Erregerspektrum. Die Untersuchungen von Jones und Mitarb. 1999 konnten in 40% bei chirurgischen Wundinfektionen das Vorhandensein von Staphylokokkus aureus nachweisen, wobei die gram-positiven Erreger insgesamt ca. 55% der Keime ausgemacht haben. Diese Zahlen lassen sich auch in Deutschland zeigen. Erschreckend ist in diesem Zusammenhang die Zunahme der Resistenzen von Staphylokokkus aureus, besonders die erhebliche Zunahme von Methicillin (Oxacillin) resistenten Staphylokokken – MRSA.

Rationale Strategien zur Antibiotikatherapie

Ein zur Therapie vorgesehenes Antibiotikum sollte folgende grundsätzliche Eigenschaften besitzen: die Sicherheit und Toleranz umfasst die Frage nach häufigen Medikamentennebenwirkungen oder Interaktionen mit anderen Medikamenten, die Frage der Organtoxizität (z.B. Nephrotoxizität) und die Notwendigkeit des Monitoring (Spiegelbestimmung). Von großer Bedeutung ist die Gewebepenetration, d.h. ein Antibiotikum, welches nicht in der Lage ist das Weichgewebe zu erreichen, ist für die Therapie der Wundinfektion ungeeignet. Von zunehmender Bedeutung ist die Frage nach einfacher Applikation, Möglichkeit einer effizienten oralen Therapie und einfache Dosierungsschemata.

Bei der Häufigkeit gram-positiver Infektionen ist die initiale Therapie die Verwendung von Betalactam-Antibiotika, z.B. Penizilline. Die Frage nach einem Breitspektrum- oder einem „Staphylokokken" – Penicillin ist zu stellen. Auf jeden Fall sollte heute keine Therapie ohne Betalactam-Inhibitor erfolgen. Wie bereits ausgeführt sind die Penizillinresistenzen zunehmend und so ist auch ein Anstieg der MRSA-Fälle in deutschen Krankenhäusern in den letzten Jahren zu verzeichnen. Auch hier sind die Daten der Paul-Ehrlich Gesellschaft für Deutschland wiederum hinweisend, zeigen sie doch den Anstieg bereits auf +20% für das Jahr 2001. Für die aktuellen Jahre ist mit einem Anstieg über die 25% Marke zu rechnen.

Die Präparate der zweiten Wahl sind heutzutage für die Wundinfektionen die Chinolone (Cipro-, O- und Moxifloxacin), Carbapeneme (Imipenem, Meropenem), Makrolide, Aminoglykoside (z.B. Gentamycin), Glycopeptide oder die neue Substanzgruppe der Oxazolidinone. Diese berücksichtigen zum Teil, dass es sich auch um Mischinfektionen handelt bzw. auch Infektionen mit gram-negativen Bakterien vorliegen.

Eine besondere neue Gruppe stellen die Oxazolidinone dar, die einzige in den letzten Jahrzehnten neu entwickelte Substanzklasse, die eine Empfindlichkeit gegen gram-positive Erreger, besonders Staph. aureus und MRSA aufweist. Die Besonderheit ist der Wirkmechanismus, die Hemmung der Transkription an 30S-Ribosomen. Dadurch wird der Replikationsmechanismus komplett und wirkungsvoll unterbunden.

Diese Substanz ist sowohl oral als auch intravenös gleich gut bioverfügbar und hat eine ausgezeichnete Gewebepenetration, mit besonderer Hervorhebung der Weichteile, aber z.B. auch des Knochens. Aufgrund der sehr guten Wirksamkeit gegen MRSA sollte der Einsatz auf dieses Gebiet zunächst begrenzt werden, die Anwendung ist bei Resistenz von Keimen gegen Vancomycin sicher auch gegeben. Der primäre Einsatz bei MRSA wegen der in der Klinik gefundenen höheren Eradikationsraten ist ebenfalls zu diskutieren.

Fatale Folgen von Injektionen

Fatal complications after injections

M. Lehnhardt, Q. T. V. Phan, L. Steinstraesser, H. H. Homann, H. U. Steinau

Klinik für Plastische Chirurgie und Schwerbrandverletzte, Handchirurgiezentrum, Operatives Referenzzentrum für Gliedmaßentumoren, BG-Universitätsklinik Bergmannsheil Bochum, Bürkle-de-la-Camp-Platz 1, 44789 Bochum, E-mail: marcus.lehnhardt@ruhr-uni-bochum.de

Summary

Subcutaneous-, i.v.- and i.m. injections are routine methods for nearly every physician. Complications following these procedures are rare and sometimes disastrous. Incidences are extremely varied in the literature. Overall the incidence of complications following injections varied from 0.1 up to 8%.

We analyzed our admitted patients with fatal complications after injections from 1998 to 2002 (n = 24). Exemplarily 3 fatal complications were demonstrated.

The demonstrated case reports show an especially insufficient complicationmanagement in all patients.

The described examples should help in finding a better knowledge of possible complications including a close-meshed monitoring and management in case of fatal results.

Key words: Injections, complications

Zusammenfassung

Die subkutane-, intramuskuläre-, und intravenöse Verabreichung von Medikamenten zählt zu den am häufigsten angewandten Therapieformen überhaupt. Zahlenangaben über dabei entstehende Komplikationen (Abszesse, nekrotisierende Inf.) sind sehr schwankend (0,1 – 8%). Aus dem konsekutiv erfassten Patientengut (n = 24) der letzten 4 Jahre mit Paravasaten, intraarteriellen Injektionen, frustranen beidseitigen Radialispunktionen und Infektionen nach intramuskulären Spritzen sollen anhand 3 ausgewählter Fälle fatale Folgen von Injektionen dargestellt werden.

Die Aufarbeitung der einzelnen Fälle belegt weniger fehlerhafte Techniken der Verabreichung von Injektionen als mehr ein insuffizientes Verlaufsmonitoring sowie inkonsequentes Handeln bei Auftreten von Komplikationen.

Das Wissen um fatale Folgen von Injektionen und Punktionen kann helfen, bei Auftreten von Komplikationen frühzeitig und beherzt einzugreifen.

Schlüsselwörter: Injektionen, Komplikationen

Einleitung

Die subkutane-, intramuskuläre-, und intravenöse Verabreichung von Medikamenten zählt zu den am häufigsten angewandten Therapieformen überhaupt. Zahlenangaben über dabei entstehende Komplikationen sind sehr schwankend. Die Inzidenz von Spritzenabszessen (1:10.000), Gelenkinfektionen nach intraartikulären Injektionen (1:40.000), Paravasaten (1:20 – 50) und irrtümlich intraarteriell injizierten Substanzen wird in der Literatur mit 0,1 – 8% angegeben. Trotz standardisierter Vorgehensweise und Einhaltung vorgegebener Hygienerichtlinien konnten diese Komplikationsraten innerhalb der letzten 20 Jahre nicht signifikant gesenkt werden.

Aus dem zugewiesenen, konsekutiv erfassten Patientengut (n = 24) der letzten 4 Jahre mit Paravasaten, intraarteriellen Injektionen, frustranen beidseitigen Radialispunktionen und Infektionen nach intramuskulären Injektionen sollen anhand 3 ausgewählter Fälle fatale Folgen von Injektionen dargestellt werden.

Fall 1: massiver, infiltrierender Abszeß nach i. m.-Injektion

Ein 51jähriger Kraftfahrer, verspürt ohne erinnerliches Trauma am 2. Weihnachtstag plötzlich Muskelschmerzen im Bereich des rechten Deltoideus-Ansatz. Vom Hausarzt erhält er am Folgetag Diclofenactabletten und eine i. m.Injektion (Oberschenkel). Am Sylvesterabend wird er aufgrund persistierender Schmerzen beim Notarzt vorstellig und erhält wiederum Diclofenactabletten und eine i. m. Analgetikainjektion in den Oberschenkel.

Nach Überweisung zum Orthopäden erfolgte nach mehreren Massageanwendungen und Einnahme weiterer Diclofenactabletten auf der Grundlage der Verdachtsdiagnose einer Myositis eine intramuskuläre Analgetikainjektion in den rechten Musculus trapezius, woraufhin der Patient in den Folgetagen eine rasch zunehmende Schwellung in der Schulterblattregion bemerkte. Nach Anfertigung eines MRT erfolgt die Vorstellung in unserer Klinik unter dem dringenden Verdacht eines zerfallenden Malignoms im Bereich d. M. subscapularis sowie infraspinatus mit Destruktion der Skapula (◘ Abbildung 1). Bis zu diesem Zeitpunkt sind innerhalb von 18 Tagen etwa 120 Diclofenactabletten eingenommen worden.

Bei Aufnahme bestand eine von der Schulterblattregion bis in die Axilla reichende massive schmerzhafte Schwellung mit deutlicher Bewegungseinschränkung und einem ausgeprägtem Sklerenikterus. Laborchemisch zeigte sich eine deutliche Erhöhung der Entzündungsparameter (CRP = 51,8 mg/dl, Leukozytenzahl = 36.200/µl, BSG = 80 mm 1.Std, Fieber und Gesamtbilirubin von 5,9 mg/dl).

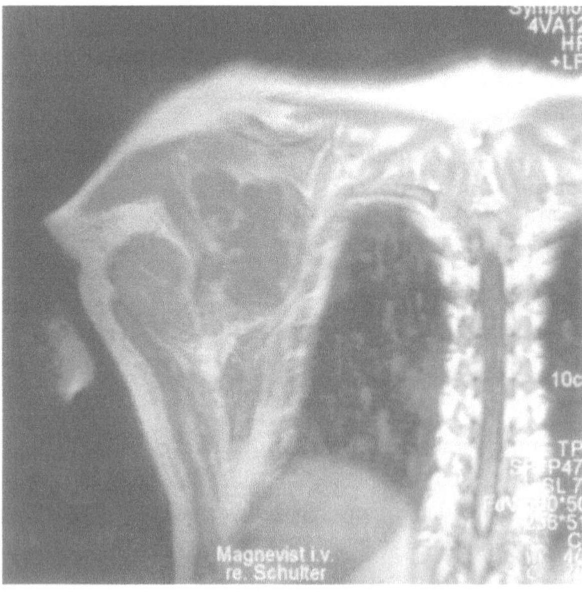

◘ **Abb. 1.** Fall 1: NMR-Befund; einschmelzende Abszedierung im Bereich des rechten Schulterblattes

Bei der chirurgischen Befundexploration entleerte sich 1,5 Liter rahmiger Eiter auf dem Boden einer ausgedehnten Muskelnekrose der Schultergürtel- und Rückenmuskulatur. In der ersten postoperativen Nacht zeigte der Pat. einen Hb-Abfall von 12,5 g/dl (direkt postop.) auf 7,5 g/dl. Die Notfall-ÖGD zeigte den Befund eines 6 cm großen penetrierenden Magenantrumulkus, welches auf die Einnahme der NSAP zurückzuführen war.

Nach Stabilisierung des Zustandes und insgesamt 3 weiteren chirurgischen Debridements mit Resektion von Anteilen der Mm. latissimus dorsi, infraspinatus, subscapularis, sowie teres major und minor und der Skapulaspitze gelang es, den Infektherd zu sanieren und den Weichteildefekt durch einen Verschiebeschwenklappen zu decken (◘ Abbildung 2). Nach einem 24-tätigen stationären Aufenthalt konnte der Patient bei gutem Allgemeinzustand, reizlosen Wundverhältnissen, aber einer deutlichen Einschränkung der Schulterbeweglichkeit in die Rehabilitation entlassen werden.

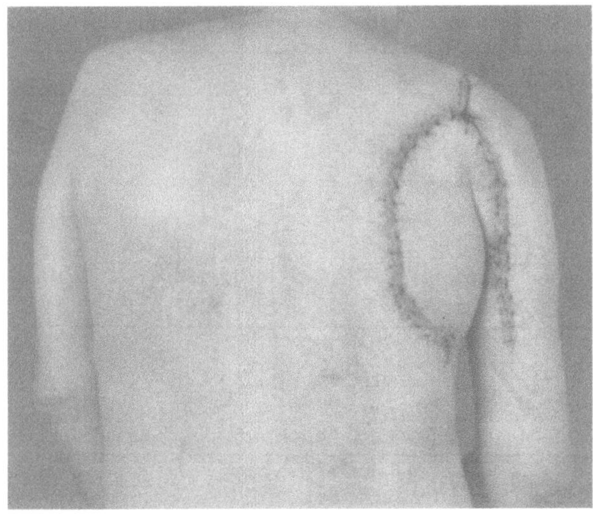

◘ **Abb. 2.** Postoperatives Ergebnis

Fall 2: nekrostisierende Fasziitis nach i. m.-Injektion

Eine 34-jährige, gesunde Patientin gebar in komplikationsloser Spontangeburt ein gesundes Mädchen (5. Kind). Nach Entlassung aus der stationären Therapie am Folgetag bei gutem Allgemeinzustand erhielt die Patientin aufgrund ischialgieformer Schmerzen in den darauffolgenden Tagen links gluteal mehrere i.m. Injektionen. Bei daraufhin zunehmenden Schmerzen und Fieberentwicklung erfolgte die stationäre Wiederaufnahme in septischem Zustand. Es entwickelte sich eine massive nekrotisierende Fasziitis linksgluteal bis zum Rippenbogenrand sowie zur Scheide reichend, darüber hinaus den gesamten linken Oberschenkel erfassend (◘ Abbildung 3).

Die Verlegung in unsere Klinik erfolgte 1 Woche nach Auftreten der ersten Nekrosen. Zu diesem Zeitpunkt befand sich die Pat. in einem septischen Zustand bei insuffizient durchgeführtem Debridement. Im Verlauf erfolgten insgesamt 3 weitere skrupellose Debridements, bevor der Prozeß der Nekrotisierung gestoppt werden konnte (◘ Abbildung 4).

Der schrittweise Wundverschluß erfolgte mit insgesamt 6 Meshgrafttransplantationen (◘ Abbildung 5). Die teilweise tiefen Wundfurchen, die bakterielle Besiedlung sowie die beginnende Mobilisierung der Patientin führten jeweils zu partiellem Transplantatverlust.

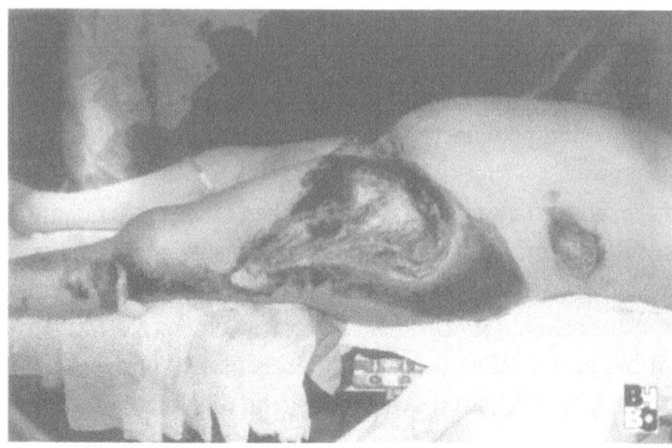

Abb. 3. Ausgeprägte nekrotisierende Fasziitis nach glutealer i.m.-Injektion

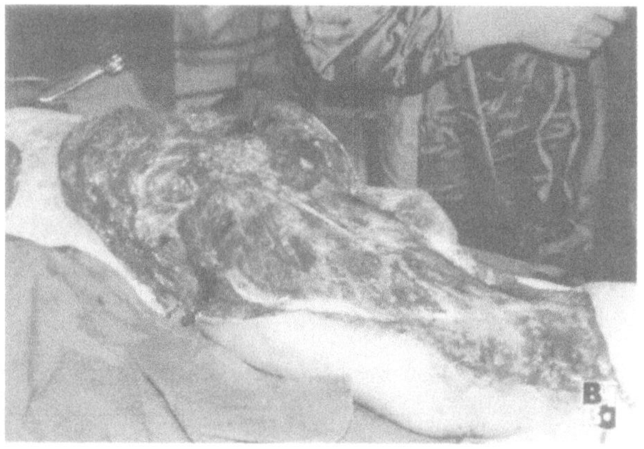

Abb. 4. Befund nach komplettem Debridement

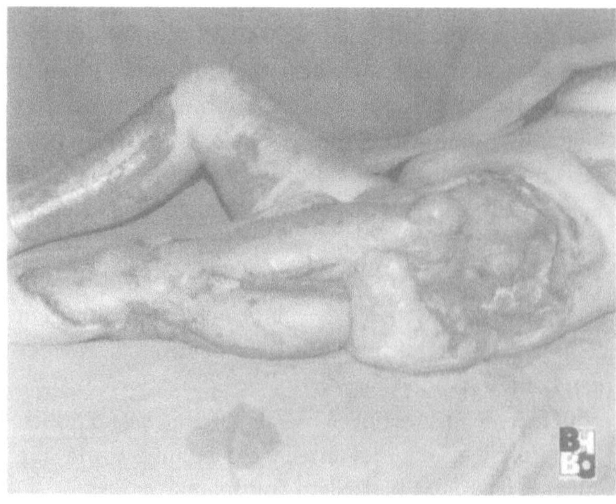

Abb. 5. Schrittweiser Wundverschluß durch Meshgraftdeckung; postoperatives Ergebnis

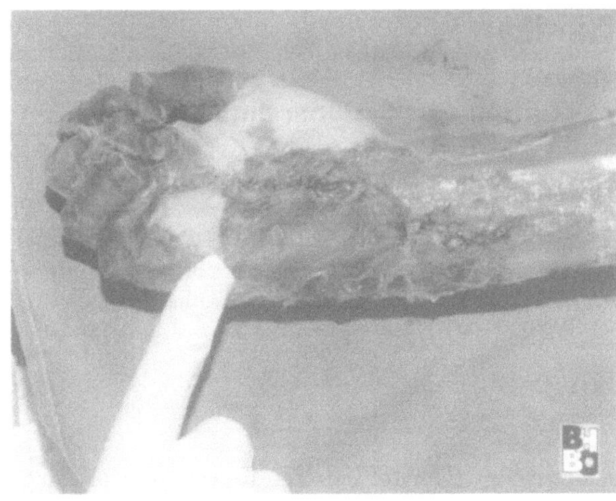

◘ Abb. 6. Zunehmende Gangrän der Hand nach Injektion in A. brachialis

Fall 3: Gangrän der Hand nach versehentlicher Injektion in A. brachialis
Eine 17-jährige Patientin wurde unter dem Bild eines zunehmenden Verwirrtheitszustandes in der internistischen Ambulanz vorstellig. Die Diagnostik ergab eine virale Meningoenzephalitis. Trotz antiobiotischer und antiviraler Therapie verschlechterte sich das klinische Bild zunehmend mit rezidivierenden fokalen und generalisierten Krampfanfällen, Myoklonien und einem zunehmend komatösen Zustand. Im Rahmen eines nächtlichen Krampfanfalls wurde versehentlich Promethazin (Atosil®) in die rechte Arteria brachialis injiziert.

Erst am Folgetag wurde eine Unterarmfaszienspaltung bei drohendem Kompartmentsyndrom durchgeführt. Trotzdem zeichnete sich eine von den Fingern ausgehende langsam nach proximal fortschreitende Gangrän der betroffenen Extremität ab. Etwa 4 Wochen nach Ereignis mußten die Finger offen amputiert werden. Innerhalb einer Woche hiernach führten wir zunächst eine Handamputation durch, da die Nekrotisierung weiterhin progredient war (◘ Abbildung 6). Nach insgesamt 6 chirurgischen Eingriffen konnte der Prozess nur durch eine Unterarmamputation in Schaftmitte gestoppt werden.

Die Darstellung der vorgestellten Fälle soll für mögliche Komplikationen, welche nach routinemäßig verabreichten Injektionen entstehen können, sensibilieren. Jeder invasive Eingriff erfordert das Wissen über mögliche fatale Folgen, ein intensives Monitoring des Patienten sowie beherztes Handeln bei Auftreten von Komplikationen.

In vitro Vergleich von natürlichen und Designer Peptiden mit klinisch eingesetzten Antibiotika

In vitro comparison of naturally occurring and designer antimicrobial peptides

G. E. Pazdzierny, J. Beller, T. Hirsch, H. U. Steinau, L. Steinstraesser

Universitätsklinik für Plastische Chirurgie und Schwerbrandverletzte, Handchirurgiezentrum, Operatives Referenzzentrum für Gliedmaßentumore, BG Universitätskliniken Bergmannsheil der Ruhr Universität Bochum, Bürkle-de-la-Camp-Platz 1, 44789 Bochum

Summary

The emergence of virulent, antibiotic-resistant strains of bacteria has created a pressing need for alternative therapies for infection. In light of this, the field of antimicrobial peptides (AP) research is promising. These studies tested using the bilayer radial diffusion assay (RDA) human LL-37, porcine Protegrin-1, and Novispirin with modification (Novi-1) against the most common infection-causing microorganisms and multi-resistant isolates. The results of the RDA revealed for all of the peptides broad and potent activity against Gram-positive and -negative bacteria as well as *Canidida albicans*. The impressive antimicrobial potency demonstrated in this study makes them potential candidates for local treatment of infected burn wounds.

Key words: Antimicrobial peptides, wound infection, multiresistant bacteria, infected burn wounds

Zusammenfassung

Die steigende Inzidenz von chirurgischen Wundinfektionen mit multiresistenten Keimen führte zu ernsten Komplikationen bei der Behandlung von Patienten. Die Suche nach Auswegen fokussiert in den letzten Jahren auf Antimikrobielle Peptide (AP). Ziel dieser Studie war die *in vitro* Untersuchung der Wirksamkeit von AP gegenüber klinisch eingesetzten Antibiotika. Mittels Radial Diffusion Assay wurden das humane Cathelicidin LL-37, Novispirin, ein synthetisches Peptid, und seine Modifikation (Novi-1), sowie das vom Schwein exprimierte Peptid Protegrin-1 gegen die häufigsten, chirurgische Wundinfektionen verursachende Mikroorganismen getestet. Diese Studie zeigte, dass AP gleichzeitig gegen Bakterien wie Pilze eine hohe Wirksamkeit besitzen. Damit sind AP potentielle Alternativen zu gegenwärtig klinisch eingesetzten Antibiotika bei der Therapie von Wundinfektionen.

Schlüsselwörter: Antimikrobielle Peptide, Wundinfektionen, multiresistente Bakterien, Antibiotika

Einleitung

Trotz gegenwärtiger Therapien zur Wundversorgung und unterstützender Pflege bleiben Wundinfektionen und Sepsis wichtige Ursachen von Morbidität und Mortalität bei chirurgischen Patienten, insbesondere, wenn sie auf multiresistente Bakterien zurückzuführen sind (❏ Tabelle 1).

◨ Tabelle 1. Rasante Entwicklung von multiresistenten Bakterien auf Intensivstationen

Pathogen	Antibiotika	Resistenz (N) Innerhalb von 5 Jahren	Resistenzsteigerung Jan – Mai 1999
Stapylococcus aureus	Methicillin	54,5% (865)	43%
Coagulaseneg. Staphylococci	Methicillin	86,7% (789)	2%
Enterococcus spp.	Vancomycin	25,9% (58)	47%
Escherichia coli	Cephalosp. der 3. Generation	3,2% (316)	23%
Pseudomonas aeruginosa	Imipenem	18,5% (298)	35%
	Chinolone	23,0% (480)	49%
	Cephalosp. der 3. Generation	20,0% (490)	< 1%

NNIS System Report (USA), Juni 1999

Obwohl das Auftreten dieser multiresistenten Keime durch den Gebrauch von Antibiotika gefördert wird, sind letztere der Grundstein der Therapie einer Wundinfektion, in Verbindung mit adäquatem Debridement und Drainageprozessen. So beinhaltet die derzeitige Standardbehandlung einer infizierten Wunde den Einsatz von systemischen Antibiotika oder topischen antimikrobiellen Agenzien, wie Silbersulfadiazin, Mafenidazetat und Gentamycin. All diese Produkte unterliegen verschiedenen Restriktionen, wie beispielsweise die eingeschränkte Fähigkeit partielle- und Vollhautverbrennungen zu penetrieren, eine limitierte Effizienz gegenüber gram-positiven und gramnegativen Bakterien und nicht zuletzt potentielle Zytotoxizität gegenüber den Wirtszellen. Neuere Berichte, dass die Mortalität von Patienten, die eine inadäquate antimikrobielle Therapie erhalten, signifikant erhöht ist, machen die Notwendigkeit neuer Strategien zur Infektionsprävention und -behandlung deutlich. Seit kurzem fokussiert sich die Suche nach Alternativen auf das Gebiet der angeborenen Immunabwehr und der antimikrobiellen Peptide als deren Bestandteil. Diese Peptide sind relativ klein, zwischen 15 und 50 Aminosäurenresten und weisen eine selektive Aktivität gegen Prokaryonten auf, die auf Differenzen in der Zellmembranstruktur zurückgeführt wird. Weiterhin konnte gezeigt werden, dass sie eine regulierende Wirkung bei Inflammation und Wundheilung innehaben. Zuletzt wurde auch eine angiogenetische Wirkung dieser Peptide nachgewiesen [1, 2]. Ziel unserer Studie war es, die antimikrobielle Aktivität von natürlich vorkommenden und synthetischen-, sog. Designer-, antimikrobiellen Peptiden *in vitro* zu vergleichen.

Material und Methoden

Neben dem menschlichen antimikrobiellen Peptid LL-37 [3 – 5] wurde das vom Schwein stammende Protegrin-1 [6, 7] sowie die synthetischen Peptide Novispirin G10 (◨ Abbildung 1) [8] und Novi-1 getestet. Novispirin G10 ist eine Modifikation des natürlich vorkommenden Ovispirins [9], Novi-1 eine Weiterentwicklung des ersteren. Die Aktivität wurde gegen die häufigsten Wundinfektionen verursachenden Mikroorganismen, einschließlich des *MRSA*, gemessen. Als Testverfahren wurde der von Steinberg et al. etablierte Radial Diffusion Assay benutzt, bei dem aus Hemmzonen, welche aus Abtötung von Bakterien in einem Zweischichtagar resultieren, eine minimale effektive Konzentration (MEK) berechnet wird. Jede MEK, die kleiner als 5 µg/ml ist, wird analog zu Antibiotika als klinisch effektiv angesehen.

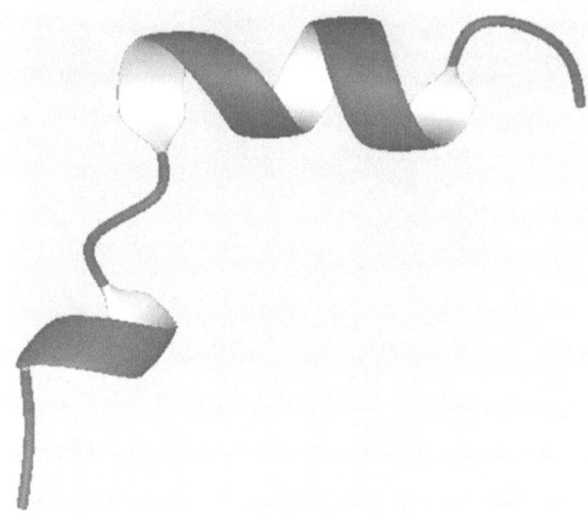

Abb. 1. Struktur des Novispirin G10. Es besteht aus 18 Aminosäuren und besitzt als sekundäre Struktur eine alpha-Helix, die jedoch infolge der Änderung des maternalen Peptides Ovispirin hier unterbrochen ist

Resultate

Die Ergebnisse des RDA zeigen nur für das humane LL-37 eine eingeschränkte antimikrobielle Aktivität, während Protegrin-1, Novispirn G10 und seine Modifikation eine breite und potente Effizienz hinsichtlich des Abtötens gram-positiver und gramnegativer Bakterien sowie von *Candida albicans* (■ Abbildung 2, ■ Abbildung 3, ■ Abbildung 4) aufweisen. Die bestimmte MEK lag

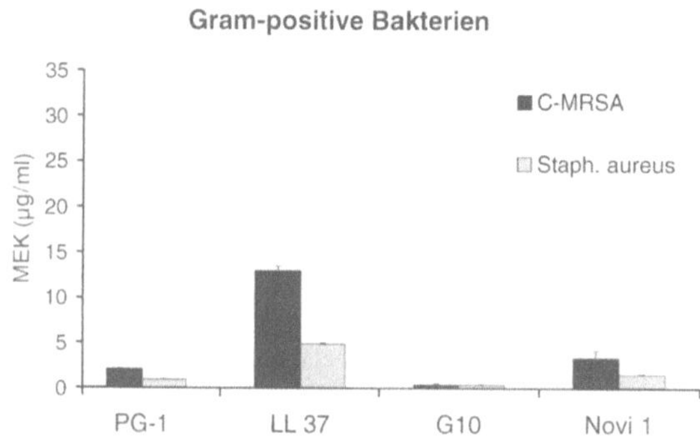

Abb. 2. Radial Diffusion Assay, nur LL-37 hat eine MEK größer als 5 µg/ml, während Protegrin-1, Novispirin G10 und Novi-1 hohe Aktivität gegen das grampositive Spektrum aufweisen

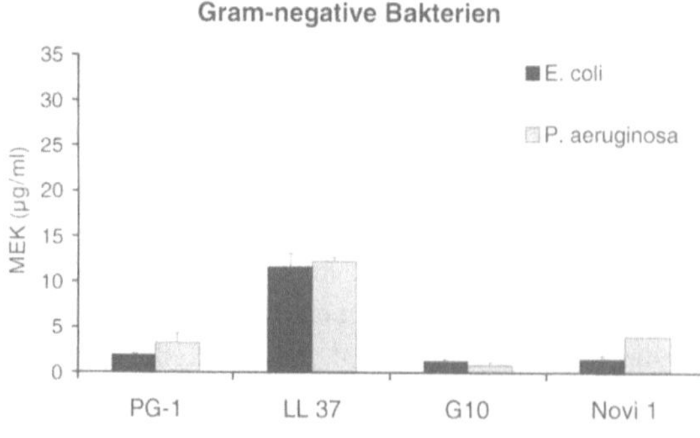

Abb. 3. Radial Diffusion Assay, Novispirin G10, Novi 1 und Protegrin-1 sind auch gegen das gramnegative Spektrum sehr effektiv

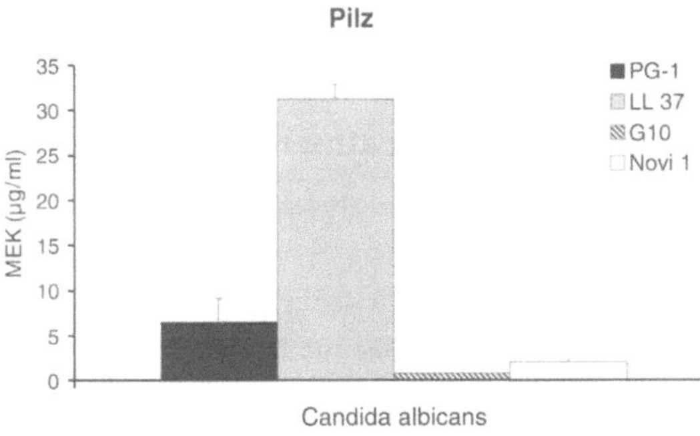

◘ Abb. 4. Radial Diffusion Assay, G10, Novi 1 und Protegrin-1 haben auch eine hohe antifungale Wirksamkeit

in den meisten Fällen unter 5 µg/ml, was einer Bestätigung der klinischen Wirksamkeit gleichkommt. Auch gegen den multiresistenten *MRSA* zeigen Protegrin-1 und die Novispirine eine hohe Wirkungskraft.

Diskussion

Durch das Aufkommen von virulenten, antibiotika-resistenten Bakterien entstand ein dringender Bedarf an alternativen Therapien für Infektionen. In diesem Kontext ist das Forschungsfeld der antimikrobiellen Peptide eine viel versprechende Alternative. Diese Studie demonstriert, dass einige Antimikrobielle Peptide wie das Protegrin-1 und die Novispirine eine hohe Aktivität gegen das ausgewählte Spektrum an klinisch relevanten Mikroorganismen für Wundinfektionen besitzen. Diese Fähigkeiten sind es, die jene Peptide zu potentiellen Anwärtern für die lokale Behandlung von Wundinfektionen werden lassen. Die beeindruckende Potenz und die simple molekulare Struktur beispielsweise von Novispirin zeigen zudem die Eignung mancher Peptide für ein auf Gentransfer basiertes Verfahren, mittels dessen nicht nur einer Infektion der Wunde vorgebeugt werden könnte, sondern auch der Weg zur beschleunigten Wundheilung geebnet wäre. So repräsentieren antimikrobielle Peptide viel versprechende Kandidaten in der Forschung und Entwicklung neuer effektiver Therapeutika.

Literatur

1. Zasloff M (2002) Antimicrobial peptides of multicellular organisms. Nature 415:389–395
2. Schonwetter BS, Stolzenberg ED, Zasloff MA (1995) Epithelial antibiotics induced at sites of inflammation. Science 267:1645–1648
3. Zanetti M, Gennaro R, Romeo D (1995) Catheilcidins: a novel protein family with a common proregion and a variable C-terminal antimicrobial domain. FEBS Lett. 374:1–5
4. Bals R, Wamg X, Zasloff M, Wilson JM (1998) The peptide antibiotic LL-37/hCAP-18 is expressed in epithelia of human lung where it has broad antimicrobial activity at the airway surface. Proc Nati Acad Sci USA 95:9541–9546
5. From M, Agerberth B, Ahangari G et al. (1997) The expression of the gene coding for the antibacterial peptide LL-37 is induced in human keratinocytes during inflammation disorders. J Biol Chem. 272:15258–15263
6. Steinstraesser L, Klein RD, Aminlari A, Fan MH et al. (2001) Protegrin-1 enhances bacterial killing in thermally injured skin. Crit Care Med 29:1431–1437
7. Steinstraesser L, Burkhard O, Nemzek J, Fan MH et al. (2002) Protegrin increases bacterial clearence in sepsis but decreases survival. Crit Care Med 31:1221–1226
8. Steinstraesser L, Tack BF, Waring AJ, Hong T et al. (2002) Activity of Novispirin G10 against Pseudomonas aeruginosa in vitro and in infected burns. Antimicrob Agents Chemother 46:1837–1844
9. Steinberg DA, Lehrer RI (1988) Designer assays for Antimicrobial Peptides. Met in Mol Biol 78:169–186

Gentherapie – ein neuer therapeutischer Ansatz zur Behandlung des diabetischen Fußulkus?

Gene therapy – a new therapeutic approach to the treatment of diabetic foot ulcer

M. G. Jeschke

Chirurgische Universitätsklinik, Abteilung für Plastische und Handchirurgie, Krankenhausstr. 12, 91054 Erlangen, E-mail: Mcjeschke@hotmail.com

Summary

Cationic cholesterol-containing liposomal constructs appear to have a great potential for non-viral gene transfer in the skin. We and others demonstrated that liposomes containing DNA sequences for growth factors enhance, accelerate and improve dermal and epidermal regeneration. The exogenous applied cDNA is transcribed and translated into endogenous protein and exerts its physiologic effects. As the transcription-translation process is relatively limited to the skin with no systemic transfection, the approach of injecting DNA into the skin is relatively specific and can improve epithelization by 200%. By improving the quality and also transfection rates of liposomes they could be the delivery system of the future for gene therapy.

Zusammenfassung

Ziel unserer Untersuchungen ist die Anwendung des non-viralen liposomalen Gen-Transfers zur Verbesserung der Wundheilung in akuten und chronischen Wunden. Durch diese neue Technologie könnten akute Wunden signifikant schneller, in Vorläuferuntersuchungen konnten wir die Wundheilung um 200% steigern, und chronische Wunden zur Abheilung gebracht werden, welches in 4 – 6 Millionen Patienten bis dato erfolglos war.

Der diabetische Fuß stellt ein ernsthaftes klinisches und sozioökonomisches Problem dar. Der diabetische Fuß beeinflusst die Lebensqualität des Patienten mit eventuellen schwerwiegenden Folgen, wie z. B. verlängerte Krankenhausaufenthalte, Amputationen, und Katabolie. Somit wird die Forderung nach effektiven Therapien laut, um Patienten die an einem diabetischen Fußulkus leiden zu helfen. Im Allgemeinen sollte die Wundheilung durch eine Gewebereparation erfolgen. Gewebereparation und -regeneration sind die physiologischen biologischen Prozesse verschiedener Gewebe im Körper nach einer Verletzung. Während des Heilungsprozesses kommt es zu profundalen intrazellulären und extrazellulären (extrazelluläre Matrix) Veränderungen. Intrazelluläre Signale und Wachstumsfaktoren spielen eine essentielle Rolle während der Regeneration und Reparation.

Die wichtigste Funktion der Haut ist die schützende Barriere gegen äußere Einflüsse, wie z. B. die Umwelt. Der Verlust der dermalen Integrität durch einen Unfall (Verbrennung) oder eine Krankheit (Diabetes, Immobilisation) kann zu einer großen Behinderung oder sogar zum Tode führen. In den USA erleiden jährlich ca. 2 Millionen Menschen eine Verbrennung und 6,5 Millionen haben chronische Hautulzerationen durch Druck, venöse Leiden oder Diabetes [1, 2]. In Deutschland leiden ca. 2 Millionen Patienten an akuten Wunden und ca. 4 Millionen an chronischen Wunden. Die Behandlung von akuten und chronischen Wunden ist eine besondere

Herausforderung an den Mediziner. Allerdings ist die Forschung nach verbesserten Therapien vernachlässigt worden, so dass wir heute vor eingeschränkten Maßnahmen stehen. Unsere Untersuchungen sollen helfen neue Therapiemöglichkeiten zu entwickeln und damit vielen Patienten mit akuten Wunden, z. B. Verbrennungs- und Traumapatienten, und mit chronischen Wunden Überleben und bestmögliche Rehabilitation zu sichern. Um den therapeutischen Ansatz effektiv zu gestalten muss man die Biologie der Wundheilung verstehen. Wundheilung ist ein dynamischer, interaktiver Prozess in dem lösliche Mediatoren, Blutzellen, Extrazelluläre Matrices und Parenchymzellen involviert sind. Die Wundheilung wird im Allgemeinen in drei Phasen gegliedert, die sich zeitlich gesehen überlappen: Entzündung, Gewebeformation und Geweberestauration [3]. Ein Trauma verletzt die Haut, was zu einer Trennung von Blutgefässen mit einer Extravasion von Blut, einem sog. Blutklot führt. Der Blutklot stellt die Homöostase wieder her und liefert gleichzeitig eine provisorische Extrazellulärmatrix die als Schiene für die Einwanderung von verschiedenen Zelltypen dient. Die verschiedenen Zelltypen synthetisieren und sezernieren verschiedene Mediatoren, sog. Wachstumsfaktoren, die die Wundheilung stimulieren sollen. Wichtige Faktoren sind u.a. platelet derived growth factor (PDGF-α, -β), transforming growth factor-β (TGF-β), vascular endothelial growth factor (VEGF), und fibroblast growth factor (FGF) [3, 4]. Je nach zellulärem Ursprung werden verschiedene Wachstumsfaktoren synthetisiert, die auch verschiedene Funktionen und „Zielorgane" haben. Die Kaskade der Wachstumsfaktoren hat eine große Potenz eine Wunde zur Abheilung zu bringen und dermale Regeneration einzuleiten [4].

Wenige Stunden nach der Verletzung beginnt der wichtige Prozess der Re-epithelialisation. Epidermale Zellen werden zur Proliferation und Migration stimuliert um den Wunddefekt zu decken. Dieser essentielle Prozess, der die Schutzbarriere wiederherstellt wird mit hoher Wahrscheinlichkeit von Wachstumsfaktoren gesteuert. Wichtige Faktoren sind epidermal growth factor (EGF), transforming growth factor-α (TGF-α) und keratinocyte growth factor (KGF) [4, 5]. Granulationsgewebe beginnt sich ca. 4 Tage nach der Verletzung zu bilden. Makrophagen, Fibroblasten und Blutgefässe migrieren in die Wundhöhle zur gleichen Zeit [4]. Die Makrophagen stellen dabei eine wichtige und kontinuierliche Quelle für Wachstumsfaktoren dar, die zur Stimulation und Regulation der Fibrinbildung, Angiogenese und Kollagenformation beitragen. Wichtige Wachstumsfaktoren sind hierbei FGF, TGF-β, insulin-like growth factor-I (IGF-I) und interleukin-1 (IL-1). Fibroblasten wandern in die Wunde ein um die Kollagensynthese zu modulieren und um andere Zellpopulationen zur Umstrukturierung der Wunde in funktionell hochwertige Dermis zu stimulieren. Der gesamte Prozess der dermalen Regeneration erstreckt sich über einen Zeitraum von mehreren Wochen [3, 4].

Der klinische Einsatz von Wachstumsfaktoren und anderen Mediatoren bei akuten und chronischen Wunden, um die Wundheilung zu beschleunigen war bis dato enttäuschend. Dies ist nicht überraschend, wenn man die Komplexität und Vielfalt der Interaktionen zwischen löslichen Zytokinen, geformten Blutelementen, extrazellulärer Matrix und Zellen betrachtet. Die Therapie der Wahl sollte, um effektiv zu sein, diese Komplexität berücksichtigen. Eine Kombination aus verschiedenen Wachstumsfaktoren die in zeitlich klar definierten Abständen und bezogen auf die Phasen der Wundheilung verabreicht werden sind unser Meinung nach effizienter im Bezug auf die Wundheilung. Es stellt sich nun die Frage in welcher Form die Wachstumsfaktoren appliziert werden sollen. Im klinischen Gebrauch sind Wachstumsfaktoren die als Proteine verabreicht werden, z. B. PDGF-BB. Allerdings lassen die enttäuschenden klinischen Ergebnisse den Schluss zu, dass die Applikation als Protein nicht effektiv ist [6]. Deshalb wird nach neuen Therapiestrategien gesucht.

Unsere Gruppe wählte einen anderen experimentellen Ansatz. Um kleine Mengen von Wachstumsfaktoren spezifisch zu Zielzellen zu liefern und somit die Nebeneffekte zu reduzieren wählten wir den Ansatz der Gentherapie [7 – 9]. Gentherapie ist der Transfer von genetischem Material um einen therapeutischen Effekt bei der Reparation oder Regeneration zu erzielen. Das Ziel der Gentherapie ist am Ort der Verletzung eine „therapeutische Lösung" zielgenau zu haben, in einer ausreichenden Dosis jedoch ohne toxische Effekte. Der Erfolg der Gentherapie hängt von der Auswahl des Vektors für den Gen-Transfer ab [10 – 13]. Bis heute wurden bevorzugt virale Vektoren als Gen-Vektoren benutzt, weil sie sehr spezifische Transfektionsmöglichkeiten aufweisen [10 – 13]. Viren haben jedoch die Eigenschaften viral infektions-assoziierte, pathologische Reaktionen auszulösen, wie z.B. immunologische Reaktionen, mutagene oder karzinogene Effekte, die Viren als klinisch therapeutischen Ansatz potentiell gefährlich machen [10, 11]. Ein Einsatz von Viren in Patienten mit einem geschwächten Immunsystem wäre demnach kontraindiziert. Eine Alternative wäre der Gentransfer mit „nackter DNA". Nackte DNA enthält keine viralen Komponenten, allerdings wird bei systemischer Applikation die „nackte DNA" äußerst schnell degradiert und ist somit sehr fragil [13, 14]. Ein weiterer Nachteile ist, dass „nackte DNA" keine hohe Transfektionsraten erreicht, da nackte DNA relativ groß ist und durch eine zusätzlich ungünstige elektrische Ladung der nackten DNA ist ein Zelleintritt nicht wahrscheinlich.

Liposomen als Transfektionssystem sind ein attraktives Modell, weil Liposomen keine viralen Komponenten aufweisen, sehr stabil sind und die Fähigkeit haben, mit der Zellmembran zu interagieren [12, 14]. Die Inkorporation von Cholesterol und die Addition kationischer Eigenschaften zu der Standard liposomalen Struktur, zusammen mit der Verwendung des Cytomegalovirus (CMV) Promoters in der cDNA haben die Effektivität und die transgene Expression von Liposomen ähnlich wie die von adenoviralen Konstrukten erhöht [12 – 14]. Zusätzlich haben kationische Liposomen die nutzvolle Eigenschaft bei der Behandlung von Traumen einen endogenen anti-inflammatorischen Effekt auszulösen. Kationische cholesterin-haltige Liposomen inhibieren die Synthese von Interleukin-1β (IL-1β) und Tumornekrosefaktor (TNF) und vermindern somit die hypermetabolische Katabolie [15, 16].

In mehreren Studien untersuchte unsere Arbeitsgruppe Mechanismen und Effekte des liposomalen, non-viralen Gen-Transfers auf die dermale und epidermale Regeneration nach einem Verbrennungstrauma [9]. Wir konnten zeigen, dass Gen-Transfer mit IGF-I oder KGF zu einer Verbesserung der dermalen und epidermalen Regeneration führt. Indem wir das Lac Z-Gen für β-Galactosidase, ein Gen, welches in Säugetieren nicht vorhanden ist, als Markergen benutzt und in Liposomen inkorporiert haben, identifizierten wir nach einer subkutanen Injektion von Liposomen mit dem Lac-Z Gen, dass Myofibroblasten, Endothelzellen, Makrophagen und multinukleare Zellen in der Gegend der Inflammation die transfeziert wurden (9). Diese Zellen sind Zellen, die hohe Proliferationsraten aufweisen, d.h. wir sind in der Lage, Zellen zu transfezieren, die eine hohe Mitose aufweisen. Dies ist in Übereinstimmung mit Studien von Felgner und Kollegen, die aufzeigten, dass um Genexpression zu erzielen, DNA-Plasmide in die Zellen eintreten und in den Zellnukleus diffundieren müssen, was als sog. „cellular traffecking" bezeichnet wurde [11 – 13, 17]. Es existieren mehrere mögliche Zelleintrittsmechanismen, allerdings ist die Endozytose der wahrscheinlichste Mechanismus für die Transfektion [17 – 21]. Nach der Endozytose wird dann die aus den Liposomen ausgeschleuste cDNA von dem Nukleus aufgenommen [13]. Die nukleare Membran stellt eine Barriere für die DNA, um in den Zellkern zu diffundieren, dar [13]. Da die nukleare Membran während der Zellteilung aufgelöst ist, erfolgt die Transfektion in sich schnell teilenden Zellen effizienter, eine Beobachtung die wir auch in unseren Studien gemacht haben [13, 14]. Die nukleare cDNA wird dann in die mRNA transkribiert, zum rauhen endoplasmatischen Reticulum transportiert und dort in Proteine translatiert. Diese endogenen Wachstumsfaktoren waren effektiver als exogen zugeführte Proteine und wiesen weniger Nebeneffekte auf [7, 8]. Eine erhöhte IGF-I Proteinkonzentrationen in der Haut hat mitogene Effekte auf Keratinozyten und Fibroblasten, stimuliert die Kollagensynthese und verbessert die Zellerholung und Stabilität nach einer Verletzung. Wir konnten in Hautbiopsien durch Immunhistologie für das proliferating cell nuclear antigen (PCNA) nachweisen, dass die Zellmitose in Basalzellen durch IGF-I stimuliert war, bei gleichzeitig verminderter Apoptose, welches zu einer beschleunigten und verbesserten Wundheilung führte [8, 9]. Ähnliche molekulare Mechanismen fanden wir für den KGF Gen-Transfer [22 – 24]. Wir verwendeten Keratinocyte growth factor (KGF) cDNA und konnten damit eine um 170% beschleunigte dermale und epidermale Regeneration feststellen [22]. Diese Ergebnisse zeigen, dass der Ansatz der liposomalen Transfektion ein effektiver und potenter Ansatz ist um die Wundheilung positiv zu beeinflussen.

Literatur

1. Pierre E, Herndon DN, Barrow RE (1996) Growth hormone therapy in the treatment of burns. In Growth hormone in critical illness: research and clinical studies. M. H. Torosian, editor. R.G. Landes Co, Texas. Pp 105 – 116
2. Meyer NA, Barrow RE, Herndon DN (1996) Combined Insulin-Like Growth Factor-1 and Growth Hormone improves weight loss and wound healing in burned rats. J Trauma 31:1008 – 1012
3. Herndon DN, Barrow RE, Rutan RL (1989) A comparison of conservative versus early excision. Ann Surg 209:547 – 553
4. Rodriguez JL, Miller CG, Garner WL (1993) Correlation of the local and systemic cytokine response with clinical outcome following thermal injury. J Trauma 34:684 – 694
5. Zaizen Y, Ford EG, Costin G (1990) The effect of perioperative exogenous growth hormone on wound bursting strength in normal and malnourished rats. J Ped Surg 25:70
6. Gore DC, Honeycutt D, Jahoor F, Wolfe RR, Herndon DN (1991) Effect of exogenous growth hormone on whole-body and isolated-limb protein kinetics in burned patients. Arch Surg 126:38 – 43.
7. Herndon DN, Barrow RE, Kunkel KR, Rutan RL (1990) Effects of recombinant human growth hormone on donor-site healing in severely burned children. Ann Surg 212:424
8. Martin P (1997) Wound healing-aiming for perfect skin regeneration. Science 276:75 – 81
9. Steenfos HH (1994) Growth factors and wound healing. Scand J Plast Reconstr Hand Surg 28:95 – 105
10. Huang KF, Chung DH, Herndon DN (1993) Insulin-like growth factor-1 (IGF-I) reduces gut atrophy and bacterial translocation after severe burn injury. Arch Surg 128:47 – 54
11. Strock LL, Singh H, Abdullah A (1990) The effect of insulin-like growth factor-1 on postburn hypermetabolism. Surgery 108:161 – 164
12. Clemmons DR (1994) Insulin-like growth factor-1 as an anabolic agent in catabolic states. Ann Intern Med 120:596 – 597
13. Lo HC, Hinton PH, Peterson CA, Ney DM (1995) Simultaneous treatment with IGF-I and GH additively increases anabolism in parenterally fed rats. Am J Physiol 269:E368 – E376.
14. Guler HP, Zapf J, Scheiwiller E, Froesch ER (1988) Recombinant human insulin-like growth factor-1 stimulates growth and has distinct effects on organ size in hypophysectomized rats. Proc Natl Acad Sci USA 85:4889 – 4893
15. Walker JL, Ginalska-Malinowska G, Romer TE (1991) Effects of the infusion of insulin-like growth factor-1 in a child with growth hormone insensitivity syndrome. N Engl J Med 324:1483 – 1488
16. Pierre EJ, Perez-Polo JR, Mitchell AT, Herndon DN (1997) Insulin-like growth factor-1 liposomal gene transfer and systemic growth hormone stimulate wound healing. J Burn Care Rehab 18:287 – 291
17. Jabri N, Schalch DS, Schwartz SL, Fischer JS, Kipnes MS, Radnik BJ, Turman NJ, Marcsisin VS, Guler HP (1994) Adverse effects of recombinant human insulin-like growth factor-I in obese insulin-resistant type II diabetic patients. Diabetes 43:369 – 374
18. Bondy CA, Underwood LE, Clemmons DR, Guler HP, Bach MA, Skarulis M (1994) Clinical uses of insulin-like growth factor-I. Ann Int Med 120:593 – 601
19. Jeschke MG, Barrow RE, Hawkins HK, Yang K, Hayes R, Lichtenbelt BJ, Perez-Polo JR, Herndon DN (1999) IGF-I gene transfer in thermally injured rats. Gene Therapy 6:1015 – 1020
20. Jeschke MG, Barrow RE, Hawkins HK, Chrysopoulo MT, Perez-Polo JR, Herndon, DN (1999) Impact of multiple injections of an IGF-I gene transfer in thermally injured rats. Arch Surg 134:1137 – 1141
21. Jeschke MG, Barrow RE, Hawkins HK, Tao Z, Perez-Polo JR, Herndon DN (2000) Biodistribution and feasibility of non-viral IGF-I gene transfers in thermally injured skin. Lab Investigations 80:151 – 158
22. Firedmann T (1997) Overcoming the obstacles to gene therapy. Scientific American 6:96 – 101

Die postischämische Extremität, Primärversorgung und sekundäre funktionelle Rekonstruktion

Amputation – und dann?

Amputation – and then?

H.-H. Homann, M. Lehnardt, D. Druecke, H.-U. Steinau

Klinik für Plastische Chirurgie, BG-Kliniken Bergmannsheil Universitätsklinik, Bürkle-de-la-Camp-Platz 1, 44789 Bochum

Summary

Amputation is the most frustrating endpoint of medical treatment for the surgeon as well as for the patient. To give a better chance for rehabilitation of the patients, the care should not end after amputation. If an unfavourable stump is the result of the amputation, e.g. too short for myoelectric prothesis, inadequate soft tissue coverage, all modern plastic surgery treatment modalities should be evaluated for the patient. Stump lengthening by distraction or free vascularized bone transfer (iliac crest, fibula or harvested parts of the amputate) should be used especially in upper extremity amputation.

In lower limb amputations length is the crucial point especially in lower leg amputations and foot amputations. Historic procedures like the Borggreve technique for patients with upper leg amputations due to trauma or tumor should be either done as a free lower leg graft or as described originally based on the intact femoral vessels.

By combining all the different treatment modalities, short and inadequate covered stumps can be avoided.

Key words: Amputation, stump lengthening, prothesis

Zusammenfassung

Amputation gelten in der Chirurgie häufig als Resignation und stellen oftmals die frustrierende ultima ratio einer langwierigen Behandlung dar. Für den Patienten nicht weniger belastend stellt sie den Endzustand einer Behandlung dar, mit der dieser physisch und psychisch umgehen muß. Trotzdem wird der Stumpfformung und der eventuellen Stumpkorrektur oftmals wenig Bedeutung geschenkt. Durch Ausschöpfung verschiedener plastisch chirurgischer Operationstechniken ist bei primärer Amputation häufig ein Funktionsgewinn möglich, Stumpfkorrekturen sollten die Erfordernisse des Patienten und der Prothesenhersteller berücksichtigen.

Schlüsselwörter: Amputationen, Stumpfkorrekturen, Stumpfverlängerung, Prothesen

Eine amputierte Gliedmaße sollte so beschaffen sein, dass eine prothetische Versorgung dem Patienten hilft am alltäglichen Leben teil zu haben und darüber hinaus bei Erfüllen der sonstigen Voraussetzungen hinsichtlich seines Körper- und Geisteszustandes auch andere, vor der

Amputation verrichtete Tätigkeiten und Hobbys auszuüben. Durch inkonsequentes Ausschöpfen der heute zur Verfügung stehenden operativen Methoden werden vielfach Amputationen zu radikal ausgeführt was zu einer erhöhten Belastung der prothetisch versorgten Patienten führt. Andererseits wird der Weichteildeckung der Stümpfe oftmals eine zu geringe Aufmerksamkeit zuteil, der Tragekomfort der Prothese und somit deren Akzeptanz durch den Patienten wird dadurch vermindert. Bei Amputation an der unteren Extremität steht der Längenerhalt im Vordergrund, sollte dieser bei entsprechendem Allgemeinzustand des Patienten durch Weichteilverlust schwierig sein, so müssen plastisch chirurgische Verfahren bis hin zum freien Gewebetransfer eingesetzt werden. Gerade bei traumatisch bedingten Amputationen lassen sich häufig Amputationsteile zur besseren Weichteildeckung oder auch zur Stumpfverlängerung nutzen. Sind Amputationen bei Tumoren im Kniegelenkbereich onkologisch nicht zu umgehen, muß geprüft werden ob eine Borggreve Plastik, der Ersatz des Femur durch die 180° rotierte Tibia mitsamt dem Fuß, als freies oder gestieltes Transplantat in Frage kommt. Gerade bei geplanten Amputationen läßt sich durch eine verantwortungsvolle Operationsplanung ein Vorteil für die spätere Prothesenversorgung erzielen. Fraglos muß hier eine enge Kooperation mit dem Prothesenhersteller bestehen.

Im Bereich des Armes sollte es das Ziel sein, dem geeigneten Patienten eine myoelektrische Prothesenversorgung zu ermöglichen. Neben der ausreichenden knöchernen Stumpflänge die über Distraktion oder freien, mikrochirurgischen Knochentransfer (z. B. freie Fibula) realisiert werden kann, sind funktionierende Muskeln für die Steuerung der Prothese unabdingbar. Die Verpflanzung gestielter myokutaner Lappen unter Belassung der nervalen Versorgung hat sich hier bewährt.

Letztlich bleibt darauf hinzuweisen, dass die Behandlung von amputierten Patienten eine Gemeinschaftsaufgabe darstellt. Eng zusammenarbeiten müssen Chirurgen, Prothesenhersteller, Schmerztherapeuten und Psychologen um die Agonie die eine Amputation für die Patienten oftmals mit sich bringt zu verhindern. Eine volle soziale und berufliche Reintegration ist dann möglich.

Innovative Hautersatzmaterialien: Was taugen sie wirklich?

Dermisersatzstoffe in porcinen Vollhautwunden

Dermal regeneration templates in porcine full thickness wounds

P. May, D. Drücke, E. Lamme, S. Hermann, H. U. Steinau L. Steinstraesser

Universitätsklinik für Plastische Chirurgie und Schwerbrandverletzte, Handchirurgiezentrum, Operatives Referenzzentrum für Gliedmaßentumore, Berufsgenossenschaftliche Universitätskliniken Bergmannsheil der Ruhr Universität Bochum, Bürkle-de-la-Camp-Platz 1, 44789 Bochum

Summary

Recent studies using split skin and CEAs in conjunction did not show satisfactory long-term results. The reason is a lack of a epidermal-dermal junction zone that frequently leads to weakness, epidermolysis and vesication of the transplants. In addition, hypertroph scarcontractions often cause problems in patients' rehabilitation. The purpose of this study was to examine synthetic dermal substitutes (Polyactive, Collagen, Integra) in a standard pig model in order to identify substitutes suited for dermal substitutes and split skin grafts in full-thickness wounds.

Key words: Polyactive, collagen, Integra, animal model

Zusammenfassung

Bislang vorliegende Daten über bereits klinisch eingesetzte Ersatzstoffe wie Spalthaut und CEAs (kultivierte epidermale Sheet Grafts) weisen enttäuschende Langzeitergebnisse auf, da nach epifaszialer Nekrotomie und Transplantation von Spalthaut bzw. CEAs das Fehlen einer epidermal-dermalen Junktionszone häufig zur Instabilität mit Epidermolysen und Blasenbildung führt. Häufig kommen noch hypertrophe Narbenkontrakturen hinzu, die ein großes klinisches Problem in der Rehabilitation der Patienten darstellen. Ziel dieser Studie war es, neu entwickelte synthetische Gewebeersatzstoffe (Polyactive™, Collagen, Integra™) im Experiment am Tiermodell zu untersuchen, die sich als dermale Ersatzstoffe und für autologe Spalthauttransplantate auf Vollhautwunden eignen.

Schlüsselwörter: Polyactive™, Collagen, Integra™, Experiment am Tiermodell

Einführung

Zurzeit werden Tiefdermale- und Vollhautdefekte bei Schwerstverbrannten mit transplantierter autologer Spalthaut oder kultivierten Keratinozyten-sheets gedeckt [1].

Die Langzeitergebnisse sind jedoch nicht zufriedenstellend, da es nach Transplantationen häufig zu Epidermolysen, Blasenbildung und hypertropher Narbenbildung kommt. Neben dem Ersatz der Epidermis ist für die Hautinstabilität und hypertrophe Narbenbildung die fehlende Dermis in diesen Arealen verantwortlich.

Ziel der Studie war es, kommerziell erhältliche dermale Ersatzstoffe hinsichtlich der Wundheilung, Gewebereaktion und Wundkontraktion am Schweinemodell zu vergleichen.

Material und Methoden

Die vorliegende Studie wurde an 3 weiblichen Göttinger Minischweinen (Körpergewicht ca. 20 kg) durchgeführt. Die Prämedikation erfolgte mit Midazolam und Ketamin intramuskulär. Eine Woche vor der Operation erfolgte in Intubationsnarkose zunächst die Tätowierung von insgesamt 12 Wundflächen (3×3 cm) beidseits paravertebral. Zur Beurteilung der Wundkontraktion wurde ebenfalls um jede definierte Wundfläche ein äußerer Rahmen (4×4 cm) eingezeichnet. Eine Woche nach Tätowierung erfolgte die Operation der Tiere ebenfalls in Intubationsnarkose.

Im Bereich der linken und rechten Flanke sind 6 Vollhautwunden in einer Größe von 3×3 cm mit dem Skalpell angelegt worden. Auf die Vollhautwunden wurden in randomisierter Reihenfolge 1.) Copolymer 2000PEGT80PBT20 Polyactive™ (Isotis, Niederlande) [2]; 2.) Integra™ (Johnson & Johnson, USA) [3]; 3.) vernetztes Kollagenschwämmchen (Symatese Biomaterieaux, Frankreich) [4] transplantiert. Die Silikonfolie ist vor der Transplantation vom Integra™ entfernt worden. Abschließend erfolgte der Wundverschluss mit autologer ungemashter [5] gestichelter Spalthaut [6, 7], die beidseits gluteal mit dem Elektrodermatom der Firma. Aesculap mit einer Schichtdicke von 0,4 mm entnommen wurde.

Den Tieren wurde anschließend ein Verband mit Fettgaze, sterilen Kompressen und Fixomull angelegt.

Die Wunden wurden wöchentlich inspiziert und photographisch dokumentiert (◘ Abbildung 1 ◘ Abbildung 2 ◘ Abbildung 3 ◘ Abbildung 4). Nach 1, 2, 4 und 6 Wochen wurden aus allen Wunden Stanzbiopsien entnommen und die Wundkontraktion planimetrisch dokumentiert (Abb. 1 – 4). Das entnommene Gewebe wurde anschließend histologisch aufgearbeitet und analysiert.

Ergebnisse

7 Tage post OP betrug das Spalthauttake in allen Wunden mehr als 93%. Ebenso, ließ sich makroskopisch kein Wundinfekt beobachten. In der HE Übersichtsaufnahme (10× Vergrößerung) lässt sich erkennen, dass alle dermalen Ersatzstoffwunden im Vergleich zur Kontrollgruppe eine deutlich dickere Dermis aufweisen.

Die Integra™ Gruppe weist keine Gefäßanastomosen mit der Spalthaut auf, so dass nur die Basalzellen in der Lage waren, zu überleben. In den Polyactive™ Wunden fand die meiste Zeit über ein Einwandern von Keratinozyten ins Granulationsgewebe statt. Zudem ruft Polyactive™ eine Fremdkörperreaktion hervor.

Die mit dermalen Ersatzstoff behandelten Wunden zeigen auch am 42sten Tag post OP, im Vergleich zur Kontrollgruppe, eine im HE Bild sichtbare dickere Dermis.

Die Polyactive™ Gruppe zeigt dagegen ein unreifes Narbengewebe und eine flache Epidermis. Die Zelldichte und die Orientierung der Collagenfasern aller 4 Wunden im Bereich des Dermisäquivalentes können nicht mit der normalen Schweinehaut verglichen werden. Alle verwendeten dermalen Substitute zeigten bis auf Integra eine parallele Orientierung der Kollagenfasern (◘ Abbildung 5) [8].

Allerdings bleibt zu erwähnen, dass beim Abbau der Matrix vermehrt Riesenzellen beteiligt sind [9] (◘ Abbildung 5). Die graphische Auswertung der Planimetriedaten zeigt für die Polyactive™ Wunden mit 54,5% die stärkste Kontraktion wobei die anderen Versuchsgruppen eine deutlich geringere Kontraktion aufweisen (◘ Abbildung 6).

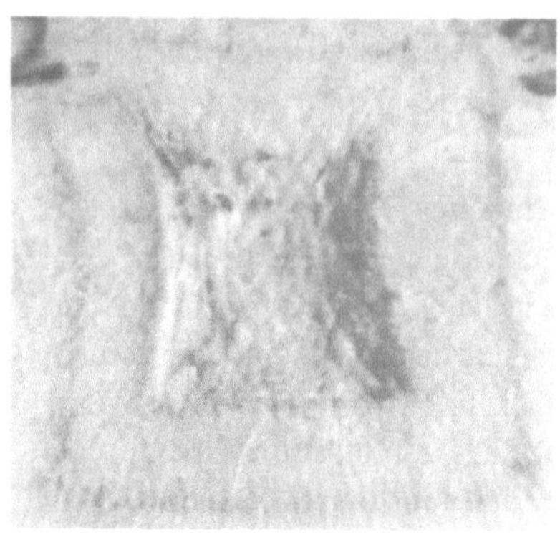

◘ Abb. 1. Kontrolle

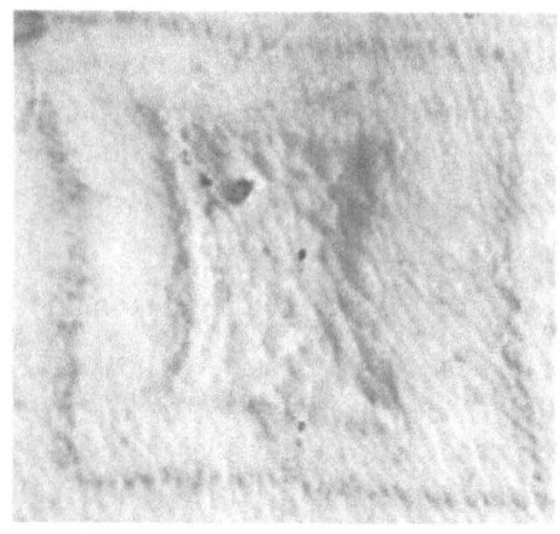

◘ Abb. 2. Collagen

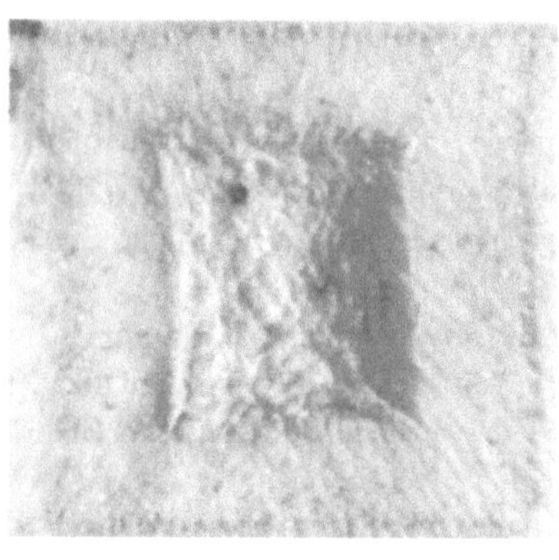

◘ Abb. 3. Integra™

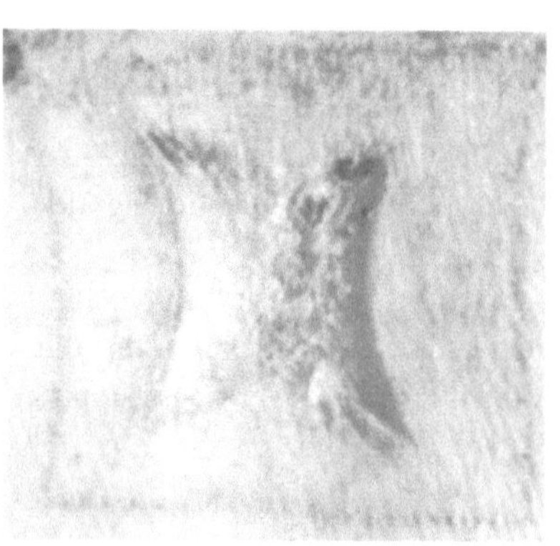

◘ Abb. 4. Polyactive™

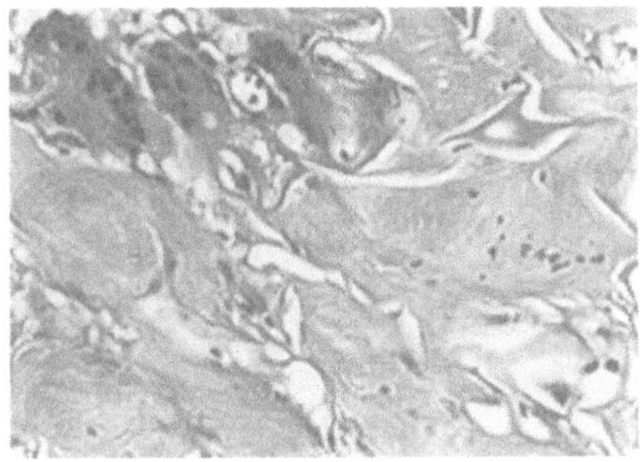

Abb. 5. Integra™

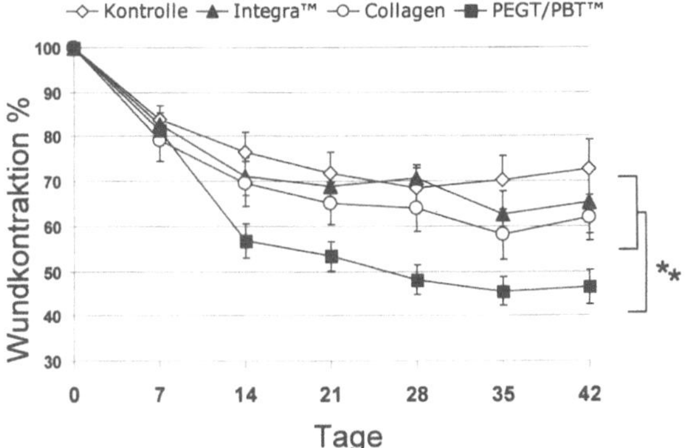

Abb. 6. Wundkontraktion

Diskussion

Die Studie zeigt, dass es zurzeit kein optimales Dermisäquivalent gibt.

Im Rahmen dieser Studie ist die Funktionalität nicht untersucht worden, daher beziehen sich alle Daten auf histologische Ergebnisse. Das Gewebe wächst bei Integra™ und Polyactive™ am langsamsten ein, zudem rufen Polyactive™ Wunden die stärkste Wundkontraktion hervor.

Ebenso ist bei allen dermalen Ersatzstoffen mit dickeren Narben zu rechnen, daneben hat sich im Vergleich zur Kontrollgruppe die Qualität des Narbengewebes nicht verbessert.

In der vorliegenden Studie war allein Integra™ in der Lage, modulierend auf die Bildung von Narbengewebe zu wirken. Insbesondere sind weitere Studien notwendig, um bessere Einblicke in die pathophysiologischen Vorgänge nach Gewebsersatz von Vollhautdefekten zu bekommen.

Literatur

1. Shakespeare, P (2001) Burn wound healing and skin substitutes. Burns 27:p 517 – 522
2. Van Dorp AG et al. (1998) Dermal regeneration in full-thickness wounds in Yucatan miniature pigs using a biodegradable copolymer. Wound Repair Regen 6:p 556 – 568
3. Yannas IV et al. (1989) Synthesis and characterization of a model extracellular matrix that induces partial regeneration of adult mammalian skin. Proc Natl Acad Sci USA 86:p 933 – 937
4. Pieper JS et al. (2000) Development of tailor-made collagen-glycosaminoglycan matrices: EDC/NHS crosslinking, and ultrastructural aspects. Biomaterials 21:p 581 – 593
5. el Hadidy M et al. (1994) Contraction and growth of deep burn wounds covered by non-meshed and meshed split thickness skin grafts in humans. Burns 20:p 226 – 228

6. van Zuijlen PP et al. (2001) Dermal substitution in acute burns and reconstructive surgery: a subjective and objective long-term follow-up. Plast Reconstr Surg 108:p 1938–1946
7. van Zuijlen PP et al. (2000) Graft survival and effectiveness of dermal substitution in burns and reconstructive surgery in a one-stage grafting model. Plast Reconstr Surg 106:p 615–623
8. Burke JF et al. (1981) Successful use of a physiologically acceptable artificial skin in the treatment of extensive burn injury. Ann Surg 194:p 413–428
9. Stern R, McPherson M, Longaker MT (1990) Histologic study of artificial skin used in the treatment of full-thickness thermal injury. J Burn Care Rehabil 11:p 7–13

IV. Gefäßchirurgie: *Operative Möglichkeiten beim Ulcus venosum*

Operative Zugänge zur Venenkrankheit für die Vermeidung der Unterschenkelgeschwüre

Operative venous disease with crucial ulcer

M. Okada, T. Sugimoto[1] und Y. Ijiri[2]

[1] Awaji Krankenhaus in Hyogo
[2] Universität Hyogo, Abteilung für Gesundheitsmedizin

Summary

In recent years, the number of the patients with crucial ulcer due to several kinds of venous diseases is now increasing also in Japan. Some few patients show severe-grade vein valve insufficiency and refractory crucial ulcer over a long period of time. For such patients, surgical treatment such as direct vein valvuloplasty, or transplantation of the vein valve in addition to vein stripping should be required to repair vein valve function.

At the time of these operative procedures, angioscopy as well as descending venography is necessary to confirm the vein valve function after the repair. These patients showed rapid improvement of the crucial ulcer.

Key words: Crucial ulcer, vein valve insufficiency, vein valve transplantation

Zusammenfassung

Die Anzahl der Patienten mit Venenkrankheit ist nun in Japan zunehmend. Daher gibt es seit längerer Zeit viele Patienten mit schwergradiger Venenklappeninsuffizienz und therapieresistenten Unterschenkelgeschwüren. Für solche Patienten musste man chirurgische Behandlungen der direkten Venenklappenplastik durch Längsinzision der Vene oder Venenklappentransplantation durchführen, um schlecht heilende Unterschenkelgeschwüren vollkommen auszuheilen.

Für eingehende Beurteilung der Klappenkoaptation nach Venenklappenplastik oder Venenklappentransplantation, musste man Angioskop mit Sicherheit und auch die deszendierende Venographie benutzen. Dadurch kann man endlich schwergradige Unterschenkelgeschwüre ausheilen. Allen Patienten ist es nach den Eingriffen gut gegangen.

Schlüsselwörter: Venenvarizen des Unterschenkels, Venenklappeninsuffizienz, Therapieresistentes Unterschenkelgeschwür, Venenklappenplastik, Venenklappentransplantation

Einleitung

Neuerdings ist große Bewegung in die Behandlung der Venenkrankheiten gekommen. Vorrangig wird die Sklerotherapie mit teilweisen Venenligaturen für Unterschenkelvarizen durchgeführt. Darüber hinaus findet die direkte Behandlung der Unterschenkelgeschwüre infolge von der tiefen Veneninsuffizienz Beachtung. Wir haben uns mit der speziellen Diagnostik und Behandlung von Venenkrankheiten befasst. Dabei gibt es Patienten mit Unterschenkelgeschwür wegen Venenklappeninsuffizienz infolge der tiefen Venenkrankheiten [1 – 5]. Deswegen haben wir weitere Forschung hinsichtlich der Vermeidung des Unterschenkelgeschwürs durchgeführt.

Material und Methode

Seit neun Jahren haben wir regelmäßig aszendierende und deszendierende Venographie und eine Messung des Venendrucks nach der Kathetereinführung bei dreihundert Patienten mit Varizen durchgeführt, um Schweregrade der Venenvarizen zu beurteilen. Nach diesen Schwergraden haben wir den operativen Vorgang sorgfältig ausgewählt. Zur Zeit gibt es verschiedene Behandlungen wie Sklerotherapie, Venenstripping und Venenklappenplastik sowie Klappentransplantation, neben der Anwendung von Kompressionsstrümpfen. Für leichtgradige Varizen mit einen Unterschenkelgeschwür musste man einen operativen Vorgang durchführen.

Für 133 Patienten (175 Gliedmassen) mit Unterschenkelgeschwür haben wir ein Stripping (118 Läsionen) mit der Linton-Methode, oder eine direkte Venenklappenplastik (33 Läsionen) und Klappentransplantation (4 Läsionen) durchgeführt.

Operative Indikation

Die Patienten haben meistens Venendilatation, schwergradige Beinmattigkeit und Beinschmerzen sowie Unterschenkelgeschwüre seit längerer Zeit. Wir haben operative Indikation festgestellt, weil die Patienten über verschiedene Symptome geklagt haben.

Nach subjektiven Symptomen und Untersuchungsbefunden sowie Venendruckwerte oder Venographie, haben wir eine Venenklappenplastik oder Venenklappentransplantation für 31 Patienten mit unheilbarem Unterschenkelgeschwür (Schweregrad Kistner IV: Rückfluss des Blutes bis zum Fußknöchel) sorgfältig vorgenommen (◘ Abbildung 1).

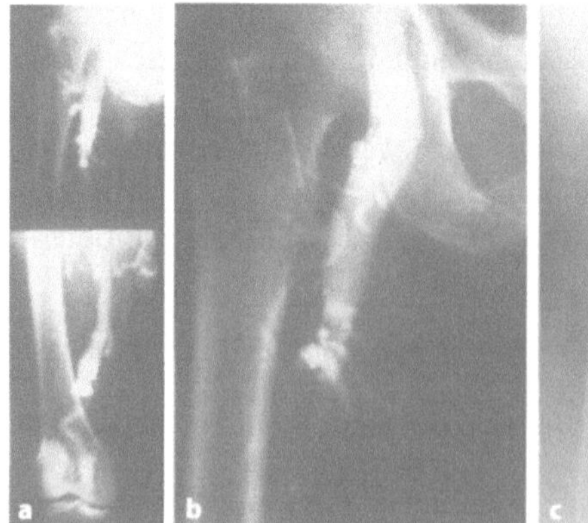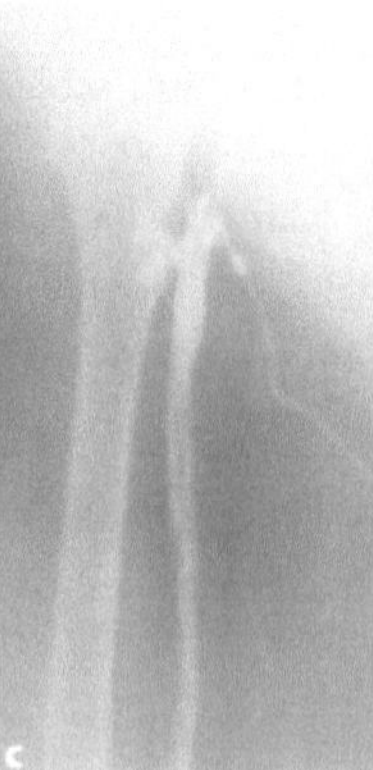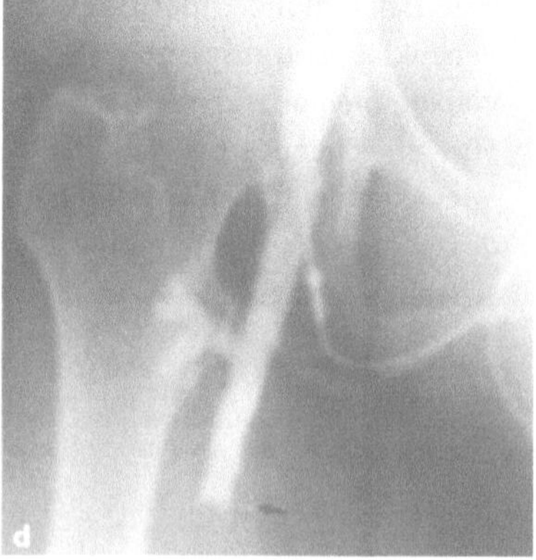

◘ **Abb. 1.** Rückflusszustand an der Femoralvene vor und nach Venenklappenplastik (a, b), und Venenklappentransplantation (c, d)

Operative Methode

Venenklappenplastik

Zurzeit gibt es die innere und äußere Venenplastik. Wir benutzen immer innere Eingriffe, um damit eine vollkommene Methode der Venenklappen durchzuführen. Für die Patienten mit schwergradiger Venenklappeninsuffizienz, Grade III~VI nach der Kistnerschen Klassifikation wurde eine direkte Venenklappenplastik gemacht.

Unter Allgemeinnarkose wurde die Femoralvene und ihre Äste freigelegt. Zunächst wurde durch einen Seitenast eine Angioskopie durchgeführt. Danach wurden Längsinzision an der Vorderwand im Bereich der höchsten Venenklappe der Femoralvene von etwa 3 cm sorgfältig gemacht. Dadurch konnte man dilatierte und prolabierende Venenklappen bemerken.

Mit 7-0 monofiler Nahtmaterial wurden vordere-und hintere Venenklappen durch Klappenverkürzung und Suspendierung gut koaptiert (◘ Abbildung 2). Danach wurde inzidierte Venen mit 7 – 0 monofiler Naht geschlossen und durch Angioskopie gut koaptierte Venenklappen kontrolliert (◘ Abbildung 3).

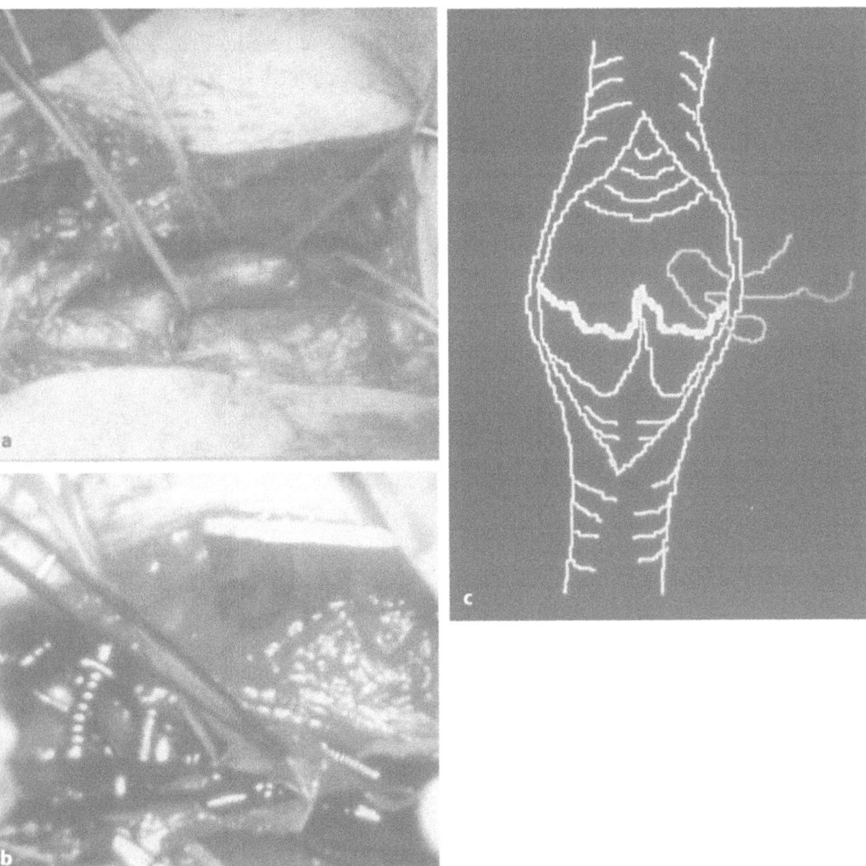

◘ **Abb. 2.** Venenklappenplastik, a Freilegung der Femoralvene, b Venenklappen dargestellt, c Schematische Darstellung der Eingriffe

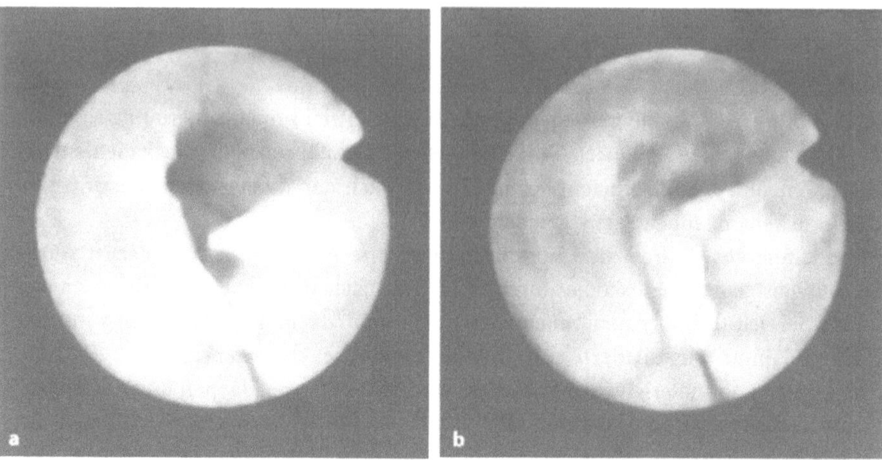

◘ Abb. 3. Angioskopische Befunde vor und nach der Venenklappenplastik, a Preop, b Postop

Venenklappentransplantation

Es gibt eine operative Indikation zur Venenklappentransplantation, wenn die Venenklappen durch Venographie und Angioskopie nicht gefunden wurden. Diese Patienten haben unheilbare Geschwüre des Unterschenkels und Fehlen der hohen Venenklappen an der Femoralvene. Bei den Patienten wurden fibrinöse und balkige Strukturen ohne funktionstüchtige Venenklappen angioskopisch bestätigt.

Es wurde ein 3 cm langes Achselvenensegment mit der darin vorhandenen Venenklappe zylindrisch reseziert. Das Segment wurde mittels End-zu-End fortlaufenden Anastomosennaht mit 7–0 monofiler Naht interponiert (◘ Abbildung 4). Sofort nach der Eingriffe wurde Rückflussprüfung durch manuelle Methode durchgeführt.

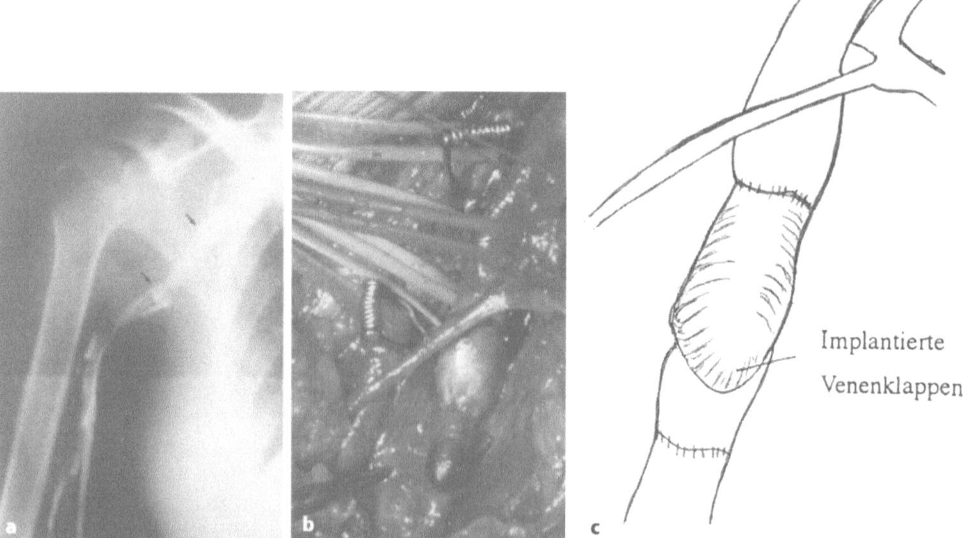

◘ Abb. 4. Operative Methode der Venenklappentranplantation, **a** Venogramm der Achselvenen, **b** Intraoperativer Vorgang, **c** Schematische Darstellung der Venenklappentransplantation

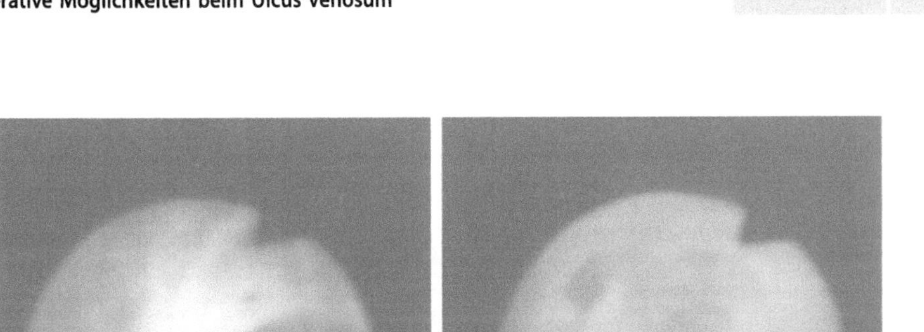

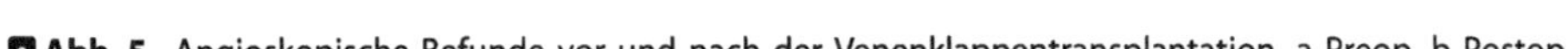

▣ Abb. 5. Angioskopische Befunde vor und nach der Venenklappentransplantation, a Preop, b Postop

Nach der Interposition wurde die Angioskopie wiederholt und dabei die gut funktionierende Venenklappe bestätigt (▣ Abbildung 5). Der Wundverschluss erfolgte schichtweise.

Ergebnisse

Die klinischen Symptome besserten sich bei den allen Patienten mit Unterschenkelgeschwüren und Venenklappeninsuffizienz. Es wurde kein Rückfluss mehr bei dem postoperativen Venogramm im Bereich der plastischen, oder transplantierten Venenklappen festgestellt (▣ Abbildung 1). Die Geschwüre des Unterschenkels wurden so schnell kleiner und alle Symptome sind zurückgegangen (▣ Abbildung 6). Auf diese Weise wurden durch direkte operative Eingriffe therapieresistente Geschwüre verbessert. Andererseits ist der Fußvenendruck deutlich verbessert worden (▣ Abbildung 7).

Diskussion

Neue physiologische Erkenntnisse auf dem Gebiet der chronischen Venenleiden erfordern ein therapeutisches Umdenken.

Die Mehrheit der Erkrankungen des venösen Systems betrifft die unteren Extremitäten. Es ist natürlich unstrittig, dass Venenklappeninsuffizienz samt Varizen in der Pathogenese von Unterschenkelgeschwüren eine große Rolle spielen.

Bei Patienten von unheilbaren Unterschenkelgeschwüren mit varizen, Venenklappeninsuffizienz sowie Venenklappendefekt ist die deszendierende Venographie mit Venendruckmessung eine wichtige diagnostische Maßnahme.

In den letzten Jahren wurden Varizen häufig durch Sklerotherapie und Venenstripping behandelt. Für Patienten mit schwergradiger Venenklappeninsuffizienz musste man eine Venenklappenplastik, oder Venenklappentransplantation vornehmen. Zurzeit gibt es zwei Eingriffe, sogenannte direkte, oder indirekte in der Venenklappenplastik. Aber wir haben die direkte Methode dafür benutzt, um feinere und vollkommenere Venenklappenplastik durchzuführen. Mit der indirekten Methode kann man keinen einwandfreien Vorgang machen.

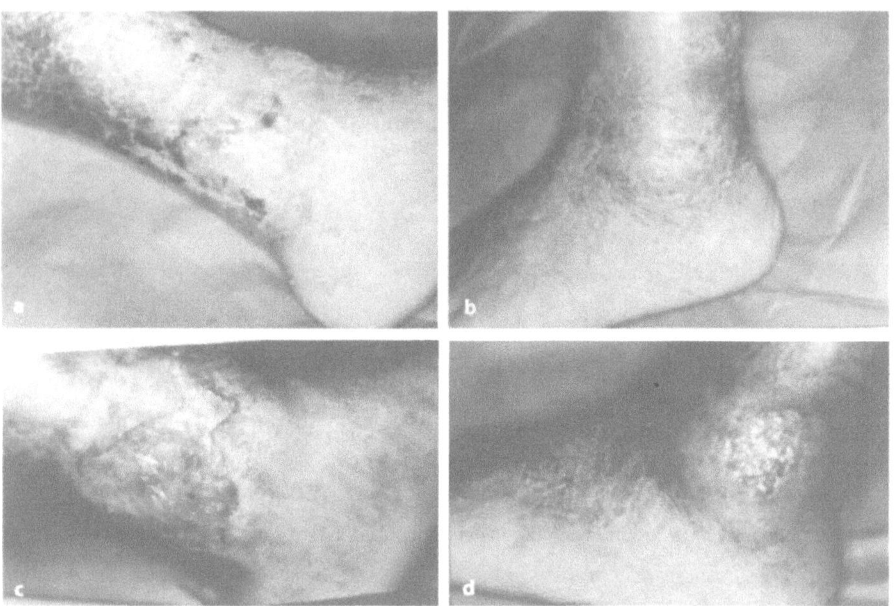

◘ Abb. 6. Veränderungen der Geschwürengrösse vor- und nach dem Eingriff. A Venenklappenplastik (a, b), B Venenklappentransplantation (c, d)

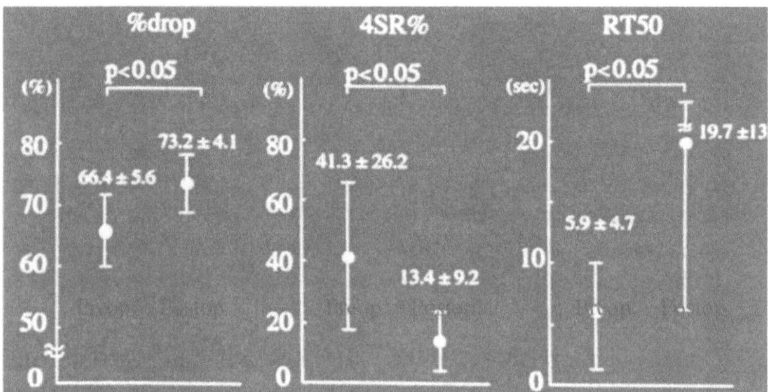

◘ Abb. 7. Veränderung des Fussvenendrucks vor- und nach der Operation

Wenn eine deutliche Dilatation einer insuffizierten Femoralvene vorhanden ist, musste man eine Verkürzung des Venendurchmessers nach der Venenklappenplastik, oder Venenklappentransplantaion durchführen, um den Blutstrom zu verbessern.

Schlussfolgerung

Neuerdings gibt es in Japan viele Patienten mit deutlichen Venenklappeninsuffizienz, und therapieresistenten Unterschenkelgeschwüren.

Für solche Patienten musste man chirurgische Eingriffe der offene Venenklappenplastik oder Venenklappentransplantation durchführen, um Venenklappeninsuffizienz und Unterschenkelgeschwüre vollkommen zur Ausheilung bringen. Für eingehende Beuteilung der Koaptation von Venenklappen nach der Operation musste man angioskopisch kontrollieren.

Postoperative Venendruckmessung und Venographie sind auch unentbehrliche Untersuchungen bei Venenkrankheiten.

Literatur

1. Okada M, Sugimoto T, Fukuoka M (1998) Klinische Erfahrungen mit der Venenklappentransplatation. Akt Chir 33:57
2. Poster JM, Moneta GL (1995) Reporting standards in venous disease. An update J Vasc Surg 21:635
3. Zamboni P, Cisno C, Marchetti F et al. (2003) Minimally invasive surgical management of primary venous ulcers vs compression treatment: a randomized clinical trial. Eur J Vasc Endovasc Surg 25:313
4. Tawes RL, Barron ML, Coello AA et al. (2003) Optimal therapy for advanced chtonic venous insufficiency. J Vasc Surg 37:545
5. De Araujo T, Valencia I, Federman DG et al. (2003) Managing the patient with venous ulcers. Ann Intern Med 138:326

Therapeutische Vielfalt in der Beckenetage:
Welche Operation für welchen Patienten?

Beckenarterien-Rekonstruktionen: so wenig invasiv wie möglich

Iliac artery reconstruction: as minimally invasive as possible

O. Fink[1], U. Westermann[2], G. Winkens[2], H. Wenk[1]

[1] Zentralkrankenhaus Bremen-Nord, Allgemein- und Gefässchirurgie, Hammersbeckerstr. 228, 28755 Bremen
[2] Zentralkrankenhaus Bremen-Nord, Institut für Radiologie, Hammersbeckerstr. 228, 28755 Bremen

Summary

In treatment of iliac artery stenosis disease there is a wide range of therapeutic options. Indications of revascularisation are considered by TASC in respect to type of lesion/stenosis. In the period of 1996 – 2002 all revascularisations were treated intentionally "as minimally invasive as possible". Combined endovascular surgery was performed simultaneously with the radiologist. Bypasses are only indicated, if angioplasty/stent or endarterectomy could not be performed. A working iliac artery is responsible for successful perfusion or revascularisation of lower limb.

Key words: Iliac artery stenosis, TASC, angioplasty, combined endovascular surgery

Zusammenfassung

Die Behandlung von Verschlüssen der Beckenstrombahn hat eine vergleichsweise große therapeutische Vielfalt. Entsprechend der TASC-Einteilung leiten sich Indikation zur Revaskularisation aus der Länge und der Lokalisation einer Stenose oder eines Verschlusses ab. Nach der Devise „so wenig invasiv wie möglich" wurden im Zeitraum von 1996 – 2002 die Eingriffe durchgeführt. Kombinationseingriffe erfolgten einzeitig im Operationssaal zusammen mit dem Radiologen. Bypassverfahren waren nur indiziert, wenn eine PTA oder TEA nicht möglich waren. Eine funktionierende Beckenetage ist unbedingte Voraussetzung für eine erfolgreiche Perfusion oder Revaskularisation der abhängigen Extremität.

Schlüsselwörter: Beckenarterienstenose, TASC, Angioplastie, kombinierte endovaskuläre Gefäßchirurgie

Etwa 1/3 der arteriellen Verschlussprozesse in der unteren Körperhälfte sind im aorto-iliacalen Abschnitt lokalisiert.

Entsprechend der morphologischen Veränderungen und Lokalisation wurden zunächst nach Vollmar 3 Verschlusstypen und später 4 Typen beschrieben. Symptome der Claudicatio stehen im Gegensatz zu den femoro-poplitealen Verschlussprozessen meist nicht im Vordergrund.

Grund ist hier bei chronischer Verlaufsform die Ausbildung eines mesenterialen Kollateralkreislaufes bzw. dem sogenannten „Winslow-Pathway".

Indikationen zur Revaskularisation sind

- klinischer Beschwerdegrad
- Angiographie-Befund
- Allgemeinzustand des Patienten
- zur Wahl stehende Revaskularisationsverfahren

Neben den standardisierten gefäßchirurgischen Techniken der Endarteriektomie und Bypass haben sich endovaskuläre Verfahren als auch die Kombination von endovaskulär und Chirurgie entwickelt.

Daraus folgte im Rahmen der „TASC" Consensus-Konferenz eine neue Einteilung der verschiedenen aorto-iliacalen Verschlusstypen, sowie daraus resultierenden Indikations-stellungen. (◨ Abbildung 1)

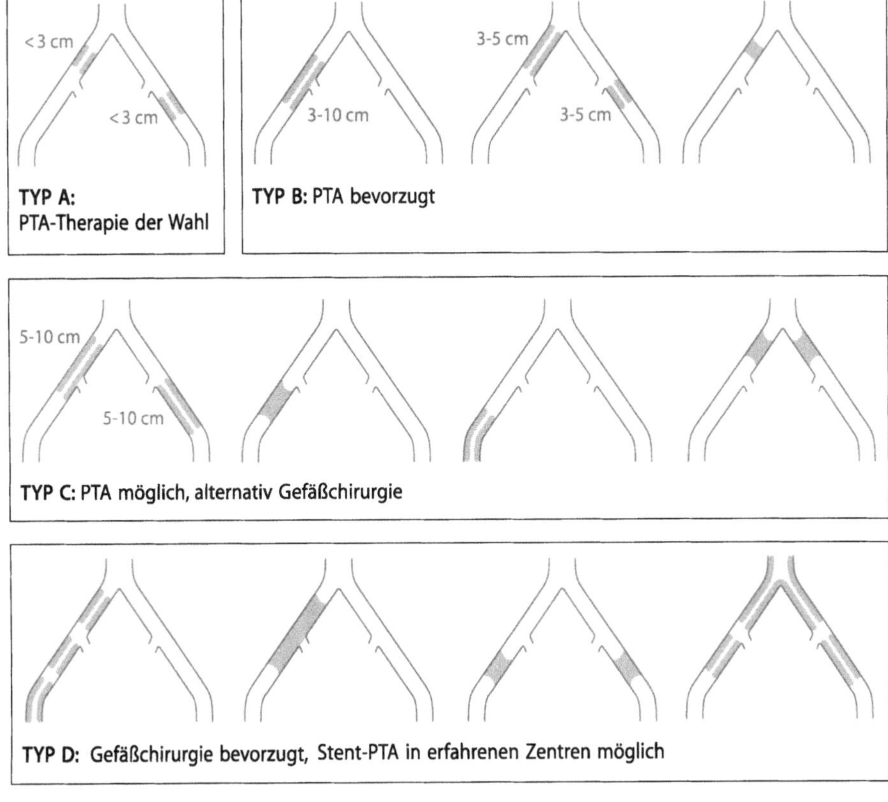

◨ Abb. 1.

Die verschiedenen definierten Verschlusstypen A – D werden an Beispielen von aktuellen Patienten-Befunden gezeigt und das entsprechende Therapiekonzept vorgestellt.

Ergebnisse der endovaskulären Interventionen entscheiden sich primär am Charakter der Stenose und Gefäß mit vaskulären Komplikationen, sowie den systematischen Komplikationen am Zugang bzw. technisch.

Demgegenüber sind die Ergebnisse der offenen Gefäßchirurgie signifikant beeinflusst durch die Komorbidität der Patienten und allgemeine Risiken.

Im Zeitraum von 1996 – 2002 wurden die eigenen Patienten zur Revaskularisation von aorto-iliacalen Verschlussprozessen nach der Devise „so wenig invasiv wie möglich" behandelt. (◘ Abbildung 2)

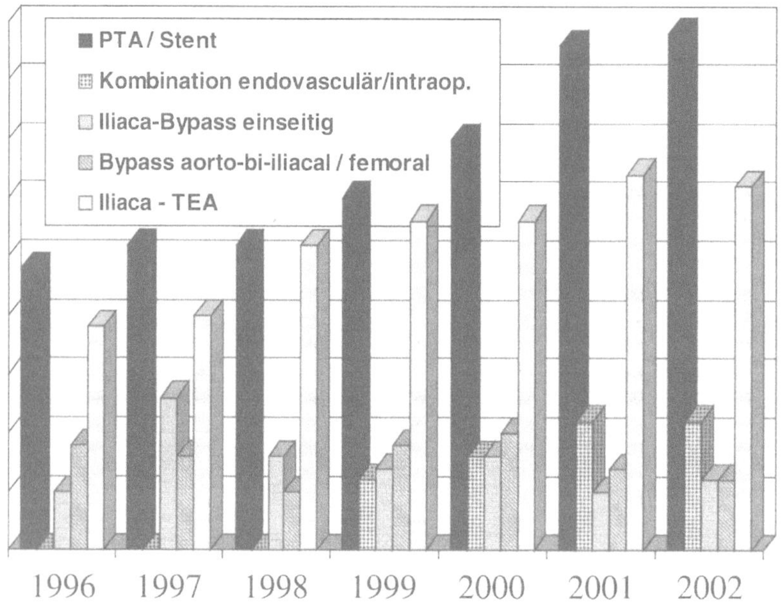

◘ Abb. 2.

Primär perkutane Interventionen wurden nach vorheriger interdisziplinärer Indikationsstellung vom Radiologen durchgeführt.

Kombinationseingriffe (gefäßchirurgisch und endovaskulär) mit einem Anteil von etwa 10% erfolgten einzeitig im Operationssaal gemeinsam mit dem Radiologen.

Bypassverfahren wurden nur indiziert wenn eine Angioplastie (in 40%) oder gefäßchirurgisch eine TEA (in 35%) nicht möglich war.

Mit der dargestellten Strategie treten dann Bypassverfahren mit einem Anteil von 15% in den Hintergrund; sind jedoch bei entsprechender Indikationsstellung mit nach wie vor guten Ergebnissen durchführbar.

Allerdings dürfen die günstige Hämodynamik und der große Gefäßquerschnitt im aorto-iliacalen Abschnitt nicht Anlass für Kompromisse in der Operationstaktik und Technik sein.

Sinnlos ist der vierspurige Ausbau der Beckenstrombahn.

Eine funktionierende Beckenetage ist unbedingte Voraussetzung für eine erfolgreiche Perfusion oder Revaskularisation der abhängigen Extremität.

Kontinuitätsresektionen der Trachea bei 110 Patienten

Long-term results after 110 tracheal resections

G. Friedel, T. Kyriss, A. Leitenberger, H. Toomes

Klinik Schillerhöhe, Abteilung für Thoraxchirurgie, Solitudestrasse 18, 70839 Gerlingen,
E-mail: friedel@klinik-schillerhoehe.de

Summary

Objective: Stenoses of the trachea can occur after tracheotomie or long-term intubation. Is the resection of the stenosis the optimal treatment? *Methods/Results:* Histories of 110 patients treated by resection and reconstruction of the trachea were retrospectively analyzed and the patients were interviewed. Aetiology of stenoses was in most cases postintubation injury (81.8%). Anastomosis was sufficient in 101 patients (91.9%); 29 patients (26.4%) had complications; 6 of them (5.5%) died; 96.7% of the patients were satisfied with the long-term result of the operation. *Conclusion:* Resection and reconstruction offer optimal treatment of tracheal stenosis. Lethal complications occurred due to severe comorbidity.

Key words: Trachea, stenosis of the trachea, tracheal resection

Zusammenfassung

Zielsetzung: Nach Tracheotomie oder Langzeitbeatmung kann eine Trachealstenose auftreten. Ist die Resektion des verengten Segments die optimale Therapie? *Methode/ Ergebnisse:* Vorgeschichten und Verläufe von 110 konsekutiven Patienten wurden ausgewertet und die Patienten befragt. Das chirurgische Verfahren war in allen Fällen die Segment-Resektion der Trachea mit End-zu-End-Anastomose. Ätiologisch am häufigsten waren Narbenstenosen (18,8%). Die Anastomosen heilten bei 101 Patienten (91,9%) primär ein. Insgesamt hatten 29 Patienten (26,4%) Komplikationen bei einer Letalitätsrate von 5,5%. Bei der Nachbefragung waren 96,7% mit dem Operationsergebnis zufrieden.

Schlüsselwörter: Trachea, Stenosis of the trachea, Tracheal resection

Einleitung

Nach Tracheotomie oder Langzeitbeatmung kann eine Trachealstenose auftreten. Ein einheitliches Behandlungskonzept der seltenen Erkrankung gibt es nicht. Ist die Resektion des verengten Segments die optimale Therapie der Trachealstenose und wie etabliert ist die Methode?

Methodik

Vorgeschichten und Verläufe von 110 konsekutiven Patienten wurden ausgewertet und die Patienten befragt. Die Eingriffe fanden zwischen 1/1985 und 8/2001 unter Anwendung derselben Operationstechnik statt. Das chirurgische Verfahren war in allen Fällen die Segmentresektion der Trachea mit End-zu-End-Anastomose. 98 Resektionen erstreckten sich auf die mittleren und unteren Abschnitte der Luftröhre; 12 mal wurden verengte Segmente aus dem subglottischen Raum entfernt (Operationstechnik nach Pearson).

Ergebnisse

Ätiologisch am häufigsten waren Narbenstenosen nach Tracheotomie oder Intubation (81,8%); es folgten Rezidivstrumen (7.2%) und Tumore (5.5%). Bemerkenswert sind 2 Narbenstenosen, die nach kürzeren Intubationsnarkosen auftraten; dabei dauerte eine Narkose nur 35 Minuten, die andere $4^{1}/_{4}$ Stunden (◘ Tabelle 1).

◘ Tabelle 1. Ursachen der 110 Trachealstenosen

	n
Tracheotomie	60
Langzeitbeatmung über Tubus	30
Rezidivstruma + Tracheomalazie	8
Tumor	6
Unbekannt	3
Intubationsnarkose	2
Radiojodtherapie	1

48 der 110 operierten Patienten (43,6%) waren zuvor bereits wegen Trachealstenose behandelt worden und hatten also Rezidive. Dabei wurden einige Patienten trotz operablem Allgemeinzustand wiederholt mit Verfahren der interventionellen Endoskopie behandelt. Auch waren Komplikationen im Rahmen der endoskopischen Behandlungen aufgetreten. ◘ Tabelle 2 zeigt alle zuvor erfolgten Therapieverfahren und die Häufigkeit ihrer Anwendung in einer Übersicht.

◘ Tabelle 2. 107 Vorbehandlungen bei 48 Patienten

	1×	2×	3×	4×	5×	20×
Laser	13	3		1	1	1
Bougierung	8	2	2		2	
Stent	7			1		
Tracheostoma unter Stenose	4					
Rinnenplastik/Versteifung	4				1	
Trachealresektion	3					
Montgomerytubus	2					

Operationstechnik

Die meisten Resektionen erfolgten über einen Kocher-Schnitt (84,6%) bzw. partielle Sternotomie (11,8%). Je 2 mal waren Thorakotomien rechts bzw. komplette mediane Sternotomien erforderlich. Es wurden Trachealsegmente von 2 bis 6,5 cm Länge entfernt (Median 3,5 cm). Das Narkoseverfahren war in 104 von 110 Fällen die Hochfrequenz-Jet-Beatmung während Resektion und Anastomse. Diese Beatmungstechnik bietet unseres Erachtens nach mehr Übersicht bei der Anastomosennaht und verhindert, daß Blut in die Lunge gelangt. Die Anastomosen wurden stets mit resorbierbaren Fäden (Polydioxanon/PDS[R]) der Stärke 4.0 oder 3.0 genäht. Bei keinem der 110 Patienten wurde am Ende der Operation eine Naht zwischen dem Kinn und der Brust angelegt. Wir meinen, daß es zum Schutz der Anastomosennaht genügt, den Patienten von starker Reklination des Nackens abzuraten. Ein protektives Tracheostoma distal der Anastomose wurde nie angelegt.

Postoperatives Ergebnis

Die Anastomosen heilten bei 101 Patienten (91,9%) primär und weitlumig ein (Restenosen 2,7%, Dehiszenzen 3,6%, Granulationen 1,8%). Insgesamt hatten 29 Patienten Komplikationen (26,4%), u.a. 4 Recurrensparesen (3,6%) (◘ Tabelle 3). 6 Patienten verstarben postoperativ (Letalitätsrate 5,5%); alle 6 verstorbenen Patienten hatten schwere Risikofaktoren. Die Auswertung der

◘ Tabelle 3. Postoperative Komplikationen bei 26 Patienten

Recurrensparese	4	3,6%
Pneumonie	4	3,6%
Nahtdehiszenz	4	3,6%
Pneumothorax	3	2,7%
Re-Stenose	3	2,7%
Granulationen an Anastomose	2	1,8%
Myokardinfarkt	2	1,8%
Nachblutung	2	1,8%
Intraop. Kammerflimmern	2	1,8%
Re-Apolex	1	0,9%
Atonie Bronchialsystem	1	0,9%
Aphonie n. Ringknorpelexzision	1	0,9%

Todesursachen ergab: 1 intraoperatives Kammerflimmern, 2 mal postoperativer Re-Myokardinfarkt, 1 postoperativer Re-Apoplex und 2 Pneumonien. In den letzten 11 Jahren des Beobachtungszeitraumes verstarb allerdings kein Patient mehr, was wir auf die engere Indikationstellung zurückführen. Wer schon einmal wegen eines Myokardinfarkt reanimiert und beatmet wurde hat ebenso wie Patienten, die wegen Lungenemphysem oder schwerer obstruktiver Lungenerkrankung beatmetet wurden, ein hohes Risiko.

Im Mai 2002 erfolgte eine Patientenbefragung um Langzeitergebnisse aus Sicht der Patienten zu evaluieren (Postoperativ erfasster Zeitraum im Median 80,8 Monate, 77/110 Patienten erreicht). 96,7% der erreichten Patienten waren mit dem Operationsergebnis zufrieden; dreimal waren Re-Stenosen aufgetreten (◘ Tabelle 4).

Tabelle 4. Langzeitergebnisse aus Patientensicht

Zufrieden mit Operationsergebnis	93,5%
Gelegentlich heiser	11,6%
Stridor bei Belastung	9,1%
Nicht zufrieden	6,5%
Re-Stenose (1×Rezidivtumor)	3,9%

Schlussfolgerungen

Die Kontinuitätsresektion verengter Trachealsegmente kann als definitives und sicheres chirurgisches Verfahren bezeichnet werden. Der einzeitige und rekonstruktive Eingriff ist für die Mehrzahl der Patienten gering belastend; die Langzeitergebnisse sind auch aus Sicht der Patienten sehr gut. Aber die schweren Grunderkrankungen einiger Patienten können die postoperativen Verläufe bis zum tödlichen Ausgang komplizieren. Wer wegen eines Herzinfarktes oder Apoplex reanimiert und beatmet wurde hat ein hohes Risiko und sollte nicht operiert werden; dasselbe gilt für Patienten die wegen Lungenemphysem oder obstruktiver Lungenerkrankungen tracheotomiert und beatmet wurden. Für diese Patienten sind palliative endoskopische Verfahren oder auch eine Tracheotomie die richtige Behandlung.

Einige Patienten werden über lange Zeit erfolglos konservativ behandelt. Verschiedene Methoden der interventionellen Endoskopie konkurrieren nach wie vor mit der Kontinuitätsresektion der Trachea. Die Therapiekonzepte sollten besser von Pneumologen und Thoraxchirurgen abgestimmt werden, z.B. durch interdisziplinäre OP-Konferenzen.

Erweiterte Lungenresektionen – aktueller Stand

Extended lung resection – state of the art

C. Engelmann

Fachkrankenhaus für Lungenheilkunde und Thoraxchirurgie (FLT), Karowerstr. 11, 13125 Berlin-Buch

Summary

Malignant tumours, which are invading extrapulmonary structures, are in many cases resectable "in block". These "extended lung resections" target not only the invasion of cave vein, pericardium, mediastinal nerves, atrium, diaphragm, thoracic wall, aorta and vertebral column, but also central extrapulmonary structures of the lung (main bronchus, trachea, pulmonary trunk). These could spare healthy lung tissue due to broncho-, angioplastic techniques, or make pneumonectomy possible. In comparison with alternative therapy, five year survival of patients with advanced stage tumours is higher; however, morbidity and mortality rates are also increased.

Key words: Extended lung resection, definition, broncho-angioplasty, technical variations

Zusammenfassung

Maligne Lungentumoren, die auf extrapulmonale Strukturen übergreifen, sind in vielen Fällen resektabel. Diese „erweiterten Lungenresektionen" betreffen per definitionem nicht nur Invasionen von V. cava, Perikard, Nerven im Mediastinum, Herzvorhof, Brustwand, Zwerchfell, Aorta und Wirbelsäure, sondern auch zentrale extrapulmonale Strukturen der Lunge (Hauptbronchus, Trachea, Pulmonalarterienstamm). Diese können mittels broncho- und angioplastischer Techniken gesundes Lungengewebe erhalten, bzw. eine Pneumonektomie überhaupt möglich machen. Im Vergleich mit den alternativen Therapien erhöhen sich in diesen hohen Tumorstadien die 5-Jahres-Überlebensquoten der Patienten, allerdings auch Morbidität und Letalität.

Schlüsselwörter: Lungenresektionen, erweiterte, Definition, Broncho-Angioplastik, Variationen, technische

Die Ausdehnung eines Tumors bzw. eines metastatischen Lymphknotenkonglomerats aus der Lunge auf benachbarte Strukturen stellt seit Jahrzehnten keine Kontraindikation zur Resektionstherapie mehr dar. Die Lungenresektion muss in diesen Fällen um die Entfernung der extrapulmonalen Tumormasse erweitert werden.

Graham et al. [5] publizierten 1943 in ihrem Buch „Thoracic Surgery" das technische Vorgehen bei Brustwandtumoren und förderten damit auch die en-bloc-Resektion von invasiv wachsenden Bronchialkarzinomen. 1932 beschrieb Pancoast [8] das klinische Bild des nach ihm benannten superioren Sulkustumors, für den es damals keine kurative Therapie gab. Erst 1956 berichteten Chardack und Mac Callum [1] über eine 5-Jahre-Heilung nach Operation und Radiatio. Die erste erfolgreiche Manschettenpneumonektomie publizierte Matthes [7] 1958. Die erste „sleeve resection" der V. cava superior nahmen Chu et al. [2] 1974 vor und überbrückten die Distanz mit einem Venen-Graft.

Seit man von „erweiterten Lungenresektionen" spricht, wird der Begriff unterschiedlich interpretiert. Der Terminus erfordert also eine Begriffsbestimmung. Legt man die „Internationale Klassifikation der Prozeduren in der Medizin" (ICPM) zugrunde, so stehen erweiterte Resektionen an den Lungen neben den Standardresektionen und den parenchymerhaltenden Methoden (u. a. broncho- und angioplastische). Selbst eine Lungenresektion unter Mitnahme der Bifurkation wird nicht als erweitert gekennzeichnet.

Gehen wir davon aus, dass alle Modifikationen, die über eine Standardresektion (Segmentresektion, Lobektomie, Bilobektomie, Pneumonektomie) hinausgehen als erweitert zu bezeichnen sind, weil sie Strukturen außerhalb des Lungenparenchyms mit resezieren, so gehören dazu auch Lungenresektionen, die eine Manschette des extrapulmonalen zentralen Bronchial- und Gefäßsystems in das Resektionsausmaß einbeziehen. Diese sind also Eingriffe, die trotz Tumorbeziehung zum Hauptbronchus bzw. zum Stamm der Pulmonalarterie eine Pneumonektomie vermeiden oder aber bei Tumorinfiltration der Bifurkation eine Pneumonektomie noch ermöglichen lassen (◘ Tabelle 1). Eingriffe mit broncho-angioplastischen Maßnahmen an nachgeord-

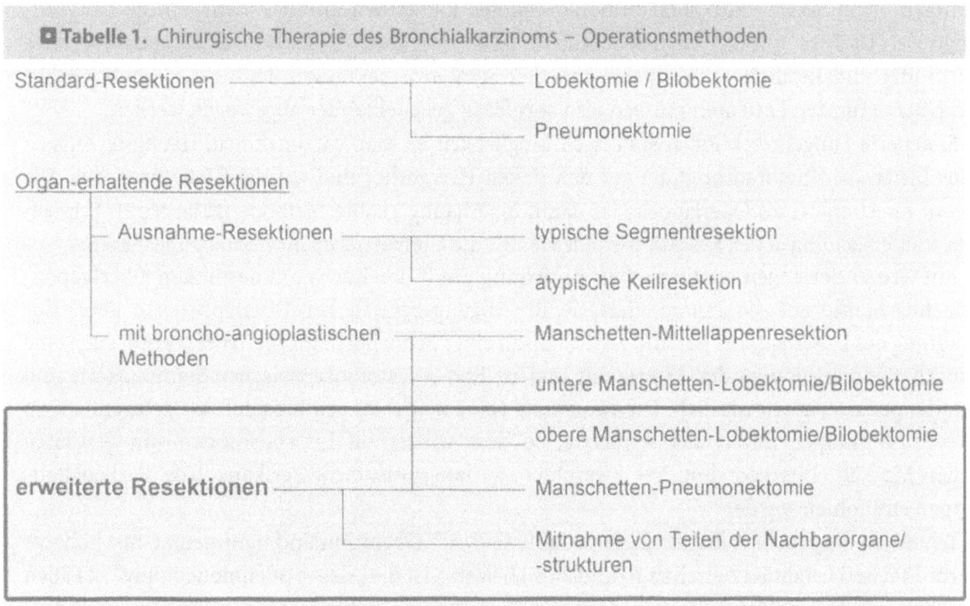

◘ **Tabelle 1.** Chirurgische Therapie des Bronchialkarzinoms – Operationsmethoden

Standard-Resektionen	Lobektomie / Bilobektomie
	Pneumonektomie
Organ-erhaltende Resektionen	
Ausnahme-Resektionen	typische Segmentresektion
	atypische Keilresektion
mit broncho-angioplastischen Methoden	Manschetten-Mittellappenresektion
	untere Manschetten-Lobektomie/Bilobektomie
	obere Manschetten-Lobektomie/Bilobektomie
erweiterte Resektionen	Manschetten-Pneumonektomie
	Mitnahme von Teilen der Nachbarorgane/-strukturen

neten Strukturen sollten nicht unter diesen Terminus fallen. Ebenso sollten auch Lappenresektionen ausgenommen sein, die wegen der Beziehung zu einem anderen Lungenlappen oder einer Metastase in einem anderen Lappen mit einer tangentialen oder keilförmigen Resektion aus diesem erweitert werden müssen.

Wenn auch die häufigste Indikation für eine Erweiterung der Standardresektionen das Bronchialkarzinom ist, darf nicht übersehen werden, dass in Einzelfällen auch benigne Prozesse einer erweiterten Lungenresektion bedürfen (z. B. posttuberkulös verkalkte Lymphknoten mit

Beziehung zu Hauptbronchus und Stammarterie). Das Ziel solcher Eingriffe ist stets die Erhaltung gesunden Parenchyms. Dem gegenüber haben erweiterte Resektionen beim Bronchialkarzinom sowohl die Parenchymerhaltung als auch die Radikalität zum Ziel.

Musste man sich früher für die Operationsplanung ausschließlich auf radiomorphologische Indizien stützen, lassen heute in der Regel die allgemein verfügbaren Schnittbildverfahren eine erweiterte Lungenresektion schon präoperativ weitgehend planen. Dennoch wird in vielen Fällen die definitive Entscheidung erst intraoperativ zu treffen sein. Die diagnostischen Möglichkeiten haben aber zu einer drastischen Verminderung der Probethorakotomie-Rate geführt.

Üblicherweise werden erweiterte Lungenresektionen erforderlich, wenn ein Bronchialkarzinom die Brustwand, die obere Thoraxapertur, die Trachea bzw. Bifurcatio tracheae, das Zwerchfell, das Perikard bzw. den linken Herzvorhof, die V. cava, die mediastinalen Nerven (N. phrenicus, N. vagus/recurrens) und die Speiseröhre infiltriert hat. Es handelt sich demnach um Tumorformeln, die zwischen T2N0 und T4N2-3 liegen, also die Stadien IIA bis IIIB betreffen. Man könnte Aorta und Wirbelsäule einbeziehen, da auch sie in einigen Fällen von Tumorinfiltration aufwendig „multidisziplinär" [4] zu resezieren sind, doch muss die Sinnhaftigkeit so aggressiver Eingriffe angesichts der Prognose dieser Tumorstadien in Frage gestellt werden, zumal ein Benefiz bei der geringen Zahl der Probanden im Vergleich mit den Alternativen statistisch gegenwärtig nicht zu belegen ist [6].

Die Entscheidung, Resektabilität zu erzwingen, muss das Ausmaß der Infiltration berücksichtigen, denn lokale Radikalität in hohen Stadien hat keinen Einfluss mehr auf die Langzeit-Prognose. Und es gilt zu berücksichtigen, dass erweiterte Resektionen die postoperative Morbidität und Letalität im Vergleich mit den Standardresektionen deutlich erhöhen. Gefahr und Nutzen für den Patienten müssen also sorgfältig gegeneinander abgewogen werden.

Erweiterte Lungenresektionen sind nach Möglichkeit en-bloc vorzunehmen. Häufigste Anlässe dafür bieten die Tumorausbreitung auf den linken Herzvorhof und auf den Hauptbronchus. Die „sleeve resection" eines Oberlappens ist damit eine häufig geübte Methode (◘ Tabelle 3). Schnellschnittuntersuchungen der Resektionsränder lassen die Grenze sicher im Gesunden festlegen.

Auf Grund der engen anatomischen Beziehung greift das Karzinom des linken Oberlappenbronchus häufig auf die Pulmonalarterie im Abgangsbereich der Oberlappenäste über. Zur Erhaltung des Unterlappens ist dann zusätzlich zu einer Bronchusmanschettenresektion auch eine Manschettenresektion an der Arterie mit End-zu-End-Anastomose zwischen Stammarterie und Unterlappenarterie erforderlich. Die räumliche Nähe beider Anastomosen führt gelegentlich zu Arrosionsblutungen mit fataler Asphyxie, so dass wiederholt Interpositionen von gestielten vitalen Muskel- (Interkostalmuskel, Zwerchfell, M. latissimus etc.), Perikard- bzw. Perikardfett-Lappen empfohlen wurden.

Technisch anspruchsvoller als diese „double sleeves"-Operation und naturgemäß mit höherer Morbidität und Letalität (zwischen 10 und 25%) belastet, ist die „sleeve pneumonectomy" in Fällen der Tumorinfiltration der Bifurcatio tracheae. Wir haben sie rechts oft vermeiden können, indem wir eine partielle Lungenresektion (sowohl obere Lobektomie als auch obere und untere Bilobektomie) mit einer Bifurkationsresektion kombinierten. Dabei hat es sich bewährt, zunächst den linken Hauptbronchus mit der Trachea zu anastomosieren und den gesunden Bronchus der rechten Restlunge in den verbleibenden Defekt zu inserieren. Für die optimale Oxygenierung bei Operationen dieser Art bedarf es einer planmäßigen Abstimmung mit dem Anästhesisten.

Die rechtsseitige Manschettenpneumonektomie führen wir über eine posterolaterale Thorakotomie aus. Bereits mit Beginn der Operation wird der vordere Rand des M. latissimus dorsi in ganzer Länge so präpariert, dass er später, durch den 2 ICR vorn eingeführt, die Anastomose bedecken kann. Sicherheit für die komplikationslose Heilung kann auch – mit höherem Aufwand – eine Omentum-majus-Plastik geben.

◘ Tabelle 2. Erweiterte Lungenresektionen in Relation zur Gesamtzahl der Operationen beim Bronchailkarzinom (FLT Berlin-Buch)

Jahr	1999	2000	2001	2002	Summe	Durchschnitt pro Jahr
Gesamtzahl	284	271	212	226	993	248
davon						
erweiterte Lungenresektionen	67	67	43	54	231	58
in %	23,6	24,7	19,8	23,9	23,3	

◘ Tabelle 3. Methoden und Anzahl der erweiterten Lungenresektionen im FLT Berlin-Buch (1999–2002)

Methode*	1999	2000	2001	2002	Summe
Untere Lob-/Bilobektomie + Bifurkationsresektion	2	0	1	1	4
Obere Lob-/Bilobektomie + Bronchoplastik	18	17	11	13	59
Obere Lob-/Bilobektomie + Angioplastik (PA, V. cava)	9	14	7	9	39
Obere Lob-/Bilobektomie + double sleeves	4	3	3	2	12
Obere Lob-/Bilobektomie + Perikardres./ intraper.	17	32	19	9	77
Obere Lob-/Bilobektomie + Brustwandresektion	3 [1]	5 [2]	2	5 [2]	15 [5]
Obere Lob-/Bilobektomie + Zwerchfellresektion	2	1	1	1	5
Obere Lob-/Bilobektomie + Bifurkationsresektion	1	1	2	1	5
Obere Lob-/Bilobektomie + Vorhofresektion	0	0	0	2	2
Manschettenpneumonektomie rechts + Perikardres.	1	0	0	1	2
Manschettenpenumonektomie rechts + Vorhofres.	0	1	1	1	3
Manschettenpneumonektomie rechts	1	0	2	1	4
Pneumonektomie rechts + Perikardres. / intraper.	21	10	8	4	43
Pneumonektomie rechts + Vorhofresektion	0	1	1	2	4

* mehrfache Zählung möglich
Anmerkungen: [ ] Pancoast-Tumor Zugang: 3×posterolateral; 2×zervikothorakal
  PA Pulmonalarterie
  intraper. intraperikardiale Gefäßversorgung
  Perikardres. Perikardresektion
  Vorhofres. Vorhofresektion

Eine linksseitige Manschettenpneumonektomie ist problematischer in der Ausführung. Sie muss entweder über den posterolateralen Zugang von links – durch das Aortenfenster oder mit Ablösung der Aorta descendens – über einen antero-lateralen, transsternalen-transperikardialen bzw. beidseitig lateralen Zugang realisiert werden. Eine zusätzliche Sicherung der Anastomose erübrigt sich in diesen Fällen durch deren tiefes Einsinken in das Mediastinum.

Zur Minimierung der Anastomosenspannung sind in den Operationslehren zahlreiche Variationen beschrieben worden. Sie zu kennen ist wichtig, um unerwartete Distanzen nach der Tumorresektion überbrücken zu können.

Nicht selten ist durch ein metastatisches Lymphknotenkonglomerat im Azygos-Mündungsbereich und prätracheal die Vena cava superior infiltriert. Wenn es auch oft gelingt, dieses Areal unterfahren, ausklemmen und tangential nähen zu können, so bleiben doch einige Fälle, die ihre vollständige Resektion und den Ersatz durch eine Prothese erfordern. Bei hoher Absetzung lässt sich die Rekonstruktion am besten über eine Sternotomie realisieren.

Insbesondere zentrale Unterlappen-Karzinome wachsen gern entlang der Venen bis auf den linken Herzvorhof. Dank schlanker Stapler verschiedener Maße können größere Anteile des Tumors vom Vorhof sicher getrennt werden, was früher mühsam nur über einer Gefäßklemme zu bewerkstelligen war.

Bei Brustwandeinbruch eines Lungentumors beginnt die Resektion in der Regel in einem unbeteiligten ICR am Unterrand des Tumors. Es kann dann digital die Tumorausdehnung festgestellt und die Resektion der betroffenen Brustwand schrittweise, nach Umstechung der Gefäßbündel im gesunden Bereich vor und hinter dem Tumor, vorgenommen werden. Erst dann erfolgt die Unterbrechung der zentralen Lungenstrukturen. Während in der subskapulären paravertebralen Region Defekte nicht unbedingt geschlossen werden müssen, ist das in anderen Regionen des Thorax geboten. Dazu finden heute unterschiedliche Materialien Verwendung, die mit U-Nähten, trommelfellartig gespannt, im Defekt fixiert werden müssen. Zusätzliche Verstärkungen des Defektverschlusses (Palakos, Knochen) haben mehr kosmetische Bedeutung. Neben den üblichen intrathorakalen Drainagen ist es ratsam, auch extrathorakal zu drainieren.

Problematischer ist die Tumorausdehnung im Bereich der oberen Thoraxapertur, die mit dem Namen Pancoasts verbunden ist. Gegenwärtig ist die stets anspruchsvolle Operation in ein Regime mit prä- und postoperativer Radiatio eingebettet (Sandwich-Therapie). Die vom Lymphknoten-Stadium abhängige Langzeit-Prognose hat sich dadurch wesentlich günstiger gestaltet (❏ Abbildung 1). Voraussetzung ist eine radikale chirurgische Resektion, wozu vom onkologischen Standpunkt aus heute noch eine Lobektomie und die radikale Lymphadenektomie gehören.

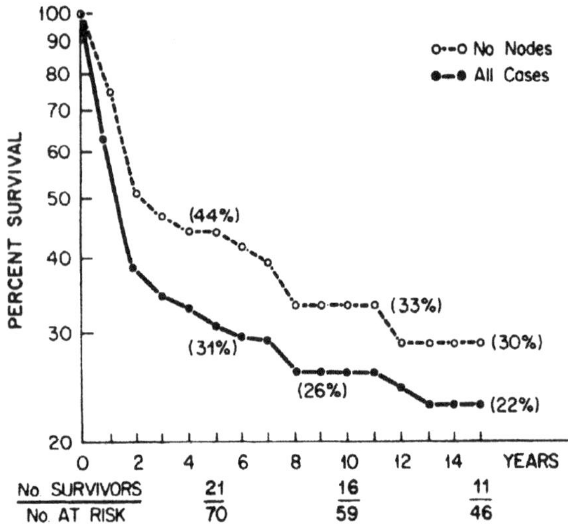

❏ **Abb. 1.** Überlebenskurven von operierten Patienten mit Pancoast-Tumor in Abhängigkeit vom Lymphknotenstatus (Aus: Magdeleinat P et al. (2001) Ann Thorac Surg 71:1049)

Über den optimalen Zugang – anterior oder posterior – gibt es unterschiedliche Meinungen, je nach Erfahrung und Vorliebe des Operateurs. Man muss sich jedoch der Ansicht Spaggiari's [10] anschließen, dass allein onkologische Forderungen ausschlaggebend sein sollten. Danach können nur über den anterioren Zugang die Beziehungen zu den Gefäßen geklärt und radikal beseitigt, deren Rekonstruktion mit Prothesen ausgeführt und zervikothorakale Lymphome entfernt werden. Die Resektabilität wird sich allerdings erst nach aufwendiger Präparation erweisen, wenn die Beziehungen zum Plexus brachialis, zu den Subklaviagefäßen und zur Wirbelsäule eruiert wurden.

Die Infiltration der Subklaviagefäße und der Wirbelkörper, ein Horner-Syndrom und mediastinale Lymphknotenmetastasen werden als prognostisch ungünstige Faktoren angesehen [3]. Das Überleben nach inkompletter Resektion ist ebenso schlecht wie das der Patienten, die einer Operation nicht unterzogen wurden.

Das gleiche gilt für eine Zwerchfellinfiltration, die selten präoperativ zu erkennen ist [9]. Wird sie vorgefunden, sollten dennoch eine radikale en-bloc-Resektion mit breitem tumorfreiem Rand und plastischem Zwerchfellersatz erfolgen.

Bei einer Gesamtzahl von 993 Lungenresektionen wegen Bronchialkarzinomen in den letzten 4 Jahren (■ Tabelle 2) wurden im Durchschnitt 23,3% der Eingriffe als erweiterte Resektionen ausgeführt. Dabei sind 59 obere Manschetten-Lobektomien/Bilobektomien, 39 zentrale Angioplastiken und 12 double sleeve-Resektionen. 114 Eingriffe bezogen demnach einen Hauptbronchus und/oder eine Stammarterie in die Resektion ein. Bei 5 vorbestrahlten Pancoast-Tumoren erfolgten die Resektionen 3 mal von dorsal und 2 mal von zervikothorakal. In einem dieser Fälle, ohne histologische Sicherung und ohne präoperative Radiatio wurde die Resektion wegen der Wirbelsäuleninfiltration als R2-Resektion beendet.

Schlussfolgerungen

Die Beziehung eines malignen Lungentumors bzw. eines metastatischen Lymphknotenkonglomerats zu Nachbarorganen stellt seit langem nicht mehr eine Kontraindikation zur Resektionstherapie dar.

Solchermaßen „erweiterte Lungenresektionen" sind jedoch im Vergleich mit Standardresektionen mit höheren Komplikations- und Letalitätsraten verbunden.

Aus diesem Grunde bleiben solche Resektionen elektiv, auch wenn sie zum Repertoire jeder thoraxchirurgischen Klinik gehören müssen.

Die chirurgische Methode hat keinen Einfluss auf die Langzeitprognose erkennen lassen, auch wenn durch sie eine Lebensverlängerung erwiesen ist.

Erweiterte Lungenresektionen können nur im Verein mit interdisziplinären Therapiekonzepten (neoadjuvante Therapie) die Prognose verbessern.

Literatur

1. Chardack WM, MacCallum JD (1956) Pancoast tumor: five-year survival without recurrence or metastases following radical resection and post-operative irradiation. J Thorac Surg 31:535–542
2. Chu CJ, Tazis H, MacRae ML (1974) Replacement of superior vena cava with the spiral composit vein graft. Ann Thorac Surg 17:553-537
3. Detterbeck FC (1997) Pancoast (Superior Sulcus) Tumors. Ann Thorac Surg 63:1810–1818
4. Gandhi S, Walsh GL, Komaki R, Gokaslan ZL, Nesbitt JC, Putnam JB, Roth JA, Merriman KW, McCutcheon IE, Munden RF, Swisher SG (1999) A multidisciplinary surgical approach to superior sulcus tumors with vertebral invasion. Ann Thorac Surg 68:1778–1785
5. Graham EV, Bigger IA, Churchill EO, Eloesser L: Thoracic Surgery. WB Saunders, Philadelphia, 1943
6. Klepetko W, Wisser W, Birsan T, Mares P, Taghavi S, Kupilik N, Wolner E (1999) T4 lung tumors with infiltration of the thoracic aorta: Is an operation reasonable? Ann Thorac Surg 67:340–344
7. Matthes Th (1958) Resektionsmöglichkeiten bei Geschwülsten des intrathorakalen Abschnittes der Trachea und ihre Kontinuitätswiederherstellung. Chirurg 29:32–36
8. Pancoast HK (1932) Superior pulmonary sulcus tumor: Tumor characterized by pain, Horner's syndrome, destruction of bone and atrophy of hand muscles. JAMA 99:1391–1396
9. Rocco G, Rendina EA, Meroni AM, Venuta F, Pona CD, De Giacomo T, Robustellini M, Rossi G, Massera F, Vertemati G, Rizzi A, Coloni GF (1999) Prognostic factors after surgical treatment of lung cancer invading the diaphragm. Ann Thorac Surg 68:2065–2068
10. Spaggiari L (2003) Anterior approach versus posterior approach in apical chest tumor: Surgeon's choice or oncological need? Ann Thorac Surg 75:633–634

Disease-Management-Programme (DMP): Was hat der einzelne Patient von einer Listenmedizin?

Disease management programs (DMP): how does the individual patient profit a standardized medicine?

A. Encke

Chirurgische Universitätsklinik Frankfurt am Main, Theodor Stern Kai 7, 60590 Frankfurt/Main, E-mail: A.Encke@em. uni-frankfurt.de

Summary

DMPs are helpful medical and economic instruments. However, in Germany a strong non-medical influence is anticipated (§ 137SGBV). The connection of the legal structural risk compensation between the legal health insurance companies with DMPS is thought to be disadvantageous because economic interests will prevail. The AWMF develops practice guide lines together with the BÄK and KBV, and this knowledge is available for DMPs. However, the generation of evidence-based medical guide lines has to remain a task of the scientific medical societies.

Key words: Disease management programs, practice guide lines, evidence-based medical guide lines

Zusammenfassung

DMPs sind in ihrer ursprünglichen Definition medizinisch und ökonomisch hilfreich und sinnvoll. In Deutschland wird eine nichtmedizinische Bevormundung befürchtet (§ 137SGBV).Die Verknüpfung mit dem Risikostrukturausgleich der gesetzlichen Krankenversicherung wird wegen der Betonung der ökonomischen Interessen als nachteilig angesehen. Die AWMF entwickelt mit BÄK und KBV ein Nationales Programm zur Entwicklung von Versorgungsleitlinien und stellt diesen Sachverstand auch den DMPs zur Verfügung. Die Generierung evidenzbasierter Leitlinien muß Aufgabe der wissenschaftlichen Fachgesellschaften bleiben.

Schlüsselwörter: Disease Management Programme, Versorgungsleitlinien, evidenzbasierte Leitlinien

Grundlage der Disease-Management-Programme (DMP) in Deutschland ist der § 137e SGB V. Er besagt, *„Der Koordinierungsausschuß soll auf der Grundlage evidenzbasierter Leitlinien die Kriterien für eine im Hinblick auf das diagnostische und therapeutische Ziel ausgerichtete zweckmäßige und wirtschaftliche Leistungserbringung für mindestens 10 Krankheiten je Jahr* *beschließen, bei denen Hinweise auf eine unzureichende, fehlerhafte oder übermäßige Versorgung bestehen und deren Beseitigung die Morbidität und Mortalität der Bevölkerung nachhaltig beeinflussen kann".*

Der Begriff **Disease-Management** wird in seiner ursprünglichen Beschreibung als *„Systematic, population-based approach to identify persons at risk, to intervene with specific programs of care, and to measure clinical and other outcomes"* (Epstein 1996) *„across the entire health care delivery system"* (Ellrodt 1997) definiert ◘ Tabelle 1. Eine zentrale Rolle im Disease-Management spielt die

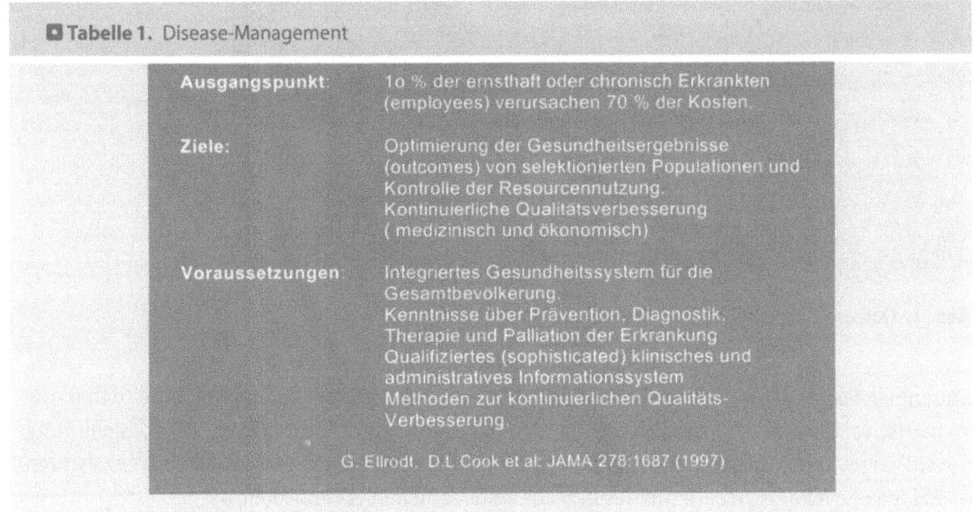

◘ **Tabelle 1.** Disease-Management

Outcome-Forschung (W. Lorenz, I. Kopp 2003). Die Berücksichtigung verschiedener Faktoren soll über Leitlinien und DMP-Strategien zu einer ständigen Verbesserung der Versorgungsqualität führen ◘ Abbildung 1.

In der Praxis unterscheiden wir **Case-Management**, d.h. die systematische Behandlung des individuellen Patienten und **Disease-Management**, d.h. die systematische Behandlung von Erkrankungen. Diese zeichnen sich durch besondere Häufigkeit und einen hohen finanziellen Aufwand für Diagnostik und Therapie aus. Sie sollen eine Möglichkeit zur Verbesserung der Qualität der Versorgung bieten, soll heissen Qualitätsdefizite aufweisen. Der § 137SGBV fordert außerdem die Existenz von evidenzbasierten Leitlinien für Diagnostik und Therapie, einen sektorübergreifenden Behandlungsbedarf und die Beeinflußbarkeit des Krankheitsverlaufes durch Eigeninitiative des Patienten. Bisher wurden in Deutschland vier derartige DMPs auf Grund gesetzlicher Vorgaben entwickelt (Diabetes mellitus II, Mammakarzinom, koronare Herz-erkrankung, COPD und Asthma bronchiale).

Disease-Management Programme basieren auf den Begriffen **Evidence Based Medicine** (EBM), und **Evidenzbasierte Leitlinien.**

Evidence Based Medicine ...integrates best available external evidence (from systematic research) with individual clinical expertise and patients choice ...It cannot result in slavish, cookbook approaches to individual patient care (Sackett et al. 1996). *Evidenzbasierte Leitlinien* basieren auf systematisch erarbeiteten *Practice guidelines*, für deren Entwicklung die Arbeitsgemeinschaft Wissenschaftlich Medizinischer Fachgesellschaften (AWMF) einen

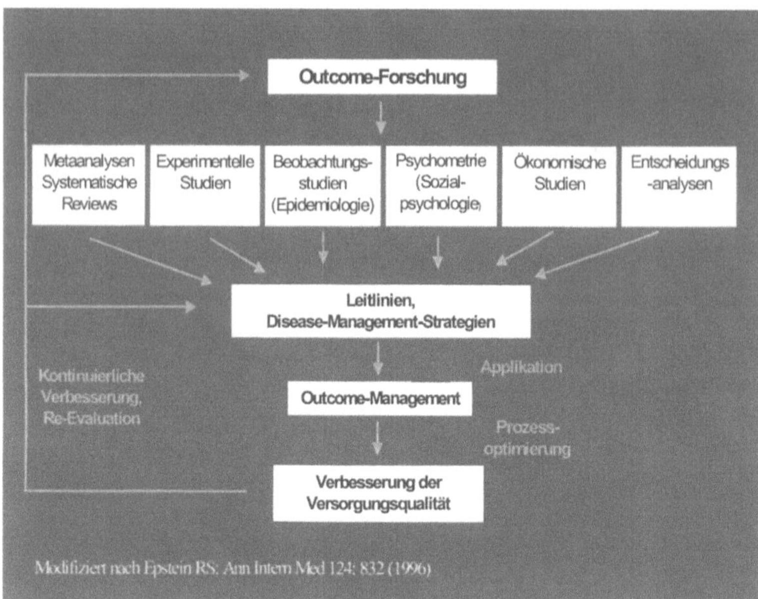

◘ Abb. 1. Outcome: zentrale Rolle im Disease-Management

3-Stufenprozess entwickelt hat (◘ Abbildung 2). Von besonderer Bedeutung sind dabei die systematische Recherche und Bewertung der Literatur unter besonderer Berücksichtigung randomisierter kontrollierter Studien (◘ Abbildung 3). In der Klassifizierung der Evidenz werden fünf Evidenz Level und vier Empfehlungsgrade unterschieden (◘ Abbildung 4).

In der Praxis spielt des Weiteren der Begriff **Clinical Pathway** oder *Behandlungspfad* eine Rolle. Er beschreibt das individuelle Vorgehen eines Hauses, d.h. dessen „Interne Leitlinien": Was soll getan werden? Wann ist es zu tun? Wer soll es tun? Wie wird es getan?

„Leitlinien beschreiben, wie *man* es macht. Behandlungspfade beschreiben, wie *wir* es machen (H. Bauer, pers. Aussage).

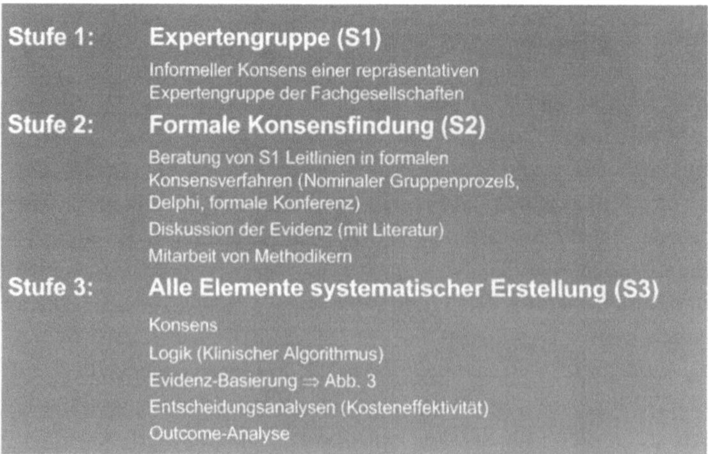

◘ Abb. 2. Leitlinienentwicklung der AWMF Drei-Stufen-Prozeß

Definition des Suchzeitraums und der Auswahlkriterien für Studien
Formulierung der Suchbegriffe (MeSH)
Systematische Recherche und Bewertung der Literatur

– Internationale Leitliniendatenbanken
– Cochrane Library (Systematic Reviews, Controlled Trial Register)
– Medline
– Embase
– Spezialdatenbanken (CancerLit, PsycLit…)
– Handsuche (aus Literaturverzeichnissen der gefundenen Studien)
– Kontakt zu Experten (Publikationsbias, unveröffentlichte Studien)

◘ Abb. 3. Evidenzbasierung von Leitlinien in der Medizin

Die Anforderungen an die Ausgestaltung von Behandlungsprogrammen nach § 137f SGB V umfassen:

- Behandlung nach evidenzbasierten Leitlinien unter Berücksichtigung des jeweiligen Versorgungssektors und …der Kriterien nach § 137e SGB V
- Durchzuführende Qualitätssicherungsmaßnahmen
- Voraussetzungen und Verfahren für die Einschreibung des Versicherten in ein Programm, einschließlich der Dauer der Teilnahme
- Schulungen der Leistungserbringer und der Versicherten
- Dokumentation
- Bewertung der Wirksamkeit und der Kosten (Evaluation)… sowie der Dauer seiner Zulassung nach § 137g SGB V

Dieser Anforderungskatalog führte zu Befürchtungen seitens der Ärzteschaft und damit Schwierigkeiten bei der Implementation von DMPs ◘ Abbildung 5. Der 105. Deutsche Ärztetag in Rostock (Mai 2002) beschloß deshalb ein *„Nationales Programm für Versorgungs-Leitlinien der Bundesärztekammer"*, dem sich die AWMF und die Kassenärztliche Bundesvereinigung (KBV) als verantwortliche Mitherausgeber angeschlossen haben:

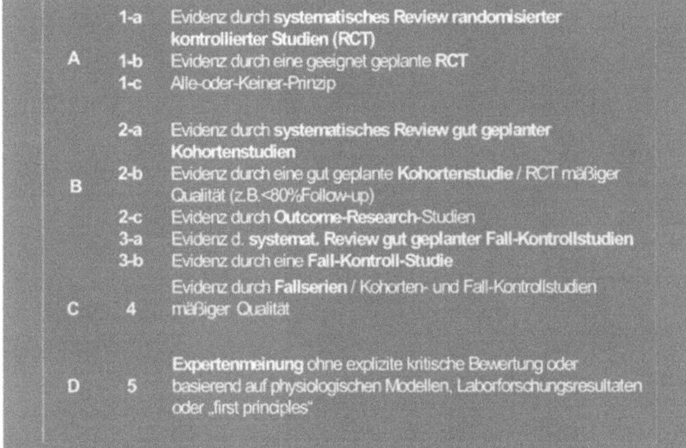

A	1-a	Evidenz durch **systematisches Review randomisierter kontrollierter Studien (RCT)**
	1-b	Evidenz durch eine geeignet geplante **RCT**
	1-c	Alle-oder-Keiner-Prinzip
B	2-a	Evidenz durch **systematisches Review gut geplanter Kohortenstudien**
	2-b	Evidenz durch eine gut geplante **Kohortenstudie** / RCT mäßiger Qualität (z.B.<80%Follow-up)
	2-c	Evidenz durch **Outcome-Research**-Studien
	3-a	Evidenz d. systemat. Review gut geplanter **Fall-Kontrollstudien**
	3-b	Evidenz durch eine **Fall-Kontroll-Studie**
C	4	Evidenz durch **Fallserien** / Kohorten- und Fall-Kontrollstudien mäßiger Qualität
D	5	**Expertenmeinung** ohne explizite kritische Bewertung oder basierend auf physiologischen Modellen, Laborforschungsresultaten oder „first principles"

◘ Abb. 4. Klassifizierung der Evidenz: Evidenzlevel (1 – 5) und Empfehlungsgrade (A – D) z.B. nach Oxford Centre of Evidence Based Medicine (1999)

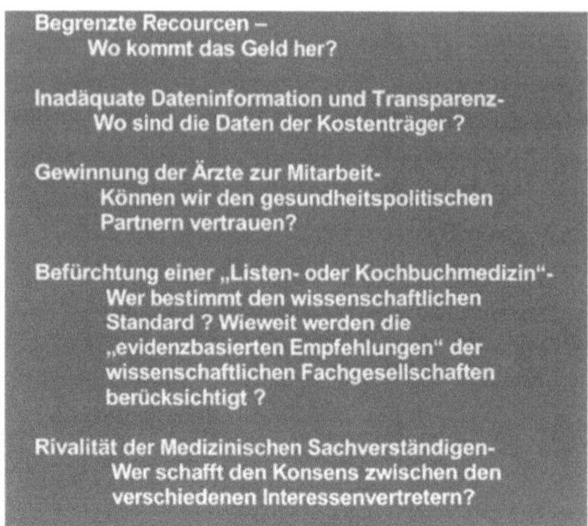

Abb. 5. Schwierigkeiten bei der Implantation von Disease Management Programmen

Versorgungsleitlinien sollen garantieren, daß

- *Die Festlegung der Behandlung und ihre Koordination im Rahmen strukturierter Behandlungsprogramme ärztliche Aufgabe bleibt*
- *Leitlinien im Rahmen der Krankenversorgung weder durch die Art ihrer Definition noch durch die Anwendung externer Prüfroutinen den Charakter einer verpflichtenden Vorgabe annehmen*
- *Die inhaltlichen Eckpunkte strukturierter Behandlungsprogramme im Konsens zwischen den Institutionen der ärztlichen Selbstverwaltungskörperschaften und der AWMF sowie den zuständigen wissenschaftlichen Fachgesellschaften erarbeitet, gepflegt und implementiert werden.*

Disease-Management Programme erscheinen in ihrer ursprünglichen Konzeption medizinisch und gesundheitspolitisch einleuchtend und sinnvoll. Praktische Voraussetzungen sind allerdings medizinische Fachkompetenz, eine integrierte Patientenversorgung, Managementerfahrung und eine räumliche und technische Infrastruktur. Im Idealfall reicht dann die sektorenübergreifende Versorgungskette für den Patienten von der Prävention über die Früherkennung, Diagnostik, interdisziplinäre ambulante und stationäre Therapie und Rehabilitation bis zur Nachsorge und

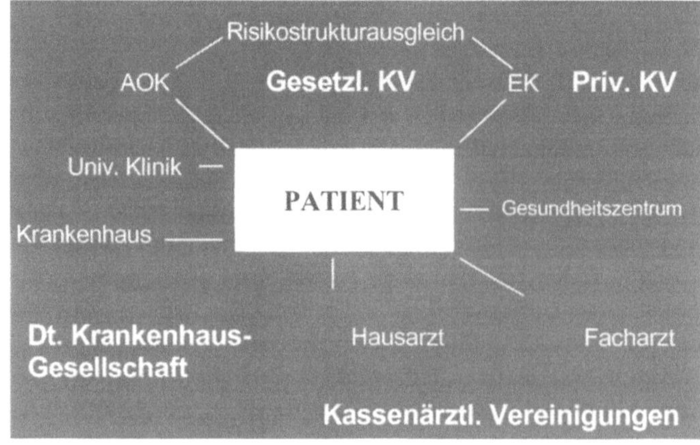

Abb. 6. Disease Management

supportiven Maßnahmen bei bösartigen Erkrankungen. Leider standen bei der Einführung der DMPs in Deutschland (§ 137e SGB V) gesundheitsökonomische Überlegungen ganz im Vordergrund. Insbesondere die Koppelung des Risikostrukturausgleichs der gesetzlichen Krankenversicherung an die DMPs erscheint hier äußerst nachteilig. In der politischen Diskussion stehen wie immer der Patient und seine optimale Behandlung im Mittelpunkt, in praxi aber wohl eher die aus derartigen Behandlungsprogrammen zu erwartenden Gewinne der verschiedenen Beteiligten im System (□ Abbildung 6).

Tumorchirurgie – Eine Aufgabe nur für onkologische Spezialisten und „High-Volume-Hospitals"?

Cancer surgery – limited only to oncologic specialists and high-volume hospitals?

A. H. Hölscher, D. Vallböhmer, E. Bollschweiler

Klinik und Poliklinik für Visceral- und Gefäßchirurgie der Universität zu Köln, Josef-Stelzmann-Str. 9, 50931 Köln, e-mail: Arnulf.Hoelscher@medizin.uni-koeln.de

Summary

The detailed analysis of the literature of the last ten years comprising twelve papers concerning pancreatic cancer and ten for esophageal cancer show a clear reduction of postoperative mortality with increasing case volume per year.
Single papers have analysed the main reasons for this phenomenon and showed that postoperative complication rates are lower in high-volume-hospitals and their management of complications is more successful. Further long time prognosis is also correlated to case-volume. Surgery of pancreatic and esophageal cancer is a tast for high-volume-hospitals.

Key words: Pancreatic cancer, pancreatectomy, esophageal cancer, esophagectomy, high-volume-hospitals, quality control

Zusammenfassung

Die detaillierte Literaturanalyse der letzten zehn Jahre von zwölf Arbeiten zum Pankreaskarzinom und zehn zum Oesophaguskarzinom ergibt eine eindeutige Reduktion der postoperativen Mortalität mit steigender Fallzahl pro Jahr. Einzelarbeiten zeigen als Gründe, daß postoperative Komplikationen in den High-Volume-Hospitals geringer und das Management der Komplikationen erfolgreicher ist als in Low-Volume-Hospitals. Weitere Daten weisen darauf hin, daß auch die Langzeitprognose der Patienten aus Kliniken mit hoher Fallzahl besser ist als bei solchen aus Kliniken mit geringer Fallzahl. Tumorchirurgie des Pankreas und Oesophagus ist eine Aufgabe für High-Volume-Hospitals.

Schlüsselwörter: Pankreaskarzinom, Pankreasresektion, Oesophaguskarzinom, Oesophagektomie, High-Volume-Hospitals, Qualitätssicherung

Einleitung

Von Dudley wurden die Verläufe von 121.609 Patienten mit elf definierten Erkrankungen in Kalifornien aus dem Jahre 1997 ausgewertet. 58.306 dieser Patienten wurden in sog. Low-Volume-Hospitals behandelt [5]. Der Autor führt in seiner Arbeit 602 Todesfälle des gesamten Krankengutes allein auf die geringe Fallzahl in den Low-Volume-Hospitals zurück. John Birkmeyer hat in seiner wichtigen Publikation im „New England Journal of Medicine" in 2002 den Zusammenhang zwischen abnehmender Mortalität und zunehmender Fallzahl für 14 große Operationen, davon 8 große Krebsoperationen beschrieben und folgende Schlußfolgerung gezogen: „Patients undergoing selected cancer procedures can significantly reduce their risk of operative death by selecting a high-volume-hospital." [3].

Die gestellte Aufgabe dieses Referates, ob die Tumorchirurgie nur eine Aufgabe für Spezialisten und Zentren mit hoher Fallzahl ist, soll exemplarisch an zwei wichtigen Beispielen der Pankreasresektion beim Pankreaskarzinom und der Oesophagektomie beim Oesophaguskarzinom untersucht werden.

Methoden

Es wurde ein systematisches Review mit Literatursuche in verschiedenen Datenbanken und der entsprechenden Sekundärliteratur der Publikationen für die Jahre 1993 bis 2003 durchgeführt. Der Beobachtungszeitraum des darin beschriebenen Krankengutes war 1990 bis 1998. Es wurden 22 verwertbare Publikationen gefunden, 12 für das Pankreaskarzinom und 10 für das Oesophaguskarzinom. Aus diesen Publikationen erfolgte eine Erhebung der postoperativen Komplikationen, der postoperativen Mortalität und des Überlebens in Abhängigkeit von der Fallzahl. In den meisten Publikationen wurden drei Stufen der Fallzahl berücksichtigt: Low, Medium und High. In manchen Publikationen wurden jedoch fünf Stufen differenziert mit very low, low, medium, high und very high. Für die Zusammenführung der Studien wurden die angegebenen Fallzahlen statt der vorgegebenen Eingruppierung in low oder high verwendet. Auf Grund der vorgefundenen Literatur erfolgte dann folgende Neuklassifizierung:

Für die Pankreatektomie:	low	=	weniger als 10 Fälle pro Jahr
	medium	=	10 bis 20 Fälle pro Jahr
	high	=	mehr als 20 Fälle pro Jahr
Für die Oesophagektomie:	very low	=	weniger als 5 Fälle pro Jahr
	low	=	5 bis 10 Fälle pro Jahr
	medium	=	10 bis 20 Fälle pro Jahr
	high	=	mehr als 20 Fälle pro Jahr

Die statistische Analyse erfolgte durch Berechnung der Mediane und der unteren und oberen Quartile der Häufigkeiten in den oben definierten Gruppen.

Pankreasresektion

Die Auswertung der zwölf Arbeiten des Zeitraumes 1993 bis 2003 ergab die in ◘ Abbildung 1 dargestellte Abhängigkeit der postoperativen Mortalität von der Anzahl der Operationen pro Jahr. Die Streuung der Mortalität war in den Kliniken mit weniger als zehn Operationen pro Jahr verständlicherweise am größten. Wenn wenige Operationen durchgeführt werden und diese gelingen, liegt die Operationsmortalität niedrig, z.B. zwei Operationen pro Jahr, die gut verlaufen, bedeutet eine Mortalität von 0%.

Versterben jedoch beide Patienten postoperativ, so ist die Operationsmortalität 100%. Die postoperative Sterblichkeit in Krankenhäusern mit weniger als zehn Pankreasresektionen pro Jahr war mit 13% im Median doppelt so hoch wie in Kliniken mit zehn bis zwanzig Pankreasresektionen pro Jahr mit 6,4%. Kliniken mit mehr als zwanzig Pankreasresektionen pro Jahr hatten wiederum eine halb so hohe Mortalitätsrate wie die Kliniken mit zehn bis zwanzig Operationen pro Jahr.

Die Mortalitäten in den Kliniken mit mittelhohem und hohem Operationsaufkommen wiesen eine geringe Schwankungsbreite auf. Diese ausgeprägte Variation der postoperativen Mortalität in Abhängigkeit von der Fallzahl ist von mehreren anderen Autoren beschrieben worden. In der Arbeit von Lieberman über Pankreasresektionen bei Pankreaskarzinom anhand von 1.972 Fällen aus 184 Kliniken über acht Jahre zeigte sich für die Kliniken mit geringster Fallzahl eine Schwankungsbreite der postoperativen Mortalität von 0 bis 100%, während die Kliniken mit sehr hohem Operationsaufkommen konstant sehr niedrige Mortalitäten aufwiesen [9].

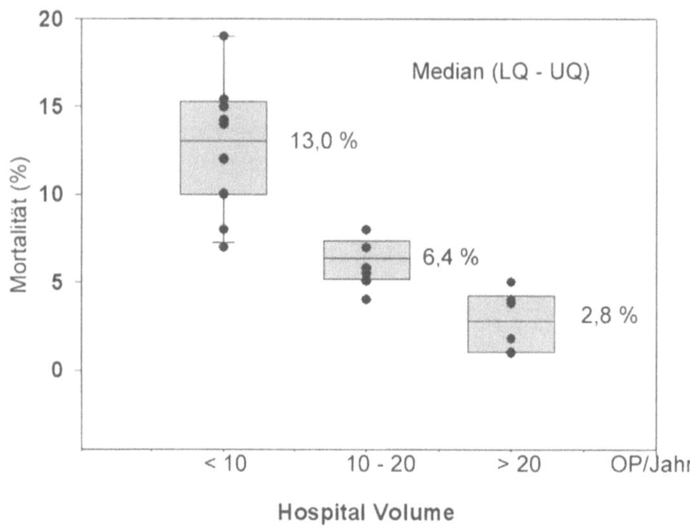

◘ Abb. 1. Pankreasresektion beim Pankreaskarzinom. Anzahl der Operationen pro Jahr und postoperative Mortalität. Auswertung von 12 Arbeiten von 1993–2003.

Die meisten der Arbeiten auf diesem Feld haben die postoperative Mortalität in Abhängigkeit von der Operationsfrequenz untersucht. Es gibt jedoch auch erste Arbeiten, die eine Korrelation zwischen der Fallzahl und der Prognose herstellen. Birkmeyer korrelierte anhand von 3.541 Patienten mit Resektionen wegen Pankreaskarzinom, das 3-Jahres-Überleben für Patienten, die postoperativ überlebt haben anhand der adjustierten Hazard Ratio und adjustierte das Krankengut bezüglich Alter, Geschlecht und Begleiterkrankungen [1].

Für Patienten, die in Hospitälern behandelt worden waren mit weniger als einer Operation wegen Pankreaskarzinom pro Jahr, wurde die Hazard Ratio auf 1 festgesetzt. Bei ein bis zwei Fällen pro Jahr reduzierte sich diese auf 0,9 (0,81 bis 1,02). Bei zwei bis fünf Operationen pro Jahr kam es zu einer weiteren Reduktion auf 0,79 (0,7 bis 0,88) und bei mehr als fünf Operationen pro Jahr lag die Hazard Ratio bei 0,7 (0,62 bis 0,79). Dieses zeigt, daß es bei der operativen Behandlung des Pankreaskarzinoms nicht nur eine Korrelation zwischen Fallzahl und postoperativer Mortalität, sondern auch zwischen Fallzahl und Prognose des Patienten gibt. Mit zunehmender Operationsfrequenz verbessert sich nach diesen Daten auch die Langzeitprognose.

Für Deutschland liegen keine Daten zu dieser Fragestellung vor, es gibt jedoch eine Übersicht von 357 Krankenhäusern mit Pankreasresektion aus Deutschland. In diesen Häusern wurden 2.606 Pankreasoperationen im Jahr 2000 ausgeführt, d.h. pro Krankenhaus im Mittel 7,3 pro Jahr. Die Verteilung der Operationsfrequenz ergibt sich aus ◘ Abbildung 2. Sie zeigt, daß 50% der Pankreasoperationen in Deutschland in Kliniken ausgeführt werden mit höchstens 3 Fällen pro Jahr. Mehr als 80% der in der Studie betrachteten Krankenhäuser waren „Low Volume Häuser" bezüglich der Pankreaschirurgie, d.h. weniger als 10 Pankreasresektionen pro Jahr.

Die Beziehung zwischen Fallzahl und postoperativer Mortalität und Langzeitprognose wird in Deutschland nicht anders sein als es aus den amerikanischen Studien oder den Studien aus Holland hervorgeht [1, 2, 3, 7, 9].

Oesophagektomie

Hinsichtlich der Oesophagektomie wegen Oesophaguskarzinom wurden zehn Arbeiten der Jahre 1993 bis 2003 ausgewertet und wie in ◘ Abbildung 3 dargestellt, die Mortalitätsrate mit der Fallzahl pro Jahr korreliert. Dabei wurden vier Stufen unterschieden. Es zeigte sich eine ähnliche

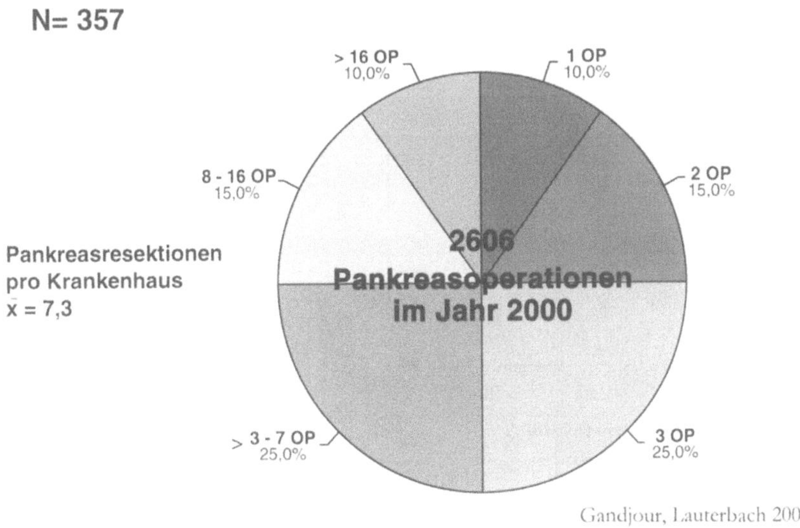

◘ Abb. 2. Verteilung der Pankreasresektionen in 357 Krankenhäusern in Deutschland.

Konstellation wie in ◘ Abbildung 1 für das Pankreaskarzinom. In Kliniken mit weniger als fünf Oesophagektomien pro Jahr bestand eine hohe Schwankungsbreite der postoperativen Mortalität, die im Median bei 17,5% lag. Diese Schwankungsbreite war bei Kliniken mit fünf bis zehn Eingriffen pro Jahr etwas geringer und der Median lag bei 13,5%. Bei elf bis zwanzig Operationen pro Jahr halbierte sich die postoperative Mortalität auf im Median 6,9%. Es kam wiederum zu einer Halbierung der postoperativen Mortalität bei Kliniken mit über zwanzig Operationen pro Jahr auf im Median 3,5%. Diese Literaturanalyse bestätigt den in den Einzelarbeiten jeweils dargestellten Trend mit der eindeutigen Korrelation zwischen Fallzahl und postoperativer Mortalität [3, 4, 7, 8, 10, 11].

Nach den Ursachen für diese Korrelation haben Dimick und Patti gesucht und folgende Erklärung gefunden. Dimick zeigte, daß die Komplikationen nach Oesophagektomie in High-Volume-Zentren in allen sechs untersuchten Kategorien signifikant niedriger waren als in Low-Volume-Zentren. Dieses bezog sich auf pulmonale Komplikationen, Myocardinfarkt, renale Komplikationen, Aspirationen, Re-Intubationen und chirurgische Komplikationen [4]. Patti analysierte die Inzidenz von postoperativer Infektionen nach Oesophagektomie und in gleicher Weise die Inzidenz von postoperativen Blutungen nach Speiseröhrenoperationen in Abhängigkeit von der Fallzahl [10]. Für beide untersuchten Parameter konnte er zeigen, daß in den von ihm ausgewerteten Krankenhäusern die Inzidenz der beiden genannten postoperativen Komplikationen annähernd gleich war. Es bestand jedoch insbesondere in Zentren mit hoher Operationsfrequenz trotz ähnlicher Rate an Infektionen und Nachblutungen wie in Low-Volume-Zentren eine deutlich geringere Mortalität. Dieses führt der Autor darauf zurück, daß das Management der eingetretenen Komplikationen in Zentren mit hoher Frequenz aufgrund des besseren Trainingszustandes des Personals, insbesondere des OPs und der Intensivstationen, entscheidend besser ist und damit Komplikationen früher erkannt und effektiver behandelt werden.

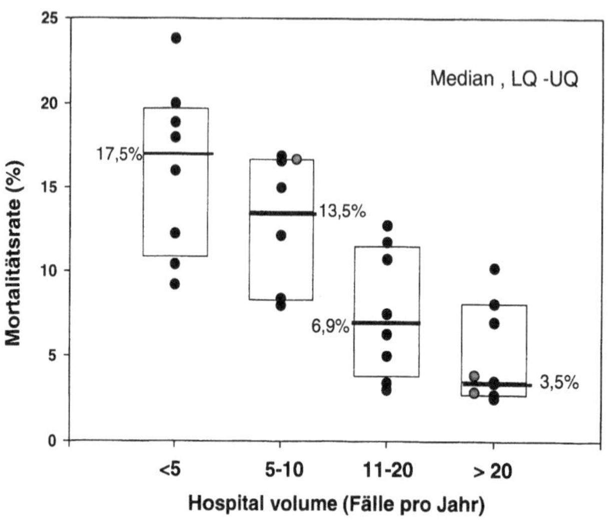

Abb. 3. Oesophagektomie beim Oesophaguskarzinom. Anzahl der Operationen pro Jahr und postoperative Mortalität. Auswertung von 10 Arbeiten von 1993–2003.

Für eine Korrelation zwischen Prognose und Zahl der Oesophagektomien pro Jahr gibt es ebenfalls Fakten. Wenner fand bei einer Differenzierung von Zentren mit < 5 und 15 und > 15 Fällen pro Jahr eine Fünf-Jahres-Überlebensrate von 17%, 19% und 22%. Zwischen den Fünf-Jahres-Überlebensrate von High- bzw. Low-Volume-Zentren lag ein signifikanter Unterschied von $p = 0{,}02$. [11].

Es ergibt sich die Frage, wo das Limit der Operationsfrequenz pro Jahr anzusetzen ist, um gute Ergebnisse hinsichtlich Mortalität und Prognose zu erzielen und eine, dem Patienten gegenüber vertretbare Qualität zu bieten. Für Oesophagektomien sind unterschiedliche Fallzahlen pro Jahr vorgeschlagen worden, wie sie in **Abbildung 4** dargestellt sind. Aus der eigenen Auswertung der Literatur ergeben sich Hinweise, dass etwa zwanzig oder mehr Oesophagektomien pro Jahr erforderlich sind, um eine hohe Wahrscheinlichkeit einer geringen postoperativen Mortalität und einer günstigen Langzeitprognose zu haben [8].

Oesophagektomien / Jahr

Matthews	Great Britain	> 6
Patti	USA	> 6
Brennan	USA	> 10
Andersen	Dänemark	> 20
v. Lanschot	Holland	> 20
Orringer	USA	> 50

Abb. 4. Vorgeschlagene Mindestzahlen von Oesophagektomien pro Jahr zur Erreichung guter Qualität (aus Hölscher 2001) [8].

Schlussfolgerung

Die vorliegende Analyse, die sich nur mit den Operationen des Pankreaskarzinoms und des Oesophaguskarzinoms beschäftigt, hat sehr klare Korrelationen zwischen Fallzahl und Operationsmortalität ergeben. Für die Chirurgie dieser beiden Entitäten gibt es mit steigender Fallzahl auch Hinweise auf eine abnehmende postoperative Komplikationsrate und eine Verbesserung der Langzeitprognose.

Bei etwas kleineren onkologischen Operationen wie der Gastrektomie oder der Colonresektion finden sich ebenfalls Korrelationen zwischen Fallzahl und postoperativer Mortalität [3]. Die Unterschiede sind dabei jedoch nicht so stark ausgeprägt, so dass sie nur bei großen Analysen zu signifikanten Differenzen führen.

Birkmeyer hat in seiner 2002 erschienenen Publikation die Frage gestellt: „So what can be done to eliminate the large number of unnecessary surgical deaths occuring after pancreaticoduodenectomy?" [3].

Diese Frage kann zumindest für die Operation des Pankreaskarzinoms und des Oesophaguskarzinoms, die hohe Anforderungen an den Chriurgen und das gesamte Behandlungsteam stellen, nur so beantwortet werden, dass diese Tumorchirurgie eine Aufgabe für onkologische Spezialisten und High-Volume-Hospitals ist.

Literatur

1. Birkmeyer JD, Warshaw AL, Finlayson SR, Grove MR, Tosteson AN (1999) Relationship between hospital volume and late survival after pancreaticoduodenectomy. Surgery 126:2, 178–183
2. Birkmeyer JD (2002) Raising the bar for pancreaticoduodenectomy. Ann Surg Oncol 9:826–827
3. Birkmeyer JD, Siewers AE, Finlayson EV, Stukel TA, Lucas FL, Batista I, Welch HG, Wennberg DE (2002 Apr 11) Hospital volume and surgical mortality in the United States. N Engl J Med 346:15, 1128–1137
4. Dimick JB, Pronovost PJ, Cowan JA, Lipsett PA (2003) Surgical volume and quality of care for esophageal resection: do high-volume hospitals have fewer complications? Ann Thorac Surg 75:2, 337–341
5. Dudley RA, Johansen KL, Brand R, Rennie DJ, Milstein A (2000 Mar 1) Selective referral to high-volume hospitals: estimating potentially avoidable deaths. JAMA 283:9, 1159–1166
6. Gandjour A, Günster C, Klauber J, Lauterbach KW (2003) Mindestmengen in der stationären Versorgung. Bundesweite Analyse ausgewählter Interventionen und Forschungsbedarf. Mitteilungen der Deutschen Gesellschaft für Chirugie 2:116–123
7. Gouma DJ, van Geenen RC, van Gulik TM, de Haan RJ, de Wit LT, Busch OR, Obertop H (2000) Rates of complications and death after pancreaticoduodenectomy: risk factors and the impact of hospital volume. Ann Surg 232:6, 786–795
8. Hölscher AH (2001) Ösophaguskarzinom – Operative Therapie in Zentren. Dt. Ärzteblatt 28–29; A1890–A1895
9. Lieberman MD, Kilburn H, Lindsey M, Brennan MF (1995 Nov) Relation of perioperative deaths to hospital volume among patients undergoing pancreatic resection for malignancy. Ann Surg 222:5, 638–645
10. Patti MG, Corvera CU, Glasgow RE, Way LW (1998) A hospital's annual rate of esophagectomy influences the operative mortality rate. J Gastrointest Surg 2:186–192
11. Wenner J, Zilling T, Bladström A, Alvegard T (2003) Influence of surgical volume on hospital mortality for cancer of the esophagus and gastriccardia: a national survey in Sweden 1987–1996. European Surgical Association 10th annual meeting, 11.–12. April 2003 in Paris. Book of Abstract 36–37

Volume outcome aus Sicht des Gesundheitsmanagements

Volume outcome: a health-care management perspective

T. D. Gantner, M. Niechzial, E. Nagel

Universität Bayreuth, Institut für Medizinmanagement und Gesundheitswissenschaften, IMG-NW1-B6, Universitätsstr. 30, 95447 Bayreuth, E-mail: tobias.gantner@uni-bayreuth.de

Summary

Recent development in health politics has revealed the demand for marginal numbers to detect the cut-off values for certain operative interventions as quality indicators.

We introduce a systematic approach to and a definition of quality measurement and provide actual figures to present current problems faced by the industrial nations. The impact of hospital volume is discussed thoroughly using examples from different surgical fields. Further, we stress the importance of quality assurance measures. For this we introduce our guideline-check internet-based tool to provide valid and comparable data mining capacity for further research and the establishing of a nationwide quality of health-care assessment in the future that will leave less questions as to how high the demanded marginal number has to be, unanswered.

Key words: Quality, hospital-volume, colorectal cancer, internet

Zusammenfassung

Die jüngsten Entwicklungen in der Gesundheitspolitik brachten das Bedürfnis nach Marginalzahlen zur Vorschein, um Begrenzungen für gewisse operative Eingriffe als Qualitätsindikatoren zu beschreiben. Wir führen einen systematischen Zugang zur Definition von Qualität und deren Messung ein und belegen mit aktuellen Zahlen das aktuelle Problem, vor dem alle Industrienationen stehen. Die Wichtigkeit einer ‚hospital-volume' Korrelation wird eingehend diskutiert, wobei wir Beispiele aus verschiedenen chirurgischen Feldern verwenden. Weiterhin betonen wir die Wichtigkeit von Qualitätsmessungsmaßnahmen. Aus diesem Grund führen wir ein internetbasiertes Leitlinienüberprüfungswerkzeug ein, um valide und vergleichbare Datengewinnung zu ermöglichen, die eine weitere Beforschung und die zukünftige Etablierung einer deutschlandweiten Einschätzung der Versorgungsqualität mit sich bringen wird, die mehr Fragen nach der geforderten Marginanzahl beantworten kann.

Schlüsselwörter: Qualität, hospital-volume, kolorektales Karzinom, Internet

Über viele Jahre hinweg wurde der Zusammenhang von Fallzahlengröße und Qualitätsergebnis jeweiliger Institutionen im Fachgebiet Chirurgie zu wenig beachtet. Erst im Zuge der sich abzeichnenden Rationierungs- und Qualitätssicherungsmaßnahmen von staatlicher wie auch von betriebswirtschaftlicher und krankenhausinterner Seite beginnt man sich mit Kennzahlen und Zielgrößenabschätzung auf diesem Gebiet auseinander zu setzen.

Vordringlich müssen daher zwei zentrale Fragen zur Beantwortung stehen:

1. Soll und kann man eine Marginalzahl (Mindestzahl) für bestimmte Operationen bei bestimmter Qualität festlegen?
2. Kann der Versorgungsauftrag bei einer Reduktion und Verlagerung in klinische Zentren aufrechterhalten werden?

Um diesem Fragenkomplex fundiert begegnen zu können, muss zuerst der besonderen evolutionären Problematik der Evaluation medizinischer Leistungen Rechnung getragen werden, die sich im Umgang mit ökonomisch und medizinisch geprägten Sachverhalten zwangsläufig ergeben: Die herkömmlichen Erklärungsmuster greifen in diesem Segment bereits nicht mehr, da sich aus dem alten Blickwinkel des integralen Beziehungspaars der Morbidität und Mortalität ein ganzer Strauß von so genannten „Outcome-Parametern" entwickelt hat. „Outcome" definiert sich hier als Zielbestimmung und zwar formuliert als Erwartungen an die Leistungsanbieter. Hier kam es im Zuge gesundheitspolitischer Umstrukturierung und dem Bedürfnis nach Transparenz auf dem Sektor der Leistungserbringung zur Einführung des Begriffs „Qualität" als wichtigstem Parameter.

Diese unterteilt sich innerhalb des Bereichs der Gesundheitsversorgung in drei Sektoren:

Unter der interaktiven Dimension versteht man eine persönlich-interaktiv ausgeprägte Dienstleistung von unter Umständen äußerst integrativem Charakter, in die beispielsweise die Arzt-Patient-Beziehung fällt. Für den Patienten kann die interaktive Dimension durchaus von entscheidender Bedeutung sein, wie Haas et al. [1] am Beispiel der regional unterschiedlichen Versorgung von Patienten in verschiedenen Landkreisen (counties) von Massachusetts am Beispiel der Hysterektomie herausstellen.

Die gesellschaftliche Dimension subsumiert den verantwortungsvollen und nachhaltigen Umgang mit begrenzten Ressourcen und wird in Zukunft im Rahmen der Umweltdiskussion noch weiterhin an Bedeutung gewinnen.

Zuletzt verbleibt noch die sachliche Dimension der Qualität, die sich ihrerseits wiederum in das Trias der Strukturqualität in Form von beispielsweise der Ausbildung und der apparativen Vorrichtungen, der Prozessqualität als Planung und organisatorischer Ablauf und schließlich der Ergebnisqualität als letztendliches Behandlungsergebnis gliedert.

In diesem Zusammenhang stellt sie eine wesentliche Voraussetzung für eine Optimierung der chirurgischen Therapie dar und zwar durch die Kontrolle der Behandlungsergebnisse und der Behandlungsqualität. Voraussetzung dafür ist allerdings ein standardisiertes Vorgehen in der Erhebung und Evaluation sowie eine Definition von einzelnen messbaren Qualitätsindikatoren in Verbindung mit der Erfassung ausreichender Daten des peri- und postoperativen Verlaufs im Falle der Chirurgie.

Die sachliche und die interaktive Dimension stellen sich also in der Bandweite und Variabilität der ärztlichen Leistungserbringung dar, letztendlich somit als Indikatoren, die heute bereits prospektive Schlüsse zulassen.

Wir wollen uns im Folgenden mit dem Indikator „Chirurg" hinführend auf die eingangs gestellten Fragen an der Krankheitsentität des kolorektalen Karzinoms beschäftigen:

McArdle et al. und Holm et al. stellen dar, dass der Chirurg ein signifikanter Faktor [2] für das „Outcome" und somit auch für die qualitativen Standards darstellt.

„The hazard rate ratios among individual surgeons, taking into account the identified risk factors, varied from 0.56 to 2.03, from 0.17 to 1.92, and from 0.57 to 1.50 for curative resection, palliative resection, and palliative diversion, respectively" [3].

Diese Erkenntnis ihrerseits kann mit den Fallzahlen einer einzelnen Institution korreliert werden, um sich einen Überblick über die Tragfähigkeit der Volume-outcome Beziehung und der damit verbundenen Problematik zu verschaffen.

In einer Studie über postoperative Letalität definieren Harmon et al. [4] für die kolorektale Resektion:

„Annual surgeon case volume" als „low" bei einer Fallzahl von bis zu fünf pro Jahr und Chirurg, als „medium" von fünf bis zehn pro Jahr und Chirurg und als hoch bei mehr als zehn Fällen pro Jahr und Chirurg. Das „hospital-volume" wird als niedrig definiert bei weniger als 40 Fällen, als mittel bei 40 bis 70 Fällen und als hoch bei mindestens 70 Fällen pro Jahr und Krankenhaus.

Die postoperative Letalität nimmt demnach mit der Anzahl der Fälle pro Chirurg und pro Krankenhaus ab, wie ◼ Tabelle 1 anschaulich darstellt.

Zusammengefasst wird hier deutlich, das das „hospital volume" als ein Ersatz für das „surgeon Volume" dienen kann bei der Erreichung hervorragender Ergebnisse (Outcomes) in der kolorektalen Resektion.

◼ **Tabelle 1.** Korrelation von Hospital Volume und Surgeon Volume bei kolorektaler Resektion

	Hospital volume		
Surgeon volume	Low	Medium	High
Low	5,08%	3,84%	4,34%
Medium	4,90%	2,92%	2,42%
High	3,51%	2,11%	2,39%

Nun stellt sich die Frage nach einem Instrumentarium zur Korrelation zwischen Volume und Outcome und den dafür notwendigen Schritten. Dies muss wissenschaftlich nachvollziehbar und somit transparent sein und somit in der Tradition aufgeklärter Wissenschaftlichkeit stehen, da mitunter eine Emotionalität der Diskussionsführung nicht zu vermeiden sein kann, der allein faktisches Wissen suffizient begegnen kann. Es bedarf daher zunächst einer genauen Definition des Systems, dessen Grenzen und Begrenzungen erkannt und bewusst gesetzt werden müssen. In diesem Zusammenhang müssen Schlüsselvariablen bestimmt werden, die in Fallbericht-Formulare einmünden, welche ihrerseits eine Vergleichbarkeit ermöglichen. Dazu gehört weiterhin die Definition der Endpunkte der Studie wie auch eine Bestimmung und Abschätzung der erwarteten Ziele ex ante zur Generierung einer wissenschaftlichen These.

Dies führt nahtlos zu den Grundlagen des Gesundheitsmanagements [5], das bereits ein erprobtes – wenngleich bei weitem nicht perfektes – Instrumentarium bereithält.

Man wird hier die jeweils angewandte Vorgehensweise mit den Maßgaben der evidenzbasierten Medizin vergleichen müssen, die zum Teil bereits ihrerseits einen Kanon an bearbeiteten Leitlinien bereithält, deren Evidenzklasse als weiterer Indikator dienen kann. Im § 137 SGB V ist deren Verwendung und Weiterentwicklung geregelt. Da Leitlinien im Verständnis des vorher genannten Gesetzestextes keinen rechtsverbindlichen Charakter besitzen ist es weiterhin entscheidend die Zahl der Behandler zu eruieren, die sich an Leitlinien orientieren. Schließlich sollte das zu einer Methode führen, die im Stande ist die entstandene Lücke zu schließen und entweder ggf. Leitlinien zu revidieren oder aber mehr Patienten einer leitliniengerechten Behandlung zuzuführen. Da solche Studienvorhaben langwierig angelegt sind und unter Umständen aus ethischen Gründen interventionellen Charakter besitzen müssen, muss es sehr daran gelegen sein intermediäre, einer leichten Messbarkeit zugängliche Variablen zu erheben. Im Fall des kolorektalen Karzinoms steht dafür beispielsweise das pathologische Resultat des Resektats hoch im Kurs [6 – 8]. Letztlich führt aber kein Weg an einer Reevaluation der Ergebnisse vorbei, da variable Input-Parameter und Therapieschemata ggf. Veränderungen unterliegen, die im Studiendesign mit aufgenommen werden müssen und weitreichende Auswirkungen haben können.

Wie kann von gesundheitsökonomischer Seite eine Qualitätserfassung zustande kommen?

Die Leitlinien der deutschen Krebsgesellschaft sehen dafür ein standardisiertes Vorgehen vor, welches seinerseits somit zu einer methodischen Vergleichbarkeit der einzelnen Datensätze aber auch einzelner Studien führt. Weiter müssen messbare Qualitätsindikatoren definiert werden, was ebenso wichtig ist, wie die Erfassung ausreichender Daten des peri- und postoperativen Verlaufs.

Qualitätsindikatoren per se definieren sich als Hilfsgrößen, die die Qualität einer Einheit durch Zahlen bzw. Zahlenverhältnisse indirekt abbilden. Zur ihren Eigenschaften gehören Relevanz, Nachvollziehbarkeit, Messbarkeit, Veränderbarkeit durch Behandlungsvariablen, Machbarkeit und bestenfalls ein Auftreten mit hoher Frequenz.

Der Aktuelle Forschungsstand geht davon aus, dass es evidente Anzeichen dafür gibt, dass „high-volume hospitals" für bestimmte Krankheitsentitäten geringere Mortalitätsraten besitzen als „low-volume hospitals" [9]. Dudley et al.: „We estimated that 602 deaths (95% confidence intervall) at LVHs could be attributed to their low volume."

Hermanek et al. [10] geben zu bedenken: „For the low-frequency-surgeons we observed about 25% locoregional recurrences in colorectal cancer."

Eine neuere Publikation im New England Jounal of Medicine geht davon aus, dass „Kassenpatienten in der Abwesenheit weiterer Informationen über die Qualität der chirurgischen Versorgung in Krankenhäusern ihrer Umgebung, die sich ausgewählten cardio-vaskulären bzw. onkologischen Eingriffen unterziehen, das persönliche Risiko eines mit der Operation in direkter Verbindung stehenden Todes signifikant reduzieren können durch die Auswahl einer „high-volume" Institution [11].

Probleme der Qualitätserfassung: Was ist was?

Eine fast babylonisch anmutende Sprach- bzw. Definitionsverwirrung herrscht in manchen Teilbereichen der Medizin, wenn man Definitionen betrachtet. Wie wir oben festgestellt haben gehört aber gerade eine genaue Definition von Sachverhalten zum grundlegenden Instrumentarium einer qualitativ standfesten Evaluation, die somit auch einen Vergleich zulässt.

Allein auf dem Gebiet der Nahtinsuffizienz nach Operationen am Gastrointestinaltrakt scheint eine große Definitionsspanne vorzuherrschen.

Bruce et al. [12] legen in ihrer Literaturstudie aus dem Jahr 2001 eine Liste auf, die von allein 13 verschiedenen Definitionen einer Nahtinsuffizienz nach Operation am oberen Gastrointestin-altrakt, von 14 im hepatobiliären System und von weiteren 29 im unteren Gastrointestinaltrakt berichtet.

Für eine Pankreasfistel nach Pankreasresektion – betrachtet wurden dabei 40 Publikationen – liegen gar zwölf unterschiedliche Bestimmungen vor, wobei in 20 dieser Papers jeweils keine eigene erfolgt [13].

Wie bereits angesprochen liegt auch im Chirurgen ein erhebliches Potential zur Beeinflussung des „Outcomes", das sich als Qualitätsindikator eignet. Allein scheint es in dieser Hinsicht einer weiteren Verfeinerung der Qualitätsbestimmung zu bedürfen. Hier bieten sich für die Person des Chirurgen die durchlaufene Ausbildung und die damit verbundenen „Practice Patterns" bzw. „habits" wie auch die Position des einzelnen auf der Lernkurve im Sinne durchgeführter Eingriffe eines bestimmten Typs als greifbare Diskriminanten an.

In den USA zumindest spielt der Ort der Facharztausbildung (Residency) eine untergeordnete Rolle, wohingegen Prystowsky et al. [14] darlegen: „American Board of Surgery – certification was associated with reduced mortality and morbidity. Increasing years of experience was associated with reduced mortality.

We were able to link patient outcomes with surgeon's training [...] suggesting a continued learning curve subsequent to residency."

Aus diesen Gründen der Definitionsschwierigkeiten und Heterogenitäten in der Indikatorenbestimmung scheint es wichtig ein System zur medizinischen Weiterbildung zu etablieren, das auch die Komponente des „self-assessment" und der „peer-review" vorsieht, in dem Dienstleistungserbringer im Gesundheitssystem ermutigt werden, qualitativ hochwertige Leistungen zu erbringen. Dies kann beispielsweise durch kontinuierliche Zertifikationsprogramme in auch der Medizin angrenzenden Bereichen, wie der elektronischen Datenverarbeitung zum Zwecke der Weiterbildung und des sprichwörtlichen „lebenslangen Lernens" erfolgen. Organisatoren des Gesundheitswesens sind dazu zu bewegen, Mechanismen der Qualitätsverbesserung standardisiert und zielgerichtet zu entwickeln und großflächig einzusetzen.

Dies wurde bisher von den in der Versorgungsforschung gegenwärtigen Problemen zumindest erschwert:

Bisher waren die Zeiträume bis zur Evaluierung und der anschließenden Diskussion, die zu einer Intervention und damit zu einer Verbesserung führen könnte aufgrund von Indikatoren wie der lokalen Rezidivrate und der Langzeit-Überlebensrate zu lang und man konnte lediglich chirurgische Komplikationen wie intraoperative Sterblichkeit oder Verweildauer messen. Daher besteht die Notwendigkeit neue, kurz- bzw. mittelfristige Indikatoren zu finden und diese subsequent zu messen. Die Schließung der Lücke zwischen evidenzbasierten Leitlinien und der tatsächlichen Behandlung von Patienten ist eine wichtige Aufgabe in der Qualitätssicherung.

Im Rahmen der Versorgungsforschung ist es daher notwendig neue Datenerhebungsmodelle einzuführen, die bisher nicht erhobene Zahlenmengen in verwertbarer Qualität liefern können.

Aus diesem Grund wurde im Institut für Medizinmanagement und Gesundheitswissenschaften an der Universität Bayreuth, in Verbindung mit der chirurgischen Abteilung des Klinikums Augsburg ein multimodales Fragebogensystem entwickelt, das internetbasiert in Form einer virtuellen Patientenakte als Multicenterstudie mit interventionellem Charakter die Behandlung des Kolon- und Rektumkarzinoms und sekundärer Lebermetastasen gemäß vorliegender Leitlinien abfragt und mit den „outcomes" der somatischen Medizin und der Lebensqualität korreliert. Dadurch kann ein valides Qualitätssicherungsinstrument etabliert werden, mit dessen Hilfe sich beispielsweise Frühindikatoren erkennen lassen, und das einen Überblick über die Akzeptanz von Leitlinien per se und Qualitätssicherung in toto innerhalb der Ärzteschaft geben soll [15] (◪ Abbildung 1).

Bis zum Abschluss dieser Studie und der Verwertung der erwarteten Daten müssen allerdings andere Handlungsoptionen bemüht werden. Aufgrund der Datenlage ist es notwendig, einen Überblick über die Versorgungsqualität nach oben genannten Systempunkten zu erstellen. Dies war bisher nicht möglich, da in Deutschland bis heute keine etablierte Versorgungsforschung existiert. Dementsprechend ist im Moment eine Abmeldung von bestimmten operativen Eingriffen unter der Vorgabe, dem Segment der „low-volume" Krankenhäuser anzugehören nicht sachgerecht, sondern es bedarf vielmehr eines sehr guten und wissenschaftlich basierten Arguments, ohne dass es in Deutschland dafür ein solches Fundament gibt. Das liegt daran, dass keine Kenntnis über Qualität und Leistungsspektrum der jeweiligen Einrichtungen in Deutschland existiert. Eine Datenerhebung ist notwendig für mögliche Entscheidungen, um eine Aussage über die Korrelation der Menge von Operationen und deren langfristigen „Outcome" in jedem Segment zu machen.

Dies führt zu dem Schluss, dass auf eine Frage nach einer Marginalzahl keine konkrete Auskunft gegeben werden kann, da wir zu wenig Daten und folglich auch Wissen darüber haben.

Dies ist unabhängig von der Frage nach der Anzahl der durchgeführten Operationen, sondern ist vielmehr bedingt durch die Gesamtstruktur des Gesundheitswesens.

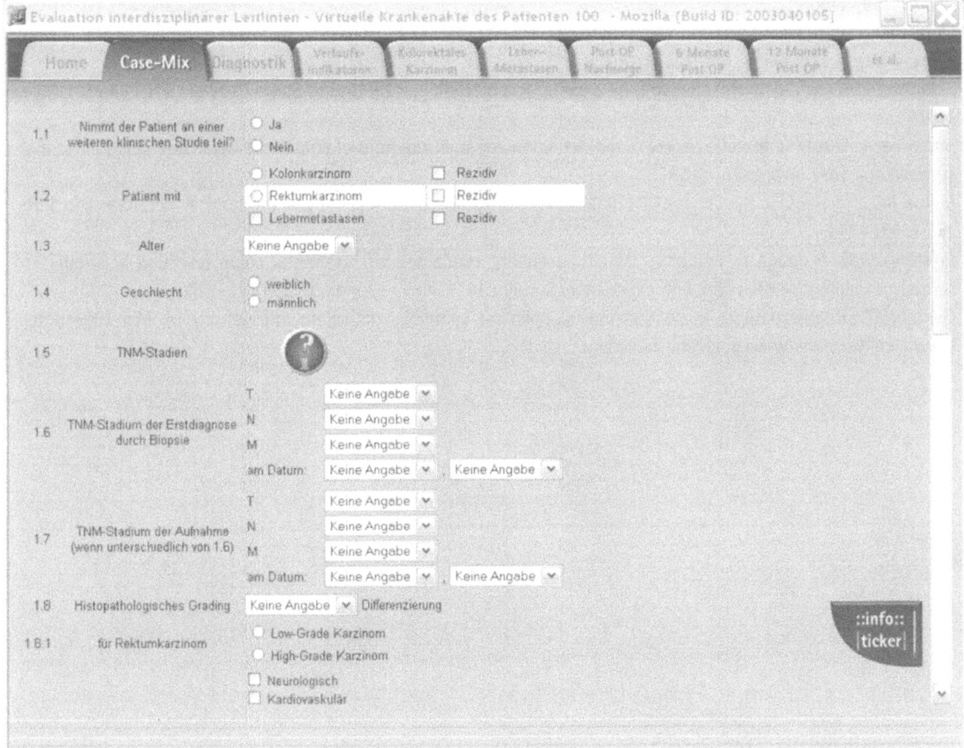

◘ **Abb. 1.** Multimodales Konzept zur Internetbasierten Dateneingabe

Weder hat jede chirurgische Entität genau bestimmbare Fallzahlen, die sich in „High-Volume" oder „Low-Volume" ausdrücken lassen, noch kann im „Outcome-Bereich" durch ökonomische Kostenrechung oder QALYs auf der Patientenseite eine zahlenmäßige Validierung erfolgen, die alle Teilbereiche mess- und somit auch vergleichbar macht.

Literatur

1. Haas S et al. (1993) Variation in hysterectomy rates across small geographic areas of Massachusetts. Am J Obstet Gynecol 169:S. 150–154
2. McArdle CS, Hole D (1991) Impact of variability among surgeons on postoperative morbidity and mortality and ultimate survival. Bmj 302:S. 1501–1505
3. Holm T et al. (1997) Influence of hospital- and surgeon-related factors on outcome after treatment of rectal cancer with or without preoperative radiotherapy. Br J Surg 84:S. 657–663
4. Harmon JW et al. (1999) Hospital volume can serve as a surrogate for surgeon volume for achieving excellent outcomes in colorectal resection. Ann Surg 230:S. 404–411; discussion 411–403
5. Gunnarsson U (2003) Quality assurance in surgical oncology. Colorectal cancer as an example. Eur J Surg Oncol 29:S. 89–94
6. Nagtegaal ID et al. (2002) Circumferential margin involvement is still an important predictor of local recurrence in rectal carcinoma: not one millimeter but two millimeters is the limit. Am J Surg Pathol 26:S. 350–357
7. Nagtegaal ID et al. (2002) Macroscopic evaluation of rectal cancer resection specimen: clinical significance of the pathologist in quality control. J Clin Oncol 20:S. 1729–1734
8. Nagtegaal ID, van Krieken JH (2002) The role of pathologists in the quality control of diagnosis and treatment of rectal cancer-an overview. Eur J Cancer 38:S. 964–972

9. Dudley RA et al. (2002) Selective referral to high-volume hospitals: estimating potentially avoidable deaths. Jama 283:S. 1159–1166

10. Hermanek P et al. (2000) The German experience: the surgeon as a prognostic factor in colon and rectal cancer surgery. Surg Oncol Clin N Am 9:S. 33–49, vi

11. Birkmeyer JD et al. (2002) Hospital volume and surgical mortality in the United States. N Engl J Med 346:S. 1128–1137

12. Bruce J et al. (2001) Systematic review of the definition and measurement of anastomotic leak after gastrointestinal surgery. Br J Surg 88:S. 1157–1168

13. Martin RC, 2nd, Brennan MF, Jaques DP (2002) Quality of complication reporting in the surgical literature. Ann Surg 235:S. 803–813

14. Prystowsky JB, Bordage G, Feinglass JM (2002) Patient outcomes for segmental colon resection according to surgeon's training, certification, and experience. Surgery 132:S. 663–670; discussion 670–662.

15. Gantner TD: Internetbasierte Evaluation interdisziplinärer Leitlinien, online im Internet am 18. Mai 2003 unter www.e-chirurgie.de; www.guidelinecheck.org.

Komplikationskonferenz – ein Beitrag zur Qualitätssicherung?

Morbidity conference – a contribution to ensure quality?

N. Weigert, F. Pilz, J. Zaage

BG-Kliniken Bergmannstrost, Klinik für Allgemein- und Viszeralchirurgie, Merseburger Straße 165, 06112-Halle/Saale

Summary

The complete recording of all infections and other complications that occur in one department is labour-intensive. Since 1998, we continuously evaluate our morbidity using self-developed check lists. The results are discussed on a monthly basis among the physicians of our department. We could show that the labour-intensive recording is justifiable since the appreciation of underlying problems has increased since. Further, the rate of complications and infections has been decreasing. From 1998 to 2002, we achieved a reduction of the nosocomial infection rate from 5.1 to 2.5% and the rate of wound infections decreased from 3.9 to 1.9%. The rate of specific complications dropped from 7.2 to 5.1% and the rate of general complications declined from 4.3 to 3.4%.

Key words: Trouble-shooting, complication, quality management

Zusammenfassung

Eine komplette Komplikations- und Infektionserfassung aller Patienten einer Fachabteilung ist sehr aufwendig. 1998 begannen wir mit der Aufarbeitung von Infektions- und Komplikationsbögen, die wir selbst entwickelt haben. Die Ergebnisse werden monatlich in einer Konferenz des ärztlichen Teams besprochen. Wir können zeigen, dass sich der hohe Aufwand lohnt, da durch regelmäßige Komplikations- und Infektionskonferenzen das Problembewusstsein aller Mitarbeiter geschult wird und sowohl Komplikations- als auch Infektionsraten gesenkt werden können. Von 1998 bis 2002 konnten wir einen Rückgang der nosokomialen Infektionen von 5,1 auf 2,5% und der Wundinfektionen von 3,9 auf 1,9% erreichen. Die eingriffsspezifische Komplikationsrate sank von 7,2 auf 5,1% und die der allgemeinen Komplikationen von 4,3 auf 3,4%.

Schlüsselwörter: Komplikationskonferenz, Qualitätssicherung, Infektionserfassung

Neben der rein chirurgischen Therapie von Komplikationen oder speziellen Erkrankungen möchten wir unseren Umgang mit Komplikationen im Allgemeinen vorstellen.

Wir hatten uns gefragt, ob eine systematische Komplikationskonferenz einen Beitrag zur Qualitätssicherung oder sogar -verbesserung darstellt. Unsere Klinik hat in den vergangenen Jahren zunehmend Erfahrungen im Qualitätsmanagement gesammelt. So haben wir zunächst freiwillig 8 Jahre im Rahmen der externen Maßnahmen an der Qualitätskontrollstudie Cholezystitis/Cholelithiasis in Sachsen-Anhalt teilgenommen. Seit 2001 erfüllen wir die gesetzlichen Vorgaben zu den bekannten Tracer-Diagnosen. Zusätzlich führen wir intern seit 1999 monatlich eine Infektions- und Komplikationskonferenz und wöchentlich eine interdisziplinäre Tumor- und Problemfallbesprechung durch. Routinemäßig dokumentieren wir seit 1998 jeden stationären Aufenthalt der Patienten auf einem von uns entwickelten Infektions- und

Komplikationsbogen, führen eine Patientenbefragung durch und werten diese Daten in einer Komplikationskonferenz aus. In meinem Vortrag möchte ich mich im Weiteren nur mit diesen 3 Punkten beschäftigen.

Seit 5½ Jahren erhält jeder Patient zur Entlassung einen von uns entworfenen Fragebogen, in dem es unter anderem um die Bewertung der pflegerischen, ärztlichen und gastronomischen Versorgung in unserer Klinik geht. Die Bitte, die Fragen zu beantworten, wird jeweils persönlich vorgetragen. Es ist geplant, in Zukunft darüber hinaus auch Patientenerfahrungen in anderen Funktionsbereichen wie Röntgen, Physiotherapie und Verwaltung in die Beurteilung einzubeziehen, um den Service unseres Hauses besser einschätzen zu können. Die Einschätzung erfolgt anonym, in Schulnoten und in freier Form. Zu Beginn lag die Rücklaufquote bei 28%, im Jahr 2002 bei über 60%. Die Daten und kritischen Anmerkungen werden ½ jährlich im Rahmen einer sogenannten „Stationsbesprechung" aufgearbeitet. Die dabei zwischen Ärzten und Schwestern diskutierten Probleme gestatten einen weiterführenden Meinungsaustausch, der oft die Arbeitsorganisation auf Station betrifft und zu Veränderungen führt.

1998 begannen wir mit der Auswertung der seit dieser Zeit zu jedem Patienten ausgefüllten Infektions- und Komplikationsbögen, die wir hausintern 2002 entsprechend der neuen Richtlinien modifizierten (◘ Tabelle 1). Damit konnten wir einerseits den Vorgaben zur Dokumentation nosokomialer Infektionen genügen und andererseits Komplikationen auf einem Bogen erfassen. Derzeit integrieren wir diese Daten in die PC-gestützte Behandlungsdokumentation. Die unmittelbar unter den Patientendaten im oberen Teil durchzuführende Zuordnung in vorbestehende Infektionen, nosokomiale Infektionen und sonstige Komplikationen ermöglicht im ersten Schritt eine rasche Selektion der „komplizierteren" Fälle. Durch die neu eingeführte Dokumentation der Komorbidität in Form der ASA Klassifikation erhoffen wir eine bessere Einschätzung unseres Gesamtpatientengutes hinsichtlich zu erwartender Komplikationen. Anhand dieser Daten werden im nächsten Schritt alle Patienten in einer Tabelle erfasst und durch ein einfaches numerisches System verschlüsselt. Stichtag ist jeweils der Entlassungstag (◘ Tabelle 2). Alle Patienten mit komplikativen Verläufen werden extra tabellarisch aufgelistet, wobei sowohl die primäre Diagnose, als auch die Komplikation in ihrem Verlauf und die durchgeführten Maßnahmen aufgezeigt werden (◘ Tabelle 3). Die Tabelle ist die Grundlage der monatlich stattfindenden Komplikationskonferenz unserer Klinik. Besonderen Wert legen wir auf die lückenlose Dokumentation, die einerseits versucht, die Ursache der Komplikation zu erkennen, als auch den weiteren Verlauf einschließlich des Abschlusses zu erfassen.

Nachdem wir kliniksintern die Anfangsphase überwunden hatten, öffneten wir Ende 1999 unsere Komplikationskonferenz allen interessierten Fachvertretern des Krankenhauses. Es muss jedoch kritisch angemerkt werden, dass die Resonanz äußerst zögerlich ist. Nun kann aus den Daten die monatliche Komplikations- und Infektionsrate errechnet werden. Diese wird im Jahr fortlaufend dokumentiert, um frühzeitig Tendenzen hinsichtlich erhöhter Infektionen oder vermehrter Komplikationen zu erkennen. Neben der Erfassung nosokomialer Infektionen ist eine Unterscheidung nach allgemeinen und eingriffsspezifischen Komplikationen möglich. Wir richten unser Augenmerk besonders auf die eingriffsspezifischen Komplikationen und Wundinfekte, da durch verbesserte Arbeitstechniken in chirurgischen Kliniken hier am ehesten eine Senkung der Komplikationen zu erreichen ist. Im dokumentierten Zeitraum konnten die allgemeinen Komplikationen von 4,3 auf 3,4% und die eingriffsspezifischen Komplikationen von 7,2 auf 5,1% gesenkt werden (◘ Tabelle 4).

<table>
<tr><td colspan="2" align="center">

BG Kliniken Bergmannstrost
Halle
Allgemeinchirurgie
AC1
D -06112 Halle (Saale), Merseburger Straße 165 / Tel: 0345 132 60
Leiter: CA Dr. med. Joachim Zaage

</td></tr>
</table>

Erfassungsbogen für Infektionen und Komplikationen

Infektionen / Komplikationen   Ja ●   Nein ○

meldepflichtige Krankheiten   Ja ○   Nein ●

Entlassungsstation	AC1	vorbestehende Infektionen	☐
Entlassungsdatum	17.04.2003	nosokomiale Infektionen	☐
		andere Komplikationen	☐

Diagnosen

ASA   I ○   II ○   III ○   IV ○   V ○

Infektionen	vorbe- stehend	noso- komial	festgestellt am			
Wundinfektion	○	○		oberflächlich ○ tief ○ Organe/Körperhöhlen ○		
				Erreger		
Atemwegsinfektion	○	○		Bronchitis ○ Pneumonie ○		
				Beatmung (innerhalb 48 h vorher) Ja ○ Nein ○		
				Erreger		
Harnwegsinfektion	○	○		Katheter (innerhalb 7 Tage vorher) Ja ○ Nein ○		
				Erreger		
Sepsis	○	○		Labordiagnose ○ klinisch ○ sekundär ○		
				zentraler/peripherer Gefäßkatheter Ja ○ Nein ○ (innerhalb 48 h vorher)		
				Erreger		

■ Tabelle 1.

lfd. Nr.	ID	stationärer Aufenthalt	Diagnose	Therapie	Komplikation		
					prästation. Infektion	nosokom. Infektion	andere Komplik.
1	H. H. *1927	23.10.-03.12.	inkarzerierte Femoralhernie rechts	Laparoskopie, Reposition der Femoral-hernie,Ileumresektion,Lavage,Drainage	0	1	1
2	F. H. *1909	29.11.-01.12.	Hämatom der linken Halsseite	konservativ (Schmerztherapie,Kryotherapie)	0	0	0
3	N. W. *1951	26.11.-02.12.	Struma multinodosa bds. m. kalten Knoten bds.	totale Thyreoidektomie	0	0	1
4	D. H. *1950	28.11.-04.12.	Struma multinodosa bds. mit Tracheairritation	totale Thyreoidektomie	0	0	1
5	P. M. *1986	30.11.-03.12.	stumpfes Bauch- und Thoraxtrauma	konservativ (Infusionstherapie,Kostaufbau)	0	0	0
6	R. R. *1946	18.10.-03.12.	ausgedehnte superinfizierte Ulzerationen beider Unterschenkel	Debridement,Nekrektomien,Fascieektomie, Meshgrafthauttransplantation,	1	0	0
○	○	○	○	○	○	○	○
○	○	○	○	○	○	○	○

◘ **Tabelle 2.**

lfd. Nr.	ID	Diagnose	Therapie	Komplikation	Art	Verlauf	Ab- schluß
1	H.H. 1927	inkarz. Femoralhernie re.	laparoskop. Reposition und und Verschluß einer iatrogenen Dünndarmläsion mit Kutter am 23.10.	Nahtinsuffizienz Unterbauch- peritonitis	chir.	Ileumsegmentres. 1.11., Lavage 2.11. und 4.11., Bauchdeckenver- schluß 6.11., ITS bis 12.11.	E. 3.12.
2	S.B. 1935	Struma multinodosa bds.	Thyreoidektomie 4.12.	sympt. Hypokalziämie (1,44)	chir.	Substitution	E. 11.12.
3	S.M. 1942	Ileus bei unspez. Enteritis	expl. Laparotomie, Dünndarmdekompression am 27.11.	Wundinfekt	chir.	Spreizung d. Wunde, Sekundärnaht 17.12.	E. 22.12.
o o	o o	o o	o o	o o	o o	o o	o o

◘ Tabelle 3.

Anzahl der behandelten Patienten	1999 nur 2.Hj.		2000		2001		2002	
	654		1336		1436		1593	
Anzahl der Patienten mit Komplikationen	67	10,2%	91	6,8%	100	7,0%	116	7,3%
Anzahl der Komplikationen *(Mehrfachnennung möglich)*	75	11,5%	105	7,9%	130	9,1%	136	8,5%
allgemeine Komplikationen	28	4,3%	34	2,5%	50	3,5%	54	3,4%
eingriffsspezifische Komplikationen	47	7,2%	71	5,3%	80	5,6%	82	5,1%
Todesfälle	5	0,8%	15	1,1%	18	1,3%	23	1,4%

◘ Tabelle 4.

	1998		1999		2000		2001		2002	
Anzahl der behandelten Patienten	1135		1270		1336		1436		1593	
Anzahl der Patienten mit nosokomialen Infektionen	51	4,5%	41	3,2%	44	3,3%	42	2,9%	38	2,4%
Anzahl der nosokomialen Infektionen *(Mehrfachnennung möglich)*	58	5,1%	50	3,9%	46	3,4%	46	3,2%	40	2,5%
Wundinfektionen	44	3,9%	29	2,3%	28	2,1%	28	1,9%	30	1,9%
Atemwegsinfektionen	4	0,4%	8	0,6%	9	0,7%	8	0,6%	7	0,4%
Harnwegsinfektionen	2	0,2%	5	0,4%	3	0,2%	5	0,3%	2	0,1%
septische Infektionen	1	0,1%	2	0,2%	5	0,4%	4	0,3%	0	0
sonstige Infektionen	7	0,6%	6	0,5%	1	0,1%	0	0	1	0,1%

◘ Tabelle 5.

Die nosokomialen Infektionen werden noch einmal extra aufgelistet und in Anlehnung an die Empfehlungen des Robert-Koch-Institutes unterschieden. Nach Umstellung der antibiotischen Therapie entsprechend der klinikspezifischen Resistenzlage 1998 sank die Rate der nosokomialen Infektionen von 5,1 auf 2,5% und die der Wundinfekte von 3,9 auf 1,9% (◘ Tabelle 5).

Unser Ziel ist nun im Weiteren mit vertretbarem Mehraufwand je nach Bedarf Diagnose- und OP-spezifische Komplikationsraten zu ermitteln und das dann möglichst noch risikoadaptiert. Neben der Auswertung subjektiver und objektiver Aspekte während der stationären Behandlung unserer Patienten ist die zeitnahe Reaktion auf Komplikationen und Infektionen entscheidend im Rahmen der Qualitätssicherung. Die Sensibilisierung aller Kollegen und Mitarbeiter für diese Problematik muss weiter angestrebt werden. Ein 3. wesentlicher Gesichtspunkt ist die Anpassung der Ablaufpfade, die wir bereits für einige Diagnosen erstellt haben.

Wir denken, dass sich der zum Teil hohe Aufwand bei der Auswertung der Daten rechtfertigt, da durch die kurzfristige Aufarbeitung oft eine rasche problemorientierte Lösung möglich ist. Da bei monatlicher Auswertung die Datenmenge überschaubar bleibt und die Erinnerung an den Patienten noch nicht verblasst ist, halten wir diese Vorgehensweise für sinnvoll.

So also können wir zeigen, dass die Komplikationskonferenz ein Beitrag zur Qualitätssicherung ist.

Prozessoptimierung im Rahmen der DRG-Einführung

Process management in the framework of the DRG introduction

K. Oestreich, G. Germann

Klinik für Hand-, Plastische- und Rekonstruktive Chirurgie –Schwerbrandverletztenzentrum-, BG-Unfallklinik Ludwigshafen, Plastische und Handchirurgie der Universität Heidelberg, Ludwig-Guttmann-Straße 13, 67017 Ludwigshafen, E-mail: kerstin.oestreich@urz.uni-heidelberg.de

Summary

"Wanted: Medical Manager" could be the headline for modern medical staff. Process-management hand in hand with the implementation of diagnosis related groups in Germany are the leading topics in the discussion ever since it was evident, that the effective use of DRG's would involve process-reorganisation. In addition clinical pathways, evidence based medicine and standard operation procedures are often mixed up and confuse the unknown reader.

How can we act effectively and what is the strategy of our hospital? What are our critical success factors? What will be feasable in the future? Do we have a choice at all to make decisions?

Definition of strategy as well as data analysis, motivation of the team, and systematic tools of change management will be discussed. Modern methods of time based management, business orientated management, prioritising of investments, focused factories or the concept of marked driven healthcare are looked at and its use in modern health care systems. Finally clinical pathways and low budget DRG's and there problematic position in the system are discussed.

Key words: Process-management, implementation of DRG's, clinical pathways, time based management, focused factory, marked driven healthcare, strategy

Zusammenfassung

„Wanted: Medical Manager" so könnte heute ein Steckbrief für moderne ärztliche Mitarbeiter lauten. Prozessoptimierung im Rahmen der Einführung der DRG's in Deutschland ist auf dem Vormarsch in der Diskussion, nachdem klar wurde, dass eine wirtschaftliche Handhabung der DRG's nicht ohne Umstrukturierungsmaßnahmen in der Klinik möglich sein wird. Der Vortrag präsentiert eine Vision des modernen Gesundheitswesens mit dem Ziel der Prozessoptimierung und deren Umsetzungsmöglichkeiten. Wie reagieren wir auf das neue, unsichere Gesundheitswesen – sprich DRG-System – und die neuen Spielregeln? Das Zauberwort heißt offensichtlich Prozessoptimierung oder Prozessmanagement und in der Folge tauchen Clinical Pathways in einem Wirrwarr von Begriffen wie Richtlinien, Leitlinien, Evidence Based Medicine und so weiter in der Diskussion auf. Um sinnvoll agieren zu können, wird die Strategie des Unternehmens Krankenhaus hinterfragt. Was sind die sogenannten „Critical Success Factors" oder Kernkompetenzen unseres Unternehmens? Was lohnt sich überhaupt finanziell und strategisch in Zukunft noch von dem, was wir anbieten? Haben wir überhaupt eine Wahlmöglichkeit im Rahmen unseres Versorgungsauftrages? Im Rahmen der strategischen

Unternehmensentwicklung oder auch neuerdings „Changemanagement" genannt, kommt erst nach klarer Definition der Strategie die Thematik der Prozessoptimierung ins Spiel. Für die Umsetzung einer Prozessoptimierung braucht man entsprechende Kennziffern, daraus resultierende Datenanalysen, einen positiven Aufwind für Teamwork, vielleicht einen Funken Humor und Enthusiasmus, und ein systematisches Tool (z. B. Balanced Score Card). Moderne Methoden wie Time Based Managemet, Business Orientated Management, Priorisierung von Investitionen, Focused Factory oder das Konzept von Market Driven Healthcare können auch auf das Gesundheitswesen übertragen werden.

Letztlich wird aufgezeigt, wie über Clinical Pathways, Abläufe optimiert und gleichzeitig die Kosten berechenbar gemacht werden. Im Gesamtkontext von Kostenträgerrechnung und Sonderfällen der „low-budget" DRG's werden Clinical Pathways erläutert, deren Entwicklung sowie deren Kritikpunkte diskutiert.

Schlüsselwörter: Prozessmanagement, DRG-Einführung, Clinical Pathways, Time Based Management, focused factory, market driven healthcare, Strategie

Die Kostenexplosion im Gesundheitswesen mit den bekannten Schlagzeilen von Finanzkrise, Effizienzdefizit und Qualitätserhalt.... Die Lösung soll sein: Ein DRG System für Deutschland, und folglich Prozessoptimierung. Denn wie wir wissen, sind unter den jetzigen Arbeitsweisen die Kosten weit höher als die zu erwartenden Einnahmen und die Kostenspirale in den Kliniken dreht sich permanent: durch neue Technologien in der Medizin, demographische Faktoren (Alterspyramide, ein neues Rollenverhalten), Zunahme chronischer Erkrankungen, neue Kommunikationsmedien, Computertechnologie, Personalfaktoren (Arbeitszeitgesetze, Sozialabgaben), Rückgang der Beitragszahler bei steigenden Arbeitslosenzahlen, Anpassung an europäische/internationale Standards (Qualitätsmanagement), höhere Erwartungshaltung der Patienten und andere Faktoren. Wie reagieren wir auf das neue, unsichere Gesundheitswesen – sprich DRG-System – und die neuen Spielregeln? Das Zauberwort heißt offensichtlich Prozeßoptimierung oder Prozeßmanagement. Aber: Welche Prozesse wollen wir für wen denn eigentlich optimieren? Alle? Das scheint im Hinblick auf die Komplexität der Einrichtung „Krankenhaus" ein heeres Ziel zu sein. Ist das überhaupt sinnvoll, im Sinne von effektiv, wirtschaftlich und machbar? Ist das überhaupt ein Ziel, an dem die Beteiligten, d.h. auch die Mitarbeiter Interesse haben, es umzusetzen? Müssen wir uns nicht vielmehr fragen: Was sind unsere eigentlichen Ziele (Gewinn, Marktanteil, best practice, best on market etc.) und wie komme ich dorthin?

Machen wir einen kleinen Exkurs in die Industrie: Warum kann McDonalds an einem Tag zi-millionen perfekt einheitlicher Pommes Frites in über 11 000 Filialen in den USA produzieren, aber in einem Krankehaus kann jemandem das falsche Bein amputiert werden? Sie sagen: Das ist nicht vergleichbar!? Stimmt, denn das Gesundheitswesen ist unsystematisch mit Wartezeiten, wenig Information für den Verbraucher, hat hohe Kosten und wenig Transparenz und arbeitet häufig mit uneinheitlichen Methoden. Kritiker meinen: „Healthcare is special, we deal with life and not with french fries"! Stimmt! Aber dennoch: Das Krankenhaus ist im Grunde auch nur ein Dienstleistungs-Unternehmen.

In USA hat mittlerweile der Ruf nach „Market Driven Healthcare" Managed Care überholt. Hier stehen Service, Kosten und Qualität im Vordergrund. Patienten sind Partner und Customers mit weitreichender Selbstverantwortung und Wahlmöglichkeiten. Das System beruht strukturell auf sogenannten „Focused Factories", dazu später mehr. In Deutschland dagegen ist die vorrangige Intension der Prozessoptimierung derzeit wirtschaftlich im DRG-System zu überleben. Aber reicht das langfristig aus? Wahrscheinlich nicht. Vielmehr ist „Prozess-Reengineering",

„Organizational Change" und „Performance Improvement" langfristig gefragt. „Value Adding" ist das eigentliche Zauberwort. Performance Improvement wurde u.a. wie folgt definiert: „The fundamental rethinking and radical redesign of business processes to achieve dramatic improvement in critical contemporary measures of performance, such as cost, quality, service and speed." (Hammer und Champy/Harper Business 1993)

Bevor man nun mit der Umsetzung von Zielen startet, Prozesse zu optimieren, wird in der Diskussion heute gänzlich die Frage nach einer Strategie übergangen. Ohne eine klare Strategie oder nennen wir es einmal „Vision" bleibt aber langfristig der Erfolg jedes Unternehmens fragwürdig, zumindest in der freien Marktwirtschaft. Diese Vision gilt es zu transportieren.

Strategie ist immer dann gefragt, wenn Konkurrenz auf den Markt kommt. Nun entsteht mit der Reform des Gesundheitswesens ein zunehmender Konkurrenzdruck und Wettbewerb unter den Anbietern. Also müssen wir uns zu allererst fragen: Was sind die „Critical Sucess Factors" oder Kernkompetenzen unseres Unternehmens, was lohnt sich überhaupt finanziell und strategisch in Zukunft noch von dem, was wir anbieten, und haben wir überhaupt eine Wahlmöglichkeit im Rahmen unseres Versorgungsauftrages ?

„Performance Improvement" als oberstes Ziel, sollte als ein eigener fortschreitender Prozess, nicht als Projekt angesehen werden. Es erfordert die ständige Analyse und radikale Neudefinition der Kernprozesse. Als ultimatives Ziel gilt die Anpassung und signifikante Steigerung der gesteckten Performance Ziele.

Verschiedene Modelle, die ich kurz erläutern möchte, haben eine Gemeinsamkeit: den Fokus auf den multiplen Dimensionen einer Organisation.

Als Rahmenstruktur für Performance Improvement kann das „7S-Modell" dienen: Konsistenz und Balance zwischen spezifischen Dimensionen stehen im Mittelpunkt: Strategy, Skills, Shared Values, Structure, Systems, Staff and Style. Prozesse (Systems) sind hier nur ein Teilbereich des Modells.

Das „Business Integrated Modell" von Anderson Consulting geht von der Akzeptanz und Unterstützung der gewählten Stategie von seiten der Mitarbeiter, der Geschäftsprozesse und unterstützender Technologie aus.

Um ein Unternehmen zu analysieren, kann man z.B. über eine Stärken-Schwächen „SWOT-Analyse" zunächst die Umgebung, deren Chancen und Risiken erkennen, und schließlich seine eigenen Stärken und Schwächen definieren. Das Akronym steht für Strengths, Weaknesses, Opportunities und Threats.

Die Strategie der meisten deutschen Krankenhäuser war in den letzten Jahren ausschließlich budget-orientiert: Wie kann ich das meiste aus möglichst wenig Ressourcen machen? D.h. die Ressourcen-Allokation war das Hauptkriterium.

Aber de facto ist Strategie die Systematik von Investionen über einen definierten Zeitraum. D.h. Investionen zielen auf die notwendigen Voraussetzungen für einen Wettbewerbsvorteil. Egal welche Investitionen man tätigt, man muß letztlich damit die nächsten 5 – 10 Jahre leben. Essentiell ist daher, wie man über seine Investionen entscheidet! Hierzu können folgende Hypothesen hilfreich sein: Nämlich das Bewußtsein, dass 1. mehr Geld nicht alle Probleme lösen kann und 2. wir nicht ALLES machen können, da die Zeit einen limitierenden Faktor darstellt. Wie entscheiden wir also über Investitionen? Man hinterfragt, wo die attraktivsten Anreize im Hinblick auf die Kosten-Nutzen-Relation sind, unter der Maßgabe, einen anhaltenden Wettbewerbsvorteil zu erreichen, bei bestehenden Patienten- oder Kundeninteressen und den ökonomischen Rahmenbedingungen. Wie hoch ist hierbei die Wahrscheinlichkeit richtig gut abzuschneiden?

Welche (Markt-)Segmente sind vielversprechend? Daher investiert man bei hoher Attraktivität und hohem Wettbewerbsfaktor. Gleichzeitig versucht man seine Leistungen und Fähigkeiten vor Konkurrenz und Nachahmern zu schützen! Denn nun kommt die Konkurrenz ins Spiel:

Mit „Porter's Five Modell" kann die eigene Position des Unternehmens Krankenhaus im Umfeld ermittelt werden, sowie eine aktuelle Analyse der Entwicklungen in den Branchen und deren Attraktivität (die wiederum den Wettbewerb fördert). Die Klinik als Organisation wird hierbei von Einflussfaktoren tangiert, die untereinander zusammenwirken: Wer ist schon auf dem Markt: die Branchenwettbewerber. Wer will noch auf den Markt kommen: neue Wettbewerber. Interessen der Kunden: Patienten, Zuweiser, Kostenträger, etc. Interessen der „Lieferanten": Preisdiktat, Billiganbieter, Pharmaindustrie. Welche „Substitutions-Produkte" gibt es oder werden entwickelt (Laparoskopische Chirurgie, Ambulante Operationen, Laser)?

Man sollte sich hierbei vor Augen führen: Welche Aktivitäten sind in 10 Jahren noch erfolgreich? Dann sollte man investieren. Wie wahrscheinlich ist es, dass wir diese Dinge auch richtig gut machen? Wie wahrscheinlich ist es, dass andere diese Dinge richtig gut oder besser machen? Immer sollte man jedoch bedenken, dass jede Strategie und jeder Plan nur so gut ist, wie seine Annahmen, die darin enthalten sind, und alle Pläne enthalten Annahmen.

Wenn man die Strategie und daraus resultierende Ziele eines Unternehmens „Klinik" definiert hat, dann beginnt erst die Umsetzung und die Prozessoptimierung. Für die Umsetzung braucht man: Kennziffern, Datenanalysen, Teamwork d.h. motivierte Mitarbeiter, ein Funken Humor und Enthusiasmus und ein Tool (Time Based Management oder andere).

Prozessmanagement bedeutet in erster Linie nicht nur Prozesse zu komprimieren, sondern zunächst das Umfeld neu zu strukturieren. Und zwar in den Bereichen Personal (Arbeitszeitmodelle, Motivation und Anreize, Wissensressourcen mobilisieren, Engagement am Management wecken), Logistik (Inhouse versus Outsourcing, Liefersysteme wie Supply Chain Management), Lagerungshaltung (first in first out), Ressourcenallokoation (Wer hat viele Op-Säale und wann? Wer hat wieviele Stationen/Betten? Wer hat wieviel Personal?), Technik (Investition in Kommunikationstechniken, Implementation eines Klinik Informationssystemes, Hardware-Ausstattung und Zugangsmöglichkeiten, High-Tech Medicine: Welche Technologie vor Ort?), Patient (Was möchte der Patient? Patientenservice, Patienten- Orientierung, Patienten-Bindung), Image (Wie wollen wir uns vermarkten, welches Image wollen wir: die Besten, die Spezialisten), Vision (Welche Vision können wir vermitteln? Wie kann ich begeistern und mitreissen?)

Wie kann man Prozessoptimierung darstellen? Man muß Daten erheben und Kennziffern definieren. Messgrößen können sein: Zeit, Patientenanzahl/ Zeiteinheit, Umsatz, Budget, Gewinn, Patientenzufriedenheit, Mitarbeiterzufriedenheit, Aktienkurse/Dividenden, Stakeholder-Value, Komplikationsrate, Wiederaufnahme Rate. Eine gute, da anschauliche und nachvollziehbare Messgröße ist die Zeit. Egal welche Messgröße man auswählt, man muß auf alle Fälle irgendetwas messen, um im Verlauf vergleichen zu können, ob die Maßnahmen überhaupt das erwartete Ziel erreichen.

Als Erfolgsfaktoren dient es Meilensteine zu setzen und Fortschritte aufzuzeigen. Aber die Vision überhaupt zu vermitteln, die Notwendigkeit für die Umstrukturierung ersichtlich zu machen und Leute zum Mitmachen zu motivieren, ist meist die größte Herausforderung.

Hilfreich ist es häufig die Problematik zu pointieren, man sollte die Mitarbeiter motivieren, etwas tun zu wollen, nicht zu sollen.

Sieht man das Krankenhaus als ein Dienstleistungsunternehmen, kann man die einzelnen Bereiche der Serviceleistung in „Front (Ambulanz, Normalstation, Patienten Aufnahme, Marketing) und Back Offices (Operationssaal, Intensivstation, Verwaltung, Management, Technik/ EDV)" einteilen. Letztenendes wird überall „Service" erbracht, nur aus der Sicht des Patienten entstehen verschiedene Perspektiven.

Da im Krankenhaus zumindest in den chirurgischen Fächern die eigentliche Produktion der Leistung, das BACK OFFICE, der OP darstellt, macht es Sinn sich vorrangig hier mit der Prozessoptimierung zu beschäftigen. Wie kann ich meine Effizienz und Einnahmen steigern? Wo sind die Engpässe /Bottlenecks? 1. Op 2. Intensivstation

Unsere Hypothesen sind: 1. Notfalleingriffe rauben Op-Kapazitäten. 2. Personalmangel führt zu Bettenreduktion (Intensivstation) und konsekutiv zu Op-Kapazitätsmangel.

Das OP-Zentrum in Leuven/Belgien konnte zeigen, dass elektive Eingriffe häufig Notfall-Eingriffen zum Opfer fallen: 18 – 20% der Notfälle benötigen 50% der Op-Kapazität!

In diesem Zusammhang muß auch das Back-Office „Intensivstation" beleuchtet werden, hier liegt der nächste Engpass. Die Intensivstation wird aus Kostengründen möglichst klein gehalten. Wegen Personalmangels werden häufig teilweise Betten geschlossen, und verhindert damit die Durchführung von größeren Operationen, die die Intensivstation benötigten. So dreht sich der Kreis. Nachgeordnete Normalstationsbetten sind meist hierbei nicht problematisch, es fehlt jedoch meist an einer „Intermediate Care Station", die als Auffangbecken Engpässe auf der Intensivstation überbrücken könnte. Sie wäre außerdem wesentlich kostengünstiger zu unterhalten. Weiterhin sollte man hinterfragen: 1. Ist die Indikationsstellung für Patienten auf der Intensivstation zu eng gestellt? Sicherheitsdenken? 2. Liegen Patienten auf der Intensivstation zu lange oder zu kurz (Turnover)? 3. Wie effizient ist die Intensivstation organisiert? 4. Wie hoch ist die Wiederaufnahme- Rate auf die Intensivstation? 5. Läßt sich das Problem mit mehr Betten auf der Intensivstation lösen? Wenn ja wieviele Betten? Oder werden aus forensichen Gründen dann noch mehr Patienten auf die Intensivstation gelegt? 6. Läßt sich das Problem mit mehr Personal lösen? Wie sind dann die Kosten–Nutzen Relation? Aber: Wie verhält sich unsere 30 Tage Mortalitätsrate jetzt und nach Umstrukturierung?

Die Rechnung könnte also lauten: Ist es kostenintensiver eine Intermediate Care Station einzurichten, oder die Op-Kapazität herunterzufahren? Oder: Wieviel Prozent an Operationen kann ich verschieben oder nicht annehmen, um bei einer vorgegebene Anzahl an Intensivbetten wirtschaftlich zu bleiben? Werden dabei Elektivpatienten als „Puffer" der Op-Kapazität genutzt, wie heute oft üblich, hat das allerdings langfristig negative Auswirkungen hinsichtlich Service und Patientenorientierung.

Ein weiteres Beispiel zur praxisnahen Prozessoptimierung ist „TIME BASED MANAGEMENT":

Die Philosophie „Time Based Management" beruht auf der Analyse eines Unternehmens aus der Kundenperspektive heraus, d.h. für das Krankenhaus aus der Patientenperspektive. Die Zeit dient als Maß für Performance der Prozesse. Zeit ist einfach zu vergleichen und in Kosten umzusetzen. Mapping und Messung sind die Eckpfeiler des Time Based Managements nach dem Motto: Nur was gemessen wird, kann letztlich auch gemanaged werden. Man unterscheidet zwischen wertsteigernder Zeit (value adding time) und nicht wertsteigernder Zeit (non-value adding time). Um den Patientenflow bei vorhandenen Ressourcen zu optimieren, kann man drei Patientengruppen bilden: Standard Group (ca. 60% der Patienten werden standardisiert behandelt), Customized Group (Diagnostik und Therapie sind schwer vorhersehbar, ein individuelles Design (maßgeschneidert/tailormade) kann aber früh in der Behandlung erstellt werden), und die Ressourcen-intensive Gruppe (keine Vorhersage über den Verlauf möglich, ständige Anpassungen und interdisziplinäre Behandlung ist erforderlich).

Im Operationstrakt lassen sich so außer Elektiv- und Notfallpatienten noch nach der Operationszeit segmentieren: Schnell (< 1 Std.), Mittelschnell (> 1 Std. < 2 Std.), Langsam (> 2 Std.).

Das Op-Zentrum wird zur unabhängigen Einheit, geleitet von einem OP-Manager, und je nach Anzahl der Abteilungen je einem weiteren Verantwortlichen. Der Op-Manager plant die Eingriffe EDV- unterstützt nach dieser Vorgabe in die Op-Säale ein. Damit ist die Wahrscheinlichkeit, dass

Op-Zeiten nicht eingehalten werden und Operationen ausfallen deutlich geringer, da die Abläufe der Operationen berechenbarer sind. Hierbei ist eine feste Personalzuteilung je Op-Saal gegeben, die die Verantwortung für den Tagesablauf trägt. Essentiell ist die komplette, strikte Trennung zwischen Notfall und Elektiv-Eingriffen.

Die Karolinska Klinik Kopenhagen, größte Universitätsklinik in Dänemark, konnte allein so die Produktivität des Operationstraktes um 30% steigern, und dabei noch 3 von 15 Operationssäalen schließen. Die Anzahl der Operationen konnten um 20 – 30% gesteigert werden. Patientenzufriedenheit (Wartezeiten auf Op-Termine, verschobene Op's) und Mitarbeiterzufriedenheit (mehr Patientenorientierung, effizientere Arbeitsabläufe) konnten messbar gesteigert werden.

Ein weiterer Weg der Prozessoptimierung ist das Modell der „FOCUSED FACTORY". (Bsp: Shouldice Clinic oder Mamma-Zentrum). Prinzip ist hier ein zielgerichtetes Marktsegment (nur Hernien, nur Mamma Chirugie), ein gut definiertes Service Konzept (best practice), eine fokussierte Taktik (Preisstrategie, Marketing, Patientenklientel) und effektive Service Abläufe (Geschwindigkeit, Effizienz, Qualität). Letztlich wird eine große Anzahl von Patienten mit viel Erfahrung behandelt mit den Schlagworten: Simplicity (Einfachheit), Repetition (Wiederholung), Experience (Erfahrung), Casemix Homogenity (homogener Casemix).

Das Konzept der Focused Factory geht auch aus dem Modell „Market Driven Healthcare" in den USA hervor. Eine wirksame Kostenkontrolle soll durch den leichten Zugang zur medizinischen Versorgung und damit höherem Gesundheitslevel der Versicherten erreicht werden. Ebenso durch hohe Fallzahlen, hohen Spezialisierungsgrad mit hoher Qualität und geringeren Kosten. Hohe Effizienz durch wenig redundande Technologie und Vergleichbarkeit der Kosten und Qualität von verschiedenen Anbietern durch den Patienten.

Ein echter entstehender Wettbewerb führt letztlich zu effektiver Preissenkung.

Mittlerweile bestens bekannt sind die Clinical Pathways, die in Deutschland vorrangig diskutiert werden zur Prozessoptimierung.

Intention eines Pathways sind Verbesserung der Ergebnisqualität, Prozessoptimierung, Auslastungssteuerung, Koordination der Schnittstellen-Problematik, Verweildauer-Steuerung, Prozesstransparenz, Minimierung der wirtschaftlichen Risiken (Berechenbarkeit), Optimierung der Nutzung knapper Resourcen. Kritiker von Clinical Pathways bemängeln häufig Billigmedizin, mangelnde Therapiefreiheit, Medizin sei nicht standardisierbar und den hohen Zeitaufwand für die Entwicklung bei fraglichem Nutzen.

Mit der Einführung der DRG's werden sogenannte low budget DRG's (Z-DRG's) Fixpreise haben und nur durch Kostensenkung wirtschaftlich behandelt werden können.

Ein erster Schritt wäre folgerichtig eine Kostenträgerrechnung für Hauptdiagnosen anzustreben, um zu wissen, was überhaupt pro Patient an Kosten produziert wird (nicht zu verwechseln mit den Erlösen). Derzeit liegen klinikspezifische Kostenträgerrechnungen in weniger Kliniken vor. Sind die key-costfactors bekannt, kann versucht werden, Kosten gezielt zu senken. Mittel wäre die Prozessoptimierung, um z. B. Verweildauern zu steuern. Verschiedene Modelle wie erläuert sind dann denkbar.

Man sollte aber nicht im DRG-Wirrwar und Codierungswahn planlos anfangen, Einzelprozesse zu verändern und zu optimieren oder hohe zeitliche und finanzielle Investionen in einzelne Umstrukturierungsmaßnahmen zu stecken, sondern zunächst einen Schritt zurückgehen, sich zurücklehnen und wie von einem Balkon aus der Vogelperspektive heraus zunächst einmal das gesamte Unternehmen „Krankenhaus" oder „Praxis" und sein Umfeld genau ansehen. Um zu analysieren, wo unsere Ziele wirklich stecken, was wir wirklich am besten im Umfeld können und wo wir langfristig realistische Wettbewerbschancen haben.

Wenn man so seine Strategie aussortiert hat, kann man sich getrost den Details, dem operationalen Geschäft zuwenden, um „best performance" und „added value" zu erreichen.

Ob wir mit Clinical Pathways, Time Based Management, Focused Factory, EFQM, KTQ, Balanced Score Card oder anderen Modellen an die Arbeit gehen, ist eigentlich egal, solange man beherzigt: „Decisions should be based on strategic analysis". Denn heute kommt man weder mit „one size fit's all" noch mit sogenannten „me-too" (kann ich auch) Produkten langfristig zum Erfolg. Der Kunde, das ist heute der Patient, die Versicherungen, die Gesellschaft, die Mitarbeiter, die Zuweiser, die Universitäten etc. erwarten heute „premium quality" und individuellen Service zum bestmöglichen Preis.

Die Marktwirtschaft hat nun auch das Gesundheitswesen eingeholt, oder vielleicht schon überholt. Für uns als Mitarbeiter im Gesundheitswesen und vor allem diejenigen von uns in leitenden Positionen, stellt die Entwicklung eine Herausforderung dar, die durchaus spannend sein kann und an deren Gestaltung wir proaktiv und offen beteiligt sein sollten.

Das Berliner Modell: Prozessoptimierung und verbesserte Arbeitsbedingungen für die Mitarbeiter durch Nutzung tariflicher und gesetzlicher Spielräume in der Arbeitszeitgestaltung

The „Berlin working-Time Model": optimizing processes and improving working conditions for doctors by adjustment of working hours within the scope of tariff and legal provisions

W. Wyrwich

Klinik für Unfall- und Wiederherstellungschirurgie, Klinikum Benjamin Franklin der Freien Universität Berlin, Hindenburgdamm 30, 12200 Berlin

Summary

Constantly high amounts of overtime and numerous cancelled operations led to a weak point analysis within our own clinic. Changes in working hours in the possible range of tariff regulations and within the limits of the "Arbeitszeitgesetz" led to a 4-day-week model. The calculated effect suggested a significant drop in overtime work, increase in possible OR usage and extra leisure time for the medical staff. Simultaneous loss of two members from the same service group without the possibility of replacement led to failure of the trial run. Reduction of overtime work succeded in one of three service groups; OR usage did not increase.

Key words: Doctors, work law, 4-days-week, overtime

Zusammenfassung

Kontinuierlich hohe Anzahl von Überstunden und zahlreiche abgesetzte Operationen führten zur Ist- und Schwachstellen-Analyse innerhalb der eigenen Klinik. Veränderte Arbeitszeiten unter Nutzung der tariflichen und gesetzlichen Spielräume haben ein Modell einer 4-Tage-Woche entwickeln lassen, bei dem der kalkulierte Effekt außer einer Überstundenreduktion auch eine verbesserte Operationssaal-Nutzung und zusätzliche Freizeit für die ärztlichen Mitarbeiter erwarten ließ. Gleichzeitiger Ausfall von zwei Mitarbeitern einer Dienstgruppe ohne die Möglichkeit auf Ersatz, führte zum Scheitern des Probelaufs. Reduktion von Überstunden gelang in einer von 3 Dienstgruppen, die Op-Nutzung konnte nicht verbessert werden.

Schlüsselwörter: Arzt, Arbeitszeitgesetz, 4-Tage-Woche, Überstunden

Einleitung

Neben der Diskussion um die Forderung nach dem „ausgeruhten Arzt" durch die Patienten und dem Wunsch des nachgeordneten ärztlichen Dienstes nach kurzen Ausbildungszeiten bei „adäquater Vergütung" für geleistete Arbeit, sehen sich Klinikverantwortliche durch z.T. widersprüchliche gesetzliche Vorgaben mit einem juristischen Problem konfrontiert, die in ◘ Tabelle 1 dargestellt sind.

◼ Tabelle 1. Zielkonflikte und justiziable Probleme für Klinikbetreiber und Abteilungsleiter

- Missverhältnis von gesetzlichen und tarifvertraglichen Arbeitszeit-Vorgaben zu tatsächlich werktäglich erbrachten Arbeitsleistungen des ärztlichen Dienstes
- EuGH-Urteil zum Bereitschaftsdienst steht im Widerspruch zur „arbeitszeitgesetz- und tarifkonformen" Betrachtungsweise, Bereitschaftsdienst als „Ruhezeit" zu definieren
- Verstöße gegen das Arbeitszeitgesetz werden dem Klinikleiter angelastet und bestraft
- verlässliche Personalplanung bei Beachtung der 5,5 Stunden Ruhezeit-Vorgaben nicht möglich
- Anpassung des Personalschlüssels an tatsächliche Bedürfnisse aus wirtschaftlichen Zwängen nicht möglich

---

Bei gleichzeitig zahlreichem „Verschieben" und „Absetzen" von Eingriffen wurde in unserer Klinik ein Arbeitszeitmodell, das Überstunden reduzieren, gesetzliche Vorgaben respektieren und hausspezifische Probleme wie knappe OP-Ressourcen im Lösungsansatz mit berücksichtigen sollte.

Material und Methode

Die Klinik für Unfall- und Wiederherstellungschirurgie ist mit einem Stellenschlüssel von 15,5 Stellen ausgestattet, der auf der Grundlage der Anhaltszahlenrechnung festgelegt wurde. Pro Jahr werden etwa 2000 Patienten stationär behandelt, der Nutzungsgrad liegt über 90%. Das weitere Leistungsspektrum umfasst die „Erste Hilfe" (ca. 10.000 Patientenkontakte), die Poliklinik (ca. 5.000 Patienten sowie 450 Operationen), das D-Arzt-Wesen, Konsil- und Gutachtertätigkeit sowie die akademische Ausbildung von Medizinstudenten.

Leistungsverdichtung durch Verweildauerverkürzung verschärft das bestehende Missverhältnis zwischen Arbeitsbelastung und leistungsbezogenem Personalbedarf. Zusätzliche Faktoren, die auf den Personalschlüssel wirken, aber nicht berücksichtigt werden, sind in ◼ Tabelle 2 wiedergegeben.

◼ Tabelle 2. Faktoren mit Auswirkungen auf Arbeitsanfall und -belastung, ohne Berücksichtigung in der Personal-Bedarfsberechnung.

- signifikante Steigerung der Behandlungszahlen
- Änderungen des Patienten-Kollektivs
- Änderungen im operativen Spektrum
- Zunahme administrativer Tätigkeiten
  - Zwischenberichte und Verweildauerbegründungen Krankenkasse
  - Verhandlung mit dem MDK
  - Fehlbelegungsprüfung
  - Organisation der externen Nachbehandlung für Patienten
- Einführung zusätzlicher, nicht primär patientenbezogener Leistungsmerkmale
  - Qualitätssicherungsmaßnahmen (BQS)
  - Änderungen der Gesetzgebung (DRG)
- Überstunden

Ressourcen-Knappheit im OP (Saal-, Anästhesie- oder OP-Personal-Verfügbarkeit) führt zusätzlich zu Leer- und Wartezeiten, die den Arbeitsablauf erheblich beeinflussen: Überschreiten der geplanten OP-Laufzeiten generiert vermeidbare Überstunden und führt zum Absetzen von Patienten, die dann das OP-Programm des folgenden Tages belasten.

Die festgelegten Arbeitszeiten im Rahmen der 5-Tage-Woche (38,5 Std.) sehen montags bis donnerstags Dienstbetrieb von 7:00 bis 15:30 Uhr vor, freitags bis 14:00 Uhr. Danach beginnt der Bereitschaftsdienst der Stufe „D" und Rufbereitschaftsdienst.

Bei gleichmäßiger Verteilung der Wochenarbeitszeit auf 4 Tage, ergäben sich bei adäquater Personalstärke theoretisch die in ◘ Tabelle 3 dargestellten Vorteile für Klinik, Mitarbeiter und Patienten.

◘ Tabelle 3. Effekte des 4-Tage-Wochen-Modells auf Klinikbetrieb, Mitarbeiter und Patienten

- Operationszeiten lassen sich bis 16:00 Uhr realisieren (statt bis 14:30 Uhr)
- Rentabilität des Operationsbereichs steigt
- Zahl der abgesetzten Eingriffe sinkt (angemessene Stärke des OP- und Anästhesie-Personals vorausgesetzt)
- Stationsarbeit und Administration kann in der regulären Dienstzeit erfolgen
- Überstunden können reduziert werden
- Längere Arztpräsenz auf Station ist für den Patienten-Bezug förderlich
- Gespräche mit berufstätigen Angehörigen können persönlich erfolgen
- Einkommen fallen im Gegensatz zum Schichtdienstes nicht ab
- Risiko für Bußgeldzahlungen wegen ArbZG-Verstößen sinkt
- Zusätzliche „Freitage" für Mitarbeiter in der Woche
- Anzahl arbeitsfreier Wochenenden steigt

Durch eine gleichmäßige Verteilung der Wochenarbeitszeit auf vier Tage beträgt die tägliche Arbeitszeit 9 Std. und 37,5 Minuten. Durch eine vereinbarte Verlängerung der Pausenzeit auf 52,5 Minuten täglich kann die Regelarbeitszeit bis 17:30 Uhr angesetzt werden, der Bereitschaftsdienst beträgt dann 13.5 Stunden. Die dem Bereitschaftsdienst folgenden Tage sind frei, da die Wochenarbeitszeit bereits abgeleistet wurde. Die im Bereitschaftsdienst anrechenbaren Arbeitsstunden könnten voll ausbezahlt werden.

Von Freitag auf Samstag hätte der Bereitschaftsdienst eine Dauer von 16 Stunden. Von Samstag auf Sonntag wäre die Dauer des Bereitschaftsdienstes 24 Stunden, von Sonntag oder einem Wochenfeiertag auf einen Werktag 21,5 Stunden. Das Projekt wurde ab 01.10.2002 für die Dauer von 3 Monaten zum Testlauf genehmigt.

Ergebnisse

Kalkulierte Ergebnisse des Modells: Bei einer Personalstärke von 7 Personen pro Dienstgruppe resultiert bei verlängerten Betriebszeiten und konstanter durchschnittlicher Schnitt-Naht-Zeit von 83 Minuten bei einer Wechselzeit von 30 Minuten eine mögliche Steigerung der OP-Nutzung um 12,1% ohne die reguläre Arbeitszeit zu beeinflussen. Die Anzahl täglich anfallender Überstunden könnte um 2 Stunden pro Mitarbeiter reduziert werden, was über das Jahr etwa 9000 Überstunden bedeutete.

Ergebnisse des Testlaufs: Am 01.10.2002 startete das Maodell mit einer Mannschaftsstärke von 6 Mitarbeitern pro Dienstgruppe. Darunter konnte die geplante Dienstplangestaltung initial beibehalten werden. Eine Verbesserung der OP-Nutzung war jedoch nicht erkennbar, da die Dienstzeiten der im Schichtsystem arbeitenden Anästhesie und OP-Pflege nicht harmonisiert wurden. Nach einer Woche erkrankte ein Mitarbeiter der Oberarzt-Dienstgruppe und fiel für insgesamt 4 Wochen aus. Ein weiterer Oberarzt trat eine Chefarzt-Position an und verließ die Klinik unter Einbringen des gesamten Resturlaubs. Für beide konnte kein Ersatz gestellt werden, die Oberarztgruppe wurde aus der Gruppe Bereitschaftsdienst mit einem Mitarbeiter verstärkt, wodurch nun in beiden Gruppen nur 5 Kräfte zur Verfügung standen und das System nicht gehalten werden konnte. Am 31.10.2002 wurde das Projekt eingestellt. In der Dienstgruppe der Assistenten in Rufbereitschaft konnte ein deutlicher Rückgang der Überstunden verzeichnet werden.

Trotz Scheiterns des Testlaufs wurde das Modell von den Mitarbeitern insgesamt positiv bewertet.

Schlußfolgerung

Das „Berliner Modell" einer 4-Tage Woche für den ärztlichen Dienst konnte seine Eignung im Real-Test nicht beweisen, da ein innerhalb einer Dienstgruppe aufgetretener Personalmangel nicht kompensiert werden konnte. Bei Arbeitszeit-Modellversuchen darf kein Kompromiß in der Personalstärke eingegangen werden. Schnittstellen (wie z.B. Anästhesie und Pflegebereich) müssen zeitgleich in das Konzept integriert werden. Prinzipiell könnte sich das Modell für Kliniken, Abteilungen oder Bereiche mit einer Mindeststärke von 7 Personen pro Dienstgruppe eignen und zu einer besseren Ressourcen-Nutzung und Prozess-Verbesserung beitragen. Der einzelne Mitarbeiter gewinnt zusätzlich an Freizeit ohne stärkere finanzielle Einbußen.

Literatur

1. Arbeitszeitgesetz (ArbZG) vom 6. Juni 1994 (BGbl. I S. 1171, zuletzt geändert BGBl. I 1996 S. 1186)
2. Wyrwich W: „Arbeitsplatz Chirurgie: Auswirkungen politischer und wirtschaftlicher Veränderungen im Klinischen Alltag." 117. Kongress der Deutschen Gesellschaft für Chirurgie, Berlin, 02.–06.05.2000.
3. Hoff A (2002) „Arbeitszeitkonten – Grundlagen und Gestaltungsempfehlungen" in Antony, Eyer, Kutscher (Hrsg.): Das Flexible Unternehmen. Symposium Publishing.
4. „Beschäftigungswirksame und sozialverträgliche Arbeitszeitmodelle im Krankenhaus" 2. Auflage 2001. Ministerium für Frauen, Jugend, Familie und Gesundheit des Landes Nordrhein-Westfalen.

Zusammenarbeit von Chirurgie und Pathologie im diagnostischen Qualitätsmanagement: Die tägliche Praxis – wo können Defizite auftreten?

Cooperation of surgery and pathology and quality management – what are the reasons for deficits in everyday practice?

H. J. Stein, B. H. A. von Rahden, M. Sarbia

Chirurgische Klinik und Poliklinik, Klinikum rechts der Isar, Ismaningerstr. 22, 81675 München,
E-mail: stein@nt1.chir.med.tu-muenchen.de

Summary

Communication is the key to a well-functioning interaction of high quality between surgeon and pathologist. Contact points for communication exist during the pre-, intra-, und postoperative period: *Preoperatively* the pathologists' evaluation of biopsies is the gold standard for the establishment of the diagnosis and selection of the therapy. *Postoperatively* the pathology report is the quality characteristic, particularly for resections in surgical oncology. A further contact point exists during the *intraoperative period*, when the pathologist is embedded in the on-the-spot evaluation of the specimen. Modern surgical concepts (e.g. prophylactic resections) require the sharing of responsibility, because the histopathologic diagnosis can be difficult and the clinical implications may be severe.

Key words: Quality management

Zusammenfassung

Kommunikation ist der Schlüssel zur Qualität in der Interaktion zwischen Chirurgen und Pathologen. Schnittstellen hierfür gibt es prä-, intra-, und postoperativ: *Präoperativ* bedient der Pathologe mit der Beurteilung der Biopsien den Goldstandard in der Diagnosesicherung und Therapieentscheidung. *Postoperativ* ist der pathologische Befund das Qualitätsmerkmal, insbesondere für onkologisch-chirurgische Resektionen. Eine weitere Schnittstelle wird geschaffen, wenn ein Pathologe *intraoperativ* in die Befundung einbezogen wird, in Form eines „Präparatedienstes" im OP-Saal. Moderne chirurgische Konzepte (z. B. prophylaktische Resektionen) erfordern eine Aufteilung der Verantwortung, weil die histopathologische Diagnose schwierig und die klinische Konsequenz weitreichend sein kann.

Schlüsselwörter: Qualitätsmanagement

Eine enge Zusammenarbeit zwischen Chirurgie und Pathologie ist essentiell für eine Optimierung der Abläufe im diagnostischen Qualitätsmanagement und damit die Voraussetzung für eine weitere Verbesserung der Ergebnisqualität. Dies gilt nicht nur, aber vor allem in der onkologischen Chirurgie. Wie stets, wenn es um interdisziplinäre Zusammenarbeit geht, heißt das Stichwort „Kommunikation". Eine gute Kommunikation ist der Schlüssel zu Qualität. Defizite im Bereich der Kommunikation wirken sich negativ auf die Qualtität von Diagnose und Therapie aus. Am Modell der Chirurgischen Klinik und Poliklinik, dem Institut für Allgemeine Pathologie und

Pathologischen Anatomie und dem Cancer Center der Technischen Universität München sollen hier die Schnittstellen in der täglichen Praxis mit Fokus auf mögliche Defizite in der Interaktion bei der Diagnose und Therapie von Tumoren des Gastrointestinaltraktes beleuchtet werden.

Schnittstellen für die Interaktion zwischen Chirurgie und Pathologie

Schnittstellen für die Interaktion zwischen Pathologen und Chirurgen im Qualitätsmanagement von onkologischen Patienten bestehen präoperativ, intraoperativ und postoperativ. *Präoperativ* gilt die pathologische Beurteilung der Biopsien als Goldstandard in der Diagnosesicherung und damit für die Indikationsstellung zum chirurgischen Eingriff. *Postoperativ* stellt der histologische Befundbericht des Pathologen gemeinsam mit dem intraoperativen Befund des Chirurgen das Qualitätsmerkmal für onkologisch chirurgische Resektionen dar. Eine weitere Kommunikationsebene bezieht den Pathologen auch in die *intraoperative* Phase bei Schnellschnittuntersuchungen, Beurteilung von Resektionsrändern und der Orientierung und Lokalisation von Resektionspräparaten ein.

Die Präoperative Situation

Informationen über Ort und Art der Biopsiegewinnung bei gastrointestinalen Tumoren ist essentiell für die Beurteilung durch den Pathologen. Biopsien aus dem Randbereich invasiver Tumoren oder aus zentralen Nekrosen zeigen oft nicht das eigentlich vorliegende invasive Carcinom. Bei nicht eindeutigen Befunden muß hier unter Umständen vor einer Therapieentscheidung eine erneute Biopsie erzwungen werden.

Kommunikation zwischen dem Pathologen und dem Chirurgen ist auch entscheidend bei multizentrischen Tumoren und insbesondere beim Nachweis eines Carcinoms oder höhergradigen intraepithelialen Neoplasien in Routinebiopsien welche aus makroskopisch unauffälligen Bereichen gewonnen werden. Endoskopische Überwachungsprogramme mit ‚blinden Biopsien‘ aus makroskopisch unauffälligen Bereichen werden zunehmend bei Patienten mit bekannten präkanzerösen Läsionen (z.B. Barrett Ösophagus) oder Risikosituationen (z.B. positive Familienanamnese) eingesetzt. Dies führt zu einer Zunahme in der Diagnose präinvasiver Läsionen und früher Tumorstadien. In der eigenen Erfahrung hat sich dies während der letzten Jahre vor allem beim Adenocarcinom im distalen Ösophagus, dem sogenannten Barrett Carcinom bemerkbar gemacht (◼ Abbildung 1).

Vor allem bei der Indikationsstellung und Formulierung von Therapieempfehlungen bei Frühkarzinomen und intraepithelialen Neoplasien kommt hier dem Chirurgen und Pathologen gemeinsam eine hohe Verantwortung zu. Im Grenzbereich zwischen Metaplasie, intraepithelialer Neoplasie und Frühcarcinom kann eine Therapieempfehlung nur „Hand in Hand" getroffen werden. Hier stellt die sogenannte ‚Wien Klassifikation‘ der gastrointestinalen intraepithelialen

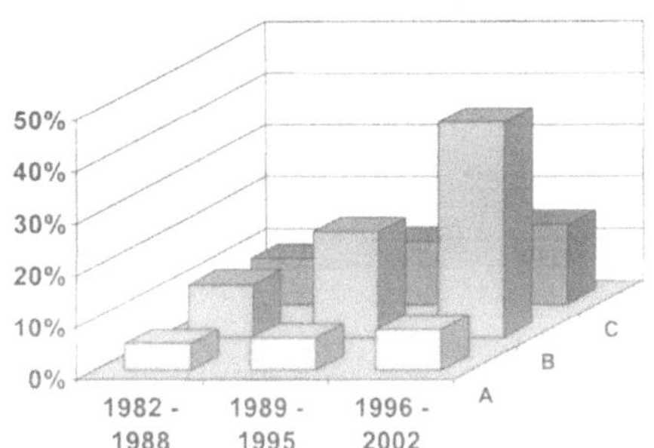

◼ **Abb. 1.** Zunahme der ‚Frühkarzinome‘ und ‚hochgradigen intraepithelialen Neoplasien‘ im Krankengut der chirurgischen Klinik TU München. (**A**) Plattenepithelkarzinome des Oesophagus, (**B**) Adenokarzinome des oesophagogastralen Übergangs und (**C**) Magenkarzinome.

Neoplasien im Vergleich zur früher verwendeten Terminologie einen deutlichen Fortschritt dar [1]. Allerdings kann die Beurteilung des Schweregrades einer intraepithelialen Neoplasie auch erfahrenen Pathologen Probleme bereiten [2]. Dies muß bei der Indikationsstellung zur Intervention und Verfahrenswahl berücksichtigt werden. Inakzeptabel erscheint es, wenn bereits durch den Pathologen beim Nachweis intraepithelialer Neoplasien in einer Biopsie spezifische Therapieempfehlungen ausgesprochen werden [3]. Dies sollte dem Kliniker vorbehalten bleiben und auf der Zusammenschau aller verfügbaren Befunde beruhen.

Vor allem wenn eine ‚prophylaktische Resektion' erwogen wird, wie dies beim Nachweis einer hochgradigen intraepithelialen Neoplasie im Barrett Ösophagus der Fall sein kann [4, 5], sollte eine ‚Second Opinion' eingeholt werden ❏ Abbildung 2. Auch wenn Morbidität und Mortalität der Ösophagektomie in den vergangenen Jahren in erfahrenen Zentren deutlich reduziert werden konnten, ist ein derartiger prophylaktischer Eingriff nach wie vor mit einem erheblichen Risiko und einer deutlichen Reduzierung der Lebensqualität verbunden.

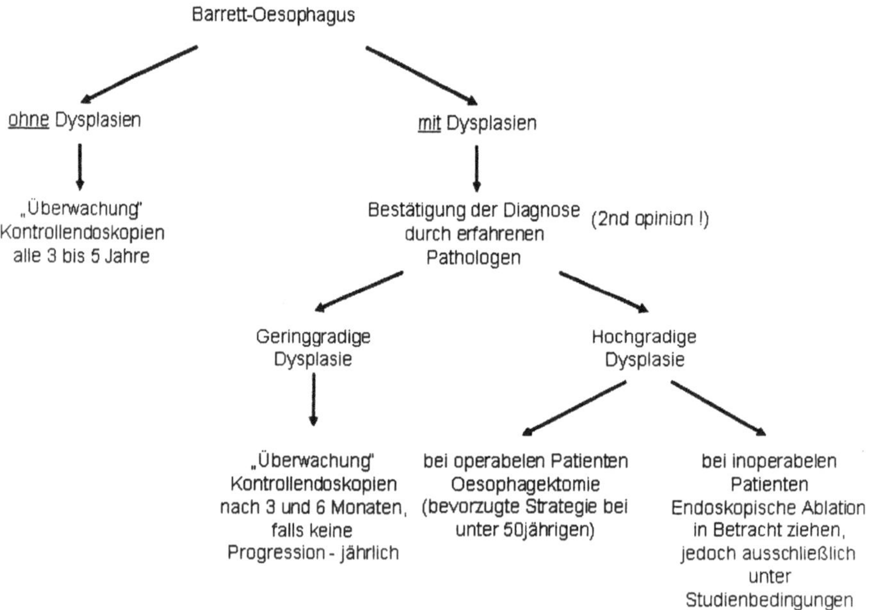

❏ **Abb. 2.** Aktuelle Richtlinien für das therapeutische Management von Patienten mit der Präkanzerose Barrett-Oesophagus und den darin sich entwickelnden (geringgradigen und hochgradigen) intraepithelialen Neoplasien (früher: Dysplasien). Nach Stein et al., 1996; Spechler 2002).

Die intraoperative Situation

Auch intraoperativ kommt einer guten Kommunikation zwischen Pathologen und Chirurgen eine wesentliche Rolle im Qualitätsmanagement zu. Die exakte Beschreibung der Lokalisation separat vom eigentlichen Resektionspräparat entnommener Lymphknoten oder anderer Tumorherde ist für die endgültige TNM-Klassifikation essentiell.

Eine eindeutige Aussage zum Tumorstaging wird für den Pathologen auch schwierig wenn Resektionspräparate 'stückweise' gewonnen werden ◘ Abbildung 3. Hier kann nur durch akkurate Orientierung, Markierung und Beschriftung der Präparate durch den Chirurgen oder die Anwesenheit des Pathologen im OP Abhilfe geschaffen werden.

Schnellschnittuntersuchungen haben in den letzten Jahrzehnten zwar an Aussagekraft gewonnen, doch bleiben hier vor allem bei 'Lymphangiose', Tumoren mit 'diffusem' Wachstumstyp und bei Patienten mit vorangegangener neoadjuvante Therapie erhebliche

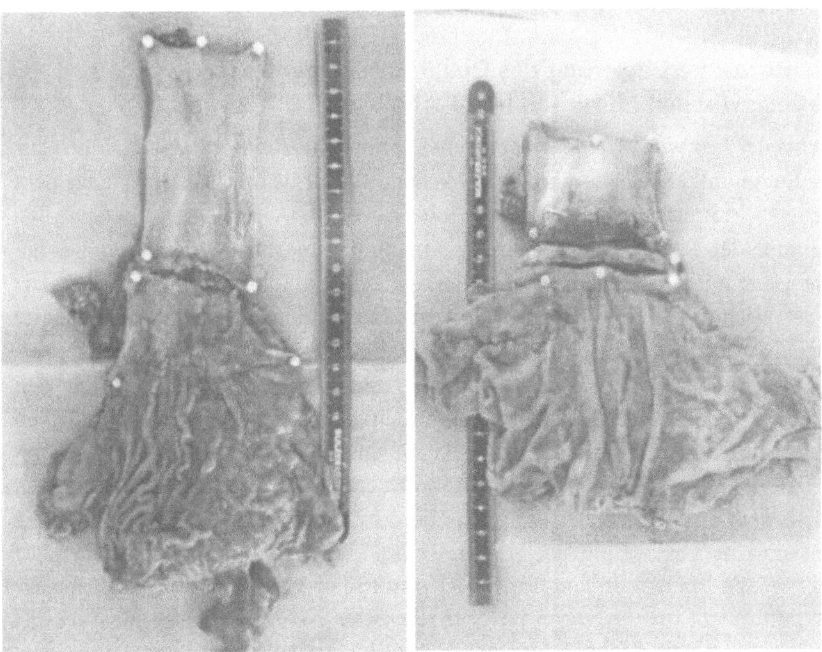

◘ **Abb. 3.** Die unmittelbare (mündliche) Kommunikation zwischen Chirurg und Pathologen („Präparatedienst" im OP-Saal) minimiert Fehler bei der Orientierung von Resektaten und Nachresektaten bei ‚stückweise' gewonnenen Präparaten (hier: distaler Ösophagus und proximaler Magen).

Unsicherheiten. Weiterhin muß berücksichtigt werden, das Schnellschnittuntersuchungen am oralen oder aboralen Absetzungsrand unmöglich werden, wenn die Absetzung des Präparats mit Klammernahtgeräten erfolgt ist oder Quetschartefakte vorliegen.

Die postoperative Situation

Postoperativ liefert der Pathologe mit dem histopathologischen Staging anhand der TNM-Klassifikation der UICC den Goldstandard für die Beurteilung der Qualität der Resektion, die Indikation für eine eventuell erforderliche adjuvante oder additive Therapie und die Einschätzung der Prognose [6]. Auch hier gilt, dass eine endgültige TNM- und R-Klassifikation nur durch Zusammenschau der präoperativen Befunde der Bildgebung, des intraoperativen Befundes des Chirurgen und des histopathologischen Befundberichts möglich ist. Vor allem bei der Beurteilung des histopathologischen Befundes wird hier zunehmend die Bestätigung durch einen zweiten Pathologen gefordert.

Essentiell für den Chirurgen ist hier auch eine möglichst detaillierte Aufschlüsselung der einzelnen Kategorien der TNM-Klassifikation durch den Pathologen unter Berücksichtigung der aktuellsten Version des Stagingsystems [6]. So gelten z.B. in der Klassifikation der T- und N-Kategorien der Magenkarzinome neue Richtlinien, welche noch nicht immer berücksichtigt werden. In ähnlicher Weise muss bei der Beurteilung der R-Kategorie nicht nur der orale und aborale Resektionsrand sondern auch die 'dritte Dimension', d.h. das Tumorbett berücksichtigt werden. Auch 'neue Prognosefaktoren' wie 'Lymphangiosis' und 'Gefäßinvasion' gelten bereits als Standard, werden vielfach im histopathologischen Befund aber noch nicht dezidiert beschrieben. Nach wie vor problematisch und nicht eindeutig geregelt ist die histopathologische Beurteilung des 'Ansprechens' oder 'Responses' bei vorangegangener neoadjuvanter Chemotherapie, Strahlentherapie und kombinierter Radiochemotherapie.

Moderne Konzepte zur Verbesserung des Qualitätsmanagements in der Kooperation zwischen Chirurgen und Pathologen

Am Klinikum rechts der Isar wurde in den vergangenen Jahren eine Reihe von Maßnahmen zur Verbesserung der Kommunikation zwischen Pathologie und Chirurgie im Qualitätsmanagement an oben angeführten Schnittstellen etabliert.

Präoperativ nimmt der Pathologe am interdisziplinären „Tumorboard" teil. Hier werden regelmäßig gemeinsam mit Onkologen, Strahlentherapeuten, Radiologen und – bei Bedarf Vertretern anderer Fachdisziplinen (z.B. HNO, Gynäkologie, interventionelle Radiologie) sämtliche Stagingbefunde diskutiert. Gemeinsam erfolgt die Festlegung des Therapiekonzeptes.

Die *intraoperative Interaktion* zwischen Chirurgen und Pathologen erfolgt durch den sogenannten „Präparatedienst". Hier handelt es sich um einen in der Ausbildung befindlichen Pathologen, welcher das Präparat direkt vom Operateur entgegennimmt, direkt alle nötigen Informationen zu klinischen und intraoperativen Befunden erhält und auch den intraoperativen Situs gemeinsam mit dem Chirurgen beurteilen kann. Hierdurch wird die spätere makroskopische und auch mikroskopische Beurteilung des Resektates erleichtert. Kommunikationsfehler wie falsche Orientierung des Präparates und Lage der Schnittränder werden durch die direkte Kommunikation minimiert. Insbesondere bei Nachresektaten ist dies wichtig, da hier die Orientierung schwierig sein kann (siehe ◘ Abbildung 3). Der Präparatedienst eröffnet das Resektat dann vor Ort und demonstriert es dem Chirurgen. Bei Bedarf kann gemeinsam über die Notwendigkeit der Anfertigung eines Schnellschnittes oder eine Nachresektion beschlossen werden. Ebenfalls vor Ort wird die makroskopische Befundung in einem Vorabbefund dokumentiert, welcher die exakte Beschreibung nebst einer Epikrise über wichtige klinische Vorbefunde (Vorbehandlung mit CTX/RCTX?, Vorerkrankungen? Voroperationen? Wichtige intraoperative Befunde) enthält. Dieses Dokument ist Grundlage für den Makrobefund im endgültigen histopathologischen Befund, wird aber auch im Intranet der Klinik abrufbar für klinische und wissenschaftliche Zwecke zur Verfügung gestellt ◘ Abbildung 4. Der Pathologe kann so die optimale Prozessqualität sicherstellen (von der Fixierung, Einbettung, dem Schneiden der interessierenden Areale bis hin zur anschließenden histopathologischen Befundung und Befunderstellung).

Zur Diskussion spezieller *postoperativer* Probleme und seltener Entitäten dient eine gemeinsame „Pathokonferenz". In diesen regelmäßigen Treffen werden Fälle aus klinischer und pathologischer Sicht erneut beleuchtet und die Prozessqualität beurteilt. Der klinische Verlauf wird dargestellt, die relevanten radiologischen Befunde werden ebenso wie die Befunde relevanter technischer Untersuchungen (z.B. der chirurgischen Endoskopie) demonstriert. Abschließend wird der pathologische Befund gezeigt und erläutert und gemeinsam werden Schlüsse für Prozess

TUM Pathologie, Chirurgie OP-Dienst am 02.02.2003

XXXXX, XXXXX, geb.: XX.XX.1948

Pathologie Dr. XXXXXX, 02.02.2003

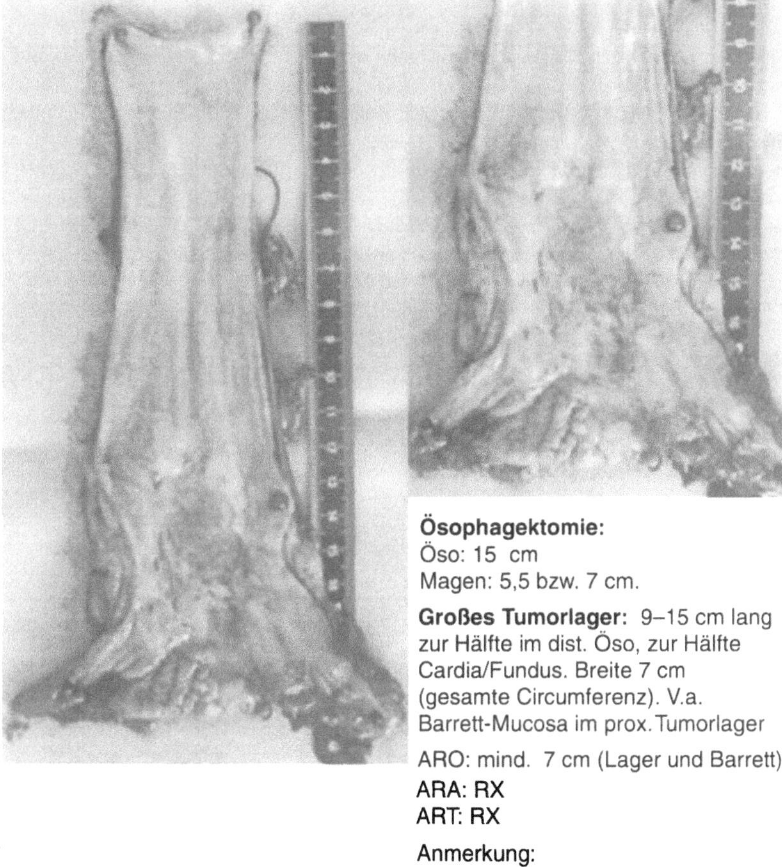

AEG I, Z.n. CTX, vorläufige Klassifikation cTX cNX MX,
RX(ARA).

Digitale Bilddoku auf: N12/Bild/Pathologie/Jan2003/02 02/xxxxx

■ **Abb. 4.** Dokumentation der makropathologischen Befundung des Resektates durch den sogenannten „Präparatedienst", die „vor Ort" im OP erfolgt. Die Kommunikation bereits *intraoperativ* verbessert deutlich die Qualität der Zusammenarbeit zwischen Chirurgen und Pathologen.

und Ergebnisqualität gezogen. Diese Art der interdisziplinären Morbiditäts- und Mortalitäts-konferenz, hat sich als sehr hilfreich zum Erfahrungs- und Wissensaustausch zwischen den Fachdisziplinen erwiesen.

Zusammenfassung

Die Qualität der Zusammenarbeit zwischen Chirurgen und Pathologen ist abhängig von einer intensiven Kommunikation: Schnittstellen hierfür liegen in allen Phasen des chirurgischen Behandlungsablaufs – prä-, intra- und postoperativ. Moderne Konzepte können hilfreich sein um beide Disziplinen maximal voneinander profitieren zu lassen und die für die Patienten bestmögliche Prozess- und Ergebnisqualität zu gewährleisten.

Literatur

1. Schlemper RJ, Riddell RH, Kato Y et al. (2000) The Vienna classification of gastrointestinal epithelial neoplasia. Gut 47:251
2. Ormsby AH, Petras RE, Henricks WH, Rice TW, Rybicki LA, Richter JE, Goldblum JR (2002) Observer variation in the diagnosis of superficial oesophageal adenocarcinoma. Gut 51:671–676
3. Stolte M (2001) [The new „Vienna Classification" for epithelial neoplasia of the gastrointestinal tract. Pros or cons?] Pathologe 22:4–12
4. Stein HJ, Panel of Experts (1996) Esophageal Cancer: Screening and Surveillance. Results of a Consensus Conference held at the VIth World Congress of the International Society for Diseases of the Esophagus. Die Esoph 9:3–19
5. Spechler SJ (2002) Clinical practice. Barrett's Esophagus. N Engl J Med 346:836–842
6. Sobin LH, Wittekind C (Editors) TNM Classification of malignant tumors. Sixth Edition. Wiley Liss, New York, 2002

VI. Allgemeine Themen: Frauen in der Chirurgie

Gute Chirurgin – Schlechte Mutter?

PD Dr. med. Carolin Tonus

Bereich Onkologische Chirurgie, Klinikum Offenbach, Starkenburgring 66, 63069 Offenbach,
E-mail: lieschent@t-online.de

„Ärztemangel" – ein Schlagwort unserer Zeit! Blicken wir, nach Ursachen suchend, auf den prozentualen Anteil der weiblichen Studenten im Fach Humanmedizin, so die Zahlen des statistischen Bundesamtes aus dem Jahr 2000 [1], sehen wir, dass 61,2% der Studienanfänger und 51,3% der Absolventen Frauen waren. Im Verlauf der medizinischen Berufskarriere sticht allerdings ein dramatischer Rückgang der weiblichen Vertreter ins Auge. So waren im gleichen Jahr nur 9,6% der leitenden Krankenhausärzte und 6,2% aller Professoren keine Männer. Noch eindrucksvoller erschien die Tatsache, dass lediglich 37,9% aller approbierten Ärztinnen ihrem erlernten Beruf nachgingen [1]. Demnach scheinen Medizinerinnen ein brach liegendes Potential darzustellen...

Interessant wären an dieser Stelle vergleichbare, objektivierende Zahlen aus anderen akademischen Fachbereichen. Und dennoch erhebt sich die Frage, warum der ärztliche Beruf, insbesondere für das weibliche Geschlecht, so unattraktiv ist. Erklärungen findet man übereinstimmend in der erschwerten Vereinbarkeit von Beruf und Familie, weit über dem Durchschnitt liegender Wochenarbeitszeit mit geforderten Nachtdiensten, rar gesäten Teilzeitstellen und mangelnden Kinderbetreuungsangeboten. Die Entscheidung gegen das ärztliche Praktizieren ist bei den befragten Frauen von der Lebensauffassung getragen, dass ein intaktes soziales Umfeld Voraussetzung für dauerhaften beruflichen Erfolg und persönliche Zufriedenheit darstellt.

Ich selbst bin verheiratete Chirurgin und Mutter von einem knapp zwei Jahre alten Sohn. Es ist mir nicht möglich, ein Patentrezept für berufstätige Mütter in einem operativen Fachgebiet zu liefern. Ich möchte vielmehr nur eine Individuallösung darstellen. Nach Abschluss des Studiums der Humanmedizin 1991 habe ich 1998 meinen Facharzt für Chirurgie gemacht. 2002 folgte nach 10 Jahren Klinik und Forschung die Habilitation. Während dieses „Marathon" blieb Zeit für Hochzeit und Ehemann, aber sicher nicht für Kinder. Drei Monate nach der Geburt unseres Sohnes Lauryn im Januar 2002 habe ich den obligaten Vortrag vor dem Fachbereichsrat der Johann Wolfgang Goethe-Universität gehalten und mit folgender Antrittsvorlesung das Habilitationsverfahren erfolgreich abschließen können. Seit Mai 2002, also nach dreimonatiger „Babypause", leite ich eine interdisziplinäre onkologisch chirurgische Station mit 20 Betten. Ich bin praktizierende Chirurgin auf dem Gebiet der visceralen Onkologie. Außerhalb der regulären Arbeitszeiten stehe ich bei medizinischen Problemen jederzeit zur Verfügung, genieße allerdings heute das Privileg, von regelhaften Nachtdiensten befreit zu sein. Mein Ziel ist das Erlangen einer außerplanmäßigen Professur. Sie sehen, beides ist möglich, Karriere und Kind, allerdings in meinen Augen nicht *neben-*, sondern nur *nacheinander*.

Unabdingbare Voraussetzung für eine verantwortungsvolle Tätigkeit ist zeitliche Flexibilität. Das darf meiner Meinung nach nicht als Affront gegen Frauen oder Mütter angesehen werden, das liegt vielmehr in der Natur der Sache. Also heißt es für berufstätige Eltern, eine adäquate

Versorgung für ihren Sprössling zu finden. Hier gibt es je nach persönlichem Geschmack mannigfaltige Möglichkeiten, und ich kann und möchte nur einen individuellen Lösungsansatz vorstellen.

Wir haben uns für die Variante der Kinderfrau entschieden. „Zivile" ist, wie mein Mann, gebürtige Litauerin, 40 Jahre jung und neben der deutschen auch der litauischen und russischen Sprache mächtig. Unser Sohn wird zweisprachig erzogen und seine Nanny als festes Mitglied der Familie integriert und akzeptiert. Ein kleines Häuschen im Garten, von den Vorbewohnern in den 50er Jahren als Werkstatt genutzt, stellt heute in Eigenarbeit saniert und renoviert ihr Wohndomizil dar. Diese Rückzugmöglichkeit in die eigenen vier Wände scheint mir für den häuslichen Frieden auf Dauer unabdingbar. Als vorteilig erweist sich die Tatsache, dass Lauryn in seinem Umfeld bleiben und nicht zu festen Zeiten aus dem Bettchen gerissen werden muss. Zivile sorgt sich ausschließlich um das Wohl unseres Kindes. Die anfallende Hausarbeit wird an zwei Tagen in der Woche von einer guten Fee im Haushalt bewältigt. Diese Entlastung von täglichen Pflichten erscheint mir wichtig. Mittwochs ist Omatag, das heißt Freizeit für unsere Kinderfrau. Am späten Nachmittag kommt „Mama" nach Hause, und ab dann gibt es uns nur noch im Doppelpack. Die Stunden bis zum Schlafengehen widme ich – soweit als möglich – ausschließlich meinem Sohn und meiner Familie. Ausnahmen reduziere ich auf ein absolutes Minimum, denn die bedeuten Enttäuschung in großen fragenden Kinderaugen. Nach der Gute-Nacht-Geschichte am Abend fühle auch ich mich zugegeben rechtschaffen müde, aber auch ein bisschen stolz! Für meinen Mann, der mich in allen Lebenslagen so tatkräftig unterstützt, verbleibt dann allerdings oftmals nur eine auf der Coach eingeschlafene Ehefrau...

Ich bin überzeugt, dass es nicht die Quantität der Stunden pro Tag ist, die die Mutter-Kind-Beziehung prägt, sondern vielmehr deren Qualität. Eine berufstätige Mutter freut sich „naturgemäß" auf ihr Kind. Die gemeinsamen Stunden wird sie – im Vergleich zu so mancher Vollzeitmutter – nahezu immer als kostbares Geschenk empfinden. Da hat das leise anklopfende schlechte Gewissen keine Existenzberechtigung. Immerhin praktizieren viele Länder seit Generationen erfolgreich die ganztägige Kinderversorgung für sozial anerkannte berufstätige Frauen.

Das entscheidende für ein zufriedenes Mutterherz ist nicht alleine das „Rational" der Kinderversorgung, sondern vielmehr dessen „Emotional". Das soll heißen, es erfordert eine ganze Menge Disziplin, den beruflichen vom privaten Lebensbereich zeitweise trennen zu können. In der Klinik gehört mein gesamtes Engagement den Patienten. Die Arbeit wird getragen durch wohltuende Gedanken an mein Zuhause, unnötiger Reibungsverlust durch schlechtes Gewissen und übertriebene Fürsorge versuche ich nicht zuzulassen.

Kinder sind ein Geschenk, eine unvergleichbare Bereicherung im Leben. Mit Organisations-talent und persönlicher Disziplin lässt sich Beruf und Familie symbiotisch verbinden. Ich meine damit eine verantwortungsvolle Tätigkeit im Rahmen der Medizin, aber auch die Verantwortung für ein heranwachsendes Wesen, das uns nach dem richtigen Weg fragt. Wenn unser Beruf auch ein bisschen Hobby ist, sind wir liebend gerne bereit, in dieser Phase unseres Lebens für Arzt- und Eltern-Sein auf so manche kleine persönliche Bequemlichkeit zu verzichten. Die Zeit „nur für sich" kommt wieder. Die Kraft und Freude aus den gemeinsamen Stunden mit dem eigenen Kind sollten wir jeden Tag versuchen einzufangen und in die Klinik mitzunehmen, auch als Bereicherung für unsere Patienten!

Ich möchte junge Frauen ermutigen, in operativen Fächern zu praktizieren. Mit dem Ausblick auf die Umsetzung der EU-Richtlinien zur Verbesserung der Arbeitszeit – auch hier in Deutschland – dürften die Bedingungen günstiger sein als noch vor einigen Jahren. Nichtsdestotrotz bedarf die erfolgreiche Vereinbarung von Beruf und Familie mehrerer Voraussetzungen, die nur zum Teil von uns selbst geschaffen werden können: Ein hohes Maß an persönlicher Disziplin und Flexibilität, adäquate Optionen der Kinderbetreuung, einen verständnisvollen Arbeitgeber und ein intaktes soziales Umfeld. Und gleiches gilt im Übrigen auch für Chirurgen, die gute Väter sein möchten...

Literatur

1. Dtsch Arztebl (2003); 100:A891–895 [Heft 14]

Dr. Irmgard Graute-Oppermann – Lebenslauf einer chirurgischen Pionierin

PD Dr. med. Heike Allgayer

Klinik und Poliklinik für Chirurgie, Marchioninistr. 15, 81477 München, E-mail: heike.allgayer@gch.med.
uni-muenchen.de

Anlässlich der Sitzung Gender Mainstreaming wurde zur Einstimmung der ungewöhnliche Lebenslauf einer sehr beeindruckenden Kollegin vorgestellt, die bereits sehr früh die Gelegenheit hatte, ein Leben als Chirurgin zu verwirklichen – Frau Dr. Irmgard Graute-Oppermann aus Lüdenscheid. Die 1914 geborene, heute nach wie vor am Fortschritt in der Chirurgie und Forschung sehr interessierte und schillernde Persönlichkeit war bereits zum Abitur auf kritische Blicke gestossen, als sie zielgerichtet den Berufswunsch äußerte, Chirurgin werden zu wollen. Nach dem Studium an acht verschiedenen Orten und der Promotion erhielt sie eine Stelle als Assistenzärztin bei Prof. Kingreen an seiner chirurgischen Abteilung und verfolgte zielgerichtet ihre Facharztausbildung – die Kriegswirren bedingten es, dass sie sehr früh an auch anspruchsvolle Operationen herangeführt wurde. Die operative Versorgung vieler Kriegsverletzten gehörte zum Alltag, ebenso die Versorgung vieler Handverletzungen aus umliegenden Industriebetrieben. Auch wissenschaftlich arbeitete Frau Dr. Graute mit ihrem Chef zusammen, es entstanden zwei chirurgische Standardwerke, „Röntgendiagnostik für Chirurgen" und „Chirurgische Operationslehre".

1950 folgte der mutige Entschluss, sich in einer chirurgischen Praxis niederzulassen – wahrscheinlich ist Frau Dr. Graute damit die erste niedergelassene Chirurgin Deutschlands, sicherlich Nordrhein-Westfalens. Anfangs begegnete sie deutlichsten Widerständen hauptsächlich im eigenen Stand der Niedergelassenen, die sie für überflüssig hielten, die Kassenzulassung wurde nicht gewährt. Auch die ersten wenigen Patienten kamen eher aus Neugierde und nicht, um sich behandeln zu lassen. Dies änderte sich mit einer Initiative des Arbeitgeberverbandes in Lüdenscheid, der Frau Dr. Grautes exzellente handchirurgische Fähigkeiten weiterhin in die Behandlung ihrer Arbeitnehmer eingebracht wissen wollten. Nach einer Prüfung erhielt die Kollegin ihre Zulassung, die Zulassung für Ersatzkassen musste sie dennoch mit Rechtsbeistand erwirken. Die Praxis lief stetig an, und schließlich behandelte Frau Dr. Graute mit ca. 4000 Patienten pro Jahr (hauptsächlich Unfallpatienten) mehr als die beiden lokalen grossen Krankenhäuser zusammen. Die Praxis lief schliesslich als Gemeinschaftspraxis mit ihrem Ehemann, der Internist war und bei Problemen während der Narkose unterstützend mitarbeiten konnte.

Wegen eines Herzinfarktes beendete die Kollegin 1980 ihre chirurgische Tätigkeit.

Frau Dr. Grautes Lebenslauf illustriert sehr schön einige Faktoren, die sicherlich entscheidend waren, um als Frau in einen damals noch so ungewöhnlichen Weg zu gehen. Zunächst waren die Umstände der Kriegswirren (viele Kollegen wurden eingezogen) sicherlich eine Chance. Zweitens hatte Frau Dr. Graute mit Prof. Kingreen sicherlich einen vorurteilsfreien Mentor, der sie über lange Zeit gefördert hat und ihr eine gute Ausbildung zukommen ließ. Das familiäre Umfeld ist ein weiterer entscheidender Faktor: Die Eltern hatten sich zwar sehr über den Berufswunsch gewundert und ihn abgelehnt, ließen sie jedoch gewähren. Der Ehemann der Kollegin, ein Internist, war zwar ebenfalls kritisch („Schatz, muss es denn ausgerechnet dieses Fach sein?"), aber er unterstütze sie dennoch. Und schließlich ist als weiterer entscheidender Faktor sicherlich die Unbeirrbarkeit der eigenen Persönlichkeit zu nennen, die den Mut hat, auch ungewöhnliche Träume gegen äußere Schwierigkeiten zu verwirklichen.

Frau Dr. Irmgard Graute-Oppermann hat inzwischen zur Unterstützung wissenschaftlich aktiver Kolleginnen/Kollegen eine Stiftung gegründet, ist aktives Mitglied der Soroptimistinnen und lebt heute nach wie vor in Lüdenscheid.

Die Chirurgie und Gender Mainstreaming – Herausforderung und Vorteil für Chirurginnen und Chirurgen

Dr. A. Bühren

Präsidentin des Deutschen Ärztinnenbundes, DÄB, Vorstandsmitglied der Bundesärztekammer, Hagenerstr. 31, 82418 Murnau, E-mail: buehren@bgu-murnau.de

Das neue Schlagwort Gender Mainstreaming entstammt dem angelsächsischen Sprachgebrauch, wo begrifflich zwischen *Sex* als biologischem Geschlecht und *Gender* als der soziokulturell geprägten Geschlechtsrolle unterschieden wird.

Gender beschreibt das Rollenverhalten beider Geschlechter. Es umfasst die ganze Bandbreite von Persönlichkeitsmerkmalen, Eigenarten, Gefühlen, Werten und Tätigkeiten, die die Gesellschaft dem weiblichen oder männlichen Geschlecht zuschreibt. Gender als soziales Konstrukt ist abhängig von der jeweiligen Gesellschaft, ihrer Kultur, Religion und Geschichte und kann sich mit dem Zeitgeist ändern.

Bei dem Terminus technicus *Gender Mainstreaming*, handelt es sich um ein neues analytisches Instrument in Politik, Wirtschaft, Wissenschaft und Kultur. In unserem Bereich der Medizin ist *Gender Mainstreaming* eine neue Handlungsstrategie, die zielführend bei der Bewältigung des Ärzte- und Ärztinnenmangels, einer realitätsgerechteren Abbildung der patientenbezogenen Erfordernisse in den DRG-Fallpauschalen oder einer effizienteren und bedarfsgerechteren Krankenversorgung eingesetzt werden kann.

Mainstreaming heißt, dass ein bestimmtes Denken und Handeln als Hauptstrom in alle gesellschaftlichen Entscheidungsprozesse eingebunden wird.

In der Verwaltung spielt z. B. das Kriterium der Ökonomie, also die Frage nach den Kosten, eine erhebliche und inzwischen selbstverständliche Rolle. Genauso wird Gender Mainstreaming in Zukunft zum integralen Bestandteil des Denkens, Entscheidens und Handelns aller Beteiligten werden.

Um in einem Bild zu sprechen: Wenn man Entscheidungsprozesse in gesundheits- und verbandspolitisch handelnden Organisationen mit dem Flechten eines Zopfes vergleicht, so werden bisher die Zöpfe mit den Strängen Sachgerechtigkeit, Machbarkeit und Kosten geflochten. Gender Mainstreaming bedeutet, bleibt man in diesem Bild, dass auch die Frage der Geschlechterverhältnisse einer der wesentlichen Stränge des Zopfes selbst ist, der durchgeflochten wird und die Entscheidungen von Anfang an mitprägt.

In Zukunft wird auch für die Verantwortlichen in allen chirurgischen Disziplinen im Sinne von Gender Mainstreaming sowohl die Berücksichtigung der unterschiedlichen Bedürfnisse potentieller ärztlicher Mitarbeiterinnen und Mitarbeiter an Weiterbildung, Arbeitsklima und familiengerechte Rahmenbedingungen als auch eine effizientere medizinische Behandlung unter Berücksichtigung der geschlechtsdifferenten Aspekte in Diagnostik, Therapie und Rehabilitation zur Regel werden.

Gender Mainstreaming in der Medizin zu verankern ist ein wesentliches Ziel des Deutschen Ärztinnenbundes. Wie bereits die Sitzungsthemen bei den beiden vorausgehenden Kongressen „Ist die Chirurgie männlich? – Diskussion eines Vorurteils" und „Berufsfeld Chirurgie – Strukturen gemeinsam entwickeln" hatten auch die diesjährigen Referate eine geschlechtersensible Aufarbeitung des Arbeitsplatzes Chirurgie als übergeordnete Zielsetzung.

Gender Mainstreaming und die Vorteile für Chirurginnen und Chirurgen

Für Ärztinnen gibt es bisher nur wenige Vorbilder, die ihnen Mut machen, selbst eine Karierre im Fach Chirurgie zu wagen. Die „Ahnengalerien" in Universitäten und Kliniken spiegeln die fast 100% ige Männerquote auf der chirurgischen Leitungsebene wider.

Heike Allgayer stellte deshalb in der diesjährigen Sitzung den Lebenslauf der chirurgischen Pionierin Dr. Graute Oppermann vor.

Gerade in den chirurgischen Fachgebieten hat sich allerdings prinzipiell wenig geändert an den beruflichen Chancen für Ärztinnen. Entsprechend gibt es bisher auch selten Mentoring und gezielte Förderung von Chirurginnen, wie bereits durch die Aussagen der Ordinarien in der Umfrage „Ist die Chirurgie männlich?" auf die Frage „Warum gibt es so wenige Frauen in der Chirurgie?" (Bühren, Sonderband zum Chirurgenkongress 2001) offenbart. Einige beispielhafte Zitate:

„Nur wenigen Frauen war es bisher möglich, die von Männern geschaffenen Netzwerke für sich zu nutzen und dies zu dürfen." „Die Chirurgie ist de facto aufgrund des traditionellen Denkens und der streng hierarchischen Ausübung ein männliches Reservat, die Strukturen rund um die Ausbildung und den Karriereverlauf sind nur auf Männer ausgerichtet, die keine familiären Pflichten übernehmen."

Um konstruktiv an diese Thematik heranzugehen, wurde in diesem Jahr von Julia Seifert in Zusammenarbeit mit Ute Glißmann die als Anschubförderung auch der weiblichen Ressourcen für die Wissenschaft bereits etablierte „Forschungsförderung für Frauen" transparent aufgelistet.

Vorgestellt wurde auch die „DÄB-Checkliste Weiterbildung", die mit vielfältigen Informationen PJ-Studentinnen und -Studenten die gezielte Planung einer strukturierten Weiterbildung und eines erfolgreichen Berufsweges – auch unter Berücksichtigung geschlechtsdifferenter Schwerpunkte – unterstützt. Damit leistet der Deutsche Ärztinnenbund, DÄB, gleichzeitig einen Beitrag gegen die Flucht aus dem ärztlichen Beruf in alternative Berufsfelder oder ins Ausland.

Für die ausreichende Stellenbesetzung müssen weitere Konzepte entwickelt und umgesetzt werden: Attraktive Weiterbildungscurricula, strukturierte Weiterbildungsabschnitte für die, die die Weiterbildung Allgemeinmedizin anstreben (wird sogar finanziell gefördert), familienkompatible Teilzeitmodelle auf allen Hierarchieebenen, die vorbehaltlose Übertragung von Leitungsfunktionen auch an kompetente Chirurginnen und last not least die Wertschätzung von Famulanten und Famulantinnen als potentiellen chirurgischen Nachwuchs.

Eine wichtige Voraussetzung für Um-Denken und Neu-Handeln ist die Klärung von Vor-Urteilen und Einstellungen von Chirurgen über Chirurginnen und umgekehrt. A. Schnider hatte 2001 anhand von Befragungsergebnissen von Mitgliedern der Schweizerischen Gesellschaft für Chirurgie dargestellt, dass inbezug auf die allerdings nur 4,4% Fachärztinnen eine hohe Akzeptanz seitens der Berufskollegen besteht. Entsprechend haben dieses Jahr Justyna Swol-Ben und Christiane Bruns die Einstellung deutscher Chirurgen aller Hierarchieebenen ihren Kolleginnen gegenüber dargestellt.

Die kürzlich erschienenen Untersuchungen von Abele-Brehm et. al. haben dokumentiert, dass sich auch die Wertvorstellungen der jungen männlichen Berufsanfänger hinsichtlich der Erwartungen an die Work-Life-Balance und der Vereinbarkeit von Beruf und Familie und der Bereitschaft zu partnerschaftlicher Übernahme von Familienverantwortung verändert haben. In diesem Sinne kann der beeindruckend selbstkritische Vortrag mit insgesamt positivem Fazit der habilitierten Viszeralchirurgin Carolin Tonus „Gute Chirurgin – schlechte Mutter?" als beispielgebend für eine Betrachtung aller Lebensfacetten der Chirurgenpersönlichkeit gewertet werden. Gleichzeitig werden solche Chirurginnen als mutmachende Rollenmodelle geschätzt und sind im Mentorinnennetzwerk des Deutschen Ärztinnenbundes gefragt. Denn ein weiteres Zitat aus der Ordinarienumfrage von 2001 lautet: „Eine Frau, die sich in der Chirurgie und der wissenschaftlichen Laufbahn bewegt, hat in der Regel keine Chance, eine Familie zu gründen, oder sie vernachlässigt Beruf oder Ehe und Familie."

Gender Mainstreaming und die Vorteile für die Chirurgie

Mehr als 50% der Berufsanfänger in der Medizin sind bereits weiblich und dieser Feminisierungstrend im ärztlichen Beruf wird weiter zunehmen. Deshalb muß die beeindruckend zutreffende Analyse eines Lehrstuhlinhabers in der Ordinarienumfrage Ausgangspunkt von verbandsinternen Konzepten zur Verringerung der äußeren Barrieren für Frauen in der Chirurgie sein:

„Arbeitsinhalte, Organisationsstrukturen und Kommunikationswesen sind von Männern geprägt und werden von ihnen definiert."

Die Benennung von ungewohnt vielen Vorsitzen im Sinne von Mentorinnen für interessierte junge Kolleginnen und Kollegen gehört deshalb auch zum Konzept dieser Sitzung. 2001 und 2002 hatten sich Prof. Dr. Doris Henne-Bruns, Ulm, und Prof. Dr. Marianne Schrader, Lübeck, als Ansprechpartnerinnen zur Verfügung gestellt. Beim diesjährigen Kongress konnten die jungen Kolleginnen erfahren, dass Dr. Ursula Wehrmann das zuständige Vorstandsmitglied für chirurginnenspezifische Fragestellungen im Berufsverband der Deutschen Chirurgen ist, dass die Viszeralchirurginnen PD Dr. Heike Allgayer und PD Dr. Christiane Bruns Fragen zum wissenschaftlichen Arbeiten beantworten und dass Dr. Almut Tempka die erfahrene Unfallchirurgin im Congressorganisationsteam ist.

Gender Mainstreaming und die Vorteile für die Patientinnen und die Patienten

Beeindruckende wissenschaftliche Ergebnisse haben in den letzten Jahren insbesondere für die Pharmakologie und Kardiologie gezeigt, dass es für eine qualitätsgesicherte medizinische Versorgung notwendig ist, die vielfältigen Unterschiede zwischen Frauen und Männern zu berücksichtigen.

Beim sog. Hauptstadtkongress 2002 wurde in einer vom DÄB konzipierten Sitzung von den Chirurginnen Christiane Laun und Julia Seifert erstmals der Fokus auf geschlechtsdifferente Aspekte in der Allgemein- und Unfallchirurgie gerichtet.

Die vom DÄB 1999 in einer Stellungnahme zum Entwurf der „GKV-Gesundheitsreform 2000" grundsätzlich angemahnte Berücksichtigung geschlechtsdifferenter Aspekte bei den Fall-pauschalen – z. B. Übernahme der Pflege kranker Familienangehöriger und Alleinleben im Alter gehäuft bei Frauen – wurden chirurgiespezifisch in der diesjährigen Sitzung von Dr. Almut Tempka dargestellt. Eine systematische Abbildung im Fallpauschalengesetz (FPG) im Sinne von Gender Mainstreaming würde auch für die Chirurgie Vorteile bringen.

Weitere Erkenntnisse im Hinblick auf eine geschlechtersensible chirurgische Medizin sollen 2004 vorgestellt werden.

Förderung von Frauen in Wissenschaft und Forschung

J. Seifert[1,2], U. Glißman[3], A. Ekkernkamp[1,2]

[1] Abteilung für Unfallchirurgie, Ernst-Moritz-Arndt Universität Greifswald
[2] Klinik für Unfall- und Wiederherstellungschirurgie, Unfallkrankenhaus Berlin
[3] Ministerium für Bildung, Wissenschaft und Kultur des Landes Mecklenburg-Vorpommern

Warum bedürfen Frauen in Wissenschaft und Forschung einer staatlich-gesellschaftlich basierten Förderung?

Die Antwort auf diese Frage findet man in den Basisdaten des Berufsbildungsberichtes des Statistischen Bundesamtes und in den Erhebungen der Bund-Länder-Kommission sowie des Bundesministeriums für Bildung und Forschung [1], aus denen hervorgeht, dass zwar die Mehrzahl der Erstsemesterstudenten an Universitäten weiblichen Geschlechts ist (52,9%), unter den Universitätsabsolventen jedoch nur noch ein Frauenanteil von 49,3% zu finden ist. Mit zunehmender akademischer Qualifikation wird der Anteil der Frauen geringer: Hohner und Mitarbeiter [2] konnten bei der Analyse geschlechtsspezifischer Berufsverläufe feststellen, dass Männer deutlich erfolgreicher als Frauen sind, wenn man den Aufstieg in mittlere und höchste Positionen als ersten Indikator für Berufserfolg betrachtet. Männer erzielten in dieser Untersuchung in sämtlichen Berufsverlaufsmustern ein höheres Einkommen und fanden sich überproportional häufig in den „attraktiven" und prestigeträchtigen Fachgebieten.

Förderung von Frauen in Wissenschaft und Forschung ist also notwendig und erfolgt deutschlandweit durch das Bundesministerium für Bildung und Forschung (BMBF) sowie durch die Bund-Länder-Kommission (BLK) und auf europäischer Ebene durch die Europäische Kommission, in deren „Generaldirektion Forschung" die Abteilung „Frauen und Wissenschaft" eingegliedert ist. Diese Arbeitsgruppe sammelt, analysiert und veröffentlicht europaweit erhobene Daten zum Thema „Frauen und Wissenschaft". Darüber hinaus erstellt sie Verzeichnisse von Wissenschaftlerinnen-Netzwerken in Europa (sog. Netzwerkführer). Zur Analyse der Situation von Wissenschaftlerinnen in Mittel- und Osteuropa, sowie den baltischen Staaten wurde eine Expertengruppe „ENWISE" (enlarge women in science to east) konstituiert. Eine weitere Arbeitsgruppe mit dem Namen „Helsinki group on women and science" hat die Aufgabe, die Rolle der Frauen in der Wissenschaft europaweit zu fördern. Die Helsinki-Gruppe sammelt geschlechtsspezifische Statistiken und erstellt sog. gender sensitive Indikatoren für die europäische Kommission, um nationalweite statistische Vergleiche zu ermöglichen.

Innerhalb Deutschlands ist das Referat Frauen in Bildung und Forschung des BMBF im Rahmen des Haushaltstitels: Strategien zur Durchsetzung von Chancengleichheit für Frauen in Bildung und Forschung zuständig. Das Referat erfasst den Handlungsbedarf in Bildung und Forschung und hat die Aufgabe, Chancengleichheit durchgängig in allen Arbeitsfeldern des BMBF durchzusetzen sowie strategische Maßnahmen und Projekte zu fördern.

Das Referat beschäftigt sich schwerpunktmäßig mit fünf Themen:
1. Gender Mainstreaming,
2. Frauen in der Informationsgesellschaft,
3. Erweiterung des Berufspektrums / berufliche Bildung für Frauen,
4. Frauen in Hochschule und Studium und
5. Frauen in Forschungseinrichtungen

zu denen verschiedene Aktionsprogramme initiiert wurden, die Mädchen und Frauen motivieren sollen, vermehrt Interesse an naturwissenschaftlichen Fächern oder ingenieurwissenschaftlichen Studiengängen zu entwickeln und wissenschaftlich tätige Frauen unterstützen sollen, durch gezielte Weiterbildung ihre Karrierechancen zu verbessern, um den Frauenanteil in wissenschaftlichen Führungspositionen zu erhöhen.

Weiterhin stellt die Bund-Länder-Kommission, welche 1970 auf der Basis Artikel 91b des Grundgesetzes eingerichtet wurde, ein Gesprächsforum für Bund und Länder zu Fragen des Bildungswesens und der Forschungsförderung dar. Hier können unabhängig von Gesetzgebungszuständigkeiten Bund und Länder durch Vereinbarungen und Verträge Vorhaben in der Bildungsplanung abstimmen, durchführen und finanzieren.

Ende der 80-iger Jahre wurde hier der Grundstein für die Hochschulsonderprogramme (HSP I–III) (1989–2000) gelegt, denen ein Finanzvolumen von 1,8 Mrd Euro zur Verfügung gestellt wurde.

Die Ziele der HSP wurden in sechs Paragraphen verankert, wobei in § 5 die Förderung von Frauen in der Wissenschaft (Umfang: 102 Mio Euro) festgelegt wurde.

Aufgrund sog. „Mitnahmeeffekte" (originäre Aufgaben der Hochschulen, die aus dem Finanzhaushalt des Landes hätten gezahlt werden müssen, wurden aus den HS-Programmen finanziert) und einer fehlenden Evaluation wurden die Hochschulsonderprogramme durch das Hochschul- und Wissenschaftsprogramm (HWP) abgelöst.

Diesem steht ein Finanzvolumen von 496 Mio Euro zu Verfügung.

Die Förderung der Chancengleichheit für Frauen in Forschung und Lehre wurde nunmehr in Artikel 1 verankert.

Als Ziele der Förderung wurden die Überwindung bestehender struktureller Hemmnisse bei der Erreichung von Chancengleichheit für Frauen in Forschung und Lehre, die Verstärkung der Anteile von Frauen in allen wissenschaftlichen Qualifikationsstufen und bei den jeweiligen Abschlüssen sowie die Erhöhung der Zahl von Frauen in Führungspositionen in Einrichtungen der Forschung und Lehre festgelegt. Gegenstand der Förderung sind Maßnahmen, die zu einer Qualifizierung für eine Professur oder Promotion führen, Maßnahmen der Frauen- und Gender-Forschung sowie Maßnahmen zur Steigerung des Anteils von Frauen in naturwissenschaftlichen/technischen Studiengängen.

Das Ziel von Bundesregierung und Ländern, bis 2005 einen Frauenanteil von 20% bei den Professuren zu erreichen, soll durch das Fachprogramm Chancengleichheit des Hochschul- und Wissenschaftsprogramms (HWP) finanziell unterstützt werden. Eine erste Bilanz zum Thema Chancengleichheit für Frauen in Wissenschaft und Lehre wird auf dem Kongress *HWP-Fachprogramm* am 5. und 6. Nov. 2003 in Hannover gezogen werden.

Literatur

1. Berufsbildungsbericht 1999, Hrsg: BMBF
2. Hohner, Priv.-Doz. Dr. phil. Hans-Uwe; Grote, Dr. phil. Stefanie; Hoff, Prof. Dr. phil. Ernst-H. (2003) Geschlechtsspezifische Berufsverläufe: Unterschiede auf dem Weg nach oben Deutsches Ärzteblatt 100, A166–169

Abstracts

Unfallchirurgie

Abstracts

Unfallchirurgie

Biotechnologie und Biomaterialien in der Unfallchirurgie

Abstract ID: 121 Vortragsart: oral

Klinische Erfahrungen mit Polypin-Composite-Stiften bei osteochondralen Frakturen über bis zu 5 Jahre

A. Prokop[1], A. Jubel[1], U. Hahn[1], C. Udomkaewkanjana[1], H. G. Brochhagen[2], K. E. Rehm[1]

[1] Unfall-, Hand- u. Wiederherstellungschirurgie, Klinikum der Universität zu Köln
[2] Radiologie, Klinikum der Universität zu Köln

Fragestellung: Osteochondrale Frakturen können mit sehr guten Ergebnissen mit biodegradablen Polylactidstiften fixiert werden. Manche Implantate führen unter Auflösung zu Osteolysen. Zur langsameren Degradation wurde einem bereits im Handel erhältlichen Polyl-L-DL-Lactid Stift (Polypin) 10% β-Tricalciumphosphat beigemischt (Polypin-C-Stift).

Methodik: In einer vergleichenden tierexperimentellen Vorstudie wurden bei 36 Schafen osteochondrale Frakturen an der Femurkondyle abwechselnd mit Polypin oder C-Stiften fixiert und die Tiere bis zu 36 Monate nachuntersucht. Unter der Degradation wurden klinisch bei beiden Stiften asymptomatische Stiftkanalerweiterungen zwischen dem 12.–18. Monat beobachtet. Nach 36 Monaten waren alle Stifte histologisch sichtbar durch Narben oder Knochengewebe ersetzt. Weichteilentzündungen wurden nicht gesehen.

Zwischen dem 1.11.1996 und dem 1.8.2002 wurden 68 Patienten mit osteochondralen Frakturen mit den neuen C-Stiften versorgt.

Alle Patienten wurden klinisch, radiologisch alle 6 Monate und abschließend im CT und oder MRT nachuntersucht und die klinischen Ergebnisse sowie Knochen- und Weichteilreaktionen nach einer Klassifikation von Hoffmann (Unfallchir. 100: 658, 1997) bewertet.

Ergebnisse: Überwiegend wurden Radiuskopffrakturen (31), Hüftgelenks- und Kopf- (9), Sprunggelenks-, (8) und Kniegelenksfrakturen (7) behandelt. 42×wurden nur C-Stifte oder 26×eine Kombination mit metallischen Implantaten (26) eingesetzt. Unmittelbar postoperativ traten keine Komplikationen auf. Ein Patient verstarb unfallunabhängig nach 6 Monaten. 60 Patienten wurden durchschnittlich nach 24 Monaten (2 – 63 Mo.) nachuntersucht. Die klinisch-funktionellen Ergebnisse waren dabei in über 90% der Fälle gut und sehr gut.

Eine entzündliche Weichteilreaktionen wurde in keinem Fall im gesamten Verlauf beobachtet. In 10 Fällen konnten nach 2 – 43 Monaten Synovialis PE's gewonnen werden, die alle ohne Fremdkörperreaktionen (IA-0 nach Hoffmann) waren. Im konventionellen Röntgen wurden keine und im CT nach 12, 23 und 24 Monaten 3 asymptomatische Osteolysen (O-1 u. O-2 nach Hoffmann) beobachtet. Beide Befunde waren im Verlauf rückläufig. Bei der letzten Untersuchung nach 42, 58 und 63 Monaten waren nur noch Knochengewebe in den ehemaligen Stiftkanälen nachzuweisen.

Schlussfolgerung: Bei allen eingesetzten osteochondralen Frakturen kam es zur Ausheilung. Durch die neuen Implantate konnte eine langsame Degradationskinetik erreicht werden. Die Degradation findet zwischen dem 12 – 30. Monat statt. Bei 4,4% der Patienten wurden in dieser Zeit im CT asymptomatische und im Verlauf regrediente Osteolysen gesehen die keine klinische Bedeutung hatten. Nach 36 Monaten sind die Stifte resorbiert und mit Knochen oder Narbe ersetzt.

Abstract ID: 312 Vortragsart: oral

Kyphoplastie mit „Bio-Zement" bei osteoporotischer Wirbelkörperfraktur – ein interdisziplinäres Konzept

J. S. Hillmeier[1], H. C. Kasperk[2], G. Noeldge[3], P. J. Meeder[1]

[1] Chirurgische Klinik Sektion Unfallchirurgie Uni Heidelberg
[2] Innere Medizin 1 Sektion Osteologie Uni Heidelberg
[3] Radiologische Klinik Uni Heidelberg

Problematik: Die osteoporose-bedingte Wirbelkörperfraktur weist in Europa in der Altersgruppe von 50 – 80 Jahren eine Prävalenz von 12% der Gesamtbevölkerung auf. Etwa ein Drittel dieser Frakturen wird symptomatisch und klinisch diagnostiziert. Eine adäquate systemische Therapie kann drohende Frakturen weiterer Wirbelkörper hinauszögern, aber die massiven Rückenschmerzen bedingt durch Instabilität und kyphotische Fehlstellung der Wirbelsäule nicht günstig beeinflussen. Die bisherige Therapie mit Bettruhe und Analgesie führt zu einem beschleunigtem inaktivitätsbedingtem Knochenabbau. Eine minimal invasive innere Stabilisierung nach teilweiser Wiederaufrichtung mit Polymethylmetacrylat-Zement (PMMA)über ein Ballonsystem wird in den USA seit 3 Jahren durchgeführt. Die Problematik des PMMA ist die Polymerisation unter Hitzeentwicklung und die Zytotoxizität. Der Kunststoff verbleibt als Fremdkörper, ein Einwachsen von Knochen oder eine Umbau ist nicht möglich. Aus diesem Grunde verwenden wir erstmals in einer interdisziplinären klinischen Studie (Osteologie, Unfallchirurgie, Radiologie) einen injizierbaren und resorbierbaren Calciumphosphat-Zement.

Fragestellung: Kann durch Kyphoplastie mit dem Bio-Zement die Schmerzsymptomatik und Mobilität in gleicher Weise deutlich gebessert werden, wie mit PMMA-Zement.

Material und Methode: Prospektive kontrollierte Studie an 40 Patienten mit osteoporotischen Wirbelfrakturen. (20 PMMA – 20 Bio) Altersdurchschnitt 73 J (51 – 89), 12/2001 – 9/2002, Nachuntersuchung 1 Wo, 4 Wo, 3, 6, 12 Mon, jährl. bis 5 J. Kyphoplastie mit dem System der Firma Kyphon, PMMA-Zement, Calciumphosphat-Zement (Calcibon Fa. Merck)
Operation im CT zur intraoperativen Lagekontrolle des Systems und des Zements
Prä- und postoperative Evaluation mittels VAS Wirbelsäulenscore und EVOS-Score
Radiolog Parameter: Kyphosewinkel, WK-Index, Wiederaufrichtung, mediale WK-Höhe in Prozent, CT-Auswertung mit Volumetrie.

Ergebnisse: OP-Zeit 47 Min/WK, 1,8 WK pro Patient (72 Wirbelkörper)
Bei der radiologischen Analyse postop. Wiederaufrichtung um durchschnittl. 22%, (0% – 68%)
4 Wo-Kontr. 30 Pat (75%) 3 Mon-Kontr. 20 Pat (50%) 6 Mon-Kontr. 7 (18%):
89% der Pat. deutlich gebessert subjektiv und in VAS und EVOS Score,
Komplikationen bei 1 Pat sekundäre Nachblutung epidural bei Gerinnungsstörung

Diskussion: Die Frühergebnisse bezüglich Schmerz und Mobilität sind vielversprechend, wobei die Langzeitergebnisse der prospektiven Studie noch ausstehen. Bezüglich Schmerzreduktion und Funktionsverbesserung postoperativ ist kein signifikanter Unterschied in beiden Gruppen feststellbar. Bei der Analyse der Röntgenbilder nach 1 und 3 Monaten sind keine schleichenden Höhenverluste der operierten Wirbelkörper oder Refrakturen in beiden Gruppen nachzuweisen. Der These, die Schmerzreduktion nach Kyphoplastie resultiere aus einer Hitzeschädigung oder direkt zytotoxisch durch PMMA, muss nach unseren Ergebnissen widersprochen werden, da der Bio-Zement ohne Hitzeentwicklung aushärtet und nicht zellschädigend ist. Inwieweit ein Einbau des Bio-Zements oder Ersatz durch neugebildeten Knochen eintritt, müssen die Langzeitergebnisse und hier insbesondere die CT-Volumetrie ergeben. Gerade im Hinblick auf eine minimalinvasive Frakturversorgung beim jüngeren Patienten ergeben sich mit der Kombination Kyphoplastie und Bio-Zement neue Perspektiven.

Abstract ID: 435 Vortragsart: oral

Kurz- und mittelfristige Ergebnisse nach Refixation osteochondraler Fragmente mit resorbierbaren Implantaten an Knie- und Sprunggelenk

M. Fuchs[1], C. Dumont[1], R. Vosshenrich[2], K. M. Stürmer[1]

[1] Klinik für Unfallchirurgie, Plastische und Wiederherstellungschirurgie der Universität Göttingen
[2] Abteilung Radiologie I der Universität Göttingen

Problem: Eine osteochondrale Läsion in der Belastungszone eines Gelenkes stellt ein therapeutisches Problem dar. Ziel der Behandlung ist die Wiederherstellung der Knorpeloberfläche mit normaler Gelenkfunktion, freier schmerzloser Beweglichkeit und Verhinderung einer weiteren Knorpeldegeneration. Dies lässt sich dadurch erreichen, dass osteochondrale Fragmente refixiert werden. Hierfür stehen resorbierbare Implantate verschiedener Polymere und Co-Polymere zur Verfügung, die jedoch nicht alle biokompatibel und ausreichend mechanisch stabil sind, um eine funktionelle postoperative Nachbehandlung zu ermöglichen.

Material und Methoden: In der vorliegenden Arbeit werden die kurz- und mittelfristigen Ergebnisse nach Refixation osteochondraler Frakturen an Knie- und Sprunggelenk dargestellt. Verwendet wurden Stifte, Nägel und Minischrauben aus „selbstverstärktem" Polylaktid. Im Zeitraum von 5/1999 bis 3/2002 haben wir an unserer Klinik 15 Patienten mit 17 Frakturen an 16 Gelenken behandelt und im Rahmen einer retrospektiven Studie klinisch und radiologisch nachuntersucht. Bei 13 von 15 Patienten erfolgte ergänzend eine Magnetresonnanztomographie (MRT).

Ergebnisse: Die klinischen Ergebnisse im McDermott-Score (∅89/100 Pkt.), DGKKT-Score (∅78,8/100 Pkt.) und Tegner-Aktivitätsscore (∅4,6/10 post-op vs ∅5,1/10 prä-op) waren bei einem durchschnittlichen Follow-up von 14,3 Monaten (4–43) gut, bestätigt durch eine vollständige Integration des vitalen Fragmentes mit Wiederherstellung der Oberflächenkontur in der Magnetresonnanztomographie. Weder klinisch noch in der MRT fanden sich bei den spät resorbierbaren Implantaten ossär, extraartikulär und intraartikulär/synovial Hinweise auf eine lokale aseptische Gewebsreaktion auf die Degradation der Implantate. Bei 2 Kniegelenken zeigte sich ein gering bis mäßig ausgeprägter Gelenkerguss, der in einer latenten Instabilität im Femuropatellargelenk begründet war.

Zusammenfassung: Unseren Ergebnissen zufolge sind die verwendeten Implantate aus Polylaktid biokompatibel und ausreichend mechanisch stabil, um effektiv bei der Refixation osteochondraler Fragmente eingesetzt zu werden. Sie ermöglichen postoperativ die für die Rehabilitation der Extremität so bedeutsame funktionelle Nachbehandlung.

Abstract ID: 1533 Vortragsart: oral

Ultrastrukturelle und immunhistochemische Untersuchungen zum zellvermittelten Abbau von Calciumphosphat-Keramiken

J.-P. Stahl[1], S. Wenisch[2], N. Wieghorst[1], U. Horas[1], C. Heiss[1], R. Schnettler[1]

[1] Klinik und Poliklinik für Unfallchirurgie, Justus-Liebig-Universität Giessen, Deutschland
[2] Labor für experimentelle Unfallchirurgie, Justus-Liebig-Universität Giessen

Einleitung: Knochenersatzmaterialien, insbesondere Calciumphosphate, werden mehr und mehr in der Traumatologie und Orthopädie eingesetzt. Über den zellvermittelten Abbau von Biomaterialoberflächen liegen bislang allerdings nur unzureichende Erkenntnisse vor. Von besonderer Bedeutung sind insbesondere die ultrastrukturellen Mechanismen in den Implantatabbau involvierter Zellen.

Methode: Es wurde bei sechs adulten Merino-Schwarzkopfschafen ein standardisierter Bohrlochdefekt unterhalb der linken, proximalen Tibiagelenkfläche geschaffen und mit zwei verschiedenen Calciumphosphat-Zementen (jeweils bei drei Tieren) aufgefüllt. Nach einer sechswöchigen Implantationsperiode wurden die perfusionsfixierten Implantatproben der histologischen und transmissionselektronenmikroskopischen Untersuchungen zugeführt.

Ergebnisse: Die durch Dünnschlifftechnik erhobenen Befunde dokumentieren die Substitution der Keramik durch lamellären Knochen. Mehrkernige, an der Knochen- und Implantatoberfläche lokalisierte Zellen wurden elektronenmikroskopisch als Osteoklasten klassifiziert.

Neben ihrer Fähigkeit zur Bildung tiefer Resorptionslakunen, drückte sich ihre Identität in charakteristischen ultrastrukturellen Merkmalen aus – allen voran der Ausbildung von ruffled border und sealing zone. Das innerhalb der sealing zone lokalisierte filamentöse Aktin konnte immunhistochemisch nachgewiesen und die Osteoklasten damit eindeutig verifiziert werden.

Wie die sealing zone ist die Ausbildung des ruffled border ausschließlich Osteoklasten vorbehalten und gilt daher auch als wichtiges morphologisches Merkmal zur Abgrenzung dieser Zellpopulation gegenüber mehrkernigen Riesenzellen. Darüber hinaus konnten Osteoklasten durch Färbung mit saurer Phosphatase dargestellt und identifiziert werden.

Wie transmissionselektronenmikroskopische Befunde in vitro aufzeigen, findet der osteoklastenvermittelte Abbau einer CaP-Keramik durch gleichzeitige Resorption und Phagozytose statt. Hiernach sind die zellspezifischen Eigenschaften der Osteoklasten komplexer als ursprünglich angenommen.

Diskussion: Die Ergebnisse der vorliegenden Studie dokumentieren erstmalig auf ultrastruktureller Ebene den osteoklastenvermittelten Abbau einer CaP-Keramik in vivo durch gleichzeitige Resorption und Phagozytose. Implantatassoziierte und am natürlichen Knochenabbau beteiligte multinukleäre Osteoklasten weisen übereinstimmende morphologische Merkmale auf, allen voran die sealing zone und das ruffled border.

Die Ergebnisse der vorliegenden Studie dokumentieren erstmalig auf ultrastruktureller Ebene den osteoklastenvermittelten Abbau einer CaP-Keramik in vivo durch gleichzeitige Resorption und Phagozytose.

Abstract ID: 1576 Vortragsart: poster

Alleinige lokale Applikation von OP-1 (BMP 7) zur Stimulation der Frakturheilung bei therapieresistenten Pseudarthrosen – Vorläufige klinische Erfahrung anhand von Fallbeispielen

G. Zimmermann, T. Chatterjee, B. Vock, A. Wentzensen

Unfallchirurgische Klinik der BG Unfallklinik Ludwigshafen

Zielsetzung: Pseudarthrosen stellen unverändert eine schwerwiegende Komplikation nach Schaftfrakturen dar und erfordern in vielen Fällen mehrfache operative Revisionen. Insbesondere bei therapierefraktären Pseudarthrosen werden zunehmend Wachstumsfaktoren zur Stimulation der Frakturheilung als Therapieoption diskutiert. OP-1 (bone morphogenetic protein 7, BMP 7) ist zur Zeit der einzige als Medikament zugelassene Wachstumsfaktor zur lokalen Applikation. Als Indikation gelten therapieresistente Pseudarthrosen nach erfolgloser autologer Spongiosaplastik. Im Rahmen einer prospektiven Studie wird zur Zeit in unserer Klinik die Wirkung bei alleiniger lokaler Applikation von OP-1 evaluiert. Es sollen nun die bisherigen vorläufigen klinischen Erfahrungen anhand erster klinischer Fallbeispiele dargestellt werden.

Patienten und Methoden: In die Studie eingeschlossen werden Patienten mit therapieresistenten Pseudarthrosen nach operativer Versorgung von Schaftfrakturen mit mindestens einmalig erfolgter erfolgloser autologer Spongiosaplastik. Nach Entfernung des avitalen Knochen- und Bindegewebssequesters erfolgte die lokale Applikation von OP-1 ohne zusätzliche Spongiosaplastik. Es wurden keine Drainagen eingelegt und auf ausreichende Blutstillung geachtet. In den Nachkontrollen wurde der klinische und nativröntgenologische Verlauf erfasst. Anhand der ersten 3 klinischen Fallbeispiele und -verläufe sollen die ersten Ergebnisse dargestellt werden.

Resultate: In allen Fällen erfolgte die Applikation problemlos; intraoperative Komplikationen traten nicht auf. Der postoperative Verlauf gestaltete sich komplikationslos; unerwünschte Wirkungen konnten nicht beobachtet werden. In den bisherigen Fällen konnte innerhalb von 3 Monaten nativröntgenologisch eine zunehmende knöcherne Überbrückung der Defektstrecken nachgewiesen werden.

Zusammenfassung: Die ersten klinischen Erfahrungen anhand von Einzelbeispielen zeigen bisher ein zufriedenstellendes vorläufiges Ergebnis. Eine abschließende Beurteilung ist aufgrund der bisher nur geringen Fallzahl und dem kurzen Nachuntersuchungsraum natürlich noch nicht möglich. Durch die Stimulation der Frakturheilung könnte die lokale Applikation des Wachstumsfaktors OP-1 (BMP-7) eine innovative und hoffnungsvolle Therapieoption bei bisher therapieresistenten Pseudarthrosen darstellen. Ob es sich hierbei um eine ergänzende oder alternative Behandlungsmöglichkeit zur Spongiosaplastik handelt, wäre dann in weiterer klinischer Studien zu untersuchen.

Abstract ID: 1580 Vortragsart: poster

Der Effekt von BMP-7 in der Behandlung von Defektpseudoarthrosen der Tibia

A. Seekamp, C. Merisier, M. Burkhardt, T. Pohlemann

Klinik für Unfall-, Hand- und Wiederherstellungschirurgie, Universitätsklinik des Saarlandes, 66421 Homburg/Saar

Zielsetzung: Kürzlich hat eine Multizenterstudie nachweisen können, dass Bone Morphometric Protein-7 (BMP-7) ebenso effektiv in der Behandlung von Pseudoarthrosen der Tibia ist, wie die Therapie mit autologer Spongiosatransplantation. In dieser Studie sollte die Effektivität des BMP-7 in der Behandlung von Defektpseudoarthrosen der Tibia evaluiert werden.

Methode: Eingeschlossen in diese prospektive offene Kohortenstudie wurden Patienten mit einer isolierten Tibiafraktur die in einer Defektpseudoarthrose geendet ist. Zum Zeitpunkt des jetzigen Eingriffs mussten die Weichteile geschlossen und reizlos sein und der Knochendefekt sollte ein Ausmaß von 5 – 6 cm betragen. Die Standardtherapie dieser Patienten bestand in einer Kallusdistraktion (unilateral oder Ilizarov Fix.). Die Studienpatienten wurden einzeitig mit einem kortico-spongiösem Knochenaufbau versorgt in Kombination mit der lokalen Applikation von BMP-7 (2 mg). Die Stabilisierung erfolgte entweder intramedullär oder über einen externen Fixateur. Das schriftliche Einverständnis der Patienten war Vorraussetzung für die BMP-7 Behandlung. Das Kollektiv dieser Patienten wurde verglichen mit einem Kollektiv vergleichbarer Defekte, welche durch eine Kallusdistraktion behandelt wurden.

Ergebnisse: Bisher wurden insgesamt 6 Patienten, entsprechend den Kriterien, in die Studie eingeschlossen. Die mittlere Defektlänge betrug 5.3 cm. Bei 4 Patienten handelte es sich ursprünglich um eine geschlossene Fraktur der distalen Tibia (3×B3, 1×C1) gefolgt von einer Infektpseudoarthrose. Bei zwei weiteren Patienten handelte es sich um eine geschlossene (C2) und eine offene Pilon Fraktur (C3), die erste war gefolgt von einer Infektpseudoarthrose, im zweiten Fall bestand ein primärer Knochenverlust. Patienten mit der Pilonfraktur wurden mit einem Hybridfixateur stabilisiert, gefolgt von einem Knochenaufbau und der Applikation von BMP-7. Dies erlaubte eine halbe Körpergewichtsbelastung für 4 bis 6 Wochen mit anschließendem Übergang zur Vollbelastung. Patienten mit dem Defekt im distalen Tibiaschaft wurden unter primärem Längenausgleich zuerst mit einem intramedullärem Implantat stabilisiert, gefolgt von Knochenaufbau und BMP-7. Bei statischer Verriegelung war unmittelbar eine Vollbelastung möglich. In allen Fällen war eine Callusüberbrückung der vier Cortices in Höhe des Defektes nach 6 Wochen im Nativröntgen sichtbar. Eine definitive knöcherne Durchstrukturierung des Defektes war im Durchschnitt nach 15,4 Wochen erreicht. Nebenwirkungen des BMP-7 konnten nicht festgestellt werden.

Schlussfolgerung: Die Anwendung von BMP-7 in der Behandlung von knöchernen Defekten erscheint sicher und unkompliziert und kann das chirurgische Vorgehen in solchen Fällen auf einen einzeitigen Eingriff reduzieren. Die Ausheilungszeit dieser Defekte liegt mit BMP-7 im Bereich des Zeitraumes einer Primärheilung von Tibiafrakturen und ist damit signifikant kürzer als die Behandlung durch Kallusdistraktion, welche für diese Defektausmaße (Vergleichskollektiv) im Durchschnitt 20 – 25 Wochen betrug.

Abstract ID: 1624 Vortragsart: oral

Osteosynthetische Versorgung von OSG-Frakturen mit biodegradierbaren Schrauben: Klinische, radiologische und magnetresonanztomographische Ergebnisse

B. Evers[1], T. Solbach[2], W. Bähren[2], H. Gerngross[1]

[1] Abt. Chirurgie, Bundeswehrkrankenhaus Ulm
[2] Abt. Radiologie, Bundeswehrkrankenhaus Ulm

Zielsetzung: Durch den Einsatz von biodegradierbaren Implantaten (BDI) in der Frakturbehandlung entfällt die Metallentfernung. Dadurch lassen sich eine erhebliche Kosteneinsparung, eine bedeutende Erhöhung des Patientenkomforts sowie eine physiologischere Knochenheilung erzielen. In bisherigen Studien wurden Fremdkörperreaktionen der umgebenden Weichteile beobachtet. Außerdem liegen keine zuverlässigen Informationen zur humanen in-vivo-Degradation dieser Implantate vor. Daher war die Zielsetzung dieser prospektiven Studie, die klinischen und radiologischen Ergebnisse nach osteosynthetischer Versorgung von distalen Fibulafrakturen mit biodegradierbaren Schrauben sowie die Häufigkeit von Fremdkörperreaktionen zu analysieren. Außerdem sollte der Stellenwert der Magnetresonanztomographie (MRT) zur Darstellung der BDI, deren Degradation und damit assoziierter Komplikationen untersucht werden.

Material und Methoden: In diese prospektive Studie wurden 25 (23 männliche, 2 weibliche) Patienten (Altersmedian: 22 (18 – 59) Jahre) aufgenommen, deren 25 OSG-Frakturen mit Schrauben aus faserverstärktem Polyglycolid (SR-PGA) versorgt wurden. Ausgewertet wurden Patientenanamnese, klinische sowie radiologische Ergebnisse unter besonderer Berücksichtigung von Fremdkörperreaktionen. Dabei wurde das klinische Resultat in Form des Olerud-Scores (Maximum: 100 Punkte) erfasst. Nachuntersuchungen erfolgten 4, 8 Wochen, 6 Monate postoperativ, danach in jährlichen Abständen. Die Kernspintomographien (MRT) erfolgten mit einem 1,5 Tesla-Gerät, wobei insgesamt 86 Sequenzen von 15 Patienten ausgewertet wurden.

Ergebnisse: Der mittlere Olerud-Score nach einem Nachuntersuchungsmedian von 23 (6 – 36) Monaten betrug 88,4 Punkte. Das Gesamtresultat war sehr gut in 24 %, gut in 68 % und mäßig in 8 %; die Patientenzufriedenheit wurde als sehr gut in 40 %, gut in 56 % und mäßig in 4 % eingestuft. In einem Fall (4 %) trat eine lokale Flüssigkeitsansammlung nach Retrauma auf, die nach dreimaliger Aspiration zu einem normentsprechenden Ausheilungsergebnis führte. In den MRT-Untersuchungen ließen sich Form, Lokalisation und Größe der BDI problemlos darstellen. Unmittelbar postoperativ sowie zwischen dem 30. und 80. Tag postop. betrug die mittlere Signalintensität (SI) 69,0 bzw. 78,5, bevor es zwischen dem 150. und 290. Tag postop. zu einem signifikanten SI-Anstieg auf 505,3 kam (p = 0,0011), der als Ausdruck fortschreitender Degradation gewertet werden kann.

Zusammenfassung: Sowohl subjektive als auch objektive Gesamtresultate nach Osteosynthesen von OSG-Frakturen mit SR-PGA-Schrauben fielen in über 92% sehr gut und gut aus und stellen damit eine mindestens ebenso gute Therapieoption wie die Metallostesynthese dar. Die in dieser Serie beobachtete Komplikationsrate von 4% ist als gering einzustufen, wobei das normentsprechende Ausheilungsergebnis in keinem Fall negativ beeinflusst wurde. Die MRT erwies sich als zuverlässiges nicht-invasives, strahlenfreies Verfahren zur in-vivo-Darstellung von Form, Lokalisation und Größe biodegradierbarer Implantate, wobei erstmals der Nachweis von Signalintensitätsänderungen der SR-PGA-Schrauben als Zeichen der Degradation gelang.

Abstract ID: 1634 Vortragsart: poster

Biokompatibilität eines neuartigen Knochenklebers – Tierexperimentelle Untersuchung im Kleintiermodell

C. Heiss[1], N. Hahn[1], P. Pokinskyj[2], S. Wenisch[1], R. Schnettler[1]

[1] Klinik und Poliklinik für Unfallchirurgie, Justus-Liebig-Universität Gießen
[2] Merck Biomaterial GmbH, Darmstadt

Zielsetzung: Ziel dieser Arbeit war die Überprüfung der Biokompatibilität eines neuartigen Knochenklebers in einem Frakturmodell am Kaninchen. Durch histologische und radiologische Untersuchungen sollte die Frakturheilung nach Kleberapplikation, die Resorption und die knöcherne Integration des Klebers untersucht werden.

Material und Methoden: Insgesamt wurden 36 Kaninchen unifemoral operiert. Bei jedem Tier wurde eine monokondyläre Femurfraktur gesetzt und die laterale Femurkondyle mit/ohne Kleber mit 2 Kirschner-Drähten refixiert. Die Tiere wurden in 2 Gruppen unterteilt, wobei jeweils 9 Tiere über einen Zeitraum von 7, 21, 42 und 84 Tagen nachbeobachtet wurden. Neben der histologischen Aufarbeitung erfolgte die radiologische Dokumentation durch Röntgenaufnahmen und Micro-CT-Aufnahmen.

Ergebnisse: Die lichtmikroskopischen Auswertungen zeigten nach 7 Tagen einen sichtbaren Frakturspalt mit Fragmenten und einem Frakturhämatom. Nach 21 Tagen konnte eine gute Resorption der Fragmente mit zunehmender Osteoblasten- und Trabekelbildung im Frakturspalt beobachtet werden, wobei in der Klebergruppe eine verzögerte Frakturheilung auffällig war. Auch nach 42 Tagen war in der Kontrollgruppe eine komplette Durchbauung des Frakturspaltes zu sehen, während sich in der Klebergruppe eine Resorption des Klebers mit einer leicht verzögerten Frakturheilung einstellte. Nach 84 Tagen konnte eine vollständige Durchbauung der Frakturzone mit Resorption des Klebers beobachtet werden. Zu keinem Zeitpunkt zeigte sich nach Kleberapplikation eine Barriere für die Osteogenese. Die 2D-3D-Micro-CT Analysen bestätigten die gute Biokompatibilität und knöcherne Integration des Klebers.

Schlussfolgerung: Insgesamt zeigen die Ergebnisse, dass der Knochenkleber eine gute Biokompatibilität ohne entzündliche Gewebsreaktionen und eine Resorption aufweist. Des weiteren kann nach Applikation eine regelrechte Frakturheilung beobachtet werden, ohne eine Barriere für die Zellmigrationen und die Osteogenese darzustellen.

Abstract ID: 1653 Vortragsart: poster

Klinische, radiologische und magnetresonanztomographische Ergebnisse nach osteosynthetischer Versorgung von Radiusköpfchenfrakturen mit biodegradierbaren Stiften

B. Evers[1], T. Solbach[2], W. Bähren[2], H. Gerngross[1]

[1] Abt. Chirurgie, Bundeswehrkrankenhaus Ulm
[2] Abt. Radiologie, Bundeswehrkrankenhaus Ulm

Zielsetzung: Der Einsatz biodegradierbarer Implantaten (BDI) in der Frakturbehandlung erspart die Metallentfernung, wodurch eine erhebliche Kosteneinsparung und eine bedeutende Erhöhung des Patientenkomforts bei physiologischerer Knochenheilung erzielbar sind. Bisher liegen keine zuverlässigen Informationen zur humanen in-vivo-Degradation dieser Implantate vor. Daher war die Zielsetzung dieser prospektiven Studie, die klinischen und radiologischen Ergebnisse nach osteosynthetischer Versorgung von Radiusköpfchenfrakturen mit biodegradierbaren Stiften sowie die Häufigkeit von Fremdkörperreaktionen zu analysieren. Zudem wurde die Magnetresonanztomographie (MRT) hinsichtlich ihrer Aussagefähigkeit zur Darstellung der BDI, deren Degradation und damit assoziierter Komplikationen evaluiert.

Material und Methoden: Es wurden 31 (24 männliche, 7 weibliche) Patienten (Altersmedian: 30 (20 – 59) Jahre) in die prospektive Studie aufgenommen, deren 31 dislozierte Radiusköpfchenfrakturen mit Stiften aus Poly-DL-lactid (70/30-PDLLA) versorgt wurden. Analysiert wurden Patientenanamnese, klinische sowie radiologische Ergebnisse und Art und Häufigkeit von Fremdkörperreaktionen. Das klinische Resultat wurde mittels Broberg-Morrey-Scores (Maximum: 100 Punkte) 4, 8 Wochen, 6 Monate postoperativ, danach in jährlichen Abständen erhoben. Die Kernspintomographien (MRT) wurden mit einem 1,5 Tesla-Gerät durchgeführt, wobei insgesamt 45 Sequenzen von 14 Patienten ausgewertet wurden.

Ergebnisse: Der mittlere Broberg-Morrey-Score nach einem Nachuntersuchungsmedian von 18 (3 – 41) Monaten betrug 90,5 Punkte. Das Gesamtresultat war sehr gut in 39%, gut in 58% und mäßig in 3%; die Patientenzufriedenheit wurde als sehr gut in 32%, gut in 61% und mäßig in 7% eingestuft. Es wurden keinerlei Fremdkörperreaktionen beobachtet. In den MRT-Untersuchungen ließen sich Form, Lokalisation und Größe der BDI problemlos darstellen. Die mittlere Signalintensität (SI) änderte sich mit 152,2 unmittelbar postop., 185,3 zwischen dem 30. und 80. Tag postop. sowie 168,5 zwischen dem 150. und 250. Tag postop. nicht signifikant. Die über 3 Jahre postop. nahezu unveränderten SI-Werte sind als Ausdruck noch nicht erfolgter Degradation zu interpretieren.

Zusammenfassung: 93 bzw. 97% sehr gute und gute subjektive bzw. objektive Ergebnisse nach Osteosynthesen von Radiusköpfchenfrakturen mit PDLLA-Stiften ohne Hinweis auf Fremdkörperreaktionen bestätigen den mindestens ebenbürtigen Stellenwert dieser Implantate im

Vergleich zu Metallimplantaten. Die MRT erwies sich als zuverlässiges nicht-invasives, strahlenfreies Verfahren zur in-vivo-Darstellung von Form, Lokalisation und Größe der biodegradierbaren Stifte, wobei längere Nachuntersuchungszeiträume als die bisherigen 3 Jahre erforderlich sind, um den weiteren Verlauf der Degradation beurteilen zu können.

Abstract ID: 1815 Vortragsart: oral

Minimierung von Entnahmemorbidität und Komplikationsraten bei der Deckung von Hautdefekten durch eine neue Methode der autologen Keratinozytentransplantation

M. Wagner[1], M. Hüning[1], A. Kage[2], M. Klein[3], M. Raschke[1]

[1] Klinik für Unfall- und Wiederherstellungschirurgie, Charité, Humboldt-Universität zu Berlin
[2] Institut für Laboratoriumsmedizin und Pathobiochemie, Charité, Humboldt-Universität zu Berlin
[3] Klinik für Mund-, Kiefer- und Gesichtschirurgie, Charité, Humboldt-Universität zu Berlin

Zielsetzung: Zur Deckung von Hautdefekten werden häufig freie, autologe Spalt- oder Vollhauttransplantationen benötigt, bei denen eine Vielzahl ernstzunehmender und den Patienten belastender Probleme wie Wundheilungsstörungen, Keloidbildung, Sensibilitätsstörungen und Wundschmerzen auftreten. Ziel der hier vorgestellten Arbeit ist es eine Alternativmethode zu etablieren, die bei ästhetisch ansprechendem Ergebnis die bekannten Komplikationen minimiert, sowie die Operationszeit und, durch die Möglichkeit zur ambulanten Behandlung, den stationären Aufenthalt der Patienten verkürzt.

Material und Methode: Bei den zur plastischen Deckung anstehenden Patienten wird eine ca. 2 cm² große Vollhautspindel gewonnen, aus der zunächst unter Reinraumbedingungen Keratinozyten enzymatisch isoliert werden. Nachfolgend werden die Keratinozyten unter Zugabe von autologem Patientenserum, ohne Zusatz von Wachstumsfaktoren, kultiviert. Nach 4 Wochen werden die Keratinozyten auf eine 10×10 cm große, resorbierbare, transparente und elastische Kollagenmembran ausgesät, diese auf die angefrischte Wunde gelegt, und mit einem Wundverband fixiert. Der Wundverband wird nach 10 Tagen entfernt, und das Transplantat und die Spenderregion über 12 Monate klinisch prospektiv nachbeobachtet. Vorgesehen ist eine Evaluation von 150 Patienten in einem Zeitraum von 3 Jahren.

Resultate: 11 Patienten wurden bisher mit dieser Methode behandelt. Davon hatten 4 Patienten chronische Wundheilungsstörungen und 7 Patienten Hautdefekte nach Tumorresektion. Bei 3 Patienten wurde bei Residualdefekten eine zweite Transplantation vorgenommen, die aus bereits kultivierten Zellen vorgenommen wurde ohne dass eine erneute Hautentnahme nötig war. Bei subjektiver Zufriedenheit der Patienten wurden keine Komplikationen der Spenderregion, Infektionen, Hämatome oder Schmerzen gesehen. Bei initial noch vulnerabler Wundoberfläche war in der späteren postoperativen Phase ein klinisch normales und stabiles Epithel zu evaluieren mit teilweise leichten narbigen Erscheinungen, die wir auf ein noch erhöhtes Vorkommen von Fibroblasten in der Zellmatrix zurückführen.

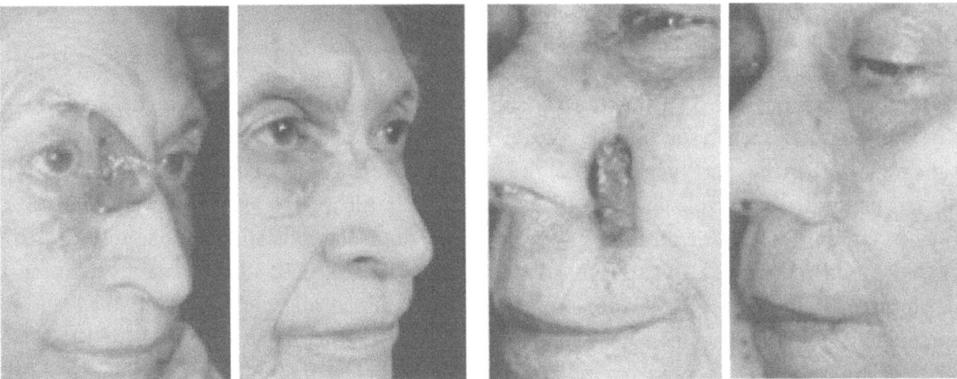

■ **Abb. 1.**

Zusammenfassung: Vorgestellt wird eine neue Methode zur Deckung von Hautdefekten. Aus einem kleinen Hautstück werden autologe Keratinozyten kultiviert, die an einer neuen Kollagenmembran aufliegend dem Patienten transplantiert werden. Im Vergleich zu anderen Techniken ergibt sich der Vorteil der fehlenden Komplikationsrate der Spenderregion bei guten ästhetischen Ergebnissen im Bereich der Empfängerregion. Bei reduziertem Operationsaufwand kann die physische und psychische Belastung der Patienten verringert werden, wobei eine ambulante Behandlung möglich ist. Nachteilig sind zur Zeit noch die nicht unerheblichen Kosten, da jedes Transplantat eine Einzelanfertigung ist und die Kooperation mit einer geeigneten Biotechnologiefirma voraussetzt.

Das multidisziplinäre Polytrauma-Management

Abstract ID: 402 Vortragsart: poster

Inzidenz, Ursachen und Bedeutung verzögert diagnostizierter Läsionen in der Polytraumaversorgung

J. B. Block, S. Ruchholtz, C. Waydhas, D. Nast-Kolb

Unfallchirurgische Klinik des Universitätsklinikum Essen

Zielsetzung: Verzögert diagnostizierte Verletzungen bei schwer- und polytraumatisierten Patienten können nachhaltige Folgen für den Patienten haben. Ziel dieser Studie war es Inzidenz, Ursachen und Bedeutung verzögert diagnostizierter Läsionen im Rahmen eines Qualitätsmanagement (QM)-Systems zu analysieren.

Material und Methoden: Die Daten wurden prospektiv an einem Traumazentrum im Rahmen eines QM- Systems (5/98 – 01/02) für die frühe klinische Versorgung schwerverletzter Patienten erfasst. Die Diagnostik der Schockraumphase war gekennzeichnet durch: 1. Initiale Präsenz eines erfahrenen Chirurgen, 2. Standardisierte körperliche Untersuchung, 3. Radiologische und sonographische Basisdiagnostik, 4. Befundorientierte weiterführende radiologische Diagnostik

(CT) bei Indikation und Kreislaufstabilität, 5. Regelmäßige Analyse der versorgten Fälle im Rahmen eines Qualitätszirkels. Verglichen wurden die Aufnahmediagnosen auf den Schockraum (SR)-Protokollen mit den Entlassungsdiagnosen.

Ergebnisse: Nach Einführung des QM-Systems wurden 1166 Patienten (ISS 21 + 17) im Schockraum versorgt. Bei 53 Patienten (4,5%) wurden insgesamt 62 Verletzungen erst nach Aufnahme auf die Intensivstation (verzögert) bzw. erst in der REHA (2 von 53 Patienten) diagnostiziert. Die verzögert diagnostizierten Läsionen ließen sich in 5 Gruppen einteilen.

1. Läsionen, die trotz vollständiger Diagnostik primär nicht erkannt wurden (n = 16, z.B. Rippenfrakturen, Wirbelsäulenfrakturen); 2. Läsionen, die trotz vollständiger Diagnostik noch nicht erkennbar waren, da dynamische Entwickelung (n = 14, z.B. Kompartmentsyndrome, Milzrupturen, Hemiparesen bei Carotisdissektion); 3. Läsionen, die nicht erkannt wurden, da primär kein Hinweis auf Läsionen vorliegend und somit auch keine Diagnostik durchgeführt (n = 26, z.B. 12 Frakturen der oberen Extremitäten); 4. Läsionen, die primär nicht erkannt wurden, da bei kreislaufinstabilem Patienten ein Abbruch der Diagnostik erforderlich wurde (n = 5, z.B. Lungenkontusionen, Kontusionsblutungen cerebral); 5. Läsionen, die nicht erkannt wurden, da die erforderliche Diagnostik trotz Indikation nicht durchgeführt wurde (Abweichen von den Leitlinien; n = 1, Lungenkontusion).

Zusammenfassung: Trotz intensivierter, standardisierter Schockraumdiagnostik lassen sich verzögert diagnostizierte Läsionen nicht vermeiden. Das erst verzögerte Erkennen der Läsionen der 1. Gruppe wäre durch eine sorgfältigere Auswertung der Befunde vermeidbar. Läsionen der 3. Gruppe sind meist ohne akute therapeutische Konsequenzen. In der Regel ist eine Ruhigstellung ausreichend. Bei einigen Läsionen dieser Gruppe ist eine elektive operative Versorgung indiziert. Eine Verschlechterung des Outcomes ist nicht zu erwarten. Problematisch sind Läsionen der 2. Gruppe. Hier ist zu fragen, ob das vorhandene Schockraum-Protokoll und die aktuell durchgeführte Diagnostik umfangreich genug sind, so dass auch seltene Verletzungen (wie z. B. Gefäßdissektionen) ausreichend sicher diagnostiziert werden können. Nur standardisierte „follow-up"-Untersuchungen und die strikte Einhaltung klinikinterner Leitlinien (Läsionen der 5. Gruppe) ermöglichen eine vollständige Diagnosestellung und eine zeitgerechte adäquate Therapie.

Abstract ID: 642 Vortragsart: oral

Traumascores: Ist der New ISS dem ISS überlegen?

R. Lefering, B. Bouillon, E. Neugebauer

AG Polytrauma der DGU Biochem. & Exptl. Abt. und Chirurgische Klinik, II. Chirurg. Lehrstuhl der Universität zu Köln

Zielsetzung: Der weltweit am häufigsten verwendete Score für Traumapatienten ist der Injury Severity Score (ISS), der aus den 3 am schwersten betroffenen Körperregionen (Kopf; Gesicht; Thorax; Abdomen; Extremitäten; Weichteile) die jeweils schwerste Verletzung betrachtet. Wegen der Kritik, dass dieses Vorgehen Mehrfachverletzungen derselben Körperregion nicht adäquat berücksichtigt, hat Osler 1997 einen „New ISS" (NISS) vorgeschlagen, der die drei schwersten

Verletzungen unabhängig von ihrer Lokalisation betrachtet. In zwei amerikanischen Datensätzen konnte dieser Score die verstorbenen Patienten deutlich besser von den Überlebenden trennen. Anhand des Traumaregisters der DGU sollte dieser Befund nun validiert werden.

Material und Methode: Von 8057 Patienten im Traumaregister der DGU (1993-2000) hatten 7715 Patienten hinreichend vollständige Daten zum Verletzungsmuster. Das Kollektiv (Altersmittel 39 Jahre; 72% männlich; Letalität 17,4%) besteht aus potenziell intensivpflichtigen Traumapatienten, die lebend die Klinik erreicht haben. Für alle Verletzungen wurde aus dem dokumentierten AIS-Schweregrad der ISS und der NISS berechnet. Gemäß Definition ist der NISS mindestens gleich groß wie der ISS. Die diskriminatorische Fähigkeit der Scores bezüglich Letalität wurde mittels ROC-Kurve überprüft und anhand der Fläche unter der Kurve (mit 95% Konfidenzintervall) quantifiziert.

Ergebnisse: Beide Scores waren hoch korreliert (r = 0,88). Bei 41% aller Patienten waren ISS und New ISS gleich, bei 18,5% betrug der Zuwachs mehr als 10 Punkte. Die Mediane (Mittelwerte) für ISS und NISS lagen bei 24 (24,5) bzw. 27 (30,3) Punkten im Gesamtkollektiv. Überlebende Patienten zeigten einen im Median um 7 Punkte höheren NISS (von 20 auf 27), während verstorbene Patienten einen um 9 Punkte höheren Score hatten (von 34 auf 43). Die Flächen unter den ROC-Kurven waren 0,760 (95%-KI: 0,747 – 740,774) für den ISS und 0,773 (0,759 – 750,787) für den NISS.

Zusammenfassung: Im Gegensatz zu den amerikanischen Validierungsstudien ist die Fähigkeit des NISS zur Diskriminierung nur geringfügig größer. Dies kann Folge eines Selektionsprozesses sein kann, da kaum leichte Monotraumen im DGU-Register enthalten sind. Auch die überlebenden Traumapatienten haben oft Mehrfachverletzungen derselben Körperregion und damit einen höheren NISS. Insgesamt stellt aber der NISS wegen der leichteren Erhebung eine attraktive Alternative zur Quantifizierung der Schwere der Verletzungen dar.

Abstract ID: 720 Vortragsart: oral

Die Bedeutung des Rechtsherzkatheters in der Behandlung des Polytraumas. Spezielle Aspekte der kontinuierlichen Herzminutenvolumenmessung

M. Hünerkopf, R. Stiletto, L. Gotzen

Klinik für Unfallchirurgie, Universitäts-Klinikum, Marburg

Einleitung: Seit der Beschreibung in den sechziger Jahren durch Swan und Ganz, wurde in zahlreichen Studien Risiko und Nutzen, sowie Validität und Möglichkeiten des Pulmonaliskatheters untersucht. Seit Einführung des hämodynamischen online-Monitoring ergeben sich neue Aspekte in den Möglichkeiten der Therapieüberwachung und -steuerung, die noch nicht hinreichend untersucht wurden. Die vorliegende Studie diente der Darstellung des Stellenwertes des Katheters unter dem speziellen Aspekt der kontinuierlichen Herzzeitvolumenmessung und Vorbereitung einer prospektiv randomisierten multizentrischen Studie, welche die Frage einer signifikanten Verbesserung der Überlebenschance speziell polytraumatisierter Patienten prüfen soll. Dies ist vor dem weiteren Einsatz des Katheters bei diesem Patientenkollektiv zwingend notwendig.

Material und Methode: Es wurden retrospektiv und patientenbegleitend die Daten von 17 Patienten, die mit einem Katheter zur kontinuierlichen HZV-Messung versorgt wurden, mit einer Gruppe von 28 Patienten verglichen, die einen solchen Katheter nicht erhalten hatten. Ferner wurde die Durchführbarkeit der Messungen in Bauchlage und unter kinetischer Therapie untersucht.

Ergebnisse: Alle Werte angegeben als Median und Quartilsabstände (25% Quartile; 75% Quartile, von Minimum bis Maximum).

Insgesamt wurden die Daten von 165 Patienten gesichtet, von denen 17 Patienten mit einem Pulmonaliskatheter versorgt und der CCO-Gruppe zugeteilt wurden. 28 Patienten, die nicht innerhalb der ersten 24 Stunden mit einem Katheter versorgt wurden, erfüllten die Einschlusskriterien der Kontrollgruppe.

Zur CCO-Gruppe gehörten 4 Frauen und 13 Männer mit einem Durchschnittsalter von 34,76 ± 14,7 Jahre (Mittelwert ± SD). Die Verletzungsschwere gemessen mittels ISS betrug 34 (30; 45, von 25 bis 75), der APACHE II Score lag bei 18 (16; 21, von 13 bis 30). Die Patienten wurden im Median 15 Tage beatmet (9; 32, von 6 bis 89), verweilten 23 (15; 47, von 6 bis 103) Tage auf der Intensivstation und insgesamt 35 Tage (21; 51, von 6 bis 249) in der Klinik. Während des Klinikaufenthaltes verstarben 3 Patienten.

In der Kontrollgruppe wurden 20 Männer und 8 Frauen untersucht, welche im Mittel 38,18 ± 14,08 Jahre (Mittelwert ± SD) alt waren, sowie einen ISS von 29 (25; 34, von 16 bis 75) aufwiesen und einen APACHE II Score von 18 (16; 21, von 13 bis 25). Dieses Kollektiv wurde 9,5 Tage lang beatmet (3; 23,5, von 1 bis 95) sowie 12 Tage (5; 25, von 1 bis 97) lang auf der Intensivstation und insgesamt 23 (12; 30, von 1 bis 97) Tage im Krankenhaus behandelt. 7 Patienten verstarben innerhalb des Untersuchungszeitraumes.

Diskussion: In beiden Gruppen konnten keine Komplikationen, die im Zusammenhang mit dem Katheter standen identifiziert werden; auch eine katheterassoziierte Sepsis war nicht nachweisbar.

Die Durchführbarkeit unter kinetischer Therapie und Bauchlagerung konnte ohne Validitätsnachweis gezeigt werden.

Die in der Literatur beschriebene erhöhte Mortalität in Zusammenhang mit der Katheteranlage konnte nicht nachvollzogen werden, jedoch verschlechterte sich das Outcome im Hinblick auf die Parameter Aufenthalt auf der Intensivstation und im Krankenhaus und Beatmungsdauer. Aus diesem Grund sollte der Pulmonaliskatheter zur kontinuierlichen Herzzeitvolumenmessung nur noch im Rahmen einer prospektiven, randomisierten Studie eingesetzt werden, um die Ursache dieses negativen Effektes hinreichend klären zu können.

Abstract ID: 760 Vortragsart: oral

Das geriatrische Polytrauma – Risikofaktoren und Prognose

H. Rupprecht, D. Ditterich, M. Rexer, K. Bär

Chirurgische Abteilung des Klinikums Hof, Eppenreuther Straße 9, 95032 Hof

Zielsetzung: Bei alten, polytraumatisierten Patienten (≥ 65 Jahre) wurden verschiedene Risikofaktoren untersucht, sowie eine Langzeituntersuchung vorgenommen um die Prognose und den Sinn einer chirurgischen Therapie, auch im hohen Lebensalter, zu ermitteln.

Material und Methoden: 140 von 1608 Polytraumata (8,7%) wurden analysiert, wobei 69 (49,3%) Überlebende nach einer durchschnittlichen Zeit von acht Jahren (1,5 – 16 J.) noch erfasst werden konnten.

Resultate: Im Vergleich zu den Patienten bis 64 Jahre, war die Verletzungsschwere nach dem Hannoveraner Polytrauma Schlüssel (PTS) in der „geriatrischen" Gruppe hochsignifikant erhöht (27,4 vs. 41,1 Punkte). Auch in den verschiedenen Altersstufen (65 – 85 J.) war ein progredienter Anstieg und gleichzeitig eine Letalitätserhöhung (35,9% → 90,9%) zu verzeichnen. Nach Abzug der „Alterspunkte" unterschieden sich jedoch die PTS-Werte in den einzelnen Altersstufen und gegenüber dem „nicht – geriatrischen" Kollektiv nur noch unwesentlich; d. h. das Alter war per se ein wesentlicher Prognosefaktor. Blutungen beeinflussten ebenfalls das Risikoprofil. Lag der Hb-Wert unter 8 g/dl verstarben über 60% noch am Unfalltag; bei Werten zwischen 8 – 12 g/dl nur noch etwa 20%. Ohne signifikante Blutung (Hb > 12 g/dl) betrug die Letalität am ersten Tag 9%.

Interessanterweise fielen die Punkte nach der Glasgow Coma Scale (GCS) je nach Intensität der Blutung. Bei einem Hb – Spiegel < 8 g/dl lagen die mittleren GCS – Punkte bei 6 und stiegen auf durchschnittlich 10 Punkte bei Hb – Werten zwischen 8 und 12 g/dl. Der Pupillenstatus zeigte ebenfalls eine prognostische Relevanz. Bei normaler Lichtreaktion lag die Letalität bei 43,5%; eine pathologische Pupillenveränderung signalisierte eine Verdoppelung der Sterblichkeitsrate auf > 80%. Als besonders negatives Zeichen imponierten bds. negative Pupillen, die mit einer über 90% igen Letalität verknüpft waren. Die Dringlichkeit zur Intubation bestimmte einen weiteren Risikofaktor. Die Patienten, die vor Ort oder während des Transportes eine Intubation benötigten zeigten die schlechteste Gesamtprognose (Letalität > 80%). Diese Gruppe wies auch den niedrigsten GCS Punktwert auf. 7% aller Patienten verstarben noch im Schockraum; sie wiesen den durchschnittlich höchsten PTS Wert, das niedrigste Hb und einen syst. Blutdruck < 80 mmHg auf. 46 Verunfallte überlebten 100 Tage. 16 Patienten verstarben innerhalb einer Nachbeobachtungsperiode von 9,3 Jahren an unfallunabhängigen Erkrankungen. 25 waren noch am Leben wobei nur 2 (2,3%) zum Zeitpunkt pflegebedürftig waren.

Zusammenfassung: Alte Patienten, welche das Polytrauma, hatten im Vergleich zur Normalbevölkerung prinzipiell eine nicht limitierte 5-Jahresüberlebensrate. Deshalb erscheint auch im hohen Alter ein aggressives Vorgehen indiziert, wobei vor allem dem sehr ungünstigen Blutungsschock durch massive praeklinische Volumengabe frühzeitigen Bluttransfusionen und schnellstmöglicher Operation begegnet werden muss.

Abstract ID: 783 Vortragsart: oral

Dynamik der Polytraumaentwicklung im neuen Jahrtausend

A. Woltmann, M. Militz, G. Paschold, V. Bühren

BG-Unfallklinik Murnau

Zielsetzung: Die Dynamik der Polytraumaentwicklung der letzten Jahre ist gerade im Hinblick auf die anstehenden Verhandlungen mit den Krankenkassen und die neue DRG-Abrechnung hochinteressant.

Material und Methoden: Die im eigenen Krankenhaus behandelten Mehrfachverletzten werden seit 1.1.2000 mit dem DGU-Schwerverletztenbogen erfasst, anhand dessen die folgende Entwicklung festgestellt werden kann:

Ergebnisse: Insgesamt wurden bis Ende des 1. Halbjahres 2002 584 schwerverletzte Patienten mit einem ISS von 16 und mehr Punkten behandelt. Während im Jahr 2000 und 2001 232 und 227 Patienten erfasst wurden, werden für das Jahr 2002 250 Patienten hochgerechnet (bis 30.6.2002 N = 125). Das durchschnittliche Alter und der Verletzungsschweregrad dieser Patienten stieg im genannten Zeitraum von 45,1 auf 46 Jahre bzw. von 26,7 auf 27,3 Punkte (ISS) an. Die Letalität sank von 22% (2000) auf 15% (2001) und wird für das Jahr 2002 auf 16% hochgerechnet. Die Behandlungszeit auf der Intensivstation bzw. im Krankenhaus betrug für die Jahre 2000/2001/2002 14,7/15,7/13,4 bzw. 59/51/36 Tage. Der Anteil an Sekundärverlegungen in unsere Klinik nahm von 38% auf 46% zu. Während der Anteil an Kassenpatienten ebenfalls von 70% auf 81% anstieg, nahm der Anteil an BG-Versicherten ab.

Zusammenfassung: Aufgrund des allgemein intensiver werdenden Freizeitverhaltens stellen wir fest, dass die Anzahl der Schwerverletzten ansteigt, dass diese Patienten älter werden und häufiger bei der Krankenkasse als bei der BG versichert sind. Die Patienten verletzen sich zwar immer schwerer und werden immer häufiger von anderen Krankenhäusern zur Versorgung sekundär zuverlegt. Der Intensivstations- und Krankenhausaufenthalt hat sich aber verkürzt und die Krankenhausletalität sinkt. Diese Entwicklung muss bei den zukünftigen DRG-Berechnungen und Verhandlungen mit den Krankenkassen berücksichtigt werden.

Abstract ID: 1038 Vortragsart: poster

Interdisziplinäres Management bei Polytraumata mit Aortenruptur

E. Brück[1], R. Stiletto[1], R. Leppek[2], R. Moosdorf[3], A. Junge[1], L. Gotzen[1]

[1] Klinik für Unfallchirurgie, Philipps-Universität Marburg
[2] Abteilung Strahlendiagnostik, Zentrum für Radiologie, Philipps-Universität Marburg
[3] Klinik für Herzchirurgie, Philipps-Universität Marburg

Zielsetzung: Die akute traumatische Ruptur der thorakalen Aorta gehört zu den schwersten Verletzungen beim stumpfen Thoraxtrauma. Bei etwa 15 – 20% aller tödlichen Verkehrsunfälle liegt eine Aortenruptur vor. Die Letalität am Unfallort ist sehr hoch und nur etwa 30% der Patienten erreichen lebend die Klinik. In diesem Beitrag soll das interdisziplinäre Management beim Polytraumatisierten mit traumatischer Aortenruptur in unserer Klinik vorgestellt werden.

Material und Methode: Im Zeitraum von 1994 bis 2002 wurden in unserer Klinik insgesamt 12 Patienten mit einer akuten traumatischen Aortenruptur behandelt. Die Mehrzahl verunglückte im Rahmen eines Verkehrsunfalls als PKW-Insassen (7 Patienten). Lediglich bei 2 Patienten lag eine Mehrfachverletzung vor. 82% der Patienten waren polytraumatisiert und der durchschnittliche Injury Severity Score (ISS) lag bei 64,4 Punkten. Bei den Begleitverletzungen standen intraabdominelle Läsionen und Beckenfrakturen im Vordergrund.

Diagnostische Hinweise auf das Vorliegen einer Aortenruptur ergaben sich durch einen entsprechenden Unfallmechanismus mit ventrolateralem Hauptkraftvektor und durch suspekte Befunde im konventionellen Röntgenthorax, insbesondere eine Verbreiterung des oberen Mediastinums (67%). Beweisend für die Diagnose war in der Regel die Spiralcomputertomographie des Thorax mit Kontrastmittelgabe (78%).

Ergebnisse: Von den 12 Patienten konnten 8 nach erfolgter Diagnosestellung einer sofortigen Aortenrekonstruktion zugeführt werden. Intraoperativ bestätigte sich in allen Fällen eine Ruptur an typischer Stelle, distal des Abgangs der linken A. subclavia. Die Aortenrekonstruktion wurde in Linksherzbypasstechnik durchgeführt zur Vermeidung ischämischer Komplikationen.

Postoperativ überlebten 7 Patienten und lediglich ein Patient verstarb im weiteren Verlauf bei vorbestehender äthyltoxischer Leberinsuffizienz an den Folgen eines Multiorganversagens. Unter einer konsequenten Intensivtherapie mit frühzeitigem Einsatz der kinetischen Therapie sahen wir trotz des hohen Anteils schwerer Thoraxbegleitverletzungen keine pulmonalen Komplikationen (Schocklunge, ARDS).

Zusammenfassung: Die Spiral-Computertomographie des Thorax mit der optionalen dreidimensionalen Gefäßdarstellung ergänzt bei Thoraxtraumen mit Mediastinalhämatom etablierte diagnostische Methoden zum Ausschluss einer Aortenverletzung.

Bei ausgedehnten thorakalen Aortenverletzungen stellt die Rekonstruktion unter Schutz eines Linksherzbypasses ein sicheres Verfahren zur Vermeidung ischämischer Komplikationen dar.

Patienten mit akuten traumatischen Aortenrupturen und entsprechenden thorakalen Begleitverletzungen zeigen unter einer konsequenten Intensivbehandlung mit frühzeitigem Einsatz der kinetischen Therapie ein gutes Outcome mit geringer postoperativer Komplikationsrate.

Abstract ID: 1054 Vortragsart: oral

Prognose schwerstverletzter Kinder

B. Husain, C. A. Kühne, D. Nast-Kolb, S. Ruchholz

Universitätsklinik Essen, Unfallchirurgie

Zielsetzung: Die meisten Outcomeanalysen nach schwerer Verletzung wurden bisher auf Basis von Daten erwachsener Patienten durchgeführt. Dies begründet sich in der vergleichsmäßig niedrigen Inzidenz kindlicher und jugendlicher Patienten. In der vorliegenden Studie wurde auf Basis einer großen prospektiven Datenbank die Prognose schwerverletzter Kinder analysiert.

Material and Methoden: Zwischen 5/1998 und 12/2001 wurden in unserem Traumazentrum 1097 Unfallpatienten über den Schockraum aufgenommen. In der vorliegenden Analyse wurden nur sehr schwer Verletzte (ISS > 24) berücksichtigt. Um die Prognose schwerverletzter Kinder zu beurteilen erfolgte die Gegenüberstellung zu einem Kollektiv vergleichbar schwer verletzter Erwachsener. Die Gruppe der Kinder (K) beinhaltete alle Verunfallten mit einem Alter bis einschließlich 17 Jahre, die der Erwachsenen (E) ein Alter von über 17 bis einschließlich 54 Jahre.

Ergebnisse: 40 Kinder und 212 Erwachsene erfüllten die Einschlusskriterien. Der Injury Severity Score (ISS 33 in K und ISS 36 in E), die Glasgow Coma Scale vor Intubation (GCS 7,4 in K und GCS 7,9 in E) und der TRISS-Wert (0,67 in K und 0,7 in E) waren in beiden Gruppen vergleichbar. Das Durchschnittsalter der Kinder betrug 9 Jahre und das der Erwachsenen 35. Das Verteilungsmuster der sehr schweren Verletzungen (AIS; abbreviated injury scale größer 3) ist in ◘ Tabelle 1 dargestellt. Das schwere Schädelhirntrauma (SHT) war dabei in beiden Gruppen die führende Verletzung. Die Daten zeigen im Verteilungsmuster eine geringe Differenz bezüglich des schweren Thorax- und Extremitätentraumas zugunsten der Erwachsenen.

◻ Tabelle 1.

	Kinder (n = 212)	Erwachsene (n = 40)
AIS-Kopf > 3	73% (n = 29)	68% (n = 148)
AIS-Thorax > 3	20% (n = 8)	32% (n = 67)
AIS-Abdomen > 3	15% (n = 6)	15% (n = 31)
AIS-Extremities + 3	8% (n = 3)	17% (n = 37)

Im Verlauf zeigten schwerstverletzte Kinder eine signifikant kürzere Beatmungsdauer (8 Tage in K und 19 Tage in E; $p < 0{,}05$), einen kürzeren Aufenthalt auf der Intensivstation (ICU) (12 Tage in K und 24 in E; $p < 0{,}05$), und einen kürzeren Gesamtaufenthalt (23 Tage in K und 35 Tage in E; $p < 0{,}05$). Bei der Beurteilung des ICU-Verlaufs zeigte sich, dass in der Gruppe der Kinder sowohl die Inzidenz eines Organversagens (nach Goris; 20% OV in K und 52% OV in E; $p < 0{,}05$) als auch eines Multi-OV (8% MOV in K und 29% MOV in E; $p < 0{,}05$) deutlich geringer war. Die Letalität der Kindergruppe (30%) war gegenüber den Erwachsenen (32%) nahezu vergleichbar. Ein MOV bzw. eine Lungenembolie fand sich nicht unter den Todesursachen der Kinder und Jugendlichen.

◻ Tabelle 2.

	Kinder	Erwachsene
SHT	25%	23%
Hämorrhagischer Schock	3%	6%
Pumpversagen	3%	1%
Lungenembolie	–	1%
MOV	–	3%

Zusammenfassung: Das SHT war sowohl bei den Kindern als auch bei den Erwachsenen als Todesursache führend. Die Inzidenz des MOV bzw. eines Organversagens war trotz vergleichbarer Verletzungsschwere in der Kindergruppe deutlich geringer. Gleichzeitig fand sich ein signifikanter Unterschied in der ICU-Liegedauer, der Beatmungsdauer und der Gesamtliegedauer.

Abstract ID: 1168 Vortragsart: oral

Interdisziplinäres Versorgungsmanagement bei polytraumatisierten Schwerbrandverletzten

F. Siemers, W. Eisenbeiß, H.-G. Machens, P. Mailänder

Plastische Chirurgie, Handchirurgie, Intensiveinheit für Schwerbrandverletzte, Universitätsklinikum Lübeck

2 bis 5% der Schwerbrandverletzten ziehen sich im Rahmen des Unfallereignisses Begleitverletzungen mit unterschiedlichen Verletzungsmustern zu. Bei den diagnostischen und thera-

peutischen Maßnahmen können vielfältige Probleme auftreten, die neben einer primären Plastisch-chirurgischen Versorgung die enge Zusammenarbeit mit weiteren Fachrichtungen erforderlich machen.

Bei einer retrospektiven Datenerhebung fanden wir unter 252, seit 1997 behandelten Brandverletzten, 8 Patienten (3,2%) mit Begleitverletzungen.

Im Rahmen der Versorgung im Schockraum fanden sich neben der Verbrennung Frakturen langer Röhrenknochen, Becken- und Wirbelsäulenfrakturen. Auch Schädelhirnverletzungen, Thoraxtraumata sowie intraabdominelle Läsionen waren nachweisbar. Das Durchschnittsalter der Patienten lag bei 31 Jahren (18 – 61 Jahre) und das Ausmaß der Verbrennungsverletzung umfaßte 2. bis 3. gradige Verbrennungen zwischen 15 und 70% (durchschnittlich 32,5%) der Körperoberfläche. Unfallursache war in der überwiegenden Zahl (n = 6) Verkehrsunfälle, der ISS lag bei durchschnittlich 27 Punkten (17 – 38).

Bei der Evaluation hat die Erfassung sämtlicher Verletzungen in einem geeigneten Schockraum fachübergreifend zu erfolgen. Nach Abschluss der diagnostischen Maßnahmen ist innerhalb der ersten 24 Stunden die operative Stabilisierung der Frakturen anzustreben, wobei wir auch unter Verbrennungsarealen die interne Stabilisierung in Hinblick auf die Vorteile bezüglich Mobilisierung und Lagerung favorisieren. Vital gefährdende Verletzungen sind ohne Verzögerung durch die entsprechende Fachrichtung zu versorgen. Bei allen Maßnahmen muss die Verbrennungsverletzung durch spezifische therapeutische Maßnahmen fachgerecht behandelt werden. Primär Plastisch-chirurgische Eingriffe sind im Rahmen einer primären traumatologischen Versorgung simultan vorzunehmen.

Abstract ID: 1201 Vortragsart: oral

Qualität initialer Polytraumaversorgung: Urteilen Chirurgen weniger differenziert als die übrigen Teammitglieder?

T. Gross[1,2], F. Amsler[1,2], W. Ummenhofer[3], L. A. Jacob[4,2], P. Messmer[1,2]

[1] Chirg. Klinik der Universität Basel, Schweiz
[2] COME, Basel, Schweiz
[3] Dep. Anästhesie der Universität Basel, Schweiz
[4] Dep. Radiologie der Universität Basel, Schweiz

Einleitung: Für die Qualität initialer Polytraumaversorgung stellt die Beurteilung durch die beteiligten Mitarbeiter einen entscheidenden Indikator dar. Wir wollten wissen, welchen Einfluss die Fachgebietsherkunft der jeweiligen Teammitglieder auf ihre Beurteilung des Polytrauma-Managements hat.

Methode: Anonyme schriftliche Befragung aller potentiell ins initiale Schockraum- Management involvierten klinischen Mitarbeiter eines Zentrumsspitals zu ihrer Beurteilung der initialen klinischen Polytraumaversorgung innerhalb des letzten Jahres. Faktorenanalyse mit anschl. Skalenbildung, sodass sich aus den insgesamt 53 Fragen zusammengefasst 8 Fragedimensionen ergaben. Reliabilitätsberechnung Cronbach- Alpha. Signifikanzüberprüfung ($p < 0.05$) mit 1-faktorieller Varianzanalyse und post-hoc Test.

Resultate: 116 Mitarbeiter retournierten den Fragebogen: 27,8% Anästhesisten/ Anästhesiepflege; 21,5% Radiologen/ med-techn. Radiologieassistentinnen (MTRAs); 20,5% Chirurgen/ Orthopäden, 10,4% Konsiliarärzte, 9,6% Notfallpflegekräfte (10,2% ohne Angabe zu ihrer Berufsgruppe). Die Antwortrate betrug je nach Fachbereich zw. 22 – 50%. Chirurgen zeigten sich in 5 von 8 Fragedimensionen signifikant zufriedener als das Anästhesie- Personal: Bzgl. Abläufen zwischen den Fachgebieten (p = 0.004), Identifikation und Zufriedenheit (p = 0.005), Verantwortlichkeiten (p = 0.013), Material und Personal (p = 0.023) und Ausbildung und Training (p = 0.045). In 3 von 8 Dimensionen waren Chirurgen signifikant zufriedener als die Notfall-Pflegenden: Bzgl. Identifikation und Zufriedenheit (p = 0.003), Verantwortlichkeiten (p = 0.027) und Kommunikation zwischen den Fachgebieten (p = 0.048). In der Beurteilung der Behandlungsqualität sowie der Abläufe und der Kommunikation je im eigenen Fachgebiet fanden sich keine Unterschiede zwischen den verschiedenen Fachgruppen. In keinem Dimensionsbereich zeigten sich Chirurgen signifikant weniger zufrieden als die übrigen Teammitglieder.

Schlussfolgerung: Obwohl sich die Mitarbeiter der einzelnen Fachdisziplinen in der Gesamtbeurteilung des initialen klinischen Polytrauma- Managements nicht signifikant voneinander unterschieden, waren Chirurgen fast in allen Einzeldimensionen zufriedener als andere Teammitglieder. Dies könnte ein Hinweis dafür sein, dass Chirurgen an spezifische Teilbereiche des Polytrauma- Managements geringere Ansprüche stellen. Mit dem Ziel einer Optimierung der Organisation im Schockraum sollten Chirurgen sich vermehrt die Wichtigkeit personeller Interaktionen sowie eine möglicherweise differenziertere Sichtweise der anderen Fachgruppen bewusst machen.

Abstract ID: 1250 Vortragsart: poster

Behandlungsstrategien bei schulternahen Gefäßverletzungen

D. Pantelis[1], J. Remig[1], C. Paul[2], A. Hirner[1]

[1] Klinik und Poliklinik für Allgemein-, Viszeral-, Thorax- und Gefäßchirurgie, Universitätsklinikum Bonn
[2] Klinik und Poliklinik für Unfallchirurgie, Universitätsklinikum Bonn

Zielsetzung: Vorstellung der Diagnostik und Behandlungsstrategie bei schulternahen Gefäßverletzungen nach Trauma. Eine interdisziplinäre Zusammenarbeit zwischen Unfall- und Gefäßchirurgen mit klarer Versorgungsstrategie ist zur funktionellen Erhaltung der Extremität erforderlich.

Material und Methoden: Von 1989 – 2001 wurden in unserer Klinik 29 Patienten mit Gefäßverletzung nach Trauma (Fraktur, Luxation) behandelt, 12 mal waren die Gefäße der oberen Extremität betroffen. Retrospektiv ausgewertet wurden die Krankenakten der Patienten und die Ergebnisse mit denen in der Literatur verglichen.

Ergebnisse: Die Angaben zur Inzidenz der Gefäßverletzungen nach Trauma variieren in der Literatur stark (0,9 – 4%). Alarmsignale sollten penetrierende Verletzungen, Hochrasanztraumen, starke Blutungen, Volumenmangelschock, Gefühls-, Motilitätsstörungen, außergewöhnliche stammnahe Schwellungen und eine Differenz in der Hautdurchblutung sein. Typische Begleitverletzungen sind Schulterluxationen, Frakturen der 1. Rippe, Claviculafrakturen, Schultereckgelenksprengungen, supracondyläre Humerusfrakturen und Mehretagenfrakturen. Die Primärdiagnostik umfasst die Erhebung der Anamnese, des Lokal- und Pulsstatus. Weiterführend sollte bei vorliegendem Verdacht eine Duplexsonografie bzw. eine Angiografie durchgeführt werden. In unserer Klinik wurden insgesamt 12 Verletzungen schulternaher Gefäße durchgeführt, 3 mal unter Beteiligung der A. subclavia, 5 mal der A. axillaris, 4 mal der A. brachialis. Einmal wurde die Verletzung in der Primärdiagnose nicht erfasst. Die Prognose der Gefäßrekonstruktionen ist gut, jedoch in den meisten Fällen von gleichzeitig vorliegenden neurologischen Schäden abhängig.

Zusammenfassung: Die Diagnose einer Gefäßverletzung ist bei vorliegendem Plexusschaden oder Polytraumatisierung erschwert. Bei Pulsdefizit oder Blutung sollte großzügig die Indikation zur Angiographie gestellt werden. Wichtig ist ein klares interdisziplinäres Therapiekonzept, die Prognose ist in den meisten Fällen abhängig vom neurologischen Schaden.

Abstract ID: 1297 Vortragsart: oral

Problemorientierter MSCT-adaptierter Schockraumalgorithmus

K.-G. Kanz[1], M. Körner[2], P. Mathonia[1], U. Linsenmaier[2], M. Qvick[1], S. Huber-Wagner[1], K. J. Pfeifer[2], W. Mutschler[1]

[1] Chirurgische Klinik und Poliklinik – Innenstadt, Klinikum der Universität München
[2] Institut für klinische Radiologie – Innenstadt, Klinikum der Universität München

Zielsetzung: Die Entscheidungsfindung in der Schockraumversorgung wird neben der klinischen Untersuchung wesentlich durch bildgebende Verfahren bestimmt. Limitierende Faktoren sind hierbei die sofortige Verfügbarkeit der Untersuchungsmethode und der Zeitbedarf für den Untersuchungsvorgang an sich. Bei Einsatz des Multidetektor- bzw. Multislicecomputertomographen (MDCT bzw. MSCT) kann bei vergleichbaren Untersuchungsvolumina die Scanzeit im Gegensatz zum Eindetektorcomputertomographen (SDCT) auf etwa 60 Sekunden verkürzt werden. Voraussetzung für die möglichst frühe Integration des MSCT in das Konzept der Schockraumversorgung ist der Ausschluss von lebensbedrohlichen Zuständen vor Durchführung des MSCT-Scans.

Material und Methoden: Grundlage für das neue Protokoll mit frühzeitiger Einbindung des MSCT bildete der 1994 entwickelte und mehrfach validierte Schockraumalgorithmus. Die grundlegenden Anforderungen des ATLS-Programmes wurden neben den Ergebnissen des eigenen Qualitätsmanagements integriert.

Ergebnisse: Das Protokoll wurde unter den Gesichtspunkten Problem, Bildgebung, Intervention und Operation strukturiert und ist in einen Abschnitt vor und nach MSCT-Untersuchung gegliedert, wobei in der Regel der MSCT-Scan innerhalb von 5 Minuten und in Ausnahmefällen in weniger als 15 Minuten nach Klinikaufnahme erfolgen sollte. Vor MSCT-Scan werden lebensbedrohliche Zustände entsprechend der ABC-Regel des ATLS-Konzepts diagnostiziert und therapiert, als Bildgebung kommen hierbei lediglich Sonographie und Röntgenthorax zum Einsatz. Bei fehlender unmittelbarer Lebensbedrohung wird unverzüglich die MSCT-Untersuchung durchgeführt. Die MSCT-Untersuchung wird für den Schädel einschließlich HWK2 als Sequenz mit gekippter Gantry und für Thorax, Abdomen und Becken einschließlich HWK3 als Spirale angefertigt. Nach dem MSCT-Scan erfolgt die vollständige klinische Untersuchung zeitgleich mit der Bildberechung und sekundären multiplanaren Rekonstruktion (MPR). In Abhängigkeit von Klinik und Bildgebung werden Notfalloperationen, Volumentherapie, erweitertes Monitoring und ICPM-Anlage sowie die Komplettierung der Diagnostik durchgeführt. Nach dem MSCT-Protokoll wurden von 05/02 bis 09/02 89 Patienten versorgt, die mittlere Scanzeit betrug 56 sec ($\pm$ 6 sec SD), die Rekonstruktionszeit lag in allen Fällen unter 15 min. Im Rahmen der prospektiven Schockraumdokumentation wird derzeit die Implementierung des Konzeptes kontinuierlich evaluiert.

Zusammenfassung: Der neue Schockraumalgorithmus definiert das interdisziplinäre Schockraummanagement unter frühzeitiger Einbindung des MSCT entsprechend den geforderten Prioritäten konsequent und logisch. Neben der ökonomischen Mehrfachnutzung des MSCT sind auch zukünftige technologische Entwicklungen (sliding gantry) im Algorithmus berücksichtigt.

Abstract ID: 1301 Vortragsart: oral

Massentransfusion beim Polytrauma: Ist der Aufwand gerechtfertigt?

S. Huber-Wagner, M. Qvick, K.-G. Kanz, W. Mutschler

Chirurgische Klinik und Poliklinik – Innenstadt, Klinikum der Universität München

Zielsetzung: Im Rahmen einer prospektiven Datenerhebung bei Traumapatienten wurden 885 Patienten mit Massentransfusion ($\geq$ 10 EK bzw. $\geq$ 10 Blutprodukte in den ersten 24 Stunden) analysiert. Massentransfusion triggert pathophysiologische Reaktionen, die schließlich im Organversagen enden können. Anhand von Transfusions-, Vital- und Outcome-Parametern soll der Stellenwert der Massentransfusion beleuchtet werden und die Frage, ob Massentransfusion beim Polytrauma eine zu rechtfertigende Maßnahme darstellt, beantwortet werden.

Material und Methoden: 2 Gruppen wurden gebildet: Gruppe I: $\geq$ 10 – 50 Blutprodukte; Gruppe II: $\geq$ 50 Blutprodukte; Die Daten wurden jeweils aus 2 Kollektiven ausgewertet: A) Klinikeigene Patienten (n = 35, 1998 – 9/2002); B) Patienten aus dem Traumaregister der DGU (n = 850, von insgesamt 6547 Traumapatienten, 1993 – 2000). Erfasst wurden folgende Parameter: 1. Transfusionsmenge, 2. ISS, Alter, Geschlecht, 3. Blutdruck am Unfallort, im Schockraum, 4. Hb-Wert im Schockraum, 5. Entwicklung eines Multiorganversagens, 6. Überlebensrate

Ergebnisse: Gruppe I A): Bei n = 25 Patienten wurden im Mittel 30,4 Blutprodukte (EK, FFP oder TK) transfundiert. Der mittlere ISS betrug 33, das mittlere Alter 41,6. Die Überlebensrate betrug 80% (20/25, Confidenzintervall CI 95%: 40,7 – 73,5%). Gruppe I B): Bei n = 834 Patienten wurden im Mittel 18,7 EK transfundiert. Der mittlere ISS betrug 34,9, das mittlere Alter 38,2. Der initiale systolische RR am Unfallort betrug 77, im Schockraum 94 mmHg. Der initiale Hb-Wert im Schockraum betrug 8,2 mg/dl. 60,2% der Patienten entwickelten ein Multiorganversagen (462/834, CI 95%: 52,0 – 58,8%). Die Überlebensrate betrug 56,2% (468/834, CI 95%: 52,7 – 59,5%).

Gruppe II A): Bei n = 10 Patienten wurden im Mittel 80 Blutprodukte (EK, FFP oder TK) transfundiert. Der mittlere ISS betrug 39,1, das mittlere Alter 41,1. Die Überlebensrate betrug 50% (5/10, CI 95%: 19 – 81%).

Gruppe II B): Bei n = 16 Patienten wurden im Mittel 77,2 EK transfundiert. Der mittlere ISS betrug 38, das mittlere Alter 33,4. Der initiale systolische RR am Unfallort betrug 72, im Schockraum 86 mmHg. Der initiale Hb-Wert im Schockraum betrug 6,9 mg/dl. 73,3% der Patienten entwickelten ein Multiorganversagen (11/16, CI 95%: 46,0 – 91,5%). Die Überlebensrate betrug 37,5% (6/16, CI 95%: 13,6 – 61,2%).

Zusammenfassung: Anhand der vorliegenden Daten lässt sich feststellen, dass mit einer Irrtumswahrscheinlichkeit von weniger als 5% mindestens jeder zweite polytraumatisierte Patient mit Massentransfusion überlebt (Gruppe I). Selbst bei exzessiv hohen Transfusionsmengen überlebt mindestens jeder vierte Patient (Gruppe II). Die weit verbreitete Meinung, Traumapatienten mit Massentransfusion hätten eine minimale Überlebenswahrscheinlichkeit, lässt sich somit widerlegen.

Abstract ID: 1345 Vortragsart: poster

Welche Patienten benötigen im Schockraum notfallmäßig Blut?

B. Pehle, R. Cramer, C. Waydhas, D. Nast-Kolb, S. Ruchholtz

Klinik und Poliklinik für Unfallchirurgie, Universitätsklinikum Essen

Fragestellung: In der Schockraumversorgung steht bei Schwerverletzten im hämorrhagischen Schock neben der chirurgischen Blutstillung die schnellstmöglichste Blutsubstitution im Vordergrund. Wesentliche klinische Untersuchungsbefunde liegen zwar sofort vor, richtungsweisende laborchemische Befunde wie z.B. der Hämoglobin-Wert werden im eigenen Haus aber durchschnittlich erst nach 23 Minuten übermittelt. Um sicherzustellen dass im Bedarfsfall sofort Blut vorhanden ist, werden deshalb für nahezu alle Schockraumpatienten bei Einlieferung 10 ungekreuzte Erythrozytenkonzentrate (EK) angefordert. Ziel dieser Studie war schnell und zuverlässig ermittelbare klinische Parameter zu analysieren, anhand welcher Schockraumpatienten mit frühem Blutbedarf erkannt werden können.

Methode: Die Daten wurden im Rahmen eines Qualitätsmanagementsystems für die Versorgung schwerverletzter Patienten prospektiv erfasst. Folgende Parameter wurden zwischen Daten von Patienten mit und ohne Blutsubstitution im Schockraum verglichen: Anamese des Notarztes, initiale körperlichen Untersuchung, sonographische Diagnostik und Vitalparameter. Anhand einer multiplen Regressionsanalyse wurden Prädiktoren für eine notfallmäßige EK-Gabe im Schockraum ermittelt.

Ergebnisse: In die Studie wurden 1103 Patienten (ISS 21 ± 16) eingeschlossen, die von 5/98 – 1/02 über den Schockraum der Klinik aufgenommen wurden. Insgesamt haben 116 (10,5%) Verletzte (ISS 39 ± 18) notfallmäßig im Schockraum nach 24 ± 13 Minuten Blut erhalten. Die Blutabnahme im Schockraum erfolgte nach 9,1 ± 5 Minuten und die Sonographie des Abdomens nach 5,7 ± 4,3 Minuten. Folgende Variablen zeigten in absteigender Reihenfolge eine Relevanz für die Vorhersage einer notfallmäßigen Blutsubstitution: Systolischer Blutdruck im Schockraum, freie Flüssigkeit in der Sonographie des Abdomens, klinisch instabiles Becken, Alter > 60 Jahre. Keine sichere Korrelation dagegen zeigten: Unfallmechanismus (Unfall mit PKW, Unfall als Fußgänger und Sturz

⬛ Tabelle 1.

Relevante Variablen	p-Wert	Nicht relevante Variablen	p-Wert
1. systolische Blutdruck im Schockraum < 90 mmHg	< 0,001	Unfallmechanismus:	PKW 0,1
Fußgänger	0,51		
	Sturz 0,062		
2. freie Flüssigkeit Sono -Abdomen	< 0,001	Initiale GCS vor Intuba-tion	0,052
3. klinisch instabiles Becken	< 0,001	Geschlecht	0,089
4. Alter > 60 Jahre	0,01		

> 3 m), initiale Glasgow Coma Scale vor Intubation und Geschlecht (⬛ Tabelle 1). Bei nicht Erfüllen dieser relevanten Kriterien bestand eine Wahrscheinlichkeit von 98,7% (Negativ Prädiktiver Wert), dass keine Bluttransfusion im Schockraum erfolgen wird.

Schlussfolgerung: Auf Basis der genannten Kriterien kann bis zum Zeitpunkt der Blutabnahme mit einer Wahrscheinlichkeit von 98% die Notwendigkeit einer akuten Blutsubstitution ausgeschlossen werden. Demnach ist zu überdenken, ob bei nicht Erfüllen dieser Kriterien in der Frühphase lediglich eine Blutgruppenbestimmung ausreichend ist. Das standardmäßige kostenintensive Nachkreuzen der Konserven (38 Euro/EK) würde entfallen. Das Risiko des EK-Verlustes wegen unsachgemäßen zwischenzeitlichen Gebrauchs wäre minimiert.

Bei Erfüllen der Kriterien sollte, ggf. auch ohne vorherige Blutabnahme als 0-negatives Blut, die zügige Anforderung von ungekreuzten EK erfolgen.

Abstract ID: 1355 Vortragsart: poster

Wertigkeit der körperlichen und radiologischen Basisdiagnostik des Beckens in der Schockraumbehandlung

B. Pehle, J. Richard, C. Waydhas, D. Nast-Kolb, S. Ruchholtz

Klinik und Poliklinik für Unfallchirurgie, Universitätsklinikum Essen

Fragestellung: Zur Basisdiagnostik des Beckens in der Schockraumversorgung zählt die manuelle Stabilitätsprüfung des Beckens sowie die Becken a.p.-Röntgenaufnahme. Anhand der vorliegenden Studie wurde der Wert dieser beiden Untersuchungsmethoden hinsichtlich Notfalltherapie, Zusatzverletzungen und Prognose beim Vorliegen einer Beckenfraktur, geprüft.

Methode: Die Daten wurden im Rahmen eines Qualitätsmanagementsystems für die Versorgung schwerverletzter Patienten prospektiv erfasst. Aufgrund des Untersuchungsergebnisses der klinischen Stabilitätsprüfung des Beckens wurde das Patientenkollektiv in 2 Gruppen eingeteilt: Patienten mit stabilen und Patienten mit instabilen Becken. Folgende Parameter wurden in diesem Kollektiv verglichen: Vitalparameter, initiale körperliche Untersuchung, radiologische und sonographische Diagnostik und Therapie.

Ergebnisse: Von 5/98 – 1/02 wurden 1160 Schockraumpatienten erfasst. In die Studie wurden 979 Verletzte (ISS 21 ± 16) mit stumpfen Trauma eingeschlossen. Insgesamt wiesen von den 979 Patienten 928 ein klinisch stabiles und 51 ein klinisch instabiles Becken auf. Verunfallte mit klinisch instabilen Becken zeigten im Vergleich zu Verletzten mit klinisch unauffälligen Beckenbefund bei Aufnahme im Schockraum eine höhere Verletzungsschwere, erhöhte Schockparameter mit einem niedrigeren systolischen Blutdruck und einem erniedrigten Hämoglobingehalt, häufiger schwere Zusatzverletzungen (AIS < 2) des Thorax und Abdomens und einen höheren Transfusionsbedarf. Alle genannten Unterschiede waren signifikant verschieden. Unter den 51 Patienten mit klinisch instabilen Becken war in 2 Fällen keine Fraktur nachweisbar. Bei 6 Patienten lag eine Typ A, bei 16 eine Typ B und bei 27 eine Typ C Fraktur vor. Unter den 928 Patienten mit stabilen Becken hatten 93% keine Fraktur, 40 Patienten eine Typ A, 19 eine Typ B und 3 eine Typ C Verletzung. Daraus resultierte für die klinische Stabilitätsprüfung des Beckens eine geringe Sensitivität von nur 44%. Beim Vorliegen des Befundes klinisch instabiles Becken wurde signifikant häufiger als beim Vorliegen des Befundes klinisch stabiles Becken die Indikation zur Notoperation im Schockraum, zur notfallmäßigen Frakturstabilisierung des Beckens und zur operativen Versorgung einer Beckenfraktur, gestellt.

Schlussfolgerung: Bei Patienten mit klinisch instabilen Becken ist eine Becken-Röntgenaufnahme zur raschen Operationsplanung im Schockraum zwingend notwendig. Bei Verletzten mit klinisch stabilen Becken ist ebenfalls immer eine Röntgen Aufnahme anzufertigen, da die manuelle Beckenuntersuchung nur eine geringe Sensitivität aufweist und Frakturen die einer operativen Behandlung bedürfen, übersehen werden würden. Liegt bei Patienten mit klinisch stabilen Becken gleichzeitig die Indikation zur Notfalloperation oder zum Ganzkörper CT vor – aufgrund von Verletzungen, die nicht durch eine Beckenfraktur bedingt sind – kann die Röntgenaufnahme zu einem späteren Zeitpunkt erfolgen.

Abstract ID: 1608 Vortragsart: oral

Optimierung des Polytraumamanagements durch präklinische Sonographie

F. Walcher[1], S. Kortüm[2], F. Peitz[3], T. Kirschning[1], N. Weihgold[1], I. Marzi[1]

[1] Klinik für Unfall-, Hand- und Wiederherstellungschirurgie der Chirurgischen Universitätsklinik Frankfurt/Main
[2] Frankfurter Institut für Rettungsmedizin und Notfallversorgung
[3] Berufsgenossenschaftliche Unfallklinik Frankfurt

Zielsetzung: Das Abdominaltrauma mit lebensbedrohlichen Blutungen stellt aufgrund fehlender diagnostischer Möglichkeiten am Unfallort eine besonders kritische Situation während der präklinischen Versorgung polytraumatisierter Patienten dar. In der vorliegenden Arbeit wird untersucht, in wieweit die präklinische Sonographie eine praktikable Methode darstellt, um am Unfallort abdominelle Blutungen zu diagnostizieren und inwieweit diese Diagnostik Einfluss auf das präklinische und frühe klinische Management schwerverletzter Patienten hat.

Material und Methoden: Die präklinische Sonographie wurde an 61 Patienten, bei denen eine intraabdominelle Verletzung klinisch nicht sicher ausgeschlossen werden konnte, von einem, nicht an der Notfallversorgung beteiligten Untersucher angewendet. Unmittelbar nach

Klinikaufnahme wurde der präklinisch festgestellte Ultraschallbefund mittels erneuter Ultraschalluntersuchung bzw. Computertomographie des Abdomens im Rahmen der Schockraumdiagnostik kontrolliert.

Resultate: Bei einer Untersuchungsdauer von durchschnittlich $2.8 + 1.2$ Minuten (Mittelwert + s). wurde bei 16 Patienten (26.2%) freie Flüssigkeit gefunden, 7 mit massivem, 9 mit diskreten pathologischem Befund. 4 der Patienten mit massivem Befund wurden unmittelbar nach Klinikaufnahme laparotomiert und 3 aufgrund einer Milzruptur splenektomiert. Drei Patienten verstarben am Unfallort u. a. aufgrund ihrer abdominellen Verletzungen. Alle Patienten mit geringgradig freier Flüssigkeit wurden konservativ behandelt. Die Untersuchung ergab ein falsch positives Ergebnis, jedoch kein falsch negatives Ergebnis, welches eine Spezifität von 97,5% und eine Sensitivität von 100% ergibt. In 36% der Fälle wurde aufgrund der sonographischen Diagnose das präklinische Management geändert. Einerseits wurde hierbei die präklinische Volumengabe zugunsten der Applikation von hyperonkotisch-hyperosmolaren Lösungen oder einer permissive Hypotension modifiziert, anderseits ergaben sich erhebliche Änderungen der Einsatztaktik im Sinne eines Load-and-go. In rund 1/5 der Einsätze wurde das Zielkrankenhaus geändert. Durch die Voranmeldung gesicherter abdomineller Blutungen der verunfallten Patienten konnte die chirurgische Therapie durch Optimierung des Schockraum- und OP-Teams schneller durchgeführt werden.

Zusammenfassung: Die präklinische Sonographie hat sich als sichere und fehlerarme Methode zur präklinischen Diagnostik freier intraperitonealer Flüssigkeit bewährt und führte zu einer Optimierung des präklinischen und frühen klinischen Managements polytraumatisierter Patienten. Eine Multicenterstudie soll nun die Frage klären, ob die präklinische Sonographie generell für den Einsatz im Notarztdienst empfohlen werden kann.

Abstract ID: 1638 Vortragsart: oral

Die Qualitätsverbesserung in der Behandlung Polytraumatisierter führt zu signifikant weniger Multiorganversagen – eine retrospektive Studie

H. H. Staubach, H. P. Bruch

Klinik für Chirurgie des Universitätsklinikums Lübeck

Fortschritte in der Behandlung der Polytraumatisierten haben in den letzten 25 Jahren dazu beigetragen, die Mortalität erheblich zu senken. Diese Erfolge sind auf die verbesserten präklinischen Maßnahmen, Fortschritte in der Schockforschung, intensivmedizinischen Maßnahmen und nicht zuletzt auf verbesserte Operationstechniken zurückzuführen.

In einer retrospektiven Studie wurden in zwei Serien insgesamt 200 Patienten nach Paarbildung ausgewertet, wobei eine Serie von 1985 bis 1990 und die zweite Serie von 1993 bis 2001 an der Uniklinik Lübeck behandelt wurden. Das Durchschnittsalter lag im ersten Kollektiv bei $30,6 \pm 12,6$ versus $31,0 \pm 11,4$ Jahren ($p = 0,620$) und wiesen einen mittleren NISS von $29,9 \pm 10,1$ versus $29,9 \pm 10,1$ Punkten ($p = 0,994$) auf – auch hinsichtlich der Verteilung und der Schwere der Einzelverletzungen waren sie gut vergleichbar.

Die Rettungszeit (47,46 ± 24,4 versus 62,2 ± 23,3 min) sowie der Zeitbedarf der klinischen Erstversorgung und Diagnostik (115,4 ± 43,7 versus 116,9 ± 71,4 min) waren in Kollektiv 2 signifikant gesteigert. Die prä- und frühklinische Kreislaufstabilisierung war in beiden Kollektiven suffizient (keine Unterschiede bei Infusions- Transfusionsmengen und Schockindizes). Die präklinische Intubationsrate lag bei jeweils fast 60%.

Die erste Blutgasanalyse zeigte jedoch einen signifikant besseren Oxygenierungsstatus der Patienten in Kollektiv 2.

Hinsichtlich der Anzahl und der Dauer der Primäroperation wurden keine wesentlichen Unterschiede zwischen den Kollektiven gefunden. Ausgedehnte Sekundäroperationen innerhalb der ersten 10 Tage nach Trauma waren in Kollektiv 2 häufiger erfolgt.

In Kollektiv 2 kam es während der ersten 10 Tage post trauma bei signifikant weniger Patienten zum SIRS, konsekutiv trat auch das Multiorganversagen signifikant seltener auf (15 versus 5%). Die Folge war eine unverändert hohe Primärletalität jedoch gesunkene Inzidenz des MOF mit signifikant niedrigerer Sekundärletalität (10 versus 3%) und damit signifikant niedrigerer Gesamtletalität in Kollektiv 2 (22 versus 10%).

Zusammenfassend zeigt sich in den letzten Jahren ein verbessertes Polytrauma-Management mit wirksamerer Prävention des MOF und dadurch bedingter, signifikant niedrigerer Mortalität.

Abstract ID: 1647 Vortragsart: poster

Die Mehrfachverletzung der unteren Extremität beim Polytrauma-Vorteile von neuen Scoring-Systemen

R. Hower, S. Hauck, O. Oetke, V. Bühren

Berufsgenossenschaftliche Unfallklinik Murnau

Zielsetzung: Der polytraumatisierte Patient erleidet häufig multiple Frakturen der Extremitäten. Begleitende intrakranielle Verletzungen oder Thoraxtraumen gehen mit ein in die Einstufung der Verletzungsschwere. Mehrfachverletzungen der unteren Extremitäten werden mit üblichen Scoring-Systemen nicht erfasst und damit das Ausmaß des Traumas unterschätzt.

Material und Methode: Von Januar 1997 bis August 2002 wurden 45 Patienten mit Kombinationsverletzungen der unteren Extremitäten (ipsi-oder bilaterale Femur-und/oder Tibiafrakturen) prospektiv erfasst. Das Durchschnittsalter betrug 40 Jahre (17 – 87) und das Geschlechtsverhältnis Männer/Frauen war 31:14. Der Injury Severity Score (ISS) aller Patienten betrug im Median 18 (10 – 66), der New Injury Severity Score (NISS) dagegen war 27 (14 – 66). In 29 Fällen lagen ipsilaterale Schaftfrakturen vor und bei 15 Mehrfachverletzten bestanden beidseitige Oberschenkelfrakturen. Bei 14 Patienten bestand ein schweres Schädelhirntrauma (SHT) und in 17 Fällen ein schweres Thoraxtrauma mit Hämatopneumothorax.

Ergebnisse: Bei 31 Patienten wurde der Fixateur externe als primäre Stabilisierung verwendet. Der ISS (Median) betrug in dieser Gruppe 26 und der NISS 27. In 14 Fällen wurde eine primäre Marknagelosteosynthese durchgeführt. Der ISS betrug hier 10 und der NISS 18. Die mittlere Intensivaufenthaltszeit betrug 14 Tage (1 – 68). 3 Patienten verstarben im Multiorganversagen. Die beiden Trauma Scores wiesen signifikante Unterschiede in den Subgruppen ohne SHT/ Thoraxtrauma auf und bei den Hochrasanztraumen mit beidseitigen Oberschenkelfrakturen. Desweiteren war die Intensivaufenthaltsdauer bei Patienten mit höherem NISS verlängert.

Zusammenfassung: Die operative Therapie des Mehrfachverletzten hängt ab von der Ausdehnung des Weichteilschadens, der Lokalisation der Frakturen und der Schwere der Begleitverletzungen. Die Einschätzung bei multiplen Extremitätenfrakturen scheint durch neue, einfach anzuwendende Scoring-Systeme besser gewährleistet und bildet das wahre Ausmaß der Traumaschwere besser ab.

Abstract ID: 1785 Vortragsart: poster

Versorgungsstrategien und Outcome Schwerverletzter mit „Notfalleingriffen"

S. H. Hauck, R. H. Hower, P. B. Brucker, V. B. Bühren

Berufsgenossenschaftliche Unfallklinik Murnau

Zielsetzung: Analyse der Versorgungsstrategien und Outcome Schwerverletzter, bei denen die Schockraumdiagnostik zur „Notoperation" abgebrochen wurde.

Material und Methode: Im Rahmen der prospektiven Erfassung Mehrfachverletzter der DGU wurden 232 Patienten mit einem ISS > 16 für das Jahr 2000 erfaßt. Ausgehend von 5 Organgruppen (Kopf, Thorax, Abdomen, Wirbelsäule/Becken und Extremitäten) wurden nur Diagnosen mit einem AIS > 3 gewertet. Aufgeteilt nach Organregionen wurden die Patienten, bei denen die Schockraumdiagnostik für notoperative Eingriffe unterbrochen werden musste, hinsichtlich Verletzungsschwere, operative Strategien und Outcome analysiert.

Ergebnisse: Im Jahr 2000 wurden in unserer Klinik 232 Mehrfachverletzten mit einem ISS >= 16 erfaßt. Von diesen musste bei 95 Patienten (41%) die Schockraumdiagnostik vorzeitig abgebrochen werden, um eine dringliche operative Versorgung durchzuführen. Die mittlere Verletzungsschwere lag bei einem ISS von 30 (+/−12.8) (9 – 66), der NISS bei 33.8 und durchschnittlich waren 2.4 Regionen betroffen. Die durchschnittliche Liegedauer auf der Intensivstation betrug 17.2 Tage (+/−14.7) (2 – 59), die Letalität lag bei 31.6%.

So zeigten 45 Patienten eine schwere Kopfverletzung, bei 27 (60%) Patienten war eine Trepanation und bei 7 (15.7%) eine Drucksonden- oder externe Ventrikelanlage notwendig. Die mittlere Verletzungsschwere lag bei einem ISS von 33.9 (+/−14.0) (16 – 66), der NISS bei 38.0 und durchschnittlich waren 2.2 Regionen betroffen. Die durchschnittliche Liegedauer auf der Intensivstation betrug 18.0 Tage (+/−13.3) (2 – 50), die Letalität lag bei 37.8%.

Es fanden sich 18 Patienten mit schwerem Thoraxtrauma, bei 2 (11.1%) war eine Notthorakotomie notwendig, 5 wurden mit Thoraxdrainagen versorgt. Die mittlere Verletzungs- schwere lag bei einem ISS von 47.0 (+/−13.7) (24 – 66), der NISS bei 50.6 und durchschnittlich waren 3.2 Regionen betroffen. Die durchschnittliche Liegedauer auf der Intensivstation betrug 21.4 Tage (+/−13.2) (6 – 43), die Letalität lag bei 44.4%.

Schwere abdominelle Verletzungen mit einem AIS über 3 erlitten 12 Patienten, von diesen mussten 8 Patienten bei Milz-/Leberruptur und 2 bei Holorganruptur laparotomiert werden. Die mittlere Verletzungsschwere lag bei einem ISS von 36.6 (+ /− 14.3) (20 – 59), der NISS bei 43.0 und durchschnittlich waren 2.75 Regionen betroffen. Die durchschnittliche Liegedauer auf der Intensivstation betrug 14.6 Tage (+ /− 12.6) (2 – 31), die Letalität lag bei 58.3%.

22 Patienten hatten eine schwere Wirbelsäulen- oder Beckenverletzung, bei 6 (27.3%) Patienten erfolgte die Stabilisierung der Wirbelsäule mit Fixateur interne, bei 5 (22.7%) Patienten die Versorgung der Beckenverletzung mit Fixateur externe. Bei 2 (9.1%) wurde die Symphyse primär verplattet. Die mittlere Verletzungsschwere lag bei einem ISS von 36.7 (+ /− 17.6) (16 – 66), der NISS bei 37.4 und durchschnittlich waren 2.77 Regionen betroffen. Die durchschnittliche Liegedauer auf der Intensivstation betrug 16.9 Tage (+ /− 18.5) (2 – 59), die Letalität lag bei 27.3%.

Die schwere Extremitätenverletzung konnte nur mit einem AIS von 3 berücksichtigt werden, da höhere Werte nicht existieren. Die Schockraumdiagnostik wurde bei 24 Patienten mit schwerem Extremitätenverletzung abgebrochen, nicht wegen der Extremitätenverletzung. Die mittlere Verletzungsschwere lag bei einem ISS von 31.1 (+/− 12.7) (9 – 59), der NISS bei 35.2 und durchschnittlich waren 3.25 Regionen betroffen. Die durchschnittliche Liegedauer auf der Intensivstation betrug 25.3 Tage (+/− 15.7) (2 – 58), die Letalität lag bei 29.2%.

Fazit: Abbruch der Schockraumdiagnostik zur sofortigen operativen Notfallversorgung Schwerverletzter mit einem ISS > 16 sahen wir bei 95 (40.9%) von 232 Patienten. Die entscheidenden Verletzungen, die zum Abbruch der Schockraumdiagnostik führten, waren kranielle Verletzungen (Trepanationen 28.4%) und abdominelle Verletzungen (Milz/Leber 8.5%). Die Letalität liegt bei diesem Patientengut zwischen 38 und 58 Prozent.

Abstract ID: 1795 Vortragsart: oral

Notfallbehandlung des hochinstabilen Beckens-Stellenwert der Beckenzwinge

A. H. Tiemann, CH. Schmidt, CH. Josten

Klinik und Poliklinik für Unfall- und Wiederherstellungschirurgie der Universität Leipzig AöR

Fragestellung: Ist die Beckenzwinge ein sinnvolles Instrument bei der Schockraumbehandlung von Patienten mit komplexen oder instabilen Beckenbrüchen? Komplexe Beckenverletzungen (Beckenfrakturen mit komplizierendem peripelvinen Weichteilschaden) machen ca. 10% aller Beckenfrakturen aus. In 1 – 2% der Fälle muss mit lebensbedrohlichen Blutungen gerechnet werden (Letalität > 20%). Die Beckenzwinge findet in der Notfallversorgung kreislaufinstabiler Beckenfrakturen eine zunehmende Verbreitung. Sie führt über eine direkte Kompression des dorsalen Beckenringes zu einer Stabilisierung des ges. Beckens und zu einer Verringerung der Blutung aus der Fraktur selber sowie dem praesacralen Venenplexus.

Methodik: In einem Zeitraum von 24 Monaten wurden 11 Patienten, 6 Männer und 5 Frauen (Durchschnittsalter 38 Jahre) mit komplexem Beckentrauma mit der Beckenzwinge behandelt. In allen Fällen lag ein Polytrauma, 10 mal eine „Typ-C"-Verletzung, 1 mal eine „Typ-B"Verletzung vor. Einteilung der Patienten in 3 Gruppen: (1) primär im eigenen Klinikum behandelte Überlebende (ISS 39.8, PTS 35), (2) primär im eigenen Klinikum behandelte Nicht-Überlebende

(ISS 55.3, PTS 47), (3) sekundär zuverlegte Überlebende (ISS 48.3, PTS 39). Mittlerer arterieller Druck bei Einlieferung 55 mmHg, gemittelter Ausgangs Hb 5.2 mmol/l. Die Indikation zur Anlage der Beckenzwinge erfolgte ausschließlich klinisch.

Ergebnisse: Zeit vom Eintreffen bis zur Anlage der Beckenzwinge: Gruppe (1) und (3) gemeinsam $+19.8>$ min, Gruppe (2) $+140>$ min. Konservenbedarf für alle Patienten innerhalb der 1 Stunde: $+8>$, 2. bis 6 Stunde $+5.6>$, 7. bis 12. Stunde 2.0 und 13. bis 24. Stunde $+1.7>$. In Gruppe (1) und (3) Stabilisation des mittleren arteriellen Drucks (MAP) nach 6 Stunden, aber bereits nach 20 min. zeigte sich ein Anstieg von 25%. Analog Stabilisation des Oxygenierungs-Levels (PaO_2/FiO_2) in Gruppe (1) und (3) nach 6 Stunden. 3 von 11 Patienten verstarben innerhalb der ersten 45 min (Letalität $=27.3\%$). In allen Fällen lag die Kombination von komplexer Beckenverletzung und schwerstem Thoraxtrauma vor. Mittlere Liegedauer der Beckenzwinge in Gruppe (1): 5.5 Tage hervorgerufen durch die schweren Begleitverletzungen (Frühzeitigere definitive Versorgung des Beckens unmöglich).

Schlussfolgerung: Aufgrund der geringen Fallzahl lassen sich folgende Trends erkennen:

Die Anlage der Beckenzwinge führt zu einer frühzeitigen Stabilisierung von Kreislauf und Oxygenierungs-Level.

Die Anzahl benötigter Blutkonserven sinkt signifikant nach der 5. Stunde.

Die Kombination von komplexer Beckenverletzung und schwerstem Thoraxtrauma führt zu einer hohen Letalität.

Abstract ID: 1894 Vortragsart: poster

Multiprofessionelles Schockraummanagement und wöchentliche Polytraumakonferenz – Das Grazer Uniklinikmodell der Schwer- und Mehrfachverletztenversorgung

O. Leithgöb, R. Mauschitz, M. Grasslober, R. Gumpert, G. Peicha, W. Grechenig, R. Szyszkowitz

Universitätsklinik für Unfallchirurgie/Graz, Österreich

Grundlagen: Das Endergebnis der Gesamtbehandlung Schwer- und Mehrfachverletzter ist neben der Leistungskategorie des versorgenden Krankenhauses und den personellen Voraussetzungen auch von der vom Traumateam für die Patientenversorgung im Schockraum benötigten Zeit abhängig.

Die Universitätskliniken werden sowohl von Seiten der Infrastruktur als auch von Seiten der personellen Voraussetzungen hohen Ansprüchen gerecht, womit adäquate Rahmenbedingungen für die Versorgung Schwer- und Mehrfachverletzter geschaffen sind.

Methodik: Um eine Steigerung der Versorgungsqualität durch Optimierung der Schockraumzeiten zu erzielen, wird in Graz – wie an vielen anderen Traumazentren auch – die horizontale Arbeitsweise bevorzugt. Damit ist gemeint, dass jedem Facharzt des Schockraumteams bestimmte Aufgaben zukommen, welche in Eigenverantwortung gleichzeitig nebeneinander durchgeführt werden.

Die Besonderheit am Grazer Schockraummodell liegt aber darin, dass diese Arbeitsweise zusätzlich primär multiprofessionell umgesetzt wird, wobei die Funktion des Traumaleaders jenem Facharzt zukommt, in dessen Fachgebiet die lebensbedrohlichste Verletzung fällt.

Eine weitere Besonderheit ist eine wöchentlich stattfindende interdisziplinäre Besprechung, in deren Rahmen die angefallenen Polytraumafälle unter besonderer Berücksichtigung des medizinischen und organisatorischen Ablaufes nochmals diskutiert werden.

Ergebnisse und Schlußfolgerungen: Wir sind überzeugt, dass wir durch die primär interdisziplinär horizontale Versorgung unseren Schwer- und Mehrfachverletzten von Beginn der intramuralen Versorgung an das höchste Maß an diagnostischer und therapeutischer Fachqualität und Effektivität bieten können.

Zum Zwecke der Qualitätssicherung dokumentieren wir schon seit mehreren Jahren unsere Ergebnisse, beteiligen uns am Traumaregister der DGU und diskutieren die Fälle der Vorwoche in einer wöchentlich abgehaltenen interdisziplinären Besprechung.

In der Anwendung unseres Schockraumodells sehen wir uns insofern bestätigt, als unsere Schockraumzeiten in der von der DGU erarbeiteten Norm liegen und das Outcome unserer Patienten mit dem von 54 Traumazentren der BRD vergleichbar ist.

Infektmanagement

Abstract ID: 112 Vortragsart: oral

Das Management der MRSA-Wundinfektion

T. M. Mückley, C. Hierholzer, G. O. Hofmann, V. Bühren

[1] Berufsgenossenschaftliche Unfallklinik Murnau

Grundlagen: Mit der Zunahme der MRSA-Stämme (Methicillin-resistenter Staphylococcus aureus) wächst der Wunsch, sowohl kolonisierte als auch infizierte Personen zu sanieren, um so die Ausbreitung zu bekämpfen. Eine Wundinfektion mit MRSA macht neben allgemeinen hygienischen Maßnahmen gezielte Maßnahmen in der Wundbehandlung erforderlich. Ein Behandlungskonzept zur Sanierung von manifesten Wundinfektionen mit MRSA-Nachweis sollte erstellt und überprüft werden.

Methodik: Anhand eines Behandlungskonzeptes mit Isolation, testgerechter Antibiotikagabe, Hautdekontamination, einem konsequenten chirurgischen Vorgehen mit Etappendebridements, Jet-Lavagen und Vacuumversiegelungen sollte die Effizienz der Therapiemaßnahmen überprüft werden.

Ergebnisse: Es konnten insgesamt 29 Patienten (23 m, 6 w) mit MRSA-Wundinfektionen bisher erfaßt und deren Behandlungsverläufe ausgewertet werden. Das Durchschnittsalter lag bei 54 Jahren. In 5 Fällen bestanden infizierte chronische Ulcera, in 16 Fällen chronische Knocheninfektionen, in 3 Fällen Protheseninfektionen, in jeweils 2 Fällen Stumpfinfektionen bzw. Frühinfektionen nach Osteosynthesen und in einem Fall eine Gelenkinfektion. Die mittlere stationäre Verweildauer betrug 68 Tage [18 – 132]. Es wurden im Durchschnitt 7,3 [0 – 17] Operationen pro Patient durchgeführt. In 75,9% der Fälle erfolgte eine systemische Antibiotikagabe und bei allen Patienten wurden zusätzlich lokale Antibiotikaträger eingesetzt. Bei 7 Patienten kam adjuvant die hyperbare Sauerstofftherapie zum Einsatz. In 28 Fällen konnte eine

MRSA-Sanierung und in 26 Fällen (89,7%) konnten geschlossene Wundverhältnisse erzielt werden. Ein Patient brach die Therapie ab. Bei 6 Patienten waren Lappenplastiken und bei 3 Patienten Amputationen erforderlich. Es wurden 2 Arthrodesen und 2 Girdlestonesituationen angelegt. Bisher konnten 22 Patienten im Mittel nach 12 Monaten [2 – 46] nachuntersucht werden, dabei zeigte sich bei 4 Patienten (18,2%) ein Rezidiv mit MRSA-Nachweis und bei 18 Patienten (81,8%) unauffällige Nachuntersuchungsbefunde. In einem Fall wurde eine Übertragung von MRSA auf Stationsebene nachgewiesen.

Schlußfolgerungen: Die vorgestellten Hygienemaßnahmen bei MRSA-Wundinfektionen sind suffizient. Mit diesem Behandlungskonzept können bei 89,7% der Patienten geschlossene Wundverhältnisse erzielt werden. Bei insgesamt 13 Patienten mussten schwerwiegende operative Eingriffe wie Arthrodesen, Lappenplastiken, Amputationen oder Resektionszustände durchgeführt werden. Der stationäre Aufenthalt beträgt im Mittel 68 Tage und bei einer Nachuntersuchungszeit von einem Jahr im Mittel sind 81,8% der Patienten rezidivfrei. Die Behandlung benötigt Isolationsmöglichkeiten und stellt einen hohen logistischen und finanziellen Aufwand dar.

Abstract ID: 504 Vortragsart: oral

Intraoperative Strahlendosis bei Computer assistierten Verfahren

F. G. Gebhard[1], M. Kraus[1], E. Schneider[2], P. Keppler[1], L. Kinzl[1], M. Arand[1]

[1] Abteilung Unfallchirurgie, Hand- und Wiederherstellungschirurgie, Universitätsklinikum Ulm
[2] Abteilung für Strahlentherapie, Universitätsklinikum Ulm

Der Einsatz der Navigationsgestützten Verfahren in der Unfallchirurgie wird hinsichtlich der Strahlenbelastung kontrovers diskutiert. Insbesondere ist umstritten, inwieweit die intraoperative C-Arm basierte 3D Bildgebung zu einer zunehmenden Strahlenbelastung führen wird.

Ziel der prospektiven Studie war die Quantifizierung der intraoperativen Strahlendosis bei Eingriffen an der Wirbelsäule und der unteren Extremität unter Nutzung der Computerassistierten Navigation (CAS) im Vergleich zum Standard Vorgehen.

Methodik: Die in der Studie benutzte Methode basiert auf dem Prinzip der Thermolumineszenz. Kristalle speichern Energie in den Elektronenbahnen und geben diese nach Stimulation wieder ab. Die freigesetzte Lichtmenge ist äquivalent der gespeicherten Strahlung. Die Messungen erfolgten intraoperativ mit Thermolumineszenz Dosimetern (TLD) an drei Punkten: Strahlenquelle, Empfänger und im Operationsgebiet. Zusätzlich wurde die Dauer der Durchleuchtung, die Spannung (KV) und die Stromstärke (mA) erfasst. Es wurden 40 Messungen an der Wirbelsäule (n = 27) und der unteren Extremität (n = 13) durchgeführt. Davon waren 8 Messungen mit dem 3D ISO C-Arm (Siemens).

Ergebnisse: Der Einsatz der CAS Verfahren konnte die Durchleuchtungszeiten deutlich reduzieren (jeweils Median):

Die Strahlendosis lag bei Wirbelsäulenoperationen im Median beim Standardoperationsverfahren bei 1300 mGy, bei Einsatz der C-arm Navigation bei 450 mGy, bei Einsatz der C-arm Navigation bei 700 mGy und bei der 3D Bildgebung bei 80 mGy je Scan.

◫ Tabelle 1.

	Standard	CT-basiert	C-arm	3D- ISO C
Dauer (sec)	177	75	66	20
Max – Min	78 – 342	24 – 150	37 – 198	20

Schlussfolgerung: Die vorliegenden Ergebnisse zeigen klar, dass der Einsatz der CAS in erster Linie in der Wirbelsäulen Chirurgie, aber auch an der unteren Extremität zu einer deutlichen Reduktion der Strahlendosis beiträgt. Dabei ist bei der CT basierten Technik allerdings das präoperativ erforderliche CT nicht eingerechnet. Interessanterweise ist die intraoperative C- Arm basierte 3D Bildgebung extrem strahlungsarm. Hier addieren sich aber die wiederholten Scans. Alles in allem bedeutet dies langfristig, besonders für das operative Personal, das täglich dieser Strahlenbelastung ausgesetzt ist, eine deutliche Einsparung bezüglich der Lebensdosis.

Abstract ID: 775 Vortragsart: oral

Ernsthafte Infektionen: „chirurgische" Madenbehandlung in der Traumatologie

G. N. Jukema[1], P. Steenvoorde[1], A. T. Bernards[2], J. H. N. Lindeman[1], J. T. van Dissel[3]

[1] Unfallchirurgische Klinik Leiden University Medical Center
[2] Klinik für Medizinische Mikrobiologie Leiden University Medical Center
[3] Klinik für Infektionskrankheiten Leiden University Medical Center

Fragestellung: Ist die adjuvante Behandlung mit sterilen Larven (Lucilia Sericata) im Falle einer ernsthaften Infektion der Weichteile oder des Knochens (Osteomyelitis) sinnvoll? Zur Beantwortung dieser Frage wurde dazu ein Patientenkollektiv von 16 Patienten mit Fliegenlarven in Kombination mit chirurgischem Debridement behandelt.

Patientengruppe: Im Zeitraum 4.1999 – 8.2002 wurden insgesamt 16 Patienten (14 Männer, 2 Frauen, 16 – 88 Jahre alt) mit sterilen Larven als adjuvante Therapie in Kombination mit chirurgischem Debridement bei ernsthaften zum Teil lebensbedrohlichen Infektionen behandelt. Es betraf 9 Patienten mit einer ernsthaften Osteomyelitis mit Bedrohung der betroffenen Extremität, 2 Patienten mit Gangrän, 2 Patienten mit Fasciitis Necroticans, 2 Patienten mit einer Weichteilinfektion nach Osteosynthese, und einen Patient mit einem Charcot Fuß und großem Ulcus Cruris. Alle Patienten wurden mehrfach behandelt (3 – 10 Madenwechsel) über einen (längeren) Zeitraum (11 – 34 Tage). Insgesamt wurden insgesamt zwischen 100 und 2900 Maden pro Patient verwendet, wobei bei 13 Patienten die Maden in sogenannten Biobags eingeschlossen waren. In allen Fällen konnte die Infektion erfolgreich saniert und im Falle einer Osteomyelitis, erweiterte Amputationen vermieden werden. Im späteren Verlauf verstarben 3 Patienten unabhängig von der primären Infektion, 1×als Folge eines Unfalles (1×) und 2×als Folge Ihrer Grunderkrankung (Malignom 1×, Pancytopenie bei Autoimmunvasculitis 1×).

Wirkung der sterilen Maden: Fliegenlarven der Fleischfliege (Lucilia Sericata) sind Necrophagen und fähig necrotisches und infiziertes Gewebe aufzunehmen. Da sie über eine extracorporelle Verdauung verfügen, werden Matrixmetalloproteine (MMP's) in ihrer Umgebung abgegeben. Diese Substanzen führen dazu, dass eine infizierte Wunde in Ihrer Heilung stimuliert wird und frisches gut vascularisiertes Granulationsgewebe einwächst. Grampositive Bakterien werden durch die Larven dabei bevorzugt vernichtet. Während der Behandlung mit Maden, wurde bei einzelnen Patienten eine Wundflüssigkeitsanalyse auf MMP-Substanzen vorgenommen. Es zeigte sich eine besondere Aktivität der MMP 8 und 9 Fraktion.

Schlußfolgerung: Aufgrund unserer Erfahrungen bei der behandelten Patientengruppe, besteht aus unserer Sicht eine berechtigte Indikation für die Anwendung einer „alten" Therapie aus der Vergangenheit in moderner Form (Verwendung von Biobags). In allen Fällen konnte die Infektion erfolgreich behandelt werden. Laborchemische und Wundflüssigkeitsanalysen sind Gegenstand derzeitiger wissenschaftlicher Untersuchungen.

Abstract ID: 851 Vortragsart: oral

Stadiengerechte Behandlung des akuten und chronischen Kniegelenkempyems

M. Schofer, C. Schoepp, C. Rülander, H. R. Kortmann

Berufsgenossenschaftliche Unfallklinik Duisburg

Einleitung: Die arthroskopische Synovektomie und Spülung des Gelenkes über Redondrainagen hat sich beim akuten Kniegelenkempyem (Stadium I nach Kuner) bewährt. Beim chronischen Kniegelenkempyem (Kuner II – IV) sind verschiedene offene Behandlungsregime bekannt. In der BG-Klinik Duisburg wurde bis 1997 der primäre Gelenkverschluss nach Synovektomie unter Verwendung von Saug-Spül-Drainagen durchgeführt. Seit 1998 erfolgt eine offene Gelenkbehandlung unter Einsatz von Antibiotikaträger mit zweizeitigem Gelenkverschluss. Der vorgenommene Verfahrenswechsel geht auf frühere Untersuchungen unserer Arbeitsgruppe zurück, die beim fortgeschrittenen Kniegelenkempyem (Kuner II – IV) ein funktionell besseres Ergebnis nach offener Gelenkbehandlung zeigten. Es werden die Ergebnisse anhand unseres Patientengutes aus den Jahren 1992 bis 2002 dargestellt und die unterschiedlichen Verfahren gegeneinander gewertet. Infizierte Knieendoprothesen werden in dieser Untersuchung nicht erfasst, da sie einem anderen Therapiekonzept unterliegen.

Patienten und Methode: Zwischen 01/1992 und 12/1997 wurden 39 Patienten mit einem Kniegelenkempyem behandelt. 29 Patienten (73,7%, Gruppe 1) konnten nachuntersucht werden. Von 01/1998 bis 06/2002 wurden 34 Patienten behandelt, 26 davon (76,5%, Gruppe 2) konnten nachuntersucht werden. Bei allen Patienten erfolgte die offene Synovektomie über einen bilateralen Zugang zum Kniegelenk. In der ersten Gruppe wurde das Gelenk primär verschlossen, die 2. Gruppe wurde mittels offener Gelenkbehandlung nach Einlage von Antibiotikaträger therapiert. Der Wundverschluss erfolgte in der 2. Gruppe sekundär nach Infektionsberuhigung. Die Patientendaten beider Gruppen sind unter der Berücksichtigung des Krankheitsverlaufes vergleichbar.

Ergebnisse: Die meisten Patienten wurden auswärts mindestens einmal aufgrund des Kniegelenkempyems voroperiert. Die stationäre Behandlungsdauer in unserer Klinik war in Gruppe 1 mit durchschnittlich 66,3 Tagen länger als in Gruppe 2 (Mittelwert 55,6 Tage). Nach primärem Gelenkverschluss waren bei 19 von 29 Patienten (65,5%) mindestens 2 Revisionsoperationen notwendig (Gruppe 1), während dies in der 2. Behandlungsgruppe nur in 8 von 26 Fällen (30,8%) vor dem sekundären Verschluß der Fall war. Im Behandlungszeitraum von 1992 bis 1997 wurde bei 17 Patienten (58,6%) ein gutes oder befriedigendes funktionelles Ergebnis erzielt, durch die passager offene Kniegelenkbehandlung zwischen 1998 und 2002 war dies bei 18 Patienten (69,2%) der Fall.

Diskussion: Das funktionell bessere Ergebnis nach offener Gelenkbehandlung unter Verwendung von Antibiotikaträger bestätigt den von uns im Jahre 1998 vorgenommenen Verfahrenswechsel in der Behandlung des fortgeschrittenen Kniegelenkempyems. Ausschlaggebend für den Erfolg sind nach unserer Auffassung die seltener notwendigen Rezidiveingriffe im Vergleich zu der Methode mit primärem Gelenkverschluss.

Abstract ID: 929 Vortragsart: poster

Berücksichtigung der Gewebe-Strukturerhaltungszeiten beim Debridement des Weichteilschadens zur Infektionsprophylaxe

M. Bischoff, L. Kinzl, F. Gebhard, D. Maier

Abteilung für Unfallchirurgie, Universitätsklinikum Ulm

Problemstellung: Die Vakuumversiegelung hat sich in der primären Versorgung von Defektwunden bei offenen Frakturen bewährt. Trotzdem kann es auch unter dieser Wundbehandlungsmethode zu Infektionen kommen. Ziel dieser Untersuchung war es, leicht zu bestimmende Parameter aus dem Wundsekret als Frühindikator eines Infektes zu evaluieren.

Material und Methode: In einer kontrollierten, prospektiven, nicht-randomisierten Vergleichsstudie wurden je 15 Patienten mit offenen und geschlossenen Frakturen, die wegen ihres Weichteilschadens eine Vakuumversiegelung erhielten, während der ersten fünf postoperativen Tage untersucht. Bestimmt wurden das Differentialblutbild, CRP, alpha-1-Antitrypsin, alpha-2-Makroglobulin, IL-6 sowie pH und Endotoxin im Blut und Wundsekret am ersten, dritten und fünften postop. Tag.

Ergebnisse: Bei 3 Patienten kam es zu einer klinischen Infektion. Nur der pH-Wert im Wundsekret war geeignet, eine Infektion frühzeitig anzuzeigen. Endotoxin im Wundsekret war nur bei Infektionen mit gramnegativen Keime signifikant erhöht. Die übrigen Parameter im Blut und Wundsekret ließen keine Rückschlüsse auf eine Infektion zu.

Schlussfolgerung: Mit der Bestimmung des pH im Wundsekret steht ein einfach zu bestimmender Parameter zur Verfügung, der über die ersten 5 Tage im Verlauf eine Infektion durch Verbleiben im sauren Bereich signifikant anzeigt. Alle anderen Parameter sind durch das vorbestehende Trauma erhöht und zeigen keine signifikante Veränderung in den ersten fünf Tagen.

Abstract ID: 1105 Vortragsart: oral

Behandlung und Ergebnisse von 66 Patienten mit chronischer Osteitis bei mit Marknagel versorgten Frakturen

J. Kiene, S. Berg, U. Gerlach, H. G. K. Schmidt

Berufsgenossenschaftliches Unfallkrankenhaus Hamburg

Ziel: In der Zeit von 1994 – 2000 wurden 66 Patienten mit chronischer Osteitis nach Marknagelosteosynthese bei uns behandelt. Die Daten wurden retrospektiv ausgewertet, wobei alle Patienten kontinuierlich nachuntersucht wurden.

Material und Methode: Von den 66 Patienten sind 60 Männer und 6 Frauen, Durchschnittsalter 41,4 (17 – 77 J.). Alle Patienten wurden auswärts mit Marknagel versorgt, davon 17 primär mit Fixateur externe, 9 mit Drahtextension, 2 mit Platten und 39 primär genagelt. 31 Patienten hatten offene und 34 geschlossene Frakturen, 12 waren polytraumatisiert, 1 Umstellungsosteotomie. Das Femur war 30 mal und die Tibia 35 mal betroffen, 1×Humerus. 25 Patienten wurden zur Infektsanierung primär uns zuverlegt, 41 waren durchschnittlich 2,5 mal (1 – 10) auswärts ohne Infektberuhigung zu erreichen voroperiert. 55 Patienten hatten Infektionen durch Staph.aureus (34×) oder Staph.epidermidis (12×) und/oder sonstige Bakterien (23×), 11×gelang kein Keimnachweis.

Wir führten durchschnittlich 1,3 Operationen (1 – 3) zur Infektberuhigung durch, bei 34 Patienten waren weitere 1,97 OP's zur Stabilisierung und Rekonstruktion erforderlich. Dabei waren meist die Nagelentfernung mit Markraumaufbohrung mit zusätzlicher lokaler Sequestrektomie und permanenter und/oder temporärer Septopaleinlage erforderlich. Die Stabilisierung wurde mit Fixateur externe (AO, Ilisarow) und der Knochendefektaufbau mit Spongiosaplastik und/oder Segmenttransport erreicht, größere Weichteildefekte lappenplastisch gedeckt.

Ergebnisse: Bei 55 Patienten gelang eine anhaltende Infektberuhigung über mindestens 5,1 Jahre, 11 Patienten (17%) erforderten bei wiederauftretender Infektion durchschnittlich 53,5 (15 – 156) Monate nach erster Infektberuhigung eine erneute operative Osteitisbehandlung. 3 Refrakturen, 1 Kompartmentsyndrom, 3 temporäre Peroneusläsionen und eine Fettembolie traten auf, Amputationen waren nicht erforderlich.

Zusammenfassung: In 83% der Fälle war auch bei ausgedehnter Osteits nach Marknagelversorgung durch konsequentes Infektmanagement eine anhaltende Infektberuhigung möglich. Dennoch bleibt die Markraumphlegmone eine schwerwiegende Komplikation der Frakturversorgung mit nachhaltigen Folgen für den Patienten und oft langjähriger Therapie.

Abstract ID: 1154 Vortragsart: poster

Lavage kontaminierter Oberflächen: eine in-vitro-Studie zur Überprüfung der Effektivität unterschiedlicher Systeme

C. B. Bahrs[1], T. V. G. v. Garrel[1], M. S. Schnabel[1], R. M. Mutters[2]

[1] Klinik für Unfall-, Wiederherstellungs- und Handchirurgie, Philipps-Universität Marburg
[2] Institut für medizinische Mikrobiologie und Krankenhaushygiene, Philipps-Universität Marburg

Zielsetzung: Die Lavage ist ein effektives, additives therapeutisches Verfahren mit einer breiten Anwendung in der Traumatologie und Orthopädie. Ziel der vorliegenden in-vitro-Untersuchung war die Prüfung der Lavage bezüglich ihrer Effektivität. Es wurden unterschiedliche Lavagesysteme, sowie unterschiedliche Oberflächen und Keimarten evaluiert.

Material und Methoden: Vier unterschiedliche Testoberflächen (sterilisierter Knochenzement und Titanosteosyntheseplatten, gamma-bestrahlter boviner Muskel und Knochen) wurden mit einer definierten Keimsuspension unterschiedlicher Testkeime (Staphylococcus aureus, Enterococcus faecalis, Pseudomonas aeruginosa) kontaminiert. Nach Randomisierung wurden die Proben mit drei unterschiedlichen Lavagesystemen (50ml-Plastikspritze, manueller Drucksprüher, Jet-Lavage) in einer standardisierten Versuchsanordnung gereinigt. Nachfolgend wurde die Keimzahl bestimmt.

Ergebnisse: Durch die Lavage kommt es zu einer signifikanten Keimreduktion.($p < 0.05$) Unabhängig vom verwendeten System waren die Keimreduktion der Testoberflächen für Pseudomonas aeruginosa ($\emptyset$-log-Reduktion: 1,907) im Unterschied zu Enterococcus faecalis ($\emptyset$-log-Reduktion: 1,666) und Staphylococcus aureus ($\emptyset$-log-Reduktion: 1,506) besser. Auf gamma-bestrahlte Muskulatur ($\emptyset$-log-Reduktion: 0,801) konnte die Bakterienanzahl weniger reduziert werden, als auf sterilisierten Titanosteosyntheseplatten ($\emptyset$-log-Reduktion: 1,652), gamma-bestrahltem Knochen ($\emptyset$-log-Reduktion: 1,738) und sterilisiertem Knochenzement ($\emptyset$-log-Reduktion: 2,580).

Im Systemvergleich ließ sich mit dem manuellen Drucksprüher ($\emptyset$-log-Reduktion: 1,985) eine deutlichere Keimreduktion erreichen, als mit dem Jet-Lavage-System ($\emptyset$-log-Reduktion: 1,711/ $p = 0.07$) und der 50 ml-Plastikspritze ($\emptyset$-log-Reduktion: 1,383/$p = 0.05$).

Schlussfolgerung: Die Ergebnisse zeigen, dass die Lavage ein effektives Hilfsmittel zur Keimreduktion kontaminierter Oberflächen ist. Mit dem manuellen Drucksprüher steht möglicherweise ein alternatives Lavagesystem zur Verfügung, mit dem Oberflächen kostengünstig und praktikabel von Bakterien gereinigt werden können.

Abstract ID: 1514 Vortragsart: oral

Postoperative Infektionen nach Frakturen am coxalen Femurende – Frühzeitige Sanierung durch konsequente Etappenlavage

J. Windolf, W. Linhart, A. Rücker, J. M. Rueger

Klinik für Unfall-, Hand- und Wiederherstellungschirurgie, Universitätsklinikum Hamburg-Eppendorf

Zielsetzung: Drohende oder manifeste septische Komplikationen nach Eingriffen am coxalen Femurende werden in unserer Klinik durch eine frühzeitige und konsequente Etappenlavage behandelt. Die Indikation zur Revision wird dabei bereits bei Vorliegen eines lokalen oder eines nicht anderweitig erklärbaren systemischen Entzündungzeichens gestellt. Im vorliegenden Beitrag sollen die Ergebnisse dieses Konzeptes vorgestellt und diskutiert werden.

Material und Methoden: Die Analyse basiert auf den im Rahmen unserer klinikinternen Infektionsstatistik prospektiv erfassten Daten aller Patienten, die vom 01.01.2000 bis zum 31.12.2001 eine septische Komplikation nach einer Osteosynthese oder Endoprothese des Hüftgelenkes entwickelt hatten. Die Revisionseingriffe (Wiedereröffnen aller Wundschichten, Wundabstriche, Debridement und Jet-Lavage mit isotoner Kochsalzlösung) wurden alle zwei Tage unter systemischer Antibiotikagabe bis zum Vorliegen von zwei sterilen Wundabstrichen hintereinander durchgeführt.

Ergebnisse: Insgesamt waren im Erhebungszeitraum 585 Patienten nach einer coxalen Femurfraktur operativ behandelt worden (289 Schenkelhals- und 296 per- und subtrochentäre Femurfrakturen). Bei 27 Patienten musste im Mittel 7,68 Tage postoperativ die Indikation zur Etappenlavage gestellt werden. Als Erreger fanden sich überwiegend Staphylokokken (n = 15) aber auch Protheus (n = 3), Pseudomonas (n = 2), Enterokokken (n = 3) und andere (n = 4). Im Mittel mussten 4,6 Revisionseingriffe durchgeführt werden. Hierdurch konnten die Infektionen von 25 Patienten zur Ausheilung gebracht werden, ohne dass im weiteren Verlauf eine Implantatentfernung oder ein septischer Prothesenwechsel erfolgen musste. Bei zwei Patienten konnte die Infektion auch nach mehr als zweiwöchiger Spülbehandlung nicht beherrscht werden, so dass wir die Abstände zwischen den Spülungen auf 1 – 2×wöchentlich vergrößerten und zwischenzeitlich eine Vakuumversiegelung der Wunde durchführten. Schließlich heilten auch diese Infekte vollständig ab.

Zusammenfassung: Unser Konzept der frühzeitigen und konsequenten Etappenlavage erweist sich als geeignetes Instrument zur Behandlung drohender oder manifester Infektionen nach Eingriffen am coxalen Femurende. Führt dieses Vorgehen innerhalb von 10 bis 14 Tagen nicht zur Infektsanierung kann es durch eine zwischenzeitliche Vakuumversiegelung ergänzt werden.

Abstract ID: 1517 Vortragsart: oral

Stufenkonzept zur Behandlung des Protheseninfektes nach Hüftgelenkersatz

T. John, M. Schürmann, W. Ertel

Klinik für Unfall- und Wiederherstellungschirurgie, UKBF, Freie Universität Berlin

Zielsetzung: Entwicklung eines effizienten Stufenkonzeptes zur Behandlung des Hüftprotheseninfektes mit einem Zementspacer unter Verzicht auf die „Girdlestone-Hüfte".

Einleitung: Tiefe Infektionen nach Hüftgelenkersatz führen in der Regel zur kompletten Entfernung der Prothese mit nachfolgender Girdlestone-Hüfte. Dieses Verfahren hat eine Vielzahl von Nachteilen einschließlich der Beinverkürzung, Bildung eines ausdehnten Totraumes und einer hohen Gelenkinstabilität. Im Gegensatz hierzu hat der Zementspacer wesentliche Vorteile. Neben der kontinuierlichen lokalen Abgabe von Antibiotika durch den Zement führt der Spacer zu einer Erhaltung der Mobilität und der Weichteilelastizität.

Material und Methoden: Sechs Patienten mit einer tiefen Infektion nach Hüftgelenkersatz wurden prospektiv erfaßt. Die Diagnose basierte auf klinischen bzw. laborchemischen Untersuchungsparametern und einer präoperativen Gelenkpunktion. Das Stufenkonzept erfordert zunächst die Entfernung aller Prothesenkomponenten, ein radikales Weichteildebridement sowie Jetlavage zur Keimreduktion. Nach zwei Tagen erfolgt ein geplanter Second look und bei guter Wundkonditionierung die Implantation des Zementspacer aus hochviskösem Palacos® und Gentamycin. Die Kopfgröße des Zementspacer wird intraoperativ individuell angepasst und in entsprechenden Formen gegossen, um eine glatte Oberfläche zu erzielen. Essentiell ist die Geometrie des Spacer (Kopf/Halsrelation und ausreichende Schaftverankerung). Die Patienten erhalten eine resistenzgerechte Antibiose für zwei Monate. Die Mobilisation erfolgt an zwei UA-Gehstützen mit Teilbelastung. Nach einem vierwöchigen antibiotikafreien Intervall wird bei vollständigem Rückgang der Infektionsparameter eine Stufenbiopsie zum sicheren Ausschluss einer persistierenden Infektion durchgeführt. Bei negativem Befund wird der Spacer entfernt und die Prothesenreimplantation durchgeführt.

Ergebnis: Der Spacer verblieb durchschnittlich 4 Monate in situ. Bei insgesamt 5 der 6 Patienten konnte eine erneute Hüftprothese implantiert werden. Die Infektionsparameter und die Stufenbiopsien waren zum Zeitpunkt der Replantation der Prothese negativ. Kein Patient weist nach Implantation der neuen Hüftprothese klinische, laborchemische oder radiologische Zeichen einer erneuten Infektion auf.

Schlussfolgerung: Das hier vorgestellte Stufenkonzept eröffnet die erfolgreiche Sanierung tiefer Protheseninfekte nach Hüftgelenkersatz bei gleichzeitig akzeptablem Patientenkomfort.

Abstract ID: 1690 Vortragsart: oral

Kolonisation von Mitarbeitern einer Chirurgischen Klinik mit methicillinresistentem Staphylococcus aureus (MRSA)

A. Kaminski[1], U. Rohr[2], S. Schlösser[3], G. Muhr[1]

[1] Chirurgische Klinik und Poliklinik Bergmannsheil Bochum, Universitätsklinik
[2] Krankenhaushygiene, Universitätsklinik Bergmannsheil Bochum
[3] Betriebsärztlicher Dienst der Universitätsklinik Bergmannsheil Bochum

Fragestellung: Die weltweit steigende Inzidenz von Kolonisationen und Infektionen mit methicillin-resistentem Staphylococcus aureus (MRSA) in den chirurgischen Kliniken erfordert ein grundlegendes Umdenken hinsichtlich des hygienischen Handlings und des therapeutischen Regimes. Nicht nur der Patient, sondern auch das medizinische Personal muss als etwaiges Glied der Übertragungskette angesehen werden. In der Literatur existieren bislang kaum Angaben über Prävalenzraten von MRSA-Trägern innerhalb des Krankenhauspersonals. Die Transparenz der Kliniken ist diesbezüglich gering, hingegen die Tendenz zur Tabuisierung der Problematik hoch.

Wir haben in unserer Klinik ein umfassendes MRSA-Screening des Personals durchgeführt.

Methodik: Bei insgesamt 294 Personen wurde ein MRSA-Screning mittels Tupferabstrichen aus Rachen und Nase durchgeführt. Die Untersuchung umfasste 99 Ärzte (Chirurgen, Anästhesisten, Konsilärzte) und 181 Pflegekräfte der chirurgischen Stationen. Bei den übrigen 14 Probanden handelte es sich um nichtmedizinisches Personal wie Stationshilfen, Sekretärinnen etc., bzw. um Angehörige der Beschäftigten. Die Tupferabstriche wurden einem einheitlichen Auswertungsverfahren unterzogen.

Ergebnisse: 97 Mitarbeiter (33%) konnten als Träger von multisensiblem Staph. aureus identifiziert werden. Bei 13 Personen (4,4%) konnte die Kolonisation mit einem MRSA nachgewiesen werden. Es handelte sich hierbei in je 4 Fällen um einen isolierten MRSA-Nachweis in der Nase oder im Rachenraum; in 5 Fällen waren sowohl der Nasen- als auch der Rachenabstrich MRSA-positiv. Insgesamt zeigten sich 2 ärztliche Mitarbeiter und 9 Pflegekräfte MRSA-positiv. Bei den übrigen beiden MRSA-Trägern handelte es sich um Familienangehörige eines MRSA-positiven Mitarbeiters. In keinem Fall konnte ein manifester MRSA-Infekt belegt werden.

Bei allen MRSA-kolonisierten Personen wurden Sanierungsmaßnahmen eingeleitet. Diese umfassten die Anwendung der Turixin®(Mupirocin)-Nasensalbe, Octenisept®-Körperwaschungen und Rachenspülung. In zwei Fällen wurde eine systemische antibiotische Therapie durchgeführt. Alle MRSA-kolonisierten Personen konnten nach durchschnittlich 24 Tagen (range 5 – 51 Tage) saniert werden. Für die Dauer der Sanierungsmaßnahmen wurden die Mitarbeiter vom Dienst befreit. Als saniert galten Personen, die in drei aufeinander folgenden Nasen-Rachen-Abstrichen MRSA-frei waren.

Schlussfolgerungen: Das Personalscreening auf MRSA ist eine effektive Maßnahmen zur Aufdeckung potentieller Übertragungswege.

Der Anteil der MRSA-kolonisierten Mitarbeiter ist nicht zu unterschätzen und rechtfertigt das aufwendige Screenigverfahren.

Es ist sinnvoll auch die Familien der MRSA-kolonisierten Mitarbeiter dem Screenig zu unterziehen.

Effektive Maßnahmen zur Sanierung stehen zur Verfügung.

Potentielle Übertragungswege von MRSA können mit dem o. g. Verfahren reduziert werden.

Das umfassende Screening trägt zur Transparenz und Hygienekompetenz bei.

Abstract ID: 1702 Vortragsart: poster

Surveillance von beatmungsassoziierten Pneumonien auf einer unfallchirurgischen Intensivstation im Verlauf eines Jahres

A. Kaminski, R. Eberl, G. Muhr

Chirurgische Klinik und Poliklinik, Universitätsklinik Bergmannsheil Bochum

Fragestellung: Die Surveillance wird als fortlaufende, systematische Erfassung und Analyse der nosokomiale Infektionen betreffenden Daten definiert. Die Effizienz der Surveillance ist in dem präventiven sowie in dem Hawthorne-Effekt begründet und wurde anhand in der SENIC-Daten (Study on the Efficiacy of Nosocomial Infection Control) belegt. Mit dem Ziel der Senkung von Infektionsraten und den Mitteilungen des Robert-Koch-Instituts folgend, wurde im Frühjahr 2001 das Surveillance-Model in unserer Klinik grundlegend überdacht und zum Zwecke der Vergleichbarkeit und Transparenz nach dem KISS-Modell ausgerichtet. Die ersten Ergebnisse und die daraus resultierenden Konsequenzen für die unfallchirurgische Praxis werden im folgenden dargestellt.

Methoden: Die Pneumonien auf der traumatologischen Intensivstation wurden nach den CDC-Kriterien (Center for Disease Control) erfasst. Die Erfassung erfolgte im Rahmen einer gemeinsam von der Leiterin der Krankenhaushygiene und dem leitenden Stationsarzt zweimal wöchentlich durchgeführten Sondervisite. Es wurden ferner die Beatmungsraten und Beatmungstage berechnet. Die Erfassung des Keimspektrums erfolgte anhand von aus der Bronchoskopie gewonnenen Bronchiallavage.

Ergebnisse: In einem Zeitraum von 12 Monaten wurde eine durchschnittliche Beatmungsrate von 75% erzielt. Die beatmungsassoziierte Pneumonierate betrug 19%. Verglichen mit den KISS-Referenzdaten auf allen Intensivstationen lagen somit die Beatmungs- als auch die Pneumonie-raten über der 75%-Perzentile. Im Erregerspektrum war der Staph. aureus mit 45% deutlich überrepräsentiert.

Schlussfolgerungen: Die für die Qualitätssicherung ausschlaggebende Vergleichbarkeit mit Referenzdaten wurde mit Einschränkungen erreicht, da das traumatologische Patientenkollektiv wesentliche Unterschiede bezüglich prädisponierender und expositioneller Risikofaktoren gegenüber dem allgemeinchirurgischen Patientenkollektiv aufweist.

Dieser Umstand findet in den KISS-Referenzdaten nur bedingt Ausdruck und stellt die Forderung nach separater Datenerfassung eines jeden Traumazentrums.

Der Erfassungsmodus aus kombinierter aktiven und passiven Surveillance hat sich ausgezeichnet bewährt.

Der HAWTHORNE-Effekt war eine erste, unmittelbar mit Einführung des Modells einherge-hende Folge.

Für die Therapie ergeben sich einige wichtige Konsequenzen. Insbesondere muss der hohe Anteil an Staph. aureus-Pneumonien in der initialen Therapie Berücksichtigung finden

Abstract ID: 1718 Vortragsart: oral

Infektmanagement nekrotisierender Weichteilinfekte

T. Glombik[1], S. Arens[1], H. Hohmann[2], G. Muhr[1], HU. Steinau[2]

[1] Chirurgische Klinik und Polyklinik, Universitätsklinik Bergmannsheil Bochum
[2] Abteilung für Plastische Chirurgie, Universitätsklinik Bergmannsheil Bochum

Einleitung: Nekrotisierende Weichteilinfekte sind eine Gruppe lebens- und extremitätenbedrohender Infekte, die als konstantes Frühmerkmal eine Fasziennekrose aufweisen. Bei einem Teil der nekrotisierenden Infekte sind rasant auftretende systemische Auswirkungen mit septisch-toxischem Schock und Organversagen charakteristisch. Nur die rasche Umsetzung der speziellen therapeutischen Algorithmen kann die hohe Letalität beeinflussen.

Material: Zwischen 1986 und 2001 wurden 50 Patienten mit einer histologisch gesicherten nekrotisierenden Fasziitis behandelt. Die Diagnose eines nekrotisierenden Weichteilinfektes konnte dabei bei 29 Männern und 21 Frauen im Alter von 20 bis 76 Jahren gestellt werden.

Methoden: Die Diagnosestellung erfolgte anhand der intraoperativ gewonnen Befunde, ergänzt durch mikrobiologische Untersuchungen. Die Patienten wurden bereits bei bestehendem klinischen Verdacht einem speziellen Behandlungsalgorithmus zugeführt, bestehend aus: 1) Primär empirischer Antibiotikatherapie, 2) sofortigem radikalen Debridement der Nekrosen, 3) Biopsien zur histologischen Untersuchung, 4) bakteriologischer Untersuchung, 5) Intensivmedizinischer Behandlung mit ggf. Hämofiltration, 6) geplanten Nachdebridement, 7) Antibiotikatherapie gemäß Erregernachweis und 8) rekonstruktiv plastischen Eingriffen.

Ergebnisse: Klinisch konnten 2 Patientengruppen mit unterschiedlicher Prognose festgestellt werden, die sich in der systemischen Komponente des nekrotisierenden Infektes unterschieden. Eine rasche septisch-toxische Ausdehnung des Infektes fand sich bei 21 (42%) Patienten, mit einer Letalitätsrate von 42,3% (n = 9), gegenüber 18% aller Patienten mit nekrotisierenden Weichteilinfekten. Alle Patienten, die im septisch-toxischen Geschehen gestorben sind, wiesen eine Primärlokalisation im Bereich des Stammes oder aber eine Rasche Progredienz auf den Stammbereich auf. Ursächlich lag hier im Wesentlichen eine Immunsuppression vor. In der Gruppe ohne Sepsis 29/50 (58%) ist kein Patient verstorben. Die Anzahl der notwendigen Operationen bis zur Infektsanierung betrug im Durchschnitt 8 Eingriffe. Die Amputationsrate lag bei 16% (8/50). Die durchschnittliche Hospitalisation aller Patienten betrug 50 Tage gegenüber 26 Tage bei Patienten mit letalem Krankheitsverlauf. Der Zeitraum der Diagnosestellung war bei den Patienten mit letalem Verlauf mit 5,1 Tagen gegenüber den übrigen Patienten mit 3,1 Tagen deutlich verlängert.

Fazit: Für die erfolgreiche Behandlung der nekrotisierenden Weichteilinfektionen ist eine konsequente und frühzeitige Umsetzung eines speziellen Therapiealgorithmus essentiell. Den radikalen chirurgischen Therapiemaßnahmen kommt dabei die wesentliche Bedeutung zu. Primär stammnahe Infektionen oder Infektionen mit rascher Progredienz auf den Stamm weisen prognostisch eine hohe Letalität auf.

Navigation und Computerassistierte Chirurgie

Abstract ID: 184 Vortragsart: oral

Vergleichende Studie zwischen konventioneller Implantationstechnik und Röntgen-/CT-freier, computergestützter Navigation bicondylärer Kniegelenks-Endoprothesen mit dem Orthopilot-System

U. Ochs, R. Fischer, E. Winter, K. Weise

Berufsgenossenschaftliche Unfallklinik Tübingen

Zielsetzung: Nachweis der Vorteile der computernavigierten Implantation von Kniegelenksendoprothesen im Vergleich zu den herkömmlichen Implantationstechniken. Erreichen besserer Ergebnisse im Hinblick auf die postoperative Beinachse. Lassen sich die bisher zur Anwendung kommenden Verfahren zur radiologischen Beinachsenbestimmung optimieren und Messungenauigkeiten minimieren?

Material und Methoden: In einer retrospektiven Studie wurden Patienten mit insgesamt 100 (in den Jahren 1999 und 2000) implantierten bicondylären Oberflächenersatzprothesen nachuntersucht. 50 davon in konventioneller Technik mit extra-/intramedullärer Ausrichtung und 50 mit dem Orthopilot-Navigationssystem implantiert. Die klinische und radiologische Nachuntersuchung erfolgte nach mindestens 12 Monaten postoperativ. Der Schwerpunkt lag auf der Auswertung der Röntgenaufnahme des operierten Kniegelenkes in zwei Ebenen und der Röntgen-Ganzbeinaufnahme im Stehen. Die Analyse der Implantationsgenauigkeit erfolgte mit einem computergestützten Verfahren.

Ergebnisse: Bei der Patientengruppe, die mit dem Navigationssystem operiert worden war, ließ sich eine höhere Implantationsgenauigkeit feststellen als bei der in konventioneller Technik operierten Gruppe.

Zusammenfassung: Mit der computergestützten Navigation lässt sich eine höhere Implantationsgenauigkeit einer bicondylären Kniegelenks-Oberflächenersatzprothese erreichen, als mit der konventionellen Technik (intra-/extramedulläre Ausrichtung).

Abstract ID: 270 Vortragsart: oral

Rechnerunterstütztes Operieren in der Knieendoprothetik mit Robodoc

U. Wiesel, M. Boerner

Berufsgenossenschaftliche Unfallklinik, Frankfurt a.M.

Ein Operationsroboter (ROBODOC®) wird zur operativen Versorgung von Patienten mit einer Kniegelenkstotalendoprothese eingesetzt.

Die Ergebnisse der konventionellen Knieendoprothetik waren bisher sehr von der Erfahrung und Routine des Operateurs abhängig.

Mit dem ROBODOC®-System besteht erstmals die Möglichkeit einer dreidimensionalen präoperativen Planung der korrekten Achse und Rotation als auch der korrekten Implantatgröße.

Die intraoperative Umsetzung erfolgt durch den Roboter.

Auf Grund der exakten Schnittflächen des Roboters kann in den meisten Fällen die zementfreie Technik zur Implantation der tibialen und femoralen Komponente verwendet werden. Postoperativ wird den Patienten sofortige Vollbelastung erlaubt.

Eine korrekte Achsausrichtung sowie Rotation sind die allgemein anerkannten Voraussetzungen für eine lange Standzeit des Implantates.

Die bisherigen Ergebnisse zeigen, dass dieses Ziel mit dem System erreicht wird und die Ergebnisse sehr konstant sind.

Die derzeitigen Nachteile des Systems sind die fehlende Möglichkeit, das Weichteilbalancing präoperativ zu planen sowie die Notwendigkeit einer starren Fixation des Beines und die Verwendung von Pins.

Diese Nachteile werden jedoch in Zukunft durch die Integration eines speziellen Navigationssystems (ROBONAV®) gelöst.

Die Ansätze für das rechnerunterstützte Verfahren liegen zum einen in einer besseren präoperativen Planung, d. h. eine dreidimensionale Planung anstelle von

2-D-Röntgen-Schablonen mit den damit verbundenen Problemen. Ebenfalls intraoperativ bessere Übersicht, da intra- und extramedulläre Verfahren ungenau sein können.

Trotz exakter Positionierung der Sägeschablonen können die Schnitte ungenau zueinander sein.

Von einer Planungssoftware für die Knieendoprothetik wäre folgendes zu fordern:

- Exakte Bestimmung der mechanischen Achsen.
- Dimensionierung der femoralen und tibialen Komponente.
- Positionierung der femoralen und tibialen Komponente.

Bei den rechnerunterstützten Verfahren bietet sich die Benutzung von CT-Daten zur prä- bzw. intraoperativen Planung an, da CT-Daten ein sehr genaues nicht verzerrtes Abbild des Knochen darstellen. Bei der Planung sollte so vorgegangen werden, dass zunächst die 6 Freiheitsgrade der einzelnen Prothesenkomponenten schrittweise eingeschränkt werden. Zunächst sollte die mechanische Achse bestimmt werden. Diese ergibt sich aus dem Mittelpunkt des Hüftkopfes sowie dem Mittelpunkt des Kniegelenkes. In der Folge sollte die Rotation der Komponente die nun senkrecht auf die mechanische Achse ausgerichtet ist, ausgeglichen werden. Hierzu verwenden wir bei unserem System die so genannte Epicondylarlinie, die den Ansatz der medialen und lateralen Kollateralbänder repräsentiert. In der Folge wird die Prothese in dieser fixierten Stellung nach proximal geschoben, so dass es zu einer vollständigen Kontaktbildung zwischen der Prothesenrückfläche und dem Knochen kommt.

Bei dem von uns verwendeten Verfahren werden zunächst 4 kniegelenksnahe Titan-Pins implantiert. Mit Hilfe einer computertomographischen Untersuchung werden diese Pins vermessen und die einzelnen Prothesenkomponenten entsprechend positioniert. Bei dem ROBODOC-Verfahren wird ein Hochleistungsfrässystem zur Präparation des Knochens verwendet. In einer Untersuchung, in der Fräsen mit Säge-Systemen im Rahmen der Knieendoprothetik untersucht wurden, konnte DOERINGER et al. nachweisen, dass es bei Fräsen im femoralen Bereich zu deutlich geringeren Abweichungen als im Vergleich bei Säge-Systemen kommt. Ebenfalls zeigten die Fräsen ein deutlich besseres reproduzierbarendes

Ergebnis als die Sägen. Die Abweichung der Sägen ist durch verschiedene Faktoren bedingt. Auch bei optimaler Führung des Sägeblattes durch die Implantationsleere kommt es zu einem Abweichen des flexiblen Sägeblattes im Bereich des sklerotischen Knochens, so dass hieraus zum einen Unebenheiten, zum anderen Abweichungen beim Fräsen resultieren. Im Bereich der Tibia konnte ebenfalls eine deutlich höhere Unebenheit bei der Verwendung von Sägeblättern als bei der Verwendung von Fräsen nachgewiesen werden. Bei der zementfreien Implantation spielt sicherlich auch die Temperaturerhöhung des Knochens eine wesentliche Rolle. Diese ist bei der Verwendung eines Frässystems deutlich geringer als bei der Verwendung von Sägen.

Wir sehen die Vorteile der Präparation des Knochens mittels eines Robotersystems in:

- Hoher Genauigkeit.
- Geringere Fehlermöglichkeit.
- Die Geschwindigkeit bei der Präparation ist optimiert.
- Es ist kein prothesenspezifisches Instrumentarium notwendig.
- Die Genauigkeit ist unabhängig von der manuellen Geschicklichkeit des Operateurs bzw. dem Zustand des Instrumentariums.

Ergebnisse: Bei den ersten 100 erfolgreich operierten Patienten wurde in 76 Fällen die zementfreie Technik verwendet, in 16 Fällen wurde nur die tibiale Komponente zementiert und in 8 Fällen beide Komponenten auf Grund schlechter Knochenqualität.

Die präoperative Achse war bei 2 Patienten neutral, in 28 Fällen bestand eine Valgusfehlstellung und in 70 Fällen eine Varusfehlstellung.

Die postoperativen anatomischen Achsen der ersten 100 Patienten waren folgendermaßen verteilt:

Neutrale Achse:	47 Patienten
$1°$ Valgus	35 Patienten
$2°$ Valgus	9 Patienten
$3°$ Valgus	8 Patienten
$4°$ Valgus	1 Patient

In keinem Fall kam es zu einer postoperativen Varusfehlstellung.

In allen Fällen wurde die optimale Implantatgröße geplant und implantiert.

Innerhalb der ersten 100 Operationen gab es insgesamt 5 Ops, in denen der Roboter nicht eingesetzt werden konnte, in einem Fall wegen eines Pin-Fehlers, in einem weiteren Fall wegen eines Lagerungsfehlers und in 3 Fällen wegen eines Hardware-Problems. Diese Patienten wurden konventionell operiert und sind nicht in dem obigen Patientengut enthalten.

Es gab eine offensichtliche Lernkurve. Die erste Operation am 27. März 2000 dauerte noch 130 Minuten, inzwischen beträgt die durchschnittliche OP-Dauer 90 bis 100 Minuten.

Bis September 2001 wurden 350 Patienten erfolgreich mit dem System in Frankfurt operiert.

Schlussfolgerung: Das System erlaubt eine optimale dreidimensionale präoperative Planung der korrekten Achse und Rotation sowie Implantatgröße.

Auf Grund der exakten Schnittflächen des Roboters können in der Mehrzahl der Fälle beide Komponenten zementfrei implantiert werden.

Postoperativ ist eine sofortige Vollbelastung möglich.

Für die roboterassistierte OP ist keinerlei prothesenspezifisches Instrumentarium mehr erforderlich, was eine immense Einsparung an Instrumentarium zur Folge hat.

Im Vergleich zur konventionellen OP bleibt die OP-Dauer in einem vertretbaren Rahmen.

Der Operateur hat jederzeit völlige Kontrolle über das System und die Operation kann jederzeit manuell fortgeführt werden.

Eine korrekte Achsausrichtung sowie Rotation sind die allgemein anerkannten Voraussetzungen für eine lange Standzeit des Implantates.

Die bisherigen Ergebnisse zeigen, dass dieses Ziel mit dem System erreicht wird und die Ergebnisse sehr konstant sind.

Die derzeitigen Nachteile des Systems sind die fehlende Möglichkeit, das Weichteilbalancing präoperativ zu planen sowie die Notwendigkeit einer starren Fixation des Beines und die Verwendung von Pins.

Diese Nachteile werden jedoch in Zukunft durch die Integration eines speziellen Navigationssystems (ROBONAV®) gelöst.

Bis September 2001 wurden 350 Patienten erfolgreich mit dem System in Frankfurt operiert. Die Entwicklung des Pinless-System ist schon weit fortgeschritten und die klinische Erprobung findet derzeit in der Berufsgenossenschaftlichen Unfallklinik in Frankfurt am Main statt.

Abstract ID: 429 Vortragsart: oral

CT-geführte Thorakoskopie

S. B. Bayraktar[1], B. Rau[1], G. Gaffke[2], C. Stroszczynski[2], M. Hünerbein[1], P. M. Schlag[1]

[1] Universitätsklinikum Charité, Campus Buch, Klinik für Chirurgie und Chirurgische Onkologie
[2] Universitätsklinikum Charité, Campus Buch, Abt. für Röntgendiagnostik

Zielsetzung: Die Diagnostik des Lungenrundherdes (RH) ist von großer Bedeutung, wenn bereits anamnestisch eine bösartige Erkrankung bekannt ist. Die minimal invasive Thorakoskopie (THSK) hat die Möglichkeit, intrathorakale Raumforderungen zu erkennen und histologisch zu sichern und damit an repräsentativem Material eine Aussage treffen zu können. Ziel dieser Arbeit ist es, den Nutzen einer interoperativen mobilen Computertomographie (mCT) synchron zur THSK zu analysieren.

Material und Methoden: Vom April bis Juni 2001 wurden 5 Patienten mit einem Lungenrundherd thorakoskopiert und simultan einer intraoperativen Computertomographie unterzogen. Das Mobile CT hat eine mobile gantry Einheit mit einem Durchmesser von 60 cm. Die THSK wurde in Doppellumenintubation durchgeführt. Die intraoperativen Untersuchungen wurden in ventilierter und kollabierter, bzw. kontralateralen Einlungenbeatmung durchgeführt. Zur Resektion von Lungenparenchym wurden endoskopische Stapler verwendet.

Ergebnisse: Alle bereits präoperativ bekannten RH wurden auch mit dem mobilen mCT detektiert. Hierbei handelte es bei 4 Patienten um einem solitären, bei 7 Patienten um 2 – 3 und in 4 Patienten um mehr als 3 RH. In fünf von den fünfzehn Patienten (30%) konnte thorakoskopisch der RH nicht entdeckt werden. Hierbei handelte es sich bei 2 Patienten um einen solitären RH und bei 3 Patienten um 2 RH. Der RH-Durchmesser betrug 0,3 bis 1,2 cm. Hier wurde mit Hilfe der intraoperativen Computertomographie perkutan die intrapulmonale Läsion anpunktiert und anschließend ohne Zeitverzug mittels atypischer Segmentresektion entfernt. Lediglich bei einem Patienten konnte auch mit dieser Methode der RH nicht gefunden werden und es wurde eine anteriore Thorakotomie zur Rundherdentfernung notwendig.

Zusammenfassung: Die ersten klinischen Ergebnisse mit dem mobilen, intraoperativen Computertomogram zeigen in 30% eine sinnvolle Ergänzung in der Diagnostik des Lungenrundherdes. Mit dieser Methode konnte bei 4 von 5 Patienten eine Konversion verhindert werden.

Abstract ID: 548 Vortragsart: oral

Computerassistierte Chirurgie am Fuß – Erste Ergebnisse einer experimentellen Studie

M. Richter, T. Hüfner, J. Geerling, T. Gösling, C. Krettek

Unfallchirurgische Klinik der Medizinischen Hochschule Hannover

Zielsetzung: Frakturen im Rück- und Mittelfußbereich sind schwierig zu behandeln. Die Langzeitfolgen dieser Verletzungen sind erheblich. Für gute Langzeitergebnisse ist bei allen komplexen Verletzungen eine frühe anatomische Reposition essentiell. Aber auch die Korrektur posttraumatischer Fehlstellungen verbessert das Langzeitergebnis. Da sowohl die initiale Reposition, als auch die Korrektur von posttraumatischen Fehlstellungen mit den konventionellen Methoden überaus schwierig sein kann, bietet sich hier der Einsatz von Computerassistierter Chirurgie (CAS) an. Dadurch könnte die Repositionsplanung und der Repositionsvorgang vereinfacht und das Repositionsergebnis verbessert werden.

Im Rahmen einer experimentellen Studie an Kunstknochen wird die CAS-gestützte Reposition von Fehlstellungen im Rückfuß- und Mittelfußbereich mit der herkömmlichen bildwandlerge-stützten Reposition (BV) verglichen werden.

Material und Methode: Präparate: Zum Einsatz kommen Sawbone® Präparate (Pacific Research Laboratories, Inc., Vashon, WA, USA). Als Referenz dient ein anatomisches Modell (Modell „Lower Extremity Foot Ankle"). Zur Prüfung der Reposition bei Fehlstellungen werden drei unter-schiedliche Modelle verwendet (Modelle „Lower Extremity Foot Ankle Calcaneus Malunion", „Lower Extremity Foot Ankle Clubfoot Deformity", „Lower Extremity Foot Ankle Equinus Deformity").

Versuchsablauf: Von allen drei Deformitäten („Calcaneus Malunion", „Clubfoot Deformity", „Equinus Deformity") werden jeweils 5 Präparate mit CAS und BV reponiert. Dafür werden zuvor an allen Präparaten standardisierte Osteotomien durchgeführt. Das Repositionsergebnis wird mit 2,0 mm Titan-K-Drähten retendiert.

Um CAS zu ermöglichen werden zuvor Computertomographien der Präparate durchgeführt.

Repositionsanalyse: Das Repositionsergebnis wird computertomographisch analysiert. Als Soll-Modell dient das anatomische Sawbone® Präparat. Die Abweichungen vom Soll-Modell werden als Form- und Achsenabweichung registriert (z. B. Böhler-/Gissane-Winkel, Calcaneus-Inklination, Winkel der Rückfußachse, Höhe/Länge Längsgewölbe, Fußlänge). Die Abweichungen werden statistisch analysiert.

Weitere Analysen: Kosten, Anwendbarkeit (Probleme) und Zeitaufwand beider Verfahren werde registriert und verglichen.

Ergebnisse: Der bisherige Studienverlauf zeigt die MACHBARKEIT von CAS zur Reposition von Fehlstellungen am Kunstknochen. Die Repositionsanalyse ist noch nicht erfolgt.

Kosten: BV 50 000 €, CAS-Systems 500 000 €.

Zeitaufwand: Insgesamt gleich für beide Methoden. Bei CAS längeres Setup, aber schnellere Reposition.

Probleme: BV: schwierige Reposition da 3 BV-Einstellungen nötig, Strahlenbelastung. CAS: Datentransfer CT – CAS problematisch, System schwierig zu bedienen, anfällig.

Zusammenfassung: Die bisherigen Ergebnisse der experimentellen Studie zeigen die Machbarkeit von CAS zur Reposition von Fehlstellungen am Rück- und Mittelfuß trotz spezifischer Probleme (viele Knochen, komplexe Biomechanik). Die höheren Kosten von CAS werden sich jedoch nur dann rechtfertigen lassen wenn die Reposition genauer als mit BV ist, da dann ein besseres klinisches Ergebnis erwartet werden kann. Dann wird CAS für begrenzte Indikationen (Reposition und Korrektur Rück-/Mittelfuß) klinisch sinnvoll sein.

Abstract ID: 699 Vortragsart: oral

Roboter-assistierte Hüftendoprothetik – Kritische Bestandsaufnahme nach 3 Jahren

T. Rack, S. Fieseler, K. M. Stürmer

Klinik für Unfallchirurgie, Plastische und Wiederherstellungschirurgie, Universitätsklinik Göttingen

Fragestellung: Die anfängliche Faszination für die neue Technik hat hochtrabende Zukunftsperspektiven der Roboteranwendung im OP genährt. Inzwischen hat sich Begeisterung auch unter dem Kostendruck vielfach in Skepsis gewandelt. Was bleibt an gegenwärtiger und zukünftiger Realität?

Methodik: 50 Hüften bei 48 Patienten, mittleres Alter 56 (18 – 71) Jahre. 28 idiopathische Coxarthrosen, 11 Hüftkopfnekrosen nach Schenkelhalsfraktur, 10 posttraumatische Arthrosen, 1 TEP-Wechsel. OP-Roboter „Caspar" (orto-Maquet). 22 × Schaft „Vision 2000" (Depuy), 28 × Schaft „Robostem" (Keramed), 50 Spotorno-Spreizpfannen mit Metasul-Inlay (Sulzer). Pin-Setzung, CT und Planung der Fräsbahn 1 Tag vorher. Lateraler Zugang, Rückenlage, tendinöse Teilabtrennung und Rekonstruktion der Mm. Glutei medius u. minimus. Handspülung bis Pat. Nr. 25, danach automatische Spülung. Post-OP Vollbelastung und Reha unter Vermeidung von Spitzenlasten. Prospektive Erfassung aller Daten, NU nach 12 – 24 Monaten.

Ergebnisse: Intraoperativ: Gesamt-OP-Zeit Median 3,5 h mit Lernkurve erste 15 OP's, Pin-Plazierung 15 Min. Alle Schäfte sitzen exakt press-fit. 1 – 2 maliges Neueinmessen pro OP (Knochenbewegung, Anstoßen Werkzeugkopf). 6 × Wechsel auf Hand-OP (13 %) erforderlich 5 × bei Adipositas oder Kontraktur und 1 × bei technischem Defekt.

Reha: Rascher aktiver Funktionsaufbau, 3 × verzögert bei glutealer Insuffizienz.

NU-Röntgen: Keine Lockerungszeichen. Schaft in bd. Ebenen immer in Femurachse ohne Varus/valgus Abweichung. Offset OP: Gegenseite = 53 : 49 mm. 13 periartikuläre Verkalkungen Grad I – II unter Handspülung, nur 2 × unter autom. Spülung.

Maße: Beinlängendifferenz 3 mm (0 – 10). Summe Beweglichkeit Median nach Neutral-Null: prae-OP 165 Grad, post-OP 210 Grad, davon Rotation 33 : 46 Grad.

Outcome: Gute Beweglichkeit und freie Gehstrecke bei 44 von 46 Patienten. Kein Ruheschmerz. Harris-Score: Vision 2000 = 85 (55 – 97) Punkte, Robostem 90 (85 – 96) Punkte. Merle d'Aubigne Score: Vision 2000 = 27 (19 – 30) Punkte, Robostem 27 (20 – 30) Punkte.

Probleme: 3 × gluteale Insuffizienz, 6 × passagere Beschwerden distale Pin-Stelle, 2 × Oberschenkelschmerz, 2 × gelegentlich Analgetika.

Schlußfolgerungen: Hauptvorteil der Roboter-assistierten Hüftendoprothetik ist der absolut exakte Press-Fit-Sitz des Schaftes entsprechend der präoperativen Planung: keine Abweichung in Varus oder Valgus, seitengleiche Anteversion, Offset und Beinlänge. Dies ermöglicht eine physiologische Propriorezeption und Muskelfunktion und beschleunigt so die Rehabilitation.

Probleme bleiben die verlängerte OP-Zeit und die erforderliche Teilablösung und Refixation der Glutealmuskulatur.

Der Computer/Robotereinsatz wird sich langfristig nur durch den Nachweis einer verbesserten Lebensqualität und einer längeren Standzeit der Prothese in prospektiven Studien rechtfertigen lassen.

Abstract ID: 1268 Vortragsart: oral

C-Bogen basierte 3D-Navigation an der Wirbelsäule im Experiment und Klinik

E. Euler, S. M. Heining, C. Riquarts, W. Mutschler

Klinikum der LMU, Chirurgische Klinik Innenstadt, München

Ziel: Mit dem neuen chirurgischen Bildverstärker Siremobil Iso-C3D können intraoperativ nahezu im Realtime-Verfahren dreidimensionale Bilddaten erzeugt werden. Vorausgegangene Studien haben den Wert der Methode bei Osteosynthesen am peripheren Extremitätengelenk, aber auch am Stammskelett dargestellt. Ziel der vorliegenden Studie ist die Anwendbarkeit und die Genauigkeit der C-Bogen basierten Navigation anhand einer Kadaverstudie am Pedikel-Schrauben-Modell und die Umsetzung der gewonnenen Erkenntnisse in die klinische Anwendung.

Material, Methode: Mit einem Siremobil Iso-C3D Bildverstärker wurden in Standardtechnik 3D-Bilddatensätze einer Kadaver-Wirbelsäule erzeugt (DICOM-Format). Vor der Datenaquisition wurden die dargestellten Skelettabschnitte mit Mini-Schrauben (Titan Mini-Kreuzschlitz-schrauben, Leibinger) als Fiducial Markers ausgestattet (3 Schrauben pro navigiertem Skelettab-schnitt). Die DICOM-Datensätze wurden auf ein Navigationssystem (Medivision) übertragen. Nach Registrierung im Wirbelsäulen-Modul des Navigationssystems wurden insgesamt 20 Pedikelschrauben navigiert im Realtime-Verfahren eingebracht. Unmittelbar danach wurde die Lage der eingebrachten Schrauben im 3D-Bild des Siremobil Iso-C3D kontrolliert. Als Goldstandard dienten Spiral-Computertomogramme, mit denen die Iso-C3D-Bilder verglichen wurden.

Ergebnisse: Die Reproduzierbarkeit des Verfahrens, die eindeutige Orientierung und die sichere Identifikation der Fiducial Markers erfordert ein spezielles Protokoll bei der Bilddatenaquisition und beim Datentransfer. Hiermit konnte im Experiment mit der Standardausrüstung (Siremobil Iso-C3D, Medivision-Navigationssystem mit Spine-Modul, Fiducial Markers) eine Navigation im dreidimensionalen Bild durchgeführt und eine Genauigkeit von < 2 mm nachgewiesen werden. Eine Pedikelschraube lag in der Pedikelwand, eine weitere subchondral nahe der Deckplatte. Alle anderen Schrauben waren korrekt platziert. Die CT-Bilder zeigten eine Übereinstimmung mit diesen Befunden.

Das erarbeitete Modell wurde in die Praxis übertragen. Bei der klinischen Anwendung wurde zusätzlich die registrierungsfreie Navigation-Option genutzt. Auf diese Weise kann anhand eines einzigen 3D-Datensatzes die navigierte Instrumentierung zweier Wirbelkörper mit Pedikel-schrauben ohne zusätzliche Strahlenbelastung bewerkstelligt werden.

Diskussion: Die C-Bogen basierte 3D-Navigation mit dem Siremobil Iso-C3D ist reproduzierbar möglich. Sie ist für die klinische Anwendung ausreichend genau und unterscheidet sich in diesem Punkt nicht von der CT basierten Navigation. Fiducial Markers ermöglichen die Navigation ohne die technische Zusatzausstattung für die markerfreie Registrierung. In Kombination mit der registrierungsfreien dreidimensionalen C-Bogen-Navigation erlaubt die Fiducial Marker Methode jedoch eine Navigation an zwei Knochen (z.B. zwei Wirbelkörper benachbarter Bewegungssegmente) an nur einem Bilddatensatz ohne zusätzliche Strahlenbelastung.

Abstract ID: 1271 Vortragsart: oral

Einfluß der intraoperativen 3D – Bildgebung mittels ISO C3D bei Kalkaneusosteosynthesen – Ergebnisse einer Serie von 50 Frakturen

Ch. G. Wölfl, A. Schmidt, P. A. Grützner, F. Holtz, A. Wentzensen

BG Unfallklinik Ludwigshafen Klinik für Unfall- und Wiederherstellungschirurgie an der Universität Heidelberg (Direktor: Prof. Dr. med. A. Wentzensen)

Zielsetzung: Kalkaneusfrakturen sind die häufigsten Brüche der Fußwurzelknochen. Während die Zahl der Fragmente von untergeordneter Bedeutung ist, sind Tubergelenkwinkel und die Verwerfung der hinteren subtalaren Gelenkfläche für das therapeutische Vorgehen wesentlich. Während extraartikuläre Abrißfrakturen der Kalkaneusfortsätze nach exakter Reposition zumeist ohne bleibenden Schaden ausheilen, liegt bei intraartikulären Frakturen häufig eine starke Zertrümmerung des Kalkaneus vor. Eine anatomische Reposition ist technisch schwierig, die Gefahr posttraumatischer Arthrosen im unteren Sprunggelenk gehäuft. Gerade hier ist eine optimale intraoperative Bildgebung für die Ergebnisse der Versorgung maßgeblich.

Mit dem ISO C3D steht erstmals ein Bildverstärker zur Verfügung, der ohne Mehraufwand die intraoperative dreidimensionale Darstellung knöcherner Strukturen erlaubt. Hierdurch wird eine unmittelbare Prozess- und Ergebniskontrolle des rekonstruktiven Eingriffs möglich. Diese Kontrollmöglichkeit hat unmittelbaren Einfluss auf das Ergebnis, da intraoperativ Konsequenzen aus der Bildgebung gezogen werden können. An einer Serie von 50 Fersenbeinfrakturen soll der positive Einfluß auf die Versorgung verifiziert werden.

Material und Methoden: Zwischen August 2001 und August 2002 erfolgte bei 50 Patienten mit 52 Fersenbeinfrakturen der intraoperative Einsatz des ISO C3D. Nach Osteosynthese in konventioneller Technik und Kontrolle durch zweidimensionale Bildgebung wurde zum Abschluss des Eingriffs ein Scan durchgeführt. In allen Fällen konnte die Reposition der Gelenkflächen und die Lage des Osteosynthesematerials ausreichend gut beurteilt werden. Bei 8 Osteosynthesen wurden unmittelbar intraoperativ Konsequenzen gezogen. In 4 Fällen konnte eine verbliebene Stufen oder Spaltbildung in der Gelenkfläche korrigiert werden, in 4 Fällen wurden nicht korrekt platzierte Schrauben ausgetauscht.

Ergebnisse: Durch die Anwendung der dreidimensionalen Bildgebung mit dem ISO C3D konnten sowohl die Frakturreposition als auch die ideale Lage der Schraube bei Osteosynthesen am Fersenbein unmittelbar intraoperativ dokumentiert werden. In 15% der Fälle führten die abgeleiteten Konsequenzen mit Korrektur der Reposition und der Implantatposition unmittelbar zu einer Verbesserung der Prozess- und Ergebnisqualität. Der ISO C3D wird daher in unserer Klinik bei komplexen Gelenkfrakturen als Routinebildgebung eingesetzt und ersetzt dann die postoperative CT Diagnostik.

Abstract ID: 1396 Vortragsart: oral

Ultraschallnavigation zur postoperativen Kontrolle der navigiert implantierten Knieprothesen

P. Keppler[1], J. Nagel[1], F. Gebhard[1], L. Kinzl[1], H. Kiefer[2]

[1] Abteilung für Unfall-, Hand- und Wiederherstellungschirurgie der Universität Ulm
[2] Abteilung für Unfall- und Wiederherstellungschirurgie, Lukas Krankenhaus, Bünde

Zielsetzung: Der Verlauf der mechanischen Achse ist ein wesentlicher prognostischer Faktor für die dauerhafte stabile Verankerung einer Knietotalendoprothese. Die maximale tolerable Abweichung beträgt $+/-3°$. Mit intraoperativen Navigationssystemen wird theoretisch eine exakte Ausrichtung der Beinachse möglich, ist jedoch mit einem erheblichen finanziellen und zeitlichen Mehraufwand verbunden. Die tatsächlichen Abweichungen sollen postoperativ mit einem Ultraschallnavigationssystem überprüft werden.

Material und Methoden: Das erste retrospektiv erfasste Kollektiv setzt sich aus 96 Knie-oberflächenprothesen zusammen, welche im Zeitraum von 1/00 bis 8/02 implantiert wurden. Das zweite prospektiv erfasste Kollektiv umfasst 24 Knieprothesen, welche im Zeitraum von 3/02 bis 9/02 in die Studie aufgenommen wurden.

Die mechanische Achse wurde mit einem 2.5D-Ultraschallnavigationssystem postoperativ überprüft. Unter einem 2.5D Ultraschallsystem versteht man die Kombination eines 2D Ultraschallgerätes mit einem 3D Navigationssystem. Dieses System ist projektionsfehlerfrei. Unabhängig von der Positionierung des Patienten werden genaue und reproduzierbare Winkel $(+/-1°)$ gemessen.

Ergebnisse: Die maximale Abweichung der mechanischen Achse betrug im ersten Kollektiv $7°$ Varus und $4°$ Valgus, im zweiten $4°$ Varus und $3°$ Valgus. Ein signifikanter Unterschied zwischen den beiden Gruppen bestand nicht. 78% der untersuchten Knieprothesen lagen innerhalb der Toleranzgrenze von $+/-3°$.

Zusammenfassung: Die 2.5D Sonographie eignet sich hervorragend zur routinemäßigen postoperativen Kontrolle der mechanischen Beinachse nach Implantation einer Knieprothese. Die Navigation trägt erheblich zur Qualitätssteigerung der Knieprothesenimplantation bei. Die Streuung der Abweichungen von der idealen mechanischen Achse ist im Vergleich zur konventionellen Implantation deutlich geringer, was den Mehraufwand letztendlich rechtfertigen wird.

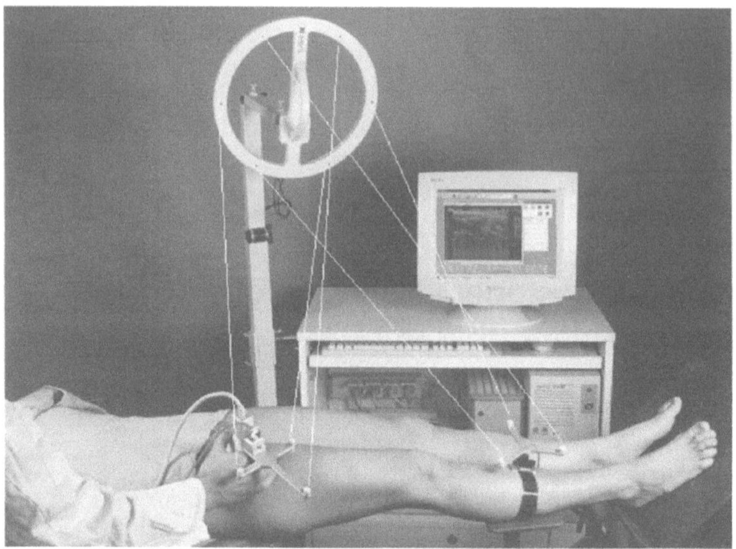

▣ Abb. 1. 2.5D-Ultraschallmesssystem zur Bestimmung der Beingeometrie

Abstract ID: 1461 Vortragsart: oral

Verhindert die CT-basierte Navigation von Pedikelschrauben Komplikationen?

K. J. Schnake, U. Berth, M. Raschke, N. P. Haas

Klinik für Unfall- und Wiederherstellungschirurgie, Charité Campus Virchow, Berlin

Zielsetzung: Verschiedene Studien konnten eine signifikante Verbesserung der Pedikelschraubenlagen durch den Einsatz von Navigationssystemen zeigen. Daten über die klinische Relevanz und Verhinderung von neurologischen Komplikationen durch die Navigation liegen jedoch nur bedingt vor. Ziel dieser Studie war es, die Häufigkeit von neurologischen Komplikationen und Revisionsoperationen bei Patienten mit navigierten und nicht navigierten Pedikelschrauben zu vergleichen.

Material und Methode: In einem Zeitraum von 20 Monaten wurden insgesamt 584 Pedikelschrauben bei 112 Patienten an der BWS und LWS gesetzt. 333 dieser Pedikelschrauben wurden mit einem CT-basierten Navigationssystem eingebracht. Postoperativ erhielten alle Patienten ein CT mit Auswertung der Schraubenlage durch einen unabhängigen Radiologen. Zusätzlich wurden die Häufigkeit von neurologischen Komplikationen und Revisionsoperationen erfasst.

Ergebnisse: 47 (14,1%) der navigierten Schrauben lagen nicht korrekt im Pedikel. Davon 13 (28%) nach medial und 34 (72%) nach lateral. In der konventionellen Gruppe lagen 60 (29,9%) Schrauben nicht korrekt im Pedikel. Davon 13 (22%) nach medial und 47 (78%) nach lateral. Je ein Patient der navigierten und konventionellen Gruppe musste aufgrund einer klinisch apparenten Schraubenfehllage revidiert werden.

Zusammenfassung: Die CT-basierte Navigation von Pedikelschrauben an der thorakolumbalen Wirbelsäule verbessert zwar signifikant die Schraubenlagen, erhebliche mediale Fehllagen mit neurologischen Komplikationen lassen sich jedoch nicht gänzlich verhindern.

Periprothetische Frakturen

Abstract ID: 104 Vortragsart: oral

Komponentenwechsel bei periprothetischen Femurfrakturen

A. Katzer, G. von Foerster

ENDO-Klinik, Holstenstr. 2, 22767 Hamburg

Zielsetzung: Bei der Therapie periprothetischer Femurfrakturen konkurrieren neben einigen seltenen Verfahren im wesentlichen der Komponentenwechsel mit Implantation von Revisionsschäften und die Plattenosteosynthese bei festsitzender Schaftprothese. Obwohl die Plattenosteosynthese, die zunehmend unter Verwendung sog. minimal invasiver Techniken durchgeführt wird, zweifellos ein etabliertes Verfahren darstellt, werden Komplikationsraten von 25 – 50% beschrieben, nicht zuletzt, da die periprothetische Femurfraktur i.d.R. ein erstes Zeichen einer okkulten oder bislang nicht diagnostizierten Schaftlockerung darstellt. Unseres Erachtens ist daher die Wechseloperation unter Verwendung überlanger Schaftprothesen oder totaler Femurersatzprothesen in der Mehrzahl der Fälle als Therapie der Wahl anzusehen. Im Rahmen einer retrospektiven Analyse sollen die Ergebnisse der eigenen Wechseloperationen dargestellt werden.

Material und Methoden: Es wurden 875 konsekutive Wechseloperationen bei periprothetischen Femurfrakturen unter Verwendung von Langschaftprothesen oder totaler Femurersatz auf Basis der Krankenakten, Röntgenbilder sowie eigens konzipierter Fragebögen analysiert. Eine repräsentative Gruppe von 120 Patienten wurde durchschnittlich 6,4 Jahre (2 – 13 Jahre) nach der Operation nachuntersucht und das Nachuntersuchungsergebnis nach dem HARRIS Hip Score (HHS) klassifiziert.

Ergebnisse: Mehr als ein Drittel der Frakturen ereigneten sich ohne adäquates Trauma und bei 77% waren zum Zeitpunkt der Fraktur klinische und/oder radiologische Lockerungszeichen der Schaftprothese nachweisbar. Das Durchschnittsalter der Patienten lag bei 70 Jahren (42 – 88 Jahre) und der durchschnittliche Zeitraum zwischen Implantation der Prothese und dem Unfall bei 9,9 Jahren (4 Wochen bis 28 Jahre). Die Frakturklassifikation nach TOWER/BEALS ist Abb. 1 zu entnehmen. Es erfolgten 543 komplette TEP-Wechsel, 235 Schaftwechsel und 87 Revisionen mit Implantation totaler Femurersatzprothesen. 25% der Patienten konnten postoperativ voll belasten und die übrigen 75% erreichten die Vollbelastung durchschnittlich 1,5 Monate (0 – 4 Monate) nach der Operation. Das funktionelle Ergebnis entsprach einem durchschnittlichen HHS-Punktwert von 85 (49 – 99) und wurde somit auch seitens der Patienten in 90,1% der Fälle mit gut oder sehr gut bewertet (9,9% befriedigend). Die Gesamtkomplikationsrate lag bei 10%.

Zusammenfassung: Der Komponentenwechsel mit Implantation eines Revisionsschaftes oder eines totalen Femurersatzes stellt ein standardisiertes, zuverlässiges Therapiekonzept zur Behandlung periprothetischer Femurfrakturen mit gutem funktionellem Ergebnis und niedriger Komplikationsrate dar. Insbesondere der zügige Belastungsaufbau oder die Möglichkeit zur sofortigen Vollbelastung erleichtern die Frühmobilisation der meist älteren und teilweise multimorbiden Patienten. Die hohe Lockerungsrate der Schaftprothesen zum Zeitpunkt der Fraktur, die vorwiegend schlechte Knochenqualität und mögliche Schäden des alloplastischen Materials legen die Wechseloperation als Verfahren der Wahl für die Mehrzahl der Fälle nahe.

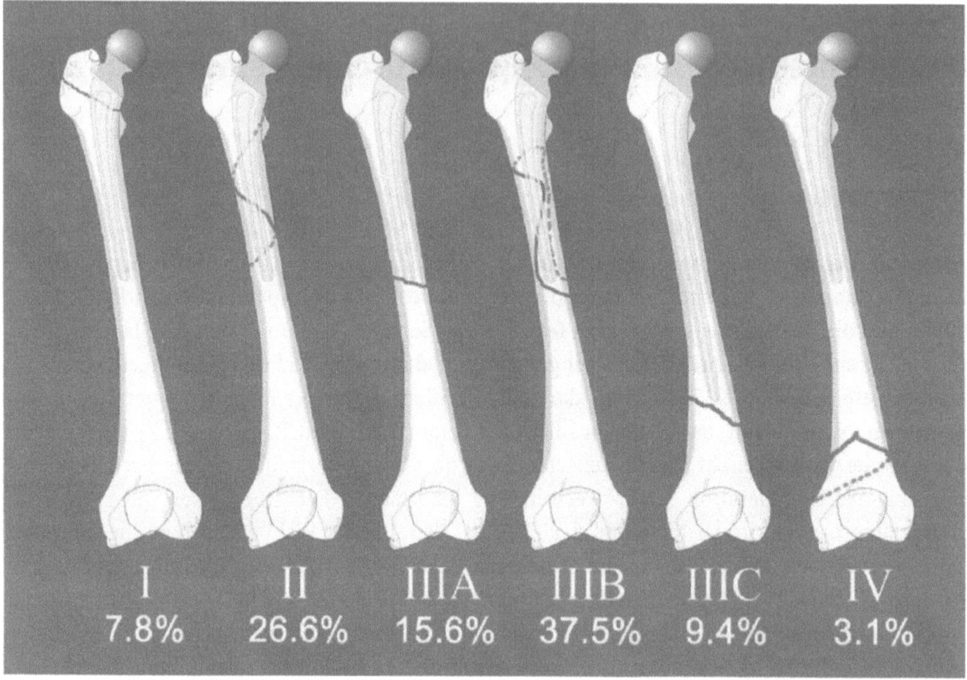

◘ Abb. 1. Klassifikation nach TOWER/BEALS (n = 875)

Abstract ID: 330 Vortragsart: oral

Die Therapie der Femurschaftfraktur bei einliegender Hüfttotalendoprothese durch Implantation eines zementfreien Revisionsschaftes

G. Tauber, E. Winter, K. Weise

Berufsgenossenschaftliche Unfallklinik, Tübingen

Periprothetische Femurfrakturen stellen insbesondere eine Komplikation im Rahmen einer eingetretenen Lockerung des Kunstgelenkes dar. Die operative Therapie ist durch begleitende knöcherne Defekte des coxalen Femurrohres erschwert.

In der BG Unfallklinik Tübingen wird daher vorzugsweise die Therapie unter Verwendung eines zementfreien Revisionsschaftes mit distaler Verankerung durchgeführt (BiContact® Revisionsschaft, Fa. Aeskulap, Tuttlingen). Durch die distale Verankerung erfolgt dies im Sinne einer „biologischen Osteosynthese" mit dem Ziel der Konsolidierung der Fraktur und Remodelling des coxalen Femurs um so bei ggf. eintretender Lockerung einen restituierten Knochenstock zu erwarten.

In einem Zeitraum von 1992 bis 2001 wurden bei 18 Patienten 19 periprothetische Femurfrakturen mittels zementfreier Revisionsschaftprothese durch Nutzung bzw. ggf. Erweiterung des Frakturspaltes im Sinne eines transfemuralen Zuganges behandelt. Bei 4 Pat. waren bereits Revisionsoperationen vorausgegangen, in 15 Fällen traten Frakturen nach Primärimplantation ein. Bei 17 Pat. bestand bereits eine Lockerung des Kunstgelenkes als wesentliche Ursache der eingetretenen Fraktur.

Es erfolgten klinische und radiologische Nachuntersuchungen in einem Zeitraum zwischen 3 und 44 Monaten. Weitere Nachuntersuchungen sind in den nächsten 6 Monaten vorgesehen.

In 18 Fällen trat eine Konsolidierung der Femurfraktur ein, bzw. zeichnete sich ab. In einem Fall entwickelte sich eine Pseudarthrose, die mit einem erneuten Wechsel unter Verwendung einer Revisisonsschaftprothese, Decortikation und Spongiosaplastik zur Ausheilung kam.

In 5 Fällen kam es zur einer späteren Lockerung, die 2 mal die Implantation eines erneuten Revisisonschaftes in gleicher Technik notwendig machte. Eine zementierte Implantation einer Standardprothese wurde 2 mal durchgeführt. In einem Fall erfolgte die Fibulatransplantation in Kombination mit einem strukturellen Allograft.

Bezüglich des erreichten Bewegungsausmaßes zeigte sich in allen Fällen eine Extensionsfähigkeit zwischen 0° und 10°, die Flexion betrug in 5 Fällen zwischen 70° und 90°, in den verbliebenen 12 Fällen zwischen 90° und 110°.

Subjektiv wurden in 7 Fällen belastungsabhängige Schmerzen angegeben. 9 Patienten waren nachfolgend weitgehend schmerzfrei. In 3 Fällen waren keine Angaben dokumentiert.

4 Pat. waren nicht auf die Benutzung von Gehstützen angewiesen, 7 benutzten 1 Gehstütze und 8 Pat. 2 bzw. in einem Fall einen Rollator.

Unter Berücksichtigung der schwierigen Ausgangsbedingungen wie oben dargestellt sehen wir in der Therapie der periprothetischen Fraktur durch Implantation eines Revisionsschaftes, insbesondere bei begleitender und in aller Regel vorangegangenen Lockerung des Kunstgelenkes, eine gute Indikation.

Abstract ID: 1838 Vortragsart: oral

Das Versorgungskonzept der periprothetischen Femurfraktur am Haus der Grund- und Regelversorgung

R. J. Bay, S. Tantzky, A. Schöttler, H. Thiele

Chirurgische Klinik der Fürst-Stirum-Klinik, Bruchsal

Periprothetische Frakturen haben eine Inzidenz von ca. 2,7%.

Unter der Berücksichtigung der Änderungen der Alterspyramide und der Zunahme der endoprothetischen Versorgungen am Hüft- und Kniegelenk ist mit einer Zunahme dieser Frakturen zu rechnen.

Auch das Haus der Grund- und Regelversorgung, welches die endoprothetische Versorgung anbietet, wird mit diesen Problemfrakturen konfrontiert.

In unserer Klinik wurden zwischen 1990 und 2002 ca. 2200 endoprothetische Eingriffe durchgeführt.

Im gleichen Zeitraum wurden wir mit 29 periprothetischen Frakturen konfrontiert.

Die retrospektive Untersuchung zeigt die Möglichkeiten und Grenzen der Frakturversorgung in unserer Klinik auf, besonders unter Berücksichtigung des Fehlens einer Knochenbank.

Als Implantate haben sich neben der DC-Platte und der umgedrehten Burri-Platte jetzt vor allem die winkelstabilen Implantate ausgezeichnet.

Als Alternative besteht die Möglichkeit des Prothesenwechsels.

26 Patienten konnten in unserer Klinik austherapiert werden, 3 Patienten mussten zur definitiven Versorgung in Häuser der Maximalversorgung verlegt werden.

Abstract ID: 1839 Vortragsart: oral

Die intraoperative, periprothetische Fraktur – eine Analyse von 1285 Revisionen und 184 zementfreien Erstimplantationen

M. A. Scherer[1], R. Ascherl[2]

[1] Abteilung für Unfallchirurgie der Technischen Universität München
[2] Parkkrankenhaus Leipzig, Orthopädische Klinik

Einleitung: Die meisten Arbeiten über periprothetische Frakturen beschäftigen sich mit dem Problem des postoperativen, traumatischen Ereignisses. Die Angaben zur Epidemiologie, zur Inzidenz der iatrogenen, intraoperativen periprothetischen Fraktur sind demgegenüber spärlich.

Fragestellung: Prädiktoren, Häufigkeit und Komplikationen intraoperativer periprothetischer Femurfrakturen beim alloarthroplastischen Hüftgelenksersatz.

Material und Methoden: Serie 1) In einer retrospektiven Analyse wurde 1.285 Revisionseingriffe in einem 18-Jahreszeitraum hinsichtlich der Basisangaben durchgesehen, die periprothetischen Frakturen identifiziert und schließlich dieses Kollektiv mit den „normalen" Revisionseingriffen verglichen (Prozeß- und kurzfristige Ergebnisqualität).

Serie 2) In einer prospektiven Erfassung mit retrolektiver Datenanlayse wurden 184 konsekutive, zementfreie Implantate (Zweymüller-Endler) in einem 3-Jahres-Zeitraum unter den gleichen Gesichtspunkten analysiert.

Ergebnisse: Über 90% der Revisionseingriffe wurden zementiert ausgeführt, die Gesamtrate periprothetischer Frakturen lag bei 6.2% (n = 80). Während bei zementierter Erstimplantation in 1.3% intraoperative Schaftfrakturen auftraten, steigt diese Zahl bei der 1. und 2. Revision auf 4.3 bis 5.9%, bei der 3. und 4. Revision bis auf 15% und 21.2%. In der zweiten Serie kam es in 6% (n = 11) bei der zementfreien Erstimplantation zu einer Schaftfraktur. Die Prognose der Schaftfraktur bei zementfreier Implantation ist ungünstiger als beim zementierten Revisionseingriff: Eine konsekutive Revision war hier nach 4.6 Monaten im Vergleich zu durchschnittlich 63 Monaten erforderlich. Bei der multivariaten Analyse zeigt die radiologisch erkennbare Vorschädigung des Lagerknochens, ein Alter über 80 Jahre und eine Mehrfachrevision auf dem 5% Niveau ein schlechteres Outcome auf.

Klinische Konsequenzen: Eine intraoperative, periprothetische Fraktur erhöht die mittlere Krankenhausverweildauer um 42% und – ungleich wichtiger – verkürzt die Prothesenstandzeit im Kohortenvergleich signifikant.

Abstract ID: 1847 Vortragsart: oral

Periprothetische Frakturen nach künstlichem Hüft- und Kniegelenksersatz

S. Klima, R. Hube, U. Schietsch, W. Hein

Klinik und Poliklinik für Orthopädie und Physikalische Medizin der Martin-Luther-Universität Halle-Wittenberg

Periprothetische Femurfrakturen stellen eine bekannte Komplikation der Hüft- und Knieendoprothetik dar. Im Zeitraum von 1991 bis 2001 wurden an der Klinik für Orthopädie der MLU Halle 55 Patienten mit periprothetischen Frakturen behandelt. Das Durchschnittsalter der Patienten lag bei 65 Jahren, wobei in der überwiegenden Anzahl (34) Frauen betroffen waren. Es handelte sich um 13 kniegelenknahe und 42 hüftgelenknahe Femurfrakturen. Primäres Ziel der Behandlung war es, die Mobilität des Patienten auf schnellstem Wege wieder herzustellen. Während in 2 Fällen die Fraktur konservativ zur Ausheilung kam, stand die operative Behandlung im Vordergrund. Im Bereich der Hüfte wurde in 31 Fällen ein Wechsel des Femurimplantates mit gelenkferner Fixation vorgenommen, während bei den übrigen Patienten eine Osteosynthese unter Erhalt der Primärprothese möglich war. Femurfrakturen bei liegender Knieprothese wurden in 7 Fällen durch eine Osteosynthese stabilisiert, in 5 Fällen war ein intramedullär geführtes Revisionssystem notwenig. Eine Fraktur heilte konservativ aus. Aufgrund der Komplexizität und Vielfalt periprothetischer Femurfrakturen ist die Behandlunsstrategie stets individuell festzulegen und zu realisieren. Im Vordergrund steht immer die Frühmobilisation des Patienten bei größtmöglicher Belastbarkeit des Systems. Hierbei muss stets überprüft werden, ob unter Erhalt der Primärprothese diese Kriterien erfüllt werden können.

Proximale Femurfrakturen

Abstract ID: 232 Vortragsart: oral

Intramedulläre Osteosyntheseverfahren am proximalen Femur im klinischen Vergleich, Gleitnagel versus Proximaler Femurnagel

A. Lenich, A. Rüter

Klinik für Unfall- und Wiederherstellungschirurgie am Klinikum Augsburg

Zielsetzung: Vergleich der klinischen Ergebnisse des Gleitnagels und des Proximalen Femurnagels (PFN) bezüglich Operationstechnik, Patienten out-come und Komplikationen.

Material und Methoden: Im Studienzeitraum von Januar 2001 bis August 2002 wurden insgesamt 155 Patienten mit hüftnaher Femurfraktur operativ mittels intramedullärer Osteosynthese versorgt. Wir implantierten 52 mal einen Gleitnagel (GN) (Endocare), 50 mal einen Proximalen Femurnagel der 1. Generation (1. PFN) (Synthes) und 53 mal einen Proximalen Femurnagel der 2. Generation (2. PFN) (Synthes).

Die Altersverteilung der Patienten war in den Gruppen homogen und betrug insgesamt im Mittel 79,4 Jahre. Die Geschlechtsverteilung lag bei w : m 4 : 1.

Verglichen wurden die Patientendaten bezüglich intraoperativer, radiologischer und klinischer Ergebnisse. Intraoperativ wurde besonders auf unterschiedliche Operationszeiten, Durchleuchtungszeiten, intraoperative Komplikationen und Blutverlust geachtet. Radiologisch wurden die Frakturheilung, Pseudarthrosen oder Implantatfehllagen dokumentiert und verglichen. Klinisch wurden die Patientendaten über Schmerz, Mobilität und soziale Reintegration erfasst. Implantatbedingte Komplikationen wurden separat untersucht.

Ergebnisse: Intraoperativ ergaben sich folgende Vergleichswerte. Für die Implantation der proximalen Femurnägel (1. + 2. PFN) lagen die Operationszeiten im Mittel bei 44 min. Für die Gleitnagelosteosynthesen benötigten wir im Durchschnitt 51 min. Die intraoperativen Durchleuchtungszeiten wurden im Mittel bei allen drei Nagelsystemen mit 2 min dokumentiert. Implantatabhängige intraoperative Komplikationen sahen wir keine. Der intraoperative Blutverlust war insgesamt gering. Eine Substitution mit 2 Erytrozytenkonzentraten war bei 2 Patienten mit PFN der 1. Generation, 2 Patienten mit PFN der 2. Generation und 3 Patienten mit Gleitnagel notwendig.

Die Röntgenkontrollen erfolgen in unserer Klinik gewöhnlich am 2 – 4 postoperativen Tag. Ausnahmen gab es nur bei schlechtem Allgemeinzustand der Patienten. Die Patienten wurden alle zu einer klinischen und radiologischen Nachuntersuchung in der 6. und 12. postoperativen Woche einbestellt. Nach der 6. postoperativen Woche sind 60% nach der 12. Woche 45% zur Kontrolle erschienen. Hier zeigte sich radiologisch eine altersabhängig beginnende Frakturdurchbauung nach durchschnittlicher Fraktursinterung.

Patienten die nicht in unserer Ambulanz erschienen sind wurden telefonisch mittels Fragebogen über ihre Mobilität, Schmerzstatus und soziale Veränderung zur präoperativen Situation befragt. Des weiteren wurde der Hausarzt kontaktiert um die gewonnene Daten zu bestätigen. Aus den Daten ergab sich für die genannten Kriterien eine Implantat unabhängige gleiche Verteilung.

Die postoperativen Komplikationen wurden nagelspezifisch untersucht. Ein cutting-out beobachteten wir beim 1. PFN in 4 Fällen, beim 2. PFN in 3 Fällen und beim Gleitnagel in 2 Fällen. Ein sogenannter Z-Effekt zeigte sich beim 1. PFN und 2 einmal, eine Hüftkopfnekrose wurde nur beim 1. PFN gesehen. Migrationen der Gleitnagelklinge in den lateralen Oberschenkel wurde nur bei einem Patienten dokumentiert.

Operationspflichtige Wundheilungsstörungen, Hämatome oder Wundinfekte traten nach Implantation des 1. PFN 4 mal, nach 2. PFN 4 mal und nach Gleitnagel 2 mal auf. Die Implantat abhängigen Komplikationsraten, aus oben genannten Daten, lagen in unserem Patientengut, für den 1. PFN bei 12%, 2. PFN bei 8% und den Gleitnagel bei 6%.

Schlußfolgerung: Bei den von uns verglichenen Osteosynthese Verfahren zeigte der Gleitnagel die besten Ergebnisse, gefolgt vom PFN der 2. Generation.

Abstract ID: 1117 Vortragsart: oral

Analyse von Ursachen für verlängerte präoperative Liegezeiten von Patienten mit proximalen Femurfrakturen

I. Fichtel, S. Pfestroff, K. Brusius, L. Gotzen, M. Schnabel

Klinik für Unfall-, Wiederherstellungs- und Handchirurgie der Philipps-Universität Marburg

Zielsetzung: Evaluation von Ursachen einer verlängerten präoperativen Liegedauer von über 60-jährigen Patienten mit proximalen Femurfrakturen, Formulierung von Optimierungsansätzen und Generierung und Implementierung eines Clinical Pathways.

Voraussetzungen: Die weltweite Inzidenz von Schenkelhalsfrakturen ist stark zunehmend. Es wird zur Vermeidung von sekundären Komplikationen eine Versorgung innerhalb von 6 bis 12 Stunden nach dem Unfallereignis angestrebt. Tatsächlich finden sich auch in der Literatur erheblich längere präoperative Liegedauern. Auch unter DRG-Gesichtspunkten werden zukünftig Strategien zur Verkürzung der präoperativen Liegendauer von Bedeutung sein.

Material und Methoden: Vom 1.09.2001 bis 31.08.2002 wurden alle Patienten über 60 Jahre mit einer proximalen Femurfraktur in die Studie aufgenommen. Die Gründe für eine verlängerte präoperative Liegedauer von über 12 Stunden wurden prospektiv erfaßt und kategorisiert. Für identifizierte Verzögerungsgründe wurden Strategien zur Verkürzung der präoperativen Zeitspanne als Teil des Clinical Pathways „Proximale Femurfraktur" formuliert.

Ergebnisse: Insgesamt wurden 169 Patienten mit einem durchschnittlichen Lebensalter von 81,4 Jahren (weiblich: 76,3%, männlich: 23,7%) in die Studie eingeschlossen. Im Durchschnitt erfolgte die operative Versorgung nach 1,8 Tagen. Ursachen von Verzögerungen waren in 23,7% ASS, in 14,2% keine Einwilligungsfähigkeit bzw. bestehende Betreuungsverfahren, in 10,1% ein stark reduzierter Allgemeinzustand, in 3,6% eine Marcumareinnahme, in 1,2% eine Metformin-Medikation, in 1,2% eine akute Phlebothrombose, in 2,4% organisatorische Probleme wie z.B. mangelnde OP-Kapazitäten.

Konsequenzen: Neben allgemeinen organisatorischen Änderungen wurden gemeinsam mit der Blutbank und dem Amtsgericht für die häufigsten Gründe vereinfachte Prozeduren abgestimmt, mit denen bereits während der laufenden Untersuchung eine signifikante Verkürzung der präoperativen Liegedauer erzielt werden konnte.

Abstract ID: 1135 Vortragsart: oral

Kann die Komplikationsrate bei kopferhaltender Versorgung medialer Schenkelhalsfrakturen gesenkt werden? Ergebnisse der Versorgung mit dem kleinen Gleitnagel (SGNS)

W. Friedl[1], J. Gehr[1], N. Probst[2]

[1] Unfallchirurgische Klinik Aschaffenburg, Am Hasenkopf 1, 63739 Aschaffenburg
[2] Chirurgische Klinik Lohr

Problemstellung: impaktierte und nicht dislozierte mediale Schenkelhalsfrakturen werden immer, aber auch dislozierte mediale Schenkelhalsfrakturen werden bei jüngeren Patienten kopferhaltend versorgt. Im Scandinavischen Raum wird die Indikation zur kopferhaltenden Therapie bei allen Primärversorgungen von Schenkelhalsfrakturen gestellt. Die Versorgung mit 3 parallelen kanülierten Schrauben ist heute die am häufigsten empfohlene Osteosynthese Methode. Auch DHS und proximale Femur Nagelsysteme werden jedoch empfohlen. Starke Fraktureinstauchungen, Kippungen des Femurkopfes und Implantatausbrüche führen zu einer 10 – 15% Versagensquote. Darüber hinaus kommt es in 10 – 15% zu Femurkopfnekrosen die wohl durch den primären Devaskularisationsschaden bedingt sind. Durch die Verwendung eines rotationsstabilen Schenkelhalskraftträgers mit vermindertem Ausbruchrisiko sollte es möglich sein die Implantatbezogene Komplikationsrate zu senken.

Material und Methode: der kleine Gleitnagel (SGNS)ist ein 11/17 mm Nagel mit doppel T Profil Schenkelhalskomponente. Die Klinge ist sowohl gegenüber Nagel wie Knochen rotationsstabil. Experimentell konnte eine 50 – 75% Reduktion des Durchwanderungsrisiko der Gleitnagelklinge gegenüber Rundprofil Kraftträgern gezeigt werden. Seit Januar 1999 bis Dezember 2001 wurden 21 Patienten mit einer dislozierten (2 davon nach vorheriger Schraubenfixation und Dislokation/ Pseudarthrose) und 36 nicht dislozierten Schenkelhalsfraktur mit einem SGNS versorgt.

Die klinischen Verläufe, die Röntgenergebnisse sowie die funktionellen Ergebnisse wurden mindestens 6 Monate nach Operation evaluiert. Alle Patienten mit dislozierter Schenkelhalsfraktur waren unter 60 Jahre alt.

Ergebnisse: Bei allen Patienten mit dislozierter Schenkelhalsfraktur kam es zu einer knöchernen Ausheilung. Die röntgenologischen und szintigraphischen Kontrollen zeigten in allen Fällen eine erhaltene Kopffragmentdurchblutung und Hyperämie der Frakturzone. Dagegen fand sich in der Gruppe der nicht dislozierten Frakturen in 2 Fällen eine Kopfnekrose die eine Totalendoprothesenversorgung erforderlich machte. Bei einer Patientin kam es zu einer rückläufigen Klinge mit Fragmentvarisierung die zu einer Hemiendoprothesenimplantation führte. Die Impaktion der Fraktur und entsprechende Protrusion der Klingenbasis und/oder Impaktion der Klinge in den Femurkopf betrug in keinem Fall über 5 mm. Die stationäre Letalität betrug bei den dislozierten Schenkelhalsfrakturen 0 und bei den nicht dislozierten Frakturen 3%.

Schlussfolgerung: Die Verwendung eines sehr stabilen Implantates das jedoch eine Impaktion der Fraktur bei Ausschluss von Rotationsbewegungen zulässt führt zu einer dramatischen Senkung der Kopfnekrose. Im osteoporotischen Knochen kann die Impaktion bei kleinem Fragment und nicht ausreichend weiter Einbringung der Klinge nicht ausreichen weshalb wir heute ein Klingenspitzen Kopfabstand von 5 mm einhalten und die Klinge mit einer Madenschraube fixieren. Daher ist es sehr wichtig dass die Klinge im axialem Strahlengang im zentralen Drittel platziert ist um eine sichere Verankerung zu erreichen. Die Kopfnekrosen Gefahr ist nach unseren Daten eher von dem Alter der Patienten und somit vorhandenen Vaskularität als von dem traumabedingten Schaden abhängig. Starke Einstauchungen wie dies bei Schrauben-osteosynthesen zu beobachten ist haben wir in keinem Fall gesehen.

Abstract ID: 1359 Vortragsart: oral

Niveau an Eigenständigkeit, Mobilität und geistiger Orientierung nach operativer Versorgung hüftgelenksnaher Frakturen im höheren Lebensalter

S. P. Siozos, M. Bardenheuer, U. Obertacke

Klinik für Unfallchirurgie, Universitätsklinikum Mannheim

Fragestellung: Wie ist das Niveau an Eigenständigkeit, das Ausmaß der Mobilität und der geistigen Orientierung vor und nach operativer Versorgung proximaler Femurfrakturen im höheren Lebensalter?

Methodik: Zwischen 10/2000 und 12/2001 wurden 175 Patienten ($>$ 65 Jahre, Median 80,1 Jahre; Spannweite 66 – 97 Jahre) mit isolierten hüftgelenksnahen Femurfrakturen (45,8% pertrochantere Femurfrakturen, 43,0% Schenkelhalsfrakturen) in der eigenen Klinik operiert. 72.4% der Patienten wurden innerhalb der 24-h Grenze operiert. Es wurden nur Verfahren gewählt, die eine sofortige Vollbelastung ermöglichten, und diese dann auch innerhalb 24 h nach OP (Stehen an der Bettkante) soweit von den Vorerkrankungen her möglich, vollzogen. 151 Patientenverläufe (m/w: 34/117) wurden retrospektiv analysiert, und die Patienten dazu kontaktiert. Der Grad der Mobilisierung sowie des psychischen Gesamtzustandes vor Unfall und vor Entlassung ging aus der prospektiv geführten ärztlichen, pflegerischen und physiotherapeutischen Dokumentation hervor. Ein Vergleich der vom Patienten oder den Pflegenden durchzuführenden Grund-versorgungen prä- und postoperativ wurde nach den Kriterien des BARTHEL-Index vollzogen.

Ergebnisse: Jeder Patient litt im Mittel an 4 unfall- bzw. verletzungsunabhängigen, aktuell (mit-)behandlungsbedürftigen Nebendiagnosen. Die Verletzungsursachen waren zu 89.4% häusliche Stürze.

Die Gesamt-Komplikationsrate (Definition: unerwartete Ereignisse im Behandlungsverlauf) war 62.7%, davon 22,5% i.w.S. perioperativ operationsbezogen und 40,2% Komplikationen vorgestehender Grunderkrankungen.

Zum Zeitpunkt der Entlassung aus der Akut-Klinik waren 90% der Patienten mit Hilfe gehfähig. Präoperativ waren 48,7% der Patienten voll orientiert, postoperativ 47,0%. Teilweise orientiert zu Ort, Zeit und Person waren präoperativ 34%, poststationär 34.4% der Patienten.

Nach 3 Monaten waren alle noch lebenden Patienten nicht mehr stationär behandlungs- bzw. rehabilitationsbedürftig. Nach 12 Monaten sind 19.2% der nachverfolgten Patienten verstorben (90-Tage-Letalität: 7,9%).

Schlussfolgerungen: Trotz kritischer Bereiche und hoher Komplikationsdichte in der perioperativen Versorgung hüftgelenknaher Frakturen im hohen Lebensalter ist das postoperative physische und psychische Leistungsniveau der Patienten überraschend hoch. Die bekannte hohe

Letalität dieser Patientengruppe im ersten Jahr nach Verletzung (und Operation) bestätigt sich. Alle Daten sprechen jedoch weiterhin für eine schnelle rehabilitationsorientierte operative Behandlung hüftgelenksnaher Frakturen im hohen Lebensalter.

Abstract ID: 1743 Vortragsart: oral

Reduziert die Wunddrainage bei der operativ versorgten hüftgelenksnahen Femurfraktur die Komplikationsrate und den Transfusionsbedarf?

K. Huber[1], W. Holzmüller[1], S. von Gumppenberg[2], M. A. Scherer[2]

[1] Abteilung für Unfallchirurgie KKH Freising
[2] Abteilung für Unfallchirurgie der Technischen Universität München

Einleitung und Fragestellung: In den Cochrane Abstracts findet sich kein signifikanter Vorteil der Verwendung von Drainagen bei hüftgelenksnahen Oberschenkelbrüchen. Unter dem Aspekt einer möglichst minimierten Kostenstruktur und Invasivität sollte untersucht werden, inwieweit die Verwendung von Drainagen bei hüftgelenksnahen Oberschenkelbrüchen einen Einfluß auf die Prozeßqualität hat.

Material und Methoden: 200 konsekutive Patienten wurden prospektiv im Rahmen der internationalen SAHFE Studie (Standardized Audit of Hip Fractures in Europe) aufgenommen und prolektiv und retrolektiv analysiert. Primäre Beurteilungsparameter und Endpunkte waren Komplikationen (Revisionseingriff, Hämatom, Infektion, Punktionen), Drainageverlust und Transfusionspflichtigkeit in Abhängigkeit vom Frakturtyp, der Versorgungsart und der Verwendung von Drainagen überhaupt.

Ergebnisse: Auch für ein nicht selektiertes alltägliches Krankengut ergibt sich keine Evidenz, dass der Einsatz von Wunddrainagen sinnvoll ist und spezifische Komplikationen reduzieren kann. In der multivariaten Analyse ist der Frakturtyp AO 31-A versus AO 31-B einer signifikanten Beeinflussung am nächsten. Weder die Narkoseart, Intensivstationsaufenthalt, ASA, Operationsdauer noch Drainagevolumen oder Drainageverweildauer zeigen eine signifikante (1%-Niveau) Auswirkung auf die Zahl und Notwendigkeit von Bluttransfusionen.

Klinische Konsequenz: Bei der Osteosynthese und Alloarthroplastik der hüftgelenksnahen Femurfraktur kann ohne jeglichen Qualitätsverlust oder Risikosteigerung auf die routinemäßige Wunddrainage verzichtet werden.

Abstract ID: 1798 Vortragsart: oral

Rückzugsmöglichkeiten nach fehlgeschlagener intramedullärer Osteosynthese pertrochantärer Femurfrakturen

A. H. Tiemann, CH. Schmidt, CH. Josten

Klinik und Poliklinik für Unfall- und Wiederherstellungschirurgie der Universität Leipzig AöR

Einleitung: Der mit zunehmender Häufigkeit auftretende „hüftgelenknahe Oberschenkelbruch" stellt die typische Fraktur des Seniums dar. Die rasche, zielgerichtete Behandlung mit kurzer Immobilisation und rascher Wiedererlangung der Mobilität und Eigenständigkeit ist oberstes Ziel der Behandlung dieser Entität. Die fehlgeschlagene Osteosynthese stellt gerade unter diesem Blickwinkel eine Katastrophe dar.

Patientengut: In einem Zeitraum von 12 Monaten wurden bei 11 Patienten, 10 Frauen und einem Mann im Alter von 31 – 83 Jahren (gem. 63.5 Jahre) Reosteosynthesen bei fehlgeschlagener Erstversorgung einer pertrochantären Fraktur notwendig (9.1% AO AI; 72.7% AO A2; 18.2% AO A3). Bei dieser Erstversorgung handelte es sich 9 mal einen PFN und 2 mal um einen Gamma-Nagel. Als „Salvage Procedure" wurde 5 mal erneut ein PFN (1 mal überlang) implantiert, 5 mal eine Winkelplatte und 2 mal eine Endoprothese. 6 Patienten (54.5%) benötigten nur einen Reeingriff und die Fraktur heilte aus. Weitere Eingriffe waren bei 5 Patienten (45.5%) notwendig. 2 dislozierte Winkelplatten zwangen zur Implatation einer Hüft-TEP. Bei 3 (27.3%) bettlägerigen Patienten trat komplizierend ein Infekt auf, der zur Anlage einer Girdlestone-Situation, bei 2 dieser 3 Patienten letztendlich zur Hüftexartikulation zwang. 8 von 11 Patienten (81.8%) konnten somit ihre Gehfähigkeit unter Vollbelastung der verletzten Seite wiedererlangen.

Resumee: Fehlgeschlagene Osteosynthesen trochantärer Frakturen stellen eine schwerwiegende Komplikation dar. Nur in wenig mehr als der Hälfte der Fälle konnte im eigenen Krankengut mit nur einer Reoperation ein befriedigendes Ergebnis erzielt werden. Wertet man jeden weiteren Eingriff als Komplikation, so liegt die Komplikationsrate mit 45.5% weit über der in der Literatur beschriebenen Komplikationsrate von PFN (4.9 – 10.4%) bzw. anderer intramedullärer Kraftträger (6.9 – 17.2%). Nur mittels eines der speziellen Situation angepassten Therapieschemas ist eine knöcherne Konsolidierung der Fraktur in adäquater Stellung mit ausreichender Gelenkfunktion zu erreichen. Lässt die vorliegende Situation eine Reosteosynthese nicht mehr zu, stellen Hemi- und Totalendoprothesen die Therapie der Wahl dar. Als ultima ratio müssen Girdlestone-Situation und Hüftexartikulation angesehen werden.

Abstract ID: 1837 Vortragsart: oral

Pertrochantäre Femurfrakturen beim sehr alten Patienten-Behandlungsergebnisse mit dem Gammanagel am Haus der Grund- und Regelversorgung

R. J. Bay, S. Tantzky, V. Sauer, H. Thiele

Chirurgische Klinik der Fürst-Stirum-Klinik Bruchsal

Seit Januar 1994 werden in unserer Klinik per- und subtrochantäre Femurfrakturen fast ausschließlich mit dem Gammanagel versorgt.

Zwischenzeitlich wurden über 650 Frakturen des proximalen Femurs (31A1 – A3 nach AO) stabilisiert.

Die Mehrzahl der Patienten (70%) ist über 70 Jahre alt, über die Hälfte älter als 80 Jahre. Unter Berücksichtigung der Altersverteilung und der spezifischen Probleme werden hohe Anforderungen an das Implantat und die Operationsmethode gestellt.

Unter Berücksichtigung der ASA-Klassifikation und der Begleiterkrankungen zeigt sich, dass der Gammanagel ein ideales Implantat zur Frakturversorgung insbesondere des alten Menschen ist.

90% der UV gehörten der ASA-Klassifikation 3 oder höher an, mehr als die Hälfte der Patienten hat mehr als 3 Risikofaktoren.

Trotzdem liegt die Frühletalität bei nur 4,9%. Die Komplikationsrate des Implantates liegt unter 10%. Die Hauptkomplikation ist das „cutting out" der Schenkelhalsschraube.

Fazit: Der Gammanagel als intramedulläre Osteosynthese ist als frühbelastbares Implantat das ideale Versorgungskonzept bei der pertrochantären Femurfraktur des alten und sehr alten Menschen.

Aufgrund der standardisierten OP-Methode besonders am Haus der Grund- und Regelversorgung.

Varia

Abstract ID: 140 Vortragsart: poster

Perkutane Schraubenosteosynthese bei intraartikulärer Abrißfraktur des Tuberkulum scaphoideum – ein Fallbericht

R. Kraus, G. Böhringer, R. Schnettler

Klinik und Poliklinik für Unfallchirurgie der Justus Liebig Universität, Giessen

Einleitung: Frakturen des Kahnbeins (Os scaphoideum) sind die häufigsten Frakturen der menschlichen Hand. In der Literatur wird der Anteil mit 0,7 – 2,0% aller Frakturen angegeben. Ca 70% der Frakturen betreffen das mittlere Drittel des Kahnbeinkörpers, 15 – 20% das proximale, 5 – 10% das distale Drittel. Typische Komplikation ist die Kahnbeinpseudarthrose bei fehlerhafter oder verzögerter Diagnosestellung oder unzureichender Therapie.

Selten sind Frakturen des Tuberculum scaphoideum, welches distal und palmar, extraartikulär gelegen den Ansatzpunkt für das Ligamentum scaphotrapezium und das Ligamentum collaterale carpi radiale bildet. Es handelt sich um den Typ A1 nach der Herbert-Klassifikation. Die Therapie wird in der Literatur mit einer 4–6 wöchigen Ruhigstellung im Unterarmgips mit Daumeneinschluß angegeben. Berichte über eine operative Therapie gibt es nur im Zusammenhang mit Begleitverletzungen.

Fallbericht: Wir berichten über einen 42 jährigen Mann, der sich im Rahmen eines häuslichen Sturzes ein Hyperextensionstrauma des linken Handgelenkes zugezogen hatte. Die klinische Untersuchung 10 Stunden nach dem Unfall ergab eine leichte Weichteilschwellung des Handgelenkes, sowie einen ausgeprägten Druckschmerz in der Tabatiere. Radiologisch zeigte sich eine gering dislozierte, isolierte Fraktur des Tuberculum scaphoideum unter Mitbeteiligung der Gelenkfläche zum Os trapezium. Es erfolgte zunächst die Immobilisierung in einer Radiusgipsschiene mit Daumeneinschluß.

Die operative Therapie wurde nach 4 Tagen unter ambulanten Bedingungen durchgeführt. Nach Desinfektion des Operationsgebietes erfolgte die Identifikation des Tuberculum scaphoideum unter dem Bildwandler. Über eine 6 mm lange Hautinzision erfolgte die stumpfe Präparation bis auf Os zur Schonung der Arteria radialis. Dann wurde ein 1,0 mm Gewindedraht unter Bildwandlersicht am Tuberkelfragment angesetzt und über die Fraktur in das Kahnbein eingebracht. Nach Längenmessung und Aufbohren erfolgte dann die Osteosynthese mit einer 2,7 mm selbstschneidenden kanülierten Schraube (Synthes) mit kurzem Gewinde.

Die postoperative Behandlung wurde frühfunktionell ohne weitere Ruhigstellung durchgeführt. Wir empfahlen die Vermeidung des kraftvollen Faustschlusses und das Heben größerer Gewichte. Weitere Maßnahmen wurden nicht ergriffen.

Drei Monate postoperativ ist der Patient beschwerdefrei. Der Bewegungsumfang des Handgelenkes ist in allen Freiheitsgraden uneingeschränkt. Die Kraftentfaltung des Faustschlusses weist kein Defizit auf.

Diskussion: Die perkutane Schraubenosteosynthese der isolierten Fraktur des Tuberculum scaphoideum war im vorgestellten Fall eine erfolgreiche, minimalinvasive Behandlungsalternative dieser seltenen Verletzung. Gegenüber der in der Literatur vorgeschlagenen mehrwöchigen Gipsruhigstellung bietet sie zum einen den Vorzug der sofortigen Bewegungs- und frühen Belastungsaufnahme des Handgelenkes und zum anderen die sichere Vermeidung einer im Einzelfall beschriebenen Pseudarthrosebildung.

Abstract ID: 148 Vortragsart: oral

Diagnostik von Verletzungen des Handgelenks – Wertigkeit der Arthro-MRT im Vergleich zur Handgelenksarthroskopie

R. Meier[1,3], R. Schmitt[2], G. Christopoulos[2], H. Krimmer[3]

[1] Klinik für Unfallchirurgie, MH-Hannover
[2] Institut für Diagnostische und Interentionelle Radiologie, Rhön Klinikum AG, Bad Neustadt/Saale
[3] Klinik für Handchirurgie, Bad Neustadt/Saale

Zielsetzung: Als Goldstandard der Diagnostik von Handwurzelverletzungen gilt bislang die Handgelenksarthroskopie. Sie ist ein hoch spezifisches und sensitives aber auch invasives

Verfahren. In einer prospektiven und geblindeten Studie soll die Wertigkeit der Arthro-MRT Untersuchung zur Diagnostik von Handwurzelverletzungen im Vergleich zur Handgelenksarthroskopie dargestellt werden.

Material und Methoden: Von Januar bis Juli 2000 wurden prospektiv 125 (80 Männer, 45 Frauen) Patienten im Alter von durchschnittlich 37 ($\pm$ 12) Jahren mit klinischem Verdacht auf eine Handgelenksverletzung mittels Arthro-MRT untersucht. Innerhalb von 24 Stunden erfolgte dann eine Handgelenksarthroskopie. Die Ergebnisse wurden getrennt und für die jeweils andere Abteilung geblindet von Radiologe und Chirurg ausgewertet. Eine statistische Auswertung erfolgte auf Spezifität, Sensitivität, positiven und negativen Vorhersagewert und Korrektheit.

Resultate: Anhand der Arthro-MRT-Befunde wurde bei 70 Patienten bzw. 56% des Gesamtkrankengutes eine Verletzung des TFCC gefunden. Bei 65 Patienten konnte dies arthroskopisch bestätigt werden. Bei den übrigen 55 Patienten wurde in der Arthro-MRT keine TFCC Läsion diagnostiziert. Jedoch fanden sich in drei Fällen, in denen der kernspintomographische Befund einen intakten TFCC vermuten ließ, arthroskopisch Läsionen. In den übrigen 52 Fällen konnte die MRT eine Verletzung des ulnokarpalen Komplexes korrekt ausschließen. Eine Übereinstimmung der MRT- und Arthroskopieergebnisse konnte also in 93,6% der Fälle ermittelt werden (Korrelation). Die mittels MRT gestellte Diagnose einer TFCC Läsion war in 94% der Fälle richtig (Sensitivität), der Ausschluß einer derartigen Verletzung in 89% (Spezifität). Positive bzw. negative prädiktive Werte von 91% bzw. 93% wurden erreicht. Die Diagnose einer kompletten SL-Bandläsion wurde im Arthro-MRT bei 12 Patienten (9,6%) gestellt. Die Korrelation für SL-Bandläsionen betrug 99%, die Sensitivität 92%, die Spezifität 100%, positiver prädiktiver Wert 100% und negativer prädiktiver Wert 99%. Die Trefferquote der Arthro-MRT Befunde für partielle SL Band (n = 17 bzw. 13,6%) oder LT Bandruptur (n = 4 bzw. 3,2%) waren hingegen mit einer Sensitivität von 59 bzw 25% bei hoher Spezifität von 100 und 99% deutlich schlechter.

Zusammenfassung: Da derzeit weder eine Spezifität noch eine Sensitivität von 100% erreicht wird, kann die Arthro-MRT die Arthroskopie nicht ersetzen. Sie stellt jedoch durch die oben gezeigten hohen Trefferquoten bei intraartikulärer Verwendung von Kontrastmittel eine wertvolle ergänzende Untersuchungsmethode v. a. zur Diagnose von Verletzungen des TFCC dar, die dem Chirurgen die Diagnostik und die Indikationsstellung zur operativen Intervention am Handgelenk erleichtern und zur Reduzierung der rein diagnostischen Handgelenkseingriffe ohne therapeutische Konsequenzen beitragen kann. Bei zunehmend verbesserter Technik der Magnetresonanztomographie darf man noch eine weitere Erhöhung der Trefferquote und des klinischen Nutzens der MRT Untersuchung zur Diagnostik am Handgelenk erwarten.

Abstract ID: 167 Vortragsart: poster

Versorgung distaler Tibiametaphysenfrakturen und wenig dislozierter Pilonfrakturen mit schweren Weichteilschäden mit dem IP-XS(L)-Nagel

J. Gehr, W. Friedl

Unfallchirurgische Klinik Aschaffenburg

Fragestellung: Die Versorgung von Pilonfrakturen und gelenknahen distalen Tibiafrakturen stellt in Bezug auf den Weichteilmantel und die notwendige Gelenkrekonstruktion einen hohen Anspruch an das Osteosynthesematerial. Die Wahl des operativen Zugangsweges insbesondere bei ausgedehnten Traumaschäden, kritischer arterieller Durchblutung oder venösen Schäden und die mögliche Irritation des Weichteilgewebes durch das Osteosynthesematerial haben uns veranlasst nach alternativen Osteosynthesetechniken zu suchen.

Material und Methoden: Von Mai 2000 bis Juni 2002 wurden 15 Patienten mit Pilonfrakturen und distalen Unterschenkelfrakturen mit dem IP-XS(L)-Nagel versorgt. Die Technik der Versorgung und die flexible Einsetzbarkeit des Implantates wird anhand von Fallbeispielen dargestellt.

Ergebnisse: Die bisherigen Ergebnisse mit dem XS-Nagel zeigten keine Probleme in Bezug auf den umliegenden Weichteilmantel. Die geschlossene perkutane Technik zur Versorgung der Fibulabegleitfrakturen bei Pilonfrakturen ermöglichte es auf einen zweiten offenen lateralen Zugang zu verzichten. Damit kommt es zu keiner weiteren Anspannung der posttraumatischen Weichteilsituation. Gleichzeitig kann im Rahmen der Primärosteosynthese durch die perkutane Osteosynthese der Fibula mit dem XSL-Nagel die Achse und Länge der Tibia korrigiert werden. Bei distalen Tibiafrakturen ohne Gelenkstufenbildung und angespannter Weichteilsituation ist eine XS-Nagelosteosynthese der Tibia in perkutaner Technik zur Schonung der Weichteile ebenfalls möglich.

Schlußfolgerung: Die intramedulläre Platzierung des Nagels ermöglicht besonders bei traumatischem Weichteilschaden aber auch bei peripherer AVK oder Diabetikern eine maximale Schonung der Weichteile. Gerade bei osteoporotischen Frakturen wird auf Grund der hohen Eigenstabilität und der intramedullären Lage des Implantates eine höhere Festigkeit erzeugt.

Abstract ID: 173 Vortragsart: oral

Teilbelastung nach operativ versorgten Frakturen der unteren Extremität – Konzept und Wirklichkeit

A. Vasarhelyi[1], T. Baumert[1], C. Fritsch[2], A. Ewert[1], T. Mittlmeier[1]

[1] Abteilung für Unfall- und Wiederherstellungschirurgie der Klinik und Poliklinik für Chirurgie, Universität Rostock
[2] novel gmbh, Ismaninger Str. 51, 81675 München

Fragestellung: Die Teilbelastung eines Beins nach Verletzung oder rekonstruktiver Chirurgie ist ein allgemein anerkanntes Prinzip der rehabilitativen Nachbehandlungsphase. Experimentelle Daten belegen einen positiven Stimulationseffekt der Teilbelastung auf die Knochenheilung.

Patienten mit operativ versorgten Frakturen der unteren Extremität werden zur Einhaltung einer Teilbelastung des betroffenen Beins für mindestens 6 Wochen nach osteosynthetischer Versorgung angewiesen. Gewöhnlich wird der Teilbelastungsgrad statisch auf einer Waage unter Anleitung eines Physiotherapeuten geübt. Bis heute sind keine validen Daten verfügbar, inwieweit statisch vorgegebene Teilbelastungsgrade während der dynamischen Gangphase eingehalten bzw. überschritten werden.

Methodik: Es wurden 10 gesunde Probanden, 10 jüngere Patienten (< 60 Jahre) und 10 ältere Patienten (> 60 Jahre) untersucht. Vor der Ganganalyse übten die Probanden ein Bein mit Hilfe von Unterarmgehstützen mit 200 N statisch auf einer Waage teilzubelasten. Die Ganganalyse bei Patienten mit operativ versorgten Frakturen der unteren Extremität erfolgte ab dem 3. postoperativen Tag nach Mobilisation unter Anleitung eines Physiotherapeuten. Das pedar mobile System (novel gmbh) stellt ein im-Schuh-Analysesystem zur Erfassung von dynamischen Sohlen-Druck-Verteilungsmustern dar. Die Datenerhebung und statistische Analyse erfolgte mit speziellen Softwareprogrammen (pedar-m Expert 8.2, novel database pro).

Ergebnis: Überschreitungen der statisch vorgetesteten Teilbelastung von 200 N wurden bei allen dynamischen Messungen in jeder Gruppe und bei jedem Probanden beobachtet. Gesunde Probanden zeigten ein Sohlendruckmaximum von wenigstens 300 N des teilbelasteten Beins über mindestens 5 registrierte Gangzyklen. 2 Probanden erzielten dynamische Sohlendruckwerte von 550 bis 650 N während des gesamten Messzeitraums. Die individuellen Maximal-Sohlen-Druckwerte waren über alle gemessenen Zyklen konstant. Ein Übungseffekt wurde nicht beobachtet. Die Profile der Sohlendruckverteilung wiesen eine hohe interindividuelle Heterogenität in jeder Gruppe auf. Spitzendrücke traten hauptsächlich in der Fersen- und Vorfussregion auf. Patienten höheren Alters, mit geringem postoperativem Schmerzausmaß und guter Gelenkbeweglichkeit tendierten signifikant zu höheren Sohlendruckwerten des operativ versorgten Beins.

Schlussfolgerung: Das pedar mobile System kann erfolgreich für die dynamische im-Schuh-Messung von Sohlen-Verteilungs-Druckwerten herangezogen werden. Diese Studie wies regelmäßige Überschreitungen einer vorgegebenen Teilbelastung von 200 N der verletzten Extremität während wiederholter dynamischer Gangzyklen besonders beim älteren Patienten nach. Aufgrund dieser Ergebnisse muss das konventionelle Teilbelastungskonzept in der klinischen Praxis als ungültig betrachtet werden. Basierend auf dynamischen Sohlendruckverteilungen sollten neue aggressivere Belastungskonzepte in der postoperativen Rehabilitation etabliert werden.

Abstract ID: 260 Vortragsart: poster

Intramedulläre Osteosynthese bei dislozierter Claviculafraktur – Ergebnisse bei 25 Patienten

K. Witzel, R. Heise

Chirurgie, HELIOS St. Elisabeth Klinik Hünfeld

Zielsetzung: Die herkömmlichen Osteosyntheseverfahren zur Versorgung der Claviculafraktur sind charakterisiert durch ein relativ großes Zugangstrauma und unverhältnismäßig große Einschränkung der postoperativen Beweglichkeit und Belastbarkeit, sowie häufige Komplikationen wie Wundheilungsstörungen oder Plattenlockerungen. Diese Techniken sind der konservativen Therapie in der Regel nur bei dislozierten Frakturen überlegen. Durch die intramedulläre Pin-Osteosynthese steht eine vielversprechende Alternative zur Verfügung, die bezüglich der oben genannten Aspekte bessere Ergebnisse zu erzielen scheint. Anhand einer prospektiven Analyse von 25 mit Pin versorgten Patienten mit dislozierter Schaftfraktur versuchen wir, dies zu verifizieren.

Material und Methode: Seit Januar 2001 wurden in der chirurgischen Abteilung der HELIOS St. Elisabeth Klinik Hünfeld 25 Patienten durch eine intramedulläre Claviculaosteosynthese versorgt. Durch einen von medial gewählten Zugang wurde die Osteossynthese mit einem Titanstift von 2 mm Stärke durchgeführt. Bei unmittelbar postoperativ uneingeschränktem Bewegungsumfang war sportliche Belastung nach 4 Wochen erlaubt. Die Materialentfernung erfolgte 3 Monate postoperativ.

Ergebnisse: Die durchschnittliche OP-Zeit betrug 39 Minuten (23 – 68). In 64% der Fälle (n = 16) war eine offene Reposition zum Einbringen des Ostheosynthesematerials erforderlich. Anhand einer Schmerzskala zeigte sich im Vergleich mit konservativ behandelten Patienten ab dem 3. postoperativen Tag ein signifikant besseres Ergebnis bei den operierten Patienten. In allen Fällen war eine anatomiegerechte Reposition möglich. Wir befürworten die großzügigere Indikationsstellung zur Osteosynthese, auch um einen rascheren Wiedereintritt ins Berufsleben zu ermöglichen.

Zusammenfassung: Die intramedulläre Osteosynthese bei einer Schaftfraktur der Clavicula ist ein sicheres und wenig invasives Verfahren, das postoperativ zu einer geringeren Schmerzintensität führt als konservative Behandlungsansätze. Dies bestätigen unsere Erfahrungen mit 25 in dieser Technik versorgten Patienten.

Abstract ID: 265 Vortragsart: oral

Weichteilschonende und stabile Versorgung einer Pilonfraktur mit dem IP-XS-Nagel

J. Gehr, W. Friedl

Unfallchirurgische Klinik Aschaffenburg

Fragestellung: Die Versorgung von Pilonfrakturen und gelenknahen distalen Tibiafrakturen stellt in Bezug auf den Weichteilmantel und die notwendige Gelenkrekonstruktion einen hohen Anspruch an das Osteosynthesematerial. Die Wahl des operativen Zugangsweges insbesondere bei ausgedehnten Traumaschäden, kritischer arterieller Durchblutung oder venösen Schäden und die mögliche Irritation des Weichteilgewebes durch das Osteosynthesematerial haben uns veranlasst nach alternativen Osteosynthesetechniken zu suchen.

Material und Methoden: Im Video wird exemplarisch die weichteilschonende Versorgung einer Pilonfraktur einer 45 jährigen noch gehfähigen Patientin mit Muskeldystrophie dargestellt.

Ergebnisse: Die bisherigen Ergebnisse mit dem XS-Nagel zeigten keine Probleme in Bezug auf den umliegenden Weichteilmantel. Die geschlossene perkutane Technik zur Versorgung der Fibulabegleitfrakturen bei Pilonfrakturen ermöglichte es auf einen zweiten offenen lateralen Zugang zu verzichten. Damit kommt es zu keiner weiteren Anspannung der posttraumatischen

Weichteilsituation. Gleichzeitig kann im Rahmen der Primärosteosynthese durch die perkutane Osteosynthese der Fibula mit dem XSL-Nagel die Achse und Länge der Tibia korrigiert werden. Bei distalen Tibiafrakturen ohne Gelenkstufenbildung und angespannter Weichteilsituation ist eine XS-Nagelosteosynthese der Tibia in perkutaner Technik zur Schonung der Weichteile ebenfalls möglich.

Schlußfolgerung: Die intramedulläre Platzierung des Nagels ermöglicht besonders bei traumatischem Weichteilschaden aber auch bei peripherer AVK oder Diabetikern eine maximale Schonung der Weichteile. Gerade bei osteoporotischen Frakturen wird auf Grund der hohen Eigenstabilität und der intramedullären Lage des Implantates eine höhere Festigkeit erzeugt.

Abstract ID: 307 Vortragsart: poster

Häufigkeitsverteilung distaler Radiusfrakturen – zirkadiane und zirkannuale Rhythmen

K. Witzel, H. Koch

Chirurgie, HELIOS St. Elisabeth Klinik Hünfeld

Zielsetzung: Die distale Radiusfraktur ist mit 10 bis 25% die häufigste Fraktur des menschlichen Skeletts. Die Häufigkeit distaler Radiusfrakturen, die in einem Dreijahreszeitraum in einem Krankenhause der Grund- und Regelversorgung behandelt wurden, wurde retrospektiv erfasst und unter der Fragestellung einer zirkadianen oder zirkaannualen Rhythmik ausgewertet.

Material und Methode: Insgesamt wurden 366 Patienten mit einer distalen Radiusfraktur evaluiert. Die Häufigkeit von distalen Radiusfrakturen wurde mittels nicht linearer Regression angepasst. Die Kurve wird durch die Periode, den Mittelwert über 24 Stunden oder zwölf Monate, die Amplitude, die Zeit und die Akrophase charakterisiert. Darüber hinaus wurde eine Spektralanalyse durchgeführt und die Ergebnisse als Penodogramme bzw. Spektren (spectral density plots) dargestellt.

Ergebnisse: Ein signifikantes Kosinormodell mit einer Periode von 24 Stunden konnte für Radiusfrakturen errechnet werden (Abbildung 1), wobei das Maximum um 15.00 Uhr und unter Berücksichtigung der Daten von drei Jahren die Amplitude bei 17,5/h und der MESOR bei 15,25/h lagen.

Signifikante Modelle konnten auch für jedes Jahr getrennt berechnet werden. In der Spektralanalyse ließ sich der zirkadiane Rhythmus bestätigen und zusätzlich Perioden um zwölf Stunden identifizieren.

Dagegen zeigte die zirkaannuale Rhythmik ein Maximum Ende Mai ohne statistische Signifikanz (r2 0 20). Autoren berichten über eine zeitlich bimodale zirkadiane Verteilung von Unfällen mit Maxima zwischen 10 und 11 Uhr sowie 16 und 17 Uhr unabhängig vom Unfallsetting. Diese bimodale Verteilung lässt sich für Subgruppen, z.B. Verkehrsunfälle oder Unfälle bei Kindern, immer wieder bestätigen, wobei jeweils gut identifizierbare Maxima in den späten Morgen- und Nachmittagsstunden liegen.

Zusammenfassung: Die Häufigkeit von Radiusfrakturen ist durch eine zirkadiane Periodizität gekennzeichnet, wobei das Maximum in den Nachmittagsstunden liegt. Die zirkaannuale Auswertung deutet tendenziell auf eine Zunahme im Mai und Juni hin. Neben den epidemiologischen Charakteristika Häufigkeit, Altersverteilung und Genese von Radiusfrakturen stellt sich die Frage nach der Periodik der Häufigkeit sowohl zirkadian als auch zirkaannual. Diese Untersuchungen sind ein Indiz dafür, dass grundlegende soziologische und biologische Rhythmen das Unfallgeschehen, beeinflusst durch äußere Zeitgeber, bestimmen. Die maximale psycho-physische Leistungsfähigkeit im Verlauf des Tages ist in den späten Nachmittags- bzw. frühen Abendstunden anzusiedeln. Während des Nachmittags nimmt die soziale Aktivität zu, wobei Konzentration und Psychomotorik noch nicht ihr Maximum erreicht haben.

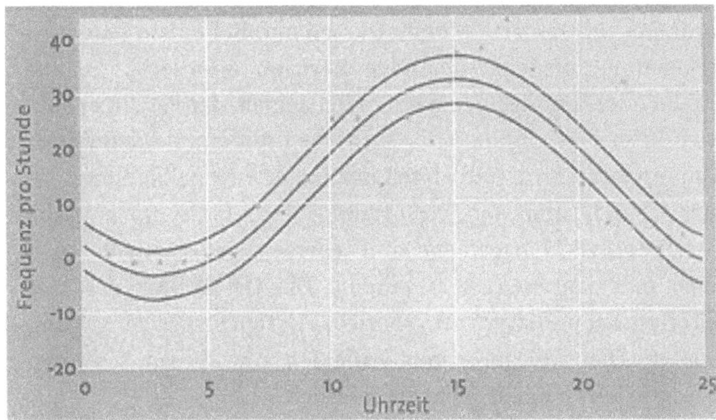

◘ Abb. 1.

Abstract ID: 482 Vortragsart: poster

Erste Erfahrungen mit der Hemiarthroplastik bei Vierteilefrakturen des proximalen Humerus alter Menschen im ländlichen Versorgungsgebiet

J. Deneke, M. Kalkum, H. Zilbauer

Chirurgische Abteilung, Kreiskrankenhaus Tirschenreuth

Zielsetzung: Mehrfragment (Luxations-) -frakturen des proximalen Humerus bei älteren Menschen stellen eine Problemverletzung dar. Die Therapie dieser Patienten im ländlichen Versorgungsbereich erfolgte bislang vorwiegend konservativ. In ausgesuchten Fällen wurden Vierteilefrakturen mit und ohne Luxation mit Osteosynthese behandelt. Die prothetische Versorgung dieser Verletzungen war weitgehend spezialisierten Zentren vorbehalten. Im folgenden präsentieren wir erste Erfahrungen mit der Humeruskopfendoprothetik in einem Akutkrankenhaus im ländlichen Versorgungsgebiet.

Material und Methode: In einem Zeitraum von 5 Monaten wurden in unserem Krankenhaus der Grund- und Regelversorgung erstmalig 6 ältere Patienten mit Humeruskopfbrüchen Typ V und VI nach Neer primär endoprothetisch versorgt. Das Durchschnittsalter betrug 72.5 Jahre (65 – 83), 2 Männer, 4 Frauen. Als Prothese wurde die Trauma-Schulter-Prothese nach Schauwecker und

Müller über einen Delta-Split-Zugang eingesetzt. Der Prothesenschaft wurde zementiert, die Rotatorenmanschette wurde durch Pinfixation beider Tuberkula an das Prothesenmodul rekonstruiert, dessen Rotationsstellung von der Position des Prothesenschaftes im Humerus unabhängig ist. Die Nachbehandlung folgte einem standardisierten Schema mit passiver Beübung bis zur 2. Woche, 3.–5. Woche CPM-Schiene und aktiv geführte Anteversion, Retroversion und Abduktion, 6.–7. Woche Innen- und Außenrotation, ab der 8. Woche freie Bewegungen auch gegen Widerstand. Ein Abduktionskissen wurde für insgesamt 6 Wochen getragen.

Ergebnisse: In der unmittelbaren postoperativen Phase traten keine Komplikationen auf. 4 von 6 Patienten erlangten im Rahmen des Nachbehandlungsschemas eine gute Beweglichkeit des Schultergelenkes bei weitgehender Beschwerdefreiheit. Der betroffene Arm konnte bei den alltäglichen Verrichtungen uneingeschränkt eingesetzt werden. Es traten bei 2 Patienten mit neuro-psychiatrischer Grunderkrankung protrahierte Mobilisationen auf. Bei einem Patienten entstand nach 2 Monaten eine Luxation, die eine operative Revision erforderte. Infekte, neurovaskuläre Schäden, Lockerungen oder Impingements traten bei keinem der Patienten auf.

Zusammenfassung: Die operative Primärversorgung alter Menschen mit einer Schulterprothese bei Vierteilefrakturen des Humeruskopfes mit und ohne Luxation ist eine Behandlungsoption auch in Krankenhäusern der Grund- und Regelversorgung. Sowohl die chirurgische Akutversorgung, als auch das postoperative Management sind jederzeit sichergestellt. Auch spezifische Komplikationen können suffizient therapiert werden. Die OP-Technik des hier verwendeten Implantates ist schnell erlernbar und durch sein spezielles Design für die Versorgung dieser Frakturen besonders geeignet. Die Verlegung von Patienten mit diesen schweren Gelenkverletzungen in spezialisierte Zentren ist daher nicht erforderlich.

Abstract ID: 587 Vortragsart: poster

Ist die Entfernung des Osteosynthesematerials nach percutaner iliosakraler Verschraubung bei iliosakraler Sprengung oder Sakrumfraktur indiziert?

N. Yücel[1], R. Lefering[2], M. Korenkov[1], C. Simanski[1], T. Tiling[1], B. Bouillon[1], D. Rixen[1]

[1] II. Chirurgischer Lehrstuhl der Universität zu Köln
[2] Biochemische und Experimentelle Abteilung, II. Chirurgischer Lehrstuhl der Universität zu Köln

Fragestellung: Die perkutane iliosakrale Verschraubung hat sich in den letzten Jahren zu einem etablierten Verfahren der hinteren Stabilisierung einer iliosakralen Sprengung oder Sakrumfraktur entwickelt. Ungeklärt erscheint jedoch die Notwendigkeit einer späteren Entfernung des Osteosynthesematerials. Ziel der Arbeit war es anhand einer systematischen Literaturanalyse und klinischer Nachuntersuchung zu überprüfen, ob die Entfernung des Osteosynthesematerials indiziert ist.

Methodik: Im Rahmen einer retrospektiven Studie wurden alle Patienten die aufgrund einer knöchernen Verletzung des Os sakrums oder einer Iliosakralfugensprengung eine perkutane iliosakrale Verschraubung erhielten evaluiert. Neben den Patientencharakteristika, dem Verletzungsmuster gemäß AO-Klassifikation und dem ISS wurden die Patienten nach dem DGU-Nachuntersuchungsschema ‚Becken' beurteilt.

Ergebnisse: Im Zeitraum Januar 1996 bis Juli 2001 wurden 27 Patienten (12 Frauen und 15 Männer) mit einem Durchschnittsalter von 35 Jahren (Range 10 – 72) operativ stabilisiert. Bei den überwiegend polytraumatisierten Patienten lag ein durchschnittlicher ISS-Score von 20,9 (Range 6 – 48) vor. In Anlehnung an die AO-Klassifikation bestand das pelvine Verletzungsmuster zu 100% aus C-Frakturen. Als häufige Begleitverletzungen fielen das Schädel-Hirn-Trauma (48%), das Thoraxtrauma (44%) und Extremitätenfrakturen (67%) auf. Die Patienten wurden durchschnittlich 14 Tage (Range 0 – 96) intensivmedizinisch betreut, wobei die durchschnittliche Gesamtverweildauer der primären stationären Behandlung 60 Tage (Range 9 – 220) betrug. Nach durchschnittlich 16 Monaten wurde bei 12 Patienten eine Entfernung des Osteosynthesematerials durchgeführt. Von 27 Patienten konnten 21 Patienten nachuntersucht bzw. befragt werden (3 Patienten leben im Ausland, 2 Patienten ohne festen Wohnsitz und 1 Patient unfallunabhängig altersbedingt verstorben). Die Indikation zur Metallentfernung wurde bei 8 Patienten aufgrund einer lokalen Schmerzsymptomatik und bei 4 Patienten in Folge einer geplanten Osteosynthesematerialentfernung gestellt. Bei 10 von 12 Patienten verbesserte sich das klinische Outcome auf der Basis des DGU Nachuntersuchungsschemas nach erfolgter Entfernung des Osteosynthesematerials (p = 0,003; Wilcoxon-Test).

Schlussfolgerung: Obwohl die perkutane iliosakrale Verschraubung als minimalinvasive Osteosynthese eine zunehmende Bedeutung in der hinteren Stabilisierung einer iliosakralen Sprengung oder Sakrumfraktur gewonnen hat, wird die Indikation zur Entfernung des Osteosynthesematerials in der Literatur nur selten thematisiert und zudem kontrovers diskutiert. Aufgrund des signifikant verbesserten klinischen Outcomes unter Berücksichtigung der derzeit geltenden Evidenz halten wir unter Prüfung der individuellen Situation eine Entfernung des Osteosynthesematerials für gerechtfertigt.

Abstract ID: 600 Vortragsart: oral

Behandlungsergebnisse der Ballonkyphoplastik bei osteoporotischen Wirbelkörperfrakturen

G. Voggenreiter[1], H. Capeller[1], T. Hartmann[1], M. Sadik[2], C. Düber[2], M. Majetschak[1]

[1] Klinik für Unfallchirurgie, Universitätsklinikum Mannheim
[2] Institut für Diagnostische Radiologie, Universitätsklinikum Mannheim

Es wurden prospektiv neben den Behandlungsergebnissen insbesondere auch unerwünschte Wirkungen und Komplikationen der Ballonkyphoplastik zur Behandlung von osteoporotischen Wirbelkörperfrakturen untersucht.

Material und Methode: Von 11/01 bis 8/02 wurde die Ballonkyphoplastik bei 13 Patienten mit osteoporotischen Wirbelkörperfrakturen (BWK 8-LWK 5) verwendet. Bei 5 Patienten ging der Fraktur ein Trauma in Form eines Sturzes auf das Gesäß voraus. Bei allen Patienten bestand unter einer zunächst konservativen Therapie eine persistierende Schmerzsymptomatik, welche bei 3 Patienten für länger als 3 Monate bestand. Bei allen Patienten erfolgten präoperativ konventionelle Röntgenuntersuchungen, CT incl. sagitaler und coronarer Rekonstruktion und ein MRT. Postoperativ wurden wiederum konventionelle Röntgenaufnahmen und CT-Untersuchungen angefertigt. Die Klassifikation der Frakturen erfolgte hinsichtlich Morphologie, Schmerzbeginn, reparativer Aktivität, dynamischer Stabilität, intervertebraler Trabekelunterbrechung und Hinterkantenbeteiligung. Sämtliche Operationen wurden in Vollnarkose unter Röntgenkontrolle mithilfe eines Bildverstärkers durchgeführt. Die Analyse des Gesundheitszustandes erfolgte mittels des SF-36 Scores und der Schmerzsymptomatik durch eine visuelle Analogskala.

Ergebnisse: Die Kyphoplastie wurde bei 19 Wirbelkörpern transpedikulär und bei einem Wirbelkörper (BWK 8) extrapedikulär durchgeführt. Das mittlere Füllungsvolumen der Ballons betrug 3,3 ml (1,5 – 7 ml) bei einem mittleren Inflationsdruck von 160psi (70 – 260 psi). Bei einem Patienten kam es intraoperativ zweimal zu einer Ruptur des Ballons. Die Menge des eingebrachten Knochenzementes betrug im Mittel 7,1 ml (4 – 11 ml) pro Wirbelkörper. Eine unmittelbare Schmerzfreiheit der Patienten am ersten postoperativen Tag ist in 9 Fällen eingetreten. Bei zwei weiteren Patienten kam es zu einer deutlichen Schmerzlinderung im Verlauf einer Woche und bei zwei Patienten war keine Besserung der Schmerzen zu verzeichnen. Durch Aufrichtung der Wirbelkörper konnte eine signifikante Verbesserung des Körperwinkels von $4,4 \pm 5,2°$ erreicht werden ($p < 0,01$). Bei einer Patientin kam es 4 Wochen nach erfolgreicher deutlicher Aufrichtung von LWK 1 mit völliger Schmerzfreiheit zu einer frischen Fraktur des darüber liegenden BWK 12. Die erneute Kyphoplastik von BWK 12 und zusätzliche Augmentierung von BWK 11 führte zu einer Schmerzbesserung um 80%. Auf den postoperativen CT's erkennt man bei 5/20 Wirbelkörpern Zementeinschwemmungen in paravertebrale oder epidurale Venen ohne klinisches Korrelat und bei 3 Wirbelkörpern eine durch den Zugang bedingte Perforation der medialen Pedikelkortikalis ohne jeweilige Einengung des Spinalkanals.

Zusammenfassung: Durch die Ballonkyphoplasik konnte bei osteoporotischen Wirbelkörperfrakturen in 85% der Patienten ein meist fast vollständiger Rückgang der Schmerzsymptomatik und eine Verbesserung der Kyphose erreicht werden. Wenngleich keine schwerwiegenden Komplikationen zu verzeichnen waren, kam es in 25% der stabilisierten Wirbel zu Zementeinschwemmungen ins venöse System. Zur genauen Analyse dieses neuen Verfahrens erscheinen uns daher postoperative CT-Untersuchungen als unentbehrlich.

Abstract ID: 853 Vortragsart: poster

Die Hemiarthroplastik in der Versorgung der proximalen Mehrfragmentfraktur des Humerus

J. Sombrowski, N. Schmitz, B. Ulrich

Kliniken und Seniorenzentrum der Landeshauptstadt Düsseldorf gGmbH

Kurzfassung: In der Behandlung der proximalen Mehrfragmentfrakturen des Humerus konkurrieren konservative und operative Strategien. Die Ziele der Behandlung, die rasche Schmerzfreiheit und die gute Funktion zum Erreichen einer weitgehenden Selbständigkeit der meist älteren Patienten, können nur durch eine patienten- und stadienadaptierte Therapie erreicht werden. Hier muss dem Allgemeinzustand des Patienten sowie seinen biologischen Gegebenheiten Rechnung getragen werden.

Methodik: In einer retrospektiven Untersuchung der Jahre 1995 – 2002 zeigen wir die Ergebnisse der Schulter-Hemiarthroplastik an einem Allgemeinkrankenhaus auf. Insgesamt wurden 148 Patienten mit Mehrfragmentfrakturen des proximalen Humerus operativ versorgt.

Hierbei wurde in 25 Fällen (17,7%) eine prothetische Versorgung durchgeführt. Geschlechtsverteilung f 24: m 1, Durchschnittsalter 75,9 Jahre (range 59 – 92 Jahre). Die operative Versorgung erfolgte in der Regel 10 Tage nach Unfall (range 1 – 34 Tage). Zur Implantation gelangten 20 Neer II-Prothesen , sowie 5 Articula-Prothesen. Die Nachuntersuchung erfolgte im Mittel 18 Monate nach Implantation (range 6 – 72 Monate). Neben einer radiologischen Kontrolle, der Überprüfung der Schmerzsymptomatik auf analoger Schmerzskala, wurde die Schulterfunktion nach den Constant-Score beurteilt.

Ergebnisse: Bei den nachuntersuchten Patienten wurde im Durchschnitt ein Constant-Score von 70 bei 100 möglichen Punkten erreicht. 80% der Patienten waren schmerzfrei. Die radiologischen Ergebnisse zeigten in 20 Fällen eine gute Stellung der Prothese, 3 Fälle mit Subluxation. Eine Lockerung der Prothese wurde nicht beobachtet. Radiologischer Befund korrelierte nicht mit Schmerzsituation oder Funktion.

Zusammenfassung: Bei den 25 Patienten mit Mehrfragmentfrakturen der proximalen Humerus die mit einer Hemiarthoplastik versorgt wurden, fand sich im berichteten Nachuntersuchungszeitraum eine hohe Zufriedenheit mit den erreichten Ergebnisse. Dies korrelierte auch mit den im Constant-Score ermittelten Daten.

Der Einsatz einer Hemiendoprothese bei der Versorgung der Mehrfragmentfraktur des proximalen Humerus beim älteren Menschen erlaubt eine sichere Schmerzreduktion bei einer der sozialen Situation des Patienten adäquaten Funktion.

Der Einsatz der Hemiendoprothese bei der dislozierten Mehrfragmentfraktur des proximalen Humerus beim älteren Menschen erlaubt eine sichere Schmerzreduktion und gute, der sozialen Situation entsprechende, funktionelle Ergebnisse.

Abstract ID: 972 Vortragsart: poster

Erste Erfahrungen und Ergebnisse einer neuen Radiusköpfchenprothese (Typ Evolve) bei der Versorgung komplexer Ellenbogenverletzungen mit Radiusköpfchentrümmerfraktur

W. Schrammel[1], A. Schmidgen[2], T. Kessler[2], A. Wentzensen[1]

[1] BG-Unfallklinik Ludwigshafen
[2] Westpfalz-Klinikum Kaiserslautern

Fragestellung: Kann die neue Radiusköpfchenprothese Typ Evolve den Forderungen nach Bewegungsausmaß, Stabilität des Ellenbogengelenkes und Haltbarkeit gerecht werden?

Methoden: Komplexe Ellenbogenverletzungen mit Radiusköpfchentrümmerfraktur werden mit einer nicht fixierten Radiusköpfchenprothese Typ Evolve der Firma Wright Medical versorgt. Die Nachbehandlung erfolgt frühfunktionell nach einem festgelegten Schema in Abhängigkeit von Begleitverletzungen. Anhand einer klinischen und radiologischen Nachuntersuchung von 15 Patienten werden die Ergebnisse dargestellt.

Ergebnisse: Durch die Versorgung einer Radiusköpfchentrümmerfraktur im Rahmen einer komplexen Ellenbogenverletzung mit einer Radiusköpfchenprothese Typ Evolve ist die Möglichkeit der frühfunktionellen physiotherapeutischen Nachbehandlung gegeben. Bei der

klinischen Nachuntersuchung haben sich gute Bewegungsausmaße und stabile Gelenkverhält-
nisse gezeigt. Radiologisch lagen bislang bei Standzeiten bis zu 15 Monaten noch keine
Lockerungszeichen oder Dislokationen vor.

Schlussfolgerungen: Die Radiusköpfchenprothese Typ Evolve stellt anhand der vorliegenden
Ergebnisse eine gute Versorgungsmöglichkeit einer Radiusköpfchentrümmerfraktur im Rahmen
einer komplexen Ellenbogenverletzung mit Gelenkinstabilität dar. Langzeitergebnisse, die das
bestätigen, stehen jedoch noch aus.

Abstract ID: 978 Vortragsart: oral

Extremitätenerhaltendes plastisch-chirurgisches Therapiekonzept bei malignen Weichteiltumoren mit Infiltration der Patella

H.-G. Machens, F. Siemers, B. Reichert, P. Mailänder

Plastische Chirurgie, Handchirurgie, Intensiveinheit für Schwerbrandverletzte, Universitätsklinikum Lübeck

Einleitung: Die Resektion von kniegelenksnahen malignen Weichteiltumoren stellt bei Infiltration
der Patella hohe Anforderungen an die Qualität chirurgischer Maßnahmen. Nach einer Resektion
des Tumors im Gesunden findet sich ein Defekt mit freiliegenden Gelenkstrukturen, der durch
lokale Lappenplastiken nicht adäquat versorgt werden kann. Unter Berücksichtigung des
angestrebten funktionellen Ergebnisses ist ein freier Gewebetransfer erforderlich.

Aus dem eigenen Patientengut wird ein extremitätenerhaltendes Therapiekonzept vorgestellt.

Patientenkollektiv: Bei 3 Patienten musste aufgrund von kniegelenksnahen malignen
Weichteiltumoren, die bereits die Patella infiltriert hatten, eine erweiterte lokale Exzision
erfolgen. Es wurde eine En-bloc-Resektion des Tumors mit Einschluß der Patella, Teilen des M.
quadrizeps, des Seitenbandapparates und des Lig. patellae durchgeführt. Zur plastisch-
chirurgischen Defektdeckung wurde ein freier myokutaner M. latissimus dorsi-Lappen
verwendet. In allen Fällen diente der tendinöse Ausläufer des Muskels als funktioneller Ersatz
des entfernten Lig. patellae sowie des Seitenbandapparates, während der muskuläre Ursprung des
Lappens an die verbliebene Quadricepsmuskulatur adaptiert wurde. In einem Falle wurde die
sekundäre Bestrahlung des Operationsgebietes durchgeführt und zweizeitig eine Kniegelenksar-
throdese notwendig.

Ergebnisse: Bei allen drei Pat. gelang die plastisch-chirurgische Deckung der entstandenen
Defekte problemlos, bei guten funktionellen Ergebnissen blieben alle Patienten im Verlauf
rezidivfrei.

Schlussfolgerung: Bei Weichteilsarkomen mit Infiltration der Patella ist eine kurative
extremitätenerhaltende Maßnahme durch Verwendung eines freien mikrovaskulär angeschlos-
senen M. lat. dorsi-Lappens möglich.

Abstract ID: 979 Vortragsart: oral

Verwendbarkeit freier Lappenplastiken für posttraumatische Defekte im Fußbereich

H.-G. Machens, B. Reichert, F. Siemers, T. Lange, P. Mailänder

Plastische Chirurgie, Handchirurgie, Intensiveinheit für Schwerbrandverletzte, Universitätsklinikum Lübeck

Zielsetzung: Posttraumatische Defekte im Fußbereich stellen besondere Anforderungen an die Unfall- und Wiederherstellungschirurgie, da eine einzeitige Sofortrekonstruktion fehlender knöcherner Strukturen und des Weichteilgewebes oft nicht möglich ist. Am Beispiel des eigenen Krankengutes soll ein interdisziplinäres Therapiekonzept vorgestellt werden, welches bei ausgedehnten Defektverletzungen und fehlenden lokalen Geweberessourcen trotzdem funktionellen und ästhetischen Ansprüchen weitgehend gerecht werden kann.

Methodik: Seit 1997 wurde bei 14 Patienten im Alter zwischen 16 und 57 Jahren innerhalb von 4 Wochen nach Primärtrauma mit schwerer Defektverletzung eines Fußes eine definitive Weichteildeckung unter Verwendung des freien myokutanen Latissimus Dorsi – Lappens (fLDL) (n = 9) bzw. des freien Radialislappens (fRL) (n = 5) durchgeführt. In 7 Fällen war die belastete Fußsohle betroffen, 5 Patienten hatten Vorfußdefekte, bei 2 Patienten lag eine offene Sprunggelenksfraktur vor, bei 1 Patienten eine offene Calcaneusfraktur und bei einem weiteren Patienten ein Achillessehnendefekt.

Ergebnisse: Bei allen Patienten heilten die freien Lappenplastiken komplikationslos ein. In allen Fällen mit einer Rekonstruktion der Fußsohle durch einen fLDL ließ sich ein dauerhaft belastbarer Zustand erreichen trotz fehlender Sensibilität in diesem Bereich. Durch ein den lokalen Anforderungen entsprechendes Anpassen der Lappen konnte die Fußkontur größtenteils erhalten und nach einem Zeitraum von längstens 6 Monaten von den Patienten auch orthopädisches Schuhwerk getragen werden. Gleiches galt auch für Patienten, die eine Rekonstruktion durch einen fRL im Bereich des Fußrückens und der Ferse erhalten hatten. Ein mehrzeitiger ossärer Aufbau des Fußskelettes war in allen notwendigen Fällen erfolgreich.

Zusammenfassung: 1. Bei fehlenden lokalen Geweberessourcen eignet sich der fLDL speziell für Rekonstruktionen fehlender Weichteile im Fußsohlenbereich, da er eine ausreichende Stabilität bei Belastungen gewährleistet. Dieser Lappen lässt sich mit einem langen Gefäßstiel, großkalibrigen Spendergefäßen und dabei frei dimensioniert entnehmen, so dass man ihn den anatomischen Vorgaben anpassen kann. 2. Der fRL ermöglicht besonders im Bereich des Fußrückens und der Ferse eine anatomiegerechte Rekonstruktion. 3. Skelettdefekte lassen sich sowohl beim fLDL als auch beim fRL mehrzeitig rekonstruieren.

Abstract ID: 981 Vortragsart: oral

Neurologische und funktionelle Langzeitergebnisse nach Plexusläsion bei komplexen Beckenfrakturen

T. Lübke, J. Andermahr, A. Prokop, K. E. Rehm

Klinik und Poliklinik für Unfall-, Hand- und Wiederherstellungschirurgie der Universität zu Köln

Einleitung: Beckenfrakturen werden in der Literatur mit einer Inzidenz von 3 – 10% angegeben. Nach instabilen Beckenring- und Acetabulumfrakturen ist in etwa 50% der Fälle mit Nervenschäden zu rechnen. Die Schäden betreffen den Plexus lumbosacralis (am häufigsten die Segmente L4 – S2). Die größte Bedeutung in der neurophysiologischen Diagnostik von Nervenschäden infolge Beckenverletzung hat die EMG, die die Differenzierung zwischen Nervenlähmungen und anders verursachten motorischen Funktionsbeeinträchtigungen erlaubt. Das Ziel der Untersuchung ist die Darstellung der Langzeitergebnisse nach Plexusschaden infolge von komplexen Beckentraumata.

Patienten und Methodik: In unserer Klinik wurden in der Zeit von Januar 1987 bis Januar 1996 insgesamt 97 Patienten mit Becken- und Acetabulumfrakturen operativ behandelt. In einer retrospektiven Analyse wurden die Patienten mit Nervenläsionen klinisch anhand des Hüftscores nach Merle d'Aubigné, radiologisch und elektrophysiologisch nachuntersucht. Die klinischen Untersuchungsergebnisse wurden nach Fenzl, Fischer und Galle bewertet. Das mittlere Nachuntersuchungsintervall betrug 44 ± 12 Monate.

Ergebnisse: 30 Patienten erlitten eine reine Beckenfraktur, 43 eine Acetabulumfraktur und 24 eine kombinierte Verletzung von Becken und Acetabulum (Beckenfrakturen vom Typ C). Innerhalb dieses Patientenkollektivs traten bei 24 Patienten (24,7%) Nervenläsionen auf. 14 Patienten (14,4%) mit Nervenläsionen wurden elektrophysiologisch nachuntersucht. Hierbei setzten sich die Nervenläsionen wie folgt zusammen: $11 \times$ Plexus lumbosacralis, $1 \times$ N. ischiadicus, $1 \times$ N. peronaeus, $1 \times$ Cauda equina, $1 \times$ N. cut. fem. lat. Als postoperative Komplikation traten 5 (5,2%) Nervenläsionen auf (2 Plexusschäden, 1 Läsion des N. ischiadicus, 1 Peronaeusparese und 1 Verletzung des N. cut. fem. lat.). Keine der traumatischen Plexusläsionen bedurfte einer operativen Revision. Von den 24 Patienten mit Nervenläsionen wiesen 19 Patienten (79,2%) gute oder sehr gute Ergebnisse und 5 Patienten (20,8%) mäßige oder schlechte Ergebnisse auf. Alle Paresen haben sich im Verlauf gebessert. 3 Peronaeusparesen haben sich im Nachuntersuchungsintervall vollständig zurückgebildet. 3 Patienten trugen bei der Nachuntersuchung noch eine Peronaeusschiene, bei den übrigen Patienten besteht nur noch eine geringe Fußheberschwäche.

Schlußfolgerung: Die primäre Plexusläsion nach Beckentrauma weist eine hohe Spontanheilungsrate auf. Die Regenerationszeit betrug im Durchschnitt 2,5 Jahre.

Abstract ID: 1031 Vortragsart: oral

Die definitive Behandlung intraartikulärer Fersenbein-
frakturen mittels Fixateur externe.
Ergebnisse einer klinischen und radiologischen Studie

M. Wünschel, P. Kirschner, H. Römer

Abteilung für Unfall- und Wiederherstellungschirurgie, St. Vincenz und Elisabeth Hospital, Mainz

Zielsetzung: Die Fersenbeinfraktur ist auch heute noch eine Fraktur bei der kein Goldstandard bezüglich der Behandlung existiert. Mit dieser Studie wird untersucht, ob eine seit 1982 eingesetzte Methode der definitiven Frakturbehandlung mittels Fixateur externe mit anderen in der Literatur beschriebenen Verfahren hinsichtlich der klinischen und radiologischen Ergebnisse vergleichbar ist.

Material und Methoden: Zwischen 1982 und 2000 wurden 78 Patienten mit 85 intraartikulären Fersenbeinfrakturen mittels Fixateur externe behandelt. In einer retrospektiven Studie konnten bei 62 Patienten eine klinische und radiologische Nachuntersuchung nach durchschnittlich 60 respektive 25 Monaten durchgeführt werden. Das Durchschnittsalter betrug 42 Jahre, es nahmen 11 Frauen und 51 Männer an der Studie teil. Nach Digitalisierung der Röntgenbilder wurden mit einer Software der Böhlerwinkel, Gissanewinkel und talocalcaneale Winkel sowohl präoperativ also auch postoperativ und auf einer aktuellen Röntgenaufnahme vermessen. Es wurden außerdem verschiedene Strecken präoperativ, postoperativ und auf aktuellen Aufnahmen ausgemessen und die Arthroseentwicklung der beteiligten Gelenke untersucht. Die klinischen Daten wurden anhand der Patientenakten, Gutachtendaten und einer persönlichen Befragung erhoben. Zur klinischen Bewertung wurde das Calcaneal Fracture Scoring System nach Kerr et al. verwendet.

Ergebnisse: Die radiologische Auswertung ergab, dass die Form des Fersenbeins in der Mehrzahl der Fälle wieder hergestellt werden konnte. Durch den Einsatz des Fixateurs konnte sowohl der Böhlerwinkel als auch der talocalcaneale Winkel deutlich verbessert werden. Die durch die Fraktur oft stark veränderte Breite, Höhe und Länge des Os calcis konnte in den meisten Fällen deutlich der normalen Anatomie angenähert werden. Die Arthrosebildung im unteren Sprunggelenk und dem calcaneocuboidalen Gelenk war in Ihrer Ausprägung anderen operativen Verfahren ähnlich. Die klinische Auswertung zeigte, dass der Behandlungsverlauf in 76% völlig komplikationslos war. Die häufigste Komplikation war der Pin-Trakt Infekt, der bei 7 Patienten auftrat, bei einer Patientin war eine subtalare Arthrodese nötig. Die durchschnittliche Punktzahl nach dem Score von Kerr et al. betrug 77 Punkte. 84% der Patienten hatten keine Schmerzen in Ruhe, 98% konnten nach Ausheilung der Fraktur wieder einen Beruf ausüben, durchschnittlich nach 28 Wochen Arbeitsunfähigkeit. 76% der Patienten hatten lediglich minimale oder keine Änderungen der Fähigkeit zu laufen, 82% sind nicht auf Gehhilfen angewiesen.

Zusammenfassung: Zusammenfassend lässt sich sagen, dass die Behandlung intraartikulärer Fersenbeinfrakturen mittels Fixateur externe eine schnelle, einfache und bewährte Methode zur definitiven Frakturbehandlung darstellt. Durch die spezielle Konfiguration des Fixateurs gelingt es, eine hohe Stabilität im Frakturbereich zu schaffen. Weichteilprobleme lassen sich durch die minimal invasive Behandlungsweise deutlich vermindern.

Abstract ID: 1047 Vortragsart: oral

Funktionelles Outcome nach extremitätenerhaltender Therapie primär maligner Knochentumore. Beurteilung anhand des TESS- und MSTS-Scores

P.-U. Tunn, D. Pomraenke, P. Hohenberger

Klinik für Chirurgie und Chirurgische Onkologie, Charité, Berlin-Buch

Problemstellung: Primär maligne Knochentumoren sind ebenso selten wie valide Daten, die die körperliche Einschränkung und Behinderung nach einem extremitätenerhaltenden Eingriff evaluieren. Unsere Arbeit erhebt und vergleicht ein objektives, standardisiertes Instrument, den MSTS-Score (Musculoskeletal Tumor Society) mit einem patientenbezogenen, subjektiven Parameter, dem TESS (Toronto Extremity-Salvage-Score) und stellt ein neues Instrument in der komplexen Beurteilung der Lebensqualität dieser Patientengruppe dar.

Patienten und Methodik: 87 Patienten (46 weibl., 41 männl.) mit einem primär malignen Knochentumor der Extremitäten, die im Zeitraum von 1982 bis 2000 endoprothetisch versorgt worden waren, wurden evaluiert. Das Alter betrug zum Zeitpunkt der Operation im Median 20 (11 – 73) Jahre. Der TESS wurde im Median 5,8 (0,5 – 16,5) Jahre und der MSTS 6,5 (0,5 – 17,2) Jahre postoperativ erhoben. Der MSTS-Score beschreibt die funktionelle Einschränkung nach endoprothetischem Ersatz aus der Sicht des Arztes und schließt die Kriterien: Gelenkfunktion, Schmerz, Stabilität, Fehlstellung, Kraft, funktionelle Aktivität und emotionale Akzeptanz ein. Der TESS dient der Erfassung der körperlichen Behinderung aus der Sicht des Patienten (Selbsteinschätzung) und wird mittels eines Fragebogens analysiert.

Ergebnisse: Der MSTS-Score aller endoprothetisch versorgten Patienten betrug 71% (31 – 89) und der TESS 82% (22 – 99) und weist einen signifikanten Unterschied ($p < 0,001$) auf. Somit liegt die subjektive Zufriedenheit und Akzeptanz der körperlichen Einschränkung deutlich über dem objektiv erhobenen Wert. Geschlechtsspezifische Differenzen liegen nicht vor. Altersspezifische Unterschiede sind nur im TESS, nicht im MSTS-Score nachzuweisen. So liegt der TESS bei den 12 – 25 jährigen Patienten bei 88%, der 26 – 40 jährigen bei 81% und der 41 – 73 jährigen bei 57%. Werden die Lokalisationen der Tumorendoprothese verglichen, so besteht eine signifikante Differenz hinsichtlich des MSTS-Score, nicht des TESS.

Schlussfolgerung: Durch Verwendung zweier differenter Score-Systeme lässt sich nachweisen, dass trotz funktionell anatomischer Einschränkungen nach endoprothetischer Versorgung von Knochentumoren der Extremitäten eine körperliche Behinderung nur in geringem Ausmaß von den Patienten perzipiert wird. Die parallele Erhebung des TESS- und MSTS-Scores, also einem subjektiven und objektiven Parameter ermöglicht eine verbesserte Evaluierung der Lebensqualität nach extremitätenerhaltenden Eingriffen.

Abstract ID: 1152 Vortragsart: poster

SCIWORA-Syndrom – zwei Kasuistiken

P. C. Strohm, W. Köstler, N. P. Südkamp

Klinik für Traumatologie der Uniklinik Freiburg

Einleitung: SCIWORA steht für spinal cord injury without radiographic abnormality und wurde erstmals 1982 durch Pang und Wilberger beschrieben. Charakterisiert wird das SCIWORA-Syndrom durch ein posttraumatisches, neurologisches Defizit bis hin zum kompletten sensomotorischen Querschnitt ohne radiologisches Korrelat.

Zielsetzung: Anhand der Kasuistiken eines 14-jährigen Jungen und eines 13-jährigen Mädchens, die eine komplette, passagere, sensomotorische Querschnittslähmung in Höhe der BWS erlitten, wollen wir eine Literaturübersicht bezüglich Ursachen, Häufigkeit, Pathomechanismus, Diagnostik und Therapie des SCIWORA-Syndroms geben.

Diskussion: Seit der Erstbeschreibung 1982 haben sich, vor allem durch die Magnetresonanztomographie, die diagnostischen Möglichkeiten bei Wirbelsäulen- und Rückenmarksverletzungen deutlich verbessert. Im Hinblick darauf müssen die bisher publizierten Zahlen sowie prognostischen Aussagen kritisch betrachtet werden. Unbestritten bleibt jedoch, dass es trotz der zur Verfügung stehenden diagnostischen Möglichkeiten das SCIWORA-Syndrom in allen Abschnitten der Wirbelsäule noch gibt. Am häufigsten ist die HWS und BWS betroffen, seltener die LWS. Die Prognose ist überwiegend als günstig anzusehen.

Abstract ID: 1162 Vortragsart: poster

Verletzungen der oberen und mittleren Brustwirbelsäule – operative Versorgung und klinisches Outcome

A. Krüger, I. Fichtel, T. von Garrel, L. Gotzen, A. Junge

Klinik für Unfall-, Wiederherstellungs- und Handchirurgie der Philipps-Universität Marburg

Einleitung: Aufgrund des geänderten Freizeitverhaltens und der Zunahme von Hochrasanzunfällen steigt die Zahl von Verletzungen der oberen und mittleren BWS, oft kombiniert mit weiteren relevanten Verletzungen. Trotz anatomischer Schwierigkeiten ist die Anzahl operativ zu versorgender Verletzungen zunehmend. Ziel der Arbeit war es, das Outcome sowie die funktionellen Ergebnisse operativ versorgter Verletzungen zu untersuchen.

Material und Methoden: In den Jahren 1985 bis 2001 wurden 48 Patienten, 38 Männer und 10 Frauen mit einem Durchschnittsalter von 34 Jahren (13 – 72) an der oberen bzw. mittleren BWS operiert. An Verletzungsformen fanden sich 21 Berstungsfrakturen, 15 Kompressionsfrakturen, 2 Luxationsberstungsfrakturen, 4 Luxationsfrakturen, 2 Chance-Frakturen sowie 5 discoligamentäre Chance-Verletzungen. Das Gros der Verletzungen war im Bereich BWK IV bis VII lokalisiert. In 15 Fällen trat die Verletzung isoliert auf. 25 Patienten erlitten ein schweres Thoraxtrauma, 7 waren polytraumatisiert. Initial fand sich bei 12 Patienten eine komplette, bei 4 Patienten eine inkomplette Querschnittssymptomatik. Die operative Versorgung erfolgte in

40 Fällen von dorsal, 7 mal von ventral und in einem Fall kombiniert dorsal-ventral. Die Nachuntersuchung erfolgte durchschnittlich 66 Monate (4 – 172) nach dem Eingriff. Bei 43 von 48 Patienten konnten aktuelle Befunde erhoben werden. Zu diesem Zeitpunkt waren bei 18 ausschließlich von dorsal operierten Patienten die Implantate bereits entfernt worden.

Ergebnisse: Subjektiv bewerteten 22 Patienten das Behandlungsergebnis mit sehr gut, 12 mit gut, 7 mit mäßig und 2 mit schlecht. Der Hannoveraner-Wirbelsäulen-Score betrug im Mittelwert 75,95 (30 – 100) Punkte. Die Analyse der Beweglichkeit ergab nahezu Normwerte. Der postoperative Korrekturverlust bis zum Zeitpunkt der Nachuntersuchung, gemessen als Grundplatten-Deckplatten-Winkel, betrug für das Gesamtkollektiv 5,45°. Bei einem Patienten musste aufgrund eines Infekts die Früh-Metallentfernung erfolgen mit konsekutivem Korrektur-verlust von 24 Grad ohne relevante klinische Symptomatik. Ohne diesen Patienten ergab sich ein durchschnittlicher Korrektur-Verlust von 4,2°. Die 12 Patienten mit initialer kompletter Querschnittssymptomatik zeigten keinerlei neurologische Veränderungen. Von den 4 Patienten mit inkompletten Querschnittssymptomatik verbesserten sich ein Patient um einen Punkt auf der Frankel-Scale, ein Patient um 2 Punkte und 1 Patient sogar um 3 Punkte (Frankel B zu Frankel E).

Schlussfolgerungen: Verletzungen im Bereich der oberen und mittleren BWS nehmen in den letzten Jahren aufgrund des veränderten Freizeitverhaltens und vermehrter Hochrasanztraumata zu. Trotz der Schwere der Verletzungen und oft bestehenden neurologischen Defiziten sowie häufig schwerwiegenden Begleitverletzungen ist dank der Entwicklungen der modernen Wirbelsäulenchirurgie bei den operationspflichtigen Patienten ein hohes Maß an Zufriedenheit sowie ein gutes funktionelles Ergebnis möglich.

Abstract ID: 1190 Vortragsart: oral

Die Minderung der körperlichen Leistungsfähigkeit des unfallchirurgischen GKV-Patienten – Begutachtung der Arbeitsunfähigkeit

H.-W. Pfeifer

MDK Berlin-Brandenburg e. V.

Zielsetzung: Darstellung der unterschiedlichen Kriterien der Feststellung des Vorliegens weiterer Arbeitsunfähigkeit durch die Medizinischen Dienste der Krankenversicherung bei einzelnen Gruppen unfallchirurgischer Patienten.

Material und Methoden: Erläutert werden die aktuellen Regelungen der SGB (III, V, IX und XI) sowie der Sozialrechtsprechung unter Bezug auf chirurgische Krankheitsbilder am Beispiel der Situation in Berlin-Brandenburg.

Ergebnisse: Bei 3 762 005 GKV-Patienten und 9 825 niedergelassenen Ärzten im Zuständig-keitsbereich wurden u. a. 222 984 Stellungnahmen zur Frage der Arbeitsunfähigkeit in 2000 abgegeben. Mehr als 70% der Fälle werden nach Aktenlage bei Erstvorlage abschließend beschieden. In fast 30% der Fälle lag befristet weitere Arbeitsunfähigkeit vor.

Zusammenfassung: Der unfallchirurgische Patient ist zumindest zeitweise in der körperlichen Leistungsfähigkeit und Belastbarkeit gemindert. Während dem Vertragsarzt die primäre Feststellung des Vorliegens von Arbeitsunfähigkeit zukommt, muss der Gutachter des MDK im

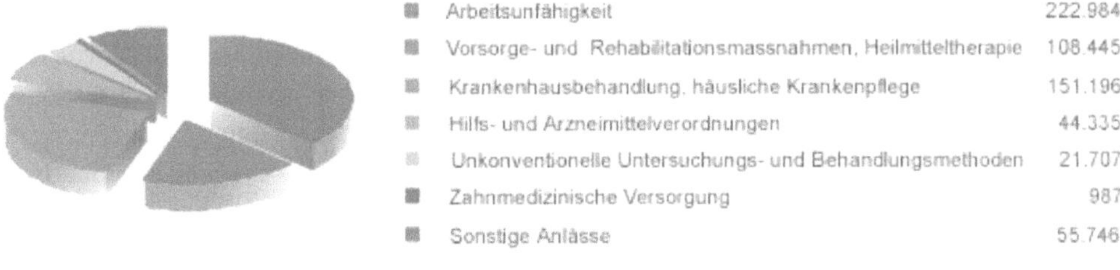

◘ Abb. 1. Sozialmedizinische Fallberatungen für die Krankenversicherung nach Anlassgruppen 2000 Alter in Jahren Letalität in %

Rahmen der Beratung der gesetzlichen Krankenversicherung nachfolgend regelmäßig wertende Voten hierzu anhand der Aktenlage oder (seltener) nach körperlicher Begutachtung abgeben. Die Kriterien für die Befristung sind Außenstehenden oft unverständlich. Dabei gelten für Erwerbstätige grundsätzlich andere Maßstäbe als für Erwerbslose. Mit der Einschätzung der Leistungsminderung immer verbunden ist die Beurteilung des Rehabilitationsbedarfes, der -fähigkeit und -prognose. Hiervon sind Fragen der weiteren Kostenträgerschaft, des Versicherungsschutzes wie des künftigen Leistungsbezuges für den Patienten abhängig.

Abstract ID: 1195 Vortragsart: oral

Extremitätenverlängerung mit dem Albizzia-Marknagel – Klinische Erfahrungen mit 27 Patienten

M. H. Kirschner, T. Mückley, T. Schütz, G. O. Hofmann

Berufsgenossenschaftliche Unfallklinik Murnau

Fragestellung: Trauma und/oder posttraumatische Osteitis sind die Ursachen für Beinlängenverkürzungen bei unfallchirurgischen Patienten. Neben autologen Knochentransplantaten und dem (externen) Kallussegmenttransport (Ilizarov) steht seit 1988 ein längsachsenstabiles Implantat zur internen Kallusdistraktion zur Verfügung, der Albizzia-Marknagel. Von Interesse war die Frage nach klinischem Outcome der Patienten und der Akzeptanz der Methode bei Patient und Operateur. Patienten u. Methodik: Zwischen 1994 und 2002 wurde an unserer Klinik an 27 Patienten eine Beinverlängerung mit dem Albizzia-Marknagel durchgeführt. Bislang wurden 13 Patienten ausgewertet (m/w: 10/3, re./li.: 8/5, nach offener Fraktur 2, nach geschlossener 11 Patienten, darunter 6 Polytraumatisierte). Das Zeitintervall zwischen Unfall und Beinverlängerung betrug durchschnittlich 78,9 Monate, die Zugstrecke 4,4 cm. Ergebnisse der bislang 13 Patienten: Bei 4 persistierte eine Längendifferenz von < 1,5 cm. Es entstanden keine Rotationsfehler. Bei Osteitis-Patienten gab es kein Rezidiv. 3 Mal sahen wir eine Lockerung eines Verriegelungsbolzens, 2 Mal eine verzögerte Konsoldierung des Kallus. Die Akzeptanz bei den Patienten war hoch. Diskussion: Den Nachteilen des Implantates (Preis, keine sekundäre Korrektur von Achs- und Rotationsfehlern, Kompromittierung der intraossären Blutversorgung durch weites Aufbohren), stehen eindeutige Vorteile gegenüber: Gemessen an dem herkömmlichen Verfahren des Kallussegment-Transportes nach Ilizarov mittels Marknagel und/oder Fixateur externe ist der Komfort durch fehlende externe Montage deutlich besser. Es entstehen geringere Weichteilschäden, keine Infektionen (z.B. Pin-Trac-Infections) und damit weniger Komplikationen sowie gute kosmetische Ergebnisse. Die Patienten sind schnell mobilisierbar. *Schlußfolgerung*: Gemessen an den o.g. Alternativverfahren findet die Verwendung des Albizzia-Marknagels zur Extremitätenverlängerung bei Operateur und Patient gleichsam eine hohe Akzeptanz. Voraussetzung ist die richtige Indikationsstellung. Die Technik ist, für eine bessere Handhabung, verbesserungsbedürftig.

Abstract ID: 1272 Vortragsart: poster

Die Verplattung der frischen dislozierten Klavikulafraktur im mittleren Drittel – Was ist gesichert? Worin liegt die Zukunft? – Ergebnisse einer Metaanalyse aus 522 Fällen

B. Evers, H. Gerngross

Abt. Chirurgie, Bundeswehrkrankenhaus Ulm

Zielsetzung: Während die plattenosteosynthetische Versorgung symptomatischer Klavikulapseudarthrosen als etabliertes Standardverfahren akzeptiert ist, wird die Plattenosteosynthese frischer dislozierter Frakturen im mittleren Drittel kontrovers diskutiert. Da bei Fragmentdislokationen von mehr als 2 cm in bis 15% Pseudarthrosen und bis zu 31% unbefriedigende Resultate beobachtet wurden, zeichnet sich ein gewisser Trend zur primären Osteosynthese ab. Aufgrund der allerdings noch sehr limitierten Publikationen zu Ergebnissen nach chirurgischer Therapie sollten in der vorliegenden Studie die wichtigsten dieser Untersuchungen im Sinne einer Metaanalyse mit dem Ziel ausgewertet werden, die bisherigen Erkenntnisse, vor allem der Komplikationen nach Plattenostesynthese dislozierter Klavikulafrakturen im mittleren Drittel zu analysieren und entsprechende klinische Konsequenzen abzuleiten.

Material und Methodik: Dazu konnten 5 internationale, zwischen 1978 und 1999 publizierte Studien mit insgesamt 522 Fällen analysiert werden.

Ergebnisse: Im Mittel kam es in 87,9% (77 – 100%) der 522 Frakturen zu einer komplikationsfreien Ausheilung, während die mittlere Gesamtkomplikationsrate bei 12,1% (0 – 23%) lag. Pseudarthrosen traten in 3,5% (0 – 11,5%), Achsenfehlstellungen in bis zu 6,0% auf. Eine mittlere Gesamtinfektionsrate von 2,5% (0 – 7,8%) wurde beobachtet, wobei die Rate der oberflächlichen vs. tiefen Infektion 1,3 zu 1,2% bezug. Die Refrakturrate nach Metallentfernung lag bei 1,7% (0 – 3,1%). Dabei kristallisierten sich 3,5 bzw. 2,7 mm Rekonstruktionsplatten als Implantat der Wahl heraus, wohingegen bei Drittelrohrplatten eine Refrakturrate von über 50% beobachtet werden konnte; als Risikofaktoren für das Auftreten von Komplikationen erwiesen sich sehr stark fragmentierte Frakturen (5,15-fach erhöhtes Risiko) sowie Alkoholabhängigkeit der Verletzten (3,12-fach erhöhtes Risiko).

Zusammenfassung: Basierend auf der selbst in der Metaanalyse mit 522 Fällen noch vergleichsweise geringen Fallzahl bei allerdings teilweise erheblich dislozierten und multifragmentierten Frakturen ist die Rekonstruktionsplattenosteosynthese der frischen Klavikulafraktur im mittleren Drittel mit einer vertretbaren Komplikationsrate verbunden und stellt für den kooperativen Patienten eine mögliche Therapiealternative dar. Weiteren, größeren Studien wird es vorbehalten sein, zu überprüfen, inwieweit die frühfunktionelle Nachbehandlung im Vergleich zur konservativen Therapie eine relevant verbesserte Schulterfunktion bewirkt und welchen Stellenwert mögliche Narbenkeloide einnehmen.

Abstract ID: 1481 Vortragsart: oral

Welche Rolle spielt das Alter beim schwer- und schwerstverletzten Patienten- Ursachen und Konsequenzen des Letalitätsanstiegs im Alter

C. A. Kühne, D. Nast-Kolb, AG Polytrauma DGU, S. Ruchholtz

Klinik und Poliklinik für Unfallchirurgie, Universitätsklinikum Essen

Zielsetzung: Mit zunehmender Alterung der Bevölkerung, verbesserter Rettungssysteme und intensivmedizinischer Behandlungsmöglichkeiten steigt gleichfalls die Zahl der Patienten, die in höherem Alter die initiale Behandlungsphase überleben. Inwieweit das Alter eine mögliche Rolle bei der zu erwartenden Letalität spielt wird ebenso kontrovers beurteilt, wie auch die Frage mit welchem Alter eine relevante Prognoseverschlechterung zu erwarten ist. Meist wird der alte Patient über das 65. Lebensjahr definiert. Eine differenziertere Bewertung erfährt das Lebensalter im ASCOT-Verfahren. In der vorliegenden Studie soll die Bedeutung des Lebensalters hinsichtlich der Letalität bei schwer- und schwerstverletzten Patienten dargestellt werden.

Patienten und Methode: Grundlage der Untersuchung bildete das Patientenkollektiv des Traumaregisters der AG Polytrauma der DGU (Deutsche Gesellschaft für Unfallchirurgie). 8057 Patienten wurden anhand der Traumaschwere (ISS 16 – 25; ISS 26 – 50; ISS 51 – 75) und des Lebensalters (15 – 25 J, 26 – 35 J, 36 – 45 J, ... 86 – 95 Jahre) in Gruppen eingeteilt und hinsichtlich der Letalität in der jeweiligen Altersgruppen analysiert. Insgesamt konnten 5375 Patienten in die Untersuchung eingeschlossen werden.

Ergebnis:

1. Unabhängig von der initialen Traumaschwere fand sich ein signifikanter Letalitätsanstieg ab dem 56. Lebensjahr (s. Abb. 1)
2. Die Inzidenz des MOV (Multiorganversagen) steigt mit dem 56. LJ signifikant an, zeigt aber mit zunehmendem Alter keinen weitere bedeutsame Zunahme
3. Die Inzidenz des Schocks lässt erst mit dem 75. LJ einen signifikanten Anstieg erkennen
4. Die Morbidität der Patienten steigt aufgrund einer Zunahme unterschiedlicher Erkrankungen (Krebs, Pneumonie, ANV, COPD) möglicherweise ebenfalls an.

Fazit:

1. Der Anstieg der Inzidenz des MOV scheint für den Letalitätsanstieg ab dem 56. LJ mitursächlich zu sein. Das MOV seinerseits ist möglicherweise durch die Zunahme verschiedener innerer Krankheiten ab dem 56. bzw. 60. LJ bedingt.
2. Die Fähigkeit des Organismus auf längerandauernde Belastungen zu reagieren lässt mit dem 56. LJ deutlich nach.

3. Die Möglichkeit akute Belastungssituationen zu kompensieren bleibt auch nach dem 56. LJ zunächst erhalten und ist erst deutlich später (75. LJ) eingeschränkt.
4. Möglicherweise gelten diese Schlussfolgerungen auch für den nicht schwer traumatisierten Patienten und sollten in das prä-operative Procedere einbezogen werden.

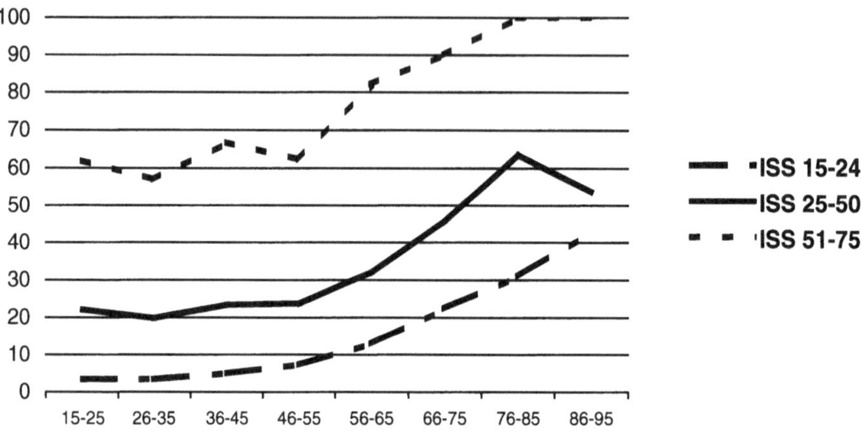

□ Abb. 1. Letalitätsanstieg in Abhängigkeit vom Lebensalter

Abstract ID: 1524 Vortragsart: poster

Bartonella henselae-Infektion und Cat scratch disease – Eine extrem seltene Differentialdiagnose des Weichteilsarkoms

J. E. S. Eichhorn-Sens, P. M. V. Vogt

Klinik für Plastische, Hand- und Wiederherstellungschirurgie der MHH, Krankenhaus Oststadt

Bartonella henselae, ein gram-negatives Stäbchen, ist Verursacher der Cat-scratch disease (CSD). Der typische Krankheitsverlauf ist durch Lymphknotenschwellung, Kopfschmerzen, Fieber und flüchtige Exantheme gekennzeichnet. Innerhalb von 10 Tagen kann sich zunächst eine erythematöse Papel an der ursprünglich verletzten Hautstelle bilden. Meist kommt es innerhalb von 3 – 4 Monaten spontan zur Ausheilung. In 10 – 25% der Fälle werden in der Literatur untypische, differentialdiagnostisch problematische Infektionen beschrieben, welche klinisch als Pankreas-, Parotis- oder Hypopharynx-Tumoren imponierten. Wir präsentieren hier einen Fall einer Bartonella hensellae – Infektion, bei dem aufgrund eines typischen MRT-Befundes zunächst auf ein Weichteilsarkom des Oberarmes geschlossen wurde.

Eine ansonsten völlig gesunde 62 jährige Frau stellte sich mit einem derben pflaumengroßen Tumor, angeblich seit 10 Tagen bestehend, schmerzhaft und an Größe zunehmend, vor. Der MRT-Befund deutete aufgrund morphologischer Kriterien (regressive Veränderungen, > 50% Nekroseanteil) auf ein Weichteilsarkom hin. Tastbare Lymphknoten fanden sich nicht. Leukozyten und CRP befanden sich im Normbereich. Im Rahmen der stadiengerechten onkologischen Diagnostik wurde zunächst eine Inzisionsbiopsie durchgeführt. Intraoperativ imponierte der Tumor makroskopisch als Sarkom. Die pathologische Primärdiagnose ging jedoch von einer entzündlichen Genese aus, es lagen keine Malignitätszeichen vor. Daraufhin wurde differentialdiagnostisch auch in Richtung CSD untersucht. Die Anamnese war, auch bezüglich Tierkontakt, zunächst jedoch leer.

Zwischenzeitlich erfolgte die definitive Entfernung des Tumors wegen massiver Nekroseanteile und weiterer diagnostischer Sicherung. Das Volumen hatte sich seit der ersten Operation spontan auf knapp die Hälfte reduziert, jedoch zeigte sich intraoperativ eine Infiltration des N. cut. antebr. med. Histologisch fand sich neben Entzündungszeichen wiederum kein Anhalt für Malignität. Die PCR sicherte schließlich die Diagnose einer Infektion mit Bartonella hensellae. Die nochmalige intensive Befragung der Patientin ergab einen einmaligen Katzenkontakt mit Kratzwunden 2 – 3 Monate zuvor. Sie erinnerte sich nun auch an eine Primärläsion im Bereich des ipsilateralen Handrückens, 10 Tage nach Katzenkontakt.

Bei der Verdachtsdiagnose eines Weichteilsarkoms sollte insbesondere bei kurzer Anamnese auch an eine mögliche Tumorbildung im Rahmen der Katzenkratzkrankheit gedacht werden, zumal diese weder eine chirurgische Intervention und nur in seltenen Fällen eine antibiotische Therapie erforderlich macht, da sie selbstlimitierend ist. Insbesondere bei kurzer Anamnese ist explizit nach Kontakt mit Katzen sowie nach einer ggf. in Vergessenheit geratenen Primärläsion zu fragen, zumal die CSD keine operative Therapie notwendig macht, da die Abheilung in der Regel sogar ohne antibiotische Therapie spontan erfolgt. In Zweifelsfällen ist jedoch ein maligner Prozess bioptisch auszuschließen.

Abstract ID: 1615 Vortragsart: poster

SINART®-Femurmarknagel – Ein Jahres Ergebnisse eines neuen retrograden Marknagelsystems

B. Friemert[1], L. Claes[2], H. Gerngroß[1]

[1] Chirurgische Abteilung Bundeswehrkrankenhaus Ulm
[2] Institut für Unfallchirurgische Forschung und Biomechanik, Universität Ulm

Einleitung: Bei dem neu entwickelten retrograden Marknagelsystem SINART® ist es durch die Rendezvous Technik möglich, einen proximalen Zielbügel zu montieren (Abb. 1). Außerdem kann der Nagel antegrad entfernt werden und die Einschlagstelle mit einem Osteochondralen Zylinder verschlossen werden.

Material und Methode: Bisher konnten 71 Femurfrakturen mit diesem System versorgt und bei 23 Patienten die Ergebnisse nach 52 Wochen ausgewertet werden.

Ergebnisse: Der mittlere Nachuntersuchungszeitraum beträgt 15 (11 – 22) Monate. Es handelte sich bei 20 Patienten um polytraumatisierte mit einem durchschnittlichen ISS Wert von 27 (18 – 48). Im wesentlichen handelte es sich um Frakturen des Typ B im mittleren bis distalen Femurdrittel. Fünf Patienten hatten eine offene Fraktur. Intraoperative Komplikationen sind nicht aufgetreten. Infektionen wurden nicht beobachtet. Die Frakturheilung zeigte bis auf einen Fall unauffällige Verläufe. Bei einer Patientin mit Osteoporose kam es zu einer Durchwanderung des

Nagels im proximalen Bereich. Der Leunert-Score zeigt einen durchschnittlichen Wert von 89 (68 – 97, max. 97), der Tegnerscore einen Wert von 4,4 (3 – 7). Die VAS Werte im Bereich des Kniegelenkes betrugen durchschnittlich 1,5 (0 – 8), im Bereich der Fraktur lagen sie bei 0,5 (0 – 9). Die Kniebeweglichkeit lag bei 122° (100° – 145°, unverletzte Seite 134°), wobei eine Patientin ein Streckdefizit von 10° aufwies. Dieses Streckdefizit resultierte aus Verklebungen der Oberschenkelmuskulatur im Bereich der Fraktur. Passiv konnte die Patientin voll strecken. Bei der Hüftbeweglichkeit zeigten sich nur geringe Abweichungen zur Gegenseite. Bei 4 Patienten ergab sich eine Außenrotationsfehlstellung von 5°, bei einem Patienten von 10° Innenrotation. Eine Patientin zeigte eine Beinverkürzung von 2 cm. 7mal wurde der SINART® Marknagel wieder entfernt. Alle Entfernungen konnten problemlos antegrad erfolgen.

Schlussfolgerung: Der neue SINART®-Marknagel scheint sich als leicht und komplikationsarm zu implantierender Nagel zu erweisen. Nach einem Jahr zeigen sich gute klinische und radiologische Ergebnisse. Der SINART® verbindet die Vorteile der retrograden Marknagelung mit den Vorteilen der antegraden Explantation.

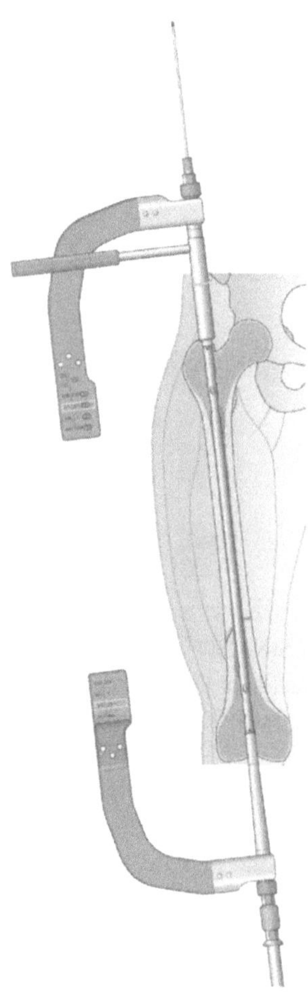

◘ Abb. 1.

Abstract ID: 1641 Vortragsart: poster

Das Os acromiale – differentialdiagnostisch wichtig beim Schultertrauma

K. H. Staubach, J. F. O. Nolde

Klinik für Chirurgie, Universitätsklinikum Lübeck

Das Os acromiale entsteht als seltene Skelettanomalie gelegentlich als Ossifikationsstörung der Acromionspätapophyse mit der Spina scapulae (1,4 – 8,4%). Als Folge von Schultergelenktraumata werden nicht selten Rotatorenmanschettenruptur, Impingement-Syndrom, Acromionfraktur oder Schulterprellung diagnostiziert.

In unserem Fall erlitt ein 59jähriger Patient nach Sturz ein direktes Trauma der linken Schulter. Die Diagnostik mittels konventionellem Röntgen der Schulter, Sonographie und schließlich NMR ergab zunächst fälschlich die Diagnose einer Acromionfraktur und Rotatorenmanschettenruptur. Erst im Rahmen eines Rentenverfahrens konnten mit Hilfe des bereits vorliegenden NMR's retrospektiv frische Verletzungen infolge des Sturzes ausgeschlossen und anstatt dessen ein Os acromiale sowie eine degenerative partielle Rotatorenmanschettenruptur gefunden werden.

Eine ebenfalls 59jährige Patientin wurde auswärts nach direktem Sturz an einer angeblichen Rotatorenmanschettenruptur operiert. Postoperativ kam es zu einem Infekt. Bei der Begutachtung musste retrospektiv bei Humeruskopfhochstand und Os acromiale eine akute Rotatorenmanschettenruptur angezweifelt werden.

Für die Differentialdiagnose zwischen Os acromiale, traumatischen Absprengungen des Acromions und traumatischer Rotatorenmanschettenruptur erweist sich das NMR als unverzichtbar.

Abstract ID: 1648 Vortragsart: poster

Die erste perkutane osteo-integrierte Verankerung einer Oberschenkel-Exoprothese für die Routine

K. H. Staubach, H. Grundei

Klinik für Chirurgie, Universitätsklinikum Lübeck

Oberschenkelamputierte weisen erhebliche Probleme bei der Kraftübertragung und bei den Weichteilen nach „normaler" Prothesenversorgung auf. Technische Weiterentwicklungen im Bereich biokompatibler Metalllegierungen in Verbindung mit Silikon sowie theoretische Fortschritte in Bezug auf Designkriterien für perkutane Prothesenverankerungen machen perkutane Medizinprodukte mehr und mehr zur akzeptierten Praxis am Anfang des 21. Jahrhunderts.

Mit der Firma ESKA, Lübeck, wurde ein Implantatstiel mit Tripoden-Oberflächenstruktur entwickelt. Dieser wird in Press-fit-Technik in den Markraum eingebracht und mit einer ebenfalls oberflächenstrukturierten Überwurfhülse zur Versiegelung des Knochens abgeschlossen. Es folgt nach peripher ein doppelkonischer Metalladapter, der durch eine Metallschraube am Stiel fixiert ist und mit einem Silikonzylinder umgeben ist. Dieser endet in einer rechtwinklig gebogenen Silikonverstärkung verwebt mit einem Titanfasernetz zur Fixierung der Weichteile. Ähnlich der Methode im Dentalbereich wird der Silikonzylinder zunächst mit einer Verschlußkappe verschlossen und die sichere Einheilung abgewartet, nachdem die Haut darüber vernäht wurde. In einem zweiten operativen Eingriff wird dieses Stumpfende erneut incidiert, ein perkutaner Metalladapter aufgeschraubt und nach weiteren 6 Wochen die endgültige Exoprothese fixiert.

Die gesamte Methode wird anhand eines 17jährigen Patienten nach traumatischer Oberschenkelamputation dargestellt, der seit 10 Monaten komplikationslos versorgt ist.

Das Problem der Exoprothesentechnik wie auch der Biokompatibilität von perkutanen Prothesenverankerungen ist mittlerweile soweit gelöst, dass perkutan osteo-integrierte Implantate möglich sind.

Abstract ID: 1665 Vortragsart: poster

Die Quadricepssehnen-Ruptur – Analyse des eigenen Krankengutes und Literaturübersicht

M. A. Scherer, S. von Gumppenberg

Abteilung für Unfallchirurgie der Technischen Universität München

Material und Methode: Eingangskriterien für die Metaanalyse: Mindestens durchschnittlicher Beobachtungszeitraum von 3 Jahren, exakte Angaben zu Patientengut, Diagnostik, Klassifikation, Therapie und Beurteilungs-Score mit Analyse an Hand eines Auswertungsbogens, Literaturrecherche mittels Literaturdatenbank MEDLINE und DIMDI seit 1980.

Ergebnisse: 11 von 59 Literaturquellen erfüllten die Eingangskriterien mit einem Nachuntersuchungszeitraum zwischen 3 und 7 Jahren. Es wurden 134 Patienten mit 144 Rupturen nachuntersucht, 3 Rupturen waren offen, 10 Patienten hatten beidseitige Läsionen (7%). 84% waren männlich, das Durchschnittsalter betrug 57 Jahre (14 – 84). 99% wurden operativ behandelt. Die Quadricepssehnenruptur stellt fast immer ein Monotrauma dar, operativ-technische Komplikationen sind selten: Infektion 2%, thromboembolische Komplikationen 7%, Reruptur 3%. Postoperativ bleibt bei 83% der Patienten die volle Extension erhalten, die komplette Flexionsfähigkeit wird allerdings nur in einem Drittel der Fälle wieder hergestellt - 29% weisen einen Verlust von mehr als 25° auf. Im Spätergebnis kommt es in 16% zu sekundären Retropatellararthrosen, 57% der Patienten können das muskuläre Defizit morphologisch nicht mehr kompensieren, wobei die doch älteren Patienten nur in 11% signifikante Kraftminderung im Cybex aufwiesen und knapp 80% das Operationsergebnis subjektiv in der Gesamtschau mit gut oder sehr gut klassifizierten. Sonographisch oder radiologisch kommt es in mindestens einem Drittel der Fälle zu einer lokalen knöchernen Metaplasie. Mit einer mittleren Arbeitsunfähigkeitsdauer von 4 Monaten ist bei körperlich arbeitenden Patienten zu rechnen.

Schlussfolgerungen: Die kritische Analyse zeigt eine insgesamt klinisch und subjektiv günstige Prognose der Quadricepssehnenruptur als einer seltenen Verletzung im 5. und 6. Dezennium bei Männern. Eine objektive restitutio ad integrum läßt sich allerdings nur in einem Drittel der Fälle erzielen: Subklinische Veränderungen der Sehnenmorphologie, der Compliance des Muskel-

Sehnenapparates, lokale Metaplasie, die unvollständige muskuläre Kompensation und das häufige endgradige Beugedefizit stehen dem entgegen. Der volkswirtschaftliche Schaden durch Arbeitsausfall entspricht dem einer Femurfraktur.

Abstract ID: 1666 Vortragsart: poster

MRT-Diagnostik der Meniscusläsion – Vorteile für die i.v. Kontrasmittelgabe?

B. Friemert[1], Y. Oberländer[1], B. Danz[2], W. Schwarz[1], H. J. Häberle[3], H. Gerngroß[1]

[1] Chirurgische Abteilung Bundeswehrkrankenhaus Ulm
[2] Radiologische Abteilung Bundeswehrkrankenhaus Ulm
[3] Radiologische Gemeinschaftspraxis Neu-Ulm

Einleitung: Die Kernspintomographie zeigt bei der Diagnostik von Meniskusläsionen teilweise unbefriedigende Ergebnisse. Diese betreffen insbesondere den Außenmeniskus. Ziel dieser prospektiven Studie war es die Frage zu beantworten, ob die Gabe von i.v. Kontrastmittel (Gadolinium) im Rahmen der MRT die Diagnosesicherheit von Meniskusläsionen unter Alltagsbedingungen, d.h. auch im Rahmen der Nebenbefundung, verbessern kann.

Material und Methode: Im Rahmen der Diagnostik von Kniegelenksbeschwerden wurden Patienten kernspintomographisch untersucht und bei entsprechender Indikation arthroskopiert. Die Patienten wurden in 2 Gruppen unterteilt (A: ohne Gadolinium., B: mit Gadolinium). Mittels eines kernspintomographisch und arthroskopisch standardisierten Befundungsschemas wurden die Ergebnisse hinsichtlich Graduierung und Topographie der Läsion verglichen und statistisch ausgewertet. Gruppe A wurde in der radiologischen Abteilung des Bundeswehrkrankenhauses untersucht, Gruppe B in einer radiologischen Gemeinschaftspraxis.

Ergebnisse: 174 Patienten wurden in die Studie aufgenommen, 93 Meniskusläsionen wurden gefunden. Insgesamt (IM und AM) zeigte sich eine Sensitivität von 81% in Gruppe A und 88% in Gruppe B. Der positive Vorhersagewert lag in Gruppe A bei 78%, in Gruppe B bei 92%. Diese Verbesserung der Gruppe B (Kontrastmittel) ging im wesentlichen auf eine Verbesserung der Sensitivität und des positiven Vorhersagewertes im Bereich des Außenmeniscus zurück. Spezifität und negativer Vorhersagewert lagen in beiden Gruppen bei über 95%.

Bundeswehrkrankenhaus (ohne Gadolinium)	Gemeinschaftspraxis (mit Gadolinium)
Sagittale STIR-TSE (TR = 3758 ms, TE = 27 ms, FA = 90°)	sagittale T1-Se + Gadolinium (TR = 874 ms, TE = 12 ms, FA = 180°, Schichtdicke = 4 mm)
Sagittale PD-TSE (TR = 1200 ms, TE = 15 ms, FA = 90°)	coronare PD-SE fettunterdrückt (TR = 2552 ms, TE = 15 ms, FA = 180°, Schichtdicke = 4 mm)
Coronare und transversale T2-FFE (TR = 660 ms, TE = 18 ms, FA = 30°)	transversale T2-SE (TR = 3458 ms, TE = 96 ms, FA = 180°, Schichtdicke = 4 mm)
	T2-FASH 2d (TR = 817 ms, TE = 22,9 ms, FA = 30°, Schichtdicke = 5 mm)

Schlussfolgerung: Die Gabe von i.v. Kontrastmittel scheint die Spezifität und den positiven Vorhersagewert insbesondere im Bereich des Außenmeniskus zu verbessern, sodass eine höhere Diagnosesicherheit besteht. Bei unklaren Befunden sollte daher die zusätzliche Gabe von Gadolinium erwogen werden.

Abstract ID: 1673 Vortragsart: poster

Arthroskopisch assistierte Kalkaneus-Osteosynthese

M. A. Scherer, S. von Gumppenberg

Abteilung für Unfallchirurgie der Technischen Universität München

Zielsetzung: Beschreibung von Technik und kurzfristigen 1-Jahres-Ergebnis bei arthroskopisch assistierter Kalkaneus-Osteosynthese bei Sanders 2 und Sanders 3 Frakturen.

Material und Methoden: In dieser Falldarstellung werden 4 Patienten mit Sanders 2 und Sanders 3 (Zwipp 1- und 2-Gelenksfrakturen, 2- und 3- Teile subtalar), Monotraumata, beschrieben. Es wurde in folgender Technik minimal-invasiv und arthroskopisch assistiert vorgegangen: Cefuroxim i. v. Antibiose, Bauchlage, keine Blutsperre; Anlegen von Stichinzisionen lateral des kalkanearen Ansatzes der Achillessehne (Trokar-Port), kurzstreckige Zugänge entsprechend der praeoperativen CT-Planung, stumpfe Präparation bis auf die Fraktur, Punktion des Gelenkes, Beachtung eines sofortigen freien Abflußes der Spülflüssigkeit. Belegen der Hauptfragmente mit joy-stick-Kirschnerdrähten und des Tuber-Fragmentes mit einer Schanz-schraube bzw. einem Mersilene-Band-„Lasso". Arthroskopie vom dorsolateralen Zugang aus mit einem flow von 1.5 l/min und einem Perfusionsdruck von 140 mmHg. Beginn der Reposition von distal und ventromedial aus, retrogrades, intraartikuläres Auffädeln der Fragmente mit doppelt angespitzten Kirschner-Drähten, Reposition und präliminäre Reposition durch Vorbringen der joy-stick-Drähte. Schrittweises Ersetzen durch kannülierte 4.0 Titan Spongiosa-Schrauben subtalar, Erhalt des reponierten Kalkaneus-Körpers durch selbstschneidende 3.5 mm Schrauben. Keine Augmentation mit Spongiosa, keine Drainage. Beübung ab dem 1. p.op. Tag, AV-Pumpe, Nullbelastung für 2 Wochen, Sohlenkontakt Woche 3 bis 6, Fahrradergometer nach der 3. p.op. Woche, Belastungssteigerung nach Anfertigung einer Maßeinlage ab der 7. p.op. Woche. Axiale Vollbelastung nach 12 – 16 Wochen.

Ergebnisse: Verfahrensbedingte, beispielsweise durch die arthroskopische Lavage durchaus mögliche Komplikationen wie lokale Kompartmentsyndrome wurden nicht beobachtet. In der postoperativen Kontroll-CT finden sich alle Frakturen mit Repositionsdefiziten unter der 2 mm Grenze, eine subtalare Schraube lag zu nahe am Gelenksspalt und musste vorzeitig entfernt werden. Die Patienten haben die o. g. Nachbehandlungsvorgaben erfüllt. Die arthroskopisch assistierte Technik stellt eine wesentliche Ergänzung bei der Reposition von subtalaren 2- und 3-Teile-Frakturen dar, die oftmals intraoperativ nur schwer kontrollierbar sind.

Abstract ID: 1678 Vortragsart: poster

Wertigkeit der single shot Antibiotikum-Prophylaxe bei der Achillessehnenchirurgie

M. A. Scherer, S. von Gumppenberg

Abteilung für Unfallchirurgie der Technischen Universität München

Zielsetzung: Gemischt retrospektive (n = 261) und prolektive (n = 143) Untersuchung zur Wirksamkeit der perioperativen single-shot Prophylaxe in der Chirurgie der Achillessehne.

Material: Im Zeitraum zwischen dem 01.01.1988 und dem 30.11.2000 wurden 404 Achillessehnen operativ behandelt. Bis 1996 wurden die Daten retrospektiv, ab dem 01.01.1997 prolektiv kontinuierlich erfaßt und 87% dieser Patienten persönlich postoperativ untersucht oder kontaktiert.

Methoden: Ausschlusskriterien zur Aufnahme in die vorliegende Analyse waren 1) konservative Behandlung, 2) fehlende Datenstringenz – keine Angabe über Art und/oder Dosis einer eventuellen Antibiotikum-Gabe – und 3) fehlendes follow-up. Insgesamt konnten 236 Patienten ausgewertet werden, n = 132 mit und n = 104 ohne perioperative Prophylaxe. Zielkriterien waren die Komplikationen, numerisch in die Komplikationsgrade 0 (= keine Komplikation), 1 – 3 (= geringfügige Komplikation ohne Verlängerung der durchschnittlichen Hospitalisationsdauer), 4 – 6 (= behandlungsbedürftige Komplikation mit Verlängerung des stationären Aufenthaltes), 7 – 8 (= Narkosepflichtige Revisionsoperation) und 9 (= Letalität) aufgeteilt.

Statistisch wird der Fisher Exact Test, der Yates Chi-Quadrat-Wert, die ODDS ratio und das relative Risiko mit 95% Vertrauensintervall angegeben.

Ergebnisse: Die beiden Untersuchungsgruppen unterscheiden sich weder bei der Geschlechts-verteilung, im Lebensalter, der Häufigkeit von Revisionseingriffen präoperativ, dem Trauma-Op-Intervall noch in den Begleiterkrankungen signifikant. Die Gesamtkomplikationsrate bei den 236 Patienten beläuft sich auf 17.8% (n = 42) und teilt sich wie folgt auf die beiden Untersuchungs-gruppen und die 5 Komplikationsklassen (Kk) auf:

	Kk1	Kk2	Kk3	Kk4	Kk5
periop. Prophylaxe	81.7% (115)	7.6% (10)	1.5% (2)	3.8% (5)	0%
keine Prophylaxe	76.0% (79)	9.6% (10)	6.7% (7)	7.7% (8)	0%

Bei der statistischen Berechnung im Hinblick auf infektiöse Komplikationen / Revisionsein-griffe zeigt sich im Fisher Exact Test ein zweiseitig geprüftes Signifikanzniveau von p < 0.05, ein Yates Chi von 4.87, eine ODDS ratio von 0.32 (0.12 – 10.84, 95% Vertrauensintervall) und ein relatives Risiko von 0.34 (0.12 – 10.9, 95% Vertrauensintervall).

Schlussfolgerungen: Eine single-shot Prophylaxe bei der Achillessehnenchirurgie senkt das Niveau einer revisionspflichtigen, infektiösen Komplikation auf statistisch signifikantem Niveau.

Abstract ID: 1687 Vortragsart: poster

Statistische Erfassung der Knieinstabilität mittels Scores und Arthrometrie bei Spontanverlauf und Kreuzbandersatzplastik 5 Jahre nach ACL Ruptur. Eine kontrollierte prospektive Studie mit Kontrollgruppenvergleich

S. Roessing[1], G. Zimmermann[2], S. Geiger[1], B. Oellers[1]

[1] Theresienkrankenhaus Mannheim, Unfallchirurgische Abteilung
[2] Berufsgenossenschaftliche Unfallklinik Ludwigshafen

Zusammenfassung: Bei dem Versuch, zum Teil subjektive Einschätzungen und Empfindungen im Rahmen wissenschaftlicher Arbeiten zu „quantifizieren" bedient man sich heute verschiedener Scores. Seit jeher stehen diese aufgrund ihrer unterschiedlichen Gewichtung von Stabilitätsparametern im Kreuzfeuer der Kritik. Um den verschiedenen Scores eine gemeinsame Basis zu geben, wurde dem operativ versorgten Patientengut eine Kontrollgruppe gegenübergestellt, an dem die Scoreergebnisse „geeicht" werden sollten.

Prospektiv wurde zur bestmöglichen Vergleichbarkeit mit Hilfe einer gemachten Kontrollgruppe sowohl der Instabilitätsverlauf als auch die Kniefunktion und Stabilität bei Patienten mit Vorderem Kreuzbandersatz gegenüber dem Spontanverlauf verglichen.

Hierzu gingen 44 innerhalb des Jahres 1996 mit Kreuzbandplastik nach Brückner-Jones versorgte Patienten nach dem Matching nach BMI, Alter, Geschlecht und Begleitverletzungsmuster in die Studie ein. Alle Patienten wurden von einem Operateur nach der gleichen Methode mit dem Ersatz durch Patellarsehne versorgt. Erfasst wurden der Lysholm-, Tegner-Aktivitäts-, OAK- und IKDC-Score sowie eine instrumentelle Messung mit dem KT 1000. Die Nachuntersuchungsquote betrug über 90%.

Eine höchst signifikante Verbesserung zeigte sich in allen Scores, abhängig davon wie stark die Stabilität gewertet wurde, während die Patienten ohne Stabilisierung sich signifikant verschlechterten. Es besteht eine Korrelation zwischen dem IKDC- und Lysholm-Score und dem Outcome der KT 1000 Messung, jedoch nicht zu dem OAK- und Tegner-Score. 46% der Kontrollgruppenpatienten mussten aufgrund zunehmender Instabilität mit begleitenden Folgeschäden innerhalb von 5 Jahren operativ stabilisiert werden. Die Sportfähigkeit besserte sich nicht und die Muskelatrophie war in der Gruppe der Patienten mit Spontanverlauf sogar weniger ausgeprägt als bei den stabilisierten Patienten.

In den 5-Jahresergebnissen ist eine statistische Überlegenheit des Kreuzbandersatzes bezüglich der Stabilität und den Scoreergebnissen gegenüber dem Spontanverlauf gegeben. Allerdings werden in den Scores auch sehr subjektive Parameter überproportional gewertet. Objektiv messbare Parameter wie Kniefunktion und Muskelatrophie unterscheiden sich in den beiden Gruppen nicht. Die statistische Überlegenheit resultiert letztlich nur aus der Verbesserung der Kategorie Stabilität.

Die sehr umfangreiche Literatur zur Behandlung der ACL-Ruptur bietet momentan leider keine Studie welche prospektiv statistisch den klinischen Verlauf vergleicht. Als gesichert kann lediglich die Vermeidung von Sekundärschäden angesehen werden.

Abstract ID: 1688 Vortragsart: oral

Ambulante Achillessehnenchirurgie in LOKAL-Anästhesie

M. A. Scherer, S. von Gumppenberg

Abteilung für Unfallchirurgie der Technischen Universität München

Zielsetzung: Im Zuge der zunehmenden Ausweitung der ambulanten, „stationsersetzenden" Operationen wurde die Effektivität und Effizienz ambulanter Achillesehnenchirurgie in Lokalanästhesie untersucht.

Material: Die Lokalanästhesie (LA) bei der Naht der Achillessehne wurde initial nur bei anästhesiologischen Hochrisikopatienten als ultima ratio durchgeführt. Bei der rein percutanen Nahttechnik liegt eine LA als Anästhesieverfahren auf der Hand, nach Implementierung auch bei konventioneller, offener Nahttechnik wurde im Jahre 2000 der Klinik-interne Standard umgeschrieben und die LA als Routineverfahren eingeführt.

Methoden: Zwischen dem 01.01.1999 und dem 15.09.2002 wurden 156 Patienten (Pts) mit Achillessehnen-Rupturen behandelt: 18×konservativ, in 16 Fällen handelte es sich um Revisionseingriffe aus unterschiedlichsten Gründen (Ausschlußkriterium für LA). 1999 wurden 13 (34.2%) in ITN, 15 (39.5%) in Regionalanästhesie (SPA) und 10 (26.3%) in LA durchgeführt, die entsprechenden Zahlen für 2000 lauten 7 (14.5% ITN), 14 (29.2% SPA) und 27 (56.3% LA), im Jahre 2001 wurden 68% der Patienten in LA ambulant operiert, 2002 ebenfalls zwei Drittel der Patienten.

Ergebnisse/Results: Das untersuchte Patientengut, das in LA operiert wurde, unterscheidet sich in keinem der Basisparameter (Alter/Geschlecht/Intervall Trauma − Op/Begleiterkrankungen/ Operationsdauer) von dem Patientengut mit ITN oder SPA. Auch bei der Ergebnisqualität ergeben sich keinerlei statistisch signifikante Unterschiede. Mit einem durchschnittlichen LA-Volumen von 31.1 +/− 12.5 ml läßt sich eine sichere Blockade des Muskel-Sehnenübergangs, der Nn. suralis und saphenus sowie des Periost des Calcaneus erzielen, ein Verfahrenswechsel war nie erforderlich. Die mittlere postoperative Verweildauer konnte von 2.5 Tagen im Kalenderjahr 1999 auf 1,1 Tage (2000/2001) gedrückt werden (p < 0,05). Berechnet man die p.op. Verweildauer LA versus ITN/SPA so ergeben sich noch deutlichere (p < 0.01) Unterschiede mit 0,7 vs. 2,7 Tagen.

Schlussfolgerungen: Die Kosteneinsparung – bis dato allerdings nur für den Kostenträger und nicht für das Klinikum – sind statistisch signifikant und erheblich, an unserer Klinik wird für die Naht der Achillessehne die LA als Standard angesehen.

Abstract ID: 1717 Vortragsart: oral

Das Märchen vom aufgeklärten Patienten

M. Kayser[1], Y. von Harder[2], S. von Gumppenberg[1], M. A. Scherer[1,3]

[1] Abteilung für Unfallchirurgie der Technischen Universität München
[2] Kanzlei Ulsenheimer München
[3] Abteilung für Unfallchirurgie des LKH Klagenfurt

Einleitung: Zwischen 5 und 60% aller Haftungsklagen gegen Ärzte und Kliniken beruhen auf unzureichender oder unterlassener Aufklärung. In der Literatur bis 1980 wird berichtet, dass sich

Patienten zeitabhängig nur an 18 – 35% der Aufklärungsinhalte erinnern. 20 Jahre später, mit mündigen, aufgeklärten Patienten, sollte sich ein anders Bild ergeben.

Material und Methodik: Einschlusskriterien für die Studie waren eine operative Therapie und ein Patientenalter von 16 – 59 Jahren, Ausschlusskriterien eine Voroperation in den vergangenen 3 Monaten, bekannte psychiatrische Erkrankung oder schweres Schädel-Hirn-Trauma. Im Zeitraum vom 26. Juli 1999 bis 26. Februar 2001 wurden 104 Patienten, die sich einer unfallchirurgischen Operation in zwei Münchner Kliniken unterzogen hatten, während des stationären Aufenthaltes im Mittel 4.1 Tage p.op. befragt (72 m, 32 w; Durchschnittsalter 42,1 Jahre). Nach Erhebung der demographischen Daten wurden die Patienten gebeten, sich das präoperative Aufklärungsgespräch in Erinnerung zu rufen, und anzugeben, über welche Art, Risiken, Komplikationen oder Nebenwirkungen des Eingriffs sie unterrichtet worden waren. Es wurde also ein aktives Erinnern an entsprechende Details verlangt. Anschließend wurde ein multiple choice Formular ausgehändigt (Ankreuzen erinnerlicher Items), passives Wiedererkennen von Details. Zur Bewertung der kognitiven Funktion der Patienten wurde anschließend an die Befragung zum Aufklärungsgespräch ein Mini-Mental State Test nach Folstein MF und Folstein SE durchgeführt. Die Angaben über die Aufklärungsitems von Arztseite wurden nach der Befragung dem Aufklärungsbogen aus der Patientenakte entnommen.

58 Patienten hatten Volksschul-, 27 Realschul- und 19 höhere Schul-/Universitätsbildung. 75 waren als „blue collar workers" einzustufen. 83 Eingriffe wurden als Notfall-Indikation durchgeführt.

Ergebnisse: In 85.6% konnte die Art der erlittenen Verletzung und in 87.5% die durchgeführte Operation verständlich genannt werden. Extrem enttäuschend sind demgegenüber die Antworten auf die weiteren Beurteilungsparameter ausgefallen: Dem Patienten sind frei mündlich durchschnittlich 1.88 (Median 2) Aufklärungsitems erinnerlich, wobei nur eines (Median 1) auch wirklich schriftlich fixiert vom Arzt aufgeklärt worden war. Unter zur Hilfenahme des mulitple choice Bogens waren den Patienten im Mittel 7.80 (Median 7) Punkte erinnerlich, von denen wiederum 3.72 (Median 3) auch tatsächlich vom Arzt erwähnt worden waren. Im ärztlichen Aufklärungsgespräch waren allerdings durchschnittlich nur 8.6 Risiken schriftlich fixiert worden, wobei die beiden Häuser deutliche, signifikante Unterschiede aufweisen (6.4 + 2.4 items versus 10.9 + 3.9). Die verbesserte Aufklärung ist der einzige, statistisch fassbare Parameter, der den recall der Patienten steigert: Weder die Schulbildung noch Alter, Geschlecht, kognitive Fähigkeit oder Eingriffsart haben einen signifikanten Einfluss auf die Gesamterinnerung.

Klinische Konsequenzen: 104 Patienten erinnerten sich 4.1 Tage p.op. aktiv verbal nur an 12.6% der 890 in Aufklärungsgesprächen genannten und handschriftlich dokumentierten Risiken. Im multiple choice erhöhte sich diese Zahl um 43.5%, 43.9% waren auch mit Hilfestellung nicht erinnerlich. Wenn ein Patient nach einem Intervall X p.op. behauptet, er sei über eine Komplikation Y nicht aufgeklärt worden, dann ist die Wahrscheinlichkeit minimal, dass er dies mit einer hinreichenden Sicherheit tut. Der Dauer des Aufklärungsgespräches, der Intensität des Arzt-Patientenverhältnisses und der schriftlichen Item-Dokumentation kommen erhebliche juristische Bedeutung zu.

Abstract ID: 1721 Vortragsart: poster

Therapie der beidseitigen Fersenbeinfraktur

R. Eberl, A. Kaminski, E. J. Müller, G. Muhr

Chirurgische Klinik und Poliklinik Bergmannsheil Bochum

Die Therapie von beidseitigen Fersenbeinfrakturen stellt besonders hohe Anforderungen an den Behandelnden. Die zentrale Besonderheit besteht anfangs in der Gefahr einer hochgradigen Immobilität mit den ihr innenwohnenden Komplikationen. Die Wiederherstellung einer funktionellen Restitutio ad integrum stellt ein weiteres Problem dar.

Es werden im folgenden Behandlungsergebnisse von 55 Patienten mit beidseitiger Fersenbeinfraktur vorgestellt.

110 Fersenbeinfrakturen bei 55 Patienten wurden in dem Zeitraum von 1996 bis 2000 an unserer Klinik behandelt. 41 Patienten (74,5%) konnten in einem Beobachtungszeitraum von mindestens 1 Jahr (range 12 – 61 Monate) nachuntersucht werden.

Es handelte sich um 104 (94,6%) geschlossene und 6 (5,4%) offene Verletzungen. 88 Frakturen (80%) zeigten sich intraartikulär. Im Patientenkollektiv überwog quantitativ mit 82% (45 Patienten) das männliche Geschlecht. Das Durchschnittsalter betrug zum Zeitpunkt des Unfalls 43 Jahre (range 12 – 76). Jeder Patient wies im Mittel eine weitere Verletzung auf (range 0 – 8). Insgesamt waren 11 Brüche des thorakolumbalen Übergangs als Begleitverletzung zu verzeichnen. Davon zeigten 7 Frakturen eine neurologische Beteiligung.

21 Fersenbeinfrakturen (19,1%) wurden konservativ, 84 (76,4%) mittels ORIF und 5 (4,5%) mittels Fix. ext. behandelt. Jede offene Reposition erfolgte vom lateralen Zugang aus.

38 Frakturen (34,5%) wurden unter Rückfußentlastung in einer Settner-Orthese, 33 Frakturen (30%) im Gips und 34 (30,9%) in einer Allgöwerschiene nachbehandelt. Bei den übrigen 5 Frakturen (4,5%) handelte es sich um die mit Fix. ext. versorgten Verletzungen. Wundkomplikationen waren in insgesamt 19 Fällen (23%) zu verzeichnen.

Im Rahmen der funktionellen Beurteilung konnten bei den in der Settner- und Allgöwerschiene nachbehandelten Patienten in Anlehnung an den FOA nach Thordarson überwiegend gute Ergebnisse festgehalten werden, wohingegen die im Gips ausbehandelten Patienten in der Mehrzahl nur mittelmäßige Behandlungserfolge zeigten. Dieser Unterschied war statistisch signifikant (p < 0,05).

Die Gipsruhigstellung ist bei der Behandlung von beidseitigen Fersenbeinfrakturen zu vermeiden. Hinsichtlich des Trage- und des Pflegekomforts ist die Settner-Orthese hervorzuheben. Auch in bezug auf den Kostenfaktor, ist die Settner-Orthese gegenüber der Allgöwerschiene von Vorteil.

Die Wiederherstellung einer funktionellen restitutio ad integrum ist bei beidseitiger Fersenbeinfraktur nur selten realisierbar. Das chirurgische Vorgehen ist durch einen hohen Anteil an postoperativen Wundheilungsstörungen der vulnerablen Region gekennzeichnet.

Abstract ID: 1730 Vortragsart: poster

XML, CDA, HL7, HPC und Telemedizin: Wie hängt das alles zusammen?

M. T. J. Mohr, H. Nösekabel, T. Schall, J. Kampshoff, M. Nerlich

International Center for Telemedicine (ICT), Klinikum der Universität Regensburg

Zielsetzung: Strukturierung von Daten heterogener Quellen tut Not, wenn Kommunikationspartner mit unterschiedlichen Systemen auf die gleichen Patientendaten angewiesen sind. Das International Center for Telemedicine (ICT) der Universität Regensburg etabliert im Rahmen der High-Tech-Offensive Zukunft Bayern die Einführung einer neuen, plattformunabhängigen Client-Server-Software, mit deren Hilfe digital signier- und verschlüsselbare Patienten-Dokumente auf der Basis einer eigens dafür erstellten Elektronischen Patienten-Akte (EPA) über SSH-gesicherte Verbindungen beliebig transferiert werden können.

Material und Methoden: Entgegen der früher verwendeten Videokonferenz-Lösungen wurde wegen deren aufwendiger Hardware- und Software-Konfiguration und -Inbetriebhaltung das Konzept einer rein Software-basierten Lösung in ein Client-Server-Modell umgesetzt. Der dazu eigens in Perl/Tk geschriebene Client erhält sämtliche notwendigen Dokumente entweder über eine HL7- oder eine beliebige SQL-Datenbankschnittstelle, oder aber – bei noch unbekannten Patienten – durch manuelle Eingabe. Dies geschieht in einem festgesetzten Workflow, der die Arbeitsschritte einer vollständigen Patientenakte elektronisch abbildet. Die so den Regeln der Clinical Document Architecture (CDA) entsprechend formulierte EPA ist in der Lage, Daten beliebiger Art (Text, Bilder, Audio, Video, Live Streaming) in eine dazu passende, digital signierte und verschlüsselte XML-Struktur zu verkleiden und nach Vergabe einer Anfrage und Antwort eindeutig kennzeichnenden Identifikationsstruktur vom Client auf den Server zu senden, von wo aus diese von dem dafür bestimmten Client abgeholt wird (z. B. bei einer Telekonsultation). Nach Erhalt der Antwort wird diese entsprechend validiert in die EPA eingepflegt. Dadurch entsteht ein vollständiger „klinischer Fall", der darüber hinaus auch ein „Case and Disease Management" in modernster Form ermöglicht. Datenschutz-Bestimmungen und landesspezifische Eigenheiten wurden in separate Programm-Module integriert.

Ergebnisse: Von den ehemals insgesamt 80 Projektpartnern haben sich 58 zur weiteren Teilnahme entschlossen. Auf den dazu zur Verfügung stehenden PCs wurden insgesamt 67 Client-Installationen vorgenommen, was in allen Fällen problemlos durchführbar war. Als Server fungierte in der Abschlussphase des Tests das ICT Regensburg, auch dessen Einrichtung gelang ohne Schwierigkeiten. Im Gegensatz zur Videokonferenz waren alle Projektpartner mit dem Leistungsspektrum, der einfachen und intuitiven Handhabung sowie der im Gegensatz zu früher deutlich verbesserten Reaktionsgeschwindigkeit zwischen Anfrage und Antwort extrem zufrieden: 94% vergaben in einem Schulnoten-ähnlichen Bewertungssystem die Note „sehr gut", die übrigen 6% die Note „gut".

Zusammenfassung: Unter Beachtung der landesüblichen Datenschutzkonditionen für den Transfer von Patientendaten, unter Erstellung einer schnellen, betriebssystem-unabhängigen Software im Client-Server-Konzept und unter Bereitstellung einer kontinuierlichen Betreuung der Benutzer (Support) ist es erstmals möglich, Telemedizin über Landes- und Kontinentgrenzen hinweg zu etablieren.

Abstract ID: 1741 Vortragsart: poster

Computergestützte Venenverschlussplethysmographie-Untersuchungen zur Bestimmung nervaler Alterationen (veno-arterieller Reflex) bei CRPS Typ I Patienten

J. Z. Zaspel[1], M. S. Schürmann[2]

[1] Chir. Klinik und Poliklinik, Klinikum Großhadern, München
[2] Unfallchirurgie, Benjamin Franklin-Universität, Berlin

Zielsetzung: Das „Complex Regional Pain Syndrome Typ 1" (CRPS 1), besser bekannt als M. Sudeck ist eine häufige Komplikation nach Traumen im Bereich der Extremitäten. Es ist bekannt, dass bei einem Großteil der CRPS I-Patienten Alterationen des Sympathischen Nervensystems bestehen. Methodisch wurden diese bisher durch Laserdopplermessungen bestimmt. Mittels der Venenverschlussplethysmographie sollte gezeigt werden, dass selbige durch Bestimmung des Ausfalls des veno-arteriellen Reflexes ebenfalls in der Lage ist Störungen des nervalen Regulationssystems zu messen.

Material und Methode: Prospektiv wurde bei 24 posttraumatischen Patienten mit klinisch eindeutigem CRPS an der oberen Extremität eine computergestützte Venenverschlußplethysmographie durchgeführt. Dabei wurde der Mikrozirkulationsparameter Jv (Filtrationskomponete = Gefäßpermeabilität) für 50 mmHg nach langsamer, schrittweise Druckerhöhung sowie rapidem Druckanstieg valide bestimmt und in Relation zueinander gesetzt, als Maß für eine nervalen Störung. Als Kontrollgruppe wurden 20 gesunde Probanden gegenübergestellt. Beide Gruppen wurden ebenfalls der etablierten Laserdopplermessung unterzogen.

Ergebnisse: In der Gruppe der CRPS I Patienten fand sich eine durchschnittliche kapilläre Permeabilitätskomponente Jv von $6{,}12 \pm 1{,}79$ (ml$\times$1/min$\times$1/100 ml) für den „langsamen" 50 mmHg Schritt. Für den raschen Druckanstieg errechnet sich eine Jv von $5{,}65 \pm 1{,}88$ zu $3{,}96 \pm 1{,}0379$ (ml$\times$1/min$\times$1/100 ml). Bei gesunden Personen fand sich ein gemittelter Wert von $3{,}82 \pm 1{,}06$ sowie $1{,}88 \pm 0{,}89$ 79 (ml$\times$1/min$\times$1/100 ml). Der so ermittelte Quotient (1,08) wurde als Maßstab zur Bewertung einer gestörten nervösen Funktion herangezogen. Hierbei zeigte sich, dass bei CRPS Patienten 15% signifikant abwichen und somit in diesen Fällen keine nervale Störung nachgewiesen werden konnte. Im Vergleich ermittelte die etablierte Laserdopplermessung bei 25% der Patienten einen unauffälligen nervalen Funktionstest.

Zusammenfassung: Es konnte gezeigt werden, dass die Venenverschlussplethysmographie geeignet war nervale Störungen bei CRPS I Patienten im Vollbild zu messen. Im Vergleich war die Venenverschlussplethysmographie signifikant besser in der Lage nervale Alterationen zu bestimmen als die bisher etablierte Laserdopplermethode.

Abstract ID: 1747 Vortragsart: poster

Die perkutane Schraubenosteosynthese der MFK-V-Basisfraktur – ein minimalinvasives Verfahren als neue Therapieoption für eine häufige Verletzung

M. G. Baacke, D. Mann, R. J. Stiletto, L. Prof. Gotzen, T. v. Garell

Klinik für Unfall-, Hand- und Wiederherstellungschirurgie der Philipps-Universität Marburg

Zielsetzung: Unzufriedenheit mit den bisherigen Behandlungsverfahren der verschieden Frakturtypen in der Basis des 5.Mittelfußknochens, sei es als Ausrißfraktur in der Basis des 5.MFK, als meta-diaphysäre „Jones-Fraktur", oder als Stressfraktur im Mittelfußschaft spiegelt sich in der Vielzahl vorgeschlagender operativer und konservativer Behandlungsverfahren. Lange Immobilisation bei operativer oder nichtoperativer Behandlung, dem Schweregrad der Verletzung unangemessen langer stationärer Aufenthalt, eine hohe Zahl sekundärer Dislokationen oder Pseudarthrosen werden in der Literatur beschrieben und durch eigene Erfahrungen bestätigt.

Wir berichten über die perkutane Schraubenosteosynthese als einem neuen Verfahren in der Behandlung von Frakturen in der Basis des 5.MFK als ambulantem Eingriff, der die frühfunktionelle Behandlung nach einer Woche im OSG-Soft-Cast mit Vollbelastung ermöglicht.

Material und Methoden: In der Zeit von 12/00 bis 5/02 wurden 24 Patienten (10 w, 14 m) mit Frakturen in der Basis des 5. MFK einer perkutanen Schraubenosteosynthese zugeführt.

Unter Analgesie mit einem antero-lateralen Fußblock und/oder Kurznarkose mit Ketanest/Dormicum wurden die Fragmente, sofern erforderlich, mit einem perkutan geführten Kirschnerdraht unter Röntgendurchleuchtung in „joy-stick-Technik" reponiert. Von der Spitze der Basis des 5. MFK wurde ein 0,8 mm Kirschnerdraht unter Röntgenkontrolle in zwei Ebenen in den 5. MFK eingebracht und in der Gegenkortikalis plaziert. Nach Längenbestimmung und intermetacarpaler Infiltrationsanästhesie wurde über den liegenden Kirschnerdraht aufgebohrt, das Gewinde geschnitten und eine kanülierte, halbgewindige 4,5 mm Schraube eingebracht. Hautnaht und dokumentierende Röntgenaufnahmen in zwei Ebenen beendeten den Eingriff.

Mit einem Unterschenkelspaltgips, begonnener und rezeptierter low-dose Antikoagulation mit einem NMH und einem Schmerzmittel, 2 UA-Gehstützen und falls erforderlich einer Arbeitsunfähigkeitsbescheinigung wird der Patient, sobald gehfähig, entlassen. Nach zwischenzeitlicher Wundkontrolle WV zum Anlegen eines OSG-Soft-Cast, sowie Röntgenkontrolle nach einer Woche. Im OSG-Soft-Cast Mobilisation mit Vollbelastung. Dieser Soft-Cast wird 6 Wochen p.o. belassen. Die ME erfolgt – ebenfalls ambulant – nach 1 Jahr.

Ergebnisse: Bei 22 Patienten heilte die Fraktur klinisch und radiologisch aus. Eine verzögerten Frakturheilung wurde beobachtet, die jedoch nach 9 Monaten ebenfalls vollständig knöchern durchbaute. Eine symptomatische Pseudarthrose musste mit Spongiosaplastik und Zuggurtungsosteosynthes erneut operativ behandelt werden. Fehlstellungen, Wundheilungsstörungen, sekundäre Dislokationen oder eine Thrombose wurden nicht beobachtet. Die überwiegende Anzahl der Patienten bewerteten das minimalinvasive Verfahren positiv.

Zusammenfassung: Aufgrund der Minimalinvasivität des Verfahrens, der Möglichkeit zur ambulanten Durchführung und der Möglichkeit zu frühfunktioneller Behandlung mit Vollbelastung, sowie der relativen Einfachheit der Operation empfehlen wir die operative Behandlung von Frakturen des 5. MFK in der vorgestellten Technik.

Abstract ID: 1893 Vortragsart: poster

Das Verhalten des Ramus profundus Nervi radialis auf seinem Weg von der Flexorenloge in die Extensorenloge

O. Leithgöb[1], N. P. Tesch[2], W. Grechenig[1], K. Tanzer[1], H. G. Clement[1], G. Peicha[1], F. J. Seibert[1]

[1] Universitätsklinik für Unfallchirurgie Graz, Österreich
[2] Anatomisches Institut der Karl-Franzens-Universität Graz, Österreich

Einleitung: Der Nervus radialis erreicht zwischen dem Musculus brachioradialis und dem Musculus brachialis in Begleitung der Arteria collateralis radialis die Ellbogenregion. Vor dem Radiuskopf spaltet er sich in seine Endäste, nämlich den Ramus superficialis und den Ramus profundus auf. Der Ramus superficialis zieht mit der A. radialis unter dem M. brachioradialis zum Handrücken. Der Ramus profundus durchbohrt den M. supinator und läuft spiralförmig um den Hals des Radius zu den Streckern am Unterarm.

Material und Methode: Am anatomischen Institut Graz wurden 54 nach Thiel konservierte obere Extremitäten seziert und der Verlauf des Ramus profundus nervi radialis gesondert dargestellt.

Ergebnisse: Der Ramus profundus nervi radialis betrat zwischen 30 mm und 53 mm distal des Epicondylus lateralis humeri den Musculus supinator in der Beugerloge und verließ den M. supinator zwischen 61 mm und 104 mm distal des Epicondylus lateralis humeri in der Strekkerloge wieder. Die im Musculus supinator liegende Wegstrecke betrug zwischen 26 mm und 68 mm wobei dieser in allen Fällen in einen oberflächlichen und einen tiefen Anteil geteilt wurde. In einem Fall bestand der oberflächliche Anteil nur mehr aus einer zarten Muskellage, andererseits wurde der tiefe Ast des Nervus radialis in 5 Fällen nur mehr durch eine dünne Muskelschicht vom Periost des Radius getrennt. In 12 der 54 Fälle betrat der Ramus profundus Nervi radialis den Musculus supinator nicht als Stamm, sondern bereits in 2 – 3 Äste aufgeteilt. Diese Aufteilung blieb dann auch beim Austritt erhalten. Einen durch verschiedene Muskellücken erfolgenden Austritt bei stammförmigen Eintritt in den Musculus supinator konnten wir in 5 Fällen darstellen.

Schlussfolgerungen: Der Ramus profundus nervi radialis ist für die Innervation aller Unterarmextensoren, mit Ausnahmedes Musculus extensor carpi radialis longus verantwortlich. Weiters versorgt er den Musculus abductor pollicis longus.

Auf seinem Weg von der Flexorenloge in die Extensorenloge durchbohrt er den Musculus supinator, wobei sein Verlauf zahlreiche Varianten zeigt.

Um den Ramus profundus nervi radialis bei operativen Eingriffen am proximalen Radiusdrittel schonen zu können, ist ein entsprechendes Wissen über seinen anatomischen Verlauf unabdingbar.

Winkelstabile Implantate – Neuer Standard?

Abstract ID: 259 Vortragsart: oral

Ergebnisse eines winkelstabilen Plattensystems bei 3- und 4-Fragmentfrakturen des Humeruskopfes

B. I. Zeifang, K. Wenda

Klinik für Unfall-, Hand- und Wiederherstellungschirurgie der Dr. Horst Schmidt Kliniken Wiesbaden, Akademisches Lehrkrankenhaus der Johannes Gutenberg-Universität Mainz

Zielsetzung: Bei 3- und 4 Fragmentfrakturen des Humeruskopfes stehen zahlreiche Osteosyntheseoptionen und auch die Schulterprothese zur Verfügung. Ziel dieser Studie war es subjektive und objektive Ergebnisse nach Osteosynthese mit einer neuen winkelstabilen Platte (PHILOS) als kopferhaltende Therapie der dislozierten proximalen Humerusfraktur zu erhalten. Hierbei sollte insbesondere die winkelstabile Verankerung auch bei älteren Patienten eine stabile Osteosynthese ohne sekundäre Lockerung möglich machen.

Material und Methoden: Von Juli 2000 bis April 2002 wurden 23 Schultern bei 22 Patienten mit einem mittleren Alter von 60,5 Jahren (32 – 89/Mittelwert 60,4 Jahre) davon 11 Männer (Alter Median 58,5 (32 – 85) Mittelwert 56,9 Jahre) und 11 Frauen (Alter Median 65 (41 – 89) Mittelwert 63,9 Jahre) mit der PHILOS – Platte im Sinne eines Fixateur intern, d.h. ohne Ablösung des Periostes nach gedeckter Reposition versorgt. In einem Fall lag bei einem Mann eine beidseitige hintere Luxation vor, die mit 2 PHILOS – Platten versorgt wurden. Ursache der Verletzungen war in 68% ein häuslicher Sturz, in 28% waren es Verkehrs- und Sportunfälle und in 4% sonstige Unfälle. Mit Röntgenaufnahmen in 2 Ebenen (true ap und axial/transscapulär) erfolgte präoperativ die Frakturklassifikation, desweiteren wurde der postoperative Status sowie der Verlauf radiologisch dokumentiert und beurteilt. Die Patienten wurden mit dem Constant – Score zur Feststellung des subjektiven und objektiven Status im Schnitt 16 Monate (6 – 26 Monate) postoperativ nachuntersucht.

Ergebnisse: Die postoperativen Röntgenkontrollen sowie die Röntgenkontrollen im Verlauf zeigten einen anatomischen Fragment- und Gelenkstand. In keinem Fall kam es zu einer sekundären Dislokation von Fragmenten oder Schrauben, eine Plattenlockerung wurde nicht beobachtet. Eine Humeruskopfnekrose wurde festgestellt, bei einer 90-jährigen Patientin, sodass der Humeruskopf nach 1 Jahr entfernt werden musste. Bei allen weiteren Frakturen kam es zu einer vollständigen knöchernen Konsolidierung. Im Constant – Score erreichten die Patienten mit im Mittel 74,42 (Männer 78, Frauen 73; Median 68,50; 37 – 100) Punkten überwiegend gute Ergebnisse.

Zusammenfassung: Obwohl der bisherige Beobachtungszeitraum noch recht kurz ist, erweitert unserer Ansicht nach die neue winkelstabile Platte die kopferhaltenden Indikationen und drängen die Indikation zur Prothese zurück, da die bei bisherigen Fixationssystemen vorliegenden Schwierigkeiten (wie Platten-/Schraubenlockerung, sek. Fragment-Dislokation, Häufigkeit von Humeruskopfnekrosen) hier nicht beobachtet werden. Durch die gedeckte Reposition wird die Durchblutungssituation im Humeruskopf weniger gefährdet. Durch eine konvergierend und divergierend Schraubenlage ist ein Ausbrechen der Platte auch im osteoporotischen Knochen nahezu unmöglich, allerdings täuschen die Schrauben aufgrund ihrer Verankerung in der Platte eine nicht vorhandene Stabilität vor.

Abstract ID: 276 Vortragsart: oral

Versorgung extra- und intraartikulärer Humeruskopffrakturen mittels intramedullärem Kraftträger und winkelstabilen Verriegelungsbolzen

R. Eisele, L. Kinzl

Abteilung für Unfallchirurgie, Hand- und Wiederherstellungschirurgie der Universität Ulm

Diese zunehmende Anzahl von Frakturen am proximalen Humerus stellt eine Herausforderung für den Unfallchirurgen dar. Die Suche nach einem universellen, sicheren und weichteilschonenden Implantat ist nicht abgeschlossen. Wir sind der Frage nachgegangen ob der Targon PH Nagel ein geeignetes Implantat zur Versorgung solcher Frakturen darstellt. Es handelt sich dabei um eine Methode der Frakturstabilisierung die gut zu dem Motto „Zurück in die Zukunft" paßt.

In 2001 wurden in einer prospektiven Studie Frakturen des proximalen Humerus mit dem Targon PH – Nagel versorgt. Die Versorgung wurde auf die AO Klassifikationen A3 – C2 beschränkt. Der verwendetete Nagel weist als Besonderheit proximal winkelstabile Verriegelungsschrauben auf. In der Intermediärregion finden sich ab einer Länge von 220 mm zusätzliche Verriegelungsschrauben neben den distalen Verriegelungsschrauben. Diese Schrauben sind nicht winkelstabil. Es wurden neben der Frakturklassifikation, die Operationszeit, die postoperative Liegezeit sowie postoperative Komplikationen erfasst. Außerdem erfolgte ein Follow-up über 16 Wochen mit einem abschließenden Mobilitättest und einer Röntgenkontrolle.

Es wurden 35 Patienten (20 Frauen, 15 Männer, Alter 45 – 80 Jahre) mit dem Nagel versorgt.

AO Klassifikation: $6 \times A3$, $2 \times B1$, $6 \times B2$, $8 \times B3$, $6 \times C1$, $7 \times C3$.

Operationszeit 40 Minuten im Median (Min 25, Max 110 Minuten)

Liegezeit 4 Tage im Median (Min 3, Max 12 Tage)

Postoperative Komplikationen:

1 Nageldislokation (B3) mit Reintervention

1 Hämatom an der Nageleinführungsstelle ohne Reintervention

1 subcutaner Infekt proximal mit lokaler Revision ohne Nagelentfernung.

Nach 16 Wochen zeigten die A Frakturen die beste Mobilität und berichteten über geringe lokale Ruhe- und Bewegungsschmerzen (Abduktion im Median 70° (Min 37°; Max 110°); die B und C Frakturen zeigten im Median 50° Abduktion (Min 35, Max 85°) bei deutlich verstärkter Schmerzsymtomatik.

Keine Nageldislokation, kein subakromiales Impingement wurde dokumentiert.

Die Verwendung des Targon PH Nagel, selbst bei C Frakturen des proximalen Humerus, scheint eine Alternative zu den bekannten Verfahren darzustellen. Die kurze Operationszeit, der weichteilschonende Zugang sowie die mehrfachen Verriegelungsmöglichkeiten sind hervorzuheben. Dabei müssen allerdings Frakturversorgungsprinzipien wie sie bei der Plattenosteosynthese gelten verlassen werden. Das proximal „winkelstabile Gerüst" durch Nagel und Bolzen kann die Mehrfragmentfrakturen nicht unter Kompression bringen sondern dient als innerer Rahmen während die muskuläre Hülle des Schultergürtels eine zentripedale Kraft auf die Fragmente ausübt und die Reposition und Retention unterstützt. Die Nachbehandlung kann wie bei Versogung von Schulterluxationen also frühzeitig aus dem Gilchrist heraus mit Pendelübungen unter Vermeidung von Außenrotation erfolgen.

Abstract ID: 457 Vortragsart: oral

Der radio-radiale Fixateur als Alternative zur winkelstabilen Plattenosteosynthese der Radiusextensionsfraktur

G. Gradl, P. Gierer, A. Ewert, M. Beck, T. Mittlmeier

Chirurgische Klinik der Universität Rostock, Abteilung Unfall- und Wiederherstellungschirurgie

Zielsetzung: Die operative Versorgung komplexer Frakturen des distalen Radius mit dem Ziel der anatomischen Rekonstruktion stellt hohe Anforderungen an den Behandler. Frakturen mit Gelenkbeteiligung und dorsaler Trümmerzone bei osteoporotischem Knochen lassen herkömmliche Operationsverfahren an Grenzen stoßen. Die alleinige KD-Osteosynthese zeigt einen hohen Anteil an sekundären Verkürzungen nach primär guter Reposition. Dorsale und volare Plattenosteosynthesen sind invasiv und auf eine ausreichende knöcherne Substanz im distalen Fragment zur Plazierung der Schrauben angewiesen. Dies ist vor allem am ulnaren Fragment nicht immer gewährleistet. Ein Nachteil des gelenküberbrückenden Fixateurs ist die lange Immobilisierung und die Gefahr der Hyperextension. Ziel dieser Studie ist die Entwicklung eines Osteosyntheseverfahrens, das minimal invasiv auch komplexe Frakturen des distalen Radius anatomiegerecht, technisch einfach und übungsstabil instrumentieren kann.

Material und Methoden: Unter Ausnutzung der Ligamentotaxis wird die Fraktur geschlossen reponiert und mit einem gelenküberbrückenden Fixateur temporär fixiert, wobei lediglich ein Steinmann-Pin in den Metacarpale II eingebracht wird. Dann werden auf Höhe des distalen Fragmentes parallel zur Gelenkachse ein oder zwei Fixateurstangen montiert, die senkrecht, oder in einem stumpfen Winkel zur Längsachse des Radius stehen. Nun werden zwei Gewinde-Kirschnerdrähte (GKD) in typischer Weise vom Radiusstyloid gekreuzt eingebracht, umgebogen und mit der Fixateurstange verbunden. Ein GKD wird parallel zur Gelenkfläche gesetzt, ein weiterer von dorsal in das radioulnare Fragment. Hat sich ein Fragment noch nicht anatomisch eingepaßt, wird es mit Hilfe eines GKD als „joy-stick" reponiert und an der Fixateurstange fixiert. Somit ist der distale Gelenkblock multidirektional verspannt, und das Handgelenk wird freigegeben.

Ergebnisse: In einem Drei-Monatszeitraum wurden 20 konsekutive Patienten (weiblich: n = 15, männlich; n = 5, mittleres Alter 60 Jahre (23 – 91 Jahre)) mit komplexer distaler Radiusfraktur mit dem nicht gelenküberbrückenden Hybridfixateur operativ versorgt. Darunter waren 8 artikuläre- und 11 extraartikuläre Frakturen (C3: n = 5, C2: n = 3, C1: n = 1, A3: n = 7, A2: n = 4). Eine primär anatomische Reposition konnte in 19 Fällen erreicht werden (Verkürzung 6 mm, n = 1). 2 Wochen postoperativ bei liegendem Fixateur war die mediane Dorsalextension (DE) 15°, die Palmarflexion (PF) 30°. Die Nachuntersuchung 6 Wochen postoperativ zeigte einen Längenverlust des Radius in 2 weiteren Fällen (3, 6 mm). Die mediane DE betrug 25°, die PF 40°. Die Patientenzufriedenheit war sehr gut in 15 Fällen und gut in 5 Fällen. Es traten 3 Pininfekte auf, die folgenlos abheilten. Eine Patientin entwickelte eine milde Algodystrophie.

Zusammenfassung: Erste Ergebnisse zeigen, dass eine übungsstabile Versorgung komplexer Frakturen des distalen Radius mit diesem Verfahren minimal invasiv möglich ist.

Abstract ID: 483 Vortragsart: oral

Verhindern winkelstabile Implantate (LISS-PLT) bei proximalen Tibiafrakturen sekundäre Korrekturverluste?

M. S. Matschke, W. A. Wentzensen

Berufsgenossenschaftliche Unfallklinik Ludwigshafen

Material und Methode: Von 9/98 bis 11/2001 wurden 54 Tibiakopffrakturen die mit einer LISS-PLT stabilisiert wurden prospektiv erfasst. Nach der AO Klassifikation wiesen 31 Patienten vollständige Gelenkfrakturen mit ausgedehnten metaphysären Defekten auf (14 Pat. 41/C2, 17 Pat. 41/C3), 10 Pat. hatten ausgedehnte metaphysäre Defekte (41/A3), 5 Pat. zeigten eine Impressionsspaltbruchverletzung, 8 Patienten verteilten sich auf die restlichen Frakturtypen.

Ergebnisse: Eine Instabilität nach korrekter LISS Osteosynthese beobachteten wir bei 5 Pat. (9,2%). Hierbei handelt es sich entsprechend der AO Klassifikation um eine A3 Fraktur einer 78 jährigen Pat., die 4 Wochen nach dem Ersteingriff durch eine schmale LCDCP von medial stabilisiert wurde. Bei einer 61 jährigen Pat., bei der eine C3 Fraktur mit einer 5 Loch LISS versorgt wurde, kam es nach 3 Monaten zu einer Varusfehlstellung von 10°, die durch eine additiv valgisierende Korrekturosteotomie korrigiert wurde. Eine 50 jährige Pat. mit einer B3 Fraktur entwickelte im Verlauf von zwei Jahren einen Varus von 12°, eine operative Korrektur wurde bislang abgelehnt. In zwei weiteren Fällen verblieb bei alleiniger Stabilisierung einer 41 C3 bzw. C2 Fraktur in Kombination mit einer A3 Fraktur des Schaftes mittels einer 13 Loch LISS eine Instabilität, die eine zusätzliche Anlage eines medialen Fixateurs erforderlich machte.

Schlussfolgerungen: Auch unter Anwendung der LISS-PLT können Instabilitäten verbleiben, die bei nicht Erkennen zu sekundären Korrekturverlusten führen. In diesen Fällen empfiehlt sich frühzeitig eine Stabilisierung von medial mittels schmaler LCP oder Fixateur externe.

Abstract ID: 508 Vortragsart: oral

Vergleich der palmaren winkelstabilen Plattenosteosynthese mit der Kirschnerdrahtosteosynthese und dem Fixateur externe in der Behandlung der distalen A3- und C2-Radiusextensionsfrakturen

K. Wallroth, W. Hubel

Chirurgische Klinik des Kreiskrankenhauses Stollberg gGmbH

Zielsetzung: Es soll untersucht werden, ob die winkelstabile Osteosynthese der instabilen Collesfraktur Vorteile gegenüber den etablierten Verfahren (transcutane Kirschnerdrahtosteosynthese, handgelenksüberbrückender Fixateur ext.) bezüglich des zu erwartenden Korrekturverlustes während der knöchernen Konsolidierung und des funktionellen Outcomes bringt.

Material und Methoden: Es handelt sich um eine retrospektive Analyse. Wir untersuchten 60 Patienten, die 1999 und 2000 operiert wurden. Vor dem 1.1.2000 erfolgte die Stabilisierung der A3-Frakturen (n = 15) durch transcutane Kirschnerdrahtosteosynthesen, C2-Frakturen (n = 15) wurden im handgelenksüberbrückenden Fixateur ext. retiniert. Ab dem 1.1.2000 versorgten wir je 15 A3- und C2-Frakturen mit einer palmaren winkelstabilen Platte (DRPS, Fa. Synthes). Einer vierwöchigen Gipsruhigstellung der Drahtspickungen (Metallentfernung nach 6 Wochen) und fünfwöchigen externen Fixierung steht die sofortige funktionelle Nachbehandlung der winkelstabilen Osteosynthesen gegenüber.

Die klinische und röntgenologische Nachuntersuchung führten wir 12 – 14 Monate postoperativ durch. Es fanden der DASH-Fragebogen und der Score nach Gartland & Werley Anwendung.

Ergebnisse: Radiologisch nachweisbare Korrekturverluste gab es nur in der K-Draht- und Fixateurgruppe.

Die Beweglichkeit des Handgelenkes nach der Neutral-Null-Methode ist bei den funktionell nachbehandelten Patienten mit winkelstabiler Versorgung besser. Die verwendeten subjektiven und objektiven Scores zeigen ebenfalls deutliche Vorteile für die letztgenannte Gruppe.

Zusammenfassung: Die palmare winkelstabile Plattenosteosynthese der distalen A3- und C2-Radiusextensionsfrakturen stellt das sicherere Verfahren zur zuverlässigen Retention mit funktioneller Nachbehandlung dar und führt zu einem besseren funktionellen Outcome.

Abstract ID: 1184 Vortragsart: oral

Die Bedeutung der Winkelstabilität für die Osteosynthese des Tibiakopfes – eine biomechanische Studie

M. E. Wenzl[1], M. M. Morlock[2], K. Seide[1], K. Püschel[3], D. Wolter[1]

[1] Berufsgenossenschaftliches Unfallkrankenhaus Hamburg, Abteilung für Unfall- und Wiederherstellungschirurgie
[2] Technische Universität Harburg, Abteilung für Biomechanik
[3] Gerichtsmedizinisches Institut der Universität Hamburg

Zielsetzung: Mit dieser Studie sollte an humanen Knochenpräparaten des Tibiakopfes die Überlegenheit der winkelstabilen Montage einer lateralen Tibiakopfabstützplatte gegenüber der konventionellen Montage nachgewiesen werden.

Material und Methoden: 5 paarige humane Tibiakopfpräparate (mittels CT gemessene Knochendichte 60,4 – 146,8 mg Hydroxylapatit/cm3) wurden auf eine Länge von 4,5 cm gekürzt. Mit einem Zielgerät wurde eine laterale Tibiakopfabstützplatte aus Reintitan mit 3 Schrauben am Präparat fixiert. Für die winkelstabile Montage wurden Kortikalisschrauben (Kerndurchmesser 4,2 mm) mit einem Gewinde am Schraubenkopf benutzt. Nach Bohren des Knochenkanals wurde ein Gewinde in das Plattenloch in Richtung des Knochenkanals gedrängt. Beim Eindrehen der Schraube wird der Schraubenkopf so im Plattenloch winkelstabil verriegelt, wobei es zu einer Kaltverschweißung zwischen den Titanen kommt. Die Platzierung der Schrauben ist bis zu Winkeln von 40° variabel. Für die konventionelle Montage wurden normale Kortikalisschrauben gleichen Kerndurchmessers gewählt. Bei jedem Präparatepaar wurde eine Seite winkelstabil und die andere konventionell stabilisiert. Die Platte wurde mit PMMA in eine Halterung eingegossen und dann auf eine hydraulischen Testmaschine (MTS Bionix 852.2) so montiert, dass die zentrale Kraftachse exakt die Mitte des Tibiakopfes traf. Die Lasteinleitung erfolgte mittels einer femoralen Komponente eines Knieoberflächenersatzes, die eine freie Kippung zur Querachse des Tibiakopfes zuließ. Belastet wurde zyklisch, sinusförmig (Frequenz 4 Hz) beginnend bei 100 N (Vorlast 10 N). Alle 2000 Zyklen wurde die Belastung um 50 N gesteigert, bis die Montage versagte oder 700N erreicht wurden. Die Abkippung des Tibiakopfes wurde online mit einem LVDT gemessen, der Offset über die Wegstreckenmessung der MTS.

Ergebnisse: Aus den gewonnenen Daten wurden Last-Weg-Kurven erstellt. Der Punkt des Versagens der Montage wurde an dem Punkt der Kurve angenommen, an dem die Kurve nicht mehr linear verlief. Die winkelstabile Montage versagte im Median bei 600 N Belastung (550 – 700), die konventionelle Montage bei 350 N (200 – 450). Der Unterschied wurde im Paarvergleich mit abnehmender Knochendichte größer. Noch deutlicher zeigte sich die Überlegenheit der Winkelstabilität bei der Bestimmung des Einsinkens der Montage (Offset) und der Abkippung des Knochenpräparates nach medial (❏ Abbildung 1).

Zusammenfassung: Mit der oben beschriebenen Montage wurde die typische Situation einer bikondylären Tibiakopffraktur mit fehlender medialer Abstützung simuliert. Der Versuchsaufbau wurde so gewählt, dass bei den Versuchen an paarigen humanen Knochenpräparaten die Montageform (winkelstabil oder konventionell) die einzige Variable darstellte. Anhand der biomechanischen Testungen konnte bei allen 5 Versuchen eine bis zu 500% höhere Stabilität der winkelstabilen Montage nachgewiesen werden.

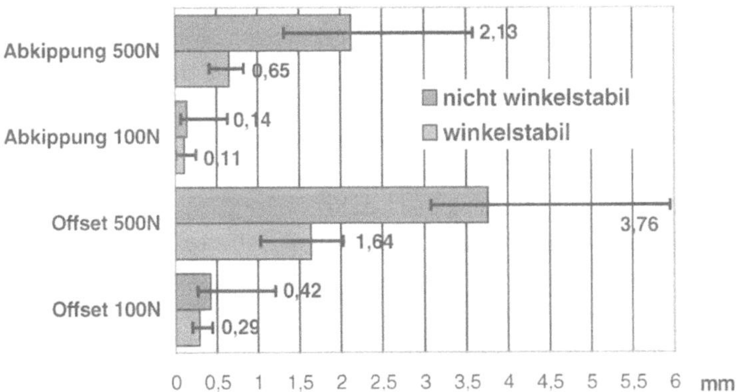

❏ **Abb. 1.** Abkippung und Offset bei axialer Belastung der Tibiakopfpräparate

Abstract ID: 1499 Vortragsart: oral

Palmare Osteosynthese der instabilen distalen Radiusfraktur mit winkelstabilem Implantat und modifizierter intraoperativer Reposition nach Kapandji

K. Ipaktchi, M. Infanger, E. Baum, P. Stahel, W. Ertel

Klinik für Unfall- und Wiederherstellungschirurgie, UKBF, FU-Berlin

Zielsetzung: Erste klinische Erfahrungen mit der winkelstabilen LC-T-Platte für die Osteosynthese instabiler distaler Radiusfrakturen in Kombination mit einer modifizierten intraoperativen Repositionstechnik nach Kapandji.

Einleitung: Die bekannten Versorgungsprinzipien dislozierter Biegungsbrüche und intraartikulärer Stauchungsfrakturen des distalen Radius mit Kirschnerdrähten, Fixateur externe oder der dorsalen Plattenosteosynthese weisen eine signifikante Morbidität auf. Hierzu zählen Korrekturverlust, Pininfektion und Strecksehnenschäden bis hin zu Sehnenrupturen. Die winkelstabile LC-T-Platte ermöglicht eine stabile ventrale Fixation distaler Radiusfrakturen auch des osteoporotischen Knochens. Aufgrund der Winkelstabilität kann eine Fragmentretention ohne dorsale Spongiosaplastik erzielt werden.

Material/Methoden: Fortlaufende prospektive, offene Pilotstudie. Alle Patienten wurden mit einer standardisierten Technik operiert. Eine intraoperative dorsale Kirschnerdrahtreposition nach Kapandji wurde bis zum Plazieren der von palmar eingebrachten winkelstabilen Schrauben durchgeführt, danach K-Drahtentfernung. Nach initialer Immobilisation mit einer Gipsschiene bis zur Fädenentfernung erfolgte ab Tag 14 die funktionelle Nachbehandlung. Initiale Erfassung des präoperativen Mobilitätsgrades nach dem Dash-Score. Im Studienprotokoll festgelegtes Nachuntersuchungsschema nach 6 Wochen, 6 Monaten sowie nach einem Jahr mit klinischer und radiologischer Untersuchung. Verwendung des Gartland und Werley Score (modifiziert durch Sarmiento).

Ergebnisse: 28 Frauen und 12 Männer wurden nach oben beschriebener Technik versorgt und nachuntersucht. Davon 9 Patienten mit A2 und 14 mit A3 Frakturen, 3 Patienten mit B1 und 5 Patienten mit B2 Frakturen, 5 Patienten mit C1 Frakturen und 4 Patienten mit C2 Frakturen. Postoperativ zeigte sich radiologisch nach 6 Wochen kein Verlust der initial erzielten Reposition. Bei allen Patienten kam es zu einer zeitgerechten, vollständigen Frakturheilung; der Gartland und Werley Score nach 6 Monaten betrug 6,5 (1 – 18).

Schlussfolgerung: Winkelstabile Implantate zeigen am distalen Radius mehrere Vorzüge. In Kombination mit einer perkutanen Repositiontechnik ermöglichen sie auch bei dorsal abgekippten instabilen Frakturen einen weniger morbiditätsbehafteten palmaren Zugang. Die Spongiosaplastik von dorsal entfällt durch die Winkelstabilität. Ferner erübrigt sich in den meisten Fällen nach Frakturheilung eine Materialentfernung.

Abstract ID: 1701 Vortragsart: poster

Neue Konzepte der Frakturstabilisierung: Vergleich von Fixateur intern, unaufgebohrter Marknagelung und konventioneller Plattenosteosynthese im Tierexperiment am Schaf

A. R. Schmeling[1], K. Ito[2], R. Wieling[2], M. J. Kääb[1], M. Schütz[1]

[1] Unfall- und Wiederherstellungschirurgie, Charité, Campus Virchow, Berlin
[2] AO/ASIF Forschungsinstitut, Davos, Schweiz

Zielsetzung: Der neue winkelstabile Fixateur intern minimiert im Vergleich zur konventionellen Platten- und Marknagelosteosynthese die implantatinduzierte Minderperfusion des Knochens. Studienziel war es, den Frakturheilungsverlauf mit Fixateur intern und den Standardverfahren unaufgebohrte Marknagelung und konventionelle Plattenosteosynthese zu vergleichen.

Methoden: Bei 24 Schafen wurde an beiden Hinterläufen eine standardisierte Tibiaschaftfraktur mit definiertem Weichteiltrauma erzeugt. Diese wurde ipsilateral mit einem Fixateur intern (PC-Fix) und kontralateral mittels unaufgebohrter Marknagelung (UHN, Gruppe I) oder konventioneller Plattenosteosynthese (LCDCP, Gruppe II) stabilisiert. Pro Gruppe wurden 12 Schafe operiert, es wurden Beinbelastungsmessungen und Röntgenkontrollen durchgeführt. Die Hälfte der Tiere wurde nach 6 Wo, bzw. 12 Wo eingeschläfert. Es folgte die biomechanische Testung, histologische Aufarbeitung (6 μm Schnitte, van Kossa/Safranin O-Färbung, Kallushistomorphometrie) und statistische Auswertung (Signifikanzniveau $p < 0.05$).

Ergebnisse: Die OP-Dauer mit PC-Fix war signifikant kürzer als mit LCDCP ($p < 0.008$) oder mit UHN ($p < 0.001$). In den ersten 2 Wo. bevorzugten die Tiere der Gr. II die LCDCP Seite, danach wurde die PC-Fix stabilisierte Seite mehr belastet ($p < 0.03$). In Gr. I wurde postop Die PC-Fix Seite mehr belastet (3./4. Wo., $p < 0.005/p = 0.03$). Verglichen mit der LCDCP zeigten die Fixateur behandelten Tibiae nach 12 Wo. eine signifikant höhere Torsionssteifigkeit und Biegefestigkeit ($p = 0.035/0.04$). Histomorphometrisch war nach 6 Wo. die end- und periostale Kallusfläche nach PC-Fix und LCDCP nahezu identisch. Jedoch reduzierte sich die Kallusfläche – im Sinne eines fortschreitenden Remodellings – bis zur 12. Wo. um 33% nach PC-Fix und nur um 10% nach LCDCP. Das Verhältnis mineralisierter zu gesamter Kallusfläche war auf der Fixateurseite in nahezu allen definierten Beobachtungsarealen incl. Frakturspalt ($+ 10\%$) signifikant höher als auf der LCDCP-Seite. Hingegen fand sich im Vergleich zur Marknagelung kein signifikanter Unterschied in der Biomechanik. Histologisch imponierte nach 6 und 12 Wo. eine gleiche Kallusmenge mit vergleichbaren mineralisierten Anteilen. Unterschiede zeigten sich nur im Verhältnis endostaler zu periostaler Kallusbildung. So ergab sich beim UHN, bedingt durch die intramedulläre Implantatlage, eine ausschließlich periostale Kallusformation. Hingegen wurde Kallusbildung bei dem Fixateur intern sowohl endostal wie periostal beobachtet.

Diskussion: Die Frakturheilung mit Fixateur intern ist gegenüber der konventionellen Plattenosteosynthese aus biologischer Sicht überlegen. Dies zeigt sich in signifikanten Unterschieden sowohl in den biomechanischen Messungen, wie in den histologischen Vergleichen nach 12 Wochen. Im Vergleich zur unaufgebohrten Marknagelung vollzog sich die Frakturheilung nach Fixateur intern ähnlich schnell, so dass der Fixateur intern – insbesondere im dia-/metaphysären Übergangsbereich – als sichere Alternative zur Marknagelung angesehen werden kann.

Gefäßchirurgie

Akute Gliedmaßenischämie: Konventionelle und endovaskuläre Techniken

Abstract ID: 513 Vortragsart: oral

Die akute Extremitätenischämie – Plädoyer für eine multimodale Therapie

D. Kreissler-Haag[1], R. Fries[2], M. Uder[3]

[1] Chirurgische Universitätsklinik des Saarlandes
[2] Innere Medizin III, Universitätskliniken des Saarlandes
[3] Institut für Radiodiagnostik, Universitätskliniken des Saarlandes

Zielsetzung: Die akute Extremitätenischämie ist ein Gefäßnotfall und erfordert unverzüglich die Einleitung von Diagnostik und Therapie. Bei dem immer älter werdenden Patientengut mit zunehmend gefäßchirurgischen oder interventionellen Eingriffen in der Anamnese ist ein Rückgang der arteriellen Embolien gegenüber der komplizierten pAVK zu verzeichnen. Es gilt zu klären, ob der Extremitätenerhalt bei Patienten mit akuter Ischämie, die in einem Gefäßzentrum mit einem breiten Spektrum an therapeutischen Optionen behandelt werden, verbessert werden kann.

Material und Methoden: In einer retrospektiven Analyse wurden 45 Patienten mit akuter Extremitätenischämie untersucht, die im Jahr 2000 auf die chirurgische Notaufnahmestation der Chirurgischen Universitätsklinik des Saarlands aufgenommen wurden. Eingeschlossen wurden Patienten mit kompletter Extremitätenischämie sowie Patienten mit inkompletter Ischämie und akuten Ruheschmerzen.

Ergebnisse: Bei 38 Patienten (84%) wurde zur Diagnostik die digitale Subtraktionsangiographie eingesetzt; bei 3 Patienten die Farbduplexsonographie. Bei 4 Patienten wurde die Diagnose einer arteriellen Embolie anhand klinischem Befund, Dopplersonographie und dem Nachweis von Herzrhythmusstörungen gestellt. Nur bei 13 Patienten (29%) lag eine arterielle Embolie vor; bei 32 Patienten (71%) bestand die Anamnese einer pAVK bzw. gab es gefäßchirurgische Operationen oder Interventionen in der Vorgeschichte. Es wurden 4 Therapiegruppen gebildet: 1) Notfall-Operation bei 18 Patienten (40%). 2) Konservative Therapie mittels Vollheparinisierung/ Prostavasin bei 16 Patienten (36%). 3) Interventionelle Therapie mittels lokaler Lyse bei 10 Patienten (22%). 4) Notfall-Intervention mittels perkutaner Angioplastie (PTA) und Stent bei 1 Patient (2%).

Folgend wurden in den Therapiegruppen weitere Maßnahmen notwendig. In der Operationsgruppe wurden intraoperative Interventionen durchgeführt. Bei der konservativen Therapiegruppe erfolgte bei 8 Patienten eine frühelektive Operation; bei 1 Patient eine elektive PTA. Von den 10 Patienten mit Lysetherapie wurden 6 Patienten frühelektiv operiert und bei 2 Patienten eine PTA durchgeführt, nachdem durch die Lyse die ursächliche Problematik erkannt wurde.

Insgesamt konnte bei 43 Patienten (96%) die betroffene Extremität erhalten werden.

Zusammenfassung: Bei der akuten Extremitätenischämie verliert die arterielle Embolie zunehmend an Bedeutung. Komplexe Gefäßanamnesen erfordern den Einsatz multimodaler Therapieformen. Dieses kann am besten im Rahmen einer Kooperation eines gefäßchirurgischradiologisch-angiologischen Teams erreicht werden. Denn nach eingeschlagener Notfalltherapie müssen auch die anderen Therapieoptionen verfügbar bleiben, um eine optimale Versorgung mit dem Ziel des Extremitätenerhalts zu gewährleisten.

Der kniegelenksüberschreitende Bypass, Standards und Optionen

Abstract ID: 163 Vortragsart: oral

Standards und Optionen zur gefäßchirurgischen Rezirkulation von Fußarterien

B. L. Luther, K. Grabitz, R. Huber, M. Pillny, W. Sandmann

Klinik für Gefäßchirurgie und Nierentransplantation der Heinrich-Heine-Universität Düsseldorf

Die pedale arterielle Rezirkulation stellt die letzte Alternative zur drohenden Fußamputation dar. Sie ist aufwendig und an viele Details gebunden, so daß kleine Fehler in der Indikationsstellung oder der operativen Taktik das Behandlungsziel vereiteln können.

Methodik: Von 1992 bis 2002 wurden 389 pedale Bypass-Operationen an 368 Patienten (79,4% diabetisches Fußsyndrom) ausgewertet. In 50% der ausschließlich autologen Rekonstruktionen wurde eine infragenuale Spenderarterie genutzt (kurzer Bypass). Die Empfängergefäße waren bei 70,8% der Fälle die A. dorsalis pedis und bei 29,2% die A. tibialis posterior bzw. die Aa. plantares. Die V. saphena magna (VSM) stellte das bevorzugte Bypassmaterial dar (84,5%). Weitere Stellgrößen sind die Klappenausschaltung (reversed/non reversed) und die orthotope, prätibiale, subkutane Führung oder transmembranöse Führung der Bypass-Vene, die Qualitätskontrolle sowie die Antikoagulation. Die mittlere Nachbeobachtungszeit betrug 31 Monate.

Ergebnisse: Die Operationsletalität betrug 0%. Die primäre Bypass-Offenheitsrate betrug nach einem Jahr 68% und nach 31 Monaten 65%, die sekundäre 70% bzw. 66%. Die Beinerhaltungsrate erreichte 82% nach 1 Jahr und 74% nach 31 Monaten. Die geringste Komplikationsrate hatte der infragenuale popliteo-dorsale VSM-Bypass in Reversed-Technik mit prätibialer orthotoper Führung (13,3%), die höchste eine femoro-pedale Rekonstruktion mit zusammengesetztem Bypassmaterial minderer Qualität (37,5%).

Schlussfolgerung: Unter Beachtung gefäßchirurgischer Standards und optionaler Flexibilität kann bei 2/3 aller Patienten (durch eine pedale Bypass-Operation) die Extremität und damit die Lebensqualität langfristig erhalten werden.

Abstract ID: 1276 Vortragsart: oral

Endoskopische Bypassvenengewinnung unter CO$_2$-Insufflation im Rahmen der peripheren Gefäßrekonstruktion

T. C. Schmandra, R. Ritter, P. Knez, M. Tenholt, F. Adili, T. Schmitz-Rixen

Schwerpunkt Gefäß- und Endovaskularchirurgie, Johann Wolfgang Goethe-Universität Frankfurt am Main

Einleitung: Die Gewinnung der Vena saphena magna ist ein entscheidender Operationsschritt im Zuge der peripheren Gefäßrekonstruktion. Wundkomplikationen der dabei durchgeführten Inzisionen können jedoch zu einer erheblichen Erhöhung der perioperativen Morbidität beitragen. Aus diesem Grunde wird zunehmend die minimal-invasive Dissektion der Vena saphena magna („endoscopic vein harvesting") diskutiert. Die Insufflation von Kohlendioxid (CO$_2$) zur Gewebsretraktion scheint dabei eine sinnvolle Ergänzung des endoskopischen Verfahrens darzustellen.

Patienten und Methodik: Im Rahmen einer femoro-poplitealen (Segment III) Gefäßrekonstruktion führten wir bei bisher 14 Patienten die endoskopische Präparation der Vena saphena magna unter CO$_2$-Insufflation durch. Die Venendissektion erfolgte über eine proximale und distale Wundinzision mit einer speziellen Endoskopieeinheit. Seitenäste wurden mittels Clips versorgt. Alle Dissektionsschritte erfolgten unter visueller Kontrolle über einen Monitor.

Ergebnisse: Bei allen Patienten konnte die Vene endoskopisch entfernt und für die periphere Gefäßrekonstruktion verwendet werden. Die CO$_2$-Insufflation gewährleistete in allen Fällen eine sehr gute Übersicht. Die Entwicklung der Gewebsschichten zeigte sich hierunter deutlich vereinfacht. Die mittlere Präparationszeit lag bei 53 ($\pm$14) min. Bei 4 Patienten mußte zur Dissektion von Seitenästen eine zusätzliche Inzision angelegt werden. Wundkomplikationen im Bereich der Inzisionsstellen wurden nicht beobachtet. Bei 3 Patienten entwickelte sich postoperativ ein Hämatom im Bereich des medialseitigen Oberschenkels ohne weitere Interventionsbedürftigkeit. Die Offenheitsrate der endoskopisch gewonnenen Bypassvenen beträgt 100% bei einer Nachbeobachtungsdauer von 7 Monaten.

Schlussfolgerung: Die endoskopische Gewinnung der Vene saphena magna für die periphere Bypasschirurgie stellt ein sicheres und praktikables Verfahren mit geringer Wundkomplikationsrate dar. Die CO$_2$-Insufflation verbessert die visuelle Kontrolle und erleichtert das präparatorische Vorgehen erheblich.

Abstract ID: 1289 Vortragsart: oral

Der Femoro – infragenuale Bypass bei chronischer pAVK: Kann die Majoramputation vermieden werden?

K. Nitschmann, J. Gröne, B. Mann, H. J. Buhr

Chirurgische Klinik I, Allgemein-, Gefäß- und Thoraxchirurgie, Universitätsklinikum Benjamin Franklin, FU Berlin

Einleitung: Bereits seit Anfang der 1980er Jahre findet das Konzept der Anlage von kniegelenksüberschreitenden Bypässen zur Verbesserung der Perfusion und somit der Vermeidung einer

Majoramputation seine Anwendung. In der heutigen Therapie der kritischen Ischämie kommen interventionelle und operative Verfahren zum Einsatz. Unser Ziel ist es unser Therapiekonzept bei der Behandlung der kritischen Beinischämie bei chronischer pAVK zur Vermeidung einer Majoramputation zu beschreiben.

Patienten und Methode: Retrospektive Analyse von 491 Patienten mit einer chronischen AVK die zwischen 1995 und Juni 2002 behandelt wurden. Bei n = 246 Patienten lag ein Stadium IIb, bei n = 101 ein Stadium III und bei n = 144 ein Stadium IV vor. Bei n = 185 Patienten erfolgte daraufhin die Anlage eines kniegelenksüberschreitenden Bypasses zur Vermeidung einer Majoramputation im Stadium pAVK III und IV sowie im komplizierten Stadium IIb.

Ergebnisse: Das Alter (Median) der operierten Patienten lag bei 67 Jahren. In 92 Fällen erfolgte die Anlage eines Femoro-poplitealen Venenbypasses auf Pars 3 der A. poplitea und 93 mal die Anlage eines cruralen Venenbypasses bzw. Compositebypasses. Postoperativ erfolgte bei n = 28 Patienten (15,1%) eine Bypassrevision bei Verschluß oder Nachblutung. Eine tiefe Wundinfektion trat bei n = 7 Patienten (3,2%) auf. Eine Majoramputation erfolgte bei n = 23 Patienten (12,4%) nach P-3 bzw. cruraler Bypassanlage. Die Amputationen erfolgten nach Demarkierung der irreversibel geschädigten unteren Extremität sowie bei Bypassverschlüssen bis 36 Monate postoperativ. Die Beinerhaltungsrate bei Patienten mit einer kritischen Beinischämie lag somit bei 87,6% (n = 162).

Zusammenfassung: Der kniegelenksüberschreitende Bypass bei Patienten mit einer kritischen Beinischämie ist mit einer vertretbaren Morbidität durchführbar und stellt eine wirksame Methode zur Vermeidung einer drohenden Majoramputation und somit einen deutlichen Gewinn an Lebensqualität dar.

Abstract ID: 1748 Vortragsart: oral

Naht- und Operationstechniken in der Gefäßchirurgie

E. S. Debus, A. Larena, U. A. Dietz, S. Franke

Chirurgische Universitätsklinik, Gefäßchirurgie, Josef-Schneider Str. 2, 97080 Würzburg

Zweck: Lehrmedium zur praxisnahen Vermittlung von Naht- und Anastomosentechniken für Gefäßchirurgen in der Ausbildung, sowie Viszeralchirurgen mit gefäßchirurgischen und/oder transplantationschirurgischen Aufgaben.

Inhalt: Die CD-ROM ist interaktiv gestaltet und besteht aus zwei Teilen. Im Einleitungsteil werden gängige gefäßchirurgische Nahtmaterialien mit den Eigenschaften der Grundsubstanzen erläutert. Es folgt eine Darstellung der gebräuchlichen Nadeltypen mit Nadelschliffen für die Gefäßnaht sowie eine Übersicht der gängigen alloplastischen Prothesenmaterialien. Darüber hinaus werden gefäßchirurgische Instrumente erläutert.

Im Hauptteil werden verschiedene Nahttechniken dargestellt: Kreuzstich, Einzelknopfnaht, fortlaufende Naht. Dann folgen Darstellungen einzelner Anastomosentechniken: Patchnaht, Seit-zu-End Anastomose (Vene und Kunststoff), End-zu-End Anastomose. Die sog. ‚gegenläufige Vierpunkte-Nahtaufhängung‘ wird eingehend demonstriert und ihre Vorteile erarbeitet. Alle

Darstellungen erfolgen in drei Ebenen, zwischen denen der Anwender interaktiv wählen kann: grafische Darstellung, Darstellung am Präparatemodell, Darstellung aus dem OP mit entsprechendem Situs.

In einer zweiten, optionalen CD-ROM werden gefäßchirurgische Standardoperationen unter besonderer Berücksichtigung der Nahttechnik gezeigt: Carotisdesobliteration (offene Thrombendarteriektomie mit Patchplastik), femoro-poplitealer Kunststoffbypass, femoro-cruraler Venenbypass, Rohrprothese bei abdominellem Aortenaneurysma (mit Reinsertion der A. mesenterica inferior).

Abstract ID: 1753 Vortragsart: oral

Der kniegelenksüberschreitende Fibularisbypass in der Therapie der kritischen Extremitätenischämie: Zugangstechniken und Ergebnisse in einem 19-jährigen Beobachtungszeitraum

E. S. Debus, A. Larena, ST. Fichtner-Feigl, M. Sailer, S. Franke

Chirurgische Universitätsklinik, Gefäßchirurgie, Josef-Schneider Str. 2, 97080 Würzburg

Einleitung: Kniegelenksüberschreitende Gefäßrekonstruktionen sind im Management der kritischen Ischämie etabliert. Die A. fibularis (AF) wird als Anschlussgefäß jedoch aufgrund fehlender direkter pedaler Perfusion, ihres schmalen Kalibers und der technisch aufwändigen Freilegung häufig nicht in Betracht gezogen. 7/2001 wurde eine neue minimal invasive Zugangstechnik inauguriert. Die Rate an lokalen Wundheilungsstörungen, Beinerhaltungsrate, Bypassoffenheit und kumulatives Überleben seit Einführung dieser Technik wurden mit zwei retrospektiven Trohoc-Kollektiven verglichen.

Patienten und Methoden: Seit 1984 wurden an 153 Patienten 165 Fibularisbypässe durchgeführt. Bis 1991 erfolgte die Freilegung der AF unter Resektion eines Fibulasegmentes (Gruppe A, n = 11), danach bis 7/2001 von medial (Gruppe B, n = 134). Seither wird die AF von dorsolateral unter Erhalt der Fibula freigelegt (Gruppe C, n = 20). Alle Patienten waren im Stadium III (5,5%) oder IV (94,5%) n. Fontaine. Alter- (67 J, 48 – 87) und Geschlechtsverteilung (2m : 1w) unterschieden sich nicht zwischen den Gruppen. Die Kontrolle auf Bypassoffenheit erfolgte im ersten Jahr nach Bypassanlage 3 – monatlich, danach in halbjährlichen Abständen.

Ergebnisse: Die Risikofaktoren (Hypertonie, Nikotin, Diabetes, Adipositas und Hyperlipidämie) waren zwischen den Gruppen gleich verteilt (p > 0,05). Bei allen Patienten war nur die AF als einziges krurales Gefäß darstellbar, 24,8% der Patienten hatten bereits mindestens eine krurale Rekonstruktion erhalten. In 44,5% erfolgte ein alloplastischer Gefäßersatz, der Unterschied zu Gruppe C war signifikant (89,5% autologe Vene reversed). Die 30-Tage Mortalität lag bei 9,1% (A) vs. 8,7% (B) und 5,7% (C). Insgesamt kam es in 17,7% zu Wundheilungsstörungen, alle traten in Gruppe B auf. 4 dieser Patienten entwickelten einen Bypassinfekt, bei n = 5 aus Gruppe A kam es ebenfalls zu einem Bypassinfekt. Der Unterschied zu Gruppe C (n = 0) war signifikant (p < 0,05).

Beinerhaltungsraten und sekundäre Offenheitsraten (78.9% (A) vs. 66% (B) und 84.4% (C) nach 1 J; 28.6% (A) vs. 36.6% (B) nach 5 J) unterschieden sich nicht zwischen den Gruppen. Jedoch zeigte sich nach 14 Mon. eine Tendenz zugunsten besserer Offenheitsraten in Gruppe C.

Schlussfolgerung: Der dorsolaterale Zugang zur AF unter Erhalt der Fibula stellt eine schonende und elegante Alternative zu den gängigen Operationstechniken dar. Eine Verminderung lokaler Komplikationsraten kann hierdurch erreicht werden. Bei vergleichbarer Offenheits- und Beinerhaltungsrate kann diese Technik daher empfohlen werden.

Abstract ID: 1854 Vortragsart: oral

Infrainguinale Rekonstruktionen mittels Armvene als Alternative bei nicht verfügbarer Saphena magna

G. Hennig, H. J. Florek

Klinik für Gefäßchirurgie Dresden Friedrichstadt

Für infraingunale gefäßrekonstruktive Maßnahmen stellt der autologe Venenbypass nicht nur wegen signifikant günstigerer Offenheitsraten, sondern auch wegen deutlich geringerer Infektionsneigung gegenüber alloplastischen Materialien bzw. homologen Venen das Bypassmaterial der 1. Wahl dar. Steht die Vena saphena magna oder Parva nicht zur Verfügung, können Armvenen als alternative autologe Venenquelle dienen. In der nur spärlich vorhandenen Literatur wird der Armvenenbypass sehr kontrovers diskutiert. An unserer Klinik wird die Armvenenrekonstruktion seit 1994 mit gutem Erfolg angewendet. Die eigenen Ergebnisse und Erfahrungen werden dargestellt.

Zwischen Juni 1994 und Juni 2002 wurden 39 infrainguinale Rekonstruktionen unter Verwendung von Armvenen durchgeführt. Neben dem reinen Venenbypass kam bei 7 Patienten auch der composit-graft (Prothese-Vene) zur Anwendung. Operationsindikation war bei 14 Patienten (35,9%) das klinische Stadium III, bei 25 Patienten (64,1%) das Stadium IV der arteriellen Durchblutungsstörungen. Alle Rekonstruktionen konnten über die hauseigene Gefäßsprechstunde nachgesorgt werden (Pulsstatus, ankle-pressure, farbcodierte Duplexsonographie).

Die kumulative primäre Offenheitsrate beträgt nach 5 Jahren 72,5%, die Beinerhaltungsrate liegt bei 92,3% (3 Majoramputationen). Sekundäre Eingriffe waren bisher bei 7 Patienten (16,6%) notwendig (2 Frühverschlüsse – erfolgreiche Thrombektomie; 2 × PTA; 2 × Lyse; 1 × Service wegen Stenose). Bei einem Patienten mussten wir den suffizienten Bypass (composit- graft; Prothese- Vene) wegen zweizeitiger infektionsbedingter Anastomosenrupturen aufgeben und in Folge eine Major- Amputation am Oberschenkel durchführen. Insgesamt 9 Patienten verstarben im Follow up mit offenem Bypass.

Die eigenen Ergebnisse der Armvenenrekonstruktion entsprechen den in der Literatur für den Beinvenenbypass angegebenen. Spezielle „armvenenbedingte" Probleme sahen wir nicht. Aus unserer Sicht sollte die Möglichkeit der Gefäßrekonstruktion mittels autologer Armvene bei jeder infrainguinalen Rekonstruktion stets vor Verwendung von alloplastischem Material oder homologer Vene reflektiert werden.

Abstract ID: 1881 Vortragsart: oral

Offenheitsraten von kniegelenksüberschreitenden Bypässen – eine retrospektive Analyse des eigenen Patientengutes seit 1994

M. Hanke, P. Heider, M. Barone, M. Hutter, Z. Nurzai, O. Wolf

Abteilung für Gefäßchirurgie, Klinikum rechts der Isar der Technischen Universität München

Einleitung: Kniegelenksüberschreitende Arterienbypässe haben aufgrund ihrer größeren Länge, des kleineren Durchmessers und des hohen peripheren Widerstandes des arteriellen Ausstromgebietes eine schlechte Früh- und Langzeitprognose. Voraussetzung zur Anlage femoro-cruraler Bypässe ist neben der richtigen Wahl des Bypassmaterials und des Verlaufes auch der entsprechende arterielle Einstrom. Trotz zahlreicher Publikationen ist das Datenmaterial hinsichtlich der Bypassfunktionalität sehr inhomogen. In unserer retrospektiven Studie werden die Bypassmaterialien in Abhängigkeit von Anastomosen und Rekonstruktionstyp dargestellt. Ebenso werden die Offenheitsraten mit den bestehenden Risikofaktoren korrelliert.

Material und Methode: In den Jahren 1994 bis 1999 wurden an unserer Abteilung insgesamt 173 kniegelenksüberschreitende Bypässe an unteren Extremitäten angelegt. Von den Patienten waren 115 Männer (18 – 94 Jahre, mittleres Alter 67,5 Jahre) sowie 58 Frauen (44 – 89 Jahre, mittleres Alter 74,9 Jahre). Hauptindikation war eine pAVK III° und IV° (129 von 173), seltene Indikationen waren Poplitealaneurysmen, Traumata und Tumore. Anschlußsegment war in 73 Fällen die infragenuale A. poplitea, in 100 Fällen crurale Arterien.

Zusammenfassung: Die primären und sekundären Offenheitsraten verschiedener Bypässe im popliteo-cruralen Bereich in Abhängigkeit vom Material und den begleitenden Risikofaktoren werden im Rahmen einer noch laufenden retrospektiven Studie präsentiert.

Operative Möglichkeiten beim Ulcus venosum

Abstract ID: 123 Vortragsart: oral

Die Anwendung von Ultracision bei der endoskopischen subfascialen Dissektion von Perforansvenen

M. J. Jugenheimer

Chirurgische Klinik des Kreiskrankenhauses Herrenberg

Die ESDP hat zwischenzeitlich einen festen Platz bei der chirurgischen Therapie der primären Varicosis insbesondere im Stadium II und Stadium III der chronisch venösen Insuffizienz. Immer noch problematisch war die Koagulation größerer insuffizienter Perforansvenen mit einem Durchmesser größer als 4 mm. Die bipolare Koagulation als Hochfrequenzstromtechnik war in solchen Fällen oft nicht ausreichend für den kompletten Verschluss des Gefäßes aufgrund mangelnder Verklebungen. Außerdem hatte sie den Nachteil der schwer kontrollierbaren Gewebeschäden durch Kriechströme. Das Setzen von Clips mittels eines Clipapplikators ist durch den engen subfascialen Raum besonders im Bereich der wichtigen Cockett I bis III Perforansvenen sehr erschwert. Aus diesen Gründen übernahmen wir als alternative Technik die Ultraschalldissektions-Technologie (das „harmonische Skalpell") aus dem Spektrum anderer minimal invasiver Operationsmethoden, welche wir in diesem neuen Videofilm anhand verschiedener Fallbeispiele vorstellen.

Videosystems: Videonorm: Laufzeit: Produktionsjahr: U-matic VHS 7: 53 Minuten 2002

Abstract ID: 211 Vortragsart: oral

Ist die Vakuumversiegelung die günstigste Versorgungsmöglichkeit komplizierter Ulcera?

G. H. Müller

Chirurgische Klinik des Caritas-Krankenhauses Bad Mergentheim, Lehrkrankenhaus der Universität Heidelberg

Venöse Ulcera sind häufig. Mit der Therapie beschäftigen sich verschiedene Disziplinen, Wundsprechstunden, ambulante und stationäre Zentren, die Behandlung geht durchschnittlich lange. Wir stellen unser Konzept dar, das die chirurgischen notwendigen und möglichen Therapieschritte kombiniert. Sie bestehen in der Diagnostik der Ulcus-Ursache, der Ulcus-Behandlung, der Entfernung und plastischen Deckung der Ulcera in Kombination mit und ohne Gefäßeingriffe. Wir stellen fest, dass unter Verwendung der Vakuumversiegelung das Debridement ein- und zweizeitig in Kombination mit Hauttransplantation und Beseitigen der venösen Umlaufstörung das derzeit schnellste Verfahren darstellt, venöse Ulcera zu heilen. Die einzelnen chirurgischen Therapieschritte, Debridement, Beseitigen der Insuffizienz (Perforantes, Communicantes, Saphena magna oder parva), paratibiale Fasziotomie, Meshgrafttransplantation und Vakuumversiegelung werden dargestellt. Trotz Mehrschritt-Therapie zeigen die Ergebnisse, dass diese radikale Therapie des venösen Ulcus derzeit die schnellste und vollständigste ist, die wir anbieten können.

Abstract ID: 389 Vortragsart: oral

Die aggressive chirurgische Therapie des Ulcus cruris venosum als erfolgreiches Therapiekonzept

V. Ihle, G. Seip, M. Sykora, H. Thiele

Chirurgische Klinik der Fürst-Stirum-Klinik Bruchsal

Einleitung: Für die Behandlung des ulcus cruris venosum werden in den Industrieländern, nach vorsichtigen Schätzungen ca. 1% der gesamten Gesundheitskosten benötigt. Jahrzehntelange Verläufe sind hier keine Seltenheit.

Methode: Das aggressive Behandlungskonzept des ulcus cruris venosum an unserer Klinik beinhaltet neben der Diagnosesicherung und Wundkonditionierung eine stadiengerechte Sanierung der zugrundeliegenden Varikose incl. Perforansligatur, die großzügige Fasziektomie mit temporärer Weichteildeckung durch Vakuumversiegelung und einer definitiven Defektdeckung durch Mesh-Graft-Transplantation.

Ergebnisse: 23 Patienten mit 25 Ulcera wurden innerhalb eines Jahres nach diesem Konzept behandelt. Die Krankenhausliegedauer betrug im Durchschnitt 46 Tage.18 Patienten konnten ein Jahr post-Op nachuntersucht werden. Hier fand sich kein Rezidiv und eine Beschwerdebesserung bei allen Patienten.

Schlussfolgerung: Das beschriebene aggressiv-chirurgische Konzept scheint sehr gut geeignet das ulcus cruris venosum definitiv zu Abheilung zu bringen und kann damit auch zu einer erheblichen Kosteneinsparung im Gesundheitswesen beitragen.

Abstract ID: 506 Vortragsart: oral

Erfahrungen in der Behandlung des Ulcus cruris venosum/ postthromboticum

Bra. CÄ Dr. Brachmann, FRI. Fritzsche, HER. Herrbruck, OP. Opelt, BET. Bettac

Klinik für Gefäßchirurgie, KKH gGmbH Altenburg

Moderne Diagnostik, funktions- und stadiengerechte Behandlung sowie postoperative Nachsorge stellen im Stadium III und IV der chronisch-venösen Insuffizienz auch in der Gegenwart eine therapeutische Herausforderung dar.

Unser Patientengut in den letzten 10 Jahren wird vorgestellt, die Problematik und Behandlungsergebnisse werden diskutiert und im Vergleich zu der seit 2000 in unserer Klinik praktizierten Behandlung der Ulcera cruris mit einer ausgeprägten Dermatoliposklerose und Dermatofaszioliposklerose nach radikaler Nekrektomie, paratibialer Fasziotomie und Vakuumversiegelungstherapie analysiert.

Anhand einzelner Kasuistiken erörtern wir die stadiengerechte Therapie und die Notwendigkeit einer kontinuierlichen suffizienten Kompressionstherapie zur Erhaltung des Langzeittherapieerfolges.

Therapeutische Vielfalt in der Beckenetage: Welche Operation für welchen Patienten?

Abstract ID: 848 Vortragsart: oral

Therapeutische Strategien bei der arteriellen Verschlusskrankheit der Beckenetage

J. Gröne, K. Nitschmann, B. Mann, H. J. Buhr

Chirurgische Klinik I, Universitätsklinikum Benjamin Franklin, Freie Universität Berlin

Hintergrund: Verschlüsse der Arterien der unteren Körperhälfte sind in ca. 30% im aorto-iliakalen Abschnitt lokalisiert. Die Rekonstruktion der aorto-iliakalen Strombahn kann durch interventionelle Verfahren, die Thrombendarteriektomie, die Anlage von Cross-over-Bypässen und bilateralen Verfahren (Y-Prothese) erzielt werden. Ziel dieser Arbeit ist die Darstellung und Analyse des therapeutischen Konzeptes zur Behandlung der AVK der Beckenetage.

Patienten und Methoden: Analyse von 102 Patienten mit einer AVK vom Beckentyp, die im Zeitraum von 1996 bis 2001 in unserer Klinik behandelt wurden, mittels prospektiv erfasster Daten.

Ergebnisse: 48 von 107 Patienten wurden mit einem Bypass versorgt. Davon wurde bei 22 Patienten mit einseitigem Befall ein Cross-over-Bypass bzw. ein Iliaco-femoraler Bypass angelegt. 26 von 48 Patienten wurden bei beidseitigem iliacalen bzw. aortalen Verschluß mit einer

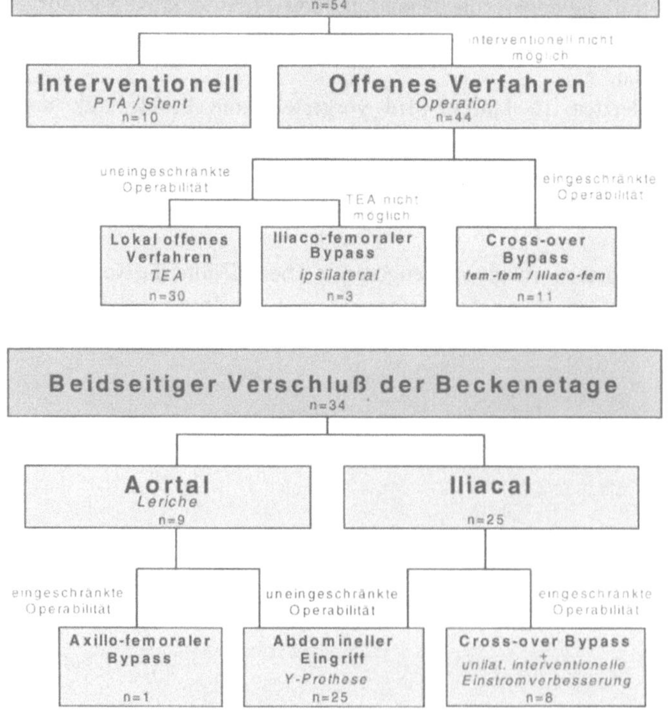

◻ Abb. 1. Therapeutisches Konzept zur Behandlung der ein- und beidseitig ausgeprägten AVK der Beckenetage.

Y-Protheses versorgt. Bei 30 Patienten wurde eine Thrombendarteriektomie durchgeführt, in 20 Fällen in Kombination mit einem weiteren Verfahren. 10 Patienten konnten interventionell mit PTA/Stent versorgt werden. Es wurden 19 Revisionseingriffe durchgeführt. 5 Patienten verstarben im postoperativen Verlauf (4,9%). Bypassinfektionen mit konsekutiver Explantation bei 2 von 48 Patienten (4,2%). Die Verschlußrate während des stationären Aufenthaltes betrug 13,7% (14 von 102). Bei einem von 102 Patienten mußte eine Minoramputation durchgeführt werden (1,0%).

Zusammenfassung: Die Wahl der Therapieform arteriosklerotisch bedingter Verschlüsse der Beckenetage ist wesentlich vom Gefäßstatus und von der Operabilität des Patienten abhängig. Y-Prothesen sind naturgemäß mit einer erhöhten Morbidität und Mortalität vergesellschaftet. Cross-over-Verfahren in Kombination mit lokaler TEA, PTA und Stent stellen weniger belastende Eingriffe bei beidseitiger Problematik und eingeschränkter Operabilität dar. Bei einseitigen Stenosen sollte an erster Stelle die Indikation zur interventionellen Rekanalisation geprüft werden. Mit der dargestellten Vorgehensweise bei der Therapie der AVK der Beckenetage lassen sich gute funktionelle Ergebnisse mit einer akzeptablen Morbidität und Mortalität erzielen.

Abstract ID: 1512 Vortragsart: oral

Die Beckenarterienläsionen TASC Typ C – Operation oder Intervention?

R.-G. Ritter[1], J. O. Balzer[2], F. Adili[1], M. Tenholt[1], Th. Schmitz-Rixen[1]

[1] Schwerpunkt Gefäß- und Endovascular Chirurgie am Klinikum Goethe Universität Frankfurt am Main
[2] Institut für Diagnostische und Interventionelle Radiologie am Klinikum Goethe Universität Frankfurt am Main

Einleitung: Die TASC-Klassifikation der Beckenarterienläsionen kann eine gute Entscheidungs-grundlage für die Wahl des Behandlungsverfahrens – ob primär interventionell oder primär chirurgisch – geben. Für den Läsionstyp C gibt es bislang keine klaren Empfehlungen und die hierin klassifizierten Läsionen stellen ein inhomogenes Bild dar. So stellt gerade dieser Läsionstyp eine interdisziplinäre Herausforderung dar.

Material und Methoden: Seit dem 1.1.2000 werden im eigenen Vorgehen alle zur Behandlung anstehenden Beckenarterienläsionen in einer interdisziplinären Fallkonferenz vor der Therapie besprochen. Von den bis September 2002 behandelten 338 Patienten entfielen auf den Läsionstyp TASC C 103 Patienten. Von diesen wurden primär chirurgisch 36 Patienten behandelt.

Ergebnisse: Das operative Rekonstruktionsverfahren bestand bei 26 von 36 Patienten in einer retrograden TEA, fünfmal davon kombiniert mit einer intraoperativen Angioplastie des Beckengefäßes. Die verbleibenden 10 Patienten erhielten Bypassverfahren: sechsmal einen iliaco-femoralen Bypass, einmal einen unilateralen aorto-femoralen Bypass, einmal einen aorto-bifemoralen Bypass und zweimal einen cross-over Bypass femoro-femoral. Bei 28 von 36 Patienten erfolgte gleichzeitig ein offene TEA der A. femoralis, und sieben Patienten erhielten simultan einen peripheren Bypass. Interventionell wurden 67 Patienten behandelt, 24 davon bilateral und davon in zwei Fällen bei bilateralem Verschluss der A. iliaca communis, wobei einmal offen chirurgisch konvertiert wurde. Der Hauptanteil der Interventionen erfolgte bei Verschlüssen der A. iliaca externa ohne Mitbeteiligung der A. femoralis communis bei 43 Patienten, wobei hier einmal wegen Perforation notfallmäßig operiert wurde.

Schlussfolgerungen: Innerhalb der nach TASC C klassifizierten Läsionen stellen die Läsionen der A. iliaca externa mit Beteiligung der A. femoralis communis eine klare Operationsindikation dar. Beim isolierten A. iliaca externa Verschluss wird primär der Intervention der Vorzug gegeben. Die interventionelle Behandlung bilateraler A. iliaca communis Verschlüsse sollte Einzelfallentscheidungen vorbehalten sein. Bei bilateralen langstreckigen Stenosen ist primär die Intervention technisch möglich.

Varia

Abstract ID: 365 Vortragsart: poster

Perlecan unterdrückt die durch PDGF-BB induzierte Proliferation vaskulärer glatter Muskelzellen

O. H. Schmidt[1], G. Daum[2], U. Hedin[3], A. W. Clowes[2]

[1] Chirurgische Universitätsklinik Erlangen, Abteilung Gefäßchirurgie
[2] Department of Vascular Surgery, University of Washington, Seattle, USA
[3] Department of Surgical Sciences, Division of Vascular Surgery, Stockholm, Schweden

Hintergrund und Methodik: Perlecan ist ein Bestandteil der Basalmembran und eines der wichtigsten Heparansulfatproteoglykane der extrazellulären Matrix. Das Molekül wirkt wachstumshemmend auf vaskuläre glatte Muskelzellen (SMCs) und beeinflusst die Ausbildung der neointimalen Hyperplasie. Der antiproliferative Effekt Perlecans wird in den Heparansulfat-Seitenketten vermutet. Um die potentielle Rolle der Heparansulfat-Seitenketten Perlecans zu untersuchen, haben wir die durch PDGF-BB induzierte Proliferation der SMCs von Wildtyp-Mäusen und transgenen Tieren verglichen. Die transgenen Tiere exprimierten ein mutiertes Perlecan, dessen N-terminale Glycosylierung der Heparansulfatketten fehlt.

Ergebnisse: Im Vergleich zu den Wildtyp-Zellen reagieren die mutierten SMCs nach Stimulation mit PDGF-BB mit einer 3-fach gesteigerten DNA-Synthese und Proliferation (2-fach nach 4 Tagen). Die Zugabe von Heparin hat keinen Effekt auf die Wildtyp-SMCs, hemmt jedoch sowohl die PDGF-BB induzierte DNA-Synthese als auch die Proliferation um 40% bei den SMC-Mutanten. SMC-Mutanten, die auf extrazellulärer Matrix von Wildtyp-Zellen ausgesäht werden, reagieren auf PDGF-BB wie Wildtyp-Zellen. Im Gegensatz dazu reagieren Wildtyp-Zellen, die auf extrazellulärer Matrix von SMC-Mutanten ausgebracht werden, auf Stimulation mit PDGF-BB wie SMC-Mutanten. In Gegenwart von neutralisierenden Antikörpern gegen basischen Fibroblastenwachstumsfaktor (bFGF) ist die PDGF-BB induzierte DNA-Synthese in beiden Zelltypen reduziert. Das Ausmaß der Hemmung ist jedoch bei den SMC-Mutanten höher, so dass beide Zelltypen unter diesen Bedingungen auf PDGF-BB gleichartig reagieren.

Schlussfolgerung: Unsere Daten zeigen, dass die Heparansulfat-Seitenketten Perlecans die durch PDGF-BB induzierte Proliferation von SMCs unterdrücken. Wir folgern daraus, dass die Freisetzung von bFGF Teil der PDGF-BB-Antwort ist und dass bFGF von in der extrazellulären Matrix lokalisiertem Perlecan sequestriert wird.

Abstract ID: 897 Vortragsart: poster

Ergebnisse nach Majoramputationen der unteren Extremitäten

U. Garlipp[1], K. Malze[1], M. Specht[1], R. Wagner[2], H. J. C. Wenisch[1]

[1] Chirurgische Klinik des Klinikum Ernst v. Bergmann Potsdam
[2] Chirurgische Klinik, Abteilung Gefäß- und Thoraxchirurgie des Klinikum Ernst v. Bergmann Potsdam

Zielsetzung: Major-Amputationen der unteren Extremitäten gehören zu den häufigsten operativen Eingriffen. Insgesamt werden in Deutschland jährlich etwa 20000 bis 25000 Unter- und Oberschenkelamputationen vorgenommen. Trotz der großen Häufigkeit dieser Eingriffe existieren so gut wie keine Publikationen, die sich mit den Spätergebnissen, insbesondere mit der beruflichen und sozialen Reintegration der Betroffenen befassen. Die vorliegende Arbeit soll neben der Frage der Frühletalität klären, wie häufig nach Major-Amputationen welcher Grad der Eigenständigkeit (Gehfähigkeit, Erwerbsfähigkeit, Aktivitäten des täglichen Lebens) erreicht wird.

Patienten und Methode: Innerhalb von 12 Jahren wurden bei 308 Patienten 341 Major-Amputationen der unteren Extremitäten vorgenommen. In einer retrospektiven Analyse wurden Amputationsursachen und Hospitalletalität aller Patienten analysiert. Weiterhin wurden durch direkte Nachuntersuchung oder Telefoninterviews die Fragen nach Gehfähigkeit sowie sozialer und beruflicher Rehabilitation von insgesamt 184 Patienten (88% der Überlebenden) beantwortet.

Ergebnisse: Die Frühletalität bei den genannten Patienten betrug 19% nach Unterschenkelamputationen (n = 185), 39% nach Oberschenkelamputationen (n = 152) und 100% nach Hüftgelenk-Exartikulationen (n = 4). Gute bis sehr gute Gehfähigkeit mit Prothese erreichten 34% der Patienten, 49% waren rollstuhlabhängig und 17% waren bettlägerig. Die besten Mobilitätsgrade wurden erwartungsgemäß nach einseitiger Unterschenkelamputation mit voller Mobilität bei 63% der Patienten erreicht, während nach beidseitiger Oberschenkelamputation jeder zweite Patient bettlägerig war. 80% der Patienten konnten postoperativ in ihr ursprüngliches Milieu zurückkehren, bei 17% war eine Heimunterbringung notwendig. 87% der Patienten waren bereits präoperativ berentet, in 8% führte die Amputation zur vorzeitigen Berentung, und nur 5% der Patienten waren noch nach der Amputation berufstätig.

Zusammenfassung: Die Major-Amputationen zählen aufgrund der ursächlichen Erkrankungen und des Operationstraumas zu den komplikationsträchtigsten Eingriffen. Wird der Eingriff überlebt, so ist zwar eine scheinbar gute soziale Reintegration möglich, die Gehfähigkeit als Marker für ein aktives Leben wird jedoch nur selten erreicht, und etwa jede zweite angefertigte Prothese wird nicht verwendet. Eine Verbesserung dieser Situation kann nur durch eine forcierte Frührehabilitation erreicht werden.

Abstract ID: 1045 Vortragsart: oral

Postoperative Prognose von Patienten mit einem Bauchaortenaneurysma – eine Langzeituntersuchung

P. Kujath, H. Shekarriz, U. Markert, P. Guenther, C. Eckmann

Klinik für Chirurgie, Universitätsklinikum Lübeck

Einleitung: Es fehlen in der Literatur Langzeitergebnisse zur Prognose von Patienten mit rupturiertem Bauchaortenaneurysma. Ziel der vorliegenden Untersuchung war es, die Prognose von elektiv und notfallmäßig operierten Patienten mit infrarenalem Bauchaortenaneurysma zu vergleichen.

Methode: Retrospektiv wurden alle Daten von Patienten analysiert, die zwischen den Jahren 1992 und 1999 elektiv oder notfallmäßig an einem Bauchaortenaneurysma operiert wurden. Aufgeführt wurden die langfristige Anamnese, der Befund bei Aufnahme, die Ergebnisse der Diagnostik (CT, Angiographie) sowie der stationäre Verlauf. Der weitere außerklinische Verlauf wurde über die Hausärzte beziehungsweise die Einwohnermeldeämter ermittelt.

Ergebnisse: 438 Patienten (134 Frauen, 304 Männer) wurden an einem Bauchaortenaneurysma (BAA) operiert. 325 (74,2%) wurden elektiv, 113 (25,8%) nach Ruptur des BAA operiert. Bei rupturiert operierten Patienten zeigte sich bezüglich der Überlebenswahrscheinlichkeit eine hohe Signifikanz für die Parameter „Durchmesser" ($p = 0,005$) und „Nikotinabusus" ($p = 0,03$). Als signifikanter Risikofaktor bei elektiv operierten Patienten erwies sich der Durchmesser ($p = 0,025$). Geschlecht, Hypertonie und Hypercholesterinämie erwiesen sich als nicht signifikante Risikofaktoren. Die Überlebensrate elektiv operierter Patienten lag bei 96,6% nach 30 Tagen, bei 89,2% nach einem Jahr, bei 66,7% nach 3 Jahren und bei 56,7% nach 5 Jahren. Im Vergleich dazu lag die Überlebensrate der rupturiert operierten Patienten bei 46% (30 Tage), 35,5% (1 Jahr), 26,6% (3 Jahre) und 16,3% (5 Jahre). Die Überlebensrate nach elektiver und notfallmäßiger Operation unterschieden sich deutlich, aber nicht signifikant

Schlussfolgerungen: Wird die Ruptur eines infrarenalen Bachaortenaneurysma operiert und überlebt, ist die Langzeitprognose dieser Patientengruppe gegenüber dem Kollektiv elektiv operierter Patienten nicht signifikant unterschiedlich.

Abstract ID: 1100 Vortragsart: oral

Verbesserte Angehensrate und Verkürzung der Wundvorbehandlung bei chronischen Ulcera mittels Vakuum Pumpe (KCl-Pumpe) vor autologen Keratinozyten-Transfer

F. Wiemers, M. Skupin, R. Palaskali, M. Scherb

THG-Chirurgie, Reinhard Nieter Krankenhaus, Wilhelmshaven

Der Transfer autologer Keratinozyten zur definitiven Dekubitusdeckung bei venöser und/oder arterieller Ulcerationen ohne Heilungstendenz, stellt mittlerweile ein Standardverfahren zur Wundoberflächenheilung dar. Ein trotz Verwendung autologen Materials Nichtangehen der

Transplantate, ergibt sich unseren Erachtens nicht nur aus der Fragilität der Keratinozytenlayer, sondern auch aufgrund mikroskopischer Superinfektionen und unzureichender Wundgrundkonditionierung des Ulcus.

Wir verglichen 8 Patienten ohne Keratinozytentransfer sowie 11 Pat. mit Keratinozytentransfer und vorangegangener Vakuumpumpenbehandlung. Die Transplantatsangehensrate betrug 63 bzw.82%; die Dauer der Wundkonditionierung gemittelt 41 Tage gegenüber 17 Tagen, bei Vakuumpumpentherapie, die zwischen 3 und 8 Tagen zuvor angelegt war.

Die Wundkonditionierung mittels Vakuumpumpe zeigte trotz der noch geringen Fallzahlen unseres Erachtens eine erhebliche Verbesserung hinsichtlich der Angehensrate der Transplantate wie auch eine Verkürzung der Wundgrundkonditionierung.

Abstract ID: 1215 Vortragsart: poster

Nachweis einer spezifischen individuellen Immunreaktion auf die Implantation von polymeren Biomaterialien am Beispiel von Gefäßprothesen

L. Wilhelm[1], M. Schlosser[2], G. Urban[2], R. Zippel[3]

[1] Klinik und Poliklinik für Chirurgie der E.-M.-Arndt-Universität Greifswald
[2] Institut für Pathophysiologie der E.-M.-Arndt-Universität Greifswald
[3] Klinik für Chirurgie, Krankenhaus Riesa

Aufgabenstellung: Der Einsatz synthetischer Materialien weist in allen chirurgischen Fachgebieten eine steigende Tendenz auf. Dem stehen in Einzelfällen teilweise erhebliche lokale Reaktionen mit der Notwendigkeit von Revisionseingriffen gegenüber. Diese Studie hat den Nachweis einer individuellen spezifischen Immunreaktion auf eine Polymerimplantation zum Ziel.

Methode: 20 weiblichen LEW.1A Ratten wurden wiederholt (Tag 1, 19, 40 und 263) standardisierte Prothesensegmente (mit bovinem Kollagen imprägnierte Polyestergefäßprothese) intraperitoneal implantiert. Zusätzlich erhielten 10 Tiere mit der 1. Implantation einmalig ein komplettes Freund'sches Adjuvans appliziert (0,5 ml/Tier). Blutabnahmen zur Antikörperanalytik erfolgten an den Tagen 1, 18, 39, 53, 259 und 293. Der Polymerantikörpernachweis erfolgte mittels eines modifizierten Enzymimmunoassays unter Verwendung der Prothese als Target. Die Cut-offs für Ak-Positivität wurden als > 99th Perzentile der IgG-Ak-Bindung der Kontrolltiere definiert. Die Serumprobe eines Patienten mit hämodynamisch nicht zu erklärenden rezidivierenden Prothesenverschlüssen wurde in einem entsprechend adaptierten Enzymimmunoassay auf prothesenspezifische Ak untersucht.

Ergebnisse: Polymerspezifische Ak waren in signifikanter Konzentration und verstärkt nach wiederholter Implantation sowie durch zusätzliche Applikation von komplettem Freund'schen Adjuvans nachweisbar. In jener Gruppe waren am Tag 53 alle Tiere Ak-positiv gegenüber 6/10 Tieren welche nur die Prothese erhielten. Obwohl Inzuchttiere verwendet wurden, wies die individuelle Immunantwort der Tiere eine hohe Variabilität auf. Weiterhin korrellierte die Ak-Bindung nicht mit der Bindung an einem irrelevanten Polymer (Tecoflex EG 80). Exemplarisch konnte in Ak-positiven Tieren die lokale zelluläre Reaktion um die Implantate dargestellt werden. In dem Patientenserum konnten spezifische Antikörper gegen das implantierte Prothesenmaterial nachgewiesen werden.

Zusammenfassung: Der Nachweis spezifischer Ak gegen Biomaterialien als Ausdruck einer systemischen Immunantwort kann im Zusammenhang mit der lokal nachweisbaren Entzündungsreaktion die individuelle Situation nach Implantation abbilden. Diese Untersuchungen können künftig Bedeutung im Monitoring der individuellen Biokompatibilität sowie als Prüfparameter zur Selektion und Modifikation von geeigneten Biomaterialien erlangen.

Abstract ID: 1237 Vortragsart: poster

Die Expression von Fibronektin als Zeichen der zellulären Wundheilungsreaktion nach Implantation von Gefäßprothesen im Tiermodell

M. Patrzyk[1], L. Wilhelm[1], M. Schlosser[2], R. Zippel[3]

[1] Klinik und Poliklinik für Chirurgie der E.-M.-Arndt-Universität Greifswald
[2] Institut für Pathophysiologie der E.-M.-Arndt-Universität Greifswald
[3] Klinik für Chirurgie, Krankenhaus Riesa

Aufgabenstellung: Eine progrediente Intimahyperplasie, bedingt durch eine persistierende Sekretion von extrazellulärer Matrix (ECM) führt häufig zum Verschluss der implantierten Gefäßprothese. Ausgehend von der Annahme, dass Bestandteile der ECM, einschließlich des Fibronektins selbst die Sekretion der ECM unterhalten, war unser Ziel, die Expression von Fibronektin nach Implantation von Dacron-Prothesen im Tiermodell darzustellen.

Methode: Weiblichen Jungschweinen (n = 15; BW 26,7 ± 3,1 kg) wurden konfektionierte, Kollagen-imprägnierte Dacronprothesen (Länge 5 cm, Durchmesser 8 mm) im Bereich der infrarenalen Aorta interponiert. Nach Implantation von 1, 2, 3, 4 und 12 Wochen wurde die Fibronektinexpression immunohistochemisch unter Verwendung eines kommerziell verfügbaren monoklonalen Antikörpers gegen Fibronektin detektiert und mit dem digitalen Bildanalysesystem KS 400 (Contron Electronic®) quantifiziert.

Ergebnisse: Die höchste Fibronektinaktivität wurde innerhalb der ersten zwei Wochen einhergehend mit der stärksten zellulären Infiltration nachgewiesen. Ab einer Beobachtungszeit von 3 Wochen führte die Sekretion extrazellulärer Matrix zu einer signifikanten Zunahme der Intimadicke bei gleichzeitiger Reduktion der Fibronektinexpression (p = 0,001). Im Anastomosenbereich mit anhaltender zellulärer Reaktion bestand unabhängig von implantierter Prothese und Beobachtungszeit die signifikant höchste Expression (p < 0,05).

Zusammenfassung: Fibronektin war während der höchsten zellulären Infiltration und damit in der Anastomosenregion am stärksten ausgeprägt. Die im weiteren Beobachtungszeitraum ständig rückläufige Fibronektinexpression ging andererseits mit einer Zunahme der Intimadicke einher. Somit unterhält Fibronektin nicht die Sekretion der ECM, sondern ist ein Marker zur Beschreibung der allgemeinen zellulären Gewebereaktion/Wundheilung nach Implantation eines Biomaterials.

Abstract ID: 1277 Vortragsart: oral

Ergebnisse nach extraanatomischer Rekonstruktion infizierter Femoralgefäße bei langjährigem i.v. Drogenabusus

V. Matoussevitch, M. Aleksic, J. Brunkwall

Schwerpunkt Gefäßchirurgie, Klinik und Poliklinik für Visceral- und Gefäßchirurgie der Universität zu Köln

Zielsetzung: Die Nachsorge ist ein elementarer Bestandteil der gefäßchirurgischen Therapie. Insbesondere bei komplizierten extraanatomischen Rekonstruktionen ist eine konsequente Verlaufskontrolle für ein frühzeitiges Problemmanagement notwendig. Bei der speziellen Patientengruppe der i.v. Drogenabhängigen soll im Folgenden sowohl das funktionelle Ergebnis als auch die postoperative Compliance nach derartigen aufwendigen Eingriffen evaluiert werden.

Material und Methoden: Seit 1999 wurde bei fünf Patienten (vier Männer und eine Frau) mit einem langjährigen i.v. Drogenabusus ein iliaco-poplitealer (Obturator) Bypass angelegt nachdem unter lokalen Maßnahmen ein Infekt der Leistengefäße nicht beherrscht werden konnte. Zu diesem Zeitpunkt lag eine kritische Perfusionsreduktion mit Extremitätengefährdung vor. In 3 Fällen war ein Homograft verwandt worden. Die Patienten wurden postoperativ in ein ambulantes Nachsorgeprogramm aufgenommen.

Ergebnisse: Das mittlere Alter der untersuchten Patienten betrug 31,4 Jahre. Bei drei Patienten wurden primär mindestens zwei femorale Gefäßrekonstruktionen vorgenommen. Bei einem weiteren Patienten war auswärts bereits ein axillo-femoraler Bypass angelegt worden. Bei einem Patienten erfolgte die direkte Implantation des iliaco-poplitealen Bypasses.

Sämtliche Eingriffe verliefen komplikationslos. Drei der fünf Patienten hatten lediglich die erste Nachuntersuchung vier Wochen bis drei Monate postoperativ wahrgenommen, ansonsten stellten sich die Patienten ausschließlich bei erneuten Beschwerden vor. Viermalig wurde ein im Verlauf aufgetretener Bypassverschluß operativ (Thrombektomie, Bypassneuanlage) bzw. interventionell (Lyse) behandelt.

Bei einem der Patienten, bei dem die Perfusion nicht wiederhergestellt werden konnte, schloss sich eine Unterschenkelamputation an. Alle Patienten blieben während der Nachbeobachtungszeit (3 – 31 Monate, durchschnittlich 14 Monate) weiterhin drogenabhängig.

Schlussfolgerung: Bei einem Extremitätenerhalt in 80% der Fälle erscheint auch eine aufwendige extraanatomische Rekonstruktion gerechtfertigt. Kontrolluntersuchungen zur Prävention des Bypassverschlusses erweisen sich bei diesem speziellen Krankengut allerdings als schwierig.

Abstract ID: 1383 Vortragsart: poster

Genetische Assoziation von Aortenaneurysmen und Leistenbrüchen?

I. Hinterseher[1], H. Bergert[1], D. Krex[2], D. Ockert[1], E. Kuhlisch[3], H.-K. Schackert[4], H.-D. Saeger[1]

[1] Klinik und Poliklinik für Viszeral-, Thorax- und Gefäßchirurgie des Universitätsklinikums Carl Gustav Carus an der Technischen Universität Dresden
[2] Klinik und Poliklinik für Neurochirurgie des Universitätsklinikums Carl Gustav Carus an der Technischen Universität Dresden
[3] Institut für Medizinische Informatik und Biometrie der Technischen Universität Dresden
[4] Abteilung Chirurgische Forschung des Universitätsklinikums Carl Gustav Carus an der Technischen Universität Dresden

Zielsetzung: Bereits in gefäßchirurgischen Lehrbüchern wird auf das gehäufte Auftreten von Leisten- und Hodenbrüchen bei Patienten mit abdominalem Aortenaneurysma hingewiesen, ohne eine Erklärung dafür zu liefern.

Es liegt nahe, dass eine genetische Grundlage, die zu einem Bindegewebeschaden führt, beide Erkrankungen beeinflusst. Sowohl in Aortenwänden bei Patienten mit Aortananeurysma als auch in Hautfibroblasten bei Patienten mit Leistenbruch sind veränderte Expressionsmuster verschiedener Metalloproteinasen beschrieben.

Bei der systematischen Sequenzierung der Matrix Metalloproteinase-2 (MMP-2) an Patienten mit abdominalem Aortenaneurysma im Vergleich zur Normalbevölkerung, sollte nun speziell eine Assoziation mit der Nebendiagnose Leisten-/Hodenbruch gezeigt werden.

Material und Methode: Aus der DNA von 51 Patienten mit abdominalem Aortenaneurysma und 48 Personen aus der Normalbevölkerung wurden systematisch die codierende Region (13 Exons) und 3 Promotorabschnitte des MMP-2 Genes sequenziert und miteinander verglichen. Anamnestisch wurden die Patienten nach einer stattgehabten Leistenhernienoperation befragt und, bei Verneinung klinisch auf einen Leistenbruch hin untersucht. Ein Chi2 – Test wurde in der Patientengruppe durchgeführt.

Ergebnisse: Neben 11 beschriebenen Polymorphismen der MMP-2 ließen sich 10 weitere Sequenzvarianten nachweisen. 8 von 51 Patienten hatten die Nebendiagnose Leisten-/Hodenbruch. Für den Polymorphismus Ex 12 C2086T zeigte sich für die Kombination Aortenaneurysma und Leistenbruch ein signifikanter Unterschied (0,0324, bei p < 0,05) zur restlichen Patientengruppe.

Zusammenfassung: Veränderte Expression von Metalloproteinasen werden in der Literatur sowohl in der Entstehung von Aortenaneurysmen als auch Leistenbrüchen diskutiert. Ein möglicher genetischer Zusammenhang von dem gehäuften Auftreten von Leisten-/Hodenbrüchen bei Patienten mit Aortenaneurysma sollte im Gen der MMP-2 nachgewiesen werden. Es zeigte sich für den Polymorphismus Ex 12 C2086T eine hohe Signifikanz für das gemeinsame Auftreten von Aortenaneurysma und Leistenbruch, im Vergleich zum restlichen Patientengut. Weitere Untersuchungen an größeren Patientenkollektiven sind nun notwendig.

Abstract ID: 1388 Vortragsart: poster

Lebensqualität nach elektiver operativer Behandlung des Aortenaneurysmas im Vergleich zur Lebensqualität nach perforiertem Aortenaneurysma

I. Hinterseher, H. Bergert, U. Keßler, D. Ockert, H. D. Saeger

Klinik und Poliklinik für Viszeral-, Thorax- und Gefäßchirurgie des Universitätsklinikums Carl Gustav Carus an der Technischen Universität Dresden

In einer derzeit durchgeführten Untersuchung sollen die Lebensqualität nach elektiver chirurgischer Versorgung von Aortenaneurysmen mit der Lebensqualität nach überlebten rupturiertem Aortenaneurysma vorgestellt werden.

Zur Ermittlung der Lebensqualität wurde der international vergleichbare WHOQOL-BREF-Test verwendet. Der Test erfragt 5 Domänen der Lebensqualität mittels 26 Fragen. Die Domänen beinhalten die Lebensqualität „Global", „Physisch", „Psychisch", „Soziale Beziehungen" und „Umwelt". Die so ermittelte messbare Lebensqualität von 100 Patienten nach elektiv operiertem Aortenaneurysma wurden mit der Lebensqualität von 25 überlebenden Patienten nach perforiertem Aortenaneurysma und der einer gematchten Normalbevölkerung Deutschlands verglichen.

Es zeigte sich in keiner der Domänen eine signifikant veränderte Lebensqualität für eine der Gruppen. Die Lebensqualität nach elektiv operiertem Aortenaneurysma wurde genauso hoch eingeschätzt wie die der Normalbevölkerung Deutschlands. Auch die Patienten nach rupturiertem Aortenaneurysma wiesen die gleiche Lebensqualität auf.

Diese Untersuchung zeigt, dass sowohl die elektiv durchgeführte Operation eines Aortenaneurysmas als auch die notfallmäßige Operation eines rupturierten Aortenaneurysmas bei gegebener Indikation auch im Hinblick auf die Lebensqualität gerechtferigt sind, da sich postoperativ keine geminderte Lebensqualität ergibt.

Abstract ID: 1649 Vortragsart: poster

Salmonellen-Aortitis – Resektion eines inflammatorischen Aortenaneurysmas und Interposition einer silberbeschichteten Aortenrohrprothese

Th. Carus[1], M. Heidrich[2]

[1] Klinik für Allgemein-, Visceral- und Gefäßchirurgie, Krankenhaus Neuwerk, Mönchengladbach
[2] Gefäßchirurgische Klinik, Evangelisches Krankenhaus, Mülheim a.d. Ruhr

Zielsetzung: Die bakterielle Infektion der Aorta durch Salmonellen mit konsekutiver Ausbildung eines Aneurysmas ist ein sehr seltenes Krankheitsbild. In den wenigen bisher publizierten Fällen erfolgte die Aneurysmaresektion und der extraanatomische Gefäßersatz. Bei dem hier vorgestellten Patienten wurde der infrarenale Aortenabschnitt in situ durch eine silberbeschichtete Rohrprothese ersetzt. Das operative Vorgehen wird dargestellt.

Fallbeschreibung: Ein 69-jähriger Patient entwickelte drei Wochen nach einer Salmonellen-sepsis ein symptomatisches, sacciformes infrarenales Bauchaortenaneurysma. Im präoperativen CT und MRT zeigte sich das nach dorsal gelegene Aneurysma mit ausgedehnter Periaortitis. Wegen der Rupturgefahr wurde die Indikation zur Aneurysmaresektion und Gefäßersatz gestellt.

Ergebnisse: Intraoperativ zeigte sich ein ca. 6 cm langer Aortenabschnitt mit überwiegend prävertebraler Periaortitis. Nach infrarenalem Ausklemmen und Eröffnen der Aortenwand fand sich eine ca. 2×3 cm vollständige Nekrose der Hinterwand. Der Aortenabschnitt wurde mit dem umgebenden Pannus in toto reseziert und durch eine silber-beschichtete Rohrprothese ersetzt. Die Prothese wurde anschließend mit einer gestielten Netzplombe ummantelt, um eine sekundäre Protheseninfektion zu vermeiden. Der postoperative Verlauf war unkompliziert, der Patient konnte am 14. postoperativen Tag aus der stationären Behandlung entlassen werden.

Schlussfolgerung: Für den Gefäßersatz nach Resektion eines inflammatorischen Aortenan-eurysmas kommen extraanatomische und in situ Verfahren in Frage. Bei dem hier vorgestellten Patienten mit der sehr seltenen Salmonellen-Aortitis erfolgte der in situ Gefäßersatz mit einer silber-beschichteten Rohrprothese und Ummantelung mit einer gestielten Netzplombe.

Abstract ID: 1656 Vortragsart: oral

Gibt es eine erfolgreiche operative Behandlung der renovaskulären Hypertonie im Kindesalter?

R. Huber[1], P. S. Chau[1], A. Voiculescu[2], A. Heusch[3], S. Ernst[4], W. Sandmann[1]

[1] Klinik für Gefäßchirurgie und Nierentransplantation, Heinrich Heine Universität Düsseldorf
[2] Klinik für Nephrologie und Rheumatologie, Heinrich Heine Universität Düsseldorf
[3] Klinik für Kinderkardiologie, Heinrich Heine Universität Düsseldorf
[4] Institut für Radiologie, Heinrich Heine Universität Düsseldorf

Zielsetzung: Evalierung der operativen Revaskularisation bei jungen Patienten mit renovaskulärer Hypertonie bei Nierenarterienstenose und/oder Coarctatio aortae

Design: retrospektive Studie

Methode: alle Patienten ≤ 18 Jahre, die wegen renovaskulärer Hypertonie bei Nieren-arterienstenose und/oder Coarctatio aortae in der Zeit von 1980 bis 2000 an der Universitätsklinik Düsseldorf operiert worden sind, wurden bezüglich der Indikation zur Operation, der Art der durchgeführten Operation und ihres Langzeitverlaufs erfaßt. Wir beurteilten die Wirkung der Operation auf Allgemeinbefinden, Blutdruckverhalten und Nierenfunktion. Mittels Blutdruck-messung, Überprüfung der Laborparameter, Sonographie mit Farbduplex-Sonographie wurden die klinischen Behandlungsergebnisse sowie die Morphologie der Gefäßtransplantate und die Nierengröße beobachtet.

Ergebnisse: 22 Patienten im Alter von 3 bis 18 Jahren wurden operiert. Histologisch fand sich als Grunderkrankung in der Hälfte der Fälle eine FMD überwiegend der Nierenarterien, in 9% eine Arteriosklerose und in 5% eine Aortentexturstörung. In über 1/3 der Fälle konnte histologisch keine eindeutige Zuordnung der Erkrankung getroffen werden. Die durchgeführten Operationen waren: 15 mal ein aortorenales Interponat, einmal eine ex situ Rekonstruktion der Niere, sechsmal ein aorto-aortaler Dacronbypass in einigen Fällen mit zusätzlicher Nierenarterienrekonstruktion.

Alle Patienten überlebten, eine Niere musste im Verlauf entfernt werden. Bezüglich der Nierenfunktion ergab sich bei 72,7% der Patienten eine Verbesserung bzw. eine Stabilisierung. Präoperativ lagen die mittleren Blutdruckwerte bei 164/99 und konnten durch die Operationen auf einen mittleren Wert von 135/83 mmHg gesenkt werden. Bei einem Follow-up von 70 Monaten (5,83 Jahren) sind 17 Personen (77,3%) postoperativ normoton, davon 12 ohne Blutdruckmedikation. Bei 5 Patienten (22,7%) ist der Blutdruck hyperton bzw medikamentös eingestellt.

Zusammenfassung: Durch eine adaptierte Operation kann eine renovaskuläre Hypertonie im Kindesalter erfolgreich behandelt werden.

Abstract ID: 1691 Vortragsart: oral

Neue Horizonte in der Beurteilung der Gewebereaktion nach Implantation von alloplastischen Gefäßprothesen durch den Einsatz digitaler Bildverarbeitung

R. Zippel[1], L. Wilhelm[2], R. Jarchow[3], M. Schlosser[4],[2]

[1] Chirurgische Klinik, Krankenhaus Riesa
[2] Chirurgische Klinik der Ernst-Moritz-Arndt-Universität, Greifswald
[3] Rechenzentrum der Ernst-Moritz-Arndt-Universität, Greifswald
[4] Institut für Pathophysiologie der Ernst-Moritz-Arndt-Universität, Greifswald

Alloplastische Gefäßprothesen und endovaskuläre Implantate unterliegen ständigen Modifikationen, mit dem Ziel die Eigenschaften zu verbessern. Die Gewebereaktion ist dabei ein uniform ablaufender Entzündungsprozess und Unterschiede resultieren aus der Quantität der Merkmalsausbildung. Bisher beschränken sich histologische Untersuchungen fast ausschließlich auf deskriptive bzw. semiquantitative Auswertungen. Ziel unserer Untersuchungen war es, ein digitales Bildanalyseprogamm anzupassen und dann die Möglichkeiten zur quantitativen Auswertung der Perigraftreaktion an Beispielen aufzeigen.

Es wurden immunhistochemische Präparate von Kollagen-imprägnierten Dacron-Gefäßprothesen untersucht, die Jungschweinen als infrarenales Aorteninterponat für 1, 2, 3, 4 und 12 Wochen implantiert wurden. Die Bildanalyse erfolgte nach Aufnahme der histologischen Bilder durch ein Lichtmikroskop unter Verwendung des Kontron Electronic Imaging Systems KS 400, Release 2.0 nach Erstellung von anwendungsspezifischen Programmabläufen (Makros) und Definition von Referenzbildern.

Entsprechend dem Leistungsspektrum der angewandten Bildverarbeitung wird die Bestimmung eines prozentualen Flächenanteils eines diffus ausgeprägten Merkmals am Beispiel des Aktins der glatten Muskelzellen und die Zählung korpuskulärer Strukturen am Beispiel der in Teilung befindlichen Zellkerne nach Markierung mit dem Proliferationsmarker Ki-67 dargestellt. Dabei werden die Grundprinzipien der Bildanalyse mit Bildverbesserung, Segmentierung, Binärbildbildung und Messung aufgezeigt.

Die digitale Bildanalyse ermöglicht erstmals eine objektive Beurteilung der Gewebereaktion nach Implantation von Gefäßprothesen/Biomaterialien. Damit sind die Grundlagen für eine Vergleichbarkeit verschiedener Biomaterialen im Rahmen von Neuentwicklungen, als auch nach der Implantation beim Patienten gegeben. Die Zugänglichkeit der Makros und Referenzbilder über das Internet gestattet zudem eine Vergleichbarkeit der Ergebnisse verschiedener Institutionen. Unsere Untersuchungen sind als Anregung zur Definition von Standards bei der Beurteilung der Perigraftreaktion anzusehen.

Abstract ID: 1735 Vortragsart: oral

Endovaskuläre Therapie des inflammatorischen Aortenaneurysmas

R. I. Rückert[1], P. Rogalla[2], T. Junghans[1], A. S. Kaspar[1], T. J. Kröncke[2]

[1] Klinik für Allgemein-, Viszeral-, Gefäß- und Thoraxchirurgie, Universitätsklinikum Charité der Humboldt-Universität zu Berlin, Campus Mitte
[2] Institut für Radiologie

Einleitung: Die konventionelle Therapie des inflammatorischen Aortenaneurysmas (IAA) ist häufig technisch anspruchsvoll und hat ein erhöhtes Komplikationspotential. Mit der endovaskulären Therapie (ET) steht eine alternative Methode zur Verfügung, die unabhängig von den morphologischen Besonderheiten des IAA bleibt. Andererseits induziert die ET selbst eine mehr oder weniger ausgeprägte inflammatorische Reaktion. Es erhebt sich die Frage, ob dennoch oder sogar gerade wegen des minimal-invasiven Charakters dieser Methode eine Indikation zur ET des IAA besteht?

Methodik: Das eigene Krankengut wurde hinsichtlich der ET von IAA analysiert, wobei besonders der postoperative Verlauf berücksichtigt wurde. Die morphologische Analyse wurde anhand der Kontroll-CT vorgenommen. Neben der Bestimmung von axialen Maßen (Durchmesser, Thrombus, Inflammation) wurde eine Volumetrie vorgenommen. Zusätzlich wurde die gesamte bis dato verfügbare Literatur zur ET von IAA ausgewertet.

Ergebnisse: Bei den vier IAA in einer prospektiv dokumentierten Serie von insgesamt 73 Patienten war nach einer initialen Zunahme der periaortalen Inflammation eine deutliche Regredienz der Befunde im Zeitraum ab 6 Monate postoperativ zu beobachten. Alle IAA zeigten bei einem Follow-up von 67, 32, 21 und 4 Monaten eine deutliche Volumenabnahme, die vor allem auch die Inflammation betraf. In der Literatur finden sich in den 9 relevanten Publikationen mit insgesamt 29 Patienten teilweise kontroverse Ansichten zur Indikation der ET bei IAA. Die größten Einzelserien enthalten 11 bzw. 7 und 6 Patienten, neben 4 Einzelfallberichten, davon in einem Fall über 2 Patienten. In der Mehrzahl der dokumentierten Fälle führte die ET des IAA zur Regredienz der Inflammation (11 Fälle) oder zu einem konstanten Befund (15 Fälle). Ein progredienter Befund lag in 3 Fällen vor.

Schlußfolgerungen: Die ET stellt eine potentiell besonders geeignete Therapieoption für das IAA dar. Bisher existieren jedoch nur Einzelfallberichte und damit keine Daten auf höherem Evidenzniveau. So ist zunächst die Zusammenfassung der Daten einzelner Serien erforderlich. Ein prospektiv randomisierter Vergleich erscheint bisher problematisch.

Abstract ID: 1751 Vortragsart: oral

Einfluss eines External Dacron Mesh Support auf die Paraanastomotische Hypercompliance (PHZ) von Gefäßanastomosen – ex vivo Studie

M. Hakimi[3], P. Knez[1], A. A. Klesius[2], P. Kleine[2], M. Storck[3], A. Moritz[2], TH. Schmitz-Rixen[1]

[1] Schwerpunkt Gefäßchirurgie – Vasculäre- und endovasculäre Chirurgie, Klinik für Allgemein-, Visceral- und Gefäßchirurgie, Johann-Wolfgang-Goethe Universität Frankfurt
[2] Klinik für Herz-, Thorax- und thorakale Gefäßchirurgie, Johann-Wolfgang-Goethe Universität Frankfurt
[3] Klinik für Gefäßchirurgie, Parkkrankenhaus Leipzig, (Akademisches Lehrkrankenhaus der Universität Leipzig)

Hintergrund: Paraanastomotische Hypercompliance Zonen sind ein bekanntes Phänomen vasculärer Anastomosen. Sie werden als mitverantwortlich für die Entstehung der subintimalen Hyperplasie angesehen. Der Einfluss dieser veränderten biomechanischen Eigenschaften auf die Entstehung später Gefäßstenosen und -verschlüsse ist Gegenstand intensiver Grundlagenforschung.

Studienziel: Quantifizierung des Einflusses einer extraluminalen Ummantelung (Dacron) auf die Ausprägung der paraanastomotischen Hypercompliance arterieller End- zu End- Anastomosen (ex-vivo Studie)

Material und Methode: Bovine Carotiden wurden direkt nach Schlachtung präpariert und mit Ringer Lsg. gespült. Es erfolgten insgesamt 10 Messungen an End-zu-End Anastomosen (fortlaufende Naht, 6/0 polypropylene Faden, atraumatische Nahttechnik), deren longitudinale Complianceprofile in einem pulsatilen ex-vivo Kreislaufsystem untersucht wurden. Die Bestimmung der Compliance erfolgte über eine Durchmessererfassung mittels Laserscan Micrometer mit simultaner, endovasculärer Druckmessung. Als Perfusionsmedium diente eine den viskösen Eigenschaften des Bluts angepasste Lösung. 5 arterielle End-zu-End Anastomosen wurden zunächst nativ und erneut mit einer Dacron Ummantelung gemessen. Als Beobachtungspunkte wurden im longitudinalen Verlauf der Arterien die anastomosenferne Compliance, die präanastomotische Hypercompliance, der Complianceabfall an der Naht und die postanastomotische Hypercompliance definiert.

Ergebnisse: Im Bereich der präanastomotischen Hypercompliance ergab sich durch den Dacron Mesh Support eine signifikante Reduktion der Compliancewerte (von 4,0147 ± 0,8926%/ 100 mmHg, auf 2,0219, ± 0,38197454%/100 mmHg, p < 0,05 -students t-test-). Im Bereich der postanastomotischen Hypercompliance ergab sich durch den Dacron Mesh Support ebenfalls eine signifikante Reduktion der Compliancewerte (von 3,69665 ± 0,77317%/100 mmHg auf 1,93678 ± 0,56149054%/100 mmHg, p < 0,05 -students t-test-)

Für den Bereich des Anastomosendrops konnte keine signifikante Veränderung der Compliance erfasst werden (p = 0,07246)

Zusammenfassung: Die Anwendung einer Dacron Ummantelung ergab eine signifikante Senkung der prä- und postanastomotischen Hypercompliance arterieller End-zu-End Anastomosen, wobei der anastomotische Compliancedrop unbeeinflusst blieb. Die Anwendung bietet durch eine Homogenisierung des Complianceprofils vasculärer Anastomosen das Potential zur Reduktion der anastomosennahen subintimalen Hyperplasie.

Abstracts

Kinderchirurgie

Kinderchirurgie

Chirurgische Therapie des AGS und des Utrikulus

Abstract ID: 395 Vortragsart: oral

Laparoskopische Diagnostik und laparoskopische Therapie beim intersexuellen Genitale

J. W. Waldschmidt, L. M.-J. L. Meyer-Junghänel

St. Joseph Krankenhaus, Kinderchirurgie, Bäumerplan 24, 12101 Berlin

Einleitung: Entwicklungsanomalien des weiblichen und männlichen Genitales gehörten zu den ersten Indikationen der Laparoskopie im Säuglings- und Kindesalter. Wir haben diese Methode 1978 in unser Programm aufgenommen und ersetzen seither grundsätzlich die Laparotomie durch die Laparoskopie.

Technik: Wir verwenden 2 mm und 3 mm Instrumente. Für die Diagnostik wird ein Trokar, für die Therapie werden zwei Trokare benötigt. Diathermie, Skalpell und Schere werden durch den Laser ersetzt, wofür eine 0,6 mm dicke Quarzfaser durch eine Punktionskanüle in die Bauchhöhle eingeführt wird (Nd: YAG Laser 1064 nm).

Indikationen: Nachweis bzw. Ausschluss von Entwicklungsstörungen an Ovarien, Tuben, Uterus, Vagina, Hoden und Nebenhoden. Entnahme von Biopsien, Korrektureingriffe

Therapie: Gonadektomie, Salpingektomie, Hysterektomie, Kolpektomie, Orchidolyse, simultane Herniotomie, Entfernung von persistierenden embryonalen Relikten der Müller- und Wolff-Gänge, Entfernung von Tumoren und Zysten.

Krankengut und Diskussionen: Wir haben seit 1978 mehr als 100 Kinder mit i.G. laparoskopiert. Das Alter der Kinder schränkt die Indikationen zur Laparoskopie nicht ein. Das jüngste Neugeborene war 1 Tag alt, der jüngste Säugling mit einer laparoskopischen Hysterektomie war fünf Monate alt. Komplikationen haben wir nicht beobachtet. Korrekturen am äußeren Genitale erfolgten in der Regel in der gleichen Sitzung.

Abstract ID: 609 Vortragsart: oral

Ergebnisse operativ-plastischer Korrekturen des virilisierten Genitale von Mädchen mit Adrenogenitalem Syndrom (AGS)

K. Rothe[1], J. Bennek[1], W. Hoepffner[2]

[1] *Klinik und Poliklinik für Kinderchirurgie, Universitätsklinikum Leipzig AöR*
[2] *Universitätsklinik für Kinder und Jugendmedizin, Universitätsklinikum Leipzig AöR*

Die Betreuung von Mädchen mit AGS erfordert ein interdisziplinäres Management. Unter konsequenter optimaler Substitutionstherapie mit Gluko- und Mineralokortikoiden durch den pädiatrischen Endokrinologen sind nach exakter endoskopischer und sonographischer Dokumentation des Genitalbefundes sach- und zeitgerecht operative Maßnahmen beizuordnen. Seit über 25 Jahren vertreten wir ein einheitliches Konzept:
– keine Operation beim Genitaltyp Prader I und II
– einzeitige Genitalkorrektur beim Genitaltyp Prader III im 2. Lebensjahr
– zweizeitige Genitalkorrektur beim Genitaltyp Prader IV und V mit Reduktionsplastik der Klitoris unter Erhaltung des dorsalen Gefäß-Nerven-Bündels mit Eröffnung des Sinus urogenitalis im 2. Lebensjahr und Introitusplastik im pubertären oder postpubertären Alter, falls notwendig als Durchzugsvaginoplastik
– standardisierte Modifikation der Substitutionstherapie und Anästhesie bei allen operativen Eingriffen
Zielstellung: Eigene Nachuntersuchungen und postpubertäres outcome nach feminisierenden Genitaloperationen.
Material und Methode: Zur Auswertung kamen 55 Mädchen mit AGS (12 mal Prader II, 14 mal Prader III, 24 mal Prader IV und 5 mal Prader V). Seit 1975 wurden 51 Klitorisreduktionsplastiken, davon 38 mit Eröffnung des Sinus urogenitalis und 13 mit einzeitiger Introitusplastik durchgeführt. Eine zweizeitige Introitusplastik erfolgte 24 mal nach Klitorisreduktionsplastik und 2 mal als Durchzugsvaginoplastik. Nachuntersuchungen zum funktionellen und kosmetischen Ergebnis erfolgten bei 37 jungen Frauen im Alter von 16 bis 36 Jahren.
Resultate: Bei mangelhafter Substitution war bei 2 Mädchen mit Genitaltyp Prader II eine Klitorisreduktionsplastik erforderlich. Beim Genitaltyp Prader III und einzeitiger Operation sahen wir 2 Narben- und 2 Meatusstenosen. Nach zweizeitiger Introitusplastik beim Genitaltyp Prader IV und V traten nur 1 Narben- und Meatusstenose auf. Das zweizeitige Vorgehen hat folgende Vorteile: Die Dammentwicklung wird bis zum Wachstumsabschluß nicht gestört. In der Pubertät setzt ein starker Proliferationsschub der Vaginalschleimhaut ein. Die hintere Vaginalkommissur lässt sich somit nicht nur mit Kutis, sondern mit einem Schleimhautlappen bilden. Alle Patientinnen waren mit dem kosmetischen Resultat vollauf zufrieden. 19 Mädchen mit aktivem Geschlechtsverkehr, 7 Schwangerschaften und 13 Mädchen mit erstem Partnerkontakt bestätigten auch das sehr gute funktionelle Resultat.
Schlussfolgerung: Erste Publikationen über unbefriedigende Spätergebnisse nach primär einzeitiger Korrektur des virilisierten Genitale bei Mädchen mit AGS im Kleinkindesalter bestätigen unser differenziertes Vorgehen. Es gibt keinen Grund, das zweizeitige Verfahren zu verlassen. Der optimalen Substitutionstherapie kommt auch hinsichtlich der operativen Ergebnisse entscheidende Bedeutung zu.

Abstract ID: 1274 Vortragsart: oral

Die einzeitige Totalkorrektur des weiblichen Genitales bei virilisierendem Adreno-Genitalen Syndrom

F. Eckoldt[1], S. Wolke[1], A. Grütters-Kieslich[2], C. Nihoul-Fékété[3], H. Mau[1]

[1] Charité, Medizinische Fakultät der HUB, CVK, OHC, Klinik für Kinderchirurgie
[2] Charité, Medizinische Fakultät der HUB, CVK, Otto Heubner Centrum für Kinder- und Jugendmedizin
[3] Assistance Hopitaux de Paris, Necker – Enfants Malades

Die einzeitige Operation der Genitalveränderungen beim AGS ist eine etablierte Methode. Dabei sollte der Schwerpunkt neben der frühzeitigen definitiven Gestaltung des Genitales vor allem auf der Funktionalität der Vaginalplastik liegen. Dies gelingt durch die optimale Ausnutzung vorhandener Schleimhautareale und die rechtzeitige Inkorporation perinealer Haut in die definitive Vagina.

Die vorgestellte Methode der one – stage – Korrektur einschließlich Klitorisreduktion und Labienplastik stößt gelegentlich nach bereits stattgehabten Eingriffen an operationstechnische Grenzen.

An Hand der an unserer Klinik mit Frau Prof. Nihoul-Fékété (Assistance Hopitaux de Paris, Necker – Enfants Malades) durchgeführten Operationen werden Indikationen, Technik und Ergebnisse dargestellt.

Abstract ID: 1855 Vortragsart: oral

Chirurgische Therapie des AGS

J. Engert, P. Dettmer

Kinderchirurgische Klinik der RUB am Marienhospital Herne

Ausser den Defekten der testiculären Differenzierung, Testosteron- und Dihydrotestosteron-Synthesedefekten, den kompletten Androsteronrezeptor-Defekten, der gemischten Gonadendysgenesie und dem Hermaphroditismus verus, die ausnahmsweise eine Substitution – in der Regel aber einer operativen Korrektur zum weiblichen Phänotypus – zum Teil mit Vaginalersatz nach der Pubertät – bedürfen, stellt sich beim AGS in seinen Ausprägungen III – V nach Prader in jedem Fall die Indikation zur chirurgischen Therapie. Ziele sind die frühzeitige, einzeitige, funktionell und psychosexuell befriedigende Korrektur. Inhalte einer „physiologischen Korrektur" sind nach obligater Genitoskopie und -graphie 1. eine Reduktion der hypertrophierten Corpora cavernosa und der Glans clitoridis unter Erhalt der Sensibilität; 2. die Rekonstruktion eines Präputiums, der Clitoris sowie kleiner Labien aus der Clitorisschafthaut unter Erhalt der Chorda urogenitalis mit ihrem unverhornenden Plattenepithel und 3. eine Erweiterung des Vaginaleingangs bzw. Erweiterungs- und Verlängerungsplastiken bei mehr oder weniger hypoplastischem Vaginalrohr. Letzeres war, blieb der hypoplastische Anteil der Vagina unberücksichtigt, die häufigste Ursache für „Stenosen" des Introitus.

Abgesehen von einer Prader V-Ausprägung, die in der Vergangenheit ungerechtfertigterweise Anlass zu einem Verzicht auf eine Korrektur war, und bei der ein späterer Vaginalersatz nicht immer zu umgehen ist, lassen sich die oben genannten Korrekturziele mit ortständigem Material und ohne Mobilisierung des gesamten Sinus (Peña) realisieren, was an einem Klientel von über 60 persönlichen Korrekturen im Detail aufgezeigt werden soll.

Für die frühe Totalkorrektur spricht, dass zweizeitige Korrekturen mit alleiniger Clitorisreduktion beim Säugling die Konstruktion von Introitus, kleinen und grossen Labien erschweren und bei stärkerer Virilisierung die Urethralschleimhaut nicht in die Korrektur des Introitus einbezogen werden kann, was einen „Materialverlust" bedeutet. Stenosen durch Schrumpfung sind von der Technik und vom Alter abhängig, d.h. sind auch in der Pubertät möglich. Korrekturen in der Pubertät sind nicht grundsätzlich leichter. Tritt keine Schrumpfung ein, ist die weitere psychosexuelle Entwicklung ungestört; tritt eine Schrumpfung ein, ist es leichter, in der Pubertät eine Erweiterung als eine grundsätzliche Korrektur zu begründen. Notwendige Korrekturen im Kleinkindesalter sind leichter und verträglicher als „störende" Re-Eingriffe in und nach der Pubertät.

Endoskopische Fundoplikatio: Technik und Ergebnisse

Abstract ID: 612 Vortragsart: oral

Gastroskopisch assistierte laparoskopisch ventrale Hemiplikatio nach Thal beim Reflux des schwerbehinderten Kind, eine prospektive Studie

K. Schaarschmidt[1], A. Kolberg-Schwerdt[1], A. K. Saxena[2], M. Lempe[1], F. Schlesinger[1]

[1] Kinderchirurgische Helios Klinik Berlin-Buch
[2] Kinderchirurgische Klinik, WWU Münster

Die ventrale Hemiplicatio hat sich als konventionelles Operationsverfahren des gastroösophagealen Reflux (GÖR) bewährt. Die dorsal offene, hufeisenförmige Thal Manschette bietet bei behinderten Kindern mit Ösophagusmotilitätsstörung Vorteile. 3/1993 – 9/2002 war die laparoskopische Thal-OP in Berlin-Buch/WWU-Münster Standardverfahren des schweren GÖR – alle Verläufe wurden prospektiv erfasst.

Diagnostik: Präoperativ wurden alle Patienten mit mindestens einer ösophagealen 24 Stunden pH-Metrie und Ösophagogastroskopie/Biopsien untersucht, die meisten zusätzlich mit Magendarmpassage bzw. ösophagogastraler Szintigraphie. Schwerer gastroösophagealer Reflux war definiert als ösophagealer pH > 4 über $> 8\%$, massiver Reflux $> 20\%$. des Tages. Die pH-Metrie wurde nach 6 Monaten, 2 und 5 Jahren wiederholt, die Ösophagogastroskopie/Magendarmpassage bei Beschwerden, oder Rezidivverdacht. Operationsindikation war ein Reflux $> > 8\%$, mit histologischer Ösophagitis, überzeugender Klinik (Erbrechen, Aspirationspneumonie, Gedeihstörung) erfolglos konsequenter Maximaltherapie > 6 Monate, bzw. schwere Nebenwirkungen. 12 Kinder hatten > 10 Jahre Anamnese.

Patientengut von 71 Kindern (6 Wo – 17,6 Jahre) mit Thal Hemiplicatio hatten 51 Kinder eine schwere psychomotorische Retardierung und 7 Fehlbildungen: 4 Ösophhagusatresien, 2 Zwerchfellhernien; 1 Gastroschisis, 1 Analatresie. 18 Kinder litten an Syndromen: 5 Cornelia de Lange, 3 Lennox-Gastaut, 2 Sandifer, 2 Pelizäus-Mezbacher, 2 Pierre-Robin, 2 Down Syndrome, je 1 Larsen und Walker Warburg Syndrom. Bei 8 Kindern (6 retardiert) war die lap. Thal-OP ein Rezidiveingriff (6 Mal nach 1 – 5 offenen Refluxoperationen-Nissen; Rehbein, Lortat-Jakob, thorakal Belsey Mark IV). Die retroösophageale Hiatusplastik mit ventraler Thal-Hemiplicatio erfolgte über 4 Zugänge (2,7 – 5 mm ggf. 1×10 mm) mit Leberhaltenaht, Cardia und Fundusmanschette wurden *prä* und vor Operationsende gastroskopisch kontrolliert und dokumentiert. 4 Kinder hatten große Hiatushernien, eine 3 Jährige einen intrathorakalen upside-down Magen. Das Licht des Gastroskops erleichterte die Präparation besonders beim Rezidiv erheblich.

Ergebnisse: 4 schwerstbehinderte Kinder (7,8%) verstarben, eines perioperativ an Speichel-aspiration drei weitere nach 2 – 5 Monaten an Pneumonien. 2 Konversionen waren erforderlich wegen Ösophagusperforation beim Rezidiv und Leckage der Gastrostomie, eine Ösophagusper-foration wurde laparoskopisch übernäht, ein Pneu rechts intraoperativ drainiert. Im Gegensatz zum Nissen beobachteten wir keine persitierenden Schluckstörungen alle Kinder konnten aufstoßen. Nach 0,35 – 39,4 Monaten (3,8 ± 2,9 J) hatten 5 (9,8%) behinderte Kinder Symptome (zwei nach 2.Thal OP beschwerdefrei) 3 weitere (5,8%) zeigten ohne Klinik pH-metrisch einen grenzwertigen Reflux > 4% – dagegen waren alle 20 normalen Kinder beschwerdefrei.

Schlußfolgerung: Die laparoskopische Thal-OP mit perioperativer Gastroskopie ist bei schwerstbehinderten Kindern und Säuglingen ein effektives Verfahren auch bei wiederholten offenen Voroperationen. Das perioperative Risiko ist aber gegenüber normalen Kindern deutlich erhöht, technische Details sind von größter Bedeutung.

Abstract ID: 710 Vortragsart: oral

Hiatusstenose nach laparoskopischer Fundoplikatio – eine Kasuistik

Th. Doede[1], G. Kähler[2], F. Schier[1]

[1] Abt. Kinderchirurgie der FSU Jena
[2] Abt. Allgemein- und Viszeralchirurgie der FSU Jena

Einführung: Die Fundoplikatio stellt eine bewährte Therapie des gastro-ösophagealen Reflux dar. Der laparoskopische Zugang setzt sich zunehmend durch, wird aber trotzdem noch immer kontrovers diskutiert. Komplikationen sind bei beiden Varianten häufig, meist aber auch Ausdruck der ursächlichen Grundkrankheit.

Kasuistik: Ein statomotorisch retardierter Junge wurde aufgrund eines röntgenologisch und pH-metrisch nachweisbaren gastro-ösophagealen Refluxes im Alter von 24 Monaten mittels einer laparoskopischen Fundoplikatio operiert. Postoperativ kam es immer wieder zu Schluck-beschwerden, die Nahrung wurde immer wieder hochgewürgt. Im Ösophagusbreischluck fand sich eine hochgradige Störung des gastro-ösophagealen Kontrastmittelübertritts. Ösophago-gastroskopisch war der Ösophagus dilatiert, die Kardia vollständig verschlossen. Im Alter von 36

und 37 Monaten wurden eine Ösophagusbougierung nach Savary-Gillard sowie zwei Ösopha-
gusdilatationen durchgeführt, welche keinen Erfolg zeigten. Deswegen wurde im Alter von 37
Monaten unter der Verdachtsdiagnose einer zu engen Fundoplikatio die Indikation zur erneuten
Laparoskopie gestellt.

Bei der Laparoskopie wurden die Manschettennähte gelöst, die simultan durchgeführte
Ösophagusgastroskopie zeigte aber eine persistierende Kardiastenose. Nun wurden – bei nicht
mehr erkennbaren Nähten der Hiatoplastik – ventralseitig und dorsalseitig der Hiatus inzidiert.
Die Passage war anschließend frei durchgängig.

Postoperativ nahm das Kind problemlos Nahrung zu sich, gedieh auch wieder.

Diskussion: Komplikationen nach Fundoplikatio werden nicht selten beobachtet. Insbesondere
treten Rezidive, das gas bloat-Syndrom, Pylorusspasmen, Dumping-Syndrome und auch zu enge
Fundoplikatio-Manschetten auf. Stenosen durch zu enge Hiatoplastiken hingegen wurden bisher
nur in Ausnahmen berichtet.

Abstract ID: 974 Vortragsart: oral

Laparoskopische Fundoplicatio mit dem ZEUS Robotic Surgical System: Etablierung am Schweinemodell

J. F. Kübler, N. K. Jesch, R. Nustede, B. M. Ure

Kinderchirurgische Klinik der Medizinischen Hochschule Hannover

Zielsetzung: Das ZEUS Robotic Surgical System (ZEUS), mit einer Trokargröße von 5 mm
ermöglicht erstmalig den Einsatz roboterassistierter minimalinvasiver Operationstechniken am
kleinen Kind. Im Rahmen dieser Studie wurde ZEUS vor dem klinischen Einsatz am Tiermodell
geprüft. Der Schwerpunkt der Untersuchung lag auf der Machbarkeit.

Material und Methoden: Gearbeitet wurde mit sprachgesteuerter Kamera (AESOP-System) und
zwei Roboterarmen mit zusätzlichem Freiheitsgrad gegenüber herkömmlichen endoskopischen
Instrumenten. Es fanden 8 Sitzungen statt, wobei 4 Sitzungen Training, Aufbau und Handhabung
des Systems beinhalteten. Daraufhin wurde an 4 Ferkeln mit dem Robotersystem eine
Fundoplicatio mittels 5 Trokar Technik durchgeführt.

Resultate: (1) Die Aufbauzeit und der Wechsel von Instrumenten unterlag einer Lernkurve. (2)
Alle Fundoplicationes waren technisch ausführbar. (3) Im experimentellen Nachstellen einer
Notfallsituation (Inzision einer Magenarterie) war die Umstellung von roboterassistierter zu
offener chirurgischer Technik innerhalb von 155 sec. möglich. (4) In unseren bisherigen
Versuchen konnte keine Personaleinsparung erzielt werden, da neben dem Operateur, und der OP-
Schwester, gleichzeitig mindestens ein Assistent zur Einstellung und Überwachung der
Roboterarme am OP-Tisch benötigt wurde.

Zusammenfassung: Die Machbarkeit der Fundoplicatio in roboterassistierter Technik mit
ZEUS wurde in unserem Model am Ferkel belegt. Somit kann als nächster Schritt der klinische
Einsatz von ZEUS zur Fundoplicatio erfolgen.

Abstract ID: 1104 Vortragsart: oral

Indikationen und Ergebnisse bei über 60 laparoskopischen Operationen zur Behebung des gastroösophagealen Refluxes im Kindesalter

S. Holland-Cunz, U. Subotic, C. Staude, C. Lorenz, K. L. Waag

Kinderchirurgische Universitätsklinik, Klinikum Mannheim, Fakultät der Universität Heidelberg, Mannheim

Veröffentlichte Daten zur laparoskopischen Fundoplikation bei gastroösophagealem Reflux (GÖR) sind aus kinderchirurgischer Sicht bislang spärlich.

Seit 1995 wurden von vier Operateuren bei 64 Kindern (Mittl. Alter: 5 Jahre) minimal invasive Operationsmethoden zur Korrektur des GÖR, bzw. einer Achalasie mit konsekutiver Antirefluxplastik (n = 5) angewandt. Die Indikationen wurden streng nach dem lokal erarbeiteten Algorithmus der Diagnostik und Behandlung des GÖR, also nach erfolgloser konservativer Therapie und radiologischer, ph-metrischer, z. T. manometrischer und/oder endoskopischer Evaluation gestellt. Bei 18 Patienten dominierten pulmonale Symptome.

58 Patienten wurden rein laparoskopisch operiert. Von 6 Umstiegen (9%) erfolgten 4 aus rein anatomischen Gründen.

Folgende Verfahren wurden verwandt: isolierte Hiatoplastik (n = 1) oder kombiniert mit Fundo-Ösophagopexie (n = 13), vorderer Fundusmanschette/Thal (n = 37) bzw. mit 270 – 360° Fundusmanschette (n = 2) sowie die Cardiomyotomie/vordere Fundusmanschette (n = 5). Zusätzlich erfolgten Gastropexien (n = 18) sowie Gastrostomaanlagen (n = 5). Die mittlere Op-Zeit betrug 123 (72 – 210) min. Abgesehen von anatomiebedingten Umstiegen traten intraoperativ 2 abdominelle (Darmperforation, Blutung) und 1 pulmonale Komplikation (Pneumothorax) auf (4,7%).

Frühpostoperative Komplikationen waren eine Mediastinitis bei unerkanntem Ösophagusleck (n = 1), passagere Wundheilungsstörungen (n = 3) und bougierungsbedürftige Engen der Speiseröhre (n = 5). Spätkomplikationen waren Entleerungsstörungen des Ösophagus mit notwendiger mehrfacher Dilatation (n = 8) und Rezidive (n = 3), welche bei 2 Patienten einen Re-Eingriff, diesmal offen, zur Folge hatten.

Das operative Vorgehen ist standardisiert und in der Komplikationsrate mit dem offenen Vorgehen vergleichbar. Die etwas längere Operationszeit ist leicht durch die raschere Mobilisierung und Wiederernährbarkeit der Kinder zu rechtfertigen. Die Kosten sind bei resterilisierbaren Instrumentarien vergleichbar.

Abstract ID: 1534 Vortragsart: oral

Ergebnisse offener und laparoskopischer Fundoplicatio bei Kindern

K. Tafazzoli, U. Hübner, M. Barthel

Kinderchirurgiche Klinik der Universität zu Lübeck

Zielsetzung: Ab dem Jahre 1996 erfolgte an unserer Klinik die Umstellung der operativen Versorgung von Kindern mit einem gastro-ösophagialen Reflux von dem offenen zum laparoskopischen Verfahren. Das Ziel der vorliegenden Untersuchung ist, retrospektiv die Unterschiede beider Verfahren in Hinblick auf intra- und postoperativen Komplikationen und die mittel-, und langfristigen Ergebnisse aufzuzeigen.

Material und Methoden: Bei 30 Kindern, davon 26 geistig und körperlich behinderte Kinder erfolgte im Zeitraum der Jahre 1996 bis 2001 eine Fundoplicatio. 16 Operationen erfolgten laparoskopisch nach Nissen/Rosetti, 14 offen davon 12 nach Nissen/Rosetti und 2 erhielten eine Semifundoplicatio. Die präoperative Diagnostik beinhaltete eine 24 h ph-Metrie, eine Magen-darmpassage mit Refluxprüfung sowie eine Gastroskopie. Postoperativ erfolgte eine erneute radiologische Refluxprüfung und fakultativ eine 24 h ph-Metrie.

Resultate:

Mittelwerte:

	Laparoskopisches Verfahren	Offene Operation
Alter	10 Jahre 8 Monate (Range 5 – 18 Jahre)	8 Jahre 11 Monate (Range 6 Monate – 18 Jahre)
OP-Dauer	154 Minuten (Range 100 – 200)	169 Minuten (Range 90 – 240)
Beginn Nahrungsaufbau	Am 4. postop. Tag	Am 7. postop. Tag
Stat. Aufenthalt	13,5 Tage (Range 10 – 16)	15,5 Tage (Range 12 – 22)

Als postoperative Komplikationen fielen in der Gruppe der laparoskopisch operierten Kinder eine schwere Pneumonie auf, in der Gruppe der offen operierten Kinder wiesen 3 einen Ileus auf, hierbei ein Ileus bei Invagination. Zweimal erfolgte die Konversion der Op Technik bei massiven Adhäsionen, sowie einmal bei Adhäsionen und einer Milzblutung.

Diskussion: Die geringe Zahl postoperativer Darm-Okklusionen sowie die kürzeren stat. Liegezeiten führen wir auf das geringere Zugangstrauma bei dem laparoskopischem Verfahren zurück. Ein weiterer Gegenstand der Auswertung ist das Outcome beider Operationsverfahren in Hinblick auf weiterhin bestehendes Erbrechen, rez. Pneumonien, Gedeihstörung, Medikamenten-bedarf sowie letztlich die Zufriedenheit über das Operationsergebniss.

Abstract ID: 1674 Vortragsart: oral

Die ventrale Gastropexie beim chron Magenvolvulus des Säuglings – Kritische Analyse des eigenen Therapiekonzeptes

J. Schleef, A. Huber – Zeyringer, L. Stroedter, M. E. Höllwarth

Kinderchirurgische Klinik der Universität Graz, Österreich

Zielsetzung: Der chronische Magenvolvulus im Säuglingsalter wird im Rahmen einer Röntgendarstellung des oberen Gastrointestinaltraktes, meist mit dem Verdacht auf GÖR, beschrieben. Selten zwingt die klinische Symptomatik bei versagender konservativer Ernährungstherapie zu einer operativen Intervention. In der Literatur wird in den meisten Fällen eine anteriore Gastropexie empfohlen. Wir selbst haben hierzu ein einfaches laparoskopisches Verfahren beschrieben. Bei 6 Kindern führten wir eine anteriore Gastropexie durch. Diese retrospektive Analyse dieses Krankengutes soll Auskunft über den postoperativen Verlauf und die Sinnhaftigkeit des gewählten Verfahrens ergeben.

Material und Methoden: Retrospektive Analyse der Krankengeschichten von 6 Pat. (3 Jungen, 3 Mädchen) welche im Zeitraum von 1995 bis 2001 in unserer Klinik behandelt wurden. Der Beginn der Beschwerden lag in allen Fällen um das Ende des 1. Lebensmonats. In allen Fällen waren Unruhezustände, kleine Nahrungsmengen mit Nahrungsverweigerung und die klinischen Zeichen eines GÖR die Symptome. Radiologisch konnte der Befund verifiziert werden. Es bestand immer ein Reflux (pH-metrisch) und ein auffälliger Ösoph.-Manometriebefund. Der Versuch einer kons. Therapie misslang. In allen Fällen wurde aufgrund eines nachgewiesenen chronischen Magenvolvulus eine ventrale Gastropexie durchgeführt.

Ergebnisse: Das mittlere OP Alter betrug 3,2 + 0,6 Monate; Nachbeobachtungszeitraum 3 Jahre (min 0,8, max. 7,5). Die Op. erfolgte 5 mal laparoskopisch, in einem Fall offen. Ein lap. operiertes Kind ist seitdem beschwerdefrei (2,8 J). 3 Pat. erhielten bei fortbestehendem GÖR eine Hemifundoplicatio. 2 Kinder haben erneut klinisch (1×pH metrisch verifiziert) ausgeprägten GÖR. Die Eltern stimmen der Operation zur Zeit noch nicht zu.

Zusammenfassung: Entgegen den Angaben in der Literatur ist in unserem Kollektiv die anteriore Gastropexie bei chron. Magenvolvulus keine ausreichende Therapie um die begleitenden Symptome des GÖR zu behandeln. Nur 1 Kind hat in unserem Kollektiv eine normale Gewichtszunahme post op. gezeigt. Die Ursache für diese Diskrepanz zwischen unseren Ergebnissen und den Berichten in der Literatur ist unklar. Unserer Meinung nach ist als adäquate chirurgische Therapie beim chron. Magenvolvulus die primäre Hemifundoplicatio zu diskutieren.

Abstract ID: 1864 Vortragsart: oral

Immunantwort nach laparoskopischer und konventioneller Fundoplikatio bei Kindern

M. H. Heinrich[1], B. H. Belohradsky[2], H. Till[1]

[1] Klinikum der Universität München, Dr. von Haunersche Kinderspital, Kinderchirurgische Klinik
[2] Klinikum der Universität München, Dr. von Haunerschen Kinderspital, Kinderklinik und Kinderpoliklinik

Einführung: Operatives Trauma verursacht Veränderungen in der Immunantwort. Immunologische Untersuchungen bei laparoskopischen und konventionellen Eingriffen wurden vor allem bei erwachsenen Patienten mit Cholezytektomien, Fundoplikatio und Kolonresektionen durchgeführt. Weil die Fundoplikatio charakterisiert ist durch moderate Dissektion und keiner Resektion eignet sich dieses Verfahren besonders gut für vergleichende immunologische Untersuchungen. Inwieweit solche Veränderungen auch bei Eingriffen im Kindesalter auftreten war das Ziel dieser Untersuchungen.

Methodik: In einer prospektiven Untersuchung wurden bei 5 laparoskopisch und 5 konventionell durchgeführten Fundoplikatio bei Kindern folgende Parameter bestimmt: CRP, Differential-Blutbild und mittels Durchflusszytometrie die Subpopulationen der peripheren Blutlymphozyten (CD3, CD4, CD8, CD4, CD8 Ratio), Aktivierungsmarker (CD25/HLA DR, HLA DR+Monozyten) und NK-Zellen. Die Bestimmungen erfolgten präoperativ und 12, 24, 74 Stunden postoperativ und am 7. postoperativen Tag. Diese Ergebnisse wurden mit den bisher publizierten Daten nach Fundoplikatio verglichen.

Ergebnisse: 24 Stunden postoperativ fand sich ein größerer Anstieg des Plasma CRP in der Gruppe der offen operierten Patienten. Die Anzahl der neutrophilen Zellen und der Leukozyten zeigte bei den konventionell operierten Patienten einen stärkeren Anstieg nach 12 und 24 Stunden. Der Anteil der Gesamt-Lymphozyten verminderte sich in dieser Gruppe postoperativ deutlicher. Die offene Chirurgie bewirkte eine stärkere Reduktion der Anzahl der T-Lymphozyten Subpopulationen CD3, CD4 und CD8 nach 12 und 24 Stunden. Es fand sich kein Unterschied in der Veränderung der NK-Zellen. Die postoperative HLA-DR Expression auf den peripheren Monozyten war geringer 24 Stunden postoperativ bei den konventionell operierten Kindern.

Diskussion: Im Vergleich mit der Literatur scheint auch bei Kindern die beschriebenen Veränderungen der Immunantwort nach operativem Trauma zu erfolgen, welche sich durch die Untersuchung der Reaktion der Zelloberflächenmarker der peripheren Blutlymphozyten messen lässt. Minimal invasive Operationstechniken, wie die laparoskopische Fundoplikatio bewirken auch bei Kindern weniger Aktivierung des Immunsystems als offene Operationstechniken, dies könnte ein Indikator des verminderten chirurgischen Traumas dieser Techniken sein.

Abstract ID: 1874 Vortragsart: oral

Laparoskopische Fundoplikatio nach Thal

A. I. Schmidt[1], C. Koschyk[1], S. Glüer[1], N. K. Jesch[1], R. Nustede[1], M. Melter[2], B. M. Ure[1]

[1] Abteilung für Kinderchirurgie, Medizinische Hochschule Hannover
[2] Abteilung für Pädiatrische Gastroenterologie, Medizinische Hochschule Hannover

Einleitung: Die Technik der laparoskopischen Fundoplikatio nach Thal ist standardisiert, doch fehlen Daten zu den Langzeitergebnissen insbesondere hinsichtlich der Lebensqualität.

Patienten und Methoden: Von September 2000 bis September 2002 wurde bei 34 Kindern eine laparoskopische Fundoplikatio nach Thal ausgeführt. Intra- und postoperative Daten wurden prospektiv erfasst. Eine Nachuntersuchung der Patienten erfolgt derzeit im Rahmen eines systematischen Follow-up (3 und 6 Monate postoperativ) hinsichtlich spezifischer Symptome und der Lebensqualität der Kinder und der Familien. Zur Anwendung kam ein modifizierter Lebensqualitätsindex (GIQLI). Im Follow-up ist zudem eine Untersuchung der Magenentleerung und eine pH-Metrie vorgesehen.

Ergebnisse: Bei 28 Kindern erfolgte die Operation ohne intraoperative Besonderheiten, 5 dieser Kinder waren unter einem Jahr alt. Dreimal wurde konvertiert. Zwei Kinder mussten aufgrund einer engen Manschette jeweils einmal bougiert werden bei nachfolgend unkompliziertem Verlauf. Die Untersuchung zum Symptomverlauf und zur Lebensqualität ist nicht abgeschlossen. Erste Ergebnisse belegen eine ausgezeichnete Lebensqualität bei weitgehender Symptomfreiheit.

Schlussfolgerung: Die laparoskopische Fundoplikatio nach Thal ist auch bei kleinen Kindern gut ausführbar. Erste Ergebnisse legen nahe, dass eine ausgezeichnete Lebensqualität erzielt wird. Eine vergleichbare Untersuchung der Ergebnisse im Hinblick auf die Lebensqualität nach laparoskopischen und konventionellen Verfahren fehlt.

Abstract ID: 1889 Vortragsart: oral

Endoskopische Fundoplikatio im Kindesalter – Unsere Erfahrungen

F. J. Berchi, J. Cano, J. Anton-Pacheco, M. I. Benavent, E. Portela, A. Garcia Vazquez

Hospital Humi, 12 de Octumbre, Universitat Complutense, Kinderchirurgische Abteilung, Madrid, Spanien

Aufgrund einer Revision, die wir in den letzten neun Jahren durchgeführt haben, berichten wir von den ersten 100 Patienten, die mit GER in unserer kinderchirurgischen Abteilung behandelt wurden.

Wir haben eine „Lernkurve" mit den ersten 50 Fällen, wobei einige Komplikationen, insbesondere bei den ersten 20 Fällen auftraten: Stenose, Erbrechen, Oberbauchschmerzen, starker Meteorismus usw.

Bei zwei Kindern wurde eine Magenperforation intra-operativ laparoskopisch versorgt, ein weiterer Fall, der post-operativ durch einen Sondenwechsel entstand, musste ebenfalls operativ behandelt werden. Bei einem anderen Kind entstand eine Dickdarm-Perforation durch einen

Trokar, die ebenfalls laparoskopisch korrigiert werden musste. Eine häufige Oesophagus-Bougierung mit Ausdehnung. (Ballon und Star-Sonde)wurde ebenfalls durch diese Methode beseitigt. Bei einem anderen Patienten löste sich post-operativ die Nissen-Manschette und machte eine Re-Operation erforderlich.

Ein weiterer Fall erlitt eine post-operative para-oesophageale Hernie, die ebenfalls laparoskopisch korrigiert wurde.

Nach einer Oesophagus-Atresie-Operation wurde bei 4 Kindern eine kleine Hiatus-Hernie mit Reflux und Oesophagus-Verkurzung als Nachfolge festgestellt. Diese Patienten benötigten einen kombinierten endoskopischen Eingriff durch eine Nissen-Collis-Operation (3 Fälle) und eine Schaerli-Operation-Korrektur (2 Fälle).

Die restlichen Kinder sind mit einer Nissen-Operation – Nissen-Rossetti-Eingriff – behandelt worden.

Zusammenfassung: In der zweiten Phase unseres Krankenguts ist unser Enderfolg sehr befriedigend. Das Ergebnis der Behandlung dieser Fälle wird umfangreich diskutiert.

Schlüsselwörter: Gastro-Oesophagealer Reflux. Hiatus Hernie. Untere Sphinkter-Inkompetenz. Fundoplikatio nach Nissen.

Komplizierte supracondyläre Humerusfrakturen

Abstract ID: 220 Vortragsart: oral

Komplizierte supracondyläre Humerusfrakturen: Nur ein Mythos?

Th. Meyer, G. Hennig, V. Rauh, B. Höcht

Abteilung für Kinderchirurgie, Chirurgische Klinik und Poliklinik, Julius-Maximilians-Universität, Würzburg

Zielsetzung: Die suprakondylären Humerusfrakturen zählen zu den häufigsten knöchernen Verletzungen im Kindesalter, die sich in Abhängigkeit vom Unfallmechanismus in Fakturen mit und ohne Rotationsfehler einteilen lassen. Im Verlauf ist eine korrekte anatomische – ggf. auch offene – Reposition die Grundvoraussetzung für ein gutes funktionelles Spätergebnis. Neben dem jeweiligen Frakturtyp spielt aber auch eine zusätzliche – die Fraktur komplizierende – Nerven- und/oder Gefäßläsion eine wichtige Rolle. Ziel unserer Untersuchung war es, komplizierte suprakondyläre Humerusfrakturen im eigenen Krankengut über einen Zeitraum von 10 Jahren zu dokumentieren und deren Resultate im Hinblick auf postoperative Komplikation zu evaluieren.

Material und Methoden: Von 1986 bis 1996 wurden 136 Kinder im Alter von 6 Monaten bis 15 Jahren aufgrund einer suprakondylären Humerusfraktur stationär behandelt. Evaluiert wurde an Hand der Krankenunterlagen der Frakturgrad (Einteilung nach v. Laer), zusätzliche Nerven- und Gefäßläsionen und das konservative/operative Vorgehen. Die Bewertung des Behandlungserfolges bei der klinischen Nachuntersuchung erfolgte nach der Einteilung von Morger.

Ergebnisse: An der Nachuntersuchung in unserer Klinik nahmen 80 Patienten (59%) mit einem „follow-up" von 1 bis 13 Jahren (Mittel: 4,7 Jahre) nach dem Unfall teil. Das Durchschnittsalter zum Unfallzeitpunkt lag bei 5,9 Jahren. Über 93% der Fälle waren Extensionsfrakturen und in 65,4% der Fälle handelte es sich um III° und IV°-ige Frakturen. Bei Aufnahme bestanden in 22,5% der Fälle zusätzliche Nerven- (N. ulnaris: 12,5%; N. medianus: 6,25% und N. radialis: 3,75%) und in 10% der Fälle zusätzliche Gefäßläsion (A. brachialis bzw. A. cubitalis). Therapeutisch kamen konservative-, halbkonservative Methoden (gekreuzte percutane Kirschner-Draht-Osteosynthese) und die offene Reposition zur Anwendung. Eine Pulslosigkeit konnte in 4 Fällen (5%) allein durch eine Reposition behoben werden, in weiteren 4 Fällen mußte ein zusätzlicher gefäßchirurgischer Eingriff erfolgen. Bei der Nachuntersuchung nach Morger wurden die konservativen Behandlungsmethoden in 80% der Fälle, die halbkonservative Methode in 94% der Fälle und die offene Reposition in 56% der Fälle als ideal und gut bewertet. Die komplizierten suprakondylären Humerusfrakturen (Nerven +/− Gefäßläsionen) heilten bis auf drei minimale Sensibilitätsstörungen alle komplikationslos aus. Zusammmenfassung: Unsere Untersuchung zeigt, dass in Abhängigkeit vom Frakturtyp in 22,5% der Fälle durch zusätzliche Nerven- und in 10% der Fälle durch zusätzliche Gefäßläsionen komplizierte suprakondyläre Humerusfrakturen auftreten können. Hierbei zeigten nach Reposition und stabiler Retention primäre Nervenläsionen in der Mehrzahl der Fälle eine hohe Rückbildungstendenz, während lediglich bei fehlenden Unterarmpulsen in 5% der Fälle eine Gefäßrevision erforderlich war, die alle ohne Folgeschäden komplikationslos ausheilten.

Abstract ID: 233 Vortragsart: oral

Offene Repositionen und Revisionen bei suprakondylären Humerusfrakturen im Kindesalter

P. P. Schmittenbecher

Kinderchirurgische Klinik, Krankenhaus Barmherzige Brüder, Regensburg

Einleitung: Die suprakondyläre Fraktur stellt im Kindesalter die zweithäufigste gelenknahe Fraktur dar. Entscheidend für den Therapieerfolg ist die Reposition mit suffizientem Kontakt der Fragmente im Bereich beider Kondylenmassive. Dies erfordert nicht grundsätzlich, aber im Einzelfall die offene Reposition, der beste Zugang hierzu ist umstritten. Gelingt die geschlossene Reposition und Fixation, im postoperativen Röntgenbild stellt sich jedoch eine unzureichende Stellung dar, ist die frühzeitige Revision erforderlich.

Material und Methode: Es erfolgte die Evaluation der in den Jahren 1998 – 2002 behandelten suprakondylären Humerusfrakturen. Offen reponierte oder sekundär revidierte Frakturen wurden einer Fehleranalyse unterzogen.

Resultate: Von 1998 – 2002 wurden 195 Kinder mit suprakondylären Humerusfrakturen behandelt. 106 Frakturen waren disloziert (Typ III und IV nach von Laer) und bedurften der Reposition und Fixation mit K-Drähten, intramedullären Nägeln oder Fixateur externe. 19 Frakturen wurden offen reponiert (17,2%), davon nur eine wegen einer primären vaskulären Problematik, alle anderen aufgrund unzureichender geschlossener Reposition. Nachdem 1998 – 2000 der dorsale oder radiale Zugang bevorzugt wurde, hat sich in den Jahren 2001/2002 der ventrale Zugang bewährt. 17 Sekundärinterventionen (16%) sowie 5 nach auswärtiger Erstbehandlung beruhten auf unzureichender (instabiler) Fixation (technische Fehler), fast ausschließlich nach K-Draht-Osteosynthese.

Schlussfolgerung: Die suprakondyläre Humerusfraktur im Kindesalter ist eine problematische Verletzung. Besteht die Schwierigkeit der korrekten Reposition, muß offen reponiert werden, der ventrale Zugang ist hierzu bisher wenig etabliert. Die Retention muß intraoperativ subtil auf Stabilität überprüft werden, sonst kommt es zur sekundären Dislokation. Die intramedulläre Nagelung ist nur bei exakter Reposition möglich, gewährt dann aber eine hohe Stabilität und bedarf keiner zusätzlichen Gipsruhigstellung.

Abstract ID: 257 Vortragsart: poster

Operative Therapie dislozierter epikondylärer Apophysenabrisse des Humerus mittels kanülierter Schrauben

S. Beyerlein, F. Schier

Kinderchirurgische Abteilung der Chirurgischen Klinik der Friedrich Schiller Universität Jena

Einleitung: Die Behandlung von dislozierten Apophysenabrissen des distalen Humerus wird kontrovers diskutiert. Es lassen sich Empfehlungen sowohl für eine konservative Gipsruhigstellungen, wie auch für die operative Versorgung finden. Wir möchten über unsere Ergebnisse der operativen Versorgung mittels Zugschrauben berichten.

Patienten: Im Zeitraum von 1997 – 2001/2002 wurden 17 Kinder im Alter von 3,0 bis 15,6 Jahren (Mittelwert 9,5 Jahre) mit Apophysenabrissen des distalen Humerus operativ behandelt. 11 Patienten waren männlich und 6 Patienten waren weiblich. Der Abriss fand sich in 6 Fällen auf der rechten Seite und in 11 Fällen auf der linken. Die radiale Apophyse war bei 12 Kindern, die ulnare Apophyse bei 5 Kindern betroffen. Es erfolgte jeweils die offene Reposition und die Fixierung der Apophyse mittels einer selbstschneidenden, kanülierten Titanschraube. Der Nachbeobachtungszeitraum betrug zwischen 1 Monat und 6,2 Jahren (Mittelwert 2,6 Jahre).

Ergebnisse: Intraoperativ traten bei keinem Patienten Komplikationen auf. Die Entfernung der kanülierten Schraube erfolgte im Median nach 90 Tagen (35 – 322 Tage). Postoperativ traten bei 2 Kindern Pseudarthrosen auf (11,7%). Bei beiden Kindern war der Zeitraum zwischen Unfallereignis und operativer Versorgung mehr als 3 Monate. Mittels Revision kam es bei beiden Kindern zur Ausheilung der Fraktur. Eine Sensibilitätsstörung trat bei einer Patientin auf, verschwand jedoch nach einem Monat ohne weitere Behandlung vollständig. Verlaufskontrollen zeigten bei allen Kindern gute Beweglichkeiten und in einem Fall eine leichte Instabilität des Kollateralbandes ohne Einschränkung der Alltagstauglichkeit.

Diskussion: Die operative Versorgung stellt eine gute und sichere Alternative zur konservativen Behandlung von Apophysenabrissen des Humerus dar. Dem Vorteil der frühen postoperativen Mobilisierung steht jedoch das allgemeine Risiko eines operativen Eingriffes entgegen. Die Zahl der Pseudarthrosen kann durch das Einbringen einer Schraube im Vergleich zur konservativen Therapie verringert werden.

Abstract ID: 653 Vortragsart: poster

Die komplizierte suprakondyläre Humerusfraktur im Wachstumsalter

F.-M. Häcker, C. C. Hasler

Universitäts-Kinderspital beider Basel, Schweiz

Einleitung: Suprakondyläre Humerusfrakturen im Wachstumsalter können aufgrund des Frakturtyps und/oder aufgrund der medizinischen Versorgung als „kompliziert" eingestuft werden.

Methode: Es wird eine retrospektive Analyse von insgesamt 35 Kindern durchgeführt, die zwischen 1/2000 und 2/2001 wegen einer dislozierten suprakondylären Humerusfraktur in unserer Abteilung operiert wurden (Fixateur externe, Mini-Fixateur, gekreuzte KD). Als „kompliziert" (Verletzungstyp und/oder iatrogen) wurden beurteilt: mehr als erstgradig offene Fx, Fx mit Trümmerzonen, Fx mit Knochenverlust (bone loss) oder Fx, die fehlerhaft operativ versorgt wurden. Als fehlerhafte Versorgung wurde definiert: ungenügende Reposition, ungenügende Retention, Auswahl eines inadäquaten OP-Verfahrens. Im Langzeitverlauf beurteilt wurde die Funktion, die mögliche Achsabweichung sowie das Ausmaß einer möglichen Bewegungseinschränkung.

Resultate: 12 von 35 Kindern (34,3%) zeigten einen komplizierten Verlauf. 9 dieser 12 Patienten (75%) müssen iatrogen bedingt als „kompliziert" eingestuft werden. Die verbleibenden 3 Patienten zeigten eine ausgeprägte laterale Trümmerzone bzw. einen erheblichen bone loss. Eine abteilungsinterne Qualitätskontrolle bezogen auf ein bestimmtes OP-Verfahren war nicht möglich, da trotz Vorgabe eines hausintern vorgegebenen standardisierten Vorgehens unterschiedliche Operationsverfahren zur Anwendung kamen.

Schlussfolgerung: In der vorliegenden Analyse ist die „komplizierte" suprakondyläre Humerusfraktur im wesentlichen auf die iatrogene Komponente zurückzuführen. Es konnte jedoch auch gezeigt werden, dass für Frakturen mit kompliziertem Verletzungstyp kindgerechte Implantate fehlen. Kritisch ist zu hinterfragen, ob bei nicht dringlicher OP-Indikation (keine Gefäss-/Nervenschädigung, keine offene Fx) eine Notfallversorgung immer indiziert ist. Eine gelegentlich verzögerte Versorgung, jedoch unter kontrollierten Bedingungen und mit erfahrenem Personal, ermöglicht oft eine bessere Versorgung und damit bessere Ergebnisse, ein besseres teaching und letztendlich eine bessere Qualitätskontrolle.

Abstract ID: 723 Vortragsart: oral

Häufigkeit und Verlauf von Nervenverletzungen nach supracondylären Oberarmfrakturen im Kindesalter

G. Stuhldreier[1], H. W. Hacker[1], J. Gawlowski[2], A. Guglielmetti[1], J. Fuchs[1]

[1] Abteilung Kinderchirurgie der Universitätskinderklinik Tübingen
[2] Klinik für Neurochirurgie am Universitätsklinikum Tübingen

Durch Auswertung der Krankenunterlagen von 100 konsekutiven Kindern mit supracondylären Oberarmfrakturen wurden Informationen über Auftreten und Verlauf von Nervenschäden bei dieser Verletzung gesammelt.

Es ergab sich, daß bei Krankenhausaufnahme in keinem Fall eine sichere nervale Läsion nachzuweisen war, wobei insbesondere bei massiv dislozierten Frakturen und bei jungen Kindern präoperativ häufig nur eine orientierende Untersuchung möglich war.

Intraoperativ zeigte sich bei 2 Patienten eine Einklemmung von N. radialis bzw. N. medianus in den Frakturspalt, jedoch ohne substantielle Verletzung.

Bei konservativ behandelten Patienten fand sich in keinem Fall eine motorische oder sensible Beeinträchtigung an Arm oder Hand, während nach operativer Versorgung bei 10% der Patienten eine sensible Störung, meist im Gebiet des N. ulnaris, zu verzeichnen war; die Hälfte dieser Patienten hatte zusätzlich auch motorische Ausfälle.

Der überwiegende Anteil dieser Verletzungen war innerhalb 6 Wochen vollständig rückläufig oder wesentlich gebessert; nur in einem Fall war eine operative Revision des N. ulnaris wegen fehlender Rückbildung der Ausfälle nötig.

Spätestens nach einem Jahr war es bei allen unseren Patienten zu einer vollständigen Wiederherstellung der Nervenfunktion gekommen, sodaß man bei den postoperativ aufgetreten Nervenschäden supracondylärer Oberarmfrakturen nach unseren Erfahrungen eine gute Prognose stellen kann.

Abstract ID: 951 Vortragsart: poster

Konservative und operative Behandlungsergebnisse nach komplizierten suprakondylären Humerusfrakturen

A. Zerche, U. Friedrich, K. Roefke

Kinderchirurgische Klinik, Helios-Klinikum Erfurt

Zielsetzung: Anhand des Krankengutes der Kinderchirurgischen Klinik Erfurt werden die Behandlungsergebnisse suprakondylärer Humerusfrakturen analysiert und dargestellt.

Material und Methode: Es wurden im Zeitraum von 1993–2002 114 Kinder mit einer suprakondylären Humerusfraktur stationär behandelt. In 56 Fällen waren Verletzungen mit schwerer Dislokation (überwiegend Lubinus 3) zu verzeichnen.

Ergebnisse: Unter Anwendung konservativer Maßnahmen (Reposition und Blountanlage) wurde bei 14 Patienten ein gutes Behandlungsergebnis erzielt. Bei 16 Kindern gelang die geschlossene Reposition und Osteosynthese mittels perkutan eingebrachter Bohrdrähte. In 26 Fällen machte sich die offene Reposition und Fixation mit Drähten bzw. Schrauben notwendig. Im Vergleich der verschiedenen Zugangswege (ventral, lateral und dorsal) bestanden im Falle intakter Durchblutungsverhältnisse Vorteile bei dorsalem Zugang nach Lexer. Hier konnte postoperativ funktionell eine schnellere Restitution eruiert werden.

Kinder mit persistierenden Ischämiezeichen nach Reposition erhielten eine Angiografie bzw. DSA und im Falle einer Intimaverletzung nach ventraler Freilegung eine Resektion des betroffenen Gefäßabschnittes mit V. saphena-Interponat. Nervenläsionen bildeten sich überwiegend spontan zurück, nur 3 mal war eine spätere Neurolyse notwendig.

Bei einem Kind wurde nach Wochen zuvor auswärts versorgter Fraktur eine Kontraktur mit Myositis ossificans behandelt. Die Arthrolyse konnte nur einen begrenzten Erfolg erzielen.

Die Konsolidierungszeit der Frakturen betrug 4 – 6 Wochen. Ein Extremitätenverlust oder eine ischämische Kontraktur wurden nicht beobachtet.

Zusammenfassung: Die Behandlung suprakondylärer Humerusfrakturen im Kindesalter bedarf eines umfangreichen kindertraumatologischen Erfahrungsschatzes.

Therapieoptionen sind die geschlossene Reposition, ggf. mit perkutaner Fixation und die offene Reposition und Osteosynthese.

Abstract ID: 958 Vortragsart: poster

Komplikationen und „Pitfalls" in der Behandlung der kindlichen Oberarmfrakturen

L. M. Wessel[1], P. Günther[2], T. Hannmann[1]

[1] Kinderchirurgische Klinik, Universitätsklinikum Mannheim
[2] Abteilung für Kinderchirurgie, Chirurgische Universitätsklinik, Heidelberg

Einleitung und Zielsetzung: Frakturen des kindlichen Oberarmschaftes sowie des proximalen Humerus werden im allgemeinen konservativ behandelt. Dagegen müssen suprakondyläre Humerusfrakturen häufig operiert werden. Dies findet in der unterschiedlichen Wachstumsprognose der proximalen und distalen Fuge seinen Ursprung und bedingt ferner, dass verbliebene Fehlstellungen am distalen Humerus im Laufe des weiteren Wachstums nur unzuverlässig ausgeglichen werden. In einer retrospektiven Studie analysierten wir die pitfalls in der Behandlung der Oberarmfrakturen.

Material und Methodik: In unserer Klinik wurden in den letzten 10 Jahren 467 kindliche Oberarmfrakturen behandelt. Es handelte sich um 64 proximale, 17 Schaft- und 386 suprakondyläre Frakturen. Die proximalen Humerusfrakturen wurden in 52 Fällen konservativ und in 12 Fällen operativ behandelt. Bei den Schaftfrakturen kam 8mal eine Osteosynthese zur Anwendung. Alle 3. und 4.-gradig dislozierten suprakondyläre Humerusfrakturen (n = 211) wurden operativ versorgt. Analysiert wurden sowohl die Komplikationen als auch die pitfalls in der Diagnostik, der Therapie sowie in der Nachbehandlung der behandelten Kinder.

Ergebnisse: In 12 Fällen handelte es sich um komplizierte, offene Frakturen. In 7 Fällen war eine Gefäßrevision, in 3 Fällen eine Gefäßrekonstruktion erforderlich. Nervenverletzungen waren in 67 Fällen zu verzeichnen, davon waren 75% auf iatrogene Schäden zurückzuführen, die sich alle komplett zurückbildeten. In einem Fall wurde ein Kompartmentsyndrom nicht rechtzeitig erkannt, welches zur Funktionsstörung führte. Bei den suprakondylären Humerusfrakturen ergab die kritische Analyse in 30% eine nicht optimale Versorgung, die in 75% auf verkannte Fehlstellungen und in 25% auf schlechte Versorgungen zurückzuführen waren. Die belassene Antekurvationsstellung mit Beugedefizit spielte eine große Rolle. In 30% der Fälle war jedoch eine Achsabweichung in der Frontalebene radiologisch nicht nachvollziehbar. In 15 Fällen erfolgte sekundär eine erneute offene Reposition mit Osteosynthese. In 6 Fällen wurde wegen Varusfehlstellung eine Umstellungsosteotomie vorgenommen.

Zusammenfassung: Komplizierte Oberarmfrakturen treten im Kindesalter nur selten auf und sind therapeutisch leicht zu beherrschen. Die geschlossene, perkutane K-Draht-Osteosynthese suprakondylärer Humerusfrakturen birgt die Gefahr der iatrogenen Ulnarisverletzung in sich. Die radiologische Beurteilung des Repositionsergebnisses ist nach suprakondylären Frakturen nur approximativ möglich und muss um eine klinische Kontrolle ergänzt werden.

Abstract ID: 1459 Vortragsart: poster

Prevotnagelung bei subkapitalen Humerusfrakturen

S. Grasshoff, V. Rauh, A. Mastorakis, B. Höcht

Kinderchirurgie der Universitätsklinik Würzburg

Zielsetzung: Bei Oberarmfrakturen im proximalen Drittel des Humerus (subcapitale Frakturen und Epiphysiolyse) haben wir bei intolerabler Fehlstellung seit Oktober 2000 insgesamt 8 Kinder einer geschlossenen Reposition und Prevotnagelung zugeführt.

Material und Methoden: Die Patienten (7 weiblich, 1 männlich) waren im Alter von 7 – 15 Jahren (7 J, 15 J, 14 J, 13 J, 15 J, 15 J, 14 J, 15 J). Es wurde nach Diagnosestellung eine geschlossene Reposition und Prevotnagelung unter BV-Kontrolle durchgeführt. Postoperativ erfolgte Röntgenkontrolle, sowie bis zur Beschwerdefreiheit und Rückgang der Frakturschwellung die Ruhigstellung in einem Gilchristverband bzw. einer Oberarmgsschiene für ca. 7 Tage. Eine Verlaufskontrolle fand nach 10 Tagen zur Entfernung des Nahtmaterials, nach Abschluß der Frakturheilung nach 3 – 5 Wochen zu einer Röntgenverlaufskontrolle, sowie nach $^{1}/_{2}$ und 1 Jahr zur Nachuntersuchung statt. Die Entfernung des Osteosynthesematerials erfolgte nach 3 – 6 Monaten.

Ergebnisse: Wir haben 8 Patienten nach der genannten Methode operiert, 4 mal rechtsseitig, 4 mal linksseitig. 7 Patienten hatten eine subcapitale Humerusfraktur, 1 Patient eine Epiphysiolyse. Es ist bisher in keinem Fall zu einer Dislokation des Osteosynthesematerials oder einer Re-Operation gekommen. Wundinfektionen, Osteitis oder andere Komplikationen sind nicht bekannt. Eine Bewegungseinschränkung in den angrenzenden Gelenken ist nicht zu verzeichnen. Kosmetisch zeigt die Methode ein gutes Ergebnis.

Zusammenfassung: Für Patienten ab dem Schulalter mit intolerabler Fehlstellung bei proximalen Humerusfrakturen ist die geschlossene Reposition und Prevotnagelung ein gutes Verfahren. Die Methode reduziert Röntgenverlaufskontrollen, eine längerfristige Ruhigstellung des betroffenen Armes, sowie daraus entstehende mögliche Bewegungseinschränkungen. Die Methode erlaubt eine frühe Mobilisierung, eine baldige Teilnahme am Schulunterricht und zeigt ein ansprechendes kosmetisches Ergebnis.

Abstract ID: 1669 Vortragsart: poster

Komplikationen der supracondylären Humerusfraktur nach Spickdrahtosteosynthese

T. Ringle, F. Kosch, M. von Knobloch, W. Brands

Kinderchirurgische Klinik, Städtisches Klinikum Karlsruhe

Einleitung: Die supracondyläre Humerusfraktur des Kindes geht aufgrund der Unfallmechanismen sowie des operativen Eingriffs nicht selten mit Komplikationen einher. Hierbei spielen vor allem Nervenverletzungen aufgrund von direktem Trauma, Ischämie, Traktion des Nerven sowie iatrogener Nervenschädigung insbesondere des Nervus ulnaris eine besondere Rolle.

Ziel der Untersuchung war, die Komplikationsrate in unserem Krankengut zu klären und die entsprechenden Vorgehensweisen, insbesondere bei Verletzungen von Nerven, in Bezug auf deren Erfolg zu prüfen.

Material und Methode: Von 1994 bis 2002 wurden 739 Kinder mit einer supracondylären Humerusfraktur behandelt, von denen 285 (38,6%) operativ versorgt wurden.

Bei den operativ versorgten Kindern lag der Altersdurchschnitt bei 6,6 Jahren, der jüngste Patient war 7 Tage alt, der älteste 15 Jahre.

Nach geschlossener (n = 272) bzw. offener (n = 13) Reposition erfolgte die gekreuzte perkutane Kirschner-Draht-Osteosynthese mit versenkten Drähten. Die Metallentfernung und Gipsabnahme erfolgte 3 – 4 Wochen nach der primären Versorgung.

Ergebnisse: Bei den operativ mittels Spickdrahtosteosynthese versorgten Kindern mit supracondylärer Humerusfraktur traten in 17 Fällen (6,0%) Komplikationen auf.

Hierbei fanden sich 12 (4,2%) Nervenverletzungen (N. ulnaris: n = 5; N. radialis: n = 2; N. medianus: n = 5), 4 Weichteilinfektionen (1,4%) sowie 1 Gefäßverletzung (0,4%).

In 7 Fällen zeigte sich eine spontane Besserung der Nervenläsionen in der vollständigen Wiederherstellung der Nervenfunktion nach Krankengymnastik und elektrophysiologischer Behandlung nach längstens 10 Wochen. In 3 Fällen erfolgte die operative Revision zur Nervenfreilegung, wobei in allen Fällen der N. medianus mit Knochenkallus ummauert war. Zwei Patienten stehen zurzeit noch in Behandlung.

In 4 Fällen (1,4%) kam es zu einer Weichteilinfektion. Ein konservatives Vorgehen mit systemischer Antibiose unter Belassung der Spickdrähte war in allen Fällen ausreichend.

Bei einem Patient musste die operative Revision wegen einer Gefäßverletzung durchgeführt werden, bei der sich das Gefäß lediglich als eingeklemmt darstellte.

Diskussion/Schlussfolgerung: Die klinische Beobachtung bei Kindern mit Nervenläsionen nach Spickdrahtosteosynthese nach suprakondylärer Humerusfraktur stellt zunächst die Therapie der Wahl dar. Eine abwartende Haltung ohne Befundbesserung nach 3 Monaten ist jedoch nur dann indiziert, wenn nachzuweisen ist, dass der Nerv in seiner Kontinuität nicht Schaden genommen hat, und somit die anatomischen Voraussetzungen zur Restitutio gegeben sind. In Bezug auf das im Verlauf bei Befundpersistenz indizierte operative Procedere wird der Zeitpunkt der Neurolyse in der Literatur kontrovers diskutiert.

Selbst bei zu tolerierenden Rotationsfehlstellungen, insbesondere nach IV°gradigen Frakturen, ist an eine sekundäre Affektion des N. medianus zu denken.

Abstract ID: 1726 Vortragsart: oral

Neurovaskuläre Defizite bei suprakondylärer Humerusfraktur im Kindesalter

J. Bennek, G. Gräfe, G. Cernaianu

Klinik und Poliklinik für Kinderchirurgie der Universität Leipzig, Leipzig

Zielsetzung: Das Behandlungskonzept neurovaskulärer Defizite wird kontrovers diskutiert und eigene Erfahrungen dargestellt.

Material und Methoden: Im Zeitraum von 1990 – 2001 wurden 519 Kinder im Alter von 1 bis 15 Jahren mit einer suprakondylären Humerusfraktur behandelt. Im Einzelnen handelte es sich um 173 Kinder mit dem Frakturtyp Lubinus I, 146 Kinder mit dem Frakturtyp II und 200 Kinder mit dem Frakturtyp III. Die aufgetretenen neurovaskulären Defizite wurden analysiert und das Outcome beurteilt.

Ergebnisse: Neurale Defizite wurden bei 60 Kindern beobachtet, ausschließlich nach gekreuzter Kirschnerdrahtfixation bei Frakturtyp Lubinus II und III. Vorrangig war der N. ulnaris betroffen, gefolgt vom N. medianus und N. radialis. Die Auswirkung neuraler Defizite bei den eigenen Patienten erlaubte keine sichere Differenzierung in traumatisch und operativ bedingte Nervenläsionen. Der Anteil betrug 11,5%. Bei 30 Kindern (5,9%) bestand vor der Reposition ein vaskuläres Defizit. Nach 23 geschlossenen und 7 offenen Repositionen bei Frakturtyp Lubinus III mit gekreuzter Kirschnerdrahtfixation verblieb in 13 Fällen (2,5%) ein Pulsdefizit. Das diagnostische Procedere wird diskutiert. Bei pulsloser A. radialis mit Ischämie erfolgte dringlich ohne Zeitverzug die arterielle Rekonstruktion. In der Regel bildeten sich neurale Defizite spontan zurück, spätestens bis zum 6. Monat nach der Fraktur. 2 Kinder mit einem verbleibenden neuralen Defizit werden kasuistisch besprochen. Die Kirschnerdrahtfixation wurde immer belassen und nicht vorzeitig entfernt. Dopplersonographische Kontrolluntersuchungen zeigten bei den eigenen Patienten ein regelrechtes Flussmuster in der A. radialis und A. ulnaris im Vergleich zur Gegenseite.

Zusammenfassung: Neurale Defizite betreffen vorwiegend den N. ulnaris nach gekreuzter Kirschnerdrahtfixation mit spontaner Rückbildung. Vaskuläre Defizite müssen differenziert versorgt werden.

Abstract ID: 1851 Vortragsart: poster

Sonographie bei supracondylären Humerusfrakturen – Informationsgewinn oder Spielerei

H. Graffstädt, S. David, W. Kluwe, P. Degenhardt

Charité, Klinik und Poliklinik für Kinderchirurgie

Zielsetzung: Im Rahmen der Überprüfung von sonographischen Standardschnitten am kindlichen resp. jugendlichen Ellenbogen sind diese auch unter dem Aspekt einer traumatisch bedingten Pathologie beurteilt worden. Eine besondere Berücksichtigung fand hierbei die supracondyläre Humerusfraktur.

Zur sicheren Beurteilung dieses Frakturtypus mussten weitere Schnittebenen entwickelt werden, ohne die eine deutlich schlechtere Sensitivität und Spezifität zu beobachten war. Als Standardreferenzuntersuchung ist das konventionelle Röntgenbild herangezogen worden In einer teils prospektiv teils retrospektiv ausgelegten Untersuchung sind sonographische Untersuchungen in der Ellenbogenregion durchgeführt worden, wobei sich unter anderem 17 supracondyläre Humerusfrakturen fanden.

Des weiteren ist versucht worden, die seit wenigen Jahren bei supracondylären Frakturen angewandte Klassifikation nach v. Laer sonographisch vorzunehmen.

Die Auswertungen zeigen zusammenfassend vielversprechende Ansätze, wonach supracondyläre Humerusfrakturen sonographisch beurteilt und teilweise auch richtig klassifiziert werden können. Ein eindeutiger Vorteil gegenüber der konventionellen Röntgenaufnahme ließ sich jedoch nicht herausarbeiten.

Ösophagusachalasie: Operatives oder konservatives Vorgehen

Abstract ID: 739 Vortragsart: oral

Multiple Vorbougierungen sind keine Kontraindikation für die laparoskopische Kardiomyotomie bei Kindern mit Achalasie

N. K. Jesch[1], B. Gómez Dammeier[1], R. Nustede[1], M. Melter[2], B. M. Ure[1]

[1] Abteilung für Kinderchirurgie, Medizinische Hochschule Hannover
[2] Abteilung für Pädiatrische Gastroenterologie, Medizinische Hochschule Hannover

Einleitung: Die minimal invasive Kardiomyotomie ist eine bewährte Behandlungsmethode für Kinder mit Achalasie. Ungeklärt ist, inwiefern multiple Vordilatationen das minimal invasive Vorgehen erschweren.

Methoden: In einem Zeitraum von 5 Monaten wurden 2 Kinder, ein Junge (13 Jahre 3 Monate) und ein Mädchen (8 Jahre 7 Monate) laparoskopisch kardiomyotomiert. Bei dem älteren Jungen mit Triple-A-Syndrom waren präoperativ 9 pneumatische Dilatationen sowie eine medikamentöse Therapie mit Hydrocortison und Omeprazol durchgeführt worden. Bei dem Mädchen hatten 8 Bougierungen stattgefunden.

Ergebnisse: Der laparoskopische Eingriff erfolgte über eine fünf Trokar-Technik mit 5 mm Instrumenten. Neben der Kardiomyotomie wurde eine anteriore Fundoplikatio nach Thal ausgeführt. Es traten keine intraoperativen Komplikationen auf. Der postoperative Nahrungsaufbau war unkompliziert, es bestand keine Dysphagie. Die Patienten konnten 7 und 9 Tage nach der Operation bei Gewichtszunahme und Beschwerdefreiheit nach Hause entlassen werden. Weitere Dilatationen waren nicht notwendig.

Schlussfolgerung: Die laparoskopische Kardiomyotomie nach Heller mit laparoskopischer Fundoplikatio nach Thal führt bei Patienten mit Achalasie zur Beschwerdefreiheit. Multiple präoperative Dilatationen stellen für das laparoskopischen Verfahren keine Kontraindikation dar.

Abstract ID: 850 Vortragsart: oral

Oesophagusachalasie im Kindesalter – die Tübinger Erfahrungen

G. Stuhldreier, H. J. Kirschner, K. Schellinger

Abteilung Kinderchirurgie der Universitätskinderklinik Tübingen

Einleitung: Die Oesophagusachalasie ist im Kindesalter eine sehr seltene Erkrankung. Als Therapie wird die Ballondilatation als ältestes und die Botulinustoxin-injektion als modernstes endoskopisches Verfahren, die Hellersche Myotomie mit Fundoplicatio offen oder laparaskopisch als definitives operatives Verfahren empfohlen.

Patienten: Zwischen 1992 und 2001 wurden in unserer Abteilung 10 Kinder mit der Verdachtsdiagnose einer Oesophagusachalasie vorgestellt. Bei 8 Patienten konnte manometrisch und/oder klinisch eine typische Achalasie gesichert werden; ein Patient hatte das Bild einer diffusen Oesophagusmotilitätsstörung, ein anderer eine intramurale Oesophagusduplikatur.

Ergebnisse: Von den Patienten mit typischem Befund wurde einer primär operiert, sechs pneumatisch dilatiert und zwei mit Botulinustoxin behandelt. Es gab bei den endoskopischen Behandlungen keine klinisch relevanten Komplikationen; die Besserung nach Dilatation hielt bei der ersten Behandlung zwischen einem und drei Jahren an, bei Folgedilationen jedoch deutlich kürzer. Die Botulinustoxininjektion erzeugte zunächst fast völlige Symptomfreiheit, hielt jedoch bei uns nur etwa 4 Wochen an, wobei sich bei Wiederholung keine Veränderung zeigte. Da bei keiner konservativen Therapie auf Dauer Beschwerdefreiheit zu erzielen war, wurden alle Patienten letztlich operiert, mit jeweils gutem Erfolg und ohne wesentliche postoperative Probleme.

Bei den dilatierten Patienten fanden sich jedoch im distalen Oesophagus Vernarbungen, die die Myotomie erschwerten.

Diskussion: Als diagnostischer Goldstandard ist die Manometrie anzusehen, die aber bei jüngeren Kindern wegen Complianceproblemen nur schwer und manchmal gar nicht durchzuführen ist; als diagnostischer Test kann in diesen Fällen die Botulinustoxin-injektion erfolgen. Auszuschließen sind nach Literaturangaben und der eigenen Erfahrung vor allem gutartige Oesophagustumoren und diffuse Oesohagusveränderungen. Obwohl die endoskopischen Therapieverfahren eine gute klinische Besserung zeigten, ist die definitive Operation wegen der zeitlich begrenzten Wirkung bei fehlender Spontanheilung nicht zu umgehen.

Schlussfolgerung: Bei Kindern mit Oesophagusachalasie erscheint uns die Hellersche Myotomie mit partieller Fundoplicatio als Therapie der Wahl; eine endoskopische Behandlung sollte wegen geringerer Beeinträchtigung der Oesophaguswand durch Botulinustoxininjektion erfolgen, wenn die Diagnose nicht klar ist oder ein zeitlich begrenzter Aufschub der Operation notwendig erscheint.

Varia

Abstract ID: 108 Vortragsart: oral

Stellenwert der chirurgischen Therapie bei posttraumatischen Pankreaspseudozysten im Kindes- und Jugendalter

S.-I. Simon, M. Schreiber, R. Carbon, H. P. Hümmer

Chirurgische Universitätsklinik Erlangen, Abteilung für Kinderchirurgie

Einleitung: Die Mehrzahl kindlicher Pankreaspseudozysten entsteht posttraumatisch, selten infolge einer akuten oder chronischen Pankreatitis. Das isolierte Pankreastrauma ist im Vergleich zu anderen Organläsionen ein seltenes Ereignis, währenddessen 75% der Patienten mit Pankreasverletzungen intraabdominelle Begleitverletzungen aufweisen.

Zur Behandlung kommen neben standarisierten operativen Verfahren heute eine ganze Reihe konservativer und endoskopischer Möglichkeiten zum Einsatz. Bei retrospektiver Analyse des eigenen Krankengutes soll der Stellenwert der chirurgischen Therapie kritisch überprüft werden.

Patientengut: In zwei Jahrzehnten wurden 85 Kinder und Jugendliche (Alter: 1. Lebenstag – 17. Lebensjahr) wegen einer Pankreaserkrankung chirurgisch therapiert. 47 hatten nach stumpfen Bauchtrauma Pankreasverletzungen erlitten, wobei Fahrradstürze als Unfallursache dominierten. Bei 14 Patienten entwickelten sich posttraumatische Pankreaspseudozysten (Alter: 5.–7. Lebensjahr). Die Zeit vom Unfallereignis bis zur Diagnosestellung betrug durchschnittlich 4,6 Monate (4 Tage – 13 Monate). Der Zystendurchmesser lag durchschnittlich bei 7,9 cm (2 – 15 cm). Die therapeutischen Verfahren werden dargestellt, wobei organerhaltende Maßnahmen im Vordergrund stehen.

Ergebnisse: Die Resultate werden mit der Literatur verglichen. Von kritikloser Anwendung konservativer und nicht-chirurgisch-interventioneller Behandlungsverfahren ist zu warnen, da sie im Einzelfall zu Fehlentscheidungen, Therapieverzögerungen und vermeidbaren Komplikationen führen.

Abstract ID: 397 Vortragsart: poster

Laparoskopische Befunde bei den ligamentären Fehlbildungen des Ductus omphaloentericus

H. G. Giest, J. W. Waldschmidt

St. Joseph Krankenhaus, Kinderchirurgie, Bäumerplan 24, 12101 Berlin

Einleitung: Rückbildungsstörungen des embryonalen Ductus omphaloentericus (OE) sind meist Überraschungsbefunde bei der Operation eines akuten Abdomens. Für die Korrektur dieser Fehlbildung ist eine exakte anatomische Klassifikation Voraussetzung. Dabei erweist sich die Laparoskopie der Laparotomie als überlegen.

Krankengut: Von 1991 bis 2002 haben wir sechs Kinder mit einem akuten Abdomen, das durch Relikte des D. OE verursacht worden war, laparoskopisch operiert. Es waren fünf Knaben und ein Mädchen, Durchschnittsalter 6,8 Jahre. Bei fünf der Kinder lag ein Meckel'sches Divertikel (MD) vor. Häufigste Ursache für den Ileus war eine Strangulation durch die Interposition einer Ileumschlinge zwischen dem angeborenen Ligament und dem Mesenterium. Bei zwei Kindern bestanden darüber hinaus massive intestinale Blutungen bei Gewebeheterotopien im MD.

Laparoskopisches Vorgehen: Drei-Punkt-Laparoskopie mit 3 und 5 mm Trokaren. Resektion des Ligaments mit Nd:YAG Laser 1064 nm, Diathermie oder Endostapler, gleichzeitig Appendektomie.

Ergebnisse: Bei allen sechs Kindern gelang die laparoskopische Versorgung ohne Komplikationen. Eine Konversion war bei keinem der Kinder notwendig. Auch bei den intestinalen Blutungen konnte durch die schnelle MIC-Operation auf Bluttransfusionen verzichtet werden.

Diskussion: Die Relikte des D. OE verursachen bei 75% der Kinder ein akutes Abdomen. Die Heftigkeit der Symptome und auffällige Veränderungen am Nabel sind Hinweise auf das Vorliegen einer solchen Fehlbildung. Sie sollten immer zur schnellen laparoskopischen Intervention veranlassen.

Abstract ID: 416 Vortragsart: poster

Diagnostische Wertigkeit von Akut-Phase-Proteinen und Interleukinen bei der akuten Appendizitis im Kindesalter

R.-B. Tröbs[1], B. Biereder[1], U. Sack[1]

[1] Klinik und Poliklinik für Kinderchirurgie, Universitätsklinikum Leipzig AöR
[2] Institut für Klinische Immunologie und Transfusionsmedizin, Universitätsklinikum Leipzig AöR

Zielsetzung: Die Diagnose der akuten Appendizitis gehört zu den häufigen Problemen im kinderchirurgischen Alltag. Trotz Fortschritten in der bildgebenden Diagnostik wird eine negative Appendektomierate von bis zu 30% weitgehend akzeptiert. Ziel der vorliegenden Untersuchung ist es, die Wertigkeit ausgewählter Zytokine und Akut-Phase-Proteine für die Initialdiagnose einer phlegmonös-eitrigen Appendizitis zu evaluieren.

Material und Methode: In einer prospektiven Untersuchung an insgesamt 211 Kindern untersuchten wir die Leukozytenzahl, Erythrozytensenkungsgeschwindigkeit sowie die Konzentrationen von C-reaktivem Protein, Interleukin-6, Tumornekrosefaktor α, saurem α1-Glykoprotein sowie Endotoxin im Serum. Es wurden vier Patientengruppen gebildet: Abdomen zur Beobachtung (n = 22), frühe akute (n = 81), phlegmonöse (n = 78) und perforierte Appendizitis (n = 30). Errechnet wurden u. a. die diagnostische Empfindlichkeit, Spezifität und Effizienz der einzelnen Parameter oder ihrer Kombinationen für das Vorliegen einer phlegmonösen oder perforierenden Appendizitis.

Resultate: Für das Vorliegen einer phlegmonösen oder perforierenden Appendizitis ergaben sich die in der nachfolgenden Tabelle aufgelisteten Grenzwerte sowie Validitätsparameter.

Parameter und Grenzwert	Empfindlichkeit	Spezifität	Effizienz
Leuko $\geq 15\times10^3/\mu l$	0.77	0.76	1.53
ESR ≥ 15 mm/h	0.95	0.70	1.65
CRP ≥ 16 mg/l	0.74	0.71	1.45
IL-6 ≥ 15 pg/ml	0.93	0.65	1.58
TNF $\alpha \geq 55$ U/ml	0.78	0.74	1.52
Saures α 1-Glykoprotein ≥ 1.3 g/l	0.83	0.62	1.45
Endotoxin ≥ 26 pg/ml	0.57	0.90	1.47

Auch durch Mehrfachkombination dieser Parameter kann die diagnostische Effizienz nicht verbessert werden. Es zeigt sich weiterhin, dass, offenbar basierend auf unterschiedlichen Liberationsmechanismen, die Leukozytenzahl und Akut-Phase-Reaktanten nur schwach miteinander korrelieren.

Zusammenfassung: Die Bestimmung eines Akut-Phase-Proteins (CRP) oder Zytokins (IL-6) zusätzlich zur Leukozytenzahl erscheint aus pathophysiologischen Gründen sinnvoll. Die diagnostische Effizienzen der untersuchten Parameter und ihrer Kombinationen differierten jedoch nur unwesentlich.

Abstract ID: 456 Vortragsart: oral

Experimentelle Studie zur Vergrößerung der intestinalen Resorptionsfläche durch autologe allotope Ileummukosatransplantation beim Beagle

H. A. Beiler, J. Steinorth, A. Witt, K. L. Waag, Z. Zachariou

Kinderchirurgische Abteilung der Chirurgischen Universitätsklinik Heidelberg

Einleitung: Im tierexperimentellen Modell wurde autologe Ileummukosa in ein demukosiertes Kolonsegment transplantiert, um eine Verlängerung und Vergrößerung der Resorptionsfläche des Dünndarmes zu erreichen. Somit wurde versucht, eine chirurgische Therapie für das Kurzdarmsyndroms zu entwickeln.

Methode: Bei 12 Beagle-Welpen erfolgte die Demukosierung eines 10 cm langen, vaskularisierten Stückes des Colon transversum, in das ein gleich langes Stück Ileummukosa transplantiert wurde. Das Konstrukt aus vaskularisiertem Kolonmantel und Ileummukosa wurde in die Dünndarmkontinuität eingeschaltet. Die Tiere erhielten danach eine normale Ernährung. 4 Wochen nach der Transplantation erfolgte die in situ Perfusion des Darmes über die A. mesenterica mit 2,5% Glutaraldehyd und die Entnahme des Kolonmantel-Ileummukosa-Komplexes, der histologisch untersucht wurde.

Ergebnisse: Bei allen Tieren fand sich eine komplette Auskleidung des Kolonmantels mit einer neovaskularisierten Ileummukosa. Die Schleimhautdicke entsprach der der normalen Ileummukosa. Auch die Kryptentiefe wies keine signifikanten Unterschiede auf. Allerdings fand sich eine leicht vermehrt Abschnürung der Ileumzottenenden, was auf eine vermehrte Enterozytenproliferation nach der Transplantation hinweist.

Die Submukosa war nach der Transplantation durchgehend verdickt und wies vermehrt lymphozytäre Plaques an der Grenzschicht zur Kolonmuskulatur auf.

Der Kolonmantel selbst zeigte eine Verbreiterung der Ringmuskulatur aber nicht der Längsmuskulatur. Insgesamt fand sich bei allen Tieren eine Kontraktion des Kolonmantel-Ileummukosa-Komplexes auf etwa die Hälfte der Ausgangslänge des entnommenen Colon transversum.

Schlussfolgerung: Die Transplantation von Ileummukosa in einen demukosierten Kolonmuskelmantel führt zu einem makroskopisch funktionsfähigem Konstrukt, das einen vergleichbaren histologischen Aufbau wie normaler Dünndarm hat. Die histologischen Veränderungen sind nur gering ausgeprägt, insbesondere die transplantierte Ileummukosa blieb in praktisch unveränderter Form erhalten. Die autologe allotope Ileummukosatransplantation ist möglich und könnte theoretisch eine künftige Therapieform für Kinder mit Kurzdarmsyndrom sein.

Abstract ID: 519 Vortragsart: oral

Computer-assistierte Operationsplanung in der Kinderchirurgie

P. Günther[1], J. Schenk[2], J. Tröger[2], K.-L. Waag[1]

[1] Abteilung für Kinderchirurgie der Universitätsklinik Heidelberg
[2] Pädiatrische Radiologie der Universitätsklinik Heidelberg

Einleitung: Computerunterstützte Anwendungen in der Medizin werden zunehmend eingesetzt. Besonders in der Chirurgie bietet dieses neue Medium ungeahnte Möglichkeiten in der Diagnostik und Therapie. Operationsplanungen werden derzeit üblicherweise anhand von zweidimensionalen Bildern der Schnittbildverfahren durchgeführt. Die zwar vorhandene, aber häufig schwierig übertragbare dreidimensionale Information bleibt dabei ungenutzt. Neueste 3D-Visualisierungssoftware ermöglicht jetzt eine reale Darstellung der Anatomie und damit des zukünftigen Operationssitus.

Material und Methode: Grundlage zur 3D-Visualisierung stellen die nach einem Standardprotokoll erhobenen MRT-Daten (Gyroscan T5 NT) von Kindern mit soliden Tumoren dar. Bei allen Patienten wurden venöse und arterielle MR-Phasenkontrastangiographien durchgeführt.

Mittels leistungsstarker und für unsere Fragestellung weiterentwickelte volume-rendering-Software (VG Studio Max 1.1) erfolgten 3D-Segmentierungen, 3D-Projektionen der unterschiedlichen MRT-Datenblöcke und verschiedene Visualisierungsbearbeitungen. Anschließend wurde jeweils eine virtuelle, interaktive Operationsplanung durchgeführt, wobei Lagebeziehungen der betroffenen Strukturen klar dargestellt und das Operationskonzept festgelegt wurde.

Ergebnisse: Bisher wurden 15 virtuelle Operationsplanungen im Bereich der Tumorchirurgie des Kindesalters durchgeführt. Anhand eines Dokumentationsbogens konnte die verbesserte dreidimensionale Vorstellung des Operationssitus in allen Fällen bestätigt werden.

Schlussfolgerung: Computer-assistierte Operationsplanungen sind aufgrund des raschen Fortschritts und der Leistungsstärke der verwendeten 3D-volume-rendering-Software im klinischen Alltag einsetzbar und von ausgesprochenem Informationsgewinn. Eine derartige 3D-Visualisierung ermöglicht eine Operationsvorbereitung mit exakt dargestellter Dreidimensionalität des Operationssitus.

Abstract ID: 618 Vortragsart: oral

Indikation und Technik der thorakoskopischen Thymektomie im Kindes und Säuglingsalter

K. Schaarschmidt[1], L. Doerfel[2], FJ. Dieste[3], A. Kolberg-Schwerdt[1], M. Lempe[1], F. Schlesinger[1], U. Jaeschke[1]

[1] Kinderchirurgische Helios Klinik Berlin-Buch
[2] Kinderklinik, Helios Klinikum Berlin-Buch
[3] Neurologische Helios Klinik Berlin-Buch

Zielsetzung: Zentren für endoskopische Thoraxchirugie berichten zunehmend über die thorakoskopische Resektion des Thymus. Bisher ist jedoch nicht klar, ob Kinder mit maligner oder benignen Thymusprozessen gleichfals vom thorakoskopischen Zugang profitieren. Zur Standardisierung von Indikation und Technik wurden alle Verläufe prospektiv erfaßt.

Material und Methoden: Wir berichten über unsere Erfahrung von 1998 – 2002 mit 5 Eingriffen bei 4 weiblichen Kindern und Jugendlichen von 5 Mo – 19 Jahren (Mittel 10,3 ± 7,8 Jahre) mit einer Nachbeobachtungszeit von 8 – 55 Monaten die wir mit Thymusresektionen behandelt haben. 2 Kinder hatten Thymustumoren mit vitaler Trachealkompression eines einen Thymusprozess mit Malignitätsverdacht und ein Mädchen eine schwere Myasthenia gravis. Bei allen Kindern wurde ein vollständiges Staging mit Tumormarkern, Knochenmark, CT, NMR teilweise PET bzw. Acetylcholinrezeptorantikörpern durchgeführt.

Resultate: Die thorakoskopische Resektion von drei Zugängen 5 – 10 mm (3 Mal rechts, 1 Mal links) mit HDTV-Kamera und HDTV- Monitoren war in allen Fällen ohne Konversion oder Komplikation möglich auch unter akuter Trachealkompression. Besonders bei subtotaler Trachealobstruction and schwerster Ruhedyspnoe (Säugling kam unter Reanimation) wurde die Thorakoskopie mit Zwei-Lungenbeatmung and milder pleuraler CO_2Insufflation (5 – 8 mm Hg) erstaunlich gut toleriert.

Bei allen Patienten wurde thorakoskopisch die richtige Diagnose gestellt, bei zwei Kindern eine multimodale Behandlung nach Protokoll angeschlossen. Zwei Mal enthüllte die Thymektomie hoch maligne non-Hodgkin B-Cell Lymhome (centroblastischer Typ) mit primärer Heilung beim ersten, second look Resektion nach extensiver Chemotherapie and nun auch kompletter Remission beim zweiten Mädchen – bei einem Kind mit rheumatischer Erkrankung und Thymusraumforderung wurde Malignität ausgeschlossen. Die Myasthenia gravis mit schwerster Symptomatik ist seit der Thymektomie ohne Medikation beschwerdefrei.

Schlußfolgerung: Die thorakoskopische Resektion maligner oder benigner Thymusprozesse ist bei minutiöser Technik selbst beim Säugling sicher, erlaubte in allen Fällen eine korrekte Diagnose und war bei drei von vier Kindern die definitive Therapie. In unserem Zentrum ist die Thorakoskopie daher jetzt der Zugang der ersten Wahl bei allen Thymusprozessen fraglicher Dignität.

Abstract ID: 620 Vortragsart: oral

Die Elongation der Ösophagussegmente bei langstreckiger Ösophagusatresie

H. Gitter, A. Leutner, S. Kenter

Kinderchirurgische Klinik, ZKH St. Jürgenstr, Bremen

Zielsetzung: Auch bei langstreckiger Ösophagusatresie soll die primäre Anastomose der Ösophagusenden erreicht werden. Howard und Myers schlugen die Elongation der Ösophagusblindsäcke vor. Wir haben diese Idee aufgegriffen und stellen unsere Technik der Elongation sowohl des proximalen als auch des distalen Ösophagussegmentes sowie unsere Erfahrungen vor.

Material und Methode: Seit 1979 führten wir die Elongation bei 20 Kindern mit langstreckiger Ösophagusatresie durch. Alle Kinder erhielten postpartal eine Gastrostomie. Dann begannen wir zunächst mit der Elongation des proximalen Ösophagussegmentes. Nach Einheilen der Gastrostomie wurde auch mit der Elongation des distalen Segmentes begonnen.

Für die transorale Elongation des proximalen Segmentes benutzten wir einen 16 Ch Plastikkatheter, der mit einem darin eingeführten 10 Ch Plastikkatheter verstärkt wurde. Die Elongation des distalen Segmentes erfolgte über die Gastrostomie mit einem 10 Ch Katheter, der mit einem passenden Metall-Hegarstift armiert wurde. Die Elongation wurde nach Möglichkeit täglich für etwa 5 Minuten pro Segment durchgeführt. Sie erfolgte auf Station und wurde üblicherweise in Sedierung bzw. Analgosedierung gut toleriert. Auch während der Elongation wurde das Sekret im proximalen Ösophagusblindsack abgesaugt.

Zu Beginn der Elongationsbehandlung und im Verlauf wurde die Distanz der Ösophagussegmente in Allgemeinnarkose unter Durchleuchtung dargestellt. Zu diesem Zweck wurde auch der in das proximale Segment eingeführte Katheter mit einem Hegarstift armiert. Ein Überlappen der Segmente wurde als ausreichend für die Durchführung der Anastomose angesehen.

Ergebnisse: 2 der 20 Kinder verstarben vor Abschluß der Elongationstherapie auf Grund weiterer schwerer Fehlbildungen. Von den anderen 18 Kindern konnte durch die Elongation nur bei 1 Kind keine ausreichende Annäherung der Ösophagussegmente erreicht werden. Dieses Kind hatte ein hypoplastisches distales Segment. Hier wurde ein Magenhochzug durchgeführt. Ein Kind starb auf Grund eines schweren Herzfehlers, bevor die – technisch durchführbare – Ösophagusanastomose erfolgen konnte (die kinderherzchirurgische Korrektur hatte Vorrang). Bei 16 Kindern wurde im Anschluss an die Elongationsbehandlung die primäre Ösophagusanastomose durchgeführt. Eine zusätzliche Myotomie war in keinem Fall erforderlich.

Wir beobachteten keine lebensbedrohliche Komplikation auf Grund der Elongationsbehandlung. Bei 2 Kindern ergaben sich während der Elongationstherapie Symptome wie bei Mediastinitis, die ohne Probleme durch eine antibiotische Therapie behandelt werden konnten. Gelegentlich beobachteten wir während der Elongation insbesondere bei Frühgeborenen passagere Apnoen bzw. Bradykardien. Ein Kind hatte postoperativ Zeichen eines Anastomosenlecks. Dieses konnte konservativ ohne Reoperation behandelt werden.

Zusammenfassung: Die Elongation der Ösophagussegmente bei langstreckiger Ösophagusatresie ist nach unserer Erfahrung ein relativ einfaches, sicheres und effektives Verfahren, das die primäre Ösophagusanastomose auch bei langstreckigen Atresien ermöglicht.

Abstract ID: 648 Vortragsart: oral

Operative Therapie von Oesophagusverletzungen im Kindesalter

O. A. Festge[1], H. von Suchodoletz[2], J. G. Riedel[1], J. P. Haas[3]

[1] Klinik für Kinderchirurgie der Ernst-Moritz-Arndt-Universität Greifswald
[2] Klinik für Kinderchirurgie Klinikum Schwerin
[3] Klinik für Kindermedizin der Ernst-Moritz-Arndt-Universität Greifswald

Problematik: Speiseröhrenverletzungen können durch mechanische, chemische oder elektrothermische Einwirkungen verursacht werden. Während die Behandlung von Säure- oder Laugenverletzungen in der Regel nicht operativ erfolgt, kann bei mechanischen und elektrothermischen Läsionen sowie bei Sekundärveränderungen eine operative Therapie notwendig werden.

Ziel: An Hand von konkreten Falldarstellungen sollen die operativ-therapeutische Strategien dargestellt und diskutiert werden.

Patienten: Bei einem zum Zeitpunkt der Verletzung 12jährigen Mädchen wurden nach einer Ameisensäureverätzung im Alter von 1 Jahr wiederholte Bougierungen und pneumatisch-hydraulische Dilatationen einer Stenose im mittleren Oesophagus vorgenommen. Nach einer Dilatationbehandlung kam es zu einer Ruptur der Speiseröhre. Die Thorakotomie und Übernähung des Defektes hatte einen unkomplizierten weiteren Verlauf zur Folge.

Ein einjähriger Knabe verschluckte eine voll geladene 3 Volt Knopfzelle, die im oberen Oesophagus hängen blieb und 1 Stunde später endoskopisch entfernt wurde. Trotzdem kam es 3 Tage später zu einer elektrothermisch verursachten Oesophagusperforation verbunden mit einer großen oesophagotrachealen Fistel, jedoch ohne Mediastinitis. Die extrapleurale operative Versorgung erfolgte aus pulmonalen Gründen mit aufgeschobener Dringlichkeit. Der weitere Verlauf war durch schwerste pulmonale Probleme gekennzeichnet.

Ein 3jähriger Knabe kam knapp 2 Jahre nach einer Schwefelsäureverletzung mit einer langstreckigen sekundären Atresie sowie einer im Ausland angelegten Gastrostomie zur Behandlung. Die Therapie bestand in einer Resektion der atretischen Speiseröhre und Ersatz durch Magenhochzug mit Teleskopanastomose.

Schlussfolgerungen: Oesophagusverletzungen mit operativ-therapeutischer Konsequenz erfordern eine individuell Therapiestrategie. Eine Primärversorgung mechanischer Läsionen ist anzustreben. Anderweitig bedingte Verletzungen sollten im Intervall operiert werden.

Abstract ID: 708 Vortragsart: oral

Inflammatorisches Myofibrom des rechten Lungenoberlappens

R. Foest[1], S. Weigel[2], R. Stenger[2], H. Wiersbitzky[3], G. Lorenz[4], O. A. Festge[1]

[1] Klinik für Kinderchirurgie der Ernst-Moritz-Arndt-Universität Greifswald
[2] Klinik für Kindermedizin der Ernst-Moritz-Arndt-Universität Greifswald
[3] Zentrum für Radiologie der Ernst-Moritz-Arndt-Universität Greifswald
[4] Institut für Pathologie der Ernst-Moritz-Arndt-Universität Greifswald

Anamnese und klinischer Befund: Die stationäre Aufnahme erfolgte in deutlich reduziertem Allgemeinzustand mit seit 2 Tagen bestehenden Schmerzen rechts collar, Ruhedyspnoe, Husten und blutigem Expektorat. Es bestand ein obstruktives Atemgeräusch über allen Lungenabschnitten bei Minderbelüftung der rechten Thoraxhälfte und Klopfschalldämpfung im rechten Oberfeld.

Diagnostik und Therapie: In der bildgebenden Diagnostik zeigte sich ein etwa faustgroßer, glatt begrenzter, Tumor im rechten oberen Lungenlappen mit Verlegung des Oberlappenostiums. Die rechte Zwerchfellkuppel war hochgezogen, die linke Lunge kompensatorisch überbläht. Vergrößerte Lymphknoten fanden sich ebenso wenig wie filiaeverdächtige Befunde in den parenchymatösen Bauchorganen, ossär oder intrakraniell. Die Lobektomie erfolgte unverzüglich; ein intraoperativ entnommener Hiluslymphknoten wies im Schnellschnitt lediglich entzündliche Veränderungen und keinen Anhalt für Malignität auf.

Histologie: Die histologische Untersuchung ergab die Diagnose eines inflammatorischen Myofibroms der Lunge, welches zur Gruppe der inflammatorischen Pseudotumore gehört. Diese gewöhnlich umschrieben, singulär auftretenden Tumore enthalten ein breites Zellspektrum und lassen sich den fibrohistiozytären und den Plasmazellgranulom- Subtypen zuordnen. Pathophysiologisch erfolgt eine Zerstörung der tieferliegenden Lungenstrukturen.

Schlussfolgerungen: Das inflammatorische Myofibrom der Lunge ist ein seltener Tumor, welcher sich in der Regel gutartig verhält. Die chirurgische Resektion ist die Therapie der Wahl ohne die Notwendigkeit von konsekutiven therapeutischen Maßnahmen.

Abstract ID: 736 Vortragsart: oral

Management bei Ösophagusperforation nach Ingestion von Fremdkörpern bei Kindern

B. H. Gómez Dammeier[1], N. K. Jesch[1], R. Nustede[1], M. Melter[2], B. M. Ure[1]

[1] Abteilung für Kinderchirurgie, Medizinische Hochschule Hannover
[2] Abteilung für Pädiatrische Gastroenterologie, Medizinische Hochschule Hannover

Einleitung: Die akzidentelle Ingestion von Fremdkörpern ist bei Kindern die häufigste Ursache einer Ösophagusperforation. Die Behandlung der Perforation wird kontrovers diskutiert. Die offen-chirurgische Sanierung stellt den üblichen Therapieansatz dar. Anhand von zwei Patienten beschreiben wir unsere Erfahrung mit einem konservativen Therapiekonzept.

Patienten und Methoden: In einem Zeitraum von 4 Monaten behandelten wir 2 Kinder mit Ösophagusperforation. Ein 9jähriger Patient erlitt während eines auswärts durchgeführten Extraktionsversuches eines verschluckten Plastikbausteines eine Perforation im proximalen Ösophagusdrittel. Er wurde konservativ mit Magensonde, i.v.-antibiotischer Therapie und Nahrungskarenz behandelt. Eine 7jährige Patientin erlitt auswärts durch die endoskopische Extraktion einer Münze eine Ösophagusperforation im distalen Drittel.

Ergebnisse: Bei dem 7jährigen Mädchen war der Verlauf kompliziert durch ein Pleuraempyem. Nach thorakoskopischer Sanierung der Empyemhöhle war der Verlauf unkompliziert. Von beiden Kindern wurde der orale Nahrungsaufbau ab 3 Wochen nach der Perforation problemlos toleriert. Die vorherige Kontrastmitteldarstellung des Ösophagus war unauffällig.

Schlussfolgerung: Die isolierte Ösophagusperforation im Kindesalter kann konservativ behandelt werden.

Abstract ID: 737 Vortragsart: oral

Chirurgie des organischen Hyperinsulinismus

S. M. Märzheuser[1], A. Grüters-Kieslich[2], H. Mau[1]

[1] Charite, CVK, Klinik und Poliklinik für Kinderchirurgie, Berlin
[2] Charite, CVK, Klinik und Poliklinik für Kinder- und Jugendmedizin, Berlin

Auf der Basis der Erfahrungen, die bei der Behandlung von 18 Patienten mit organischen Hyperinsulinismus gewonnen wurden, werden Schlussfolgerungen gezogen:

Diagnostik und Behandlung des organischen Hyperinsulinismus stellen ein interdisziplinäres Anliegen dar, in dem Geburtshelfer, Neonatologen, paediatrische Endokrinologen, Röntgenologen und Kinderchirurgen eng kooperieren.

Die Differentialdiagnostik der kongenitalen Hypoglykämie muss auf Grund der drohenden Cerebralschädigung zügig erfolgen.

Nach Beweis einer Hyperinsulinämie erbringen weitergehende Stimulations- und Hemmtests keine wesentlichen Informationen.

Auch durch Einsatz aller bildgebenden Verfahren einschließlich Angiographie lassen sich kleine Insulinome nicht sicher ausschließen.

Die transhepatische Portalvenenblutanalyse mit etagenweiser Hormonbestimmung kann beim Versuch der Differenzierung zwischen lokalen und diffusen Prozessen zu Fehlern Anlass geben.

Führt ein medikamentöser Therapieversuch mit Diaxoxid oder Somatostatinanaloga bei adäquater Glukosezufuhr und altersgerechter Fastentoleranz nicht zur Normoglykämie, muss die chirurgische Intervention zügig erfolgen.

Intraoperativ sind in kurzen Abständen erfolgende Blutglukosebestimmungen eine nützliche Entscheidungshilfe für das operative Vorgehen.

Auch bei zügiger Diagnosestellung und unverzögerter operativer Therapie konnten Hirnschäden und Diabetes mellitus nicht bei allen Patienten vermieden werden.

Abstract ID: 741 Vortragsart: poster

Welchen Stellenwert hat der endoanale Ultraschall

G. H. Willital, J. Tsokas, H. Stenchly

Kinderchirurgische Klinik des Universitätsklinikums Münster

Einleitung/Fragestellung: Der endoanale Ultraschall ermöglicht, perirektale Muskelgruppen sowie Narbenbildungen bei Patienten mit Inkontinenz oder Teilinkontinenz genauer zu determinieren, um daraus weitere therapeutische Konsequenzen abzuleiten.

Material und Methoden: Der endoanale Ultraschall wird mit einer um 360° Grad routierenden Ultraschallsonde (Durchmesser 6 mm) durchgeführt. Damit erhält man zirkuläre, perirektale Ultraschallbilder im Millimeterabstand, was die Höhe anbelangt. Diese Bilder können dann elektronisch vertikal zusammengesetzt werden und ein 3D-Bild kann daraus erstellt werden.

Ergebnisse: Zwischen 1995 – 2002 wurden insgesamt 623 Patienten im Alter von 10 Tagen bis 17 Jahren untersucht. Es handelte sich hierbei um inkontinente (65%) bzw. teilkontinente (35%) Patienten, die als Grundleiden anorektale Fehlbildungen, sakrococcygeale Teratome sowie behandelte Verletzungen im Beckenbereich aufwiesen. Der endoanale Ultraschall ermöglicht folgende Aussagen: a) Seitenvergleich des Muskulus sphinkter externus/internus Komplex, b) Seitenvergleich von Puborektalis-/Levatorschlinge, c) Unterschiedlich stark ausgebildete Muskelelemente oder Muskelaplasien, d) seitendifferente Narbenbildung.

Aufgrund dieser anatomischen Identifizierung von Muskelelementen, zusammen mit Funktionsuntersuchungen der Schließmuskulatur durch Endoskopie und Manometrie (Auswertung der funktionellen Ergebnisse zusammen mit den anatomischen Ergebnissen), kann dann die Indikation zu einem operativen Vorgehen in Form von muskelrekonstruierenden Maßnahmen oder die Indikation zu einem aktiven oder passiven Schließmuskeltraining gestellt werden.

Zusammenfassung: Der endoanale Ultraschall ermöglicht zusammen mit Endoskopie und Manometrie bei Patienten mit Teilkontinenz oder Inkontinenz, durch Analyse von Muskulatur und Narbenbildung um den Enddarm, die Indikation zu therapeutischen Maßnahmen differenziert zu stellen.

Abstract ID: 743 Vortragsart: oral

Circumcision: Ritus und Recht

M. Schreiber[1], J. Lischek[2], S. I. Simon[1], H.-P. Hümmer[1]

[1] Abteilung für Kinderchirurgie, Chirurgische Universitätsklinik, Friedrich-Alexander-Universität Erlangen-Nürnberg
[2] Juristische Fakultät, Friedrich-Alexander-Universität Erlangen-Nürnberg

Ritueller Hintergrund: Die Beschneidung der männlichen Vorhaut hat eine jahrtausende alte Tradition. Die Ägypter übernahmen diesen Ritus wahrscheinlich von afrikanischen Volksstämmen und circumcidierten bereits um 4000 v. Chr. Bei den Juden wird die Vorhaut seit dem Patriarchen Abraham (um 2500 v. Chr.) als Zeichen des Bundes zwischen Gott und seinem Volk beschnitten. In den islamischen Völkern wurde die Beschneidung vom Propheten Mohammed (um 600 n. Chr.) gefordert. Zur Zeit gibt es weltweit ca. 516 Mio. muslimische, 9 Mio. nichtmuslimische afrikanische und 7 Mio. jüdische circumcidierte Männer.

Fallbeispiel: Es kommt zu einem Rechtsstreit, weil der muslimische Vater bei seinem $3^{1}/_{2}$-jährigen Sohn eine rituelle Beschneidung erwirken will. Bei dem Jungen kann die Vorhaut seit dem 1. Lebensjahr problemlos vollständig reponiert werden. Das Jugendamt und die Pflegeeltern, bei denen das Kind seit dem Alter von 4 Wochen ununterbrochen lebt, lehnen eine Circumcision strikt ab. Im Gerichtsurteil wird das Kind mit Hinweis auf europäisches Recht vor einer Beschneidung geschützt.

Methode: Mittels Internet- und Datenbankrecherchen (juris Online®, medline®) suchten wir Urteile und Rechtsauslegungen zum Thema der rituellen Circumcision.

Ergebnis: Über juristische Aspekte der rituellen Circumcision gibt es in Deutschland kaum, international jedoch reichlich Rechtsliteratur. Entsprechend eines deutschen Rechtskommentars ist die Beschneidung, „wenn sie sich als eine sozialadäquate Handlung im Rahmen der normalen, geschichtlich gewordenen sozialen Ordnung hält, auch wenn sie an einem noch nicht Einwilligungsfähigen vorgenommen wird, tatbestandslos." Andererseits wird argumentiert, dass bei der Beschneidung der Tatbestand der schweren Körperverletzung (§ 224 StGB) vorliege, wobei man „allenfalls eine Rechtfertigung im überwiegenden Interesse der Religionsausübung annehmen kann". In der internationalen Rechtsprechung wird die rituelle männliche Circumcision zunehmend kriminalisiert, ähnlich wie das bei der weiblichen Circumcision seit längerem der Fall ist. Begründet wird dies mit innerhalb der Vereinten Nationen verbindlichem Recht (Erklärung der Menschenrechte, 1948; Konvention der Rechte des Kindes, 1989; u. a.).

Diskussion: Da in den hochindustrialisierten Staaten im Rahmen einer zunehmenden Säkularisierung religiöse Werte in vielen Familien von Generation zu Generation an Bedeutung verlieren, ist zu erwarten, dass Beschnittene gegenüber ihren Eltern oder Ärzten noch nach Jahrzehnten Schadensersatzansprüche stellen, ein in den USA bekanntes Phänomen.

Zusammenfassung: In der deutschen Rechtsauslegung wird die rituelle Circumcision als Körperverletzung gewertet, die jedoch durch das Recht auf freie Religionsausübung gerechtfertigt wird. Es wird darauf hingewiesen, dass im besten Interesse des Kindes gehandelt wird, da es für ein Kind (und deren Eltern) stigmatisierend sein kann, innerhalb einer „beschnittenen Gemeinschaft" nicht beschnitten und deshalb ausgegrenzt zu sein.

Abstract ID: 915 Vortragsart: poster

Tierbissverletzungen im Kindesalter

U. Hoehle[1], S. Toth[1], M. Barthel[2], U. Hübner[1]

[1] Klinik und Poliklinik für Kinderchirurgie der Medizinischen Universität Lübeck
[2] Kinderchirurgische Klinik, Kinderzentrum Gilead, Bielefeld

Zielsetzung: Kinder sind häufig Opfer von Tierbissverletzungen, zumeist durch Hunde. Dabei drohen ausgedehnte Defektverletzungen oder infektionsbedingte Komplikationen. Ziel dieser Studie war es mögliche Risikofaktoren herauszuarbeiten, ein kindgerechtes Behandlungskonzept zu entwickeln sowie Möglichkeiten der Prävention aufzuzeigen.

Material und Methoden: In den Jahren 1990 bis 2000 wurden an unserer Klinik 492 Kinder mit Tierbissverletzungen behandelt. Wir werteten die Patientendaten hinsichtlich charakteristischer Patientenmerkmale, Entstehungssituationen, betroffenen Körperteilen, Behandlungsprinzipien und Komplikationen aus.

Die Bissverletzungen wurden nach Schweregraden in fünf Gruppen eingeteilt. Oberflächliche Verletzungen wurden mit antiseptischen Verbänden versorgt. Bis auf Punktionsverletzungen wurden alle Verletzungen, die das Corium überschritten innerhalb der Sechs-Stunden-Grenze primär verschlossen. Bei Verletzungen bis zur Subcutis wurde mit einer oralen Antibiotikumtherapie begonnen. Verletzungen von Muskulatur, Substanzdefekte und komplizierte Verletzungen mit Gefäß-, Nerven- oder Knochenbeteiligung wurden in Intubationsnarkose versorgt, wobei intravenöse Antibiotikumgaben und Wundkontrollen unter stationären Bedingungen erfolgten.

Ergebnisse: Die Altersgruppe von 2 – 4 Jahren wurde am häufigsten verletzt (26,2%). 429 Bißunfälle (87,2%) wurden durch Hunde verursacht. In den meisten Fällen stammt das Tier aus der Familie des Opfers oder aber eines nahen Bekannten oder Verwandten. Schäferhunde und mittelgroße Mischlinge waren für 46,6% der Unfälle verantwortlich. Die im Gesamtkollektiv am häufigsten betroffenen Lokalisationen waren zu annähernd gleichen Anteilen Kopf und obere Extremität in 87% der Verletzungen. Insgesamt war eine stationäre Behandlung bei 110 Kindern (22,4%) notwendig.

Durch die sehr hohe Bisskraftentwicklung führten derartige Verletzungen zu erheblichen lokalen Gewebequetschungen mit großen Anteilen avitalen Gewebes, die besondere Anforderungen an die chirurgische Therapie stellten. Bakteriell übertragene Infektionen stellen die häufigste Komplikation dar. Die Infektionsrate unter unserem Therapieregime betrug 3,2%. Das Kombinationspräparat Amoxicillin/Clavulansäure erwies sich als geeignet Wundinfektionen vorzubeugen. Ein großes Zeitintervall zwischen Verletzung und Wundversorgung z.B. ≥ 24 Stunden zeigte eine signifikante Zunahme von Wundinfektionen von 1,7% auf 66,7%. Sekundäre plastische Korrekturen besonders bei schweren Verletzungen erfolgten bei acht Kindern (1,6%) aufgrund von Keloidbildung.

Zusammenfassung: Die teilweise entstellenden Folgen und das damit verbundene psychische Trauma weisen auf die Notwendigkeit einer zeitnahen, kompetenten Versorgung in einem kinderchirurgischen Zentrum mit allen Möglichkeiten der plastisch- chirurgischen Versorgung hin. Als wichtigste Präventionsmaßnahme erscheint die Erziehung der Kinder zu tiergerechtem Umgang sowie die Anwesenheit von Erwachsenen beim Kontakt von Kindern mit Tieren.

Abstract ID: 1030 Vortragsart: oral

Akute Pankreatitis im Kindesalter – Ergebnisse eines primär konservativen Behandlungskonzeptes

R. Kubiak[1], R. Nustede[1], M. Melter[2], B. M. Ure[1]

[1] Kinderchirurgische Klinik, Medizinische Hochschule Hannover
[2] Pädiatrische Klinik, Abteilung Gastroenterologie, Medizinische Hochschule Hannover

Einleitung: Entzündliche Pankreaserkrankungen im Kindesalter sind selten. Gleichwohl erfordern die akuten Verlaufsformen ein strukturiertes chirurgisches Handeln. Es mangelt an Konzepten für Kinder. Wir analysierten das therapeutische Vorgehen und die Resultate bei Kindern mit Pankreatitis.

Methoden: Diese retrospektive klinische Studie umfasst alle Kinder mit einer akuten Pankreatitis, die in unserer Klinik von März 1993 – Juni 2002 behandelt wurden. Patienten mit chronischer Pankreatitis oder einem Enzymanstieg ohne klinische Symptomatik wurden ausgeschlossen.

Die Krankenakten wurden insbesondere auf ursächliche, diagnostische (z.B. bildgebende Verfahren, Laborwerte) als auch therapeutische Kriterien (z.B. Nahrungskarenz, totale parenterale Ernährung (TPN), operative Verfahren) hin untersucht.

Ergebnisse: Es wurden 50 Kinder und Jugendliche im Alter von 1.8 – 18.2 Jahren in die Studie eingeschlossen (23 weiblich (46%), 27 männlich (54%)). Pathogenetisch relevant waren vor allem toxisch-metabolische Faktoren (Medikamente wie L-Asparaginase, Azathioprin), Traumata, Anlagestörungen (Pankreas anulare) und sog. idiopathische Formen. An einer odematösen Pankreatitis erkrankten 46 Patienten; vier Kinder zeigten die Zeichen einer akut nekrotisierenden Form der Pankreatitis.

Bei allen bis auf zwei Patienten trat eine Verbesserung der klinischen Symptome durch konservative Therapiemaßnahmen (z.B. Nahrungskarenz, Antibiotikatherapie, etc.) ein. Bei zwei Kindern wurde ein Pankreasteilresektion und Nekrosektomie durchgeführt. Im Verlauf wurde in 11 Fällen eine Pseudozystenbildung nachgewiesen. Von diesen wurden zwei interventionell drainiert. Zwei weitere Patienten erhielten eine Ableitungsoperation (Pankreatiko-Jejunostomie).

Schlussfolgerung: Akute Verlaufsformen der Pankreatitis sollten konservativ behandelt werden. Lediglich bei einem Multiorganversagen mit septischen Herden (infizierte Nekroseareale) ist eine operative Nekrosektomie indiziert. Eine interdisziplinäre Zusammenarbeit zwischen Kinderchirurgen und pädiatrischen Gastroenterologen ist die Grundlage einer erfolgreichen Therapie.

Abstract ID: 1088 Vortragsart: poster

Neonatale Appendizitis – Fallbeschreibung und Literaturübersicht

A. Schmedding, A. Zschiesche, H. Gitter, Ch. Lorenz

Kinderchirurgische Klinik, Zentralkrankenhaus, Bremen

Einleitung: Die akute Appendizitis beim Neugeborenen ist eine extrem seltene Erkrankung. In der Literatur wird die Häufigkeit der Appendizitis unter einem Alter von 2 Jahren mit weniger als 2% aller Kinder mit Appendizitis angegeben. Von dieser Gruppe sind nur 1% jünger als 1 Jahr. Wir berichten über 2 Fälle und die Literaturübersicht.

Patienten und Methode: Der erste Patient ist ein 2.270 gr schweres männliches Zwillingsfrühgeborenes der 33. SSW. Dieser wurde unter dem klinischen Bild einer nekrotisierenden Enterocolitis am 12. Lebenstag operiert. Intraoperativ fand sich jedoch eine akut entzündliche retrocoecale Appendix mit Perforation im mittleren Anteil und Periappendizitis.

Der zweite Patient, ein reifes Neugeborenes, wurde im Alter von 4 Wochen mit einem akuten Abdomen aufgenommen. Sonographisch ergab sich eine Appendizitis mit Schlingenabszeß.

Ergebnisse: Während der erste Patient mittels Appendektomie und anschließender antibiotischer Behandlung ausheilte, wurde bei dem zweiten Patienten eine rein konservative Therapie durchgeführt. Hierunter heilte der Befund vollständig ab, eine Intervallappendektomie wurde bei Beschwerdefreiheit nicht vorgenommen.

Diskussion: Die Diagnose akute Appendizitis bei Neugeborenen ist eine Rarität. Sie findet sich öfter bei männlichen als bei weiblichen Neugeborenen und häufiger bei Frühgeborenen als bei reif geborenen Kindern. Eine frühe Diagnosestellung wird durch die fehlende Möglichkeit des Neugeborenen, intraabdominelle Infektionen zu isolieren und abzugrenzen, verhindert, bedingt durch die Kombination aus einer relativ langen Appendix, einem noch unterentwickelten Omentum und einer vermehrten Coecumbeweglichkeit Die Mortalität, insbesondere von Neugeborenen mit bereits präoperativ perforierter Appendizitis, wird dabei als ausgesprochen hoch angegeben, es fehlen jedoch neuere Zahlen in der Literatur. Diskutiert wird die Kombination der perforierten Appendizitis mit dem Morbus Hirschsprung. Hierbei fehlt die transmurale akute Entzündung, die wir in unserem ersten Fall nachgewiesen hatten.

Abstract ID: 1124 Vortragsart: oral

Das Lipoblastom: Diagnostik und chirurgische Therapie

J. Leonhardt[1], E. Schirg[2], S. Glüer[1], B. M. Ure[1]

[1] Kinderchirurgische Klinik, Medizinische Hochschule Hannover
[2] Diagnostische Radiologie, Medizinische Hochschule Hannover

Zielsetzung: Das Lipoblastom ist ein seltener benigner Weichteiltumor des Kindes- und Jugendalters, der in 90% bei Patienten auftritt, die nicht älter als drei Jahre sind. In 70% sind die Extremitäten von diesem schnell wachsenden Tumor betroffen. Auch retroperitoneal, mesenterial, thorakal, axillär, nuchal und im Genitalbereich wurden Lipoblastome gefunden. Nicht immer wird präoperativ die richtige Diagnose gestellt, da der Tumor oft verdrängend wächst und Malignität vortäuschen kann. Die typischen Befunde in der Bildgebung sollen anhand von 5 Patienten zusammengestellt werden.

Material und Methode: In der Kinderchirurgischen Klinik der Medizinischen Hochschule Hannover wurden von 1994 bis 2000 5 Kinder wegen einer Weichteilschwellung operiert, bei denen histologisch die Diagnose Lipoblastom gestellt wurde. Die bildgebende Diagnostik (Sono, MRT, CT) bezüglich der Diagnose wurde retrospektiv aufgearbeitet und die Besonderheiten des Lipoblastoms herausgestellt.

Ergebnisse: 3 Mädchen und 2 Jungen im Alter zwischen 1,5 und 9 Jahren wurden mit einem Lipoblastom operiert. Folgende Lokalisationen wurden gefunden: mesenterial, axillär, paravertebral, gluteal und vordere Thoraxwand. Der größte Tumor war 13×16 cm groß und 1660 Gramm schwer. Alle Lipoblastome konnten komplett entfernt werden, wobei zweimal eine Rippenteilresektion und in einem Fall eine Jejunum Teilresektion erforderlich war. In 3 Fällen war nach der präoperativen Bildgebung der Verdacht auf einen malignen Tumor (Liposarkom/Rhabdomyosarkom/Neuroblastom) geäußert worden. Zwei Patienten waren auswärts voroperiert, die Diagnose war histologisch gesichert. Retrospektiv hätte die Diagnose Lipoblastom in allen Fällen präoperativ gestellt werden können. Zu einem Rezidiv kam es nicht.

Zusammenfassung: Die Diagnostik der Wahl bei Weichteilschwellungen im Kindesalter ist die Sonografie. Das MRT und bei intraabdominellem Befund auch das CT stellen die Charakteristika des Lipoblastoms (fettäquivalent, septiert, verdrängend wachsend) ausreichend dar. Differentialdiagnostisch kommen das Liposarkom, Rhabdomyosarkom oder Neuroblastom in Frage. Die Therapie der Wahl ist die chirurgische Extirpation, die komplett erfolgen muss, um ein Rezidiv zu verhindern, wie die Ergebnisse der 5 beschriebenen Patienten zeigt.

Abstract ID: 1220 Vortragsart: poster

Klinische Erfahrungen mit Übergangsfrakturen der distalen Tibiaepiphyse

C. M. Gorsler, U. Hübner

Klinik für Kinderchirurgie, Medizinische Universität Lübeck

Zielsetzung: Wir stellen die klinischen Erfahrungen mit Übergangsfrakturen der distalen Tibiaepiphyse in einem Zeitraum von 5 Jahren vor.

Material und Methode: Zwischen 1998 und 2002 wurden bei uns 18 Patienten im Alter zwischen 12 und 16 Jahren mit Übergangsfrakturen der distalen Tibiaepiphyse behandelt. 6 dieser Patienten wiesen zusätzlich eine Fibulafraktur auf, zwei weitere außerdem eine Tibiaschaftfraktur. Behandlung und outcome dieser Patienten wurden retrospektiv ausgewertet. Das follow-up beträgt 2 – 60 Monate.

Ergebnisse: 9 Frakturen der distalen Tibia mit epiphysärer Beteiligung waren vom Typ der „two-plane-fracture"; 6 Patienten wiesen eine „tri-plane-fracture" Typ I auf, drei eine „tri-plane-fracture" Typ II. Bei drei Patienten lag der epiphysäre Frakturspalt in a. p.-Ansicht im lateralen Drittel der Epiphyse; bei 10 Patienten war der epiphysäre Frakturspalt im zentralen, bei 5 Patienten im medialen Drittel gelegen. Bei „two-plane-fractures" waren jeweils drei Frakturen im lateralen und zentralen Drittel; immerhin lagen die übrigen drei im medialen Drittel. Bei einer der „tri-plane-fractures" Typ I (17%) ging der Frakturspalt durch das laterale Drittels der Epiphyse. Beim Typ II der „tri-plane-fractures" lag die epiphysäre Beteiligung in allen Fällen zentral oder medial. 15 Patienten wurden bei einer Dehiszenz der Fraktur von >2 mm operativ versorgt; bei den übrigen drei Patienten wurden zwei „two-plane-fractures" und eine „tri-plane-fractures" Typ I konservativ im Oberschenkelgips behandelt. Die operative Behandlung bestand bei den „two-plane-fractures" in 86% der Fälle und bei 80% der „tri-plane-fractures" Typ I im Einbringen einer epiphysären Zugschraube von medial; eine weitere dieser gelenknahen Frakturen wurde mit einer transepiphysären Schraube versorgt, eine mit einem K-Draht und Cerclage. Zwei der „tri-plane-fractures" Typ I erhielten bei zusätzlicher Unterschenkelschaftfraktur außerdem einen intramedullären Markraumnagel. Die „tri-plane-fractures" Typ II wurden alle mit je einer epiphysären und einer metaphysären Zugschraube versorgt. Die Ruhigstellung und Entlastung beträgt bei uns 6 Wochen; danach wird zunehmend vorsichtig belastet. Bei drei Patienten sind bis heute die Epiphysenfugen noch nicht vollständig verschlossen; bei den übrigen 15 Patienten ist es nach Abschluß der Wachstums weder nach konservativer, noch nach operativer Behandlung zu einer Fehlstellung oder Wachstumseinschränkung gekommen.

Zusammenfassung: Die Übergangsfraktur als Fraktur mit Gelenkbeteiligung bei beginnendem Verschluß der Epiphysenfuge ist eine seltene knöcherne Verletzung. Bei sachgerechter konservativer oder operativer Versorgung ist trotz der ungleichmäßigen Traumatisierung der teilweise schon knöchern durchbauten Epiphysenfuge langfristig keine Fehlstellung oder Wachstumseinschränkung zu erwarten.

Abstract ID: 1245 Vortragsart: oral

Symptomatische kongenitale Koronarfistel vom linken Hauptstamm zum linken Vorhof – ein Case Report

S. Feuerlein[1], K. Ackermann[2], F. Oertel[1], U. Bernsau[2], M. Beyer[1]

[1] Herzchirurgische Klinik, Herzzentrum Augsburg
[2] II. Klinik der Klinik für Kinder und Jugendliche, Herzzentrum Augsburg

Zielsetzung (Einleitung): Sich in den linken Vorhof entleerende Koronarfisteln (CAF) sind selten. Die überwiegende Mehrheit drainiert in das rechte Herz oder in die Pulmonalarterien. In der Literatur sind weltweit weniger als 10 Fälle von Koronarfisteln vom linken Hauptstamm zum linken Vorhof beschrieben. Wir werden über einen symptomatischen Neugeborenen berichten, bei dem ein ektatischer linker Hauptstamm über eine Fistel in den linken Vorhof mündete.

Material und Methoden (Case-Report): Bei der U2-Untersuchung am ersten Lebenstag fiel bei einem bisher unauffälligen Neugeborenen ein systolisch-diastolisches Herzgeräusch auf. Die folgende transthorakale Echokardiographie zeigte einen auf 5 mm dilatierten Hauptstamm mit einer fistelartigen Turbulenz die in den linken Vorhof zu drainieren schien. In den folgenden Tagen zeigte der Patient ST-Strecken-Hebungen in den Vorderwand-Ableitungen und einen leichten Anstieg der Herzenzyme. Die daraufhin durchgeführte Herzkatheteruntersuchung bestätigte die vermutete Koronarfistel. Der Ramus interventricularis anterior und der Ramus circumflexus schienen normal entwickelt. Druckmessungen innerhalb der Fistel zeigten Aortenniveau im proximalen Anteil und linksatriale Drücke im distalen Anteil. Es fand sich kein Anhalt für einen links-rechts- oder rechts-links-Shunt. Hauptsächlich aufgrund der myokardialen Ischämiezeichen wurde in der dritten Lebenswoche eine chirurgische Intervention mit der Zielsetzung der Normalisierung des links-koronaren Blutflusses durchgeführt.

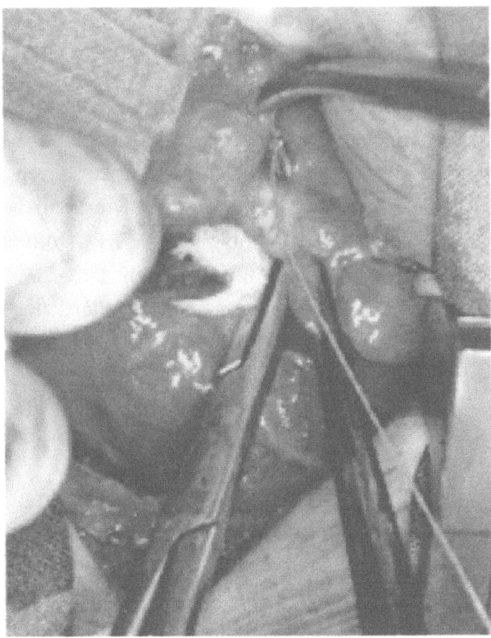

◘ **Abb. 1.**

Ergebnisse (Case-Report): Intraoperativ fand sich die Fistel in direkter räumlicher Beziehung zum Ramus circumflexus im Sulcus atrioventricularis. Es gelang, die Fistel distal des Abgangs des Ramus circumflexus ohne Anwendung der extrakorporalen Zirkulation direkt zu ligieren. Der postoperative Verlauf war unkompliziert. Trotz einer in der postoperativen Echokardiographie aufgefallenen weiteren kleinen Fistelverbindung zum linken Vorhof ausgehend vom Ramus interventrikularis anterior, welche in der ersten Untersuchung aufgrund der schlechten Füllung des linkskoronaren Systems nicht gesehen werden konnte, wurde der Patient zwei Wochen nach der Operation aus der stationären Behandlung entlassen.

Zusammenfassung: Die Entscheidung Patienten mit Koronarfisteln einer operativen Therapie zuzuführen muss individuell basierend auf den Zeichen der hämodynamischen Auswirkungen und des Ausmaßes der myokardialen Minderversorgung getroffen werden. Bei eindeutigen Ischämie-Zeichen ist die Indikation zur Operation gegeben. Bei unauffälligem EKG und Herzenzymen erscheint eine primär konservative Therapie mit regelmäßigen Kontrollen der myokardialen Funktion und eventuell neuen Ischämiezeichen angezeigt, besonders angesichts der Risikoreduktion eines kardiochirurgischen Eingriffs bei einem Kleinkind verglichen mit einem Neugeborenen. Kinderkardiologen und Kinderherzchirurgen sollten sich aber bewußt sein, daß jede Art von Brustschmerzen oder sogar Anzeichen des Herzinfarktes oder der Herzinsuffizienz im Kindesalter Hinweis auf das Vorhandensein einer Koronarfistel mit signifikantem „steel"-Effekt sein können.

Abstract ID: 1255 Vortragsart: oral

Maligne Pankreastumoren im Kindesalter. Was tun?

M. Krausch[2], A. Raffel[2], P. Goretzki[2], S. Braunstein[3], J. Bennek[4], U. Willnow[1]

[1] Klinik für Kinderchirurgie, Universitätsklinikum Düsseldorf
[2] Klinik für Allgemein- und Unfallchirurgie, Universitätsklinikum Düsseldorf
[3] Institut für Pathologie, Universitätsklinikum Düsseldorf
[4] Klinik für Kinderchirurgie, Universität Leipzig

Einleitung: Maligne Pankreastumoren (PT) sind im Kindesalter äußerst selten. Kaum ein einzelner Kinderchirurg oder Kinderonkologe verfügt über ausreichende klinische Erfahrungen. Die Diagnose PT ist somit häufig verbunden mit der Unsicherheit, welche therapeutischen Maßnahmen sinnvoll sind und welche Radikalität die Operation beinhalten soll. Im Kindesalter kommen nur Pankreatoblastome (PB), papillär-zystische PT (PZT) und maligne APUDome (NET = Neuroendokrine Karzinome) vor. Echte Karzinome sind absolute Raritäten. Diese PT besitzen eine unterschiedliche Malignität und erfordern eine vom allgemeinen Standard des Pankreaskarzinoms abweichende Behandlungsstrategie.

Patienten: Sieben eigene Beobachtungen maligner PT (1 PB, 2 PZT, 4 NET) sowie die Analyse des Schrifttums bilden die Grundlage zur Erarbeitung differentialdiagnostischer Kriterien, die die operative und konservative Therapie bestimmen.

PB: Der embryonale Tumor ist histologisch organoid aufgebaut, bevorzugt Kinder im Vorschulalter beiderlei Geschlechts, ist am häufigsten im ventralen Anteil des Pankreaskopfes lokalisiert, besitzt eine dicke Faserkapsel und metastasiert eher spät in LK und Leber.

PZT: Der Tumor kommt überwiegend bei Mädchen im späten Schul- und Jugendalter vor. Charakteristisch sind langsames Wachstum, klinische Symptomarmut, eine dicke Faserkapsel und Lokalisation in allen Regionen des Pankreas. Lokalrezidive und Metastasen sind selten.

NET: Sie unterscheiden sich im Kindesalter nicht prinzipiell von denen im Erwachsenenalter. Bevorzugtes Vorkommen im älteren Schul- und Jugendalter. Unabhängig von der Größe des Primärtumors, gleichgültig ob hormonaktiv oder inaktiv, bestehen primär schon häufig Metastasen. Hormonale Syndrome komplizieren den Krankheitsverlauf.

Diskussion: Die genaue Kenntnis der klinischen Erscheinungsbilder führt zusammen mit dem intra-operativen Befund zur Wahrscheinlichkeitsdiagnose des Tumortyps. Die Radikalität der operative Therapie kann aktuell danach ausgerichtet werden. Pankreasresezierende Verfahren haben den Vorzug vor radikalen Duodenopankreatektomien. Magenerhaltende Operation ist dann zu fordern. PB bedürfen zusätzlich der Chemotherapie. Bei NET steigt die Überlebensrate mit dem Einsatz aller heute zur Verfügung stehenden Therapiemöglichkeiten. Die eigenen Patienten mit PB und PZT überleben tumorfrei 1,5 bis 17 Jahre. 2 der 4 NET leben 3 und 5 Jahre tumorfrei, eine Patientin mit NET verstarb tumorfrei nach 10 Jahren an Post-Splenektomie-Sepsis.

Abstract ID: 1269 Vortragsart: oral

Das akute Kompartment-Syndrom (AKS) im Kindesalter

B. Evers, H. Gerngross

Bundeswehrkrankenhaus Ulm, Abt. Chirurgie

Zielsetzung: Ätiologie, Diagnostik, Therapie und Langzeitergebnisse nach akutem Kompartment-Syndromen (AKS) bei erwachsenen Patienten sind in der Literatur umfassend dokumentiert. Im Gegensatz dazu existieren nur sehr wenige Studien zum AKS im Kindesalter. Daher war es Ziel dieser Metaanalyse, die Häufigkeit sowie diagnostische, therapeutische und prognostische Charakteristika des AKS beim kindlichen Patienten zu evaluieren.

Material und Methoden: 13 relevante internationale Studien mit einer Gesamtzahl von 171 Patienten ($\leq$ 16 Jahre) wurden bezüglich Ätiologie, klinischer und diagnostischer Aspekte, Bedeutung des Monitorings des Kompartmentdruckes (KD) sowie Therapie und Outcome analysiert.

Ergebnisse: 40% der AKS traten als direkte oder indirekte Folgen von Frakturen oder Osteotomien auf, wobei die meisten Fälle des AKS als Komplikationen nach kutaner oder Bryant's Extension bei kindlichen Femurfrakturen berichtet worden sind, gefolgt von suprakondylären Humerusfrakturen, Frakturen der Tibia und des Unterarms. Klinische Characteristika waren Schmerz, Druckdolenz, Dehnungsschmerz und neurologische Defizite. Der Kompartmentdruck wurde in 25% der Fälle gemessen. Eine Dermatofasziotomie erfolgte in 50,3%. In 4,3% mußte eine Unterschenkelamputation durchgeführt werden. Bei lediglich 35,3% der Kinder entstand kein neurovaskuläres Defizit, während Defizite als geringgradig in 11,2%, mäßiggradig in 11,2% und schwer in 42,3% der Fälle eingestuft wurden. Der möglichst kurze zeitliche Abstand zwischen Beginn der Symptomatik und der adäquaten Diagnose und Therapie erwies sich als entscheidende Voraussetzung für die Reversibilität der neurofunktionellen Defizite. Vermindertes Knochenwachstum sowie Knochendeformitäten wurden als Langzeitfolgen beschrieben.

Zusammenfassung: Ein hohes Maß an Wachsamkeit und Sensibilität sowie zuverlässige Diagnostik und frühe Dermatofasziotomien sind essentiell, um die ansonsten mit 64,7% sehr hohe Rate zu erwartender Funktionsdefizite nach AKS bei Kindern zu vermeiden.

Abstract ID: 1378 Vortragsart: oral

Subureterale Unterspritzung des vesiko-renalen Refluxes bei Kindern – Ergebnisse nach 10 Jahren

C. M. Gorsler, U. Hübner

Klinik für Kinderchirurgie, Medizinische Universität Lübeck

Zielsetzung: Wir stellen die klinischen Ergebnisse subureteraler Unterspritzungen des vesiko-renalen Refluxes über einen Zeitraum von 10 Jahren bei Kindern vor.

Material und Methode: Zwischen 1992 und 2002 wurden von uns bei 247 Patienten im Alter von wenigen Tagen bis 19 Jahren insgesamt 574 subureterale Unterspritzungen zur Behandlung des vesiko-renalen Refluxes II. bis V. Grades vorgenommen. Bis zum Frühjahr 2001 verwendeten wir zur Unterspritzung Kollagen (Zyplast®); seit April 2001 nunmehr das synthetische Präparat Deflux®. Behandlung und outcome dieser Patienten wurde retrospektiv ausgewertet. Das follow-up beträgt 1 – 120 Monate.

Ergebnisse: Indikationen zur cystoskopischen Unterspritzung des VUR waren bei 159 Patienten II – IV°-igen Refluxe. Bei 37 Neugeborenen und Säuglingen war die Absicht, durch Unterspritzungen eine Reduktion eines höhergradigen Refluxes bis zur definitiven Operation herbeizuführen. Weitere Indikationen waren der Reflux in Doppelanlagen (n = 9), bei neurogenen Blasenstörungen (n = 7) und bei Blasenekstrophien (n = 3); außerdem bei Refluxrezidiv nach operativer Neueinpflanzung (n = 24) und bei kontralateralem niedriggradigem Reflux (n = 9). In 58,8% der Fällen bestanden uni-oder bilateral III°-ige Refluxe; IV°-und V°-ige Refluxe lagen bei 12,6% der Patienten vor. 28,5% der Patienten wiesen II°-ige Refluxe auf; diese waren entweder mit kontralateral höhergradigen Refluxen assoziiert oder wurden nach Durchbruchinfektionen oder schlechter Compliance der Patienten angegangen. 505 Unterspritzungen wurden mit Zyplast®, 69 Unterspritzungen mit Deflux® ausgeführt. 320 refluxive Ureterostien wurden ein- oder mehrmalig cystoskopisch unterspritzt; 74,6% der Patienten wiesen nach spätestens 3 Unterspritzungen keinen vesiko-renalen Reflux mehr auf oder er war auf ein nur noch kontrollbedürftiges Maß zurückgegangen. Nennenswerte Komplikationen bei der subureteralen Unterspritzung, insbesondere obstruktive Harntransportstörungen, traten in keinem Fall auf.

Operative Neueinpflanzungen nach Leadbetter-Politano wurden letztlich bei 10,2% der Patienten vorgenommen.

Zusammenfassung: Die subureterale Unterspritzung des Ostiums bei vesiko-renalem Reflux ist im Vergleich zu den verschiedenen Techniken der offenen Operationen technisch relativ einfach. Sie ist als cystoskopische Operationsmethode minimal-invasiv und damit körperlich weit weniger belastend als eine Operation, bei der die Blase eröffnet werden muß und macht in diesem Zusammenhang einen stationären Krankenhausaufenthalt weit weniger lang erforderlich. Vorbehaltlich der noch weiter zu verfolgenden Langzeitergebnisse ist die subureterale Unterspitzung bei vesiko-renalem Reflux eine sichere und erfolgreiche Alternative zu Verfahren der offen-chirurgischen Ureterenneueinpflanzung und der antibiotischen Langzeitprophylaxe.

Abstract ID: 1541 Vortragsart: poster

Supportiver Einsatz von G-CSF im Rahmen einer schweren therapieresistenten Sepsis bei einem 6 Monate alten Frühgeborenen aus der 25. SSW

H.-W. Hacker[1], G. Stuhldreier[1], M. Hermann[2], A. Wendel[3]

[1] Abteilung für Kinderchirurgie, Kinderklinik der Universität Tübingen
[2] Kinderklinik der Universität Tübingen
[3] Universität Konstanz

Die operative Herdsanierung gilt als wichtigste Therapiemaßnahme bei einer Sepsis, deren Ursache in einer chirurgischen Erkrankung liegt. In Einzelfällen sind jedoch die Möglichkeiten der operativen Behandlung limitiert. Wir berichten über ein Frühgeborenes der 25. SSW, bei dem perinatal multiple Ileumperforationen aufgetreten sind, die zu einer Notfall-Laparotomie mit Kunstafteranlage führten. Im Rahmen der Ileostomaresektion im Alter von 5 Monaten trat über einen Zeitraum von 6 Wochen eine schwere therapieresistente Sepsis mit Multiorganbeteiligung auf. Trotz drei Re-Laparotomien konnte das vital bedrohliche Krankheitsbild nicht beherrscht werden, so daß wir uns zu einer supportiven Therapie mit G-CSF entschlossen. Diese Behandlung besitzt bisher in diesem Alter experimentellen Charakter. Neben der Darstellung der Kasuistik diskutieren wir die Bedeutung bisheriger tierexperimenteller Studien und Untersuchungen auf chirurgischen Intensivstationen mit Erwachsenen für die pädiatrische Intensivmedizin.

Abstract ID: 1715 Vortragsart: oral

Ziel der Etablierung einer interdisziplinären europäischen Datenbank über Ausnahmeverläufe und Komplikationen bei chirurgischen Eingriffen im Kindesalter

V. Müller[1], R. R. Lehmann[2], G. H. Willital[1]

[1] Klinik und Poliklinik für Kinder- und Neugeborenenchirurgie des Universitätsklinikums Münster
[2] Anatomisches Institut des Universitätsklinikums Münster

Zielsetzung: Unter Beteiligung von insgesamt 17 kinderchirurgischen Zentren in Europa wurde eine interaktive Datenbanksammlung von Komplikationen und Ausnahmeverläufen aufgebaut (European Database Of Extraordinary Courses: EDBEC). Diese soll – im Rahmen einer Evidenz-basierten Medizin – dem Informationsaustausch dienen und vor allem helfen, Komplikationen zu vermeiden und zur Qualitätssicherung beitragen.

Material und Methode: Kinderchirurgische Zentren aus Europa übermitteln in regelmäßigen Abständen Ausnahmeverläufe und Komplikationen, die in einer zentralen Datenbank zusammengefasst und katalogisiert werden. Diese Datenbank liegt als Filemaker-Datei vor. Die in der Datenbank enthaltenen Fälle können direkt kommentiert werden, diese Kommentare erscheinen dann fallbezogen im jeweiligen Datenblatt.

Ergebnisse und Zusammenfassung: Die zentrale Datenbank besteht zur Zeit aus 563 Fällen, die Aktualisierung erfolgt in regelmäßigen Abständen, entsprechend dem Zulauf aus den einzelnen Abteilungen. Die Datenbank dient dem Informationsaustausch zwischen den einzelnen beteiligten Abteilungen, stellt eine Diskussionsgrundlage dar und dient so dem Ziel der Vermeidung von Komplikationen. Zukünftig ist eine weitere Vernetzung der entsprechenden Abteilungen geplant, sowie eine Internet-basierte Ablage der Datenbank, so dass die jeweils aktuellste Version unmittelbar abrufbar ist.

Abstract ID: 1757 Vortragsart: oral

Perthes-Syndrom als Folge eines stumpfen Thoraxtraumas

M. Schreiber, S. I. Simon, H.-P. Hümmer, R. T. Carbon

Abteilung für Kinderchirurgie, Chirurgische Universitätsklinik Erlangen-Nürnberg

Definition: Das Perthes-Syndrom (= traumatische Asphyxie) ist die Folge eines stumpfen Thoraxtraumas mit massivem intrathorakalem Druck infolge äusserer Kompression. Es kommt zu einem schlagartigen venösen Druckanstieg mit Ruptur der Venolen und Kapillaren des drainierten Gebietes. Das Syndrom ist charakterisiert durch die Trias subkonjunktivale Einblutungen, Zyanose und Petechien im Gesicht-, Hals- und oberen Brustbereich.

Fallbeispiele: Fall 1: Ein 4-jähriger Junge stürzte während einer Karussellfahrt und wurde im Thoraxbereich von einem Karussellfahrzeug überrollt. Es kam zu einer kurzfristigen Benommenheit, Erbrechen und zu einer starken Ausprägung der Perthes-Symptome. An einer Hüfte fand sich eine grössere Schürfwunde, sonographisch wurde bei unauffälligen parenchymatösen Organstrukturen im Douglasraum freie Flüssigkeit nachgewiesen. Fall 2: Ein 6-jähriger Junge kollidierte als Fahrradfahrer mit einem Traktor, worauf er für ca. 10 Min. nichts sehen konnte. Zu einer Bewusstlosigkeit oder anderen Commotio-Zeichen war es nicht gekommen. Neben der Perthes-Symptomentrias und einer beidseitigen Claviculafraktur fand sich eine ausgeprägte

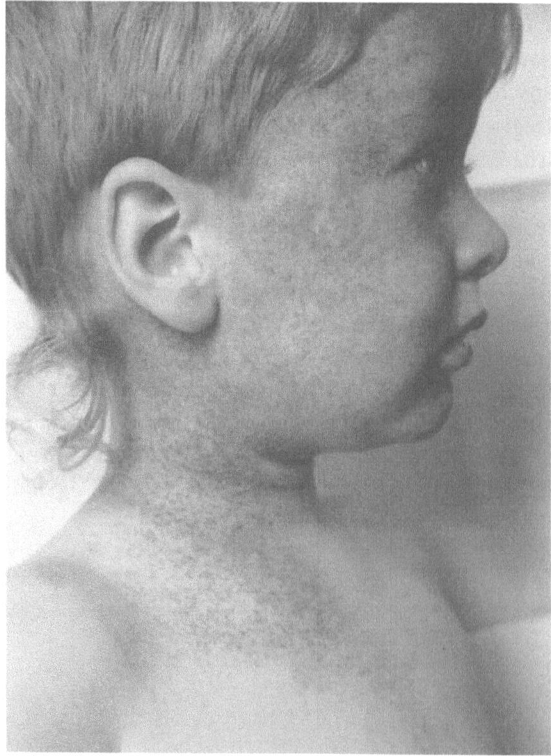

◨ Abb. 1.

Pupillendifferenz, die sich auch nach einem Jahr kaum zurückgebildet hatte – eine in der bisherigen Literatur nicht beschriebene Beobachtung. Die stationäre Überwachung beider Kinder (4 bzw. 5 Tage) verlief komplikationslos.

Methode: In einer Datenbankrecherche (MEDLINE®, 1966 – März 2003) werteten wir die vorhandene Literatur über das Perthes-Syndrom aus. Es interessierten hierbei a) die verschiedenen Unfallursachen, b) direkte und indirekte Auswirkungen des erhöhten venösen Druckes und c) das Spektrum zusätzlicher thorakaler (c1) oder sonstiger (c2) Begleitverletzungen.

Ergebnisse: zu a) Kraftfahrzeugunfall, meist durch Überfahren; Sturz; Einklemmungen, z. B. unter Möbelstücken, im Aufzug, unter automatischem Garagentor; zu b) multiple, meist petechiale Einblutungen (dermal, intrazerebral, subkonjunktival, retinal, Lidhämatom, Retrobulbärhämatom), Exophthalmus, retropharyngeale Weichteilschwellung, Gesichtsschwellung, zerebrales Ödem mit entsprechenden neurologischen Ausfällen (z. B. temporäre oder bleibende Seh- oder Hörstörung, Bewusstlosigkeit, Wesensveränderung, Krampfanfall), Kreislaufdepression, Hypotonie, Schock, Exitus letalis; zu c1) Hämatothorax, Pneumothorax, Lungenkontusion, Herzkontusion, Hämatopericard, Herzruptur, Rippen-, Schlüsselbein- oder Wirbelfraktur; zu c2) direktes Schädel-Hirn-Trauma, z. T. mit intrakranieller Blutung, stumpfes Bauchtrauma, Extremitätenverletzung;

Schlussfolgerung: Die Prognose des Perthes-Syndroms ist überwiegend als gut anzusehen. Aussergewöhnlich hohe thorakale Kompressionskräfte können bei kurzer Einwirkzeit oft problemlos toleriert werden. Es kommt jedoch nicht selten zu einem tödlichen Ausgang, wenn eine vergleichsweise geringe thorakale Kompressionskraft über längere Zeit einwirkt. Aufgrund der bei einem Perthes-Syndrom stets hohen Gewalteinwirkung ist eine stationäre Überwachung dringend zu empfehlen, da zunächst unerkannte lebensbedrohliche Begleitverletzungen wirksam werden können. Eine gründliche cardiopulmonale Diagnostik ist unerlässlich.

Abstract ID: 1856 Vortragsart: poster

Tuboovarialtorsion im Kindesalter – Diagnostische und therapeutische Strategie

H. J. Scherer, M. Hemminghaus, J. Engert

Kinderchirurgische Klinik der RUB am Marienhospital Herne

Torsionen d. Adnexe allein oder in Kombination mit einer Tubentorsion stellen eine wichtige, wenn auch seltene Differentialdiagnose abdomineller Raumforderungen wie auch akuter oder rezidiv. Bauchschmerzen b. Mädchen dar und werden häufig verkannt. Sie können in jedem Lebensalter, auch schon antenatal, auftreten. Spontane Torsionen nicht path. veränderter Ovarien sind wesentlich seltener als path. veränderte. Wurde die Diagnose früher bei der Arbeitsdiagnose Unterbauchtumor oder Appendizitis, oft erst i. Rahmen e. Laparotomie gestellt, so sind heute durch Sono, Farbduplex-Sono u. Laparoskopie Abklärung u. Therapie effizienter. Theoretisch sind hierdurch d. Möglichkeiten d. Organerhalts verbessert; praktisch ist diese Chance nur bei Verkürzung d. Latenzzeit zwischen 1. Symptomen und korrekter Diagnose gegeben. Im Krankengut lag bei 27 Pat. e. Torsion d. inneren weibl. Genitale vor. 3×im Bruchsack, 5×bei normalen Adnexen, 5×bei tumorös u. 12×bei zystisch verändertem Ovar, davon 1×1 bei zusätzl.

Hydrosalpinx u. 2×intrauterin. 2. Altersgipfel: Neonaten u. junge Säuglinge mit zystisch sowie Pat. ab 8. LJ. mit normalen, zystisch oder tumorös veränderten Ovarien. Sämtliche Torsionen waren unilateral, 17×re., 8×li. Ein Organerhalt verbot sich bei allen tumorös veränderten Ovarien aus Gründen der Dignität (6×). Auch große stielgedrehte Ovarzysten bei Neonaten konnten leider zumeist nur durch schonende Resektion therapiert werden (6×), ebenso (infolge zu langer Latenzzeit?) alle 3 Torsionen im Bruchsack. Lediglich 2 zystisch veränderte u. 3 normale Adnexe konnten organerhaltend behandelt werden (3×laparoskopisch, 2 offen chirurg.). 2 retrospektiv antenatale Torsionen verfielen der Autoamputation. Aus d. retrospektiven Analyse ergaben sich folgende Konklusionen: 1. Die Indikation zur Organektomie bei tumorös veränderten Ovarien ist unstrittig. 2. Torsionen zystisch veränderter Ovarien des Neonaten können, wenn nicht schon eine antenatale Torsion erfolgte, nur durch frühzeitige Laparoskopie beseitigt werden (Organerhalt?). Der für e. Intervention erforderliche Zystendurchmesser ist strittig, zumeist werden 5 cm als kritischer Grenzwert angesehen (Schwungmasse?). Anamnese u. farbkodierte Doppler-Sono entscheiden, ob eine Regression mit Autoamputation abgewartet werden kann. 3. Torsionen normaler Adnexe lassen sich nur durch rasche u. suffiziente Diagnostik m. Verkürzung d. Latenzzeit durch enge Verzahnung von Praxis u. Klinik bzw. Kinderklinik u. Kinderchirurgie organerhaltend behandeln. 4. Torsionen im Bruchsack bieten, wenn überhaupt, infolge des Summationseffektes der Durchblutungsminderung durch Inkarzerationsstrangulation u. Torsion nur bei unverzüglicher Herniotomie u. Detorsion die minimale Chance eines Organerhalts. Darstellung typischer Befunde u. Verläufe inkl. eines Videos einer laparoskopischen Detorsion u. Pexie.

Abstract ID: 1888 Vortragsart: oral

Angeborene Tracheal-Stenose: Chirurgische Behandlung

F. J. Berchi, J. Anton-Pacheco, I. Cano, M. I. Benavent, E. Portela, A. Garcia Vazquez

Hospital Humi, 12 de Octubre, Universitat Complutense, Kinderchirurgische Abteilung, Madrid, Spanien

Stenotische Luftweg-Erkrankungen, mit angeborenen und erworbenen Läsionen, fallen unter eine seltene Gruppe im Kindesalter. Bis vor kurzem war die Zukunft für Patienten mit angeborener Tracheal-Stenose (ATS) mit sehr wenig Hoffnung, da eine medizinische Behandlung der einzige Ausweg dieser Erkrankung war. Chirurgische und endoskopische Techniken entwickelten sich in den letzten Jahren und verbesserten die Prognosen der Heilung.

Wir stellen eine Übersicht der letzten und vorhergehenden Ergebnisse in unserer kinder-chirurgischen Abteilung vor, indem wir verschiedene Behandlungsmethoden bei ATS erkrankten Kindern vergleichen.

Von 1991 bis 2002 wurden 13 Falle mit ATS in unserer Abteilung behandelt. Respiratorische Symptome zeigten sich in unterschiedlichem Maße: leicht, mittel und verstärkt. Wir benutzten zur Diagnostik aller dieser Fälle eine Bronchoskopie. Nach den klinischen und endoskopischen Merkmalen, klassifizieren wir unsere Patienten in drei Gruppen. Die folgenden Daten wurden in jedem unserer Fälle studiert: Geschlecht und Alter. Bei Diagnose und Behandlung: anatomischer Typ, begleitende Anomalien, Modalität der Behandlung, Komplikationen, Ergebnis und Weiterentwicklung.

Wir beschreiben in unserem Studium 7 Mädchen und 6 Jungen. Zurzeit der Diagnose war das Alter zwischen 3 Tagen und 7 Jahren (Durchschnitt 8 Monate) und 77% zeigten assoziierte Anomalien, 4 Patienten litten unter leichten oder überhaupt keinen Symptomen und wurden gemäß den Umständen behandelt. Die übrigen 9 Fälle wurden operiert, aufgrund der anhaltenden oder leichten Anzeichen. Folgende Verfahren wurden durchgeführt:

Kartilaginäre Kostal-Tracheoplastik (n = 5), Tracheale Resektion (n = 3), gleitende Tracheoplastik (n = 2), endoskopische Dilatation (n = 3) und Laser Resektion(n = 1).

Wir haben drei Frühverstorbene (23% Sterblichkeit), alle nach Kartilaginarer Kostal-Tracheoplasstik. Erneute Operationen oder endoskopische Behandlung wurde bei zwei Patienten notwendig, nach einer kartilaginären Kostal-Tracheoplastik und bei einem Fall nach einer Tracheal-Resektion. Der Heilungsverlauf war bei allen Überlebenden gleich (n = 10) im Alter von 6 Monaten bis 10 Jahren (Durchschnitt 4 – 7 Jahre).

Zusammenfassung: Die Bestimmung des Behandlungs-Typs hängt von dem klinischen Status und der anatomischen Art der Stenose ab. Bei symptomatischen Fällen mit kurz segmentierter Stenose bevorzugen wir eine tracheale Resektion und „End-zu-End" Anastomose, bei lang segmentierter Stenose wählen wir eine Behandlung mit gleitender Tracheoplastik.

Plastische Chirurgie

Plastische Chirurgie

Deckung von Thoraxwanddefekten

Abstract ID: 579 Vortragsart: oral

Sternumosteomyelitis – Defektdeckung mit lokalen Lappenplastiken nach Wundkonditionierung und intermittierender Thoraxstabilisierung durch Vakuumverband

U. von Fritschen, G. Holle, H. Kaisers, K. Exner

Klinik für Plastische Chirurgie, Wiederherstellungs- und Handchirurgie, Markuskrankenhaus, Frankfurt/a.M.

Problemstellung: Die Entwicklung einer Sternumosteomyelitis nach kardiochirurgischen Eingriffen ist in 0,7 – 4% d. F. zu erwarten. Neben der Gefahr einer Mediastinitis stellt die Einschränkung der pulmonalen Leistungsbreite durch einen instabilen Thorax für die häufig grenzkompensierten, polymorbiden Patienten eine erhebliche Gefährdung dar. Die Wundkonditionierung bestand in aufwändigen Verbandwechseln bei fortbestehender Thoraxwandinstabilität. Die Einheilung der konventionellen Lappenplastiken war aufgrund der mechanischen Belastung durch die ausgedehnte Atemexkursion häufig gestört.

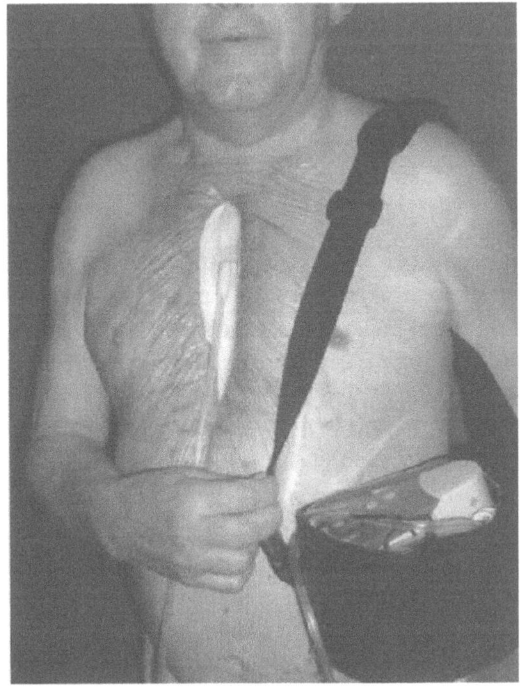

◼ Abb. 1.

Patienten und Methode: Von 1996 – 2002 führten wir bei 18 Pat. Die Wundkonditionierung mit einem neuen Konzept durch. In allen Fällen lag eine bakterielle Kontamination vor, 11 mal (61%) handelte es sich um MRSA. 13 Pat. zeigten vor der Behandlung eine Tachykardie. Die Sauerstoffsättigung war bei 12 Pat. erniedrigt (89 – 92%). Nach radikalem Debridement erfolgte der temporäre Wundverschluss mit Vakuumverband. Die krankengymnastische Mobilisation konnte sofort erfolgen, begleitet durch selbständige Körperpflege und Duschen. Nach seriellem Debridement folgte der Defektverschluss mit myocutanem M. Pectoralis-Lappen (n = 11), Latissimus (n = 4), fasciocutanem Lappen (n = 2) oder Spalthaut (n = 1).

Ergebnisse: In allen Fällen konnte eine dynamische Stabilisierung durch den Vakuumverband erreicht werden. Die pulmonale Funktion normalisierte sich hierbei in 8 von 12 Fällen. Die Tachykardie besserte sich ohne medikamentöse Therapie bei 9 von 13 Patienten, in 3 von 9 Fällen einer Tachyarrythmia absoluta kam es unmittelbar nach Anlage des Vakuums zur Konversion in einen Sinusrhythmus. Nach durchschnittlich 18 Tagen (13 – 24) konnte die definitive Defektdeckung erfolgen.

Zusammenfassung: Der Vakuumverband hat neben seinen bekannten Vorzügen der Wundkonditionierung bei dieser Indikation den Vorteil eine deutliche Stabilisierung des Thoraxrahmens zu bewirken. Unsere Ergebnisse zeigen, dass dies zu einer Normalisierung der durch die Instabilität hervorgerufenen cardiopulmonalen Parameter führt. Die hermetische Wundabdeckung macht ein serielles Debridement ohne Gefahr einer Superinfektion möglich. Durch Approximierung der Sternumhälften unter Sog wird der Thorax für die Deckung konditioniert und die Atemexkursion durch zunehmende Fibrosierung begrenzt. In aller Regel ist daher eine endgültige Deckung mit ortsständigen Lappenplastiken möglich.

Abstract ID: 624 Vortragsart: oral

Thoraxwandresektion und -Rekonstruktion bei lokal fortgeschrittenem Mammacarcinom – Chirurgische Strategie –

H. Shekarriz, P. Kujath, C. Eckmann, H.-P. Bruch

Chirurgische Klinik der Medizinischen Universität zu Lübeck

Einleitung: Lokalrezidive des Mammacarcinoms werden nicht selten in exulcerierter Form mit ausgedehnter Destruktion der Weichteile sowie ossärer Strukturen der Thoraxwand beobachtet. Eine ausgedehnte Resektion der Thoraxwand in diesen Fällen kann sowohl aus kurativer als auch aus palliativer Sicht indiziert sein. Inkomplette Excision des Tumors und fehlende Rekonstruktionsmöglichkeit führten früher zu hohen Morbiditäts- und Letalitätsraten. Die Langzeitüberlebensrate war aufgrund der hohen Rezidivrate gering. Die in letzter Zeit berichtete Verbesserung der Prognose in großen Patientenserien lassen heute die radikale Resektion als die optimale therapeutische Option in diesen Fällen erscheinen.

Material/Methodik: Im Zeitraum zwischen 1/97 und 1/2001 wurden 14 Patientinnen mit einer ausgedehnten Destruktion der Thoraxwand durch ein Rezidiv eines Mammacarcinoms (n = 11), ein primäres Mammacarcinom (n = 2) oder eine Radiatio bei Mammacarcinom in der thoraxchirurgischen Abteilung des UKL operiert. Das mittlere Lebensalter betrug 68 Jahre. Ein metastasiertes Stadium konnte bei allen Patienten ausgeschlossen werden. Die Resektion der Thoraxwand beschränkte sich in 8 Fällen auf die Weichteile. In 6 Fällen musste eine Resektion ossärer Anteile der Thoraxwand und in 2 Fällen eine atypische Lungenresektion erfolgen. Nach der Resektion der ossären Thoraxwand musste diese bei 3 Patienten durch Implantation eines Kunststoffnetzes stabilisiert werden. Die Rekonstruktion der Thoraxwand erfolgte hauptsächlich durch myocutane Lappenplastik (n = 12).

Ergebnisse: Sämtliche Resektionen erfolgten im Gesunden (R0-Resektion). Mittlere Operationsdauer: 4,7 Stunden, mittlere Krankenhausverweildauer: 19 Tage, perioperative (30-Tage-) Letalität: 0%. Komplikationen: 2 Nachblutungen, 2 Hautrandnekrosen und 1 Serom
(4 Revisionseingriffe)

Mittlere Beobachtungszeit: 3,7 Jahre, Überlebensrate nach 1, 3 und 5 Jahren: 85%, 57% und 35%

Anteil rezidivfreier Patienten nach 1, 3 und 5 Jahren: 64%, 42% und 21%.

Ein Lokalrezidiv wurde bei einer Patientin (nach 7 Monaten) festgestellt.

Diskussion: Positive Resektionsränder sind der wichtigste prognostische Faktor für Lokalrezidive. Der Pleuraraum muss bei der Resektion inspiziert und alle infiltrierten Strukturen müssen en-block reseziert werden. Eine ossäre Rekonstruktion der Thoraxwand ist vor allem nach Resektion des Sternums und der anterolateralen Thoraxwandanteile notwendig. Diese können mit Hilfe verschiedener synthetischer Netze rekonstruiert werden. Für die Rekonstruktion der Weichteildefekte der Thoraxwand stehen die gesamte Thoraxwandmuskulatur, der Musculus rectus abdominis und das Omentum majus zur Verfügung.

Schlussfolgerung: Aus der Größe oder Lokalisation des Tumors und dem Ausmaß der lokalen Tumorinvasion, Infiltration in die Nachbarorgane und der Destruktion der Thoraxwand ergibt sich praktisch nie eine Kontraindikation für eine radikale Resektion des Tumors, da heute ausgereifte Rekonstruktionsmaßnahmen der knöchernen und muskulären Thoraxwand mit Hilfe von Kunststoffnetzen und myocutaner Lappenplastik zur Verfügung stehen.

Abstract ID: 724 Vortragsart: oral

Rippenteilresektion zur Kranialisierung der gestielten, muskulokutanen, queren Oberbauch-Lappenplastik – eine anatomische Studie

C. D. Heitmann[1], M. R. Zenn[2]

[1] Berufsgenossenschaftliche Unfallklinik Ludwigshafen, Hand, Plastische und Rekonstruktive Chirurgie
[2] Duke University Medical Center

Uns interessierte die Machbarkeit einer gestielten, muskulokutanen, queren Oberbauch-Lappenplastik. Bei der Planung wird im Prinzip die bekannte elliptische Hautinsel des queren Unterbauchlappenplastik (TRAM) nach kranial transponiert, so dass die Unterbrustfalte zur oberen Begrenzung wird. Dieses Hautareal entspricht von der Gefäßversorgung her gesehen dem primären Angiosom der Arteria epigastrica superior (AES) und der Hebedefekt kann im Sinne einer inversen Bauchdeckenstraffung verschlossen werden. Die Verwendung einer derartigen Lappenplastik zur Thoraxwand- oder Brustrekonstruktion macht untere Rippenteilresektionen notwendig um genügend Gefäßstiellänge zu erzielen und somit den Drehpunkt zu kranialisieren. Ziel der Arbeit war es den intrathorakalen Verlauf der Arteria thoracica interna (ATI) mit ihren distalen Aufzweigungen zu definieren unter besonderer Berücksichtigung des costosternalen Winkels und unter der Fragestellung ob eine derartige Lappenhebung ohne Schädigung des Zwerchfells überhaupt möglich ist.

Material/Methode: Hierzu wurde der intrathorakale Verlauf der ATI nach Injektion mit Latex an 20 nicht konservierten Leichen bestimmt.

Ergebnisse: In den 20 Präparaten teilte sich die ATI in AES und Arteria muskulophrenica (AMP) in Höhe des 6. Interkostalraumes. Die Bifurkation zeigte einen Abstand zum Sternum von durchschnittlich 21.1 (5.8 – 34.6) mm. Die externen Gefäßdurchmesser von AES und MPA betrugen 1.5 (1.1 – 1.8) mm und 1.8 (1.3 – 2.2) mm. Nach der Bifurkation verläuft die AES hinter der 7. Rippe und weiter zwischen dem Xiphoid und dem Zwerchfellursprung am Rippenbogen zur Hinterwand des Muskulus rektus abdominis. Es wurden keine Verbindungen der AES zum Zwerchfell festgestellt.

Zusammenfassung: Die Ergebnisse der anatomischen Studie lassen die Hebung einer queren Oberbauch Lappenplastik möglich erscheinen. Die Anatomie ist konstant, das Zwerchfell wird bei der Lappenhebung nicht verletzt und die Kranialisierung des Gefäßstieles durch Rippenteilresektion lässt an Rekonstruktionen im gesamten Thoraxwandbereich bis hin zum Kopf/Hals Bereich denken.

Abstract ID: 1051 Vortragsart: oral

Der kontralaterale Pectoralislappen – eine wertvolle Alternative zur Deckung von Thoraxwanddefekten

S. Eckmann, B. Schroer, T. Elsner, J. Hoch

Klink für Hand-, Brust- und plastische Chirurgie, Klinikum Neustadt in Holstein, Neustadt

Einleitung: Die Pektoralislappenplastiken haben ihren Stellenwert bei sehr unterschiedlichen Defekten überwiegend im Kopf-Hals- und oberen Thoraxbereich. Der M. pectoralis major besitzt drei Ansätze: den klavikulären, sternalen und abdominalen. Den Hauptzufluss bekommt er über die A. thoracoacromialis. Da es in dem Muskel sehr viele Gefäßanastomosen gibt, kann der gesamte Muskel als Lappenplastik benutzt werden. Beim Erwachsenen beträgt die Größe im mittel $18 \times 11{,}8$ cm. Die Indikationen, Techniken und postoperativen Ergebnisse werden dargestellt.

Methode und Ergebnisse: Wir haben die Defektdeckung mittels M. pectoralis major-Lappen bei 4 Frauen mit Thoraxwandrezidiv angewendet. Zusätzlich wurde die Technik bei einer Patientin mit einer Strahlendermatitis und bei einer weiteren mit subcutanem Defekt an der Thoraxwand nach mehreren Herzoperationen durchgeführt.

Schlussfolgerung: Beim Thoraxwandrezidiv eines Mammakarzinoms können postoperativ großflächige Defekte entstehen, die mit gut durchblutetem Gewebe bedeckt werden müssen. Eine gute Alternative bietet hier die reine Muskellappenlastik aus dem kontralateralen großen Brustmuskel.

Abstract ID: 1183 Vortragsart: oral

Plastisch-chirurgische Deckung von Thoraxwanddefekten – eine häufig interdisziplinäre Aufgabe

R. G. H. Baumeister, I. Funke, A. Frick

Chirurgische Klinik und Poliklinik der Ludwig Maximilians Universität München Grosshadern

Die Deckung von großflächigen Defekten an der Thoraxwand stellt zum einen häufig gesteigerte Ansprüche an plastisch-chirurgische Methoden. Zum anderen entstehen derartige Defekte oft im Rahmen der Behandlung durch andere Disziplinen, insbesondere der Herzchirurgie und der Thoraxchirurgie. Ein interdisziplinäres Vorgehen bietet sich daher an.

Die Notwendigkeit des Einsatzes plastisch-chirurgischer Verfahren zur Deckung von Thoraxwanddefekten ergibt sich in unserem Krankengut am häufigsten bei der Behandlung fortgeschrittener Stadien des Mammacarcinoms.

Von 181 Patienten die seit 1991 wegen großflächiger Thoraxwanddefekte behandelt wurden, lag bei 79 ein Mammacarcinom vor, 46 mussten nach herzchirurgischen Interventionen und 27 nach thoraxchirurgischen Eingriffen behandelt werden. Bei 20 lagen primär ausgedehnte Malignome an der Thoraxwand vor, 9 Patienten wiesen Osteomyelitiden oder nichtmalige Veränderungen auf.

Die dabei notwendigen Deckungsmethoden reichten von lokalen Lappenplastiken bis zu freien Gewebeverpflanzungen. Zusätzlich wurden bei allschichtigen Thoraxwanddefekten in Zusammenarbeit mit den Thoraxchirurgen Kunststoffmaterialien eingesetzt, bei floriden Infektionen fallweise Antibiotikaimplantate eingebracht. Eine besondere Indikation stellten Wundkonditionierungen durch lokale Vakuumversiegelungen dar, die einer endgültigen plastisch-chirurgischen Versorgung vorausgingen. Insbesondere im Sternalbereich trug dies zur Stabilisierung der Thoraxwand bei, sowohl während der Applikation, wie auch durch Erzeugung eines festen Pannusgewebes.

Als plastisch-chirurgische Deckungsverfahren kamen an erster Stelle Latissimus dorsi Lappenplastiken (52), gefolgt von lokalen großen Lappenplastiken (39) zur Anwendung. Gestielte VRAM-Rektuslappenplastiken (20), M. pectoralis Lappenplastiken (20) und Omentumplastiken (21) wurden etwa gleich häufig eingesetzt. Ein TRAM-Lappen wurde 12 mal als Deckungsoption gewählt.

Die aufwändigen Rekonstruktionen lassen sich, insbesondere bei putriden Ausgangssituationen, durch flankierende Maßnahmen, wie Wundkonditionierungen und Antibiotikaimplantationen sichern. Bei ausgedehnten Malignomen wird der Rekonstruktionserfolg allerdings häufig von einer raschen Progression des Tumorleidens überholt.

Abstract ID: 1778 Vortragsart: oral

Rekonstruktionsmöglichkeiten nach Resektion ausgedehnter Thoraxwandrezidive beim Mammakarzinom als palliative Indikation

D. Drücke, L. Steinsträßer, S. Langer, M. Lehnhardt, H. U. Steinau

Universitätsklinik für Plastische Chirurgie, Schwerbrandverletztenzentrum, Handchirurgiezentrum, Operatives Referenzzentrum für Gliedmaßentumore, Berufsgenossenschaftliche Universitätskliniken Bergmannsheil der Ruhr Universität, Bochum

Einleitung: Die Häufigkeit für das Auftreten von Thoraxwandrezidiven wird für nodalpositive und nodalnegative Frauen in der Literatur in Abhängigkeit von der Tumorgröße und dem Grading unterschiedlich, wenn überhaupt, angegeben. Über die Notwendigkeit und Form einer (neo-) adjuvanten Therapie wird immer noch diskutiert. Adjuvante Therapien beeinflussen mehr oder minder die Rezidivhäufigkeit. Insgesamt dürfte das Risiko für ein Lokalrezidiv derzeit aus allen korrekt behandelten Gruppen heraus bei 10 – 33% liegen. Liegen große exulcerierte Rezidive vor, kann auch unabhängig von Fernmetastasen eine palliative Indikation zur Resektion bestehen. Bei der Verfahrenswahl wird die Notwendigkeit der Resektion immer in das onkologische Gesamtkonzept eingeordnet. Verschiedene, auch aufwändige, Lappenplastiken kommen in Kombination mit oder ohne alloplastische Thoraxwandstabilisierung zum Einsatz. Aber auch die Spalthauttransplantation kann in einigen Fällen das geeignete Verfahren darstellen. Selbstverständlich ist im „stadium ante finem" eine suffiziente Schmerztherapie und Sterbebegleitung der geeignete Weg, jedoch wird in der Literatur nicht selten über M1-Langzeitverläufe berichtet.

Material und Methoden: Im Zeitraum von 1998 – 2001 erfolgte bei insgesamt 19 Patientinnen mit ausgedehnten Thoraxwandrezidiven in unserer Klinik eine Resektion und Rekonstruktion unter palliativen Gesichtspunkten. Palliativ bedeutete, dass entweder mindestens eine weitere (fern-) Tumormanifestation vorlag oder aufgrund der lokalen Gegebenheiten keine R0-Resektion durchgeführt werden konnte. Folgende Rekonstruktionsverfahren wurden angewandt: Gestielte Latissimus dorsi-Lappenplastik (n = 7), gestielte Pectoralis major-Lappenplastik (n = 4), gestielter TRAM (n = 3), Advancement-Lappenplastik (n = 2), Zyklopen-Brustbildung (n = 1), Spalthaut-Tx (n = 2).

Resultate: Die mittlere stationäre Behandlungsdauer lag bei 19 Tagen. Eine Thoraxwandstabilisierung mittels Prolenenetz-Implantation war bei 14 Patientinnen erforderlich. Bei allen Pat. konnte, mit dem jeweils gewählten Verfahren, eine adäquate Behandlungsdauer und zeitgerechte Entlassung mit stabilen Wundverhältnissen erzielt werden. Das mittlere Überleben nach Entlassung betrug 18 Monate. Nennenswerte Komplikationen lagen nur bei 2 Pat. in der Notwendigkeit einer verlängerten Nachbeatmungsperiode von jeweils 10 Tagen bei dem Auftreten einer postoperativen Pneumonie bei radiogener Lungenfibrose vor.

Zusammenfassung: Werden bestimmte Behandlungskriterien beachtet ergibt sich insgesamt, auch bei aufwändigen Eingriffen, nach Resektion und Rekonstruktion eines Thoraxwandrezidives nach Mamma-Ca bei pall. Indikation eine geringe Komplikationsrate. Ziel dieser Behandlungsstrategie ist es, über die Verringerung der Tumorlast und Erzeugung einer stabilen Weichgewebsbedeckung, eine Verbesserung der Lebensqualität zu erzielen. Die Ergebnisse des Verlaufs der Pat. aus unserer Klinik stützen diese Auffassung.

Abstract ID: 1877 Vortragsart: oral

Thoraxwandrekonstruktionen bei Tumorerkrankungen und Sternumosteitis

O. Lenz, O. Frerichs, W. Schneider

Klinik für Plastische, Wiederherstellungs- und Handchirurgie, Otto-von-Guericke Universität Magdeburg, Leipziger Str. 44, 39120 Magdeburg

Mit zunehmendem Alter treten neben der Multimorbidität vermehrt Tumorerkrankungen auf. Hier sei an erster Stelle das Mammakarzinom der Frau genannt. Außerdem werden immer häufiger kardio-chirurgische Eingriffe notwendig. Zwar liegt die Inzidenz von Infektkomplikationen nach kardio-chirurgischer Intervention bei unter 1%, so treten doch gelegentlich ausgedehnte Befunde auf, die einer plastisch-chirurgischen Therapie bedürfen. Gleiches gilt für Tumoren der Thoraxwand, die teils als kurativer, teils als palliativer Eingriff, die Rekonstruktion der Thoraxwand unter Mitnahme von Sternum oder Rippenanteilen erfordern.

Die Therapie der Wahl besteht heute in der radikalen Exzision der Tumore bzw. der Osteitis mit anschließender Deckung der entstandenen Defekte durch lokale oder freie Lappenplastiken. Der M. latissimus dorsi gilt als Therapie der Wahl, insbesondere bei der Sternumosteitis. Daneben existiert eine Vielzahl von Lappenplastiken, mit denen eine Defektdeckung im Thoraxbereich erzielt werden kann.

In unserer Klinik bevorzugen wir die Defektdeckung durch den neurovaskulär gestielten M. latissimus-dorsi-Lappen, da mit diesem einerseits eine ausreichende Durchblutung im Bereich des Defektes geschaffen wird, andererseits steht damit eine standardisierte Operationstechnik zur Verfügung, mit der schnell und effizient die Deckung und Ausheilung eines Infektes durchgeführt werden kann.

Bei 45 Patienten wurden Thoraxwanddefekte nach Rippen- oder Sternumresektion gedeckt. Das Durchschnittsalter betrug 68,8 Jahre. Die Therapien hatten palliativen und kurativen Charakter. Mit den Palliativoperationen erzielten wir eine deutliche Verbesserung der Lebensqualität. Von den Patientinnen, die kurativ versorgt wurden, kam es in fünf Fällen zu Rezidiven des Mammakarzinoms bzw. eines Basalioms. Ein Infektrezidiv bei Sternumosteitis beobachteten wir zweimal. Zwei Patientinnen verstarben an ihrer Grunderkrankung. Bei keinem Patienten kam es zur subjektiven Einschränkung der Lungenfunktion. Die Untersuchung der Muskelfunktion zeigte im EMG eine Kontraktion des Latissimus dorsi im Defektareal bei Inspiration synchron zur Intercostalmuskulatur.

Die plastisch-chirurgische Versorgung von Thoraxwanddefekten erweist sich nach unseren Erfahrungen auch im hohen Alter als unproblematisch, da die heute zur Verfügung stehenden Narkose- und Operationstechniken auch bei multimorbiden Patienten eine hohe Operationssicherheit erwarten lassen. Zudem besteht eine zusätzliche Stabilisierung der Thoraxwand durch den nicht denervierten Muskel, die mitverantwortlich für den Erhalt der Lungenfunktion ist. Nichtsdestotrotz ist ein ausführliches präoperatives Staging notwendig, um eine erfolgreiche Behandlung durchführen zu können.

Innovative Hautersatzmaterialien: Was taugen sie wirklich?

Abstract ID: 1423 Vortragsart: oral

Die Behandlung von ausgedehnten Weichteilwunden im Kindesalter mit INTEGRA

P. Degenhardt, S. Märzheuser, F. Eckoldt, H. Mau

Klinik und Poliklinik für Kinderchirurgie der Charité, Zentrum für Kinder- und Jugendmedizin Otto-Heubner

Zielstellung: Die Behandlung schwerer Weichteildefekte ist lange eine Domäne der sekundären Versorgung durch aufwendige plastisch-rekonstruktive Eingriffe gewesen. Durch die Entwicklung von INTEGRA® (Artificial Skin Dermal Regeneration Template) als dermale Regenerationsmatrix konnte ein biologischer Hautersatz gefunden werden, der sowohl kosmetisch als auch funktionell eine Verbesserung der Defektdeckung und -heilung bewirkt.

Material und Methode: INTEGRA® ist für die postexzisionale Behandlung drittgradiger und tief zweitgradiger Hautverletzungen indiziert, bei denen zum Zeitpunkt der Exzision kein körpereigenes Gewebe zur Verfügung steht. Mittels INTEGRA® können tiefe Gewebsschichten übergreifende Verletzungen gedeckt und stufenfrei ausgeglichen werden. Es wird an mehreren Beispielen der Einsatz von INTEGRA® bei Kindern nach schweren Weichteildecollements am Kopf sowie Ober- und Unterschenkel, z. T. gelenkübergreifend demonstriert.

Ergebnisse: Es zeigte sich dabei eine gute Defektheilung mit zumeist vollständigem Ausgleich der initial dokumentierten Stufenbildung sowie guter mechanischer Belastbarkeit der sekundär transplantierten Spalthaut. Die Neodermis erbrachte bei Nachuntersuchungen eine gute Elastizität und ist problemlos gegen die Unterlage verschieblich. Eine gesteigerte Vulnerabilität besteht nicht.

Zusammenfassung: Trotz hoher Kosten und vergleichsweise langem stationären Aufenthalt ist der Einsatz von INTEGRA® aus kinderchirurgischer Sicht eine sinnvolle Ergänzung in der plastisch-rekonstruktiven Behandlung von Kindern.

Abstract ID: 1772 Vortragsart: oral

Biologisch abbaubare Implantate zur Auffüllung von Weichgewebsdefekten

S. Hermann, L. Steinsträßer, P. S. May, J. Beller, D. Mittler, T. Hirsch, H. U. Steinau, D. Drücke

Universitätsklinik für Plastische Chirurgie und Schwerbrandverletzte, Handchirurgiezentrum, Operatives Referenzzentrum für Gliedmaßentumore der Berufsgenossenschaftliche Universitätskliniken Bergmannsheil der Ruhr Universität, Bochum

Einleitung: Weichgewebsdefekte stellen neben der Traumatologie, Verbrennungschirurgie, Tumorchirurgie, auch in der ästhetischen Chirurgie eine therapeutische Herausforderung dar. Bislang kommen ausschließlich Silikonimplantate zur Auffüllung von Weichgewebsdefekten zum klinischen Einsatz. Allerdings tritt hier häufig die Problematik der körpereigenen Fremdkörperreaktion auf, welche eine Kapselbildung um das Implantat zur Folge hat und nicht selten zu schmerzhaften Kapselschrumpfungen führt. Ziel dieser Studie war es, Gewebeersatzstoffe nach subkutaner Implantation am Schweinemodell auf Vaskularisation, Entzündungsreaktion und Biokompatibilität zu untersuchen.

Material und Methodik: Bei weiblichen Göttinger Minischweinen (n = 6) wurden in Intubationsnarkose jeweils 10 paravertebrale Inzisionen gesetzt. Anschließend erfolgte die randomisierte subkutane Implantation von Polyactive® 1000PEGT70PBT30 Schwämmen (Isotis, NL) oder Integra® (Johnson & Johnson, USA). Der Wundverlauf wurde täglich makroskopisch beurteilt und Photodokumentiert. Nach 2, 4, 6 Wochen und 6 Monaten wurde jeweils ein Versuchstier nekropsiert, es wurden Wundbiopsien entnommen und histologisch aufgearbeitet. Dann erfolgte die mikroskopische Beurteilung der Vaskularisation, Entzündungsreaktion sowie der Biokompatibilität anhand von Immunhistochemie und Transmissionselektronenmikroskopie.

Ergebnisse: Es zeigt sich sowohl lichtmikroskopisch als auch elektronenmikroskopisch eine deutlich schnellere Vaskularisation der Polyactive® Schwämmen im Vergleich zur Kontrollgruppe. Nach 14 Tagen zeigten die Blutgefäße in der Polyactive® Gruppeeinen mittleren Durchmesser von 28 µm^2 und 18 µm^2 in der Integra®-Gruppe. Grundsätzlich demonstrierte Polyactive® über den gesamten Studienverlauf eine signifikant schnellere Bindegewebseinsprossung im Gruppenvergleich. Allerdings zeigt das Polyactive® nach 14 Tagen auch eine signifikant ausgeprägtere Fremdkörperreaktion mit 4 Riesenzellen pro Gesichtsfeld im Vergleich zu einer Riesenzelle in der Integra®-Gruppe.

Zusammenfassung: In dieser Studie zeigen die verwendeten Polyactive® Schwämme eine schnellere Vaskularisation und schnelleren biologischen Abbau bei gleichzeitig deutlicheren Fremdkörperreaktion im Vergleich zum Integra®. Biologisch abbaubare Gewebsersatzstoffe stellen bei entsprechender Indikationsstellung eine potentielle Alternative zu klinisch verwendeten Silikonimplantaten dar.

Abstract ID: 1774 Vortragsart: oral

Dermisersatzstoffe in porcinen Vollhautwunden

P. May, L. Steinsträßer, S. Hermann, M. Lehnhardt, T. Hirsch, G. Pazdzierny, H. U. Steinau, D. Drücke

Klinik für Plastische Chirurgie und Schwerbrandverletzte, Handchirurgiezentrum, Operatives Referenzzentrum für Gliedmaßentumore der Berufsgenossenschaftliche Universitätskliniken Bergmannsheil der Ruhr Universität, Bochum

Einleitung: Langzeitergebnisse von Vollhautwunden nach alleiniger Spalthauttransplantation sind häufig enttäuschend, da es aufgrund einer fehlenden epidermal-dermalen Junktionszone in vielen Fällen zu Epidermolysen und Blasenbildung mit instabiler Narbenbildung führt. Ziel dieser Studie war der objektive Vergleich der Dermisersatzstoffe hinsichtlich Vaskularisation, Entzündungsreaktion, und Wundkontraktion im Schweinemodell zu untersuchen.

Material und Methodik: Nach Tätowierung von jeweils 12 definierten Wundarealen (3×3 cm) auf beiden Flanken bei weiblichen Göttinger Minischweinen (n = 5) wurden Vollhautwunden gesetzt. Gleichzeitig wurde paravertebral Spalthaut (SH) mit dem Elektrodermatom entnommen. Nach subtiler Blutstillung erfolge der Wundverschluss mit 1.) Spalthaut 2.) Polyactive®

2000PEGT80PBT20 (Isotis, NL) mit SH 3.) Integra® (Johnson & Johnson) mit SH 4.) Kollagenschwamm mit SH. Die Wunden wurden wöchentlich inspiziert und photographisch dokumentiert. Nach 1, 2, 4, 6 und 12 Wochen wurden von allen Wunden Stanzbiopsien entnommen und die Wundkontraktion planimetrisch dokumentiert. Das entnommene Gewebe wurde anschließend histologisch aufgearbeitet und analysiert.

Ergebnisse: Makroskopisch kam es in allen Gruppen zu einem vollständigen Wundverschluss ohne Infektionszeichen. Polyactive® zeigte im Gruppenvergleich eine signifikant erhöhte Wundkontraktion. Integra zeigte im Vergleich zur Kontrollgruppe keinen Unterschied. Mikroskopisch wurden beide Dermisersatzstoffe vollständig in das Wundbett integriert. Die Dermisdicke war bei Polyactive® nach 6 Wochen signifikant erhöht gegenüber Integra®, bei geringster Dermisdicke der ausschließlich mit SH transplantierten Vollhautwunden.

Zusammenfassung: In dieser Studie zeigte sich eine schnelle Bindegewebseinsprossung und Dermisregeneration des Polyactive® im Vergleich zum Integra®, Kollagen und Kontrollgruppe bei gleichzeitig signifikant erhöhter Wundkontraktion. Weitere Studien sind notwendig um einen besseren Einblick in die pathophysiologischen Umbauvorgänge in Vollhautwunden zu erhalten.

Abstract ID: 1777 Vortragsart: oral

Integra zur Korrektur sternomentaler Kontrakturen – Funktioniert es wirklich?

D. Drücke, L. Steinsträßer, S. Langer, M. Lehnhardt, H. U. Steinau

Universitätsklinik für Plastische Chirurgie, Schwerbrandverletztenzentrum, Handchirurgiezentrum, Operatives Referenzzentrum für Gliedmaßentumore, Berufsgenossenschaftliche Universitätskliniken Bergmannsheil der Ruhr Universität, Bochum

Einleitung: III° Verbrennungen des Halses neigen nach Spalthauttransplantationen zu ausgeprägten Narbenbildungen. Die daraus resultierenden sternomentalen Kontrakturen stellen eine entstellende und funktionell behindernde Narbenformation dar. Ist das umliegende Gewebe unverletzt kommen idealerweise Lappenplastiken oder Vollhauttransplantationen als Rekonstruktionsmöglichkeiten zum Einsatz. In den übrigen Fällen mit Narbenfeldern der angrenzenden Regionen und fehlenden Spenderregionen sind die Möglichkeiten zur Rekonstruktion stark eingeschränkt. Die Entwicklung von Biomaterialien als dermalen Ersatzstoff haben in der Vergangenheit in diesen Fällen Hoffnung gemacht. Integra® (Johnson & Johnson) wird vornehmlich in der Primärversorgung eingesetzt. Die Verwendung von Integra® bei der Rekonstruktion von sternomentalen Kontrakturen folgt dem Prinzip der Schaffung eines dermalen Äquivalentes. Hierdurch wird eine niedrigere Re-Kontrakturrate in Aussicht gestellt. In der Literatur wird die Rate des erneuten Auftretens von Kontrakturen bei dieser Indikation mit 50% angegeben.

Material und Methoden: In unserer Klinik wurden im Jahr 2001 insgesamt 3 Patienten, bei denen sternomentale Kontrakturen Grad IV nach Achauer bestanden, mit Integra® behandelt. Es wurde in jedem Fall eine Narbenresektion, Entfernung des Platysmas und das Aufbringen von Integra® durchgeführt. In der Folgezeit wurden bei täglichen Verbandwechseln auftretende Blasen abpunktiert. Nach 14 Tagen erfolgte nach Entfernung der Silikonfolie die ungemeshte gestichelte Spalthaut-Tx. Die Nachbehandlung wurde in 2 Fällen aufgrund der instabilen umliegenden Weichgewebsverhältnisse mit Schanz'schen Krawatten und bei einer Pat. mit einem Halo-Fix. durchgeführt.

Resultate: Die Einheilungsrate von Integra® lag im Mittel bei 90%, die der Spalthaut bei 85%. Bei allen Patienten wurde eine Rekontraktur in 100%igem Umfang beobachtet. Der Zeitraum bis sich diese erneuten Kontakturen in vollem Umfang zeigten betrug 6 – 12 Monate. Bei einem Pat. wurde das Prozedere wiederholt. Bei einer Pat. wurde das Verfahren gewechselt und eine Vollhaut-Tx vorgenommen. Bei der dritten Patientin steht die Re-OP noch aus.

Zusammenfassung: Andrew Burd (Bristol, England) zeigte 1994 erstmals Ergebnisse über die Verwendung von Integra® bei Narbenkorrekturen, wobei die narbenbedingte Wachstumsbehinderung der Brust einer 12-Jährigen erfolgreich beseitigt werden konnte (1 Jahr follow up). Weitere Berichte (Hunt et al. 2000) stellen den Einsatz bei Kontrakturen in Gesichts-Halsbereich vor und berichten über erneute Narbenschrumpfungen von 50% bei der Verwendung von gemeshter Spalthaut über Integra® (follow up 43 – 54 Monate). In unserem Patiengut kônnten diese Ergebnisse nicht bestätigt werden. Die Kontrakturen im sternomentalen Bereich bildeten sich erneut in vollem Umfang aus. Als Ursache kommen das Vaskularisationsverhalten von Integra® und die massive Bildung von Myofibroblasten in Betracht. Wir folgern aus den Resultaten, dass Integra® zu den gängigen Verfahren zur Beseitigung einer sternomentalen Kontraktur keine echte Alternative darstellt.

Abstract ID: 1780 Vortragsart: oral

Der Einsatz von INTEGRA Hautersatz bei plastisch-rekonstruktiven Eingriffen – Möglichkeiten und Grenzen

N. Unbehaun, L. Kovacs, D. Schunk, D. F. Müller, E. Biemer

Plastische und Wiederherstellungschirurgie, Klinikum rechts der Isar, München

Einleitung: INTEGRA® (Johnson & Johnson) wird als Hautersatz und nach großflächigem Hautverlust insbesondere in der Verbrennungschirurgie seit einigen Jahren erfolgreich eingesetzt. Inwieweit der Einsatz von INTEGRA® auch im Bereich plastisch-rekonstruktiver Eingriffe eine Erweiterung darstellt und sogar aufwendigere rekonstruktive Verfahren ersetzen kann, sollte in der beschriebenen Studie evaluiert werden.

Material und Methode: INTEGRA® dermal regeneration template besteht aus einem zweischichtigem Matrixsystem aus Rinderkollagen und Glycosaminoglycanen sowie einer schützenden Silikonschicht. Dieses Kollagenmatrixsystem dient zunächst als Grundgerüst für die einwachsenden körpereigenen Zellen und Blutgefäße. Nach Abschluss der ersten Einheilungsphase wird die deckende Silikonschicht entfernt und durch 0,1 mm – 0,2 mm dicke Spalthauttransplantate ersetzt.

Wir haben bei bisher 21 Patienten INTEGRA® Hautersatz sowohl zur primären Defektdeckung, als auch zur Deckung des Hebedefektes nach erfolgter Lappenplastik in verschiedenen anatomischen Bereichen eingesetzt. Neben einer Verlaufsbeobachtung wurden biomechanische Parameter (Viskoelastizitätsmessungen) einer Kontrollgruppe gegenübergestellt. Weiter erfolgte eine histologische Aufarbeitung.

Ergebnisse: In den bisher durchgeführten Einsatzbereichen und deren Verlaufsbeobachtung konnte eine Einheilungsrate von 94% beschrieben werden. Weiter zeigten sich signifikante Unterschiede der aufgeführten biomechanischen Parameter der INTEGRA® Kunsthaut im Vergleich zu konventionellen Spalthauttransplantaten. Neben besserer Funktionalität und günstigerem kosmetischem Ergebnis zeigte der Hautersatz bei sorgfältiger Indikationsstellung einen erweiterten Einsatzbereich gegenüber konventionellen Spalthauttransplantaten und kann in Einzelfällen aufwendigere Verfahren ersetzen.

Abstract ID: 1857 Vortragsart: oral

Endoskopisch-assistierte Stirn- und Gesichtsstraffung zur Behandlung des alternden Gesichtes

L. Kovacs[1], R. Gröner[2], N. A. Papadopulos[1], D. Müller[1], M. Klöppel[1], M. Gühring[1], E. Biemer[1]

[1] Abteilung für Plastische und Wiederherstellungschirurgie, Klinikum rechts der Isar der Technischen Universität München, Ismaningerstr. 22, 81675 München
[2] Praxis für Plastische- und Ästhetisch-Plastische Chirurgie, Neuer Wall 19, 20345 Hamburg

Einleitung: Heutzutage ist es im Allgemeinen akzeptiert, dass das Altern des Gesichtes unter anderem auch durch die Wirkung der Schwerkraft begünstigt wird. Dies bedeutet, dass anatomische Strukturen im Gesichtsbereich zu einer Ptosis tendieren und als Folge daraus eine Hautdehnung resultiert. In dem vorgestellten Video haben wir unsere Erfahrungen bei der Behandlung des alternden Gesichtes zusammengefasst. Unser Video hat das Ziel eine Hilfestellung für die differenzierte Indikationsstellung zu bieten, und die verschiedenen Operationsschritte im Detail zu beschreiben.

Material und Methode: Um das ästhetische Gleichgewicht verschiedener Gesichtspartien und anatomischer Einheiten zu bewahren, werden hauptsächlich die folgenden Operationen – einzeln oder kombiniert – verwendet:

Endoskopische Stirn-Lift
Endoskopische Mittelgesichtsreposition
„Extended Composite Facelift"

Diese Operationen werden in Einzelschritten dargestellt. In dem ersten Teil werden die einzelnen Operationsschritte, die entscheidenden anatomischen Strukturen und deren Beziehungen zueinander am Leichenpräparat demonstriert.

In dem klinischen Teil wird die Indikationsstellung für die verwendeten Methoden an Hand von mehreren klinischen Fällen beschrieben, und die Operation Schritt-für-Schritt demonstriert. Eine besondere Betonung wird hierbei auf die sogenannte „Extended Composite Facelift" – Methode gelegt, eine durch Prof. Dr. E. Biemer erfolgte Weiterentwicklung der „Composite Facelift"-Methode von Hamra.

Ergebnisse: Durch Kombination o.g. Methoden ist eine bessere Anpassung der Operation hinsichtlich der Patientenvorstellungen zu erzielen. Die Ergebnisse der demonstrierten Patienten werden 5 Wochen postoperativ evaluiert. Neben den üblichen Untersuchungsmethoden werden die Volumenänderungen mit Hilfe von 3D – Scannern erfasst und quantifiziert. Diese Ergebnisse werden mit unserem Patientengut der letzten 4 Jahre (1998 – 2002) verglichen. Besonders die Ergebnisse der „Extended Composite Facelift"-Methode werden diskutiert.

Diese Methode wurde von Prof. Biemer weiterentwickelt und inzwischen in über 320 Fällen erfolgreich angewendet.

Zusammenfassung: In dem vorgestellten Video zeigen wir unsere Erfahrungen der letzten Jahre bei der Behandlung des alternden Gesichtes. Die differenzierte Indikationsstellung, die anatomischen Besonderheiten und die Schritt-für-Schritt Operationstechnik werden detailliert an Hand von anatomischer Leichenpräparation und klinischen Beispielen gezeigt.

Abstract ID: 1876 Vortragsart: oral

Der Einsatz von Integra zur Korrektur hypertropher Verbrennungsnarben

S. Altmann, H. Fansa, W. Schneider

Klinik für Plastische, Wiederherstellungs- und Handchirurgie, Otto-von-Guericke Universität Magdeburg, Leipziger Str. 44, 39120 Magdeburg

Schwere Verbrennungsnarben stellen nicht nur ein funktionelles Problem dar, sie sind für den Patienten auch ästhetisch störend. Für die Narbenkorrektur sind vielfältige Methoden beschrieben. Bei der Defektdeckung durch Spalthaut- oder Vollhauttransplantate kommt es häufig zu erneuten Kontrakturen beziehungsweise zu ästhetisch unbefriedigenden Ergebnissen. Durch den fehlenden Dermisanteil ist die Elastizität, die Reißfestigkeit und die gleichmäßige Textur der Haut vermindert.

Integra® ist auf einem Zweimembransystem aufgebaut und dient als Matrix zum Aufbau einer sogenannten „Neodermis".

Fallbeispiel: Ein Mädchen hatte sich im Alter von 3 Jahren ausgedehnte Verbrühungen im Bereich des vorderen Thorax, des linken Armes, der rechten Schulter und im Halsbereich zugezogen. Die Vorstellung in unserer Klinik erfolgte 1 Jahr später aufgrund von Narbenkontrakturen. Zunächst erfolgte die Auflösung von Narbensträngen im Hals- und Schulterbereich durch Z-Plastiken. Jetzt erfolgte die Korrektur der derben Narbenplatte im vorderen Thoraxbereich durch Integra®-Transplantation. Dazu erfolgte die komplette Exzision der Narbe. Anschließend erfolgte das Aufbringen von Integra® auf den bluttrockenen, sauberen Wundgrund. Nach 3 Wochen wurde die obere Schicht entfernt und auf die dermale Ersatzschicht ungemeshte Spalthaut vom Oberschenkel aufgebracht.

Bei der Nachuntersuchung 3 Monate postoperativ zeigte sich eine reizlos eingeheilte, stabile Spalthaut. Der Übergang zur gesunden Haut ist stufenlos. Es sind keine funktionellen Einschränkungen vorhanden.

Aufgrund der funktionellen und ästhetischen Probleme von Verbrennungsnarben ist man seit Jahren auf der Suche nach einem entsprechenden Hautersatz. Durch den Ersatzstoff Integra® werden viele dermale und epidermale Eigenschaften kopiert. Histologische Studien haben gezeigt, dass es zur Produktion einer Neodermis kommt.

Wir konnten mit dem Einsatz von Integra® in unserem Patientengut funktionell und ästhetisch sehr gute Ergebnisse erzielen.

Plastisch-Chirurgisches Management nekrotisierender Infektionen

Abstract ID: 303 Vortragsart: oral

Plastisch-chirurgische Rekonstruktion nach Fournierscher Gangrän

P. Kujath[1], H. Shekarriz[1], B. Reichert[2], S. Eckmann[3], J. Hoch[3], C. Eckmann[1]

[1] Klinik für Chirurgie, Universitätsklinikum Lübeck
[2] Bereich Plastische Chirurgie, Universitätsklinikum Lübeck
[3] Klinik für Hand-, Brust- und Plastische Chirurgie, Neustadt/Holstein

Einleitung: Nach adäquater chirurgischer Behandlung der Fournierschen Gangrän bestehen oft großflächige Defekte, deren plastische Deckung für die weitere Lebensqualität der Patienten entscheidend ist. Die vorliegende Arbeit analysiert die Resultate standardisierter Therapieprinzipien.

Methode: Die primäre chirurgische Versorgung der Fournierschen Gangrän erfolgte standardisiert mittels radikalem Debridement und Nekrosektomie sowie programmierten Redebridements bis zur Beherrschung der Lokalsituation. Regelhaft wurde laparoskopisch ein Kolostoma angelegt. Gegebenenfalls wurden die Hoden in die Oberschenkel verlagert. Nach Erreichen des proliferativen Wundstadiums wurde die Wunde mit Vakuumversiegelung behandelt (Wechsel alle 2 – 3 Tage). Nach Verkleinerung der Wunde und mit dem Aufsprießen von Granulationen erfolgte der Wundverschluss über Direktnaht, Meshgrafttransplantation, Schwenklappen oder Kombinationsverfahren.

Ergebnisse: Zwischen dem 01.05.1990 und dem 30.04.2001 traten 81 Fälle nekrotisierender Weichteilinfektionen auf, von denen bei 20 Patienten (12 Männer, 8 Frauen) eine Fourniersche Gangrän vorlag. Das Durchschnittsalter lag bei 61,4 Jahren. 64 Debridements wurden durchgeführt. Die Vakuumversiegelung verblieb durchschnittlich $21,5 \pm 10,4$ Tage. Die mittlere Defektfläche lag bei 436 cm^2. Der größte Defekt nahm eine Fläche von 820 cm^2 ein. Der definitive Wundverschluss erfolgte über Direktnaht (n = 2), Meshgrafttransplantation (n = 6), Schwenklappen (n = 9) und Kombinationsverfahren (n = 11). Sieben Patienten verstarben (1 von 12 Männern, 6 von 8 Frauen).

Schlussfolgerungen: Die radikale chirurgische Therapie schwere Weichteilinfektionen bedingt ausgedehnte Weichteildefekte. Voraussetzung für die Durchführung plastisch-rekonstruktiver Verfahren ist eine adäquate Konditionierung der Wunden. Die Vakuumversiegelung erleichtert über Wundverkleinerung und Unterstützung der Granulation den definitiven Wundverschluss erheblich. Durch eine standardisierte und adäquate plastisch-rekonstruktive Vorgehensweise lässt sich auch im skrotalen Bereich nahezu eine restitutio ad integrum erreichen.

Abstract ID: 394 Vortragsart: oral

Strategie zur Defektdeckung bei nekrotisierender Fasziitis

A. Frick, R. G. H. Baumeister, E. Buttler

Chirurgische Klinik-Großhadern, Klinikum der Universität

Zielsetzung: Nekrotisierende Fasziitiden können zu ausgedehnten Defekten und Eröffnung von Körperhöhlen führen, die großflächige Deckungen unter Umständen mit ein oder zwei freien, mikrovakularisierten Transplantaten erforderlich machen.

Patientengut: Von 1991 bis 2002 wurden 18 Patienten mit nekrotisierenden Faszitiden behandelt. Bei zwei Patientinnen war es nach der Resektion zu einem vollständigen Bauchwanddefekt gekommen. Zur Bedeckung der Abdominalorgane waren myokutaner Bauchwandersatz notwendig. Bei der einen Patientin wurde ein Latissimus-dorsi-Transplantat frei mikrovaskulär transplantiert. Bei der zweiten Patientin waren zwei freie, neurovaskuläre, myokutane Latissimustransplantationen mit zwei mikrovaskulären Gefäßanschlüssen notwendig. Bei bestimmten, tiefen Extremitätendefekten kann sich als Alternative einer freien mikrovaskulären Defektdeckung eine Vakuumversiegelung zur Konditionierung des Wundgrundes, eine lokale Muskeltransposition und Spalthauttransplantation anbieten. Bei anderen Patienten reicht eine lokale Verschiebelappenplastik oder eine Spalthauttransplantation aus.

Zusammenfassung: Nekrotisierende Fasziitiden können zu großflächigen und tiefen Defekten mit Eröffnung von Körperhöhlen führen. Zu ihrer Deckung reichen einfache Spalthauttransplantationen und einzeitige, lokale Schwenklappenplastiken nicht aus. Es werden ein oder auch zwei freie mikrovaskuläre Transplantate erforderlich. An den Extremitäten kann sich als Alternative einer freien Transplantation eine Vakuumversiegelung, lokale Muskeltransposition und Spalthauttransplantation anbieten.

Abstract ID: 1050 Vortragsart: oral

Nekrotisierende Fasziitis bei chronischen Ulcera crurum – ein Fallbericht zur Erstbehandlung und plastischen Deckung

S. Eckmann, M. Kiene, J. Hoch

Klink für Hand-, Brust- und plastische Chirurgie, Klinikum Neustadt in Holstein, Neustadt

Einleitung: Ein rascher Wundverschluss ist nicht nur für den Patienten wichtig, sondern durch den gesteigerten Kostendruck im Gesundheitswesen von eminenter Bedeutung. Vor dem Hintergrund eines zunehmend multimorbiden Krankengutes können sich aus chronischen Wunden auch nekrotisierende Weichteilinfektionen entwickeln.

Fallbericht: Es handelte sich um eine 61-jährige Patientin, die wegen chronisch venöser Ulcera seit 4 Jahren in ambulanter Behandlung alio loco befand. Als Nebenerkrankungen waren ein arterieller Hypertonus, insulinpflichtiger Diabetes mellitus, Rechtsherzinsuffizienz, Adipositas per magna und Ulcera ventriculi mit chron. Anämie bekannt.

Bei Aufnahme zeigte sich die Patientin in reduziertem Allgemeinzustand mit schmierig belegten Ulcera crurum mit lokal entzündlicher Begleitreaktion bds. Das CRP lag bei 26, 83 mg/dl. Im Wundabstrich konnte Pseudomonas aeruginosa nachgewiesen werden. Eine Woche nach stationärer Aufnahme entwickelte sich trotz chirurgischem Debridement eine Sepsis. Unter dem klinischen Bild einer Fasziitis erfolgte daher die radikale Fasziektomie beider Unterschenkel. Es kam nachfolgend rasch zu einem Rückgang der lokalen und systemischen Entzündungszeichen mit Besserung des Allgemeinzustandes, so dass nach ausreichender Konditionierung der Wunden eine Spalthauttransplantation zur definitiven Defektdeckung durchgeführt wurde. Die Pat. konnte mit vollständig geschlossenen Defekten nach 16 Wochen entlassen werden.

Diskussion: Frühzeitiges Erkennen und radikale chirurgische Therapie schwerer Weichteilinfektionen sind entscheidend für die Prognose. Ein definitiver Wundverschluss ist nach sorgfältiger Wundkonditionierung auch bei großflächigen Defekten möglich.

Abstract ID: 1129 Vortragsart: oral

Ausheilungsergebnisse der Nekrotisierenden Fasciitis

O. Weber[1], W. Schmidt[2], F. Kutscha[1], G. Muhr[1]

[1] BG Klinik Bergmannsheil, Klinik für Chirurgie und Unfallchirurgie
[2] Klink für Allgemein-und Viszeralchirurgie, Klinikum Krefeld

Zielsetzung: Als lebensbedrohliches Krankheitsbild ist die Nekrotisierende Fasciitis (NF) gekennzeichnet durch eine fortschreitende bakterielle Infektion der betroffenen Fascien mit foudroyantem septischem Schockgeschehen.

Das chirurgische Management ist dabei geprägt durch anatomisch orientierte Nekrosektomie und Fasciektomie unter Einbeziehung aller betroffener Fascienlogen und programmierte Etappendebridements.

Material und Methode: In 5 Fällen konnte bei perinealem/inguinalem Befall durch primäre Anlage eines doppelläufigen Kolostomas und großzügige ilioinguinale Zugänge mit Revision des Retroperitoneums und der Leisten/Skrotalregion das ausgedehnte Infektgeschehen beherrscht werden. Nach programmierten Debridements wurde der Hautverschluss über dynamische Nähte oder Meshcraft Plastiken erreicht.

In 2 Fällen fand sich die NF im Bereich des Stammes entlang der Pectoralis Fascie. Auch hier konnte nach Sanierung der infizierten Logen ein kosmetisch zufriedenstellendes Ergebnis erreicht werden.

In 5 Fällen wurde eine NF der Extremitäten behandelt. Aufgrund des Infektausmaßes musste in 2 Fällen eine Majoramputation durchgeführt werden.

Aufgrund der ausgedehnten Kompartimentresektionen mit nachfolgender Defektdeckung durch Spalthautplastiken ist hier das kosmetische und funktionelle Ergebnis befriedigend.

Ergebnisse und Zusammenfassung: Die NF ist ein Krankheitsbild, das aufwendiger chirurgischer Maßnahmen bedarf. Dabei hat sich bei einer Erkrankung im Bereich der perianal Region ein primäres Colostoma zur Vermeidung sekundärer Kontamination und Ileusbeherrschung bewährt. Aufgrund der vorhandenen Weichteilsituation können hier gute kosmetische Ergebnisse erreicht werden. Ebenso ist bei thorakalem Befall ein für den Patienten ästhetisch zufriedenstellendes Resultat möglich.

Problematisch stellt sich das funktionelle und kosmetische Ergebnis bei Extremitätenbefall dar. Hier muss der anatomischen Dichte und Funktion von Muskeln und Sehnen besondere Rechnung getragen werden.

Abstract ID: 1177 Vortragsart: oral

Die Toxisch Epidermale Nekrolyse beim alten Menschen – Plastisch-chirurgisches Therapiemanagement auf einer Intensiveinheit für Schwerbrandverletzte

F. Siemers, W. Eisenbeiß, H.-G. Machens, P. Mailänder

Plastische Chirurgie, Handchirurgie, Intensiveinheit für Schwerbrandverletzte, Universitätsklinikum Lübeck

Die Toxisch Epidermale Nekrolyse (TEN), die durch eine großflächige subepidermale Blasenbildung, gekennzeichnet ist, imponiert klinisch wie eine oberflächlich zweitgradige Verbrennung. In den vergangenen Jahren erfolgte daher eine zunehmende Behandlung in Intensiveinheiten für Schwerbrandverletzte. Im Rahmen einer retrospektiven Analyse haben wir die Verläufe bei älteren Patienten mit TEN, die in unserer Intensiveinheit behandelt wurden herausgearbeitet, und stellen Therapiekonzept, klinische Verläufe, sowie Ergebnisse vor.

Seit 10/95 wurden 24 Patienten mit einer TEN in unserer Klinik behandelt. In 16 Fällen waren die Erkrankten älter als 60 Jahre. Das Durchschnittsalter der 10 Frauen und 6 Männer betrug 73 Jahre (61 – 91 Jahre), im Mittel waren 62% der Körperoberfläche (40 – 95%) betroffen, 10 Patienten wiesen zusätzlich Schleimhautbeteiligungen auf. 3 Frauen mit einem Durchschnittsalter von 81 Jahren und einer mittleren Ausdehnung der Läsionen von 58% der Körperoberfläche, verstarben im Verlauf der stationären Behandlung. Die Übernahme auf die Intensiveinheit für Schwerbrandverletzte erfolgte im Mittel 7,5 Tage (1 – 25 Tage) nach Auftreten der ersten klinischen Symptome. Die durchschnittliche Behandlungsdauer auf der Intensivstation betrug 14,5 Tage (3 – 35 Tage). Seit 12/97 konnten 10 von 13 Patienten frühzeitig mit einer temporären semi-synthetischen Wundauflage (Biobrane®) erfolgreich behandelt werden. In 3 Fällen wurde nach verspäteter Zuweisung (durchschnittlich 14 Tage), bei superinfizierten Wundflächen, die Lokalbehandlung mit Polyhexanid (Lavasept®) durchgeführt.

Die TEN beim älteren Menschen ist eine schwerwiegende Erkrankung, die eine frühzeitige Verlegung auf eine Intensiveinheit für Schwerbrandverletzte erforderlich macht. Nach Abtragung der Blasen sollte bei fehlenden lokalen Infektzeichen eine temporäre semipermeable Wundauflage aufgebracht werden, unter der die Defekte mit guten Ergebnissen zur Abheilung kommen.

Abstract ID: 1403 Vortragsart: oral

Defektdeckung und Rekonstruktion von Achillessehnendefekten mit einem mikrovaskulärem Tensor fasciae latae (TFL) Lappen

J. Dabernig, J. Gautsch, Ch. Lenz, B. Shilov, J. Schaff

Abteilung für Hand-, Mikro- und Plastische Chirurgie, Klinikum Dachau

Einleitung: Die Rekonstruktion von Achillessehnedefekten kann in der Regel mit lokalen Maßnahmen durchgeführt werden. Bestehen jedoch ausgedehnte Haut- Weichteil- und Sehnendefekte nach Trauma, Infektion oder vaskulärem Verschluß ist eine Rekonstruktion nur noch mit freiem mikrovaskulärem Transplantat möglich.

Material und Methode: Von 1995 – 2002 haben wir bei sechs Patienten mit ausgedehntem Haut-Weichteildefekt eine Achillessehnenrekonstruktion mit einem freien TFL durchgeführt. Zwei Patienten hatten ein ausgedehntes Trauma erlitten, bei drei Patienten bestand eine Achillessehnenruptur mit sekundärer nekrotisierender Fasciitis. Bei einem nierentransplantierten Patienten mit ausgeprägten Diabetes trat ein Unterschenkeldefekt nach Bagatellverletzung auf. Alle Patienten erhielten zunächst einen gelenküberbrückenden Fixateur externe, sowie ein programmiertes Debridement.

Zur Rekonstruktion wurde jeweils ein TFL verwendet, wobei die Fascia lata fast vollständig Verwendung fand und im Calcaneus mit einer Spongiosaschraube fixiert wurde. Proximal wurde der TFL an die Reste des M. triceps surae fixiert.

Ergebnisse: Es kam zur Einheilung aller Lappen. Eine Gefäßrevision mußte aufgrund einer arteriellen Thrombose durchgeführt werden. Bei drei Lappen traten kleine Wundheilungsstörungen im Randbereich auf. Alle Patienten konnten ohne orthopädisches Schuhwerk rehabilitiert werden. Der Hebedefekt zeigte sich immer komplikationslos und unauffällig.

Schlussfolgerung: Vor allem weil die Fascia lata eine morphologisch ähnliche Struktur wie die Achillessehne darstellt, stellt unseres Erachtens der freie mikrovaskuläre TFL eine ideale Rekonstruktionsmöglichkeit für Achillessehnen mit gleichzeitig bestehenden Haut- Weichteildefekten dar.

Abstract ID: 1511 Vortragsart: oral

Stufenkonzept in der Behandlung der chronischen Tibia-Osteomyelitis mit ausgedehntem Weichteildefekt

K. Ipaktchi, M. Infanger, W. Ertel

Klinik für Unfall- und Wiederherstellungschirurgie, UKBF, FU-Berlin

Zielsetzung: Die chronische Osteomyelitis mit ausgedehntem Weichteildefekt stellte eine gravierende posttraumatische/postoperative Komplikation dar. Die Radikalität der chirurgischen Therapie und insbesondere die Weichteildeckung (lokale versus freie mikrochirurgische Lappenplastik) werden kontrovers diskutiert. Bei einer zurückhaltenden und restriktiven antibiotischen bzw. chirurgischen Therapie ist die Rezidivrate 20 – 30 Prozent. Es ist Ziel dieser Studie, die Effizienz eines radikalen Knochen- und Weichteildebridements mit anschließendem mikrovaskulärem Lappentransfer und Rekonstruktion des ossären Defektes durch Knochentransplantation und Kallusdistraktion zu untersuchen.

Material/Methoden: Prospektive Erfassung von 9 konsekutiven Patienten mit einer Altersspanne von 29 – 74 Jahren (m = 48,3 Jahre) mit chronischer Osteomyelitis der Tibia. Ursächlich lagen vor: Infizierte Defektwunden mit chronischer Fistelung bei Z. n. offener Tibiafrakturen: n = 5, Z. n. Infektpseudarthrose bei vorausgegangener Osteosynthese: n = 4. Nach geplanten, wiederholten radikalen Weichteil- und Knochendebridements erfolgte in 8 Fällen die plastische Deckung durch freien Latissimus dorsi Lappen, einmal durch einen myokutanen Skapulalappen. In 6 Fällen erfolgte die Anlage eines Fixateur externe und autologe Spongiosaplastik, einmal wurde ein Ringfixateur zur Kallusdistraktion verwendet. In zwei Fällen wurde eine LCDCP – Plattenosteosynthese mit Spongiosaplastik durchgeführt. Der durchschnittliche Nachuntersuchungszeitpunkt betrug 7,5 Monate.

Ergebnisse: In allen Fällen kam es zu einem zeitgerechten Einheilen des freien mikrovaskulären Lappens ohne Infektrezidiv. Bei einem Patienten war eine zweite Spalthautdeckung notwendig. Radiologisch kam es bei allen Patienten zu einer Konsolidation der knöchernen Defekte.

Schlussfolgerung: Die Verwendung des freien, mikrovaskulären Lappentransfers in Kombination mit der Knochentransplantation ermöglicht ein radikales Debridement. Durch die besondere Vaskularität des myokutanen Lappens kommt es zu einer hohen lokalen Immunogenität, welche die Ausheilung der Osteomyelitis unterstützt.

Abstract ID: 1756 Vortragsart: oral

Technische Möglichkeiten und Ergebnisse des freien mikrochirurgischen Grazilislappen zum definitiven Weichteilverschluss bei der Versorgung nekrotisierender Infektionen

M. Koschnick[1], A. Peek[2], M. Müller[1], S. Barfeld[1], K. Exner[1]

[1] Klinik für Plastische Chirurgie, Wiederherstellungs- und Handchirurgie, Markus-Krankenhaus Frankfurt
[2] Klinik für Plastische und Handchirurgie, Behandlungszentrum Vogtareuth

Einführung: Die Wiederherstellung der durch nekrotisierende Infekte entstandenen Gewebedefekte beinhaltet komplexe plastische Rekonstruktionen, wodurch bei raschen und definitivem Defektverschluss die Behandlungszeit und der Kostenaufwand gesenkt, sowie bessere langfristige Ergebnisse erzielt werden können. Die hier vorgestellte Arbeit gliedert sich in eine anatomische Studie und die Aufarbeitung der verwendeten freien Grazilislappenplastiken, die von uns zur Behandlung von Gewebedefekten nach nekrotisierender Infektionen angewandt wurden.

Ergebnisse: An 42 Leichenpräparationen zeigten sich ein dominanter Gefäßstiel aus der Art. profunda femoris der nur in 4% gedoppelt vorlag (ca. 6 cm lange und 2 mm dick). Als Muskel- oder myokutaner Lappen kann der Stiel leicht bis zu seinem Ursprung durch einen doppelten Zugang dorsal und anterior des M. adductor longus verfolgt werden. Durch Präparation als Perforatorlappen verlängert sich der Gefäßstiel um ca. 2 cm bei Schonung des motorischen Nerv. Weiter wurden 20 Injektionspräparaten mit radiologischer Untersuchung der intramuskulären Gefäßanatomie durchgeführt.

Alle 29 freien Grazilislappen der letzten 6 Jahren nach nekrotisierenden Infektionen wurden hinsichtlich ihrer Lokalisation, Zuverlässigkeit der Defektdeckung und Komplikationsrate analysiert. 15 Lappen wurden an 14 Patienten muskulokutan gehoben, weitere 14 an 12 Patienten als Perforatorlappen. Dabei kamen 15 im Bereich der unteren Extremitäten, neun am Thorax, vier an der oberen Extremität und einer im Bereich Kopf – Hals zur Anwendung. Die Größe der entnommenen Hautinsel betrug im Mittel 10,5×18,5 cm. Ein muskulokutaner Lappen ging durch einen arteriellen Verschlusses verloren, ein Zweiter erlitt infektbedingt einen Teilverlust von ca. 50%. Revisionseingriffe bei Infektrezidiv waren bei weiteren drei Patienten erforderlich. Im Bereich der Hebestelle kam es drei mal durch verlängerten Lymphfluss zu einer Sekundärheilung, ohne das ein Reeingriff erforderlich wurde. Relevante funktionelle Defizite konnten im Rahmen der Nachsorge nicht festgestellt werden.

Schlussfolgerung: Bei einer erfolgreichen Defektdeckung und Infektsanierung von 97% und einer niedrigen Revisionsrate von 17%, trotz des schwierigen Krankengutes ist der freie Grazilistransfer als konventioneller freier und Perforatorlappen ein verlässliches Transplantat, bei vergleichsweise günstigem Hebedefekt, betrachtet man den Radialis-, Parascapular- oder Latissimuslappen. Sofern die Defektgröße und Lokalisation die Verwendung eines Grazilislappens zulässt, bevorzugen wir dieses freie Transplantat.

Abstract ID: 1860 Vortragsart: oral

Wundmanagement bei Patienten mit nekrotisierender Fasziitis – Wann ist die Vakuumversiegelung sinnvoll?

L. Kovacs, M. Klöppel, N. A. Papadopulos, D. Müller, N. Unbehaun, E. Biemer

Abteilung für Plastische- und Wiederherstellungschirurgie, Klinikum rechts der Isar der Technischen Universität München, Ismaningerstr. 22, 81675 München

Einleitung: Die Berichte über fulminant und oft letal verlaufende nekrotisierende Faszieninfektionen finden sich mit zunehmender Häufigkeit in der Literatur der letzten Jahre. Das Wundmanagement wird durch die meist zeitgleich notwendigen intensivmedizinischen Maßnahmen (Dialyse, Beatmung) häufig erschwert.

Material und Methode: An den vorgestellten klinischen Beispielen möchten wir unsere Erfahrungen mit der Anwendung der Vakuumversiegelung als adjuvante Maßnahme bei der Behandlung dieses lebensbedrohlichen Krankheitsbildes beschreiben. Anwendungskriterien der Vakuumversiegelung werden je nach Wundheilungsstadium diskutiert. Die Komplikationen bei Patienten mit Gerinnungsstörungen im Rahmen des Multiorganversagens und die Problematik der Defektdeckung bei eingeschränkter Operabilität werden erörtert und die Wertigkeit der Vakuumtherapie bei dieser Patientengruppe diskutiert.

Ergebnisse: Mit der Vakuumversiegelung ist es möglich die lokale Wundbehandlung zu vereinfachen, die anschließend notwendigen plastischen Deckungen vorzubereiten, und sogar, wie in einigen der hier beschriebenen Fälle, bei Schwerstkranken, meist inoperabelen Patienten, eine endgültige, stabile plastische Deckung zu erreichen.

Die Qualität der Weichteildeckung nach Vakuumversiegelung bleibt, bei Patienten mit nekrotisierender Fasziitis und Multiorganversagen, oft unter der Qualität der klassischen Deckungsmethoden; sekundäre Eingriffe sind meistens notwendig. Die Therapieform soll somit keineswegs als Ersatz für die klassischen bewerten Methoden der plastischen Defektdeckung gelten, in ganz besonderen Fälle kann sie aber bei der Lösung der Akutsituation hilfreich sein.

Forum

Abstracts

Forum

Endokrinologie

Abstract ID: 526 Vortragsart: oral

Stimulierbarkeit der VEGF-Sekretion maligner Schilddrüsentumoren in vitro durch Wachstumsfaktoren und Überprüfung der TSH-vermittelten Signaltransduktion

S. Hoffmann[1], V. Scharrenbach[1], L. Hofbauer[2], A. Wunderlich[1], Y. Hassan[1], M. Rothmund[1], A. Zielke[1]

[1] Klinik für Viszeral-, Thorax- und Gefäßchirurgie der Universität Marburg
[2] Klinik für Innere Medizin der Universität Marburg

Hintergrund: TSH ist der wichtigste, das biologische Verhalten der Schilddrüsenzelle steuernde Faktor. Neben TSH beeinflussen EGF, IGF, PIG, TGF-α, TGF-β, FGF, PDGF und HGF Wachstum und Funktion maligner Schilddrüsenzellen. Für verschiedene Tumore ist ein Einfluss dieser Wachstumsfaktoren auf die VEGF-Expression belegt. Ziel der Untersuchung war es 1. den Weg der Signaltransduktion bei der VEGF Stimulation durch TSH zu untersuchen, 2. erstmalig den Einfluss o.g. Wachstumsfaktoren auf die VEGF Sekretion von Schilddrüsenkarzinomzellen in vitro zu beschreiben.

Methoden: Es wurden die follikulären Zelllinien HTC, und ihre TSH-Rezeptor exprimierende Variante HTC TSHr+ sowie die Hürthle-Karzinomzelllinie XTC untersucht. Der VEGF-stimulierende Effekt des TSH und verschiedener Zytokine wurde zunächst im Northern Blot überprüft. Hierzu wurde mit einer totalen VEGF cDNA, welche alle drei mRNA Species des VEGF A erkennt, hybridisiert. Der Nachweis des VEGF-Proteins erfolgte mit VEGF EIA. Die Aufschlüsselung der Signaltransduktionskaskade erfolgte durch Inkubation mit stimulierenden bzw. inhibierenden Faktoren im PKC-, bzw. PKA Singaltransduktionsweg (Choleratoxin, 8-BrcAMP, Forskolin, TPA, ddA und Stauroporin). Die Stimulierbarkeit der VEGF Sekretion durch TSH, EGF, IGF, PIG, TGF-α, TGF-β, FGF, PDGF und HGF wurde in mindestens drei Konzentrationen und weiter durch Koinkubationen stimulierender Wachstumsfaktoren untersucht.

Ergebnisse: Die Inkubation mit TSH hatte einen stimulierenden Effekt auf die VEGF Sekretion maligner Schilddrüsentumorzellen in vitro. Für die Zelllinie HTC TSHr+ betrug sie dosisabhängig zwischen 10% (10 mU/ml) und 20% (100 mU/ml), bei XTC-Zellen bis zu 37%. HTC TSHr− Zellen waren durch TSH nicht stimulierbar. Der Schwerpunkt der TSH-vermittelten Stimulation verlief über den PKC-Weg. Von den weiteren getesteten Wachstumsfaktoren zeigten nur EGF (max. 50%), TGF-β (max. 63%) und TGF-α (lediglich bei TSH-Rezeptor negativen naiven HTC Zellen; max 36%) eine reproduzierbare Steigerung der VEGF Sekretion. Synergien koinkubierter Wachstumsfaktoren wurden nicht gesehen. Northern Blots bestätigten die Stimulation der VEGF Genexpression durch TSH. Hier wurden zusätzlich proinflammatorische Zytokine identifiziert, die eine deutlichere Steigerung der VEGF mRNA induzierten, als sie mit TSH gesehen wurde (IL-1β > TNFα > IL6 > TSH).

Schlußfolgerung: TSH hat einen, auf RNA- und Proteinebene nachgewiesenen, stimulierenden Effekt auf die VEGF Sekretion maligner Schilddrüsentumorzellen in vitro. TSH ist jedoch nicht der potenteste Stimulator. Nach den Ergebnissen der Northern-Blots müssen nunmehr auch proinflammatorische Zytokine in der Reihenfolge IL-1β > TNFα > IL6 als neuerliche Stimuli berücksichtigt werden. Die hier erstmalig aufgeschlüsselte Signaltransduktion der TSH-stimulierten VEGF-Produktion verläuft überwiegend über die Proteinkinase C-Kaskade. Bei Fehlen eines TSH Rezeptors kann die VEGF Sekretion über alternative Wege durch andere Wachstumsfaktoren kompetent reguliert werden.

Abstract ID: 1720 Vortragsart: oral

Endokrine Sekretion und physiologische Steuerbarkeit von humanem Nebenschilddrüsengewebe nach Mikroenkapsulierung mit Natriumcellulosesulfat und Poly-DADMAC

F. Ulrich[1], T. Steinmüller[1], M. Gärtner[1], S. G. Tullius[1], B. Kamm[2], P. Neuhaus[1]

[1] Charité, Campus Virchow-Klinikum, Klinik für Allgemein-, Viszeral- und Transplantationschirurgie, Berlin
[2] BIOPOS, Forschungsinstitut Bioaktive Polymersysteme, Potsdam

Zielsetzung: Die permanente parathyreoprive Hypocalcämie stellt eine wesentliche Komplikation der Schilddrüsenchirurgie dar. Bei gegebener vitaler Gefährdung des Patienten durch tetanische Krampfanfälle ist eine lebenslange Calcium- und Vitamin D-Substitution notwendig. Bisherige Therapieversuche durch allogene Transplantation von humanem Nebenschilddrüsengewebe scheiterten letztendlich an der Rejektion der Parathyreozyten. Einen möglichen Lösungsansatz bieten die semipermeablen Membranen von Mikrokapseln, die neben ihren immunisolatorischen Eigenschaften die nutritive Versorgung und endokrine Sekretion der Zellen ermöglichen. Im Rahmen einer in vitro-Studie wurde die Mikroenkapsulierung von kultivierten humanen Parathyreozyten mit einer Polysalzmembran aus Natriumcellulosesulfat und Poly-DADMAC evaluiert.

Material/Methoden: Aufbauend auf bereits etablierte Parathyreozytenkulturverfahren zur Funktionsdiagnostik wurde in 30 konsekutiven Einzelversuchen kryokonserviertes humanes Nebenschilddrüsengewebe als Einzelzellsuspensionskultur aufgearbeitet und am 3. Versuchstag mit der anionischen Komponente Natriumcellulosesulfat und einem kationischen Fällbad aus Poly-DADMAC (Polydiallyldimethylammoniumchlorid) mikroenkapsuliert (Encapsulator Medical, Fa. Inotech AG). Die Untersuchung der mechanischen Eigenschaften und mittleren Porengrössen der Kapseln erfolgte mit speziellen Messvorrichtungen (LUMI-Tester) und HPLC-Chromatographiesäulen. Viabilitätstests, Parathormon(PTH)-Sekretionsanalysen, Calciumsuppressionstests sowie lichtmikroskopische Analysen wurden vor und nach Enkapsulierung durchgeführt.

Ergebnisse: Die mechanische Analyse der Kapselstrukur erbrachte einen mittleren Durchmesser der Kapseln von 0,39 mm ($\pm$ 0,09), δD bei Zerplatzen lag im Mittel bei 0,28 mm ($\pm$ 0,13) und der mittlere Zerplatzdruck betrug 411,93 kPa ($\pm$ 447,84). Eine Messung der Membranporengrösse ergab eine mittlere Trenngrenze von 1,41 nm. Im Anschluss erfolgte die experimentelle Prüfung der Kapselfunktion im Zellkulturmodell. Die initiale Zellviabilität lag bei 72% ($\pm$ 11,7) und stieg nach zweitägiger Kultivierung auf 97% ($\pm$ 4,3) an. Im Calciumsuppressionstest lag der maximale suppressive Effekt im Mittel bei 39,18 in der Einzelzellkultur vs. 28,54% bei den enkapsulierten Parathyreozyten. Dabei blieb die physiologische Steuerbarkeit der enkapsulierten Parathyreozyten erhalten. Der zeitliche Verlauf der endokrinen Sekretion nach Enkapsulierung erbrachte einen fast linearen Anstieg der mittleren PTH-Werte. Dieser betrug an Tag 3 2096,64 pg/ml ($\pm$ 1705,14) und stieg bis zum 9. Tag auf 5195,30 pg/ml ($\pm$ 4829,97) an. Langzeitversuche mit einer kleineren Versuchsgruppe (n = 10) konnten am 80. Tag nach Enkapsulierung einen mittleren PTH-Wert von 63203,47 pg/ml (53662,58) nachweisen.

Zusammenfassung: Im Rahmen dieser in vitro-Studie konnten gezeigt werden, dass die vorliegende Enkapsulierungstechnologie die nutritive Versorgung und hormonelle Sekretion endokriner Zellen sicherstellt. Die Limitierung des auffälligen Anstiegs der Parathormonsekretionsleistung ist noch ungeklärt. Aufgrund der Trenngrösse der Membran sollte eine suffiziente Immunisolation gewährleistet sein, die allerdings noch in allogenen und xenogenen in vivo-Experimenten verifiziert werden muss.

Gefäßchirurgie

Abstract ID: 368 Vortragsart: oral

Endotension und Compliance der Aneurysmawand – eine in vitro Untersuchung

M. Gawenda[1], P. Knez[2], G. Jaschke[1], S. Winter[1], T. Schmitz-Rixen[2], J. Brunkwall[1]

[1] Schwerpunkt Gefäßchirurgie, Klinikum der Universität zu Köln
[2] Schwerpunkt Gefäßchirurgie, Klinikum der Johann-Wolfgang-Goethe Universität Frankfurt

Zielsetzung: Ziel der endovaskulären Behandlung des abdominellen Aortenaneurysmas (AAA) ist die komplette Exklusion des Aneurysmas aus der systemischen Zirkulation. Mit technisch erfolgreicher Platzierung des Stentgrafts sollte die Wirkung des systemischen Blutdrucks auf die Aneurysmawand aufgehoben sein.

Anhand von in vivo Messungen konnte nachgewiesen werden, dass im Aneurysmasack ein relevanter Druck fortbesteht, auch wenn keine Endoleaks vorliegen. Dieses Phänomen des intra-aneurysmatischen Drucks wird mit dem Begriff „Endotension" umschrieben.

Fragestellung: Wird der intra-aneurysmatische Druck durch die Compliance der Aneurysmawand beeinflusst?

Material und Methoden: In einem in vitro Zirkulationsmodell erfolgte mittels pulsatiler Pumpe die Perfusion anatomisch adaptierter Aneurysmamodelle. Das Zirkulationsmodell erlaubt die stufenlose Anpassung des Perfusionsdrucks.

Die Anatomie-adaptierten Aneurysmamodelle (Latex) wurden der abdominellen Aorta nachempfunden. Aneurysmamodelle mit unterschiedlichen Wanddicken und damit unterschiedlicher radialer Compliance wurden hergestellt (Latex 6, Latex 12).

Die Aneurysmata wurden endoluminal mittels Stentprothesen (ePTFE thin wall – ePTFE, Polyester thick – PE thick, Polyester thin – PE thin) ausgeschaltet.

Die intra-aneurysmatischen Druckparameter (P systolic, P diastolic, P mean, P pulse) wurden untersucht in Abhängigkeit vom systemischen Perfusionsdruck (p mean 50 – 120 mmHg).

Ergebnisse: Im vorgestellten in vitro Modell konnte gezeigt werden, dass die unterschiedlichen Wandstärken der artifiziellen Aneurysmata bei niedrigem systemischem Perfusionsdruck (55 mmHg Mitteldruck) die transprothetische Drucktransmission bei den verwendeten Stentgrafts nicht relevant beeinflussen (Latex 6 versus Latex 12 [IAP mean mmHg]: PE thick: 21/22,5; PE thin: 19/19; ePTFE: 14/15).

Bei einem hohen systemischen Perfusionsdruck (120 mmHg) ist diese Beinflussung des IAP durch die unterschiedlichen Wandbeschaffenheiten jedoch bei einem der verwendeten Stentgrafts (PE thick) relevant (p < 0.05)(Latex 6 versus Latex 12: PE thick [IAP mean mmHg]: 67/78*; PE thin: 56/61; ePTFE: 26/28).

Schlussfolgerungen: Nach endoluminaler Stentprothesen-Implantation zwecks Aneurysmaausschaltung ist ein Druck im Aneurysmasack physiologisch. Im vorgestellten in vitro Modell konnte nachgewiesen werden, dass die Höhe dieses intra-aneurysmatischen Drucks in stärkerer Abhängigkeit von den verwendeten Prothesenmaterialen der Stentgrafts steht, als dass dieser durch die Compliance der Aneurysmawand beeinflusst wird.

Vor diesem Hintergrund bedarf der Begriff „Endotension" einer Überarbeitung.

Abstract ID: 406 Vortragsart: oral

Mechanismen vaskulärer photodynamischer Therapie mit Methylen Blau zur Hemmung vaskulärer Restenosen in vitro

J. Heckenkamp, M. Gawenda, S. Breuer, F. Aydin, K. Zarghooni, J. S. Brunkwall

Klinik und Poliklinik für Visceral- und Gefäßchirurgie der Universität zu Köln

Einleitung: Postinterventionelle Restenosen stellen ein wesentliches Hindernis für befriedigende Langzeitfunktionsraten dar. Studien belegen eine Restenosehemmung durch photodynamische Therapie (PDT). PDT ist ein Verfahren, bei dem bestimmte Farbstoffe nach Bestrahlung mit Laserlicht zur kurzfristigen lokalen Radikalbildung angeregt werden können. Die klinische Anwendung war bisher unter anderem limitiert durch das Fehlen eines geeigneten und verfügbaren Farbstoffs. Methylen Blau (MB) hat geeignete photochemische Eigenschaften, daher war das Ziel dieser Studie, den Einfluss von PDT mit MB auf Schlüsselmechanismen der Entwicklung vaskulärer Restenosen zu untersuchen.

Methodik: Unbehandelte humane aortale Fibroblasten wurden auf Kontroll- und PDT behandelter 3-dimensionaler Kollagen Typ I Matrix (1,5 mg/ml) kultiviert (PDT: 100 J/cm2, $\lambda =$ 660 nm, MB: 2 µg/ml, n = 8). Nach 1,5 Stunden wurde die Zelladhäsion in beiden Gruppen quantifiziert (kolorimetrischer WST-1 ELISA). Nach 3 und 7 Tagen wurden die Proliferation und invasive Migration der Fibroblasten quantifiziert (Phasenkontrastmikroskopie). Zudem wurden strukturelle Veränderungen der Kollagenmatrix in beiden Gruppen verglichen (SDS-PAGE, Western-Blot).

Ergebnisse: PDT von Kollagenmatrix mit MB führte zu einer Hemmung der Zelladhäsion um 85% (p < 0,0001), der Proliferation um 20% nach 3 Tagen und um 83% nach 7 Tagen (p < 0,0001) und der Migration um 55% nach 3 Tagen und um 61% nach 7 Tagen (p < 0,001). PDT von Matrix führte zudem zu einer Verlagerung der Molekulargewichte oberhalb der α-und β-Ketten im Sinne von Crosslinking.

Schlussfolgerungen: PDT von Kollagenmatrix mit MB hemmt Schlüsselprozesse der Entwicklung vaskulärer Restenosen. Ein wichtiger Mechanismus in diesem Modell ist die Modulation von Zell-Matrix Interaktionen. Diese Ergebnisse unterstreichen das klinische Potential von PDT mit MB.

Abstract ID: 1236 Vortragsart: oral

Lokale Hämodynamik und Energieverluste von cruralen Bypassanastomosen, in-vitro Untersuchung mittels Particle Image Velocimetry

M. H. Heise[1], U. K. Krüger[3], R. R. Rückert[2], S. R. Rösler[1], P. N. Neuhaus[1], U. S. Settmacher[1]

[1] Universitätsklinikum Charité, Campus Virchow Klinikum, Berlin
[2] Universitätsklinikum Charité, Campus Mitte, Berlin
[3] Königin Elisabeth Krankenhaus, Berlin

Zielsetzung: Die Prognose von curalen Prothesenbypässen wird u.a. durch die Entwicklung einer Intimahyperplasie im Bereich der distalen Anastomosen eingeschränkt. Um die Offenheitsraten zu verbessern, werden verschiedene Anastomosenkonfigurationen verwendet, wobei die lokale Hämodynamik dieser Formen bislang wenig erforscht wurde. Die Particle Image Velocimetry (PIV) stellt ein neues Verfahren zur Flussvisualisierung dar, welches zusätzlich die Erfassung der instantanen Geschwindigkeiten erlaubt.

Material und Methoden: Silikonmodelle einer Taylor-Patch-Anastomose, eines Miller-Cuffs sowie einer femoro-curalen Patch-Prothese (FCPP) wurden in einem Kunstherzmodellkreislauf untersucht. Als Modellflüssigkeit wurde ein Glyzerin/Wasser-Gemisch im Verhältnis (52:48) verwendet, in das Glasspähren (Größe 5.–15 μm) zur Flussvisualisierung eingeschwemmt wurden. Die Messung der instantanen Geschwindigkeitsfelder erfolgte mit Hilfe der Particle Image Velocimetry. Hierbei wurde eine durch einen gepulsten Nd:YAG Laser produzierte dünne Lichtebene durch den Zentralstrom der Strömung gerichtet. Die Autokorrelation von zwei Aufnahmen, welche mit Hilfe einer CCD-Kamera im Abstand von 100 μs aufgenommen wurden, erlaubte die Berechnung der instantanen Geschwindigkeitsfelder. Durch die Anwendung von partiellen Differenitalgleichungen ließen sich Scherraten und Scherstressfelder in hoher Auflösung berechnen. Zusätzlich erfolgten selektive Druckmessungen im Bereich des Einstromes sowie beider Ausstromregionen der jeweiligen Anastomosenformen, um die Energieverluste mit Hilfe der Bernoulli-Gleichung zu ermitteln.

Ergebnisse: Die Flussvisualisierung zeigte einen Zentralstrom mit hohen Geschwindigkeiten, welcher sich in der Mitte der Anastomosen in Richtung des ante- und retrograden Ausstromes aufteilte. Im Bereich der Hauben- und der Fersenregionen aller Anastomosen zeigten sich zwei unterschiedlich große Separationszonen, welche räumlich mit den typischen Intimahyperplasiepolstern korrelierten. In den Taylor-Patch und Miller-Cuff Anastomosen fanden sich in den Separationszonen zusätzlich unterschiedlich große Wirbelbildungen. Im Bereich der ante- und retrograden Ausströme ließen sich, in Abhängigkeit von der Konfiguration, unterschiedlich hohe Flussbeschleunigungen nachweisen, die neben den Wirbelbildungen zu Energieverlusten beitrugen. Hierbei fanden sich signifikante Flussbeschleunigungen im Bereich der ante- und retrograden Ausströme von Taylor-Patch und Miller-Cuff, während die antegrade Beschleunigung des FCPP-Ausstromes aufgrund der funktionellen End-zu-End-Konfiguration gering war. Die berechneten totalen ante- und retrograden Energieverluste für den Taylor-Patch betrugen 0,214 und 0,279 m, für den Miller-Cuff 0,226 und 0,303 m, sowie für die FCPP-Form 0,12 und 0,32 m.

Zusammenfassung: In den untersuchten Anastomosenformen fanden sich große Separationszonen, die der Entwicklung einer Intimahyperplasie Vorschub leisten könnten. Durch unterschiedliche Anastomosenkonfigurationen ergaben sich durch Ausbildung von Separationszonen, Wirbelbildungen und ungünstigen Flussbeschleunigungen individuelle Energieverluste, welche zu einer Verringerung der distalen Perfusion führen können.

Abstract ID: 1275 Vortragsart: oral

Antioxidatives Ebselen inhibiert die thrombozytäre CD62P-Expression und wirkt anti-thrombogen in vivo

N. Lindenblatt[1,2], W. Schareck[2], L. Belusa[2], R. M. Nickels[3], M. D. Menger[3], B. Vollmar[1]

[1] Abteilung für Experimentelle Chirurgie, Universität Rostock
[2] Abteilung für Allgemeine Chirurgie, Universität Rostock
[3] Abteilung für Klinisch-Experimentelle Chirurgie, Universität des Saarlandes, Homburg/Saar

Zielsetzung: Ebselen, eine Selen-haltige organische Substanz mit Glutathionperoxidase-ähnlicher Aktivität, zeigt potente anti-inflammtorische und antioxidative Eigenschaften. Da eine diätetische Selen-Defizienz mit einer erhöhten Inzidenz an vaskulären Thrombosen assoziiert zu sein scheint, haben wir die Wirkung von Ebselen auf die Ausbildung mikrovaskulärer Thrombosen mit nachfolgendem Gefäßverschluss in vivo untersucht.

Material und Methoden: Mittels intravitaler Fluoreszenzmikroskopie wurde an Cremastermuskel-Präparationen der Ratte die Kinetik der Bildung photochemisch-induzierter Thromben in arteriolären und venulären Mikrogefäßen analysiert. Hierzu erhielten die Tiere fünf Minuten vor Lichtexposition der Gefäße FITC-Dextran-150000 intravenös appliziert. Pro Tier bzw. Präparation wurde die Kinetik der Thrombusentstehung in bis zu 3 Arteriolen und 5 Venolen untersucht. Die Applikation von Ebselen erfolgte intraperitoneal direkt vor Versuchsbeginn in einer Dosierung von 30 mg/kg (n = 7). Tiere, welche lediglich identische Volumina der Trägersubstanz DMSO erhielten, dienten als Kontrolle (n = 7). Angegeben sind Mittelwerte ± SEM. Die statistische Analyse erfolgte durch den ungepaarten Student's t-Test.

Ergebnisse: In Ebselen-vorbehandelten Tieren war die venuläre Thrombusformation (50% Gefäßverschluss: 535 ± 34 s; initiale Stase: 872 ± 82 s; komplette Stase: 908 ± 87 s) signifikant ($p < 0.05$) gegenüber DMSO (Vehikel)-vorbehandelten Kontrolltieren verzögert (416 ± 42 s; 612 ± 49 s; 647 ± 51 s). In Arteriolen hingegen führte Ebselen nicht nur zu einer signifikanten Verzögerung des thrombotischen Verschlusses, sondern verhinderte in 89% der untersuchten Gefäße bereits die initiale Bildung von Zellaggregationen ($p < 0.05$ vs Kontrolle: 37.5%). Wir konnten weiterhin mittels durchflusszytometrischer Analysen an isolierten Thrombozyten zeigen, dass die Wasserstoffperoxid-induzierte Hochregulation von thrombozytärem CD62P durch steigende Konzentrationen an Ebselen (10 – 100 µM) dosis-abhängig inhibierbar ist. Die Spezifität der durch oxidativen Stress induzierten CD62P-Expression konnte durch die Inhibition mit Katalase (1000 U/ml) bestätigt werden.

Zusammenfassung: Damit kann die von uns erstmals aufgezeigte anti-thrombogene Wirkung von Ebselen auf eine Reduktion der CD62P-abhängigen Zell-Zell-, in Sonderheit Thrombozyten-Leukozyten-Interaktion zurückgeführt werden. Angesichts dieses neuen Wirkprofils könnte Ebselen von hohem präventiven und therapeutischen Wert in der Behandlung von Erkrankungen sein, die mit einem erhöhten Thromboserisiko einhergehen.

Abstract ID: 1377 Vortragsart: oral

Analyse des Matrix Metalloproteinase-2 Genes (MMP-2) als ätiologischer Faktor spontaner Aortenaneurysmen

I. Hinterseher[1], D. Krex[2], D. Ockert[1], E. Kuhlisch[4], H.-K. Schackert[3], H.-D. Saeger[1]

[1] Klinik und Poliklinik für Viszeral-, Thorax- und Gefäßchirurgie des Universitätsklinikums Carl Gustav Carus an der Technischen Universität Dresden
[2] Klinik und Poliklinik für Neurochirurgie des Universitätsklinikums Carl Gustav Carus an der Technischen Universität Dresden
[3] Abteilung Chirurgische Forschung des Universitätsklinikums Carl Gustav Carus an der Technischen Universität Dresden
[4] Institut für Medizinische Informatik und Biometrie der Technischen Universität Dresden

Zielsetzung: Variante Genexpressionsmuster der Matrix Metalloproteinase-2 (MMP-2) in Aneurysmawänden von Betroffenen im Vergleich zu Normalgewebe aus der Normalpopulation sind Hinweise, dass neben exogenen Faktoren auch endogene Ursachen für sporadische Aortenaneurysmen bedeutsam sind. Durch ein Ungleichgewicht zwischen Proteinasen und Proteinase-Inhibitoren kommt es zu einer vermehrten Proteolyse mit nachfolgender Schwächung der Gewebetextur. Auf der Basis dieser Beobachtung formulierten wir die Hypothese, dass die Entstehung sporadischer Aortenaneurysmen mit genetischen Varianten des für die MMP-2 codierenden Genes und seines Promotors assoziiert ist. Ziel war es durch eine komplette Sequenzanalyse der codierenden und der Promotorregion des MMP-2 Genes, Genvarianten zu identifizieren. Allel- und Genotypfrequenzen wurden in einer Gruppe von Patienten mit Bauchaortenaneurysmen bestimmt und mit einer Kontrollgruppe verglichen, um eine Assoziation mit dem jeweiligen Phänotyp und eventuelle genotypische Überlappungen aufzuzeigen. Relevante Nebendiagnosen wurden parallel dazu erfasst.

Material und Methoden: Aus der DNA von 51 Patienten mit abdominalem Aortenaneurysma und 48 Personen aus der Normalbevölkerung wurden systematisch die codierende Region (13 Exons) und 3 Promotorabschnitte des MMP-2 Genes sequenziert und miteinander verglichen. Es wurden dazu 16 Primerpaare designt, jeder Genabschnitt wurde durch eine PCR (Polymerasekettenreaktion) amplifiziert, schließlich wurde eine DNA-Sequenzierung nach Sanger mit anschließender Detektion auf dem automatischen Laserfluoreszenzsequenzierer (A. L. F. express™) durchgeführt.

Jede erfolgte Sequenzierung wurde mit einer Referenzsequenz verglichen und ausgewertet.

Ergebnisse: Neben 11 bereits beschriebenen Polymorphismen konnten 10 weitere Sequenzvarianten detektiert werden, für die in der Zwischenzeit ein Patent beantragt wurde. Es erfolgte eine statistische Auswertung mittels Kreuztabellen (Exakter Test nach Fisher) und eine Logistische Regression, sowie eine Haplotypenanalyse. Eine Assoziation zeigte sich für den Polymorphismus Ex 12 C2122G, ohne jedoch statistische Signifkanz zu erreichen.

Zusammenfassung: Aufgrund von varianten Genexpressionsmustern der MMP-2 in Aneurysmawänden, besteht die Möglichkeit, dass die Entstehung sporadischer Aortenaneurysmen mit genetischen Varianten des codierenden Genes assoziiert ist. Es erfolgt eine Analyse des MMP-2 Genes an 51 Patienten mit abdominalem Aortenaneurysma und einer Kontrollgruppe von 48 Personen aus der Normalbevölkerung. 10 noch nicht beschriebene Sequenzvarianten konnten detektiert werden. Eine Assoziation zeigte sich zum Polymorphismus Ex 12 C2122G.

Abstract ID: 1623 Vortragsart: oral

Angiogenese mit HIV-1-Tat-Peptiden: Grundlage der Behandlung chirurgisch nicht rekonstruierbarer peripherer arterieller Verschlusskrankheit?

M. Ismail, C. Braumann, R. I. Rückert, W. Dubiel

Klinik für Allgemein-, Visceral-, Gefäß- und Thoraxchirurgie, Abt. für Molekularbiologie, Universitätsklinikum Charité, Campus Mitte, Berlin

Einleitung: Das HIV-Tat-Protein induziert Angiogenese, was u.a. zur Ausbildung des Kaposi Sarkoms während der AIDS Erkrankung führt. Dieses Protein ist ein wesentlicher Transaktivator von HIV-1 und supprimiert das Immunsystem durch Modulation der Aktivität des Proteasoms. Diese Studie untersucht Tat-Peptide, die Angiogenese induzieren, aber keinen Effekt auf das Immunsystem haben. Solche Peptide könnten die Therapie der schweren peripheren arteriellen Verschlusskrankheit erlauben, bei der eine gefäßchirurgische Rekonstruktion nicht mehr möglich ist. Das Tat-Protein hemmt die Antigenpräsentation mittels MHC Klasse I Molekülen und wird bei der Auswahl pro-angiogener Tat-Peptide berücksichtigt.

Methodik: Ausgehend von der essentiellen Sequenz des Tat-Peptides wurden verschiedene Peptide synthetisiert. Physiologische Endothelzellen (HUVEC, Human umbilical vein endothelial cells) wurden mit diesen Tat-Peptiden behandelt. Hierbei wurde deren Einfluss auf das Ubiquitin/Proteasom-System analysiert. Kriterien für die Auswahl potentieller pro-angiogener Eigenschaften der Tat-Peptide waren die Induktion von Transkriptionsfaktoren [c-Jun, specific promoter (SP)-1] sowie Plasminogen Aktivator Inhibitor (PAI)-1 in HUVEC. C-Jun und SP-1 wurden mittels Western blot, PAI-1 mittels spezifischem ELISA analysiert.

Ergebnisse: Tat-Peptide, welche das Ubiquitin/Proteasom-System nicht beeinflussen, wurden selektiert. Ein Dosis-Wirkungseffekt der Basis-Region konnte nachgewiesen werden, welcher durch Tat selbst sowie 3 andere Tat-Peptide die Produktion von PAI-1 beeinflussten. Die Tat-Peptide veränderten endogene Konzentrationen von c-Jun und SP-1, welche mit der PAI-I Produktion korrelierten.

Zusammenfassung: Es wurden Tat-Peptide mit proangiogenem Effekt hergestellt, welche keinen Einfluss auf das Ubiquitin/Proteasom-System haben. Im HUVEC System konnten 3 Tat-Peptide mit proangiogener Kapazität selektiert werden. In einem nächsten Schritt werden im Matrigel-Invasions-Assay die proangiogenen Effekte dieser Peptide auf Invasion und Mobilität von HUVEC, essentielle Schritte der Angiogenese, untersucht.

Abstract ID: 1771 Vortragsart: oral

Auch minimale Typ I Endoleaks nach Stentgrafttherapie des Bauchaortenaneurysmas führen zu einer Angleichung des Drucks im Aneurysmasack an den Systemdruck – eine in-vitro Studie

P. Knez[1], D. Menges[1], R. Ritter[1], G. Silber[2], G. Benderoth[2], T. H. Schmitz-Rixen[1]

[1] Schwerpunkt Gefäß- und Endovascular Chirurgie, Klinikum der J. W. Goethe Universität, Frankfurt
[2] Labor für Materialwissenschaft, Fachhochschule Frankfurt am Main

Zielsetzung: Obwohl die endovaskuläre Therapie des Bauchaortenaneurysmas mittels Stentgraft bereits 1990 durch Parodi eingeführt wurde, ist die Sicherheit des Verfahrens nach wie vor strittig. Problematisch stellt sich dabei insbesondere die Reperfusion des Aneurysmasackes über Typ I Endoleaks dar. Unklar ist hierbei vor allem die Auswirkung kleiner Endoleaks auf die Druckverhältnisse im Aneurysmasack, und damit auf die Rupturgefahr. Das Ziel dieser Arbeit lag in der in-vitro Untersuchung von Mitteldruck und Druckamplitude im endovaskulär ausgeschalteten Aneurysmasack in Abhängigkeit vom Durchmesser eines Typ I Endoleaks.

Material und Methode: Zur Klärung dieser Frage wurde von uns das künstliche Kreislaufmodell eines endovaskulär ausgeschalteten Bauchaortenaneurysmas entwickelt, in welchem näherungsweise physiologische biomechanische Bedingungen vorherrschen. Messparameter waren dabei Mitteldruck und Druckamplitude im Aneurysmasack bei proximalem sowie distalem Endoleak (Durchmesser 0,5, 1, 2, 3, 4 mm bei 10 mm Länge) mit oder ohne Kollateralabstrom (Fluß 100 ml/min) unter hypo-, nomo- und hypertensiven Kreislaufverhältnissen (Flußvolumen 1 l/min bei einem Mitteldruck von 60 – 150 mmHg).

Ergebnisse: Weder bei offener noch bei verschlossener A. mesenterica inferior kam es bei Vorliegen eines proximalen (n = 8) oder distalen (n = 8) Typ I Endoleaks zu einer Druckausschaltung im Bereich des Aneurysmasackes. Mitteldruck und Druckamplitude entsprachen dabei den systemischen Druckverhältnissen. Eine signifikante Abhängigkeit der Druckverhältnisse vom Durchmesser des Endoleaks lag dabei für einen Endoleakdurchmesser von 0,5 – 4 mm nicht vor.

Schlußfolgerung: Selbst bei minimalen Durchmessern eines proximalen oder distalen Typ I Endoleaks kommt es zu einer weitgehenden Angleichung von systemischem Druck und Aneurysmasackdruck, womit diese Aneurysmata als nicht therapiert betrachtet werden müssen.

Kinderchirurgie

Abstract ID: 1451 Vortragsart: oral

Identifizierung und Isolation von potentiellen Stammzellen der fetalen Ratten-Leber

H. C. Fiegel[1], J. Kluth[1], S. Holzhüter[1], M. V. Lioznov[2], J. J. H. Park[1], B. Fehse[2], A. R. Zander[2], D. Kluth[1]

[1] Abt. f. Kinderchirurgie des Universitätsklinikums Hamburg-Eppendorf
[2] Knochenmarktransplantationszentrum des Universitätsklinikums Hamburg-Eppendorf

Ziele: Die Existenz von Stammzellen der adulten Leber (Ovalzellen) ist bekannt. Ovalzellen exprimieren gleichzeitig stammzell- (CD34, c-kit, Thy-1) und leberspezifische (CK-18, Albumin) phänotypische Marker, und weisen klonogenes Wachstum und bipotentes Differenzierungspotential auf. In Vorarbeiten haben wir in fetalen Ratten-Lebern Zellen identifiziert, die ähnlich adulten Ovalzellen gleichzeitig Stammzellmarker Thy-1 und Leberzell-Marker CK-18 aufwiesen. Ziel dieser Studie war die Entwicklung eines neuen Verfahrens zur Gewinnung dieser potentiellen fetalen Leberstammzellen zur weiteren Charakterisierung.

Methoden: Fetale Lebern wurden von Sprague-Dawley Ratten-Feten im Gestationsalter von ED 16 bis ED 22 entnommen. Leberzellen wurden durch Collagenase/ EGTA -Verdau gewonnen. Leberspezifische Anreicherung der isolierten Zellen wurde durch Magentic Cell Sorting (MACS) Depletion OX43/OX44-positiver hämatopoetischer Zellen erreicht. In einem weiteren Schritt wurden Thy-1 positive Zellen durch MACS angereichert. Die verschiedenen Zellfraktionen nach Isolation, nach MACS-Depletion, und nach MACS-Anreicherung wurden mittels Immunozytochemie von Cytospins für die leberzellspezifischen Marker CK-18 und Albumin sowie den Stammzellmarker Thy-1 charakterisiert. RT-PCR Analysen für die Marker CK-18, CK-19, AFP, Albumin und Thy-1 dienten zur Charakterisierung der Genexpression in den unterschiedlichen Zellpopulationen.

Ergebnisse: Nach MACS Depletion hämatopoetischer Zellen kam es zu einer signifikanten Anreicherung CK-18 positiver Zellen, von $4,0 \pm 1,1\%$ auf $6,6 \pm 0,7\%$ (ED 16) und $5,1 \pm 1,5\%$ auf $35,6 \pm 6,1\%$ (ED 22). Gleichzeitig wurden Thy-1 positive Zellen durch MACS Depletion in der frühen Fetalzeit (ED 16 und ED 18) signifikant angereichert. Durch Thy-1 MACS konnten ca. $0,21 \pm 0,08 \times 106$/Fetalleber potentieller Stammzellen mit einer Vitalität von $94,3 \pm 0,9\%$ gewonnen werden. Immunozytochemie und RT-PCR zeigten leberspezifische Markerexpression für CK-18 und Albumin in den angereicherten Thy-1 positiven Zellen.

Diskussion: Die Ergebnisse zeigen, daß durch Kombination verschiedener MACS Schritte eine Anreicherung von CK-18 und Thy-1 positiven Zellen der fetalen Leber möglich ist. Diese Zellen weisen auch verschiedene andere leberspezifische Marker auf. Durch dieses Isolationsverfahren ist es möglich, Zellen mit hoher Vitalität und in großer Zahl aus fetalen Lebern zu gewinnen. Weitere Experimente müssen das Potential dieses stammzellartigen Zelltyps der fetalen Leber aufzeigen und ihre Rolle bei der Organogenese klären.

Abstract ID: 1642 Vortragsart: oral

Verminderung der Lungenhypoplasie und Steigerung der Überlebensrate nach Kombination von pränataler intraperitonealer Hormontherapie mit Dexamethason und postnataler inhalativer NO-Therapie bei angeborenen Zwerchfellhernien (CDH) bei neugeborenen Ratten

O. Mann[1], C. Huppertz[2], T. E. Langwieler[1], C. Bloechle[3], J. R. Izbicki[1], W. Lambrecht[2], D. Kluth[2]

[1] Klinik und Poliklinik für Chirurgie, Abteilung für Allgemein-, Visceral- und Thoraxchirurgie, Universitätsklinikum Hamburg-Eppendorf
[2] Klinik und Poliklinik für Chirurgie, Abteilung für Kinderchirurgie, Universitätsklinikum Hamburg-Eppendorf
[3] Abteilung für Allgemeinchirurgie, Städtisches Krankenhaus Süd, Lübeck

Hintergrund: Als causaler Faktor für die hohe Letalität bei Neugeborenen mit angeborenen Zwerchfellhernien wurde die pulmonale Hypoplasie mit assoziierter pulmonaler Hypertonie charakterisiert. Trotz pränataler Diagnose und frühzeitiger adäquater Therapie beträgt die Mortalität 50%. In experimentellen Untersuchungen an Tiermodellen konnte gezeigt werden, dass die pränatale Applikation von Dexamethason zur Verbesserung der Lungenreifung bei CDH führt und dass durch postnatal inhaliertes Stickoxid (NO) allein eine Lebensverlängerung erzielt werden kann. Ziel der Studie war es, den therapeutischen Effekt der Kombinationstherapie von pränataler Hormontherapie mit Dexamethason und postnatal inhaliertem NO anhand von Überlebenszeit und Ausmaß des histologischen Lungengewebeschadens zu untersuchen.

Material und Methoden: Zur Induktion rechtsseitiger Zwerchfellhernien erhielten Sprague-Dawley Ratten am 11,5 Tag der Schwangerschaft 100 mg Nitrofen oral appliziert. Nach Spontangeburt wurden die Neugeborenen entsprechend der Gruppeneinteilung mit Raumluft (Gruppen I + III) oder mit NO (80 ppm) (Gruppe II + IV) begast. Die Muttertiere der Gruppen III + IV erhielten am Tag 18,5 und 19,5 vor Geburt eine intraperitoneale Injektion von Dexamethason (0,25 mg/kg KG). Während der 12-stündigen Beobachtungsdauer erfolgte ein kontinuierliches Monitoring der Vitalität der Tiere (RAT-Score), die perkutane Messung der sO2 und die Ermittlung Lebensdauer. Nach Ende des Beobachtungszeitraums (12 h) wurde die Größe der Zwerchfellhernien, sowie deren Bruchinhalt bestimmt. Die Lungen wurden zur histopathologischen Begutachtung entnommen und anhand eines etablierten Histo-Scores auf einer Skala von 1 – 5 Punkten bewertet. Ergebnisse: Insgesamt wurden 449 neugeborene Tiere untersucht, davon wiesen 81% eine CDH auf. In den klinisch relevanten Gruppen mit Herniengröße bis 50% erreichten in der Kontrollgruppe (I) 2 von 16 Tieren (12,5%) das Ende der Beobachtungsphase. In der NO-Gruppe (II) waren dies 7 von 11 Tieren (63,6%) (p < 0,01), bei einem medianen Histoscore von 2,5 Pkt. (p < 0,05). Nach alleiniger Dexamethasongabe (Gruppe III) überlebten 25 von 36 Tieren (69,4%) (p < 0,01). Hier war der Histoscore im Median 2 Pkt. (p < 0,01). Nach Kombinationstherapie von Dexamethason und NO waren dies 20 von 21 Tieren (95,2%) (p < 0,001). Der Lungengewebeschaden lag bei 1 Pkt. (p < 0,01). Bei den Tieren mit Hernien > 50% starben nahezu alle Tiere innerhalb von 4 Stunden, unabhängig von der Therapiegruppe. Bei diesen Tieren konnte auch keine Verbesserung des histologischen Lungengewebeschadens erzielt werden. Der RAT-Score sowie die perkutane sO2 entsprachen diesen Befunden.

Schlussfolgerung: Sowohl die pränatale Gabe von Dexamethason allein, als auch die alleinige postnatale inhalative NO-Therapie führen zu einer signifikanten Verlängerung der Überlebenszeit, sowie zu einer Verminderung des histologischen Lungengewebeschadens gegenüber unbehandelten Tieren mit Zwerchfellhernien. Durch die Kombinationstherapie von Dexamethason und NO konnte eine weitere, signifikante Verbesserung beider Parameter erreicht werden.

Abstract ID: 1710 Vortragsart: oral

Nachweis einer fehlenden Kontaktinhibition der Leber durch Northern blot und Array-Technik bei der congenitalen Zwerchfellhernie im Nitrofen-Rattenmodell

T. E. Langwieler[1], O. Mann[1], J. R. Izbicki[1], W. Lambrecht[2], D. Kluth[2]

[1] Klinik für Allgemein-, Viszeral- und Thoraxchirurgie, Universitätsklinikum Hamburg-Eppendorf
[2] Chirurgische Klinik, Abt. f. Kinderchirurgie, Universitätsklinikum Hamburg-Eppendorf

Einleitung: Das Nitrofenrattenmodell ist ein etabliertes Tiermodell zur Untersuchung der congenitalen Zwerchfellhernie. Die bisherigen Untersuchungen waren einseitig auf den Aspekt der Lungenhypoplasie fixiert. Dies führte dazu, dass Aspekte jenseits der Lungenhypoplasie kaum Beachtung fanden. In früheren Untersuchungen konnten wir bereits nachweisen, dass es erstens zu einem aktiven Einwachsen der Leber in die Thoraxkavität kommt und dass zweitens im intrathorakalen Leberanteil es zu einer deutlich gesteigerten Proliferation kommt (BrdU-Index). Ziel dieser Untersuchung war es Unterschiede in der Genexpression in den unterschiedlichen Leberanteilen nachzuweisen.

Methode: Von insgesamt 12 neugeborenen Ratten, deren Muttertiere am Tag 11 Nitrofen zugeführt bekamen, wurden die intrathorakalen Leberanteile bei unterschiedlich großen Hernien untersucht. Es wurden Tiere vom 17., 19. und 21. Schwangerschaftstag untersucht. Als Kontrolle dienten 4 neugeborene Ratten des gleichen Wurfes ohne Nachweis einer Zwerchfellhernie. Es wurden anatomisch die gleichen Leberanteile untersucht. Hierbei wurde zunächst die RNA extrahiert, qualitativ und quantitativ beurteilt und mittels eines Atlas cDNA expression array hybridisiert. Anschließend erfolgte die Auswertung der Hybridisierungsdaten. Zur Bestätigung der Ergebnisse wurden am gleichen Material Northern-blots durchgeführt.

Ergebnisse: Bei insgesamt 12 nitrofenexponierten neugeborenen Ratten des gleichen Wurfes wurden die intrathorakalen Leberanteile bzw. die dem intrathoraklen Anteil entsprechenden Leberanteile untersucht. Auffällig war, daß bei den Hernien am Tag 17 nur geringe Konzentrationen von IGF-bp-2 und PRl-1 nachweisbar waren. Die höchste Konzentration fand sich am Tag 19 der Schwangerschaft. Die Werte von Tag 21 waren dann wieder deutlich niedriger. Auch konnte bei den Hernien die mehr als 50% der Thoraxkavität einnahmen signifikant höhere Konzentrationen von IGF-bp.2 und PRL-1 gemessen werden. Diese Ergebnisse bestätigten sich auch im Northern blot.

Diskussion: Unsere Ergebnisse konnte erstmals Unterschiede in der Genexpression der Leber bei der nitrofeninduzierten Zwerchfellhernie im Rattenmodell aufzeigen. Durch diese Ergebnisse konnten wir zeigen, dass das intrathorakale Leberwachstum maximal am Tag 19 beschleunigt ist. Dies werten wir als Reiz für eine gesteigerte Mitoseaktivität und Proliferation durch die fehlende Kontaktinhibition mit dem Zwerchfell. Denn am Tag 21 ist das Wachstum vor der Geburt abgeschlossen. Die fehlende Steigerungen der von uns gemessenen Gene am Tag 21 unterstreichen unsere Beobachtungen eines Lungenwachstumsschubes kurz vor der Geburt.

Klinische Studien

Abstract ID: 157 Vortragsart: oral

Laparoskopische versus konventionelle Leistenhernien-Operation: Alles klar nach Meta-Analyse?

D. Stengel[1,2,3], K. Bauwens[1,2,3], A. Ekkernkamp[2,3]

[1] AG Klinische Epidemiologie und Methodik, Unfallkrankenhaus Berlin
[2] Klinik für Unfall- und Wiederherstellungschirurgie, Unfallkrankenhaus Berlin
[3] Abt. für Unfall- und Wiederherstellungschirurgie, Klinik für Chirurgie der Ernst-Moritz-Arndt Universität Greifswald

Zielsetzung: Aus den von der EU Hernia Trialists Collaboration durchgeführten Meta-Analysen wird eine Reduktion des relativen Risikos (RR) für ein Hernienrezidiv von 60% durch den Einsatz von Kunststoffnetzen, unabhängig vom gewählten Operationsverfahren, abgeleitet. Wir behaupten, dass die Berechnung eines gemeinsamen Effektschätzers aufgrund der erheblichen statistischen Heterogenität nicht zulässig ist und stellen das neue Konzept der Cluster-Meta-Analyse zur Interpretation der Daten vor.

Material und Methoden: Alle in der EU Meta-Analyse eingeschlossenen sowie durch Suche im Cochrane Controlled Trials Register identifizierten 38 randomisierten Studien mit Einschluss von 7018 Patienten wurden gemäß ihrer Punktschätzer (RR) und unabhängig vom Einsatz von Kunststoffnetzen im offenen Therapiearm sortiert. Der Studienpool wurde in zunehmend kleinere Gruppen von Studien (Cluster) aufgeteilt, die durch die ihr gemeinsames RR definiert wurden. Die treffendste Anzahl von Clustern wurde im generalisierten linearen Modell (GLM) ermittelt. Innerhalb der so identifizierten Cluster wurde der Effekt alloplastischer Netze auf die Rezidivraten betrachtet.

Ergebnisse: Der Studienpool teilt sich in fünf Cluster von Studien auf. In neun Studien (n = 2398), die einen eindeutigen Vorteil zugunsten der laparoskopischen Hernioplastik nachweisen konnten, deckt sich die Verteilungsfunktion des RR des Clusters (RR 0,43, 95% Konfidenzintervall [KI] 0,29 – 20,65) mit der aus Studien ohne Netzimplantation im konventionellen Arm (RR 0,46, 95% KI 0,30 – 30,69). Fünf weitere Untersuchungen fanden marginale Vorteile für die Laparoskopie (RR 0,74, n = 735). Innerhalb dieser Cluster existieren jedoch sieben Studien mit einem deutlichen Vorteil zugunsten der minimal-invasiven Verfahren (gemeinsames RR 0,51, 95% KI 0,25 – 21,03). Die biologisch plausibel erscheinende Erklärung eines Nettoeffekts der Netzimplantation auf die Rezidiv-Häufigkeit wird durch die Studien relativiert, die marginale (RR 1,48, 5 Studien, n = 755) bzw. eindeutige (RR 4,61, 10 Studien, n = 1920) Vorteile für die offene Operation erbrachten. Ein identisch erhöhtes RR für ein Hernienrezidiv im Laparoskopie-Arm war sowohl im Vergleich zu offenen Verfahren mit (RR 4,53, 95% KI 1,26 – 16,30) als auch ohne Netzimplantation (RR 4,67, 95% KI 1,56 – 13,97) nachzuweisen.

Zusammenfassung: Die EU Meta-Analyse stellt die z.Z. beste verfügbare Evidenz in der Diskussion um die Wertigkeit der laparoskopischen Hernioplastik dar – die Ergebnisse sind aufgrund der Heterogenität der Beobachtungen jedoch vorsichtig zu interpretieren und werden durch den gemeinsamen Punktschätzer erheblich verzerrt. Die Annahme eines Nettoeffekts von Kunststoffnetzen wird nur teilweise durch die Daten gestützt. Der in 15 Studien nachgewiesene Vorteil der offenen Verfahren bedarf dringend einer detaillierten Analyse der Originaldaten.

Abstract ID: 217 Vortragsart: oral

Eine randomisierte prospektive Interventionsstudie zu Effekten psychoonkologischer Betreuung stationärer chirurgischer Patienten mit colorectalen Carcinomen

M. M. Determann[1], V.-E. Kollenbaum[2], B. Kremer[3], D. Henne-Bruns[1]

[1] Klinik für Viszerale und Transplantationschirurgie des Universitätsklinikums Ulm
[2] Tumorzentrum des Universitätsklinikums Kiel
[3] Klinik für Allgemeine und Thoraxchirurgie des Universitätsklinikums Kiel

Zielsetzung: Ziel der Studie war die Evaluation der Effekte psychoonkologischer Betreuung von Patientinnen und Patienten, die mit der Ersterkrankung eines colorectalen Carcinoms in der Chirurgischen Klinik behandelt wurden. Fokussiert wurden Effekte auf die Angst und Lebensqualität der Patienten.

Material und Methoden: Die Studie hat ein randomisiertes, kontrolliertes und prospektives Studiendesign. Nach Informed Consent sind die PatientInnen randomisiert der psychoonkologisch betreuten Interventionsgruppe oder der mit einem täglichen Musikangebot versorgten Kontrollgruppe zugeteilt worden. Bei allen PatientInnen wurden am Tag vor der Operation und 10 Tage und 3 Monate nach der Operation die Lebensqualität (EORTC-QLQ-C30) und die State-Angst (STAI-X1) erfasst. Zusätzlich wurden medizinische und soziodemographische Covariablen dokumentiert sowie die psychotherapeutische Betreuung mittels eines Psychologischen Dokumentationsbogens standardisiert erfasst.

Ergebnisse: Von 203 gescreenten Patienten erfüllten 106 die Aufnahmenkriterien der Studie. In jede der beiden Gruppen wurden je 53 Patienten aufgenommen. Die Ergebnisse von T-Tests zeigen, dass die Randomisierung der Patienten in die Interventions- und die Kontrollgruppe erfolgreich war. Die Angst der Patienten ist präoperativ am höchsten und sinkt nach der Operation ($F(df = 2) = 25,37**$). Im Unterschied zu den Patienten ohne postoperative Komplikationen und mit kurzer Verweildauer (≤ 11 Tage) bleibt die Angst jedoch während der stationären Zeit bei den Patienten mit Komplikationen und mit längerer Verweildauer auf dem hohen präoperativen Niveau ($F(df = 1) = 14,13**$, $F(df = 1) = 15,80**$). Im Unterschied zu den Patienten mit einem Tumor der Ausprägung T1 bis T3, bei denen die Angst postoperativ sinkt, steigt die Angst bei den Patienten mit einem T4-Tumor bis drei Monate nach der OP wieder an ($F(df = 2) = 3,48*$). Die psychoonkologische Betreuung zeigt signifikant positive Effekte im Sinne der Verbesserung des emotionalen Befindens in der Interventions- im Vergleich zur Kontrollgruppe (F(df = 1) = 4,64*) während des stationären Aufenthalts und im Sinne der Angstreduktion bis drei Monate nach der Operation in Abhängigkeit von der Dosierung der Intervention (F(df = 2) = 3,46*). Die Dosierung, erfasst als Anzahl psychotherapeutischer Sitzungen, kann in erster Linie mit der postoperativen Verweildauer in der Klinik erklärt werden (Rcub2 = 0,51, F(df = 3) = 15,61**).

Zusammenfassung: Die Ergebnisse der randomisierten prospektiven Interventionsstudie zeigen signifikante Effekte der psychoonkologischen Betreuung im Sinne einer Verbesserung des emotionalen Befindens und der Angstreduktion. Aus den Ergebnissen leitet sich weiterhin ab, dass die Betreuung möglichst präoperativ beginnen und bei Patienten mit postoperativen Komplikationen und bei Patienten mit ausgeprägten Tumoren intensiviert werden sollte. Darüber hinaus sollte die Betreuung über den stationären Aufenthalt hinaus fortgesetzt werden können. Die Studie wurde von der Deutschen Krebshilfe e.V. gefördert.

Abstract ID: 410 Vortragsart: oral

Coloplasty vs. Colon-J-Pouch nach tiefer anteriorer Rektumresektion - Ergebnisse einer prospektiv randomisierten Vergleichsstudie

A. Fürst, S. Suttner, A. Beham, A. Agha, K. W. Jauch

Chirurgische Klinik der Universität Regensburg

Hintergrund: In einer Serie von randomisierten Studien konnten die funktionellen Vorteile des Colon-J-Pouches gegenüber der geraden coloanalen Anastomose klar nachgewiesen werden. Aber die Konstruktion eines Colon-J-Pouches ist aus anatomisch-technischen Gründen nicht immer möglich. Eine alternative Pouchform stellt der Coloplasty-Pouch dar. Ziel der vorliegenden Pilotstudie Studie war es, das funktionelle Ergebnis von Colon-J-Pouch und Coloplasty-Pouch zu vergleichen.

Patienten und Methode: Im Zeitraum von Februar 2000 bis Juni 2001 randomisierten wir 40 konsekutive Patienten mit tiefsitzendem Rektumkarzinom (< 12 cm ab L. anocutanea) in die J-Pouchgruppe oder in die Coloplasty-Gruppe. Wir führten bei allen Patienten eine tiefe anteriore Rektumresektion einschließlich TME durch. Die Kontinuität wurde bei allen Patienten mittels coloanaler Anastomose wiederhergestellt. Die funktionellen Daten sammelten wir mit einem standardisierten Fragebogen und mittels einer manometrischen Untersuchung jeweils prä- und 6 Monate postoperativ. Primäre Endpunkte der Studie waren potentielle Unterschiede zwischen beiden Gruppen im Hinblick auf Stuhlfrequenz, neorektales Volumen und Durchführbarkeit des jeweiligen Pouchverfahrens.

Ergebnisse: Die Konstruktion eines Coloplasty-Pouches war bei allen Patienten möglich, jedoch konnte bei 5/20 Patienten (25%) die J-Pouchbildung wegen Kolonadipositas nicht durchgeführt werden. Sechs Monate postoperativ bzw. nach Stomaverschluß lag die Stuhlfrequenz in der J-Pouchgruppe im Median bei 2.75 ± 1.2 und 2.0 ± 1.9 pro Tag in der Coloplasty-Gruppe. Abgesehen von einer niedrigeren neorektalen Perzeptionsschwelle in der Coloplasty-Gruppe, fanden wir

keine weiteren signifikanten Unterschiede in der anorektalen Manometrie, Ruhe-, Kontraktions-
druck und neorektales Volumen und Stuhlgewohnheiten waren in beiden Gruppen ohne Unterschied ◘ Tabelle 1.

| | Präoperativ | | Postoperativ | | |
	J-Pouch	Coloplasty	J-Pouch	Coloplasty	p*
Ruhedruck (mmHg)	77 ± 27	66 ± 19	45 ± 9	46 ± 15	0.742
Kontraktionsdruck (mmHg)	266 ± 114	199 ± 81	219 ± 100	216 ± 86	0.818
(Neo)rektale Perzeption (ml)	54 ± 27	57 ± 25	46 ± 13	36 ± 28	0.012
Maximales (neo)rektales Volumen (ml)	132 ± 37	130 ± 51	89 ± 18	77 ± 21	0.078

* p-Wert bezieht sich auf die postoperativen Messwerte von J-Pouchgruppe verglichen mit der Coloplasty-Gruppe

Schlussfolgerung: Der Coloplasty-Pouch stellt ein attraktives Pouchdesign dar und war bei allen
Patienten durchführbar. Verglichen mit der J-Pouchgruppe fanden wir in der Coloplasty-Gruppe
eine höhere neorektale Sensibilität. Die Parameter Stuhlfrequenz, neorektales Volumen und Stuhlgewohnheiten waren in beiden Gruppen identisch.

Abstract ID: 489 Vortragsart: oral

Hohe Akzeptanz additiver perioperativer Entspannungs-übungen trotz fehlender Beeinflussung des Schmerzempfindens nach kolorektalen Resektionen – eine randomisierte, geblindete Studie

O. Haase[1], W. Schwenk[1], C. Herrmanns[2], J. M. Müller[1]

[1] Universitätsklinik für Allgemein-, Visceral-, Gefäß- und Thoraxchirurgie, Campus Charité Mitte
[2] Zentralinstitut für Seelische Gesundheit, Lehrstuhl Neuropsychologie

Zielsetzung: Imaginative und autogene Entspannungsübungen konnten bereits in mehreren
Studien einen Effekt auf den postoperativen klinischen Verlauf erzielen. Eine therapeutenunabhängige perioperative Anwendung bei Karzinompatienten könnte das Schmerzenempfinden
positiv beeinflussen und in der klinischen Routine eine wirksame Unterstützung sein.

Material und Methoden: In einer randomisierten Studie bei 60 Patienten mit konventionellen
Resektionen kolorektaler Karzinome wurde geblindet der Einfluss auf Schmerzmittelbedarf und
Schmerzempfinden bei einer Imaginationsübung (Gruppe A) gegenüber einer autogenen
Entspannungsübung nach Jacobson (Gruppe B) sowie einer Kontrolle (Gruppe C) untersucht.

Der Schmerzmittelbedarf wurde als kumulative Morphinmenge mit PCA-Therapie, das Schmerzempfinden in Ruhe, beim Husten und beim Aufrichten durch VAS-Skala (0 – 100) gemessen. Die Akzeptanz der Verfahren wurde mit einem standardisierten Fragebogen ermittelt.

Resultate: Die Gruppen waren hinsichtlich der demographischen, tumor- und operationsspezifischen Faktoren nicht verschieden ▣ Tabelle 1 ▣ Abbildung 1.

	Imagination N = 20	Entspannung N = 22	Kontrolle N = 18
Alter (Mean ± SD)	64,7 ± 8,6	64,8 ± 9,9	65,8 ± 11,5
Geschlecht (W/M)	9/11	8/14	6/12
Tumorlokalisation (Kolon/Rektum)	4/16	5/17	6/12
Stomaanlage (Ja/Nein)	16/4	13/9	12/6

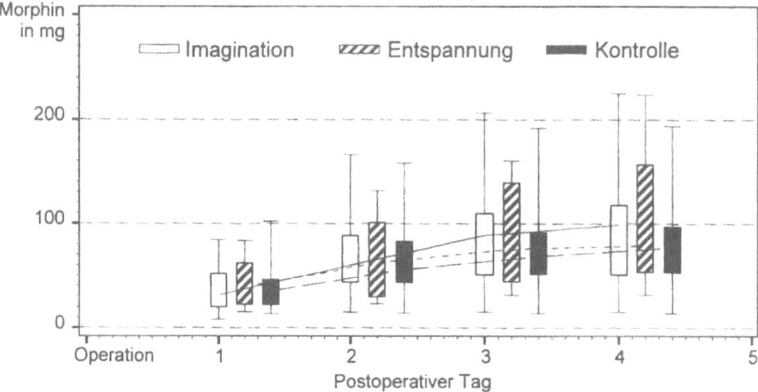

▣ **Abb. 1.**

Die Akzeptanz der Patienten war bei beiden Verfahren sehr hoch. Jeweils über 90% würden anderen Patienten die Anwendung empfehlen, 75% der Entspannungs- und 86% der Imaginationsgruppe profitierten nach eigenem Empfinden von den Übungen. Das Hauptzielkriterium kumulative Morphinmenge (Abbildung, p = 0.66) zeigte ebenso wie die VAS-Scores in Ruhe, beim Husten und beim Aufstehen keinen Unterschied zwischen den Gruppen.

Zusammenfassung: Imaginations- und Entspannungsübungen werden sehr gut akzeptiert und von den Patienten weiterempfohlen. Das postoperative Schmerzempfinden konnte überraschend nicht wesentlich beeinflusst werden. Die therapeutenunabhängige, selbständige Anwendung von psychologischen Übungen kann keine messbare Reduktion der Schmerzen erzielen. Aufgrund der hohen Akzeptanz und des subjektiv empfundenen Vorteils kann diese Therapie empfohlen werden.

Abstract ID: 701 Vortragsart: oral

Lebensqualität als Endpunkt klinischer Studien in der kolorektalen Chirurgie: Einfluss somatischer Parameter auf Patientencompliance und Ergebnisinterpretation

I. Kopp[1], W. Lorenz[1], B. Stinner[2], M. Koller[1]

[1] Institut für Theoretische Chirurgie, Klinikum der Philipps-Universität Marburg, Marburg
[2] Klinik für Visceral-, Thorax- und Gefäßchirurgie, Elbe-Klinikum Stade

Zielsetzung: Die Lebensqualität gewinnt neben traditionellen klinischen Messgrößen (z.B. Überlebensraten) als Endpunkt klinischer Studien in der Onkologie zunehmende Bedeutung. Die bisher übliche Auswertung mittlerer Lebensqualitätsscores kann durch Fehlwerte gestört werden. Dieses Problem wird anhand der Daten aus einer populationsbezogenen Studie dargestellt.

Material und Methoden: Prolektive Kohortenstudie auf der Basis eines Landkreises als Versorgungsregion (small-area-Analyse). Einschlusskriterien waren Neuerkrankung mit der Diagnose Rektumkarzinom und Behandlungsort in der Versorgungsregion vom 01.01.1996 bis zum 31.12.1998. Die Lebensqualität wurde erfasst anhand des Fragebogens EORTC QLQ-C 30 und CR 38. Tumorklassifikation, Diagnostik, Therapie, Begleiterkrankungen sowie aktueller Gesundheits- und Behandlungsstatus im Nachsorgezeitraum wurden parallel zur Lebensqualitätsmessung erfasst. Die Dokumentation erfolgte bei Klinikentlassung nach primärer chirurgischer Therapie und in dreimonatigen Intervallen über 2 Jahre. 2 Extremgruppen wurden analysiert: Patienten, die im Beobachtungszeitraum 1 – 2 Lebensqualitätsfragebögen ausfüllten (Wenigausfüller, n = 20) und Patienten, die 8 – 9 Bögen ausfüllten (Vielausfüller, n = 19).

Ergebnisse: Von 179 konsekutiv rekrutierten Patienten erklärten sich 127 zur Teilnahme bereit und füllten 681 Fragebögen aus. Das Spektrum pro Patient reichte von minimal möglicher bis maximal möglicher Anzahl ausgefüllter Bögen (1 – 9, median = 5). Wenigausfüller hatten ein signifikant höheres Tumorstadium ($p < 0{,}05$), höhere ASA-Klassifikation ($p < 0{,}05$) und ein signifikant höheres Risiko, im Nachsorgezeitraum zu versterben ($p < 0{,}01$) als Vielausfüller. Der erreichbare Mittelwert ausgefüllter Fragebögen (Sollwert) der Gruppe der Wenigausfüller lag bei 7 unter Berücksichtigung von Mortalität (45%) und mittlerer Überlebenszeit (19 Monate).

Zusammenfassung: Mittelwertanalysen von Lebensqualitätsscores unterliegen dem Risiko einer Selektion durch die mangelnde Teilnahmebereitschaft physisch besonders belasteter Patienten und können eine falsche Annahme gleicher Wirksamkeit verschiedener Therapieverfahren erzeugen. Eine exakte Charakterisierung der Studienpopulation, insbesondere der Patienten mit geringer Compliance, ist daher zu fordern. Die Erstellung individueller Lebensqualitätsprofile wird dem Einzelschicksal des Patienten gerecht und ist außerdem für den Kliniker auch handlungsleitend.

◙ Tabelle 1

	Wenigausfüller n = 20	Vielausfüller n = 19
Alter (median, range)	64,3 (36 – 88)	60,7 (48 – 73)
Geschlecht		
weiblich	9	5
männlich	11	14
UICC-Stadium		
I (pT1 – 2 No Mo)	3	8
II (pt3 – 4 No Mo)	6	4
III (alle pTN + Mo)	4	6
IV (alle pT/N M +)	7	1
Operative Therapie		
- Anteriore Resektion	13	11
- Abdominoperineale Exstirpation	7	8
Nachsorgezeitraum: Ereignisse	18	8
- Tumorprogression/Rezidiv	13	6
- Therapeutische Komplikationen	2	1
- Neuerkrankung anderer Dignose	3	–
Nachsorgezeitraum: Interventionen	15	6
- adjuvante Therapie (Radio- und/oder Chemo-)	8	5
- Resektion von Metastasen/Lokalrezidiv	2	1
- Palliative Chemotherapie	5	–

Abstract ID: 1530 Vortragsart: oral

Der Status Quo der Fall-Kontroll-Studie in den chirurgischen Fachzeitschriften

S. Sauerland, R. Lefering, S. Jahn, E. Neugebauer

Biochemische und Experimentelle Abteilung, II. Chirurgischer Lehrstuhl, Universität zu Köln

Einleitung: In Fall-Kontroll-Studien werden Fälle und Kontrollen nicht danach ausgewählt, ob sie eine gewisse Therapie (oder „Exposition") erhalten haben, sondern ob bei ihnen ein definiertes Zielereignis (z. B. eine Erkrankung oder Komplikation) eingetreten ist. Weil Fall-Kontroll-Studien immer retrospektiv arbeiten, sind sie besonders geeignet, um seltene, erst viele Jahre später auftretende Ereignisse zu studieren, die nur in sehr großen Kohortenstudien erfassbar wären. Unser Ziel war es, den gegenwärtigen Stand der Fall-Kontroll-Studie in der Chirurgie zu ermitteln.

Methodik: Über den 1991 eingeführten Medline-Suchterm „Case-Control Studies" (ohne Unterbegriffe) wurden aus 11 führenden chirurgischen Fachzeitschriften die zwischen 1992 und 2001 als Fall-Kontroll-Studien publizierten Arbeiten herausgesucht. Diese wurden primär hinsichtlich ihres Designs, der Hauptfragestellung, der Fallzahl und der statistischen Auswertung beurteilt. In einem zweiten Schritt wurde die Qualität der echten Fall-Kontroll-Studien quantifiziert, wobei eine nach Lichtenstein et al. (J Chron Dis 1987; 40: 893 – 903) modifizierte Checkliste verwendet wurde. Ein zweiter unabhängiger Gutachter prüfte eine 25% Stichprobe aller gefundenen Artikel sowie sämtliche Fall-Kontroll-Studien parallel.

Ergebnisse: Insgesamt fanden sich 229 Studien, darunter jedoch nur 11 aus den drei deutschen Zeitschriften. Knapp ein Drittel der Artikel (36%) führte das Wort „Fall-Kontroll" im Titel (n = 21) oder Abstract (n = 62). Von den 229 als Fall-Kontroll-Studien bezeichneten Artikeln waren aber nur 85 (37%) echte Fall-Kontroll-Studien, während die übrigen Studien in Wahrheit prospektive (25%), retrospektive (17%) oder historisch-kontrollierte (10%) Vergleichsstudien waren. Daneben fanden sich Querschnittstudien, Übersichtsartikel und sogar randomisiert-kontrollierte Studien. Vor allem das Mitbetrachten einer gesunden Kontrollgruppe und das Durchführen gepaarter Analysen („matched pair" Design) schien oft fälschlicherweise ein Fall-Kontroll-Design zu suggerieren. Lediglich die primäre Fragestellung einer Studie (Ätiologie versus Therapie, Diagnose oder Prognose) war hilfreich um echte Fall-Kontrollstudien zu erkennen (RR 3.1; p< 0.05). Bei den echten Fall-Kontroll-Studien (n = 85) verwendeten 33% krankenhausbezogene und 27% bevölkerungsbezogene Kontrollen. Am häufigsten wurden registerbezogene Kontrollen herangezogen, im Sinne eines „nested case-control" Designs. Die Qualität der Fall-Kontroll-Studien war insgesamt befriedigend. Aufgrund teilweise zu geringer Fallzahlen (mittlere Studiengröße: 192 Patienten/Probanden gesamt) konnten einzelne Studien nicht den Einfluss aller eventuell relevanten Störgrößen kontrollieren (mittlere Anzahl der adjustierten Confounder: 4). Nur wenige Studien (n = 4 jeweils) verwendeten zwei verschiedene Kontrollgruppen oder rekrutierten mehr als eine Kontrollperson je Fall.

Schlussfolgerung: Der Begriff der Fall-Kontroll-Studie ist offenbar irreführend und wird in der chirurgischen Literatur für nahezu jedes Studiendesign verwendet. Der insgesamt niedrige Anteil von echten Fall-Kontroll-Studien deutet an, dass dieses Studiendesign unter Chirurgen zu wenig bekannt und zu selten eingesetzt wird.

Laparoskopische Chirurgie

Abstract ID: 196 Vortragsart: oral

Der ungünstige Effekt der β-Blockade zur Therapie hämodynamischer Auswirkungen des Kapnoperitoneums

T. Junghans[1], B. Böhm[1], D. Modersohn[2], W. Schwenk[1], H. Neuss[1], F. Dörner[1], O. Haase[1]

[1] Klinik für Allgemein-, Gefäß-, Thorax- und Viszeralchirurgie, Humboldt-Universität Berlin, Charité Campus Mitte
[2] Klinik für Kardiovaskuläre Chirurgie, Abt. Experimentelle Herzchirurgie, Humboldt-Universität Berlin, Charité Campus Mitte

Hintergrund: In einer klinischen Studie wurde bei laparoskopischen Operationen durch die Medikation des β-Blockers Esmolol eine Reduktion der Herzfrequenz (HF) und des mittleren arteriellen Druckes (MAP) erreicht, was als Verbesserung der Hämodynamik gewertet wurde.

Fragestellung: Verbessert Esmolol die Hämodynamik bei einem Kapnoperitoneum unabhängig von der Körperposition, wenn man kardiale Vorlast, Nachlast und Kontraktilität berücksichtigt?

Material und Methode: Tierexperimentelle Studie an 43 Schweinen. Invasives Monitoring inklusive COLD-System und Linksherzkatheter. Zielkriterien:(HSV); Herzminutenvolumen (HMV); Kontraktilität (Emax); intrathorakales Blutvolumen (ITBV); MAP; HF; systemischer Gefäßwiderstand (SVR). Standardisierte Narkoseführung. Verglichen wurden die Werte vor (M1) und nach dem Aufbau des Kapnoperitoneums von 14 mm Hg in der jeweiligen Körperposition Horizontal-, Kopfhoch- oder Kopftieflage (M2). In der Esmololgruppe erhielten die Tiere während des Kapnoperitoneums eine Esmololinfusion. Auswertung zwischen M1 und M2 mit dem Wilcoxon-Test. $p < 0,05$ = signifikant.

Ergebnisse: ◼ Tabelle 1

	p-Werte in Horizontal-		Kopfhoch-		Kopftieflage (Esmololgruppe; n = 21)		
HF	< 0,05	↓	0,06	↓	< 0,05	↓	
MAP	< 0,05	↓	0,05	↓ 0,2			
SVR	< 0,05	↑	< 0,05	↑	< 0,05	↑	
ITBV	0,4		< 0,05	↓	< 0,05	↓	↑ ZU- ↓ Abnahme
Emax	< 0,05	↓ < 0,05	↓	0,1			
HSV	< 0,05	↓	< 0,05	↓	0,2		
HMV	< 0,05	↓	< 0,05	↓	< 0,05	↓	

In der Kontrollgruppe (n = 22) kam es in Kopftief- und Kopfhochlage zu einem Abfall des ITBV und des HSV bei gleichzeitigem Anstieg des SVR. Das HMV fiel nur in Kopfhochlage (p < 0,05). Die myokardialen Kontraktilitätsparameter blieben unverändert.

Schlussfolgerung: Wie auch in der klinischen Studie kam es durch das Esmolol zu einer Abnahme des MAP und der HF in Kopfhochlage. Allerdings verschlechterte sich die Kontraktilität und die Herzauswurfleistung in allen Positionen, so dass die Esmololmedikation nicht generell empfohlen werden kann. Möglicherweise werden dem Organismus durch Esmolol Kompensationsmöglichkeiten auf das Kapnoperitoneum effektiv genommen.

Abstract ID: 231 Vortragsart: oral

Einfluss der Laparoskopiegase CO2, Helium, Xenon und Raumluft auf Tumorvolumen, Proliferation und Apoptose eines malignen Lebertumors im Kleintiermodell

S. Dähn[1], P. Schwalbach[1], F. Wöhleke[1], A. Benner[2], C. Kuntz[1]

[1] Chirurgische Universitätsklinik Heidelberg (Prof. Dr. M. Büchler)
[2] Abteilung für Statistik, Deutsches Krebsforschungszentrum, Heidelberg

Einleitung: Inwieweit das Laparoskopiegas (CO2, Luft, Helium, Xenon) Einfluß auf das Wachstum eines malignen Tumors hat, wird bei unklarem Pathomechanismus kontrovers diskutiert. Inhalt vorliegender Studie ist die Untersuchung des Einflusses der Laparoskopiegase CO2, Helium, Xenon und Raumluft auf das Tumorvolumen eines malignen Lebertumors (Morris hepatoma 3924A). Zur Klärung eines möglichen Pathomechanismus erfolgten immunhistochemische Untersuchungen bezüglich Proliferation und Apoptose.

Methode: In 36 männliche ACI-Ratten wurden intrahepatisch subkapsulär Morris Hepatoma 3924A – Zellen (2×106) implantiert. Die Ratten wurden in 5 Gruppen randomisiert. 5 Tage nach Tumorimplantation wurden die Tiere unter der Verwendung der Gase CO2 (n = 7), Helium (n = 7), Xenon (n = 8) oder Raumluft (n = 7) laparoskopiert. Die Operationszeit betrug 30 Minuten. Die Tiere der Kontrollgruppe wurden nur narkotisiert (n = 7). Die Ratten wurden

10 Tage nach Tumorimplantation zur Messung des Tumorvolumens und Aservierung histologischen Materials getötet. Das Gewebe wurde immunhistochemisch zur Bestimmung der Proliferationsrate (PCNA) und Apoptoserate (Tunel-Test) aufgearbeitet.

Ergebnisse: In der Helium-Gruppe war das Tumorvolumen signifikant kleiner als in der CO2-, Raumluft-, Xenon- oder Kontrollgruppe (Kruskal-Wallis-Test: $p = 0,001$; 50%-Quantile: Kontrollgruppe: 44 mm^3; Helium: 19 mm^3; Xenon: 72 mm^3). Das Tumorvolumen der Tiere, bei denen CO2 als Laparoskopiegas verwendet wurde (67 mm^3), war nicht signifikant größer als in der Kontrollgruppe.

Zwischen den untersuchten Gruppen (CO2, Helium, Raumluft, Xenon) gab es keine signifikanten Unterschiede bezüglich der Proliferations- und Apoptoserate ($p > 0,05$).

Schlussfolgerung: Laparoskopie mit Helium hat eine signifikante Suppression des Tumorvolumens zur Folge. Das kleinere Tumorvolumen kann jedoch weder mit einer erhöhten Apoptoserate noch einer verminderten Proliferationsrate erklärt werden.

Abstract ID: 1172 Vortragsart: oral

Die Implantation von Polypropylene-Mesh induziert eine B7-2 (CD86) positive Fasciitis am Rattenmodell

C. Isbert, T. Wittkowski, J.-P. Ritz, H. J. Buhr, C.-T. Germer

Chirurgische Klinik I, Universitätsklinikum Benjamin Franklin, Freie Universität Berlin

Zielsetzung: Mit der Verbreitung endoskopischer Methoden und der Lichtensteinhernioplastik kommen in Deutschland in der Hernienchirurgie zunehmend Kunststoffnetze zur Anwendung. Dabei ist die Verwendung von Polypropylene-Mesh derzeit am gebräuchlichsten. Bisher ist unklar welche Effekte auf immunologischer Basis dabei im Wirtsorganismus induziert werden. Insbesondere ist die Ursache von Netzinfektionen bisher völlig ungeklärt. Ziel der Studie war es, erstmalig die Expression kostimulatorisch/zytotoxisch relevanter Moleküle (B7-2) nach Implantation eines Polypropylene-Mesh in-vivo zu untersuchen. Material und Methode: Wag-Ratten (n = 60) wurden in 3 Gruppen randomisiert. In der Gruppe I (n = 20) erfolgte eine präperitoneale Implantation eines Polypropylene-Mesh über einen medianen Bauchschnitt. In der Gruppe II (n = 20) erfolgte eine Muskelraffung des M. rectus abdominis mit fortlaufender Prolene 5/0 Naht. In der Gruppe III (n = 20) erfolgte eine Scheinoperation ohne Mesh-Implantation. 24, 48, 96h und 14d postoperativ wurden bei je 5 Tieren/Gruppe die Bauchwand reseziert und formalin- und kryoasserviert. Immunhistochemisch (APAAP) wurden die Expressionen von CD8, CD4, ICAM1 (CD54), MHCII, B7-2 (CD86) sowie der Kollagene I, III, IV und VI bestimmt. Die Intensität der Expression wurde semiquantitativ in gering (+), mittel (++) und stark (+++) graduiert.

Ergebnisse: Konventionell histologisch zeigte sich in der Frühphase 24 – 48 h postoperativ eine Infiltration des Mesh mit Rundzellen. 96 h – 14 d postoperativ ließ sich um das Mesh herum vermehrt Bindegewebe nachweisen. Immunhistologisch zeigte sich in der Frühphase 24 – 48 h nach Implantation in der Gruppe I eine vermehrte Expression von CD8, B7-2 und MHCII. Dabei waren insbesondere in Bereichen von Muskelfascien vermehrt B7-2 positive Zellen nachweisbar. Im Gegensatz dazu ließ sich in den Gruppen II und III keine B7-2 positive Fasciitis nachweisen. Bereits nach 48 h kam es in der Gruppe I um das Mesh herum zu einer Expression von Kollagen I und IV. 96 h – 14 d postoperativ waren die Kollagene I, III, IV und VI in der Gruppe I reichlich und in den Gruppen II und III gering bis spärlich exprimiert. ◘ Tabelle 1

	Gruppe	24 h	48 h	96 h	14 d
B7-2	I	+	+ + +	+ +	+
	II	–	+	+	+
	III	–	+	+	+
Kollagen IV	I	–	+	+ +	+ + +
	II	– -	–	+	+
	III	–	–	–	–

Schlussfolgerungen: 1) Erstmalig konnte nach Implantation von Polypropylene-Mesh eine Expression des wichtigsten kostimulatorisch/zytotoxischen Moleküls der T-Zell-Immunantwort (B7) nachgewiesen werden. 2) Die erhöhte Expression von B7-2 im Bereich der Muskelfascie deutet auf eine differenzierte Immunantwort nach Implantation von Polypropylene-Mesh hin. 3) Die B7-2 positive Fasciitis könnte ursächlich an der Entwicklung einer postoperativen Mesh-Unverträglichkeit (z. B. Infekt) beteiligt sein.

Abstract ID: 1519 Vortragsart: oral

Konzeption und Evaluation eines Trainingsprogramms zur klinischen Einführung des Da Vinci-Robotersystems

A. Mehrabi[1], C. Gutt[1], C. L. Yetimoglu[2], P. Kienle[1], H. Friess[1], J. Schmidt[1], M. W. Büchler[1]

[1] Chirurgische Univ.-Klinik Heidelberg
[2] Institut für Experimentelle Chirurgie

Einleitung: Telemanipulatoren in der Chirurgie ermöglichen die schonende Durchführung von verschiedenen Operationseingriffen. Bis dato wurde noch kein Trainingsprogramm für die potentiellen Anwender dieser Manipulatoren definiert. In dieser Arbeit wurde zur Vorbereitung auf die Nutzung des Da Vinci-Systems in der Viszeralchirurgie ein experimentelles Trainingsprogramm an Groß- und Kleintieren konzipiert und deren Auswirkung auf die manuellen Fähigkeiten der Anwender des Systems evaluiert.

Material und Methode: Zur Erfassung der manuellen Fähigkeiten führten die Probanden (n = 6) mittels des Robotersystems Da Vinci in ITN an Landschweinen (25,9 ± 4,1 kg) standardisierte chirurgische Eingriffe (Cholezystektomie, Gastrotomie, Anastomose des Dünndarms und End-zu-End Anastomose der Aorta) durch. Die Probanden wurden vor dem Beginn und nach dem Abschluss des Trainingsprogramms hinsichtlich der OP-Zeit, der Qualität des Eingriffes und der Komplikationen (Blutung, Nahtinsuffizienz und Stenose) evaluiert. Das Trainingsprogramm selbst beinhaltete die vierfache Durchführung von klar definierten Operationen (Gastrotomie, Dünn- und Dickdarmanastomose sowie Anastomose der Aorta) an SD-Ratten (361,8 ± 47,2 gr.). Die Daten werden als Mittelwert dargestellt.

Ergebnisse: ◼ Tabelle 1

Operation	vor dem Training			nach dem Training		
	Dauer (mm:ss)	Anzahl der Komplikationen	Qualität (Note)	Dauer (mm:ss)	Anzahl der Komplikationen	Qualität (Note)
Cholezystektomie	09:43	5	3,3	05:35	1	2,7
Gastrotomie	22:40	4	4,5	14:50	2	3,6
Dünndarmanastomose	31:15	9	3,8	19:04	5	3,1
Anastomose der Aorta	38:30	5	2,9	20:55	2	2,1

Schlussfolgerung: Das konzipierte Trainingsprogramm wird von den Kollegen sehr gut akzeptiert. Die Durchführung von standardisierten Operationen an der Ratte unter Anwendung des Da Vinci-Systems führt zu einer Verbesserung der manuellen Fähigkeiten im Schweinemodell, die der klinischen Praxis entsprechen. Schon nach vier Trainingsrunden im Rattenmodell konnte eine signifikante Verbesserung der manuellen Fähigkeiten und der Operationstechnik hinsichtlich der benötigten Zeitdauer und der Qualität für die einzelnen Eingriffe erzielt werden. Auch konnte eine Verminderung der intraoperativen Komplikationen verifiziert werden. Wir empfehlen jedem Anwender vor dem klinischen Einsatz des Da Vinci-Systems die Durchführung eines intensiven Trainingsprogramms im Klein- und Großtiermodell.

Klinische Onkologie

Abstract ID: 617 Vortragsart: oral

Induktion aktiver Tumorzell-Immunität durch intraperitoneale Immuntherapie mit trifunktionellen bispezifischen Antikörpern beim Magenkarzinom mit Peritonealkarzinose

M. A. Ströhlein[1], M. Jäger[1,2], H. Lindhofer[2], K. W. Jauch[1], M. M. Heiss[1]

Chirurgische Klinik und Poliklinik Großhadern, Ludwig-Maximilians-Universität München
[2] Klinische Kooperationsgruppe bispezifische Antikörper, Institut für Molekulare Immunologie, GSF, Ludwig-Maximilians-Universität München

Die zentrale Rolle von Antigen-präsentierenden Zellen (APC) bzw. Dendritischen Zellen (DC) für eine effektive anti-Tumor Immunität konnte in Studien mit Tumor-Lysat-gepulsten DC bzw. Tumor-DC-Hybriden dargestellt werden. Ein neuartiger trifunktioneller bispezifischer Antikörper (trbsAb) ist in der Lage, nicht nur T-Lymphozyten und Tumor-Zellen zu binden, sondern gleichzeitig $Fc\gamma R1/3$ + APC/DC über einen intakten Fc-Teil zu aktivieren. Im syngenen Mausmodell konnte damit eine effektive Tumorzellzerstörung erreicht sowie Langzeit-Immunität induziert werden.

Ziel der Studie war es, dieses neuartige Konzept bei Patienten mit Magen-Karzinom und Peritonealkarzinose klinisch zu überprüfen. Dazu wurde die intraperitoneale Applikation von trbsAb im Sinne einer Tumor-gerichteten in situ Applikation gewählt.

Entsprechend der Antigen-Expression autologer Tumorzellen wurden 3 – 4 Applikationen trbsAb der Spezifität CD3×EpCAM (10 – 40 µg) oder CD3×HER2/neu (10 – 100 µg) in 15 Tagen verabreicht. Nach 4 Wochen wurde eine Boost-Stimulation mit trbsAb und bestrahlten autologen Tumorzellen durchgeführt. Nach 10 Tagen erfolgte der Nachweis von spezifischen Tumor-reaktiven T Lymphozyten nach Re-Stimulation von PBMC mit autologen Tumorzellen mit Hilfe des Milteniy-IFNγ-Secretion Assay.

Alle Applikationen der trbsAb wurden gut vertragen. Eine Patientin verstarb vor der Boost-Stimulation. Bei 4 der 5 weiteren Patienten konnte nach der Therapie eine signifikante Erhöhung von IFNγ-produzierenden T Lymphozyten nachgewiesen werden. Eine Patientin zeigte eine klinische Tumor-Regression. Durch den Ansatz der intraperitonealen Applikation von trifunktionellen bispezifischen Antikörpern konnte bei Patienten mit Magen-Karzinom und Peritoneal-Karzinose spezifische Immunität durch Tumor-reaktive T Lymphozyten induziert werden. Dieses Konzept wird in laufenden klinischen Studien weiter evaluiert.

Abstract ID: 669 Vortragsart: oral

Rolle von HLA Klasse I in der T-Zell-induzierten Immunantwort beim humanen Pankreaskarzinom

E. Ryschich[1], F. Autschbach[2], T. Noetzel[1], U. Hinz[1], E. Klar[1], M. W. Büchler[1], J. Schmidt[1]

[1] Chirurgische Klinik der Universität Heidelberg
[2] Pathologisches Institut der Universität Heidelberg

Zielsetzung: HLA Klasse I präsentiert die Peptidantigene an zytotoxischen T-Zellen. Solide maligne Tumore zeichnen sich durch eine reduzierte Expression von HLA Klasse I aus, die zu einer Störung der Tumorantigenerkennung durch das Immunsystem führt. Das Ziel der Studie war es, die Bedeutung der HLA Klasse I für die T-Zellantwort beim humanen Pankreaskarzinom zu untersuchen.

Material und Methoden: 30 Proben vom duktal-differenzierten Pankreaskarzinom und 12 Proben vom nicht-malignen Pankreas wurden untersucht. Die Dichte der Lymphozyteninfiltration (CD3, CD4, CD8, CD56, CD45R0), der Tumorzellen (Zytokeratin) und die Expression von HLA Klasse I (W32/6, beta-2Mikroglobulin) wurden immunhistochemisch analysiert. Die Korrelation zwischen der Lymphozyteninfiltration, Tumorzelldichte, HLA Klasse I und Überlebensparametern wurde untersucht.

Ergebnisse: Das Pankreaskarzinom zeigte eine signifikant höhere intra- und peritumorale Infiltration mit CD3 +, CD4+ und CD8+ T-Zellen als das nicht-maligne Pankreas. Die Dichte von CD8 + -Zellen korrelierte gut mit der Dichte von Tumorzellen ($r = -0{,}41$; $p = 0{,}03$). Totaler Verlust von HLA Klasse I zeichnete sich durch eine deutlich niedrigere intratumorale Infiltration durch CD8+ Zellen aus. Die Überlebensdauer wurde von der Lymphozytendichte und von der Expression der HLA Klasse I nicht beeinflusst.

Die Expression von HLA Klasse I und die Dichte von CD8+ Zellen sind in der Tabelle zusammengefasst.

◘ Tabelle 1

Expression von HLA Klasse I	totaler Verlust	heterogen	positiv
Tumore (%)	32%	39%	29%
Mittlere Dichte von CD8 + (n/mm²)	57.7 ± 19.4	101.6 ± 50.8	150.9 ± 50.3
Maximale Dichte von CD8 + (n/mm²)	68.3 ± 17.9	395.7 ± 110.8	331.5 ± 41.2

Zusammenfassung: Das Pankreaskarzinom induziert eine zelluläre Immunantwort, die zu einer intra- und peritumoralen Lymphozyteninfiltration führt. Die Infiltration mit zytotoxischen T-Zellen reduziert die Tumorzelldichte. Totaler Verlust von HLA Klasse I im Pankreaskarzinom ist ein effektiver Mechanismus, der Immunkontrolle zu entgehen.

Abstract ID: 908 Vortragsart: oral

Prognostische Bedeutung der semiquantitativen Positronemissionstomographie (PET) bei Weichgewebesarkomen

S. Cardona[1], M. Schwarzbach[1], U. Hinz[1], A. Dimitrakopoulou-Strauss[2], G. Mechtersheimer[3], M. W. Büchler[1], C. Herfarth[1], T. Lehnert[1]

[1] Chirurgische Universitätsklinik Heidelberg
[2] Abt. für Onkologische Diagnostik und Therapie des DKFZ
[3] Institut für Pathologie der Universität Heidelberg

Zielsetzung: Weichgewebesarkome umfassen eine heterogene Gruppe mesenchymaler Malignome, die durch ein unterschiedliches biologisches Verhalten und Aggressivität charakterisiert sind. Während undifferenzierte Sarkome frühzeitig hämatogen metastasieren und eine schlechte Prognose aufweisen (Langzeitüberleben +40%), wachsen hochdifferenzierte Weichgewebesarkome langsam und metastasieren selten (Langzeitüberleben +80%). Verschiedene Prognoseparameter (Grading, Tumorgröße, Metastasierung und Lokalisation) wurden definiert und in der UICC-Klassifikation berücksichtigt. Der Einsatz der FDG-PET zur nicht-invasiven präoperativen Prognoseabschätzung bei Weichgewebesarkomen ist unklar. Eine präoperative Prognoseabschätzung mittels FDG-PET kann eine erhebliche therapeutische Tragweite besitzen (Indikation zur neoadjuvanten Strahlentherapie oder Chemotherapie) und ergänzend zur histopathologischen Gewebeanalyse eingesetzt werden.

Material und Methoden: Im Zeitraum von 1/96 bis 6/2002 wurden 76 Patienten mit Weichgewebesarkomen prospektiv mit der (18F) FDG PET untersucht. Die gemessenen Standardized Uptake Values (SUVs) der FDG Aufnahme im vitalen Tumorgewebe wurde mit den Follow-up Daten des Heidelberger Sarkomregisters (Lokalrezidiv, Metastasierung und Überleben) korreliert. Das Patientengut wurde anhand des medianen SUV-Wertes (2,17) in zwei Gruppen stratifiziert.

Resultate: Bei 54 Patienten wurde eine makroskopisch komplette Tumorresektion (R0, R1) durchgeführt. Nach einer medianen Nachbeobachtungszeit von 16 Monaten entwickelten 32 Patienten ein Tumorrezidiv. Nach fünf Jahren lag die lokale Tumorkontrolle in der Patientengruppe mit einem FDG Uptake von +2,17 bei 75%. Demgegenüber blieben lediglich 25% der Patienten mit einem FDG Uptake von +2,17 nach 5 Jahren lokalrezidivfrei. Dieser Unterschied erwies sich als statistisch signifikant (P = 0.016). Darüberhinaus zeigte sich auch ein signifikanter Unterschied beim Überleben zwischen diesen Patientengruppen (P = 0.042).

Zusammenfassung: Diese ersten Ergebnisse verdeutlichen den möglichen Nutzen der FDG-PET in der präoperativen prognostischen Evaluierung von Weichgewebesarkomen. In dieser Analyse erwies sich der SUV-Wert bei Weichgewebesarkomen als Prediktor für die lokale Tumorkontrolle und das Überleben und könnte somit zukünftig eine Rolle in der Therapieplanung erlangen.

Abstract ID: 953 Vortragsart: oral

Regionale Immuntherapie nach intraperitonealer Implantation humaner Magenkarzinomzellen bei der SCID Maus

P. Piso[1], H. Aselmann[1], M. D. Dahlke[1], J. Klempnauer[1], H. J. Schlitt[2]

[1] Klinik für Viszeral- und Transplantationschirurgie der Medizinischen Hochschule Hannover
[2] Dept. of Hepatobiliary and Transplantation Surgery, University of Sydney, Australia

Zielsetzung: Einer der wichtigsten limitierenden Prognosefaktoren beim Magenkarzinom ist das Auftreten einer Peritonealkarzinose, die auf die Tumorzellaussaat bei der Resektion fortgeschrittener Tumoren zurückgeführt werden kann. Zielstellung dieses tierexperimentellen Projektes war daher, die Rolle einer adjuvanten intraperitonealen Immuntherapie in der Prophylaxe der Peritonealkarzinose zu untersuchen. Als Target wurde das Antigen 17-1A ausgewählt, da dieses in 96% der eigenen Patienten mit einem Magenkarzinom nachgewiesen werden konnte.

Material und Methode: Versuchstier war die CB-17 SCID Maus (n = 125). Vorab wurde das Tumormodell an 40 Mäusen etabliert, wobei zur Induktion einer Peritonealkarzinose humane Magenzellkarzinomzellen der Linie MKN-45 eingesetzt wurden. Den Mäusen wurden 3 Stunden nach der Tumorzellinokulation murine monoklonale Antikörper (mAk 17-1A), sowohl isoliert (n = 20) als auch in Kombination mit lymphokin-aktivierten Killerzellen (LAK-Zellen, n = 65) intraperitoneal verabreicht. Dabei wurden jeweils drei unterschiedliche Dosierungen (1, 10 und 100 µg 17-1A mAk bzw. 2, 20 und 50×106 LAK-Zellen) vorgenommen. Die Ergebnisse wurden anhand der vorhandenen peritonealen Tumormassen analysiert.

Ergebnisse: Eine Peritonealkarzinose konnte im Mausmodell ab 2×106 intraperitoneal injizierte MKN-45 Zellen induziert werden. Diese Tiere dienten auch als nicht-behandelte Kontrollgruppe. Bereits die alleinige Inokulation von 17-1A mAk führte zu einer signifikanten Reduktion der intraperitonealen Tumormasse gegenüber der Kontrollgruppe. Nach einer kombinierten Gabe von mAk und LAK-Zellen konnte nicht nur die signifikante Abnahme der Tumormasse im Vergleich zur Kontrollgruppe erreicht werden, sondern, bei einer Dosierung von 100 µg mAk und 50×106 LAK-Zellen sogar die Entstehung einer Peritonealkarzinose verhindert werden.

Zusammenfassung: Die lokale Immuntherapie führte zu einer deutlichen Reduktion der intra-peritonealen Tumormassen im Vergleich zu einer nicht behandelten Kontrollgruppe. Bestimmte Dosierungen des monoklonalen Antikörpers und der LAK-Zellen ermöglichten sogar eine Tumor-freiheit.

Abstract ID: 1330 Vortragsart: oral

Glivec (Imatinib) bremst das Pankreaskarzinomwachstum in vitro – ein neuer Therapieansatz in der Behandlung des Pankreaskarzinoms?

J. Kleeff[1], L. Fischer[1], I. Esposito[2], S. C. Bischoff[3], M. W. Büchler[1], H. Friess[1]

[1] Abteilung Allgemein-, Viszeral- und Unfallchirurgie, Chirurgische Universitätsklinik, Heidelberg
[2] Department of Oncology, Division of Pathology, University of Pisa, Italy
[3] Abteilung für Gastroenterologie und Hepatologie, Medizinische Hochschule Hannover

Zielsetzung: Das Pankreaskarzinom zählt zu den häufigsten Tumoren des Gastrointestinaltraktes mit einer miserablen Prognose. Es ist wenig strahlen- und chemosensitiv; daher muss nach neuen Therapiewegen gesucht werden, über welche das Pankreaskarzinom effektiv behandelt werden kann. Basierend auf neuen molekularbiologischen Erkenntnissen wurde Glivec, ein c-kit Tyrosin-kinase Inhibitor entwickelt, der erfolgreich in der Behandlung der chronischen myeloischen Leukämie und von gastrointestinalen Stromatumoren eingesetzt wird. In der vorliegenden Studie wurde der Effekt von Glivec auf das Wachstum von Pankreaskarzinomzellen untersucht, sowie die Expression von c-kit und seinem Liganden SCF analysiert. Zusätzlich wurde noch die Lokalisation von Mastzellen, die in dem SCF/c-kit System eine herausragende Rolle spielen, unter-sucht.

Material und Methoden: Der Effekt von Glivec und des c-kit Liganden SCF auf das Wachstum von Pankreaskarzinomzellen wurde mit Hilfe des MTT Assays analysiert. Die Expression von c-kit und SCF wurde mittels Immunhistochemie in 17 normalen Pankreasgeweben und 27 Pankreaskar-zinomen untersucht. Die Lokalisation von Mastzellen wurde in denselben Gewebeproben durch Tryptase und Chymase Immunhistochemie analysiert.

Ergebnisse: Der c-kit Tyrosinkinase Inhibitor Glivec inhibierte das Wachstum von Pankreas-karzinomzellen dosisabhängig. Minimale Effekte traten bei einer Dosierung von 5 µM Glivec auf, maximale Effekte mit einer Wachstumsinhibierung von -77% bis -90% wurden bei einer Konzentration von 75 µM Glivec beobachtet. Der endogene c-kit Ligand SCF bremste das Wachstum von normalen Pankreasgangzellen (TAKA-1), wohingegen Pankreaskarzinomzellen resistent gegenüber den wachstumsmodulierenden Effekten von SCF waren. SCF Immunoreakti-vität zeigte sich in Pankreaskarzinomgeweben, wohingegen in Azinuszellen, Gangzellen und Inseln im normalen Pankreas keine SCF Färbung beobachtet werden konnte. Im Gegensatz hierzu zeigte sich c-kit Immunoreaktivität in Gangzellen im normalen Pankreasgewebe, sowie in 73% der untersuchten Pankreaskarzinome. Mastzellen, die mit Hilfe von Tryptase und Chymase Immunhistochemie identifiziert wurden, zeigten SCF und c-kit Färbung im normalen Pankreasgewebe und Pankreaskarzinomen. Die Anzahl der beobachteten Mastzellen zeigte eine signifikante Zunahme beim Pankreaskarzinom (11.1 ± 8.9 Mastzellen/mm^2) im Vergleich zum normalen Pankreasgewebe (6.7 ± 3.4 Mastzellen/mm^2).

Zusammenfassung: Glivec bremst das Wachstum von Pankreaskarzinomzellen. In Verbindung mit der beobachteten Expression des c-kit Rezeptors in der überwiegenden Mehrzahl der Pankreaskarzinome zeigt sich hier ein neuer vielversprechender Therapieansatz. Erste klinische Untersuchungen zur potentiellen Wirksamkeit dieses neuen Tyrosinkinase Inhibitors in der Behandlung des Pankreaskarzinoms sind daher angezeigt und derzeit am laufen.

Abstract ID: 1390 Vortragsart: oral

Tumorzell-Apoptose und Proliferation sind unabhängige Prognose-Parameter bei humanen Liposarkomen

E. G. Achilles[1], S. Lasch[2], D. Zurakowski[3], M. Peiper[2], X. Rogiers[1], J. R. Izbicki[2]

[1] Klinik und Poliklinik für Chirurgie, Abtlg. für Hepatobiliaere Chirurgie, Universitätsklinikum Hamburg-Eppendorf
[2] Klinik und Poliklinik für Chirurgie, Abtlg. für Allgemeinchirurgie, Universitätsklinikum Hamburg-Eppendorf
[3] Abteilung für Biostatistik, Children's Hospital, Boston, MA, USA

Zielsetzung: Hat die Tumorzell-Apoptose und Proliferation neben dem konventionellen Grading bei humanen Liposarkomen einen isolierten prognostischen Einfluß? Patienten und Methoden: In einer retrospektiven Auswertung wurden 51 Patienten (männlich = 30, weiblich = 21), die zwischen 1988 und 2000 in unserer Abteilung an einem Liposarkom operiert wurden, untersucht. Klinisch-pathologische Variablen (Alter, Geschlecht, Tumorgröße, Grading, Tumorzell-Apoptose und Proliferation) wurden mit dem post-operativen Verlauf (Gesamtüberleben) verglichen. Immuncytochemische Färbungen gegen PCNA (Proliferating Cell Nuclear Antigen) und Apoptotische Zellkerne (Tunel) wurden semiquantitativ ausgewertet.

Ergebnisse: Die Tumoren waren in den Extremitäten (n = 28), Retroperitoneum (n = 20) und Rumpf (n = 3) lokalisiert. 38 Tumoren konnten R0-reseziert werden. Von den übrigen 13 Patienten mit residuellem Tumor wurden 8 zusätzlich lokal bestrahlt oder systemisch chemotherapiert. Das mediane Überleben betrug 10,2 Jahre. In der multivariaten Analyse zeigte sich eine signifikante Korrelation zwischen Überleben und Grading, Apoptose und Proliferation.

Diskussion: Diese Ergebnisse demonstrieren den vom klassischen Grading unabhängigen prognostischen Stellenwert der Tumorzell-Apoptose und Proliferation bei Liposarkomen. (Unterstützt durch die Vereinigung Nordwestdeutscher Chirurgen)

Molekulare Onkologie

Abstract ID: 183 Vortragsart: oral

Coexpression von Survivin und hTERT – ein hoch signifikanter unabhängiger molekularer Prognoseparameter für Weichteilsarkome des Erwachsenen

P. Würl[1], M. Kappler[2], H. Taubert[2], A. Meye[3], F. Bartel[2], T. Köhler[4], D. Henne-Bruns[1]

[1] Chirurgische Klinik I der Universität Ulm
[2] Institut für Pathologie der Martin-Luther-Universität Halle
[3] Urologische Klinik der Technischen Universität Dresden
[4] Roboscreen GmbH, Leipzig

Survivin gehört zu einer Familie von Apoptose inhibierenden Genen. Es wird in Normalgeweben nicht exprimiert. Eine Überexpression wurde in verschiedenen epithelialen Tumortypen gezeigt. Die humane Telomerase-reverse-transcriptase (hTERT) welche an der Immortalisierung von Zellen beteiligt ist, zeigt ebenfalls nur in Tumoren eine nachweisbare Expression.

Um die bisher nicht bekannte Relevanz beider Gene für mesenchymale Malignome zu untersuchen, führten wir an den Tumorproben von 89 erwachsenen Patienten mit einem Weichteilsarkom deren klinische Daten einschließlich follow up vorlagen, eine quantitative mRNA-Analyse für Survivin und hTERT durch.

Für Patienten mit erhöhter Expression beider mRNA's (n = 26) betrug die kumulative 2-Jahres-überlebensrate 27,9%, gegenüber 100% (p < 0,0001) für Patienten ohne relevante Expression (n = 19). Im mittleren Nachbeobachtungszeitraum von 36 Monaten verstarb keiner von 14 Patienten im Stadium I, jedoch 8 von 9 Patienten im Stadium IV. Diese Patienten mit bereits klinisch eindeutig definiertem Krankheitsverlauf wurden für weitere Berechnungen nicht berücksichtigt. Im multivariaten Cox's proportional-hazard-regression-model für die Patienten im Tumorstadium II und III (n = 66) zeigte sich bei Einbeziehung von Grading, Stadium, Tumorart, Lokalisation und Form der Resektion für die Überexpression beider Gene ein relatives Risiko von 42,1 (p = 0.0002) gegenüber Patienten ohne Nachweis für Survivin oder hTERT.

Damit stellt die Überexpression von Survivin und hTERT den bisher markantesten nachgewiesenen unabhängigen molekularen Prognosefaktor für Weichteilsarkome des Erwachsenen gerade in den Tumorstadien dar, für die eine rein klinische oder histopathologische prognostische Aussage nur selten getroffen werden kann.

Abstract ID: 187 Vortragsart: oral

Expressionsanalyse von mikrodisseziierten Pankreaskarzinomen und Pankreaskarzinomzelllinien mit DNA-Chips

R. Grützmann[1], M. Foerder[1], I. Alldinger[1], T. Brümmendorf[2], D. Ockert[1], H. D. Saeger[1]

[1] Klinik für Viszeral-, Thorax- und Gefäßchirurgie der Technischen Universität Dresden
[2] metaGen Pharmaceuticals, Berlin

Zielsetzung: Nach wie vor liegt die 5-Jahres-Überlebensrate von Patienten mit duktalem Pankreaskarzinom nicht höher als 10 – 20% nach Resektion, wobei nur etwa 20 – 30% dieser Karzinome überhaupt mit kurativem Ansatz resektabel sind. Trotz der rasanten Zunahme der Erkenntnisse auf dem Gebiet der Molekularbiologie des Pankreaskarzinoms ist es notwendig, zur Verbesserung der Diagnostik und Therapie neue molekulare diagnostische Marker und therapeutische Angriffspunkte zu finden. Die DNA-Chiptechnik macht es möglich, in einem Experiment Tausende von Genen auf ihr Expressionsverhalten zu untersuchen. Bisher erfolgten die meisten dieser Untersuchungen an Gesamtgewebe. Um das Expressionsniveau von Tumor- und Normalgewebe exakt vergleichen zu können, ist es aber notwendig, möglichst reine Zellpopulationen zur Analyse zu verwenden. Dies ermöglicht die Methode der Mikrodissektion. In dieser Studie sollten mikrodisseziiertes Normal- und Karzinomgewebe, sowie Zelllinien des Pankreas mittels DNA-Chips untersucht werden.

Material und Methoden: Mittels eines auf der DNA-Chiptechnologie von Affymetrix basierten, speziell hergestellten Chips wurde das Expressionsmuster von 7 mikrodisseziierten Pankreaskarzinomen (5×duktales Adenokarzinom davon 2×G2, 3×G3; ein Papillenkarzinom G3; ein anaplastisches Karzinom des Pankreas, G3), mikrodisseziierten normalen pankreatischen duktalen Zellen von 3 normalen pankreatischen Geweben, einer primären normalen pankreatischen Zellinie und 5 etablierten Pankreaskarzinomzelllinien (AsPC-1, BxPC-3, Capan-1, Capan-2, HPAF) untersucht. Der Chip enthält 6117 Probesets, die ca. 3300 Gene repräsentieren, inclusive ca. 1000 bekannte tumorassoziierte Gene. Die Gewebe wurden mikrodisseziert. Nachfolgend wurde mittels Standardmethoden die RNA extrahiert und nach verschiedenen Zwischenschritten auf dem Chip gemäß dem Protokoll von Affymetrix hybridisiert. Die Auswertung mittels hierarchischem Clustering erfolgte mit der Software „Cluster and TreeView" der Stanford University.

Ergebnisse: Die hierarchische Clusteranalyse erbrachte 93 differentiell exprimierte Gene in vier Hauptgruppen: 1. hochreguliert in normalen duktalen pankreatischen Zellen: 30 Gene; 2. hochreguliert in normalem und Karzinomgewebe gegenüber Zelllinien: 23 Gene; 3. hochreguliert im Pankreaskarzinom: 19 Gene; 4. hochreguliert in Zelllinien: 21 Gene. Unter diesen sind beim Pankreaskarzinom bekannte Gene, wie SDF1 und PAP, als auch Gene die bisher nicht mit dem Pankreaskarzinom assoziiert wurden.

Zusammenfassung: Durch den Einsatz von DNA-Chips zur Untersuchung der Genexpression beim Pankreaskarzinom ist es möglich, neue Tumor-assoziierte Gene zu finden. Insbesondere in Verbindung mit der Verwendung von mikrodissoziiertem Tumor- und Normalgewebe lassen sich wichtige Erkenntnisse zur Tumorgenese machen. Für weitere Untersuchungen ist es notwendig, eine größere Anzahl an Gewebeproben und mögliche Vorläuferstufen des Pankreaskarzinoms zu untersuchen. Die differentiellen Gene werden mit anderen Methoden, wie der Immunhistochemie validiert.

Förderung durch die Deutsche Krebshilfe 70-2937-SaI

Abstract ID: 282 Vortragsart: oral

Lokale Applikation von Phospholipiden reduziert Peritonealkarzinose durch Magenkarzinom im Tiermodell und Tumorzelladhäsionen an Extrazellularmatrix in vitro

K.-H. Treutner[1], M. Jansen[1], P. Lynen-Jansen[2], C. Weiss[3], L. Tietze[4], P. Bertram[1], S. Zuber[1], V. Schumpelick[1]

[1] Chirurgische Klinik, Universitätsklinikum der RWTH Aachen
[2] Interdisziplinäres Zentrum für Klinische Forschung (IZKF) der RWTH Aachen
[3] Institut für Medizinische Statistik, Universitätsklinikum der RWTH Aachen
[4] Institut für Pathologie, Universitätsklinikum der RWTH Aachen

Zielsetzung: Das Auftreten einer Peritonealkarzinose verschlechtert die Prognose des Primärtumors derart, dass in der Regel alle therapeutischen Maßnahmen nur noch palliativen Charakter haben können. Neben der Verhinderung einer intraabdominellen Aussaat von Malignomzellen durch die chirurgische Taktik besteht ein weiterer Weg darin, die Adhäsion von Tumorzellen auf dem Peritoneum zu blockieren. Da Phospholipide im Tierversuch bereits erfolgreich zur Prophylaxe postoperativer Verwachsungen eingesetzt wurden, sollte nun untersucht werden, ob sich mit diesen oberflächenaktiven Substanzen auch eine Prävention der Peritonealkarzinose erzielen lässt.

Material und Methoden: Insgesamt 30 BALB/C nu/nu Nacktmäusen wurden standardisiert per Laparotomie Magenkarzinomzellen der humanen Zellinie NUGC-4 intraperitoneal appliziert. Zusätzlich wurden jeweils 10 Tieren verschiedene Konzentrationen von Phospholipiden (75/ 150 mg/kg KG), bzw. NaCl 0,9% (Kontrollgruppe) i.p. instilliert (alle 5 ml/kg KG). Nach 30 Tagen wurden das Ausmaß der Peritonealkarzinose ausgewertet. Die befallenen Peritonealflächen wurden rechnergestützt planimetriert und das Tumorvolumen mittels Wasserverdrängung bestimmt. Zusätzlich wurde ein nach Sugarbaker modifizierter „Peritoneal Cancer Index" (PCI) zur Auswertung herangezogen. Ein zweiter, gleicher Versuchsansatz mit ebenfalls 30 Mäusen über 90 Tage diente zur Ermittlung der Überlebensraten. In zusätzlichen in vitro Studien wurde die Adhäsion der Magenkarzinomzellen an verschiedenen Extrazellularmatrixkomponenten (Kollagen IV, Laminin, Fibronektin) untersucht. Im Adhäsionsassay wurde die Anzahl der anhaftenden Zellen durch die Extinktion nach Anfärbung mit Kristallviolett photometrisch bestimmt. Die statistische Auswertung erfolgte mittels Varianzanalyse mit adjustiertem Signifikanzniveau nach Bonferroni.

Ergebnisse: Sowohl die Tumorfläche, das Tumorvolumen als auch der PCI konnten durch Phospholipide konzentrationsabhängig reduziert werden (Tabelle). Der Vergleich der hohen Konzentration (PL 150 mg/kg) mit der Kontrollgruppe (NaCl 0,9%) ergab p-Werte von < 0.05 (Fläche und Volumen) sowie < 0.001 (PCI). Daraus resultierte eine verbesserte mittlere Überlebensrate von 73 ± 5 Tagen (PL 150 mg/kg) gegenüber 69 ± 3 Tagen (Kontrolle).

◼ Tabelle 1

Gruppe	Fläche (mm²)	Volumen (ml)	PCI (max. 48)
Kontrolle (NaCl 0,9%)	$245 \pm 29,3$	$0,9 \pm 0,2$	$16,4 \pm 1,7$
PL 75 mg/kg	$201 \pm 30,3$	$1,0 \pm 0,1$	$14,0 \pm 1,0$
PL 150 mg/kg	$164 \pm 32,8$	$0,6 \pm 0,2$	$9,0 \pm 1,7$

In vitro konnte die Tumorzelladhäsion auf allen verwendeten Extrazellularmatrixkomponenten durch Phospholipide in Abhängigkeit von der Konzentration statistisch signifikant reduziert werden. Die maximale Reduktion betrug auf Fibronektin 35%, auf Kollagen IV 53% und auf Laminin 59% im Vergleich zur Kontrollgruppe.

Zusammenfassung: Im Tierversuch lässt sich durch Phospholipide eine Reduktion der Peritonealkarzinose und eine Verbesserung der Überlebensraten erzielen. Diese Resultate werden durch signifikant geringere Tumorzelladhäsion an Extrazellularmatrixkomponenten in vitro unterstützt. Weitere Untersuchungen könnten zu einem klinischen Einsatz von Phospholipiden zur Prävention der Peritonealkarzinose führen.

Abstract ID: 298 Vortragsart: oral

Inhibition von Tumor-Angiogenese und Gefäßpermeabilität durch Angiopoietin-1

O. Stöltzing[1], S. A. Ahmad[2], W. Liu[1], M. F. McCarty[1], F. Fan[1], C. D. Bucana[1], L. M. Ellis[1,2]

[1] Department of Cancer Biology, University of Texas, MD Anderson Cancer Center, Houston, TX, USA
[2] Department of Surgical Oncology, University of Texas, MD Anderson Cancer Center, Houston, TX, USA

Zielsetzung: Angiopoietine (Ang-1, Ang-2) sind wichtige Regulatoren embryonaler und postnataler Neovaskularisation. Ang-1 aktiviert die Rezeptortyrosinkinase Tie2, wodurch Überleben und Stabilität von Endothelzellen reguliert werden. Die Effekte von Ang-1 auf Angiogenese sowie Tumorwachstum werden jedoch noch kontrovers diskutiert. In einigen Studien wurde eine Inhibition von subcutanem Tumorwachstum durch antiangiogenetische Eigenschaften von Ang-1 demonstriert, andere zeigten eine erhöhte Neovaskularisation durch Ang-1. Wir postulierten, dass Ang-1 zu einer erhöhten Gefäßstabilisierung führt und dadurch antiangiogenetische Effekte in vivo vermittelt werden. In der vorliegenden Studie untersuchten wir (1) die Effekte einer stabilen Überexpression von Ang-1 auf Angiogenese und Tumorwachstum colorektaler Metastasen in orthotoper Lokalisation (Leberparenchym) (2) den Effekt auf Perizyten in Tumoren als Mechanismus der Gefäßstabilisierung und (3) den Effekt von Ang-1 auf Gefäßpermeabilität unter Anwesenheit permeabilitäts-fördernder Faktoren von Colonkarzinomzellen.

Material und Methoden: Menschliche Colonkarzinom Zellen (HT29) wurden mit einem Ang-1 Konstrukt oder leerem Vektor (pcDNA) transfiziert und nach Verifikation einer erfolgreichen Transfektion (Northern Blot) in die Leber von Nacktmäusen implantiert. Nach 37 Tagen Tumorwachstum wurden Lebergewicht und Tumordiameter ermittelt sowie Tumorgewebe für immunhistochemische Analysen gewonnen. Der Effekt von Ang-1 als Regulator der Gefäßpermeabilität wurde mittels eines in vivo Permeabilität Versuchs (Miles Assay) untersucht. Hierfür wurde Evans Blaulösung i.v. in Nacktmäuse appliziert und anschließend asserviertes Zellkulturmedium von entweder Ang-1 oder pcDNA transfizierten HT29 Zellen sowie VEGF (10 ng/ml) (positiv Kontrolle) intradermal an verschiedenen Stellen in die Rückenhaut injiziert. Der subdermale Austritt von Blaulösung an den Injektionsstellen wurde nach 20 min vermessen und für Densitometrie digital fotografiert.

Ergebnisse: Überexpression von Ang-1 in colorektalen hepatischen Tumoren führte zu einer signifikanten Reduktion von hepatischer Tumormasse (Lebergewicht) ($P < 0.05$), Tumorvolumen ($P < 0.05$), mikrovaskulärer Gefäßdichte (CD31-Analyse) ($P < 0.01$) und Tumorzellproliferation (PCNA-Analyse) ($P < 0.01$). Tumorgefäße in Ang-1 Tumoren zeigten einen signifikant höheren Grad an Gefäßstabilisierung durch Perizyten (68%), verglichen mit Tumorgefäßen in den pcDNA-Tumoren (13%) ($P < 0.02$). Im Miles Permeabilitätsversuch führte Ang-1-haltiges Zellkulturmedium zu einer signifikanten Reduktion des Blauaustrittes an den Injektionsstellen ($8,0 \pm 0,9$ mm^2), verglichen mit Medium von pcDNA-HT29 Zellen ($29,3 \pm 3,7$ mm^2) ($P < 0.05$).

Zusammenfassung: Angiopoietin-1 inhibiert Tumor-Angiogenese und Wachstum colorektaler hepatischer Tumore. Der Mechanismus der Angiogenese Inhibition ist möglicherweise eine Erhöhung der Stabilität von Tumorgefäßen via Rekrutierung von Perizyten durch Ang-1. Darüber hinaus ist Ang-1 ein wichtiger Regulator der vaskulären Permeabilität und vermag Gefäße vor dem Einfluss permeabilitäts-steigernder Faktoren von Tumorzellen zu schützen. Die Ergebnisse unsere Studie zeigen, dass Ang-1 potentiell als antiangiogener/antipermeabilitäts- Faktor in der Behandlung fortgeschrittener colorektaler Karzinome dienen könnte.

Abstract ID: 325 Vortragsart: oral

TGF-beta 1 stimuliert die VEGF-Gentranskription im humanen cholangiozellulären Karzinom

C. Benckert[1], S. Jonas[1], T. Cramer[2], S. Tullius[1], S. Rosewicz[2], P. Neuhaus[1]

[1] Klinik für Allgemein-, Viszeral- u. Transplantationschirurgie, Charité-Campus Virchow-Klinikum, Medizinische Fakultät der Humboldt-Universität zu Berlin, Augustenburger Platz 1, 13353 Berlin
[2] Medizinische Klinik mit Schwerpunkt Hepatologie u. Gastroenterologie, Charité-Campus Virchow-Klinikum, Medizinische Fakultät der Humboldt-Universität zu Berlin, Augustenburger Platz 1, 13353 Berlin

Zielsetzung: VEGF kann auf parakrinem Weg zur Neubildung von Gefäßen in Tumoren (Tumorneoangiogenese) führen und spielt daher eine wichtige Rolle für lokales Tumorwachstum und Metastasierung. TGFβ-1 stellt einen potenten Stimulus der Tumorneoangiogenese dar, dessen Wirkung zum Teil durch VEGF vermittelt wird. Nachdem wir zuvor die Expression von VEGF und seinen Rezeptoren im humanen CCC erstmalig in vivo beschreiben konnten, sollten jetzt mögliche funktionelle Interaktionen zwischen TGFβ-1 und VEGF geprüft und molekular charakterisiert werden.

Material und Methoden: Die Analyse der Expression von VEGF und TGFβ-1 und der jeweiligen Rezeptoren erfolgte an 19 CCC-Biopsaten mittels Immunhistochemie, sowie in cholangiozellulären Zelllinien mittles ELISA und quantitativer kompetitiver RT-PCR. Der TGFβ-1 sensible Bereich des VEGF Promotors wurde in Transaktivierungsassays mit 5 Deletionskonstrukten, mutierten Transkriptionsfaktorbindungssequenzen und einem heterologem Promotorsystem eingegrenzt. Die in diesem Bereich bindenden Transkriptionsfaktoren wurden anhand von EMSA sowie Supershift und Kompetitionsexperimenten identifiziert. Ihre funktionelle Bedeutung wurde durch Einsatz von Sp1/GAL4- und Sp3/GAL4-Luciferase Konstrukten untersucht.

Ergebnisse: TGFβ-1 wird in vivo von Tumorzellen und nicht transformierten, mesenchymalen Zellen exprimiert; im Gegensatz hierzu wurden die Rezeptoren ausschließlich über Tumorzellen nachgewiesen. In vitro konnte die Expression von VEGF und TGFβ-1 mittels ELISA in cholangiozellulären Tumorzellen bestätigt werden. Behandlung mit TGFβ-1 führt zeit- und dosisabhängig zur Induktion von VEGF-mRNA und VEGF-Protein. Dieser Mechanismus ist an der Regualtion der basalen VEGF Expression entscheidend beteiligt, da Inhibition des endogenen TGFβ-1 mit einem neutralisierenden TGFβ-1-Antikörper die VEGF-Expression supprimiert. Die TGFβ-1 vermittelte Induktion der VEGF mRNA konnte in 5'Deletionsanalysen dem − 85 bis − 50 Bereich des VEGF Promotors zugeordnet werden, der auch für die basale Promotoraktivität essentiell ist und Bindungssequenzen für die Transkriptionsfaktoren Sp1 und AP1 aufweist. Mutationsanalsyen dieser Bindungssequenzen identifizierten Sp1 Bindungssequenzen als entscheidend für die regulative Aktivität der − 85/− 50 VEGF Promotersequenz. Sowohl Sp1 als auch Sp3 binden in EMSA Analysen an diese Sp1-Bindungssequenz, wobei diese Nucleo-Protein Interaktion überraschend durch TGFβ-1 Behandlung nicht verändert wird. Ergänzende Transfektion mit Sp1/GAL4 und Sp3/GAL4 Konstrukten konnten Sp1, nicht aber Sp3 als funktionell kompetenten Vermittler der transaktivierenden Wirkung von TGFβ-1 charakterisieren.

Zusammenfassung: Es konnte erstmalig gezeigt werden, dass TGFβ-1 die VEGF Gentranskription in malignen Gallengangszellen in Abhängigkeit des Transkriptionsfaktors Sp1 stimuliert. Dieser Mechanismus kann zum „angiogenic switch" und zur malignen Transformation des humanen CCCs führen. Antagonisierung von endogenem TGFβ-1 durch einen neutralisierenden TGFβ-1 Antikörper inhibiert die VEGF Expression. Hierdurch wurde erstmalig eine autokrine/ parakrine Regulation der TGFβ-1 vermittelten VEGF Expression beschrieben. Inhibition der TGFβ-1 vermittelten VEGF-Induktion stellt ein potentielles neues antiangiogenes Therapieprinzip dar.

Abstract ID: 366 Vortragsart: oral

Ist der Nachweis von disseminierten Tumorzellen in der Leber ein Prognosefaktor bei Patienten mit kolorektalem Karzinom

U. Linnemann[1], C. C. Schimanski[2], Ch. Gebhardt[1], M. R. Berger[2]

[1] Abteilung für Abdominal-, Thorax- und Endokrine Chirurgie, Klinikum Nürnberg, 90419 Nürnberg
[2] Abteilung für Toxikologie und Chemotherapie, Deutsches Krebsforschungszentrum, 69120 Heidelberg

Zielsetzung: Disseminierte Tumorzellen werden heute als Vorläufer von Mikro- und Makrometastasen betrachtet. Der Nachweis disseminierter Tumorzellen (DTC) in Lymphknoten, Knochenmark und Blut ist mit einer verkürzten Überlebenszeit assoziiert. Bisher existieren jedoch keine Daten über die prognostische Aussagekraft von DTC in der Leber. Ziel dieser Studie war es die prognostische Relevanz von hepatisch disseminierten Tumorzellen zu bewerten.

Material und Methoden: Bei 121 Patienten mit kolorektalem Karzinom wurden intraoperativ Stanzbiopsien aus beiden Leberlappen gewonnen und mittels einer PCR-RFLP auf vorhandene K-ras Mutationen als Marker für disseminierte Tumorzellen untersucht. Zum Zeitpunkt der Operation fand sich bei 54/121 Patienten eine Mutation im K-ras Codon 12 oder 13 des Primärtumors. Eine Nachuntersuchung der überlebenden Patienten, mittels Ultraschall oder Computertomogramm, fand nach einem medianen Intervall von 405 Tagen statt.

Resultate: In den Leberbiopsien von 14 Patienten (14/54; 26%) fanden sich disseminierte Tumorzellen zum Zeitpunkt der Operation. Bei 40 Patienten konnten keine Tumorzellen nachgewiesen werden. Zum Zeitpunkt der Nachuntersuchung waren 10 von 40 Patienten (25%) ohne DTC Nachweis in der Leber an ihrer Erkrankung verstorben. Bei Patienten mit DTC Nachweis in der Leber waren 9 von 14 verstorben ($P < 0.01$). Von den 14 Patienten mit Nachweis von DTC in der Leber entwickelten 10 (71%) weitere Metastasen in der Leber, jedoch nur 12 von 40 (30%) Patienten ohne diesen Nachweis ($P = 0.02$).

Zusammenfassung: Der Nachweis von DTC in der Leber bei Patienten mit kolorektalem Karzinom ist mit einer geringeren Gesamtüberlebensrate assoziiert. Gleichzeitig findet sich ein erhöhtes Risiko für die Entwicklung von Lebermetastasen.

Abstract ID: 477 Vortragsart: oral

Prognostische Bedeutung von disseminierten Tumorzellen in Blut und Knochenmark bei Patienten mit Rektumkarzinom nach neoadjuvanter Radiochemotherapie

P. Kienle[1], M. Koch[1], A. Benner[2], M. Treiber[3], M. Wannemacher[3], T. Lehnert[1], M. von Knebel Doeberitz[4], C. Herfarth[1], J. Weitz[1]

[1] Abteilung für Allgemein-, Viszeral- und Unfallchirurgie, Universität Heidelberg
[2] Abteilung für Biostatistik, DKFZ, Heidelberg
[3] Abteilung für Klinische Radiologie und Strahlentherapie, Universität Heidelberg
[4] Abteilung für Molekulare Pathologie, Universität Heidelberg

Zielsetzung: Patienten mit Rektumkarzinom werden zunehmend einer neoadjuvanten Radiochemotherapie unterzogen. Hauptziele sind, neben dem lokalen „downstaging" zur Erhöhung der Chancen für eine sphinktererhaltende Resektion, eine Verringerung der Lokalrezidivrate und potentiell der hämatogenen Metastasierung. Es gibt aber bisher keine zuverlässige Methode, um die Wirksamkeit der Radiochemotherapie zeitnah zu evaluieren. Ziel dieser Studie war es einerseits zu prüfen, ob eine präoperative Radiochemotherapie die Nachweisquote von disseminierten Tumorzellen in Blut und Knochenmark beeinflusst und andererseits zu untersuchen, ob dem Tumorzellnachweis nach neoadjuvanter Therapie eine prognostische Bedeutung zukommt.

Material und Methoden: Blutproben von 142 Patienten (117 Patienten ohne und 25 mit neoadjuvanter Therapie) und Knochenmarksproben von 127 Patienten (103 Patienten ohne und 24 Patienten mit neoadjuvanter Therapie) mit einem Rektumkarzinom wurden mittels einer CK 20-RT-PCR auf das Vorliegen von disseminierten Tumorzellen untersucht.

Resultate: Bei Patienten ohne neoadjuvante Therapie zeigte der Tumorzellnachweis im Blut und Knochenmark eine signifikante Korrelation zum Tumorstadium (Cochran Armitage Trend Test, $p < 0.05$). Bei den nicht vorbehandelten Patienten wurden Tumorzellen im Blut bei 65/117 (56%) und im Knochenmark bei 34/103 (33%) der Patienten nachgewiesen. Bei den Patienten mit neoadjuvanter Therapie gelang der Tumorzellnachweis im Blut bei 10/25 (40%) und im Knochenmark bei 4/24 (17%) der Patienten. Der Tumorzellnachweis im Blut und Knochenmark war in der Patientengruppe mit neoadjuvanter Therapie signifikant geringer als bei den Patienten mit neoadjuvanter Therapie (binäre logistische Regressionsanalyse unter Einschluss des Tumorstadiums, p < 0,05). Dem Tumorzellnachweis im Blut kam in dieser Analyse keine prognostische Bedeutung zu. Tabelle 1 zeigt die prognostische Bedeutung des Tumorzellnachweises im Knochenmark bei Patienten, die einer neoadjuvanten Therapie unterzogen wurden.

◼ Tabelle 1. Prognostische Bedeutung des Tumorzellnachweises im Knochenmark nach neoadjuvanter Therapie

	Rezidivfreies Überleben		Gesamtüberleben	
	Medianes Überleben	Geschätzte 4-Jahres-Überlebensrate	Medianes Überleben	Geschätzte 4-Jahres-Überlebensrate
Tumorzellnachweis positiv	24 Monate	0%	42 Monate	0%
Tumorzellnachweis negativ	nicht erreicht	85%*	nicht erreicht	91%#

* log-rank test, p = 0.03; #log-rank test, p = 0.04

Zusammenfassung: Eine neoadjuvante Radiochemotherapie ist mit einer verminderten Nachweisrate von disseminierten Rektumkarzinomzellen in Blut und Knochenmark assoziiert.

Patienten bei denen nach neoadjuvanter Radiochemotherapie keine Tumorzellen im Knochenmark nachgewiesen werden können haben eine sehr gute Prognose.

Der Nachweis von disseminierten Tumorzellen in Blut und Knochenmark kann möglicherweise als Surrogat-Marker für die Effektivität einer neoadjuvanten Radiochemotherapie bei Patienten mit Rektumkarzinom eingesetzt werden.

Abstract ID: 531 Vortragsart: oral

Die Bindung gastrointestinaler Tumorzellen an endotheliales E- oder P-Selektin induziert eine transiente Reduktion der sLeX Liganden in vitro

R. A. Blaheta[1], D. Schleicher[2], G. Mayer[3], K. Leckel[2], J. Cinatl[1], B. H. Markus[2]

[1] Institut für Medizinische Virologie, J. W. Goethe-Universität, Frankfurt a.M.
[2] Klinik für Allgemein- und Gefäßchirurgie, J. W. Goethe-Universität, Frankfurt a.M.
[3] Institut für Biophysik, J. W. Goethe-Universität, Frankfurt a.M.

Zielsetzung: Die prognostische Relevanz der sialyl Lewis X (sLeX) Expression auf gastrointestinalen Tumoren und ihre Bedeutung für die hämatogene Phase der Tumorinvasion wird kontrovers diskutiert. In der vorliegenden Studie sollte die sLeX Expression während der Phase des Tumorzell-Endothelzell-Kontaktes in vitro gemessen und analysiert werden.

Material und Methode: Adhäsion and transendotheliale Penetration von MKN45, PaCa-2, WiDr oder Dan-G Zellen wurden mittels kombinierter Phasenkontrast-Reflexion-Interferenzkontrast-Mikroskopie quantitativ ermittelt. Parallel dazu wurde die sLeX Expression auf der Tumorzell-

Membran fluorometrisch evaluiert. Um zu analysieren, welche Faktoren für die sLeX Expression während der Tumorinvasion verantwortlich sind, wurden die Tumorzellen folgendermaßen aktiviert:

a) durch lösliche Immunmodulatoren,

b) durch isolierte endotheliale Plasmamembranen,

c) durch E-Selektin oder P-Selektin IgG Fusionsproteine. sLeX wurde anschließend mittels FACS gemessen.

Ergebnisse: Die fluorometrische Quantifizierung von sLeX ergab eine inverse Korrelation zwischen basalem sLeX Expressionsspiegel und Adhäsionskapazität der Tumorzellen. Überraschenderweise wurde sLeX während des Kontakts der Tumorzellen mit dem Endothel signifikant herunterreguliert. Der Prozess war transienter Natur mit einem Maximum 30 – 60 Minuten nach Zugabe der Tumorzellen auf den Endothelzellrasen. Verantwortlich für dieses Phänomen war die Interaktion der Tumorzellen mit immobilisierten E- oder P-Selektin IgG Globulinchimären.

Zusammenfassung: Wir schließen aus unseren Studien, dass ein transienter Verlust von sLeX notwendig ist, um den Durchtritt der Tumorzellen durch die Blutgefäßwand zu ermöglichen. Die quantitativen Schwankungen des Rezeptors während der Durchtrittsphase können Ursache für widersprüchliche Aussagen bezüglich der sLeX Expression und klinischer Prognosen sein.

Abstract ID: 560 Vortragsart: oral

Latent Antithrombin inhibiert die Angiogenese im A-Mel-3-Fortner Melanom durch verzögerte Ausreifung der neugebildeten Kapillaren

M. W. Laschke[1], Z. Cengiz[1], J. N. Hoffmann[2], J. Roemisch[3], M. D. Menger[1], B. Vollmar[4]

[1] Institut für Klinisch-Experimentelle Chirurgie, Universität des Saarlandes, Homburg/Saar

[2] Chirurgische Klinik, Klinikum Großhadern, Ludwig-Maximilians-Universität, München

[3] Forschungsabteilung, Aventis Behring, Marburg

[4] Abteilung für Experimentelle Chirurgie, Universität Rostock

Zielsetzung: Aktuelle in vitro und in vivo Untersuchungen weisen darauf hin, dass latent Antithrombin über Angiogenese- und Tumorwachstums-hemmende Eigenschaften verfügt. Mit Hilfe der intravitalen Fluoreszenzmikroskopie war es das Ziel der vorliegenden Studie, in einem experimentellen Melanom zu untersuchen, welcher Schritt der Angiogenese, d. h. (i) die Sprossung der Kapillaren, (ii) die Reifung der Kapillaren oder aber (iii) die Ausbildung eines neuen mikrovaskulären Netzwerkes, durch latent Antithrombin gehemmt wird.

Material und Methoden: Hierfür wurde in 18 Syrischen Goldhamstern das Modell der Rückenhautkammer verwendet, in welche jeweils 2×105 syngene A-Mel-3-Fortner Melanomzellen implantiert wurden. Der Prozess der Tumorangiogenese wurde an den Tagen 3, 5, 7 und 10 nach Implantation mit Hilfe intravitaler Fluoreszenzmikroskopie und Computer-gestützter dynamischer Bildverarbeitung analysiert und quantifiziert. Die Analysen beinhalteten die Bestimmung der Größe des mikrovaskulären Netzwerkes (in Relation zur Tumorfläche), die Mikrogefäßdichte (definiert als Länge der Blutzell-perfundierten, neugebildeten Mikrogefäße in Relation zur Tumorfläche) sowie kapillare Gefäßdurchmesser, Blutzell-Fließgeschwindigkeit und Blutfluß. Die

Versuchstiere erhielten täglich subkutan latent (n = 8) oder natives (n = 11) Antithrombin in einer Dosierung von 25 mg/kg. Unbehandelte Tiere dienten zur Kontrolle (n = 8). Mittelwert ± SEM; ANOVA, unverbundener Student's t-Test.

Ergebnisse: Während initialer Angiogenese zeigten Tumore nach Behandlung mit latent bzw. nativem Antithrombin eine vergleichbare Kapillarsprossung, jedoch signifikant weitere Kapillardurchmesser im Vergleich zu unbehandelten Kontrollen (Tag 5: 9.0 ± 0.5 µm und 9.3 ± 0.5 µm versus 7.4 ± 0.4 µm; $p < 0.05$). Letzteres deutet auf eine verzögerte Reifung der Kapillaren hin. Im Gegensatz dazu bewirkte weder latent noch natives Antithrombin eine Beeinträchtigung der Mikrogefäßdichte, welche zwischen Tag 3 und Tag 10 von ~ 125 cm/cm^2 auf 260 cm/cm^2 vergleichbar der unbehandelten Kontrollgruppe anstieg. Dies bestätigt den fehlenden Einfluß auf die Kapillarsprossung. Die Analyse der Größe des mikrovaskulären Netzwerkes zeigte jedoch an Tag 10 in Tumoren mit latent (89 ± 10 mm^2/mm^2) und nativer Antithrombin-Behandlung (96 ± 6 mm^2/mm^2) eine signifikante ($p < 0.05$) Reduktion im Vergleich zu unbehandelten Kontrollen (134 ± 12 mm^2/mm^2).

Zusammenfassung: Latent Antithrombin verhindert nicht die Kapillarsprossung per se, sondern entwickelt seine anti-angiogenetische Wirksamkeit durch Verzögerung der Reifung der neugebildeten Kapillaren. Die vergleichbare Effektivität von nativem versus latent Antithrombin beruht wohl darauf, dass natives Antithrombin zu einem relevanten Anteil eine spontane Konformationsänderung zu latent Antithrombin aufweist.

Abstract ID: 581 Vortragsart: oral

Die hämatogene Tumorzelldissemination ist ein prognostischer Faktor bei der chirurgischen Resektion von Lebermetastasen kolorektaler Karzinome

M. Koch[1], P. Kienle[1], U. Hinz[2], F. Willeke[3], J. Schmidt[1], T. Lehnert[1], C. Herfarth[1], M. von Knebel Doeberitz[4], J. Weitz[1]

[1] Abteilung für Allgemein-, Viszeral- und Unfallchirurgie, Chirurgische Universitätsklinik Heidelberg
[2] Bereich für Dokumentation und Statistik, Chirurgische Universitätsklinik Heidelberg
[3] Chirurgische Universitätsklinik Mannheim
[4] Abteilung für Molekulare Pathologie, Pathologisches Institut der Universität Heidelberg

Zielsetzung: Die chirurgische Resektion ist das Verfahren der Wahl zur Entfernung von Lebermetastasen kolorektaler Karzinome. Trotz potentiell kurativer Resektion entwickeln bis zu 75% der Patienten ein intra- oder extrahepatisches Tumorrezidiv. Die Ursache hierfür ist wahrscheinlich eine prä- bzw. intraoperative hämatogene Aussaat von Tumorzellen. Vorarbeiten unserer Arbeitsgruppe haben gezeigt, dass es während der chirurgischen Resektion von kolorektalen Lebermetastasen zu einer signifikant erhöhten intraoperativen hämatogenen Tumorzelldissemination kommt. Ziel dieser Studie war die Untersuchung der prognostischen Bedeutung des Nachweises disseminierter Tumorzellen während der Resektion kolorektaler Lebermetastasen.

Patienten und Methoden: Patienten mit Lebermetastasen eines kolorektalen Karzinoms (n = 37), die zwischen Mai 1996 und März 1999 einer kurativen (R0) Leberresektion unterzogen wurden, wurden prospektiv in diese Studie eingeschlossen. Bei jedem Patienten erfolgten 3 zentralvenöse Blutentnahmen: direkt präoperativ, intraoperativ sofort nach Tumorentfernung sowie 24 Stunden postoperativ. Bei 25 Patienten erfolgte direkt präoperativ eine Knochenmarksentnahme. Blut- und Knochenmarksproben wurden mittels einer CK 20 RT-PCR auf das Vorliegen von Tumorzellen analysiert. Das rezidivfreie Überleben der Patienten wurde mit der Kaplan-Meier-Methode berechnet; die Korrelation zwischen Tumorzellnachweis und Überleben der Patienten erfolgte mit dem log-rank-Test und einem Cox-Regressionsmodell.

Ergebnisse: Tumorzellnachweis im Blut und Knochenmark: Bei 11/37 (30%) Patienten fanden sich Tumorzellen im präoperativen Blut, während 17/37 (46%) Patienten im intraoperativen Blut CK 20 positiv waren. Im postoperativen Blut konnte bei 8/37 (22%) Patienten Tumorzellen nachgewiesen werden. Im Knochenmark waren 4/25 (16%) Patienten CK 20 positiv.

Prognostische Bedeutung des Tumorzellnachweises: Die mediane Nachbeobachtungszeit der Patienten beträgt 37,7 Monate. Der intraoperative Tumorzellnachweis ist mit einem signifikant kürzeren rezidivfreien Überleben der Patienten verbunden (p = 0,028). Der Tumorzellnachweis im Knochenmark korreliert signifikant mit dem Überleben der Patienten, alle Patienten mit einem positiven Knochenmarksbefund haben ein Tumorrezidiv entwickelt (p = 0,04). Der Nachweis disseminierter Tumorzellen im intraoperativen Blut und Knochenmark zeigte sich in der multivariaten Analyse mit anderen bekannten Prognosefaktoren (z. B. Fong-Score bzw. Resektionsausmass) als ein unabhängiger prognostischer Faktor (p = 0,0087).

Zusammenfassung: Diese Studie zeigt zum ersten Mal, dass der Tumorzellnachweis im Blut und Knochenmark bei Patienten mit potentiell kurativer Resektion kolorektaler Lebermetastasen sowohl in der uni- als auch in der multivariaten Analyse statistisch signifikant mit einer schlechteren Prognose korreliert ist. Es erscheint nun sinnvoll in weiteren Studien zu prüfen, ob eine Verminderung einer intraoperativen Tumorzellaussaat oder eine zusätzliche adjuvante Therapie bei positivem Tumorzellnachweis zu einer Prognoseverbesserung dieser Patientengruppe führt.

Abstract ID: 615 Vortragsart: oral

Interleukin-13: Ein mitogener Wachstumsfaktor im Pankreaskarzinom

O. Prokopchuk[1], G. Leder[1], J. Kleeff[2], M. Korc[3], M. Kornmann[1]

[1] Chirurgische Klinik I der Universität Ulm
[2] Chirurgische Klinik I der Universität Heidelberg
[3] Medizinische Klinik der Universität Irvine, Irvine, Kalifornien, USA

Zielsetzung: Interleukin-13 (IL-13) ist ein anti-inflammatorisches Zytokin, das bisher in aktivierten T-Zellen nachgewiesen wurde. Pankreaskarzinomzellen exprimieren IL-13-Rezeptoren (IL-13R). In diesem Projekt sollten einerseits die wachstumsmodulierenden Eigenschaften von IL-13 auf kultivierte Pankreaskarzinomzellen in vitro und andererseits die Lokalisation von IL-13 im humanen Pankreas in vivo untersucht werden.

Material und Methoden: Das IL-13-abhängige Zellwachstum und Zellzyklus wurden anhand Zellzählung, MTT-Assay und FACS untersucht, die Aktivierung intrazellulärer Signalproteine durch IL-13 durch phospho-spezifische Antikörper mittels Immunoblot. Die Expression und

Sekretion von IL-13 wurde in kultivierten Pankreaskarzinomzellen durch Northern-Blot-Analyse und ELISA untersucht, während die Lokalisation von IL-13 in normalen Pankreas- und Pankreaskarzinomgeweben mittels Immunhistochemie durchgeführt wurde.

Ergebnisse: IL-13 übte mitogene Eigenschaften mit Steigerung der Zellfraktion in der S-Phase vergleichbar dem Insulin-ähnlichen Wachstumsfaktor-I (IGF-I) in 3 von 6 kultivierten Pankreaskarzinomzelllinien aus. Die IL-13-induzierte Zellproliferation war mit Aktivierung der mitogen-aktivierten Proteinkinase (MAPK) verbunden und konnte in Anwesenheit von PD98059, einem pharmakologischen Inhibitors der MAPK-Signalkaskade, unterbunden werden. Alle Zelllinien exprimierten und sezernierten IL-13, wobei das Wachstum von 2 Zelllinien durch neutralisierende IL-13 Antikörper gehemmt werden konnte. IL-13-Immunhistochemie zeigte, dass IL-13 im normalen Pankreas kaum exprimiert wurde, jedoch stark in den duktalen Pankreaskarzinomzellen in 5 von 11 untersuchten Geweben.

Zusammenfassung: Das anti-inflammatorische Zytokin IL-13 wird auch von Pankreaskarzinomzellen gebildet und kann auf diese Zellen im Rahmen einer autokrinen Stimulation proliferative Effekte ausüben, wahrscheinlich über eine Aktivierung der MAPK. Unsere Ergebnisse deuten darauf hin, dass neben den klassischen Wachstumsfaktoren auch anti-inflammatorische Zytokine am Wachstum von Pankreaskarzinomzellen in vivo beteiligt sein können.

Abstract ID: 621 Vortragsart: oral

Bedeutung von Telomerlänge und hTERT-Expression für Entwicklung und Prognose kolorektaler Karzinome

R. Gertler[1], R. Rosenberg[1], D. Stricker[1], M. Werner[2], H. Nekarda[1], J. R. Siewert[1]

[1] Chirurgische Klinik und Poliklinik, Klinikum rechts der Isar der Technischen Universität München
[2] Institut für Pathologie und pathologische Anatomie, Klinikum rechts der Isar der Technischen Universität München

Zielsetzung: Durch die Bestimmung der Telomerlänge und der katalytischen Telomerase-Untereinheit hTERT (human Telomerase Reverse Transcriptase) wird die Bedeutung der Telomerregulation für Entwicklung und Prognose kolorektaler Karzinome untersucht.

Material und Methoden: An Primärtumorgewebe und kolorektaler Normalschleimhaut von 57 Patienten mit kolorektalem Karzinom, die zwischen 1993 und 1996 in unserer Klinik R0-reseziert wurden (UICC Stadium I – IV), erfolgte die Telomerlängen-Bestimmung in Southern Blot Technik und die Quantifizierung hTERT-kodierender mRNA mittels real-time RT-PCR. Telomerlänge und hTERT-Expression in Tumor- und Nichttumorgewebe wurden verglichen und mit den histopathologischen Parametern sowie dem Gesamtüberleben der Patienten korreliert. Das mediane Follow-up betrug 76 Monate.

Ergebnisse: Sowohl in der Normalschleimhaut (r = 0.54; p < 0,001) als auch im Karzinomgewebe (r = 0.52; p < 0,001) korrelierte die hTERT-Expression mit der Telomerlänge. Während in der Normalschleimhaut Telomerlänge und hTERT-Expression mit zunehmendem Alter kontinuierlich abnahmen (r = 0,36; p < 0,01 bzw, r = 0,25; p < 0,05), erfolgte die Telomerregulation im Karzinomgewebe altersunabhängig. Karzinomgewebe zeigte im Vergleich zur korrespondierenden Normalschleimhaut signifikant kürzere Telomere (Median 5,7 kb vs. 6,8 kb; p < 0,001) und signifikant niedrigere hTERT-Expressionslevel (Median 23,2 vs. 41,4; p < 0,001). Als Maß für die individuellen Veränderungen im Rahmen der Karzinomgenese wurde der Quotient aus Telomerlänge in Karzinomgewebe zu Telomerlänge in Normalschleimhaut gebildet und betrug im Median 0,84 (Range 0,53 – 51,17). Patienten mit lokal fortgeschrittenen Karzinomen (pT3 + 4) zeigten dabei einen größeren Telomerlängen-Quotienten als Patienten mit pT1 + 2 Karzinomen (p < 0,02). 14 Patienten mit Telomerlängen-Quotienten + 0.90 hatten ein signifikant schlechteres Überleben (5-Jahresüberleben 25.6% ± 13.8%) als 43 Patienten mit einem Quotienten ≤ 0,90 (5-Jahresüberleben 78.2% ± 6.9%) (p < 0.002) (Abbildung). Der Telomerlängen-Quotient erwies sich multivariat als unabhängiger Prognosefaktor (p < 0,02; relatives Risiko 3,3; CI 1,2 – 9,0).

Zusammenfassung: Telomere somatischer Zellen verkürzen sich mit jeder Zellteilung und zeigen dabei eine deutliche Altersabhängigkeit. Für Tumorzellen ist die Kompensation replikationsbedingter Telomerverluste durch hTERT-Expression ein entscheidender Schritt im Rahmen der Karzinogenese. Erstmals konnte diese Telomerlängenstabilisierung mit der Tumorprogression und Prognose von Patienten mit kolorektalem Karzinom korreliert werden. ◼ Abbildung 1

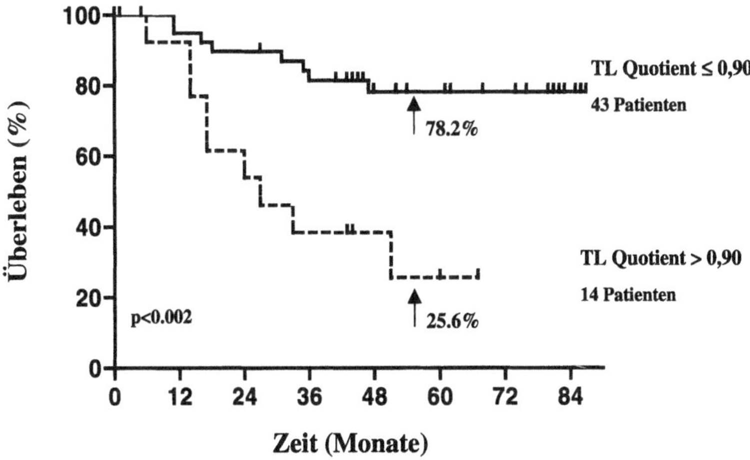

◼ **Abb. 1.** Überlebensanalyse für den Telomerlängen-Quotienten (TL Quotient) Tumor- zu Nichttumorgewebe, cut-off 0,90. 14 Patienten mit Telomerlängen-Quotienten + 0.90 zeigen ein signifikant schlechteres Überleben (5-Jahresüberleben 25.6% ± 13.8%) als 43 Patienten mit einem Quotienten ≤ 0,90 (5-Jahresüberleben 78.2% ± 6.9%) (p < 0.002).

Abstract ID: 679 Vortragsart: oral

Tumorzelllysat-gepulste autologe Dendritische Zellen induzieren eine T-Zell-Antwort beim Pankreaskarzinom

M. Peiper, T. Sato, A. Heinecke, C. Eisenberger, W. T. Knoefel, J. R. Izbicki

Chirurgische Klinik, Universitätsklinikum Hamburg-Eppendorf

Zielsetzung: Dendritische Zellen (DC) sind potente Antigen-präsentierende Zellen und spielen eine bedeutende Rolle in der T-Zell-vermittelten Immunreaktion. Tumorzelllysate haben bei der Stimulation von zytotoxischen T-Zellen (CTL) den Vorteil einer T-Zell-Stimulation durch eine Vielzahl von Antigenen. Untersuchungen über ein autologes System dieser Stimulationsmethode beim Pankreaskarzinom liegen nicht vor.

Material und Methodik: HLA-A2+DC (generiert mittels GM-CSF und IL-4) wurden mit Tumorzelllysat (120 µg/ml, Proteinbestimmung nach Auftau-Einfrier-Generation des Lysates mittels Photometer) einer autologen Pankreaskarzinomzelllinie gepulst. In Kontrollstimulationen wurde das immunogene Protein KLH hinzugegeben. Die Antigen-beladenen DC wurden mit TNF-α und Prostaglandin E2 aktiviert. Autologe Lymphozyten wurden in wöchentlichen Intervallen mit Lysat-gepulsten DC stimuliert und mit IL-2 und IL-7 kultiviert. Die IL-12 und IFN-γ Sekretion im Überstand wurde mittels ELISA evaluiert und mit der Expression der Aktivierungsmarker CD69 (FACS-Analyse) korreliert. Nach 4 Stimulationen wurden funktionale Zytotoxizitätsassays der CTL mit autologen Pankreaskarzinomzellen mit und ohne anti-HLA-Klasse I-mAK vorgenommen.

Ergebnisse: Die Inkubation von peripherem Blut mit GM-CSF und IL-4 resultierte in der Generation von DC, wie durch Bestimmung der CD54-, MHC-Klasse II, CD80 und CD86 Expression verifiziert wurde. Stimulation der T-Zellen mit Tumorzelllysat initiierte eine signifikante Expression von CD86, CD83 und MHC-Klasse II Molekülen sowie T-Zell Proliferation. Die Stimulation mit Lysat-gepulsten DC induzierte die Synthese von IL-12 und IFN-γ, nicht jedoch von IL-4 und stellt somit ein Th1-Zytokinprofil dar. Gleichzeitig wurde eine signifikante Zunahme der CD69-Expression auf den CTL festgestellt (P < 0.05). Die CTL zeigten darüber hinaus eine signifikante Lyse der autologen Pankreaskarzinomzellen (P < 0.001), wobei die Kostimulation mit KLH die Zytotoxizität noch steigern konnte (P < 0.05). Inkubation der Tumorzellen mit anti-HLA-Klasse I mAK inhibierte die Tumorzelllyse signifikant (P < 0.05).

Schlussfolgerung: Die in vitro Generierung von CTL mittels autologem-Tumorzelllysat beim Pankreaskarzinom wird erstmals beschrieben. Diese Ergebnisse sind für die Entwicklung einer DC-basierten Vakzinierungstherapie essentiell.

Abstract ID: 729 Vortragsart: oral

Der Einsatz von aufgereinigten VP22-Fusionsproteinen als Basis einer neuartigen, Peptid-vermittelten und systemischen Therapie des Pankreaskarzinoms

L. Bönicke, C. Kang, R. Pauls, C. Tams, R. Kurdow, B. Schniewind, A. Böhle, B. Kremer, H. Kalthoff

Klinik für Allgemeine und Thoraxchirurgie der CAU Kiel

Zielsetzung: Bisherige gentherapeutische Ansatzpunkte zur Behandlung des Pankreaskarzinoms scheitern an der mangelnden in vivo-Transduktionseffizienz der eingesetzten, überwiegend viralen Vektoren. Die bisher eingesetzten, konventionellen Vektoren eignen sich insbesondere nicht für eine systemische, adjuvante Therapie, welcher eine Schlüsselrolle in der Behandlung des Pankreaskarzinoms zukommen könnte. Ziel dieser Arbeit ist die Überprüfung der Eigenschaften des Herpesproteins VP22 hinsichtlich des Transfers von fusionierten Proteinen in Pankreaskarzinomzellen in vitro und in vivo. Zum besseren Nachweis wurde das Enhanced Green Fluorescent Protein (EGFP) als Fusionspartner gewählt.

Material und Methoden: Wir haben einen prokaryontischen Vektor, welcher ein VP22-EGFP Fusionsprotein exprimiert, konstruiert, dieses in E. coli Kulturen produziert und mit Nickel-Harzen aufgereinigt. 3 verschiedene Pankreaskarzinomzellinien wurden mit VP22-EGFP behandelt und hinsichtlich der zeit- und konzentrationsabhängigen Aufnahme des Fusionsproteins untersucht. Desweiteren wurden dreidimensional-wachsende Pankreaskarzinomzellen mit aufgereinigtem VP22-EGFP behandelt. Um die Aufnahme in einer präklinischen Situation unter in vivo Bedingungen zu untersuchen, wurde das Fusionsprotein ferner peritumoral um etablierte, humane Pankreastumore in SCID-Mäusen injiziert.

Ergebnisse: Die Behandlung mit dem aufgereinigten Fusionsprotein zeigte eine hocheffiziente Aufnahme von VP22-EGFP in die Zellkerne der 3 Pankreaskarzinomzelllinien. Im Vergleich zu konventionellen gentherapeutischen Systemen wie retroviralen Vektoren zeigten VP22-EGFP behandelte Zellen in FACS-Untersuchungen eine homogene Verschiebung der Fluoreszenzniveaus, was eine gleichmäßige Transduktion der gesamten Zellpopulation impliziert. Das Expressionsmuster von VP22-EGFP zeigte eine Zeitabhängigkeit und resultierte in einer vollständigen Aufnahme des Fusionsproteins in die Zellen. Durch Steigerung der eingesetzten VP22-EGFP-Konzentration konnte die mittlere Fluoreszenz annähernd linear „dosiert" werden. Bei Behandlung von dreidimensional wachsenden Pankreaskarzinomzellen konnte ein Eindringen des Fusionsprotein in tiefere Zellschichten nachgewiesen werden. Nach peritumoraler Injektion um humane Pankreastumore in SCID-Mäusen zeigte sich eine zeitabhängige, gleichmäßige Aufnahme von VP22-EGFP in den gesamten Tumor.

Zusammenfassung: Die hocheffiziente, zeit- und konzentrationsabhängige Aufnahme von VP22-EGFP in Pankreaskarzinomzellen lässt hoffen, dass VP22-Fusionsproteine zur systemischen Therapie von Tumorerkrankungen eingesetzt werden kann. In dieser neuartigen, Peptid-vermittelten Therapie könnten zytotoxische Effekte von VP22-gekoppelten, Apoptose-induzierenden oder -sensibilisierenden Proteinen wie z. B. p53 oder Bax spezifisch dosiert werden.

Abstract ID: 769 Vortragsart: oral

Korrelation von Genexpressionsprofilen mit prognostisch relevanten Parametern beim kolorektalen Karzinom

J. Gröne[1], M. Heinze[1], T. Brümmendorf[2], B. Weber[2], I. Klaman[2], K. Hermann[2], H. J. Buhr[1], B. Mann[1]

[1] Chirurgische Klinik I, Universitätsklinikum Benjamin Franklin, Freie Universität Berlin
[2] metaGen, Pharmaceuticals GmbH, Berlin

Einleitung: Trotz etablierter Klassifikationen (TNM/UICC) ist die Prognosevorhersage für den individuellen Patienten mit einem kolorektalen Karzinom bislang nur unzuverlässig möglich. Genexpressionsprofilanalysen auf mRNA-Ebene ermöglichen, wie für andere Tumorentitäten (z. B. Mamma- und Ösophagus-Ca.) gezeigt, eine über die UICC-Stadien hinaus gehende Aussage über die Prognose. Ziel dieser Studie ist die Identifikation von charakteristischen Genexpressionsprofilen für Patienten unterschiedlicher UICC-Stadien (I – IV), insbesondere Patienten ohne versus mit Lymphknotenbefall (N0 vs. N +) und Patienten ohne versus mit Fernmetastasen

(M0 vs. M +). Um der inhomogenen Genexpression innerhalb des Tumors Rechnung zu tragen, sollen definierte Tumorareale, die Invasionsfront und zentrale Tumoranteile, durch Mikrodissektion getrennt werden.

Material und Methoden: Kryoasservation von matched-pair Gewebe aus Operationspräparaten von 25 Patienten mit einem kolorektalen Karzinom. UV-Laser-gestützte Mikrodissektion von gesunden (E) Epithelzellverbänden und Karzinomzellverbänden (Invasionsfront (IF) und zentraler Tumor (ZT)). mRNA Präparation aus den mikrodissezierten Zellen, cRNA Synthese und lineare Amplifikation (In Vitro Transkription). Biotinmarkierung der cRNA und Hybridisierung von 75 Affymetrix Oligonukleotid Microarrays (33 000 Gene). Bearbeiten der Expressionswerte, Selektion von Genen, hierarchisches Clustering und Korrelation mit klinisch-prognostischen Parametern (N0 vs. N + , M0 vs. M + , UICC-Stadien).

Ergebnisse: Es gibt charakteristische Expressionsprofile für kolorektales Normalepitel, welche sich mittels hierarchischem Clustering gruppieren (Normal-Cluster) und klar von Profilen aus Tumorzellverbänden (Tumor-Cluster), der Invasionsfront (IF) und zentralen Tumoranteilen (ZT), trennen lassen. Es gibt hingegen kein charakteristisches Profil, welches IF von ZT trennt. Innerhalb des Tumor-Clusters läßt sich ein charakteristisches Profil für N+ finden (❏ Abbildung 1). Ein homogenes Profil für die UICC-Stadien und M0 vs. M+ konnte bislang nicht gezeigt werden.

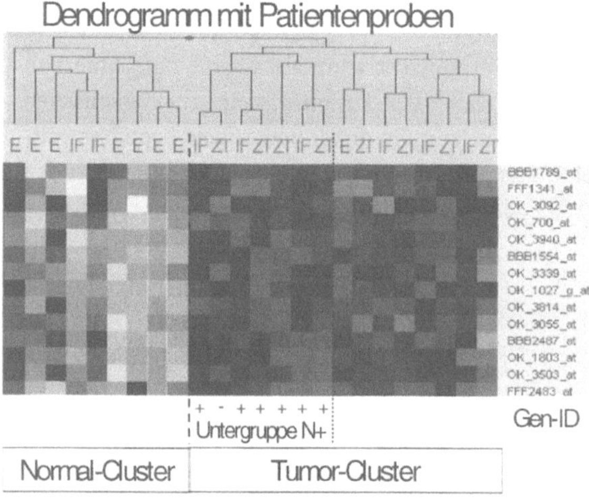

❏ **Abb. 1.** Ergebnis der Clusteranalyse für 25 Patienten mit einem kolorektalen Karzinom. Jedes Gen (Reihen) hat bei jeder Patientenprobe E, IF und ZT (Spalten) eine unterschiedliche Expressionshöhe (Quadrate). Darstellung repräsentativer Gene (Reihen), die in Normalepithel eine geringe (helle Quadrate) und in Tumorepithel eine hohe Expression haben (dunkle Quadrate). Den Abstand zwischen den Patientenproben definiert die Euklidische Distanz der Expressionswerte (Dendrogramm). Patienten einer Untergruppe des Tumor-Clusters hatten in 83% (5/6) Lymphknotenmetastasen (N +).

Schlussfolgerung: Genexpressionsanalysen beim kolorektalen Karzinom erlauben eine klare Trennung von Zellverbänden unterschiedlicher Dignität. Patienten mit Lymphknotenmetastasen (N +) gruppieren innerhalb den Tumor-Clusters in einer separaten Untergruppe. Für eine über die etablierten klinisch-pathologisch prognostischen Parameter hinausgehende Aussage bzgl. der prognostischen Relevanz von Genexpressionsprofilen erfolgt neben der Analyse und Korrelation von Überlebensdaten eine Erweiterung des Patientenkollektivs. Für die weiteren Analysen wird nur die Invasionsfront mikrodisseziiert, da sich trotz der inhomogenen Genexpression im Tumorgewebe in Bezug auf die Prognosevorhersage kein signifikanter Unterschied zwischen IF und ZT finden läßt.

Abstract ID: 865 Vortragsart: oral

Untersuchungen zur angiogenen Potenz disseminierter Tumorzellen im Knochenmark

N. Bücker, U. Windhövel, H. P. Bruch, R. Broll

Klinik für Chirurgie, Chirurgisches Labor, Universitätsklinikum Lübeck

Zielsetzung: In Deutschland erkranken jährlich über 32 000 Patienten an einem kolorektalen Karzinom. Trotz kurativer Resektion in frühen Tumorstadien versterben viele Patienten später an Metastasen. Hierfür mitverantwortlich könnte eine frühzeitige Generalisierung des Tumorleidens durch Disseminierung von Tumorzellen ins Knochenmark sein. Die biologische Bedeutung dieser Tumorzellen ist noch weitgehend ungeklärt. Eine wichtige Voraussetzung zur Metastasierung ist neben der Proliferationsfähigkeit die angiogene Potenz der Tumorzellen. Hierbei stellt die Expression des Vascular Endothelial Growth Factors (VEGF) einen wesentlichen Faktor dar. Ziel unserer Studie war es, Hinweise auf das metastatische Potential dieser im Knochenmark von Patienten mit kolorektalen Karzinomen gefundenen Tumorzellen zu gewinnen. Dazu wurde neben der proliferativen Aktivität die Expression von VEGF immuncytochemisch überprüft.

Material und Methoden: Untersucht wurden 28 Patienten mit einem kolorektalen Karzinom (pT1: n = 4; pT2: n = 6; pT3: n = 15; pT4: n = 3). Zu Beginn der Operation punktierten wir jeweils ca. 20 ml Knochenmark aus dem Beckenkamm. Hieraus gewannen wir durch Anreicherung der Tumorzellen mit der MACS-Technologie („magnetic activated cell sorting") unter Verwendung eines superparamagnetisch markierten HEA-125-Antikörpers durchschnittlich ca. 600 000 Zellen/Patient. Diese wurden durch Cytospinzentrifugation auf Objektträger (50 000 – 100 000 Zellen/Objektträger) übertragen. Die Tumorzellerkennung sowie der Nachweis des Ki-67-Antigens und des VEGF erfolgte durch immuncytochemische Dreifachfärbung mit den Primärantikörpern Ber-EP4, Ki-67 bzw. Anti-VEGF sowie den entsprechenden Cy2-, AMCA- und Cy3-markierten Sekundärantikörpern. Die Detektion der grün fluoreszierend dargestellten Tumorzellen, der Expression des blau markierten Ki-67 und des rot markierten VEGF erfolgten fluoreszenzmikroskopisch (◙ Abbildung 1a – c).

Resultate: Die Untersuchung von durchschnittlich 150 000 Zellen/Patient zeigte bei 14 der 28 Patienten insgesamt 157 Tumorzellen. Unterteilt nach Tumorstadien fanden sich bei T1-Tumoren in keinem von 4 Fällen (0%), bei T2-Tumoren in 2/6 Fällen (30%), bei T3-Tumoren in 9/15 Fällen (60%) und bei T4-Tumoren in allen 3 Fällen (100%) Tumorzellen im Knochenmark. Bei allen 157 detektierten Tumorzellen wurde eine unterschiedlich stark ausgeprägte VEGF-Expression nachgewiesen, nur 8 der 157 Zellen (5%) waren auch positiv für Ki-67.

Zusammenfassung: Bei 14/28 Patienten mit einem kolorektalen Karzinom wurden Tumorzellen im Knochenmark gefunden, von denen die überwiegende Zahl (149/157) nicht proliferiert und damit wahrscheinlich gegenüber einer zellzyklusabhängigen Chemotherapie resistent ist. Entgegen unseren Erwartungen zeigten alle dieser im Knochenmark ruhenden Tumorzellen

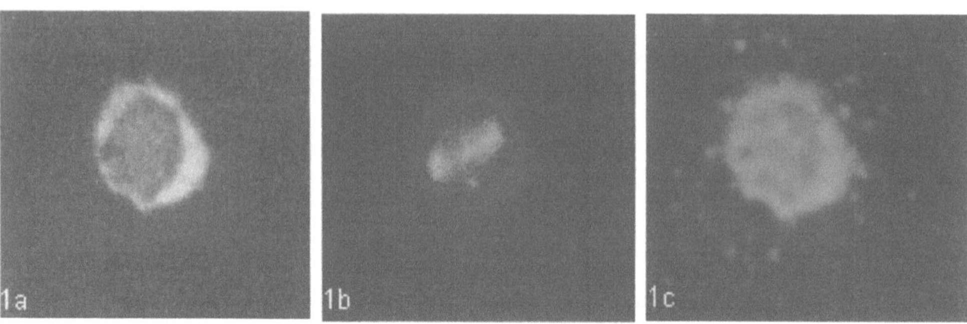

❏ **Abb. 1 a–c**

eine deutliche VEGF-Expression. Die Pathologie dieser Zellen sowie die Funktion dieser VEGF-Expression ist noch unklar und sollte Gegenstand weiterer Untersuchungen sein. Möglicherweise bietet sie einen Angriffspunkt zur Bekämpfung dieser Tumorzellen, z. B. durch anti-VEGF-Antikörper oder antisense-Oligonucleotide.

Abstract ID: 906 Vortragsart: oral

Humane duktale Pankreas-Adenokarzinome zeigen eine hohe Expression von Proteinkinase Cµ, einem starken Induktor von Apoptose-Resistenz und Zellproliferation

A. Trauzold[1], B. Sipos[2], S. Schmiedel[1], S. Westphal[1], C. Röder[1], H. Kalthoff[1]

[1] Klinik für Allgemeine Chirurgie und Thoraxchirurgie, FG Molekulare Onkologie, Universitätsklinikum Kiel
[2] Institut für Allgemeine Pathologie, Universitätsklinikum Kiel

Zielsetzung: Früher berichteten wir, dass apoptoseresistente Pankreasadenokarzinom-Zelllinien eine hohe konstitutive Expression von Proteinkinase Cµ (PKCµ) aufweisen. Ziel dieser Arbeit war die Untersuchung der pathophysiologischen Bedeutung von PKCµ, insbesondere für die CD95/Fas-induzierte Apoptose und das Wachstumsverhalten von PKCµ-überexprimierenden Zellen. Darüberhinaus wurde erstmals die Expression von PKCµ in Pankreastumorgewebe analysiert.

Material und Methoden: Um die Funktion von PKCµ in einem isogenen System zu untersuchen, wurden CD95-sensitive Colo357-Zellen mit einem Expressionsvektor für PKCµ bzw. mit dem leeren Vektor stabil transfiziert. Die CD95-vermittelte Apoptose wurde mittels JAM-Assay quantifiziert. Die Generationszeiten von Colo357/Wildtyp-, Colo357/PKCµ- und Colo357/Vektor-Zellen wurden durch Zellzählung während der Kultivierung der Zellen (24 h, 32 h, 48 h, 54 h und 72 h nach Aussaat) im CASY1-Zellcounter ermittelt. Der Nachweis von PKCµ, cFLIP und Survivin in den Zelllysaten wurde im Western Blot mit anschließender Immundetektion durchgeführt. Die Expression von PKCµ in Tumor- und Normalgewebe wurde immunhistochemisch an formalinfixierten Gewebeschnitten nachgewiesen.

Ergebnisse: Wir zeigen hier, dass die Überexpression von PKCµ in Colo357-Zellen sowohl zu einer Steigerung der Resistenz um 30% gegenüber der CD95-vermittelten Apoptose als auch zu einer auffallenden Zunahme der Proliferationsrate um 17% führte. Die Generationszeiten von Colo357/PKCµ-, Colo357/Vektor- und Colo357/Wildtyp-Zellen betrugen entsprechend: 20, 24 und 24 h. Darüber hinaus verursachte PKCµ eine Hochregulation von cFLIP und Survivin, die als anti-apoptotische bzw. auch als wachstumsfördernde (Survivin) Proteine beschrieben wurden. Die beobachteten molekularen und biologischen Effekte konnten durch den PKCµ Inhibitor Gö6983 spezifisch inhibiert werden. Der immunhistochemische Nachweis von PKCµ in Gewebeschnitten von duktalen Pankreasadenokarzinomen von 48 Tumorpatienten und 10 Schnitten von gesundem Pankreasgewebe zeigte eine stark positive Färbung in allen Tumorpräparaten, wohingegen 88% des gesunden Gewebes negativ war.

Zusammenfassung: Proteinkinase Cµ, wenn überexprimiert, hat eine pleiotrope Wirkung auf die Zelle. Sie hemmt möglicherweise über die Heraufregulation von cFLIP und Survivin die CD95-vermittelte Apoptose und stimuliert zugleich das Wachstum der Zellen. Dies und die gefundene, hier zuerst beschriebene Überexpression von PKCµ in Pankreastumorgewebe deutet auf eine essentielle Rolle der PKCµ in der Pathophysiologie des Pankreasadenokarzinoms hin.

Abstract ID: 985 Vortragsart: oral

Die Identifizierung von spezifischen nukleären Matrix Proteinen (NMP) in humanen prämalignen Polypen des Kolons: Ein vielversprechender Weg zur Früherkennung von Kolonkarzinomen

G. Brünagel[1,2], R. E. Schoen[1], B. N. Vietmeier[3], R. H. Getzenberg[3]

[1] Department of Medicine, University of Pittsburgh and University of Pittsburgh Cancer Institute, Pittsburgh, USA
[2] Klinik und Poliklinik für Allgemein-, Viszeral-, Thorax- und Gefäßchirurgie der Friedrich-Wilhelms-Universität Bonn
[3] Department of Urology, University of Pittsburgh and University of Pittsburgh Cancer Institute, Pittsburgh, USA

Zielsetzung: Die kurativen Behandlungsmöglichkeiten von kolorektalen Karzinome können durch eine spezifische Früherkennung deutlich verbessert werden. Daher ist die Entwicklung von einfacheren und spezifischeren Tests notwendig. Nukleäre Matrix Proteine (NMP) sind das strukturelle Gerüst des Zellkerns und haben wesentliche vitale Funktionen, wie z. B. die Regulation der Gen-Transcription und DNA-Organisation. Die Expression von bestimmten NMP ist gewebespezifisch. In vorangegangenen Studien konnten wir vier nukleäre Matrix Proteine (NMP: CC2, CC3, CC4, CC5) in Kolonkarzinomen identifizieren (Cancer Research, 2002). Ziel dieser Studie war es nachzuweisen, ob und wann diese spezifischen NMP in prämalignen Polypen auftreten.

Material und Methoden: 20 Kolonpolypen (1 juveniler Polyp, 6 tubuläre Adenoma (TA), 7 tubulovillöse Adenome (TVA), 6 tubulovillöse Adenome mit hochgradiger Dysplasie (HGD) und zwei humane Kolon Karzinom Zelllinien (CaCo2, CX-1) wurden mittels 2-dimensionaler Gel-Elektrophorese und anschließender Silberfärbung untersucht.

Ergebnisse: NMP CC2 wurde in keinem der untersuchten Polypen gefunden. NMP CC5 zeigte sich in 2 prämalignen TVA mit HGD und in einem TA. Die NMP CC3 and CC4 sind in der frühen Entwicklung von prämalignen Polypen zu finden. Alle vier für Kolonkarzinome spezifische Proteine wurden nicht in dem juvenilen Polyp gefunden. Die Zellline CaCo 2 exprimiert zwei (CC3, CC4) und die Zelllinie CX-1 drei (CC2, CC3, CC4) NMP.

Zusammenfassung: Das Risiko für die Entwicklung eines Kolonkarzinom korreliert mit der Größe und dem histolgischen Typ und Grad von Dysplasien in Polypen. Die NMP CC3 und CC4 werden bereits in der frühen Entwicklung von prämalignen Polypen gefunden. NMP CC5 findet sich erst in fortgeschrittenen Polypen. NMP CC2 dagegen scheint erst in invasiven Karzinomen aufzutreten. Alle vier für Kolon Karzinome spezifischen NMPs wurden nicht in dem juvenilen Polyp gefunden, dieser Polyptyp entwickelt sich nicht in ein Kolonkarzinom! Da spezifische NMP bereits in der prämalignen Phase von Kolon Karzinomen, nicht aber in der normalen Kolonmukosa gefunden werden, könnten diese eine wichtige Rolle in der Früherkennung dieser Karzinome spielen. Zur Zeit erfolgt die Herstellung von Antikörpern. Die Möglichkeit der Identifizierung dieser Proteine in Stuhl, Gewebe und/oder Blut sind vielversprechend. Zusätzlich ist die Funktion der Proteine von größtem Interesse und kann weitere Einblicke in die Karzinogenese von Kolonkarzinomen geben, insbesondere hinsichtlich der beschriebenen Funktionen von NMP im Zellkern.

Abstract ID: 1073 Vortragsart: oral

Zelluläre Effekte von Irinotecan auf colorectale Carcinomzellen sind vom p53-Status abhängig

B. Mann[1], R. Magrini[2], M. Bhonde[2], M. L. Hanski[2], H. J. Buhr[1], C. Hanski[2]

[1] Chirurgische Klinik I, Universitätsklinikum Benjamin Franklin, Freie Universität Berlin
[2] Gastroenterologische Klinik, Universitätsklinikum Benjamin Franklin, Freie Universität Berlin

Einleitung: Irinotecan (CPT-11) zeigt beim metastasierten colorectalen Carcinom (CRC) ein etwas besseres Ansprechen als 5FU/Folinsäure, führt aber häufiger zu schwerwiegenden Nebenwirkungen. Es wäre daher wichtig, vor der Therapie erkennen zu können, ob individuelle Carcinome auf CPT-11 ansprechen und wie der Wirkungsmechanismus verstärkt werden könnte. Ziel der Untersuchung war den Wirkungsmechanismus und die Sensitivität von CPT-11 in Abhängigkeit vom p53 Status der Carcinomzellen zu analysieren.

Material und Methoden: Es wurde ein isogenes Zelllinienmodell (HCT116 p53 + /+ bzw. p53 − / −) und weitere p53-mutierte (SW480, HT 29, WiDr, DLD1)oder p53-Wildtyp Zelllinien (LS174T, Co 115, SW48) für 48 h mit dem aktiven Irinotecan-Metaboliten SN-38 (2 nM) behandelt. Die Sensitivität auf SN-38 wurde mittels Kurzzeittest (MTT) nach 2 Tagen und klonogenem Test nach 12 Tagen untersucht. Die Zellzyklusanalyse erfolgte mittels FACS; Apoptose wurde mittels Cell Death Detection ELISA und PARP-Western-Blot nachgewiesen. Nacktmäusen wurden HCT116 p53 + /+ bzw. p53 − /− Zellen subcutan injiziert und das Tumorvolumen wurde nach fünftägiger Therapie mit 1×20 mg/kg CPT-11 verfolgt.

Ergebnisse: In vitro starben unmittelbar nach Therapiebeginn mehr p53 − / − Zellen, bei längerer Beobachtung beeinflusste der p53 Status in HCT116 Zellen das Ansprechen nicht. In p53 + / + Zellen kam es zu einem langanhaltenden G2/M Arrest, der in p53 − / − Zellen nur kurz zu beobachten war. In p53 − / − Zellen setzte nach Beendigung des Zellzyklusarrest eine starke Apoptose ein, die in p53 + / + Zellen nicht zu beobachten war. ◘ Tabelle 1

◘ **Tabelle 1.** Ansprechen und Wirkmechanismus von CPT-11 in p53 + / + bzw. p53 − / − HCT116 Zellen

HCT116 Genotyp	LZ nach 2d	ÜK nach 12d	G2/M nach 6d	G2/M nach 12d	Apoptose n. 6d
p53 + / +	90% LZ	30% LZ	60%	35%	4%
p53 − / −	50% LZ	45% LZ	20%	20%	58%

*(LZ = Lebende Zellen, ÜK = überlebende Kolonien, d = Tage nach Beginn der Therapie)

Die Analyse der gesamten Gruppe der p53 + / + Zelllinien zeigte im klonogenen Test ein besseres Ansprechen als die Gruppe der p53 − / − Zelllinien (35 ± 15% vs. 66 ± 15% überlebende Kolonien). Im Mausmodell führte die CPT-11 Therapie bei HCT116 p53 + / + Inokulation zu einem Stillstand des Wachstums für 14d, bei p53 − / − von 12d.

Schlussfolgerung: CPT-11 induziert in p53 + / + Carcinomzellen einen langanhaltenden G2/M Arrest, während dieser in p53 − / − Zellen nur kurz anhält und von Apoptose gefolgt ist. In vitro und in vivo scheint der langanhaltende Arrest dabei einen ausgeprägteren Effekt auf das Zellwachstum als die Apoptose zu haben. Die Abhängigkeit der CPT-11 Wirkung vom p53 Status colorectaler Carcinome kann als Basis für sinnvolle Therapiemodulationen verwendet werden.

Abstract ID: 1107 Vortragsart: oral

Die Hepatisch Arterielle Infusion (HAI) mit liposomalem Taxol [3H] in Kombination mit degradierbaren Stärkemikrospheren steigert die Konzentration im CC-531 Lebertumor von WAG-Ratten

U. Pohlen[1], G. Berger[1], H. Rieger[1], R. Rezska[2], H. J. Buhr[1]

[1] Chirurgische Klinik, Universitätsklinikum Benjamin Franklin der Freien Universität Berlin
[2] Institut für molekulare Medizin, Max-Delbrück-Centrum Berlin/Buch, Berlin

Einleitung und Zielsetzung: Einen neuen Ansatz stellt die regionäre Gabe von liposomal verkapseltem Taxol bei der Therapie von Lebermetastasen dar. Eine Konzentrationssteigerung kann durch Flussreduzierung mit degradierbaren Stärkemikrosphären (DSM) erreicht werden. Ziel der Arbeit war, Konzentationen von Taxol [3H] mit nuklearmedizinischen Methoden in Lebertumor, Tumorrandsaum und Leber zu messen.

Material und Methoden: 160 männlichen WAG/RIJ-Ratten wurden ein CC 531 Adenokarzinom in den linken Leberlappen injiziert und gleichzeitig ein Mini-Port-System in die A. hepatica mit einer subcutanen Portkammer implantiert.

Bei einer Tumorgröße $+1$ cm wurden die Tiere in 4 Gruppen randomisiert und 5, 15, 30, und 60 Minuten nach i.a-Therapie euthanasiert und die Konzentration von Tritium markierten Taxol [3H] nuklearmedizinisch über die Aktivität im Counter ermittelt.

Gruppe 1: 1 mg Taxol [3H] i. a. (n = 40), Gruppe 2: 1 mg Taxol [3H] -SUV-Liposomen i. a. (n = 60), Gruppe 3: 1 mg Taxol [3H] + DSM i. a. (n = 60), Gruppe 4: 1 mg Taxol [3H]-SUV-Liposomen + DSM i. a. (n = 60)

Ergebnisse: Mittelwerte + Standardabweichung ◨ Tabelle 1

	Gr. 1	Gr. 2	Gr. 3	Gr. 4
µgTaxol/g Gewebe Tumor	27.5 + 1.1	35.4 + 1.6	43.2 + 2.1	52.3 + 1.9
Tumorrandsaum	51.4 + 2.0	61.9 + 2.6	59.3 + 2.2	60.1 + 1.6
Leber	41.9 + 0.9	43.4 + 1.7	34.3 + 2.1	29.8 + 1.3

Schlussfolgerung: Erstmals konnte eine Konzentrationsmessung von Taxol durch nuklearmedizinische Methoden erfolgen. Durch SUV-Liposomen wurde die Tumorkonzentration um das 1.3-fache gesteigert. SUV-Liposome in Kombination mit DSM steigerten die Tumorkonzentration signifikant (p < 0.01) um das 1.9-fache. Die Konzentrationsunterschiede im Tumorrandsaum und im Leberparenchym waren nicht signifikant unterschiedlich.

Abstract ID: 1108 Vortragsart: oral

Quantitative Expressionsanalyse multipler Gene zur molekularen Charakterisierung des Barrett-Ösophagus

J. Brabender[1], P. M. Schneider[1], R. Metzger[1], K. D. Danenberg[2], P. V. Danenberg[2], R. V. Lord[2], P. Majoram[3], S. E. Baldus[4], A. H. Hölscher[1]

[1] Klinik und Poliklinik für Visceral und Gefäßchirurgie Universität zu Köln
[2] Norris Cancer Center, University Southern California
[3] Department of Biostatistics, University of Southern California
[4] Institut für Pathologie Universität zu Köln

Zielsetzung: Studien zur molekularen Klassifikation des Barrett-Ösophagus und des Adencarcinoms im Barrett-Ösophagus waren bis dato limitiert auf die Analyse einzelner Gene. Bisher konnte kein eindeutiger molekularer Marker für das maligne Potential des Barrett-Epithels identifiziert werden. Ziel dieser Studie war die Analyse des Expressionsprofils multipler Gene zur eindeutigen molekularen Charakterisierung des Barrett-Ösophagus im Vergleich zum Barrett-Carcinom.

Material und Methoden: Mittels quantitativer real-time RT-PCR (TaqMan®) wurde die mRNA Expression von 23 Genen (c-Myb, ODC, CDX2, DNMT1, DNMT3a, DNMT3b, RXRalpha, RXRbeta, RXRgamma, RARalpha, RARgamma, BFT, GSTPI, COX1, COX2, DPD, SPARC, BCL2, TP, BAX, DAPK, TM4SF3, TSPAN) in Relation zum internen Referenzgen β-Actin in insgesamt 98 Gewebeproben von 19 Patienten mit Barrett-Ösophagus (BE-Gruppe) und 20 Patienten mit Barrett-Carcinom (EA-Gruppe) analysiert. Für jede Probe wurde das gesamte Genspektrum zweifach analysiert, wozu 18032 PCR-Reaktionen notwendig waren. Die statistische Auswertung der unterschiedlichen Genexpressionen erfolgte mittels nicht-parametrischer Tests. Die Identifikation von Unterschieden in Genexpressionsprofilen zwischen den einzelnen Subgruppen erfolgte durch logistische Regressionsanalysen und lineare Diskriminationsanalyse.

Ergebnisse: Die mediane mRNA Genexpression war für folgende Gene signifikant erniedrigt im Barrett-Carcinom verglichen zum Barrett-Ösophagus: BFT (p < 0.001), RXRα (p < 0.001), RXRβ (p = 0.018), RARγ (p = 0.035), GSTPI (p = 0.005), BAX (p = 0.009), DAPK (p = 0.005), TM4SF3 (p = 0.028), TSPAN (p < 0.001). Die mediane Genexpression war signifikant erhöht im Adenocarcinom verglichen mit dem Barrett-Ösophagus für: COX2 (p = 0.003), RARα (p = 0.009), DNMT3b (p = 0.021), and SPARC (p < 0.001; Mann-Whitney Test). Die lineare Diskriminationsanalyse ergab einen Cluster von 4 genetisch verschieden Gruppen mit einer eindeutigen molekularen Differenzierung (100%) zwischen Barrett-Epithel der BE-Gruppe und Adenocarcinomen des Ösophagus in der anschließenden logistischen Regressionsanalyse.

Zusammenfassung: Diese Studie repräsentiert die erste parallele Analyse multipler Gene im Barrett-Ösophagus mittels quantitativer real-time RT-PCR. Unsere Ergebnisse verdeutlichen, dass die Untersuchung der mRNA-Expression multipler Gene in Kombination mit biostatistischen Methoden zur molekularen Charakterisierung des Barrett-Ösophagus und Barrett-Carcinoms geeignet ist. Die mRNA Quantifizierung multipler Gene ist ein potentieller „Sammel-Biomarker" für das maligne Potentials des Barrett-Epithels und sollte in Langzeitstudien überprüft werden.

Abstract ID: 1113 Vortragsart: oral

Blockade des Prostata-Stammzellen-Antigens PSCA hemmt das Wachstum des Pankreaskarzinoms

M. N. Wente[1,4], A. Jain[3], P. O. Berberat[1,2], T. Giese[2], H. A. Reber[4], R. E. Reiter[3], H. Friess[1], M. W. Büchler[1]

[1] Chirurgische Klinik der Universität Heidelberg
[2] Institut für Immunologie der Universität Heidelberg
[3] Department of Urology, David Geffen School of Medicine at UCLA, Los Angeles, CA, USA
[4] Department of Surgery, David Geffen School of Medicine at UCLA, Los Angeles, CA, USA

Zielsetzung: Das Prostata-Stammzellen-Antigen PSCA ist ein Zelloberflächen-Antigen, welches von der Mehrzahl der Prostatakarzinome exprimiert wird. In aktuellen Ergebnissen von Microarray-Untersuchungen wurde die Überexpression von PSCA auch im Pankreaskarzinom (PaCa) beschrieben. Ziel dieser Studie war es, die Expression von PSCA in humanen PaCa-Zelllinien und PaCa-Gewebeproben zu analysieren und den therapeutischen Effekt einer Therapie mit einem monoklonalen anti-PSCA Antikörper (mAb anti-PSCA 1G8) im in vivo-Modell zu untersuchen.

Material und Methoden: Die Expression von PSCA in humanen Geweben wurde per quantitativer Polymerase-Kettenreaktion (PCR) in normalem Pankreas (n = 15), chronischer Pankreatitis (n = 36) und im Adenokarzinom (n = 35) untersucht. PSCA mRNA-Expression in humanen PaCa-Zelllinien (AsPC-1, BxPC-3, Capan-1, Capan-2, HPAF-II, MIA PaCa-2 und PANC-1) wurde mit semiquantitativer PCR bestimmt. Die Expression von PSCA an der Zelloberfläche wurde per Durchflusszytometrie mit einem FITC-markierten anti-PSCA-Antikörper dargestellt. Die deutlich PSCA-positive Zelllinie Capan-1 wurde für in vivo-Experimente benutzt, um den Effekt einer

Therapie mit dem mAb anti-PSCA 1G8 auf das Tumorwachstum zu untersuchen. Hierzu wurden 5×106 Capan-1-Zellen in die Flanke von männlichen Nacktmäusen subkutan injiziert. Die Tiere wurden in die Therapie-Gruppe mit 1G8 (200 µg i. p. 3×/Woche) oder die Kontroll-Gruppe (n = 10 pro Gruppe) randomisiert. Um den Effekt des Antikörpers auf die Tumorformation zu untersuchen, startete die Therapie am Tage der Zellinjektion. In einer weiteren Versuchsreihe erfolgte die therapeutische Applikation, nachdem die Tumoren tastbar wurden.

Ergebnisse: In humanen Gewebeproben ist PSCA im Adenokarzinom etwa 155-fach im Vergleich zu Normalgewebe (p < 0,01) und etwa 44-fach im Vergleich zu chronischer Pankreatitis (p < 0,01) überexprimiert. Die PaCa-Zelllinie Capan-1 zeigte die höchste Expression von PSCA auf mRNA-Ebene und an der Zelloberfläche. Therapie von Capan-1-Tumoren mit 1G8 führte zu einer signifikanten Reduktion der Tumorformation. Das Wachstum bereits entwickelter Tumoren konnte ebenfalls signifikant gehemmt werden (◼ Tabelle 1).

◼ Tabelle 1

Tumorvolumen (mm3)	1G8 vs. Kontrolle – 2 Wochen	1G8 vs. Kontrolle – 4 Wochen
Formation des Tumors	292 + 35 vs. 108 + 19 (p < 0,01)	1374 + 172 vs. 579 + 117 (p < 0,01)
Wachstum des Tumors	534 + 44 vs. 353 + 56 (p = 0,02)	1623 + 126 vs. 1323 + 171 (p = 0,17)

Zusammenfassung: PSCA ist hochsignifikant überexprimiert in Gewebeproben von Adenokarzinomen des Pankreas im Vergleich zu Normalgewebe und chronischer Pankreatitis und eignet sich daher als therapeutisches Target. Die Blockade von PSCA hemmt das Tumorwachstum im in vivo-Modell, was einen neuen innovativen Therapieansatz darstellt.

Abstract ID: 1134 Vortragsart: oral

E4-mutierte und E4-deletierte Adenoviren zeigen vergleichbare lytische Kapazität wie dl1520 (onxy-015) unabhängig vom p53 Status bei kolorektalen Tumorzelllinien

C. Cabrele, M. Vogel, M. Rentsch, A. Fürst, K. W. Jauch, A. Beham

Chirurgische Klinik der Universität Regensburg

Hintergrund: Von zwei adenoviralen Proteinen E1B und E4orf6 konnte gezeigt werden, dass sie mit dem Tumorsuppressorgen p53 interagieren und dessen Funktion hemmen. Da etwa 50% humaner Malignome p53 mutiert sind, wurde ein E1B mutiertes Virus konstruiert (dl1520, onxy-015), das sich in p53 mutierten, also Tumorzellen, nicht aber in p53-wild-Typ Zellen amplifizieren kann und diese lysieren kann. Dennoch ist die Lyse dieser Zellen von der Virusaufnahme und somit von der Expression des Coxackie virus und Adenovirus Rezeptor (CAR) abhängig. Ziel unserer Untersuchungen war es zu untersuchen, inwieweit E4 mutierte Adenoviren lytische Aktivität zeigen, ob diese vergleichbar mit der lytischen Potenz von dl1520 vergleichbar ist und ob die Lyse vom p53 oder CAR Status definiert wird.

Material und Methoden: Für unsere Untersuchungen wurden die kolorektalen Tumorzelllinien DLD-1, LoVo, SW620, SW480 und RKO verwandt. Alle Zelllinien bis auf RKO und LoVo weisen eine Mutation oder Deletion im p53 Gen auf. Neben dem dl1520 Adenovirus wurden der Adenovirus dl355 mit einer Deletion im E4-Gen, die ein 34 K-Protein beträgt, und dl366, bei dem die gesamte E4 Region deletiert ist untersucht. Die Zellen wurden mit gleichen PFU infiziert und nach 5, 6 und 8 Tagen wurde ein MTT Assay durchgeführt. Alle Experimente wurden mindestens in Triplikat durchgeführt. Die CAR Expression wurde durch Westernblotanalyse nachgewiesen.

Ergebnisse: Am Tag 5 zeigten dl355, dl366 und dl1520 eine vergleichbare lytische Kapazität. Während die Zahl der lebenden DLD-1, SW480 und RKO Zellen sich nicht signifikant von der Kontrolle unterschied, überlebten bei den LoVo und SW 620 40% – 60% der Zellen. Am Tag 8 zeigten DLD-1, SW480 und RKO Zellen keine oder allenfalls minimale Tendenz zur Lyse, während LoVo nach dl366 7% lytisch und nach dl1520 zu 50% lytisch waren. Eine Expression von CAR konnte bei DLD-1, LoVo, SW620 und RKO nicht aber bei SW480 Zellen nachgewiesen werden.

Zusammenfassung und Schlussfolgerung: Durch unsere Untersuchungen konnten wir zeigen, dass E4-deletierte Adenoviren ähnliches lytisches Potential haben wie dl1520. Im Gegensatz zu anderen Publikationen konnten wir keine Abhängigkeit der Lyse vom p53 Status nachweisen, aber Tumorzellen, die eine CAR Expression aufweisen zeigen eine erhöhte Lyse nach adenoviraler Infektion. Modifizierte Viren oder additive Behandlungen, die die Virusaufnahme erhöhen, sollten somit ein Ziel weiterer Forschungen sein.

Abstract ID: 1325 Vortragsart: oral

Microarray Analysen beim Pankreaskarzinom: Identifizierung von Schlüsselgenen

H. Friess[1], J. Kleeff[1], J. Ding[2], M. Korc[3], J. Hammer[2], M. W. Büchler[1]

[1] Abteilung Allgemein-, Viszeral- und Unfallchirurgie, Chirurgische Universitätsklinik, Heidelberg
[2] Section of Bioinformatics, Genetics, and Genomics, Hoffmann-La Roche Inc., Nutley, New Jersey, USA
[3] Departments of Medicine, Biological Chemistry and Pharmacology, University of California, Irvine, California, USA

Zielsetzung: Das Pankreaskarzinom besitzt eine der schlechtesten Prognosen aller malignen Neoplasien des Menschen. Forschungsergebnisse der letzten Jahre konnten eine Reihe von Mechanismen identifizieren, die zu der klinisch beobachteten Aggressivität des Pankreaskarzinoms beitragen. Die komplexen molekularen Vorgänge in der Pathogenese des Pankreaskarzinoms sind jedoch nach wie vor nur in Ansätzen bekannt. Mit Hilfe der Microarray Analyse können Schlüsselmechanismen der deregulierten Expression einer Vielzahl von Genen simultan analysiert werden, was die Möglichkeit eröffnet, neue Schlüsselgene bei dieser Erkrankung zu identifizieren.

Material und Methoden: Die Expression von 5600 humanen Genen wurde mittels Microarray Analyse an 24 humanen Gewebeproben von Pankreaskarzinomen (n = 8), chronischen Pankreatitis (n = 8) und normalen Pankreasgeweben (n = 8) untersucht. Zu diesem Zweck wurde poly-A RNA isoliert und in biotinylierte cRNA umgewandelt. Anschließend erfolgte die Hybridisierung auf Oligonukleotid Microarrays (GeneChip® HuGeneFL array; Affymetrix Inc.) und die statische Auswertung der Expressionsdaten.

Ergebnisse: Die Expression von 467 von 5600 Genen war beim Pankreaskarzinom erhöht im Vergleich zum normalen Pankreasgewebe. 120 dieser Gene zeigten eine signifikante Überexpression sowohl im Vergleich zum normalen Pankreas als auch zu chronischen Pankreatitis. Zu diesen Genen gehörten z. B. die Matrix Metalloproteinase-12, Cystatin-S, Cathepsin-E und Stratifin. 341 Gene zeigten eine Reduktion beim Pankreaskarzinom im Vergleich zum normalen Kontrollgewebe. Bei 96 dieser Gene zeigte sich eine signifikante Erniedrigung der Expression sowohl im Vergleich zum normalen Pankreas als auch im Vergleich zur chronischen Pankreatitis. Zu diesen Genen gehörte z. B. Hepsin, Kallikrein-1, β-Defensin-1 und Aquaporin-1. Mit Hilfe der Cluster Analyse konnte klar zwischen dem Gen-Expressionsmuster im normalen Pankreas, chronischer Pankreatitis und Pankreaskarzinom differenziert, und karzinomspezifische Gengruppen identifiziert werden.

Zusammenfassung: Die Identifizierung einer großen Anzahl von Genen, deren Expression beim Pankreaskarzinom dereguliert ist, bestimmt die zukünftige Forschung beim Pankreaskarzinom. Das rasche Auffinden von Schlüsselgenen ermöglicht neue diagnostische, prognostische und therapeutische Verfahren zu erarbeiten und diese klinisch umzusetzen. Die Kombination von karzinomspezifischen Genen ermöglicht eine spezifische Frühdiagnostik des Pankreaskarzinoms.

Abstract ID: 1398 Vortragsart: oral

Erste Hinweise auf eine Rolle des neu beschriebenen Tumor-Suppressorgens Pdcd4 als Regulator des Invasionsmoleküls Urokinase Rezeptor

J. Leupold[1], N. H. Colburn[2], H. S. Yang[2], E. Lengyel[3], M. M. Heiss[1], F. W. Schildberg[1], K. W. Jauch[1], H. Allgayer[1]

[1] Chirurgische Klinik des Klinikum Grosshadern, Ludwig-Maximilians-Universität München
[2] Gene Regulation Section, Basic Research Laboratory, National Cancer Institute, Maryland, MD, USA
[3] University of California, UCSF Comprehensive Cancer Center and Cancer Research Institute, Dept. of Obstetics, Gynecology and Reproductive Sciences, San Francisco, CA, USA

Der Urokinase Rezeptor (u-PAR) spielt eine entscheidende Rolle bei Prozessen der Invasion sowie der Matastasierung. Eine erhöhte Expression ist assoziiert mit einer schlechten Überlebensprognose bei verschiedenen Karzinomtypen. Die Expression des Rezeptors wird transkriptionell über verschiedene cis- Elemente des Promotors, z. Bsp. Bindungsstellen für AP-1, AP-2, Sp-1 und ein kürzlich beschriebenes PEA3/ets Motif an Position -289bp reguliert. Pdcd4 ist ein Tumorsuppressor, der die neoplastische Transformation epithelialer Zellen inhibieren kann. Bislang konnte jedoch eine direkte Rolle bei Invasion und Metastasierung noch nicht beschrieben werden. Ziel dieses Projektes war es, zu klären, ob Pdcd4 Einfluss auf die Regulation des Invasionsmoleküls u-PAR nimmt.

In ersten Westernblot-Analysen wurde gezeigt, dass in verschiedenen Magen- und Kolonkarzinomzelllinien mit einer hohen endogenen u-PAR Expression (RKO, Kato III, MKN) nur eine niedrige Menge an endogenem Pdcd4 nachweisbar ist. Vergleichbar reziprok hierzu verhalten sich die Mengen der beiden Proteine bei Zelllinien (GEO, SW480) mit einer niedrigen u-PAR Expression. Die tetrazyklingesteuerte Überexpression in stabil mit Pdcd4 transfizierten RKO

Zellen führte zu einer im Vergleich zur Ursprungszellinie niedrigeren u-PAR-Expression. Reporterassays mit einem CAT-Expressionsvektor und vorgeschalteten u-PAR wildtyp Promotor zeigte eine deutliche dosisabhängige Reduktion der Promotoraktivität. Promotormutationen eines PEA3/ets- Elements an Position -289bp konnten diesen durch Pdcd4 erzeugten Effekt in RKO Zellen signifikant reduzieren. Auch die Deletion einer Region des Promotors mit möglichen Bindungselementen für Sp-1, GATA-2 und NF-1 an Position -402/-350bp führte zu einer Reduktion der Inhibition durch die Überexpression von Pdcd4.

Diese Daten zeigen erstmals eine Rolle des neuen Tumorsuppressors Pdcd4 in der Regulation eines invasionsassoziierten Moleküls, u-PAR, auf. Die Suppression des u-PAR erfolgt transkriptional, möglicherweise über ein PEA3/ets Motif sowie weiterer auf dem Promotor stromaufwärts gelegener cis- Elemente. Damit ergaben sich erstmals Hinweise auf die molekularen Mechanismen, die einen Einfluss von Pdcd4 vermitteln.

Abstract ID: 1450 Vortragsart: oral

Sequenzgewinne von Chromosom 8q23-24 als prädiktive Marker für eine Lymphknotenmetastasierung beim kolorektalen Karzinom

B. M. Ghadimi[1], M. Grade[1], T. Liersch[1], C. Langer[1], L. Fuezesi[2], H. Becker[1]

[1] Klinik für Allgemeinchirurgie, Universitätsklinikum Göttingen
[2] Institut für Pathologie, Georg-August-Universität Göttingen

Einleitung: Die Prognose von Patienten mit einem kolorektalen Karzinom wird unter anderem durch den Lymphknotenstatus bestimmt. Daher könnte eine genomische Charakterisierung der lymphogenen Metastasierung von Relevanz sein, um sowohl Aussagen über die Biologie als auch den klinischen Verlauf von Patienten mit einem kolorektalen Karzinom zu ermöglichen.

Methode: Es wurden 3 Gruppen kolorektaler Karzinome (n = 50) auf chromosomale und subchromosomale Veränderungen untersucht. Gruppe I umfasste T2N0 Tumoren (n = 15), Gruppe II T3-4N0 Tumoren (n = 15) und Gruppe III T3-4N1-2 Tumoren (n = 20). Zur Detektion der chromosomalen Veränderungen benutzten wir die Vergleichende Genomische Hybridisierung (CGH), die durch eine 2-Farben-Fluoreszenz-in-situ-Hybridisierung einen Überblick über das chromosomale Alterationsmuster eines Tumors liefert. Analysiert wurden insbesondere das Ausmaß chromosomaler Instabilität (ANCA) sowie das Vorhandensein gruppenspezifischer Alterationsmuster, wie Gewinne und Verluste chromosomalen Materials, die die lymphogene Metastasierung charakterisieren könnten.

Ergebnisse: Bezüglich der chromosomalen Instabilität zeigt sich zum einen, dass diese mit zunehmender Tumorgröße ansteigt (von Gruppe I mit einem ANCA von 5,7 zu Gruppe II mit einem ANCA von 7,7). Zum anderen findet sich ein deutlicher Unterschied im ANCA-Wert zwischen Lymphknoten positiven Tumoren und Tumoren ohne Lymphknotenbefall bei gleicher Tumorgröße (von Gruppe III mit einem ANCA von 5,7 zu Gruppe 3 mit einem ANCA von 9,9).

Die detaillierte Analyse der chromosomalen Alterationen in den 3 Gruppen ergab, dass Gewinne des Chromosomsarms 8q23-24 in einer sehr hohen Frequenz in den lymphogen metastasierten Karzinomen (T3-4N1-2) auftreten (70%). Selbst in den großen Tumoren ohne Lymphknotenbefall (T3-4N0) war diese chromosomale Alteration nur in 13% der Fälle zu finden (p = 0.0016).

Diskussion: Die durchgeführten Experimente zeigen, dass lymphogene Metastasierung mit dem Ausmaß chromosomaler Instabilität korreliert. Das bedeutet, dass durch Gewinne und Verluste chromosomaler Loci mit den daraus resultierenden Veränderungen in den entsprechenden Onkogenen bzw. Tumorsuppressorgenen der metastatische Tumorphänotyp begründet liegt. Im besonderen Maße scheint dies für Abschnitte des Chromosoms 8q23-24 zu gelten. Diese Veränderung ist praktisch ausschließlich in lymphogen metastasierten kolorektalen Karzinomen zu finden, was auf eine besondere Bedeutung darauf lokalisierter Gene im Rahmen des Metastasierungsprozesses hinweist. In der Literatur finden sich ähnliche Daten für das Ösophaguskarzinom. Die klinische Relevanz könnte darin liegen, dass schon vor einer operativen Therapie durch den Nachweis der Chromosom 8q23-24 Veränderung an Biopsien, z. B. durch Interphase-FISH eine Aussage über eine bereits erfolgte lymphogene Metastasierung möglich wäre.

Abstract ID: 1664 Vortragsart: oral

Vergleich der in vivo-Zelladhäsion verschiedener Kolonkarzinomzellen

J. Haier, K. Schlüter, T. Korb, H. U. Spiegel, N. Senninger

Klinik und Poliklinik für Allgemeinchirurgie, Universitätsklinikum Münster

Problem: Der Arrest zirkulierender Tumorzellen in der Mikrozirkulation von Wirtsgeweben stellt einen entscheidenden Schritt in der Entwicklung von Fernmetastasen dar. Bisherige in vitro-Untersuchungen und die differenzielle Expression von Adhäsionsmolekülen deuten auf eine entscheidende Bedeutung spezifischer adhäsiver Wechselwirkungen für das metastatische Potential. Mit Hilfe eines von uns entwickelten in vivo-Modells wurden daher verschiedene Kolonkarzinom-Zellen hinsichtlich ihrer initialen Adhäsion und Migration in Lebersinusoiden untersucht.

Methoden: Kolonkarzinom-Zellen verschiedener Spezies und mit unterschiedlichem metastatischen Potential wurden mittels Intravital-Fluoreszenz-Mikroskopie analysiert. Zur Charakterisierung dieser adhäsiven Wechselwirkungen wurden semiquantitativ folgende Parameter bestimmt: (a) Auftreten bzw. Häufigkeit von 'Rolling'; (b) Latenzphase von Tumorzelladhäsionen; (c) Anzahl der Tumorzellen mit stabiler Adhäsion; (d) Lokalisation der Tumorzelladhäsionen im Stromgebiet; (e) Verhältnis des Durchmessers Tumorzellen/Gefäßdurchmesser; (f) Häufigkeit und Zeitverlauf der Migration ins Leberparenchym.

Ergebnisse: HT-29 und CC531-Zellen zeigten in unserem Modell sehr vergleichbares Verhalten hinsichtlich Zeitverlauf und Lokalisation von Adhäsionen. Während die Anzahl adhärenter Zellen in den ersten 10 – 15 min zunächst ansteigt, bleibt die Anzahl der beobachteten Zellen nachfolgend etwa konstant. Es kommt jedoch zu einer Abnahme der intravasalen Zellen mit gleichzeitiger

Zunahme der migrierten Zellen. Die Migration von CC531-Zellen erfolgte signifikant schneller als die der HT-29 Zellen. Hoch metastatische HT-29LMM Zellen wiesen eine Tendenz zu stärkerer Adhäsion und schnellerer Migration im Vergleich zu gering metastatischen HT-29P Zellen auf.

◘ Abbildung 1

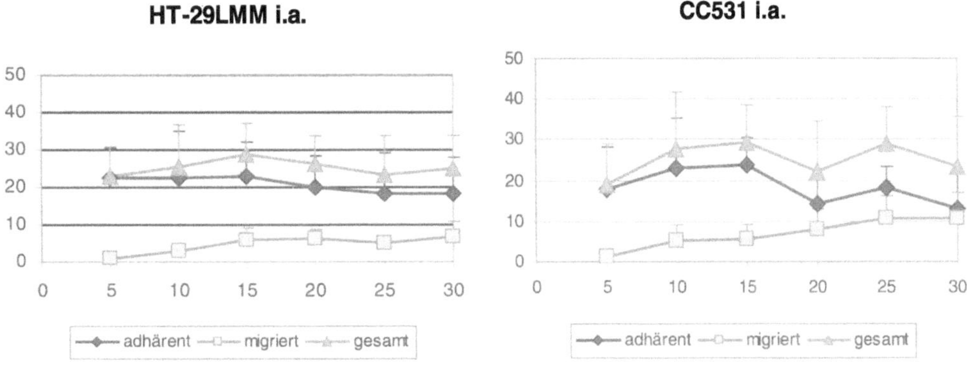

◘ **Abb. 1.**

Diskussion: Der organspezifische Arrest von Kolonkarzinom-Zellen wird hauptsächlich durch spezifische adhäsive Bindungen der Zellen an der Gefäßwand der Lebersinusoide hervorgerufen. In unserem Modell trat bei allen Zelllinien nach der initialen Adhäsion eine sehr rasche Extravasation der Zellen in das hepatische Parenchym auf. Heterologe immunologische Reaktionen scheinen im Beobachtungszeitraum keinen wesentlichen Einfluss auf das adhäsive Verhalten der zirkulierenden Tumorzellen zu haben. Das metastatische Potential wird zumindest partiell vom adhäsiven Verhalten im Wirtsorgan bestimmt.

Abstract ID: 1668 Vortragsart: oral

Die T-Zell Polarisierung (T1/T2) Tumorvakzin drainierender Lymphozyten korreliert mit der Immunogenität des Tumors

H. Winter[1], H. M. Hu[2], N. van den Engel[1], R. Hatz[1], B. A. Fox[2], F. W. Schildberg[1]

[1] Chirurgische Klinik und Poliklinik, Klinikum Grosshadern, LMU
[2] E. A. Chiles Research Institute

Einleitung: Wir konnten kürzlich zeigen, dass der schwach immunogene Tumor B16BL6 (D5) in Tumor-vakzin-drainierenden Lymphknoten (TVDLK) eine T2 Immunantwort induziert, welche nicht protektiv ist. Ziel dieser Studie war es zu untersuchen, ob die inherente Immunogenität eines Tumors mit der Qualität der induzierten Immunantwort (T1/T2) korreliert.

Methoden: Es wurden drei Methylcholantren induzierte murine Sarkome (MCA-304, 309, 310), drei murine Prostata Tumore (MPR-3, 4, 5) sowie das murine Melanom D5 mit geringer, mittlerer und hoher Immunogenität ausgesucht. Zur Induktion tumorspezifischer Effektor T-Zellen (TE) wurden C57BL/6 Mäuse mit 106 Tumorzellen s.c. geimpft. Nach 9 Tagen wurden die TVDLK geerntet und mit Hilfe von „Magnetic-Beads" L-selectinlo exprimierende Lymphozyten selektioniert um die Frequenz tumorspezifischer T-Zellen zu erhöhen. L-Selectin ist ein Marker kürzlich aktivierter Lymphozyten. T-Zellen aus den TVDLK wurden in vitro mit anti-CD3 stimuliert und in niedrigen Dosen IL-2 expandiert. Die tumorspezifische Zytokinfreisetzung (IFN-γ/IL-4) der Effektorzellen (TE) wurde mittels Elisa untersucht.

Ergebnis: Immunogene Tumore (MCA-304, MCA-309, MPR-4) induzierten vornehmlich eine Typ-1 Immunantwort. Im Gegensatz dazu induzierten die schwach immunogenen Tumore (MCA-310, MPR-3, MPR-5, D5) eine T2 Immunantwort. Bei den untersuchten Tumoren ergab sich eine signifikante Korrelation (p < 0.025) zwischen der Immunogenität und der induzierten Immunantwort, ausgedrückt als Quotienten aus IFN-γ und IL-4. Wurden nicht therapeutische, T2 polarisierte TE von D5 drainierenden Lymphknoten durch in vitro Kultur mit IL-12 und anti-IL-4 zu T1 TE umpolarisiert, wurden sie therapeutisch wirksam und induzierten eine Tumorregression. Im Gegensatz dazu verloren therapeutisch wirksame T1 polarisierte TE durch Umpolarisierung in T2 Zellen mittels Kultur in IL-4 ihre therapeutische Aktivität.

Zusammenfassung: Diese Ergebnisse zeigen erstmals, das die Qualität der Tumor induzierten Immunantwort mit der inherenten Immunogenität des Tumors korreliert und unterstützt die Hypothese, das die Induktion einer T1 Immunantwort entscheidend für eine T-Zell vermittelte Tumorregression ist.

Abstract ID: 1680 Vortragsart: oral

Die Chemokine Rantes, KC und MCP-1 spielen eine mögliche Rolle bei T-Zell vermittelter Tumorregression

J. Schmidt[1], H. M. Hu[2], R. Hatz[1], B. A. Fox[2], F. W. Schildberg[1], N. van den Engel,[1], H. Winter[1]

[1] Chirurgische Klinik und Poliklinik, Klinikum Grosshadern, Ludwig-Maximilians-Universität
[2] E. A. Chiles Research Institute

Einleitung: Die Aufklärung der Mechanismen, die zu T-Zell vermittelter Tumorregression führen, sind von großer Bedeutung für die Entwicklung effektiver immuntherapeutischer Behandlungskonzepte. Wir konnten kürzlich zeigen, dass Mäuse mit etablierten pulmonalen Metastasen des murinen Melanoms B16BL6 (D5) durch adoptiven Transfer tumorspezifischer Effektor T-Zellen (TE) von Wild-Typ (wt), Perforin k/o (PKO), gld und IFN-γk/o (GKO) Mäusen geheilt werden. Diese Beobachtungen stellen in Frage, dass T-Zell vermittelte Tumorregression durch T-Zell vermittelte Zytotoxizität oder T1-Zytokine (IFN-γ) vermittelt werden. Das Ziel dieser Studie war es, nach adoptivem Transfer tumorspezifischer TE mögliche Faktoren zu untersuchen, die zur Tumorregression führen.

Methoden: Zur Induktion tumorspezifischer TE wurden wt und GKO Mäuse mit 106 D5G6 s.c. geimpft. D5G6 ist ein stabiler, GM-CSF transduzierter Klon des murinen Melanoms D5. T-Zellen aus den Vakzin- drainiereden Lymphknoten wurden in vitro mit anti-CD3 stimuliert und in niedrigen Dosen IL-2 expandiert. TE wurden adoptiv in wt und GKO Mäuse mit etablierten pulmonalen D5 Metastasen übertragen und die Lungen der behandelten Tiere 24 h und 48 h nach T-Zell Transfer immunhistochemisch untersucht. Die tumorspezifische Chemokinsekretion der T-Zellen sowie der Tumorzellen wurde durch ELISA sowie mittels PCR bestimmt.

Ergebnisse: Die Lungen behandelter wt und GKO Tiere zeigen 24 Stunden nach adoptivem T-Zell Transfer eine Infiltration von Makrophagen, welche im Bereich der Tumormetastasen zu finden sind. Wt und GKO TE sezernieren tumorspezifisch Rantes (p < 0.05). Stimulation der D5 Tumorzellen mit TNF-γ, welches von den TE tumorspezifisch exprimiert wird, induziert die Expression der Chemokine KC, MCP-1 und IP-10.

Zusammenfassung: Nach dem adoptiven Transfer tumorspezifischer T-Zellen infiltrieren Makrophagen die Melanommetastasen. TE setzen tumorspezifisch Rantes frei, welches chemotaktisch für Makrophagen ist. D5 Tumorzellen exprimieren nach Stimulation mit TE die Chemokine KC, MCP-1 und IP-10. Chemokine spielen somit vermutlich eine entscheidende und bislang unterschätzte Rolle bei T-Zell vermittelter Tumorregression.

Abstract ID: 1832 Vortragsart: oral

Anti-vaskuläre Aktivität von ZD6126 als Therapiestrategie gegen das Primärtumorwachstum und Lymphknotenmetastasierung beim humanen Pankreaskarzinom im orthotopen Nacktmausmodell

C. J. Bruns[1], G. Koehl[1], A. Kleespies[1], M. Friedrich[1], A. Ryan[2], A. Barge[2], K.-W. Jauch[1]

[1] Chirurgische Klinik und Poliklinik, Klinikum Großhadern, LMU München
[2] AstraZeneca, Macclesfield, Cheshire, UK

ZD6126 ist eine neue anti-vasculäre Substanz, die das Tubulin-Zytoskelett von Endothelzellen zerstört. Bei unausgereiftem Endothelium führen die oben genannten morphologischen Veränderungen zur selektiven Okklusion von Blutgefäßen mit anschließender Tumornekrose.

In dieser tierexperimentellen Studie wurde der anti-tumorigene Effekt von ZD6126 beim metastatischen Pankreaskarzinom evaluiert. 1×106 L3.6pl humane Pankreaskarzinomzellen wurden in das Pankreas von Nacktmäusen (n = 3/Gruppe) injiziert. 14 Tage später erhielten die Nacktmäuse eine der drei folgenden Behandlungsmaßnahmen: eine einmalige intraperitoneale Dosis von ZD6126 (150 mg/kg), Gemcitabine (100 mg/kg) oder einer Kombination aus beiden Substanzen. 24 Stunden später wurden alle Tiere getötet. Nach H6E Färbung zeigte sich eine massive zentrale Nekrose in 2/3 Pankreastumoren jeweils nach Behandlung mit ZD6126 oder Kombinationstherapie, nicht jedoch nach Monotherapie mit Gemcitabine. In einem Langzeitexperiment wurden Nacktmäuse (n = 8-10/Gruppe) 9 Tage nach intrapankreatischer Injektion von 1×106 L3.6pl Zellen mit Gemcitabine (i.p. 100 mg/kg 2×/Woche), ZD6126 (i.p. 75 mg/kg 5×/Woche) oder der Kombinationstherapie behandelt und 21 Tage nach Therapiestart getötet. Verglichen mit dem mittleren Pankreastumorgewicht in der Kontrollgruppe von 1320 mg, war das mittlere Pankreastumorgewicht nach Behandlung mit Gemcitabine auf 687 mg, mit ZD6126 auf 541 mg und nach Kombinationsbehandlung auf 443 mg reduziert. Während 10/10 Tieren in der Kontrollgruppe und nach Gemcitabine-Monotherapie Lymphknotenmetastasen aufwiesen, lagen nur bei 2/8 und 3/8 Tieren nach Behandlung mit ZD6126 bzw. Kombinationsbehandlung Lymphknotenmetastasen vor. Keine signifikante Veränderung des Körpergewichtes, der Inzidenz von Lebermetastasen und Wundtumoren war nachweisbar unter den Behandlungsgruppen. In proliferierenden peripheren Tumorarealen zeigte sich nach immunhistochemischer Färbung für Ki67 und CD31 eine signifikante Reduktion des Proliferationsindex und der Mikrogefäßdichte in Pankreastumoren nach Behandlung mit ZD6126 oder Kombinationstherapie im Vergleich zur Gemcitabine-Monotherapie oder den Kontrolltieren.

Insgesamt bestätigen diese Daten frühere Ergebnisse hinsichtlich des anti-tumorigenen Effektes nach einmaliger Applikation von ZD6126, nämlich eine ausgedehnte zentrale Nekrose. In Langzeitergebnissen zeigt sich, dass ZD6126 gut verträglich ist und zu einer deutlichen Abnahme des Pankreastumorgewichtes führt im Vergleich zur Monotherapie mit Gemcitabine. Dieser Effekt war allerdings wesentlich deutlicher nach Kombinationstherapie. ZD6126 führte ebenfalls zu einer signifikanten Reduktion von Lymphknotenmetastasen verglichen mit Kontrolltieren oder nach Monotherapie mit Gemcitabine.

Organtransplantation – Immunologie

Abstract ID: 166 Vortragsart: oral

In vitro Studien zum Wachstumspotential und Differenzierungsgrad

K. Leckel[1], R. A. Blaheta[2], A. Amalfi[1], R. Krätschell[1], B. H. Markus[1]

[1] Klinik für Allgemein- und Gefäßchirurgie, Klinikum der J. W. Goethe-Uni, Frankfurt a.M.
[2] Institut für Medizinische Virologie, Klinikum der J. W. Goethe-Universität, Frankfurt a.M.

Zielsetzung: Alternativ zur Lebertransplantation wird die Hepatozytentransplantation als mögliches Therapieverfahren diskutiert. Neben dem kurativen Ansatz bei genetischen Stoffwechseldefekten (Hämophilie, familiäre Hypercholesterinämie) scheint die Zelltransplantation auch als Überbrückung bis ein Spenderorgan zur Verfügung steht vielversprechend. Voraussetzung für ein solches Verfahren ist die Gewinnung einer ausreichenden Zahl an differenzierten humanen Hepatozyten. Unser Ziel war es, eine Methode zur Zellisolation sowie ein Kultursystem zu etablieren, das das Auswachsen humaner Hepatozyten mit hoher physiologischer Aktivität ermöglicht.

Material und Methoden: Humane Hepatozyten wurden aus Leberresektaten mittels einer 2-Schritt-Perfusion mit hohem Druck gewonnen. Das verwendete Zellkulturmodell basierte auf der Kultivierung der Hepatozyten auf einer zweidimensionalen Kollagen I Matrix und der Verwendung eines Basiskulturmediums (DMEM/Ham's F12, 50 µg/ml Gentamycin, 20 mM HEPES-Puffer, 5% Humanserum, 10 ng/ml „epidermal growth factor" EGF). Ein Teil der Zellen erhielt nur am Tag 1 nach Isolation einen Mediumwechsel zum Entfernen toter Zellen, den übrigen Versuchszellen wurde täglich frisches Kulturmedium zugeführt. Die Expression der Wachstumsrezeptoren HGF-r und EGF-r wurde mittels FACS-Analysen, die Phosphorylierung dieser Rezeptoren mit Hilfe von Western-Blot-Analysen untersucht. DNA-Synthese (Proliferations-) Messungen wurden mittels BrdU-Einbau fluorometrisch durchgeführt. Zur Bestimmung des Differenzierungsgrades wurden die hepatozellulären Intermediärfilamente (CK18, CK19) mittels FACS-Analysen und Laser-Scan-Mikroskopie quantitativ und qualitativ dargestellt. Die Syntheseparameter Albumin, Faktor VIII und Fibrinogen wurden Flow-cytometrisch und durch Western-Blot ermittelt.

Ergebnisse: Die Kultivierung humaner Hepatozyten nach Hochdruck-Isolation in einem Basiskulturmedium ohne Mediumwechsel führte zur Ausbildung von Zellinseln aus „kleinen" Hepatozyten (einkernige Zellen, granulierter als ausgewachsene adulte Hepatozyten) mit hohem Wachstumspotential. Dieses Phänomen war in Zellkulturen mit täglichem Mediumwechsel nicht zu beobachten. Zellkulturen mit kleinen Hepatozyten wiesen an Tag 4 – 5 eine maximale DNA-Synthese auf (15% der Hepatozyten BrdU-positiv). Zwischen Tag 5 und 9 kam es zu einem Anstieg des HGF-r (3fache der Kontrollwerte) mit Rezeptorphosphorylierung, gefolgt von EGF-r (3,5fache der Kontrollwerte). Parallel zu der Erhöhung der Wachstumsrezeptoren kam es zu einem Anstieg von CK 18 und der de-novo Synthese von CK19. Ab Tag 11 ließen sich im Vergleich mit Zellkulturen, die einen täglichen Mediumwechsel erhielten, erhöhte Syntheseparameter (Albumin, Faktor VIII und Fibrinogen) nachweisen.

Zusammenfassung: Die durchgeführten Untersuchungen zeigen deutlich, dass nach Hochdruck-Perfusion unter geeigneten Kulturbedingungen das Wachstum humaner Hepatozyten möglich ist. Diese Zellen sind nach etwa 10 Tagen hochdifferenziert und erfüllen ihre physiologische Funktion. Beobachtungen des Proliferationspotentials adulter humaner Hepatozyten sind bisher nicht beschrieben worden. Induktoren der Proliferation sind wahrscheinlich Wachstumsfaktoren, die von den kultivierten Hepatozyten selbst produziert werden. Auch scheint der Grad der Andauung des Leberresektates (vollständig, bis in die Peripherie) und die Qualität der Isolation (hohe Zellzahlen, hohe Vitalität) entscheidend zum Auftreten des klonalen Wachstums humaner Hepatozyten beizutragen.

Abstract ID: 289 Vortragsart: oral

Einfluss von Immunsuppressiva auf die Mikrozirkulation und Leukozyten Endothelinteraktion nach Ischämie Reperfusion

M. Steinbauer[1], M. Guba[1], D. Fröhlich[2], C. Zülke[1], E. Geissler[3], M. Anthuber[1], K. W. Jauch[1]

[1] Klinik und Poliklinik für Chirurgie, Universität Regensburg
[2] Klinik für Anästhesiologie, Universität Regensburg
[3] Abteilung für Experimentelle Chirurgie, Klinik und Poliklinik für Chirurgie, Universität Regensburg

Einleitung: Sowohl der akute Ischämie/Reperfusionsschaden (I/R) als auch die chronische Transplantat-dysfunktion spielen für die Prognose eines Transplantates eine entscheidende Bedeutung. Vor allem die Veränderung des mikrovaskulären Endothels und hier vor allem die Leukozyten-Endothelinteraktion nach schädigenden Einflüssen wie I/R, scheinen von für die chronische Transplantatdysfunktion verantwortlich zu sein. Ziel unserer Studie war es deshalb systematisch den Einfluss der gebräuchlichen Immunsuppressiva Cyclosporin A (CyA), Tacrolimus (FK 506) und Mycophenolat-Mofetil (MMF) auf die mikrovaskuläre Funktion und den Schaden nach I/R in vivo und in vitro zu untersuchen.

Material und Methoden: Zwei Tage nach Implantation der transparenten Rückenhautkammer an der Balb C Maus wurden mittels intravitaler Fluoreszensmikroskopie die funktionelle Kapillardichte (FCD), makromolekulare Permeabilität und Leukozyten-Adhärenz 0,5, 2 und 24 h nach

3 stündiger Druckischämie untersucht. Die Tiere der 4 Gruppen (n = 6) erhielten 1 h vor Ischämie-Induktion eine i. v. Injektion von 1) NaCl 0,9%, 2) 20 mg/kg CyA, 3) 0,4 mg/kg FK506 oder 4) 20 mg/kg MMF.

Die Bestimmung der Leukozyten-Adhärenz und der Expression der Adhäsionsmoleküle (ICAM-1, VCAM-1 und E-Selektin) nach IL-1β Stimulation an humanen Nabelschnur- Endothel-zellen (HUVECs) erfolgte mittels eines statischen Leukozytenadhärenzassays bzw. mittels Durch-flusszytometrie.

Ergebnisse: Sowohl CyA als auch FK506 in einer normalen immunsuppressiven Dosierung führen in vitro als auch 2 h nach Reperfusion in vivo zu einer signifikanten Verminderung der Leukozyten-Endothelinteraktion (CyA 60 ± 37,3 mm-2, FK 506: 59 ± 32,6 mm-2 vs. NaCl: 529 ± 131,8) und der postischämischen makromolekularen Permeabilität in vivo (CyA 0,65 ± 0,08, FK506 0,68 ± 0,03 vs. NaCl 1,01 ± 0,10). Die mikrovaskuläre Perfusion wird nur durch FK 506 0,5 h nach Reperfusion signifikant verbessert (FK506: 104 ± 9,3 cm − 1 vs. NaCl: 48 ± 8,9 cm − 1). In vitro waren alle 3 Immunsuppresiva – incl. MMF – in der Lage die Expression der endo-thelialen Adhäsionsmoleküle ICAM-1, VCAM-1 und E-Selektin signifikant zu reduzieren.

Schlussfolgerung: Tacrolimus und Cyclosporin A führen neben Ihrer immunsuppressiven Wirkung zu einer Reduktion des I/R Schadens und hier insbesondere der postischämischen Leukozytenadhärenz und der makromolekularen Permeabilität. Für Mycophenolat-Mofetil konnte nur eine Wirkung auf die endotheliale Adhäsionsmolekülexpression beobachtet werden. Die hier gezeigten protektiven Effekte von CyA und FK506 lassen auch eine Spendervorbehand-lung sinnvoll erscheinen und könnten, durch Maskierung, für die negativen Ergebnisse von anderen Medikamenten zur Verminderung des I/R Schadens in klinischen Studien verantwortlich sein.

Abstract ID: 358 Vortragsart: oral

Alloantigenspezifische Modulation der Immunantwort nach Transplantation: Immundominante Peptidanaloge als eine Strategie zur Immunmodulation

W. Timmermann[1], G. Sitaru[2], C. Otto[2], H. J. Gassel[1], K. Ulrichs[2], A. Thiede[1]

[1] Chirurgische Universitätsklinik und Poliklinik Würzburg
[2] Chirurgische Universitätsklinik und Poliklinik Expermintelle Transplantations-Immunologie Würzburg

Zielsetzung: Ursache der Transplantatabstoßung ist die genetische Differenz zwischen Spender und Empfänger im Haupthistokompatibilitätskomplex (MHC). Dabei stellen die aus den Fremd-MHC-Molekülen durch empfängereigene antigenpräsentierende Zellen prozessierten MHC-Peptide einen wichtigen Stimulus zur Aktivierung alloreaktiver T-Lymphozyten des Trans-plantatempfängers dar. Synthetische MHC-Klasse-I Peptide, die mit definierten Bereichen dieser Fremd-MHC-Moleküle identisch sind, aktivieren alloreaktive CD4+ T-Lymphozyten. Für die Transplantation bedeutsam ist, dass diese Peptide die Abstoßung fördern. Variationen im immun-dominanten MHC-Klasse-I Peptid P1 führen zu Varianten oder „altered peptide ligands", die die T-Zellaktivierung unterschiedlich beeinflussen können.

Material und Methoden: Lewis (LEW, RT1l) Ratten werden mit jeweils 100 µg P1, dem immundominanten MHC-Klasse-I Peptid von der Wistar Furth (WF) Ratte (RT1u), oder mit der Variante A1.5 immunisiert. Die Bestimmung der Proliferation peptidspezifischer Effektor T-Lymphozyten erfolgt in vitro. Die Wirkung synthetischer Peptide auf die Transplantatfunktion wurde nach heterotoper Herztransplantation in der allogenen WF-nach-LEW Stammkombination analysiert.

Ergebnisse: Das immundominante WF-Peptid P1 induziert mit 20 000 cpm die stärkste Proliferation von LEW T-Lymphozyten mit einem Th1-dominierten Cytokinmuster (IL-2 und IFN-γ jeweils +200 pg/ml). In P1 immunisierten Empfängern wird die Transplantatfunktionszeit heterotoper Herztransplantate von WF-Spendern auf 4,5 ± 0,5 Tage reduziert. Im Gegensatz dazu stoßen nicht-immunisierte LEW Empfänger ihr Transplantat erst am Tag 8 (7,0 ± 0,8) ab. Die Variante P1.5, die sich von P1 nur in zwei Aminosäurepositionen unterscheidet, reduziert die T-Zellproliferation auf nahezu 11 000 cpm mit einem Th-2 dominierten Cytokinmuster (IL-4, IL-10 und IL-13) und beeinflusst den Abstoßungszeitpunkt nicht (8,8 ± 0,5 Tage). Wird A1.5 zusammen mit P1 appliziert, so wird die Abstoßung bis Tag 8 verzögert (7,7 ± 0,6 Tage). Im T-Zellrezeptor (TCR)-Modulationsassay und im MHC Kompetitionsassay konnten wir zeigen, dass A1.5 die T-Zellproliferation nicht über den TCR inhibiert, sondern dass A1.5 das Peptid P1 aus der Bindungstasche des MHC-Klasse-II Moleküls verdrängt. Dass A1.5 als MHC-Kompetitor wirkt, unterstützen weitere in vivo Daten. Werden nämlich beide Peptide getrennt und nicht im Gemisch appliziert, so wird die abstoßungsinduzierende Wirkung von P1 nicht kompensiert und die Tiere stoßen ihr Transplantat am Tag 5 (6,2 ± 0,5) ab.

Zusammenfassung: Die Peptidvariante A1.5 wirkt somit als MHC-Kompetitor und verhindert in P1 sensibilierten Empfängertieren eine frühzeitige Transplantatabstoßung. Die gezielte Herstellung von Varianten vom immundominanten Peptid für eine bestimmte Spender-Empfänger-Kombination scheint somit eine geeignete Strategie, die Alloaktivierung antigenspezifisch zu hemmen und somit die Transplantatfunktion zu erhalten. In einem nächsten Schritt soll eine Immuntherapie mit A1.5 etabliert werden.

Abstract ID: 801 Vortragsart: oral

Chemokinexpression von I-TAC, IP-10 und MIG in murinen Herztransplantaten wird nicht beeinflusst durch Cyclosporin-A

G. Brandacher[1], S. Schneeberger[1], R. Öllinger[1], W. Steurer[1], R. Margreiter[1], E. R. Werner[2], G. Werner-Felmayer[2]

[1] Klinische Abteilung für Transplantationschirurgie, Univ. Klinik Innsbruck, Austria
[2] Institut für Medizinische Chemie und Biochemie, Universität Innsbruck, Austria

Zielsetzung: Die Chemokine IFN-γ-inducible protein-10 (IP-10), monokine induced by IFN-γ (Mig) und IFN-inducible T cell α chemoattractant (I-TAC) werden induziert durch IFN-γ und stellen Chemoattraktionsmoleküle für aktivierte T-Zellen im Zuge von Entzündungsvorgängen und der Allotransplantatabstoßung dar.

Material und Methoden: Die Herzen 8 Wochen alter C57BL10-Mäuse wurden über einen kompletten MHC-Mismatch heterotop cervikal in C3H/He-Empfänger implantiert. Während der ersten 7 postoperativen Tage wurden die Empfängertiere mit Cyclosporin A (15 mg kg-1 d-1) behandelt bzw. nicht therapiert (controls). Zur Bestimmung der Chemokinexpression im Transplantat wurden die Herzen am Tag 2, 4, 6 und 8 nach Transplantation zur RNA Isolierung, sowie zur histologischen Untersuchung entnommen. Die Expression von IP-10, MIG, I-TAC und CXCR3 wurde mittels quantitativer RT-PCR (Taqman technology) untersucht.

Ergebnisse: Unbehandelte Transplantate der Kontrollgruppe wurden im Median nach 7,3 ± 0,6 Tagen abgestoßen. Cyclosporin A Therapie verlängerte signifikant die Transplantatüberlebenszeit auf 15,0 ± 1,9 Tage. mRNA Expression von IP-10, MIG und I-TAC in den Herzen unbehandelter Kontrolltiere am Tag 2 und 4 war niedrig jedoch dedektierbar und stieg signifikant an den postoperativen Tagen 6 und 8. Die Expressionsprofile CsA-behandelter Tiere zeigten keinen Unterschied zur Kontrollgruppe. Ebenso unbeeinflusst blieb die mRNA Induktion von CXCR3 unter CsA Therapie. Histopathologisch zeigten Kontrollherzen schwere Abstoßungsreaktionen (Grad III – IV; ISHLT), während CsA behandelte Herzen keine Zeichen der Abstoßung (Grad 0 – I; ISHLT) aufwiesen.

Zusammenfassung: Die Expression von IP-10, MIG, I-TAC und CXCR3 wird um bis zu 100-fach in murinen heterotopen Herztransplantaten während des Abstoßungsvorganges induziert und bleibt unbeeinflusst durch hochdosierte CsA-Therapie. IP-10, MIG und I-TAC können somit zu einer chronischen Immunreaktion und CsA-resistenter T-Zell Aktivierung im Transplantat, insbesondere über die Rekrutierung von Th1 memory Zellen führen. Die Beteiligung von CsA-resistenter Chemokinepression am Mechanismus der Transplantat-Arteriosklerose wird derzeit analysiert.

Abstract ID: 805 Vortragsart: oral

Die *in utero* und orale Exposition zu »Non-inherited Maternal Antigens (NIMA)« bewirkt eine natürliche Transplantationstoleranz in Mäusen

J. Andrassy[1], B. R. Marthaler[1], E. K. Geissler[2], K. W. Jauch[2], H.-W. Sollinger[1], W. J. Burlingham[1]

[1] Department of Surgery, Transplant Division, University of Wisconsin Hospital, Madison, USA
[2] Chirurgische Klinik und Poliklinik der Universität Regensburg

Introduction: In transplantation lifelong immunosuppressive therapy is usually required. This however increases the risk for infectious disease and the occurrence of de novo or recurrent malignancy. Thus the aim should be to develop new strategies to be able to either substantially decrease or even discontinue immunosuppression in transplantation. Exposure to alloantigens of mother (NIMA) was shown to have a strong beneficial effect on sibling kidney graft survival. An animal model is needed to further investigate this phenomenon. We therefore initiated different breeding schemes in mice to determine which combination best reproduces the clinical NIMA-effect in organ transplantation.

Methods: F1-backcross breeders were initiated as shown in the Table. Offspring homozygous for the „b" MHC antigens from breedings of homozygous males with heterozygous females had been exposed to NIMA of the „d" (Gr. 1) or the „k" (Gr. 4) haplotype (superscript in the table) in utero and via breast milk. Fully allogeneic heterotopic heart transplants were performed. Controls were either (bxb) F1 backcross from heterozygous males and homozygous females (Gr. 2) or C57BL/6 inbred mice (Gr. 3). To evaluate the importance of milk versus in utero exposure, offspring from groups 1&3 were exchanged for each other directly after birth and foster-nursed.

To study the mechanism the in vitro response of Th1- and Th2 cytokine producing T-cells to allogeneic and semi-allogeneic donor splenocytes was measured using the ELISPOT-technique.

Results: ◘ Tabelle 1

Group	Breeders	Off-spring	Donors	Acceptance/Total (Surv. in d)
1	B6 ♂×B6D2F1 ♀	(bxb)d	DBA/2	10/19 (> 150dx4, + 80dx6, 41, 30, 17, 14, 11, 10, 8, 7, 7)
2	B6D2F1 ♂×B6 ♀	(bxb)0	DBA/2	0/5 (9, 10, 10, 11, 11)
3	B6 ♂×B6 ♀	(bxb)0	DBA/2	0/7 (7; 8dx3,9dx3)
4	B6 ♂×B6C3F1 ♀	(bxb)k	C3H	0/7 (7, 8dx4, 9, 11)
5	B6 ♂×B6 ♀	(bxb)0	C3H	0/5 (8, 8, 8, 8, 8)
6	Gr. 1 offspring nursed by Gr. 3	(bxb)d in utero	DBA/2	0/7 (7, 8, 9dx3, 10, 12)
7	Gr. 3 offspring nursed by Gr. 1	(bxb)d milk	DBA/2	0/5 (9dx3, 10, 12)

Exposure to NIMAd resulted in long-term survival of DBA/2 heart allografts in 53% of the cases without any additional treatment, whereas all controls rejected their grafts by d11. Exposure to either NIMAd in utero or milk alone did not result in prolonged graft survival (compare Gr. 6&7 to 1). ELISPOT experiments showed a dramatic decrease of cytokine producing T cells from NIMAd animals in response to semi-allogeneic (68 – 85%, $p < .01$) and allogeneic (36 – 75%, $p < .05$) stimulators compared to control. Exposure to NIMAk had no beneficial effect on the graft survival (Gr. 4). ELISPOT testing in these mice is in progress.

Conclusion: There was a beneficial NIMA-effect in 1 of 2 mouse breeding models tested. This effect might be caused in part by a maternally induced unresponsiveness of host T-cells. Both in utero and milk exposure to NIMA were required for tolerance induction.

In lack of well matched organs a greater emphasis on NIMA-matching might have a beneficial impact on graft survival.

Abstract ID: 938 Vortragsart: oral

Kurzzeit Immunsuppression des sogenannten marginalen Spenders zur Verbesserung der Transplantatfunktion

S. G. Tullius[1], G. Schmidbauer[2], J. Pratschke[1], F. Ulrich[1], A. Reutzel-Selke[1], T. Steinmüller[1], H.-D. Volk[3], P. Neuhaus[1]

[1] Chirurgische Klinik, Charité-Virchow Klinik
[2] Chirurgische Klinik, Justus Liebig Universität, Gießen
[3] Medizinische Immunologie, Charité-Standort Mitte

Als Folge eines zunehmenden Organmangels werden in jüngster Zeit vermehrt Organe sogenannter marginaler Spender verwandt. Die Risikofaktoren erhöhtes Spenderalter und verlängerte Ischämiezeiten tragen hierbei zu einer reduzierten Langzeitfunktion bei. Spenderbehandlungen zur Reduzierung der Immunogenität des Transplantates könnten zu einer Qualitätsverbesserung sowie einer verbesserten Transplantatfunktion beitragen.

12 Monate alten F-344 Ratten wurde Prednisolon (15 mg/kg i. v.), CellCept (MMF: 30 mg/kg i. v.), Prograf (FK 506: 1 mg/kg und 0.3 mg i. v.) oder SDZ RAD (Rapamycin: 5 mg/kg p. o.) zum Zeitpunkt -24 und -1 h vor der Organentnahme verabreicht. Eine Kontrollgruppe blieb unbehandelt. Nach einer Perfusion mit UW Lösung wurden die Organe über 2 h bei $4\,^\circ$C gelagert. Anschließend wurden die Nieren in bilateral nephrektomierte LEW Tiere transplantiert, die eine Kurzzeit-Immunsuppression (CyA 1.5 mg/kg/d) für 10 Tage erhielten. Funktionsanalysen, Morphologie, Immunhistologie und RT-PCR wurden zu frühen Zeitpunkten (24 h, 10 und 30 Tage) sowie am Ende des Untersuchungszeitraumes durchgeführt.

Alle Tiere überlebten den Untersuchungszeitraum. Transplantate von Spendern, die mit Prednisolon oder FK 506 (0.3 mg/kg) therapiert wurden, zeigten eine signifikant verbesserte Transplantatfunktion (Proteinurie: 72 ± 12 und 74 ± 8 mg/24 h vs. 230 ± 22 mg/24 h in Kontrolltieren). Mit Prednisolon vorbehandelte Transplantate zeigten signifikante Verbesserungen aller Kriterien der chronischen Transplantatabstoßung ($p < 0.001$ vs. Kontrollen). Zelluläre Infiltrate (ED-1+ Monozyten) und T-Zellen (CD-4/CD-5) zeigten sich signifikant reduziert am Ende des Bebachtungszeitraumes ($p < 0.01$), während die mRNA Expression für CD-3 und TNF-α in der frühen Phase (Tag $1-10$) signifikant nach einer Vorbehandlung reduziert war ($p < 0.05$). Nach einer Spendertherapie mit FK 506 zeigte sich eine signifikant reduzierte Glomerulosklerose mit reduzierten zellulären Infiltraten (Monozyten/Makrophagen, T-Zellen; $p < 0.01$). Eine Spendervorbehandlung mit CellCept und SDZ RAD zeigte eine verbesserte Langzeitfunktion, ohne jedoch Signifikanzniveau zu erreichen. Gleichzeitig zeigte sich eine reduzierte Glomerulosklerose sowie MHC II Expression.

Die Konditionierung des Spenders durch eine kurzfristige Immunsuppression, insbesondere mit Prednisolon und Prograf führte in unserem Modell zu einer eindrucksvollen Verbesserung der Transplantatfunktion. Die Spendertherapie mit etablierten Immunsuppressiva könnte ein neues klinisches Konzept zur Reduzierung unspezifischer Schädigungen, mit besonderer Relevanz bei der Verwendung sogenannter marginaler Spenderorgane darstellen.

Abstract ID: 1005 Vortragsart: oral

Risikofaktor Hirntod – Einflüsse der Induktion protektiver Gene auf die Transplantatfunktion

J. Pratschke[1], M. Kordic[1], K. Kotsch[2], A. Pascher[1], S. G. Tullius[1], H. D. Volk[2], P. Neuhaus[1]

[1] Abteilung für Allgemein-, Viszeral- und Transplantationschirurgie, Charité, Campus Virchow, Humboldt Universität Berlin
[2] Abteilung für Medizinische Immunologie, Charité, Humboldt Universität Berlin

Der Hirntod des Organspenders ist ein signifikanter Risikofaktor für Organqualität und Funktion nach Organtransplantation. Die Induktion des Stressproteines Hämoxygenase (HO-1) reduziert in experimentellen Modellen Zellschäden und Apoptose. Die Auswirkungen der Induktion von HO-1 im Sinne einer Spendervorbehandlung sind für den Risikofaktor Hirntod nicht definiert. In den vorliegenden Experimenten verglichen wir in allogenen NTx-Modellen die Auswirkungen der HO-1 Induktion auf Ischämie/Reperfusionsschäden und die frühe Transplantatfunktion.

Spendertiere (F-344) wurden intubiert und beatmet. Die Induktion des Hirntodes erfolgte mittels eines standardisierten Modells. Nierentransplantate hirntoter F-344-Spender in LEW-Empfänger wurden zu den Zeitpunkten 0, 6 h, 24 h, 3d, 10d (n = 4-6/Gruppe/Zeitpunkt) untersucht. In der Therapiegruppe wurden Spendertiere mit CoPP (5 mg/kg) kurz nach Induktion des Hirntodes behandelt. Semiquantitative morphologische, immunhistologische (ED1, CD4, CD5, CD8, Ox1, HO-1) und molekularbiologische Analysen (RT-PCR) wurden durchgeführt (INFγ, TNFα, CD25, IL-6, HO-1). Zusätzlich wurden HO-1-Aktivität und die Expression des aktiven Proteins bestimmt (Enzym-assay, ELISA) vor und nach HO-1-Induktion bestimmt.

Nierentransplantate hirntoter Spender zeigten eine signifikant reduzierte Überlebenszeit im Vergleich zu vorbehandelten Spenderorganen (p < 0.01). Durch die Vorbehandlungen konnte die Intensität akuter Rejektionen reduziert werden. Leukozytäre Infiltrate und tubuläre Schäden waren nach Gabe von CoPP im Vergleich zu unbehandelten Spenderorganen geringer ausgeprägt (p < 0.01). Immunhistologisch zeigte sich eine signifikante Reduktion zellulärer Infiltrate (p < 0.05). Die Vorbehandlung mit CoPP führte nicht zu einer reduzierten Transkription proinflammatorischer Mediatoren (p = NS). Nach Induktion von HO-1 ist die Funktion von Kadaverspenderorganen im Vergleich zu unbehandelten Organen deutlich verbessert. Unsere Ergebnisse demonstrieren, dass Organe von hirntoten Spendern konditioniert werden können und somit durch Reduktion der zellulären Infiltrate die Organqualität signifikant verbessert wird.

Abstract ID: 1027 Vortragsart: oral

Ergebnisse nach humaner Dünndarmtransplantation

A. R. Müller[1], A. Pascher[1], R. J. Schulz[2], K. P. Platz[1], A. Dignass[2], C. Radtke[3], P. Neuhaus[1]

[1] Chirurgie, Charité Campus Virchow Klinikum, Humboldt Universität Berlin
[2] Gastroenterologie, Charité Campus Virchow Klinikum, Humboldt Universität Berlin
[3] Pathologie, Charité Campus Virchow Klinikum, Humboldt Universität Berlin

Die Dünndarmtransplantation bietet die Möglichkeit einer kurativen Therapie für Patienten mit Kurzdarmsyndrom oder intestinalem Versagen. Akute Abstoßungen und schwere Infektionen stellen jedoch ein hohes Letalitätsrisiko dar.

Seit Juni 2000 wurden bisher 10 Patienten (26 – 58, Median 35 Jahre) dünndarmtransplantiert. Alle Patienten erhielten eine isolierte Dünndarmtransplantation aufgrund eines Kurzdarmsyndroms unterschiedlicher Genese (Malrotation, Mesenterialinfarkt/-venenthrombose, Desmoidtumor) mit Restdünndarmlängen von 0 – 30 cm. Spender und Empfängerdünndärme wurden mit Lactobacillen und Immunonutrition behandelt und der Dünndarm innerhalb von 6 h transplantiert (2,5 – 6 h, Median: 3,5 h). Die Immunsuppression wurde als 4-Fachtherapie begonnen und sukzessive unter Kontrolle von löslichen und zellulären Immunparametern reduziert. Protokollbiopsien wurden nach internationalen Kriterien ausgewertet.

8 von 10 Patienten (80%) überlebten (1 – 27, Median 18 Monate) mit voll funktionsfähigem Transplantat. 2 Patienten verstarben an therapierefraktärer Abstoßung und intrakranieller Blutung 2 und 10 Monate nach Transplantation. 3 von 10 Patienten (30%) entwickelten eine akute Abstoßung. In allen Fällen war der Einsatz von OKT3 notwendig. 2 Patienten mit Abstoßung nach 10 und 24 Monaten erholten sich. In der frühpostoperativen Phase wurde bei 3 Patienten eine Peritonitis diagnostiziert (therapierefraktäre Abstoßung, Anastomoseninsuffizienz: n = 2). Eine Pneumonie trat frühpostoperativ auf, eine weitere nach mehreren Monaten, beide waren nicht beatmungspflichtig. CMV Infektionen wurden bei 2 Patienten erfolgreich mit Ganciclovir therapiert. EBV Reaktivirungen traten bei 4 Patienten auf, bei den 2 Patienten mit steroidresistenter Abstoßung rezidivierend. 6 Patienten sind voll rehabilitiert, 2 noch hospitalisiert.

Diese Ergebnisse zeigen, dass die Dünndarmtransplantation erfolgreich durchgeführt werden kann. Das Patientenüberleben ist vergleichsweise gut, die Inzidenz von akuten Abstoßungen und schweren Infektionen vertretbar. Die Lebensqualität der Patienten nach Transplantation ist unvergleichlich besser als unter parenteraler Ernährung.

Abstract ID: 1115 Vortragsart: oral

Verbesserung der virologischen Ansprechrate durch Therapie mit pegyliertem Interferon alpha 2-b plus Ribavirin nach Lebertransplantation bei Hepatitis-C-Zirrhose

M. Bahra[1], U. Neumann[1], T. Berg[2], R. Neuhaus[1], J. M. Langrehr[1], P. Neuhaus[1]

[1] Klinik für Allgemein-, Viszeral- und Transplantationschirurgie, Charité Campus Virchow-Klinikum, Humboldt-Universität Berlin
[2] Medizinische Klinik mit Schwerpunkt Hepatologie und Gastroenterologie, Charité Campus Virchow-Klinikum, Humboldt-Universität Berlin

Einleitung: Hepatitis C assoziierte Leberzirrhose ist die häufigste Indikation zur orthotopen Lebertransplantation (OLT). Die Inzidenz einer Hepatitis C Reinfektion liegt bei fast 100% und 10% der Patienten entwickeln eine reinfektionsbedingte Leberzirrhose. Therapieansätze mit konventionellen Interferonen kombiniert mit Ribavirin zeigen unbefriedigende virologische Ansprechraten sowie eine geringe „sustained virological response rate" (SVR). Pegylierte Interferone sind kovalente Konjugate des rekombinanten Interferon alpha-2b mit verlangsamter renaler Clearance und einer etwa 10-fach gesteigerten Plasmahalbwertszeit gegenüber unpegyliertem Interferon. In einer prospektiven Studie wurde die Effektivität eines pegylierten Interferons (PegIFN) nach Lebertransplantation bei HCV-Zirrhose untersucht.

Methodik: Bei 25 Patienten mit histologisch gesicherter Hepatitis -C- Reinfektionshepatitis nach OLT wurde über 48 Wochen mit PegIFN alpha-2b kombiniert mit Ribavirin gegeben (PegIntron 1 – 1,5 µg/kg KG/ Woche plus Ribavirin 400 – 800 mg/d). Als Einschlusskriterien wurden erhöhte Transaminasen (ALT > 45 U/l für Männer, ALT > 40 U/l für Frauen), Leukozyten > 2 ng/l, ein Hb > 8 g/dl sowie der Nachweis von HCV-RNA im Serum definiert. Nach Beendigung der Therapie (nach 48 Wochen) und 6 weiteren Monaten wurden jeweils die Viruslast, die Transaminasen und der Grad der Entzündung und/oder Fibrose histologisch (Gerber-Klassifikation) durch Transplantatbiopsie erneut bestimmt.

Ergebnisse: Achtzehn von 25 Patienten waren HCV-negativ in der Serum HCV-PCR nach Woche 48 (Initiales Ansprechen 72%). Als Nebenwirkungen wurden Leukopenie in 60% (15/25), Anämie in 20% (5/25), psychische Störungen in 8% (2/25), Fieber, Schüttelfrost und Kopfschmerzen in 48% (12/25) der Patienten beobachtet. Zwei Patienten verstarben nach Beendigung der Therapie an einem HCC-Rezidiv.

Neun von 25 Patienten waren auch 6 Monate nach Therapieende HCV-negativ in der Serum HCV-PCR (SVR: 36%). Der Mittelwert für die ALT aller Patienten 6 Monate nach Therapieende war 27,2 U/l ± 21,1 U/l. Der Vergleich der Transplantatbiopsien vor PegIFN und 6 Monate nach Therapieende zeigte keine signifikanten Unterschiede bezüglich der Parameter Entzündung und Fibrose.

Schlussfolgerung: Patienten mit HCV-Reinfektion nach OLT profitieren von einer Kombinationstherapie mit PegIFN plus Ribavirin (initiale Ansprechrate von 72%). Das histologische Bild der Reinfektionshepatitis zeigte in keinem Fall eine Verschlechterung und 9 der 25 Patienten (36%) blieben auch 6 Monate nach Therapieende ohne weitere antivirale Therapie HCV-negativ. Daher ist die Kombinationstherapie PegIFN/Ribavirin effektiv zur Behandlung der Reinfektionshepatitis nach OLT bei HCV-Zirrhose.

Abstract ID: 1140 Vortragsart: oral

Irreversible Caspase-3-Inhibition verbessert das Überleben nach Ischämie und Reperfusion bei Lebertransplantation an der Ratte

T. Müller, K. Kienle, A. Beham, A. Schwendt, M. Anthuber, K. W. Jauch, M. Rentsch

Klinikum der Universität Regensburg

Einleitung: Apoptose, oder programmierter Zelltod, gilt als eines der morphologischen Zeichen des frühen Organschadens durch Ischämie und Reperfusion nach Lebertransplantation. Zentraler Mechanismus der Apoptose-Exekution ist die Aktivierung von Caspase-3, welche wiederum die Voraussetzung zur Irreversibilität des Zelltods darstellt. Diese ist durch den Inhibitor z-DEVK-FMK irreversibel hemmbar. Weiterhin wird Apoptose durch Proteine der bcl-2 Familie reguliert. Ziel der Experimente war daher die Auswirkungen einer irreversiblen Caspase-3-Inhibition auf den frühen Organschaden, die bcl-2-Expression und das Überleben nach Lebertransplantation zu untersuchen.

Material und Methoden: An Lewis Ratten wurde nach 16 h Konservierung in UW-Lösung eine syngene, orthotope Lebertransplantation mit arterieller Rekonstruktion durchgeführt. Spendertiere wurden vor Explantation mit einem Caspase-Inhibitor (z-DEVD-FMK in PBS/DMSO 1,5 mg/kg KG i. v., n = 7), behandelt. Als Kontrollen dienten Gruppen in denen die Spendertiere entweder mit einem funktionslosen Kontrollprotein (Z-FA-FMK 0,86 mg/kg KG, n = 7), mit PBS/DMSO (n = 7) behandelt wurden, oder unbehandelt (n = 8) blieben. Das Überleben der Transplantatempfänger wurde über 7 Tage ermittelt. In weiteren vier Gruppen mit analogen Behandlungsregimes wurde der frühe Transplantatschaden untersucht. Galle- und Gewebeproben wurden nach 100 min bzw. nach 7d asserviert. TUNEL-Färbung diente zur Quantifizierung apoptotischer Zellen. Mittels Western Blot und Immunhistochemie wurde die Caspase-3-Spaltung, sowie Expression von bcl-2 und bcl-xL ermittelt. Statistische Tests erfolgten mit ANOVA und Kaplan-Meier/Log-Rang Analyse.

Ergebnisse: Die frühe Transplantatfunktion, gemessen am Gallefluss, zeigte keine signifikanten Differenzen zwischen den Gruppen ($2,3 \pm 0,5$ (z-DEVD-FMK) vs. $3,8 \pm 1,1$ (Z-FA-FMK), $1,8 \pm 0,5$ (PBS/DMSO) und $1,7 \pm 1,0$ (unbehandeltl) ml/90 min/100 g Lebergewebe). Mittels TUNEL-Färbung war eine mittelgradige ($p = 0,68$) Reduktion apoptotischer Zellen pro Gesichtsfeld nach z-DEVD-FMK Behandlung evident ($2,1 \pm 0,3$ vs. $3,9 \pm 0,6$ (Z-FA-FMK), $4,7 \pm 1,4$ (PBS/DMSO) und $5,5 \pm 1,4$ (unbehandelt)). Hingegen war das Überleben nach Caspaseinhibition gegenüber den Kontrollen signifikant gesteigert (100% z-DEVD-FMK, 57% Z-FA-FMK; 43% PBS/DMSO und 50% unbehandelt). Western-Blot Analysen zeigten nach Caspaseinhibition eine deutlich gesteigerte bcl2-Expression verglichen mit Kontrollen. Eine solche Hochregulierung konnte für bcl-xL nicht nachgewiesen werden.

Schlussfolgerung: Die Spenderbehandlung mit einem irreversiblen Caspaseinhibitor zeigt einen deutlichen positiven Einfluss auf das Überleben nach Ischämie und Reperfusion bei Lebertransplantation. Die Wirkung scheint neben Caspaseinhibition durch Expression von bcl-2 vermittelt zu sein. Dies könnte die Diskrepanz zwischen den Beobachtungen zu initialem Gallefluss und geringem Effekt auf TUNEL-Anfärbung in der frühen Phase nach Reperfusion und den Langzeitergebnissen erklären.

Abstract ID: 1238 Vortragsart: oral

Einfluss von Mycophenolat Mofetil auf die Transplantat-Vaskulopathie nach allogener Aortentransplantation im Primaten-Modell

J. Klupp[1], C. Dambrin[2], B. Hausen[2], T. Birsan[2], G. Luna[3], P. Fitzgerald[3], G. Berry[4], R. E. Morris[2]

[1] Chirurgische Klinik, Charité Campus Virchow, Berlin
[2] Dept. of Cardiothoracic Surgery, Stanford University, Stanford, CA, USA
[3] Dept. of Cardiovasculare Medicine, Stanford University, Stanford, CA, USA
[4] Dept. of Pathology, Stanford University, Stanford, CA, USA

Zielsetzung: Die chronische Transplantat Dysfunktion stellt heute die Hauptursache für das Transplantatversagen nach Organtransplantation dar. Hierbei steht die chronische Rejektion (z. B. Transplantat Vaskulopathie (TVP)) im Mittelpunkt. In früheren Versuchen konnte gezeigt werden, dass die Mycophenolsäure (MPA), die aktive Wirksubstanz von Mycophenolate Mofetil (MMF), in vitro die glatte Muskelzellproliferation hemmt und dass MMF in verschiedenen Rattenmodellen in der Lage ist, die TVP zu vermindern. In der nun vorgestellten Studie wurde der Einfluss von MMF auf die TVP erstmals im Primatenmodell gezeigt.

Methoden: ABO kompatible und MLR inkompatible Cynomolgus Affen dienten als Spender und Empfänger eines 3 cm langen infrarenalen Aortentransplantates. 6 Tiere wurden ab dem 45. Tag nach Transplantation mit MMF behandelt, nachdem sich bis dahin ohne jegliche Immunsuppression eine substantielle Intimaverdickung entwickelt hatte, und mit 6 unbehandelten Kontrolltieren verglichen. Die MMF Dosis wurde täglich individuell anhand von pharmakokinetischen und pharmakodynamischen Parametern und der Medikamentenverträglichkeit festgesetzt. Es wurde eine mittlere, tägliche MMF Dosis von 99,2 mg/kg erreicht. Die Änderungen der Intimahyperplasie wurden durch serielle intravaskuläre Ultraschalluntersuchungen (IVUS) alle 3 Wochen bis zum Versuchsende am Tag 105 kontrolliert und mit der Histologie verglichen.

Ergebnisse: Die Kontrollgruppe zeigte eine progressive Entwicklung des Intimavolumens (IV) (Tag 21: 25 ± 1 mm3; Tag 42: 25 ± 1 mm3; Tag 63: 44 ± 4 mm3, Tag 84: 52 ± 4 mm3, Tag 105: 55 ± 3 mm3). Nach Therapiebeginn von MMF an Tag 45 verlangsamte sich das IV Wachstum und erreichte 47 ± 7 mm3 an Tag 105. Auch wenn der Unterschied zur Kontrollgruppe nicht statistisch signifikant war (p = 0.3), so zeigte sich jedoch eine signifikante Korrelation zwischen erreichter täglicher MMF Dosis und der Transplantat Vaskulopathie (r = − 0.88; p = 0.01). 4 von 6 Tieren tolerierten MMF gut und wiesen an Tag 105 ein IV auf, das niedriger war als bei jedem der Kontrolltiere. Bei 2 Tieren musste die MMF Dosis aufgrund von Toxizität reduziert werden und die TVP entwickelte sich ungehindert.

Zusammenfassung: Erstmals konnte in einem Primatenmodell der Einfluss von MMF auf eine fortgeschrittene Transplantat Vaskulopathie gezeigt werden. Hierbei korrelierte die MMF Dosis mit dem im intravaskulären Ultraschall gemessenen Intimavolumen. Werden hohe Dosen von den Versuchstieren toleriert, so ist MMF in der Lage das Fortschreiten einer bereits etablierten TVP zu verhindern.

Abstract ID: 1375 Vortragsart: oral

Die intensivierte zelluläre Immunantwort in älteren Empfängern verstärkt die chronische Transplantatabstoßung in einem experimentellen Nierentransplantationsmodell

A. Pascher[1], A. Reutzel-Selke[1], U. Bachmann[2], A. Jurisch[1], J. Pratschke[1], P. Neuhaus[1], H.-D. Volk[3], S. G. Tullius[1]

[1] Klinik für Allgemein-, Viszeral- und Transplantationschirurgie, Charité, Campus Virchow, Berlin
[2] Klinik f. Innere Medizin m.S. Nephrologie, Charité, Campus Virchow, Berlin
[3] Institut für medizinische Immunologie, Charité, Campus Mitte, Berlin

Zielsetzung: Vor dem Hintergrund der Diskussion um altersadaptierte immunsuppressive Regime und der zunehmenden Nutzung marginaler Organe v. a. älterer Spender untersuchten wir den Einfluss einer altersabhängigen Immunantwort auf die Langzeittransplantatfunktion in einem experimentellen Nierentransplantationsmodell.

Material und Methoden: Nieren 3 bzw. 18 Monate alter F-344-Ratten wurden in 3 bzw. 18 Monate alte LEW transplantiert (Immunsuppression: 1,5 mg/kg/Tag Cyclosporin A über 10 Tage). Der Beobachtungszeitraum betrug 24 Wochen. Es erfolgte eine serielle Bestimmung der Proteinurie sowie histologische und immunhistologische Auswertung. Altersabhängige Änderungen der zellulären Immunantwort wurden in 3 bzw. 18 Monate alten LEW mittels ELISA in Überständen naiver Milzzellkulturen (IFNγ, TNFα, IL-2, IL-4, IL-10) und FACS-Analysen der intrazellulären IFNγ-Produktion in PBMC untersucht. Des weiteren wurde die Frequenz alloreaktiver T-Zellen mittels IFNγ-Sekretions ELISPOT analysiert.

Ergebnisse: Alle jungen Empfängertiere überlebten unabhängig vom Spenderalter über die gesamte Beobachtungszeit, 18-Monate alte Empfängertiere überlebten nur zu 66%. Nieren junger Spendertiere (S) in alten Empfängern (E) wiesen eine signifikant schlechtere Organfunktion ($p < 0.01$) auf. Strukturelle Veränderungen im Sinne einer chronischen Transplantatabstoßung waren signifikant häufiger in älteren Empfängertieren zu beobachten, während die Anzahl ED-1+ Monocyten/Makrophagen sowie CD-4+ T-Zellen signifikant erhöht war ($p < 0.01$). Ebenso beeinflusste das Spenderalter den Transplantationserfolg signifikant [Proteinurie: 1): alter S/junger E: 223 ± 22 mg/24 h; 2): junger S/junger E: 46 ± 16 mg/24 h; 3): Junger S/alter E: 206 ± 94 mg/24 h; 4): Alter S/alter E: 420 ± 4 mg/24 h; 1 vs. 2: $p < 0,001$; 3 vs. 4: $p < 0,05$; C vs. D $p < 0,01$]. Splenozyten älterer Tiere produzierten signifikant mehr IL-2, Il-4 und IFNγ (IL-2: 142 ± 16 ng/ml vs. 21 ± 3 ng/ml, $P < 0.0001$; IFN-γ: 115 ± 7 ng/ml vs. 16 ± 5 ng/ml, $P < 0.0001$; IL-4: 1356 ± 604 pg/ml vs. 25 ± 4 pg/ml, $P < 0.05$) nach ConA-Stimulation. LPS-stimulierte Makrophagen produzierten signifikant mehr TNF-α (TNF-α: 6 ± 0.3 ng/ml vs. 3.7 ± 1 ng/ml, $P < 0.05$). Die Frequenz IFNγ-produzierender T-Memory-Zellen (FACS) war in älteren Ratten signifikant erhöht ($7,1 \pm 1,1\%$ vs. $0,5 \pm 0,09\%$; $p < 0,001$). Die Frequenz alloreaktiver LEW-T-Zellen gegen F344-Splenozyten war in jungen LEW signifikant niedriger als in alten LEW (146 ± 64.2 und 512 ± 277 pro Millionen T-Zellen; $p < 0.05$).

Zusammenfassung: Mit höherem Empfängeralter zeigte sich eine zunehmende chronische Abstoßung. Die Untersuchung der zellulären Immunantwort ergab eine Erhöhung von TH1/TH2-Zytokinen, der inflammatorischen Makrophagen-Antwort, eine erhöhte Anzahl von Gedächtniszellen sowie alloreaktiver, donorspezifischer T-Zellen. Diese Daten sind für altersadaptierte immunsuppressive Regime relevant und deuten auf die Notwendigkeit einer potenten Immunsuppression in älteren Empfängern in der initialen Phase hin.

Abstract ID: 1409 Vortragsart: oral

NF-kappa B vermittelte NOS-2 Expression wirkt protektiv bei isolierter Dünndarmischämie

N. C. Nüssler, A. R. Müller, P. Neuhaus, A. K. Nüssler

Klinik für Allgemein- Viszeral- und Transplantationschirurgie, Charité Campus Virchow Klinikum, Humboldt Universität Berlin

Einleitung: Ischämie/Reperfusion (IR) des Darmes schädigt nicht nur die betroffenen Darmabschnitte, sondern kann auch in anderen, primär nicht ischämischen Organen wie z.B. der Leber zu schweren Veränderungen führen. Dieser IR-Schaden kann durch Stimulation der inflammatorischen Antwort mittels IL-2 vermindert werden. In dieser Studie wurde untersucht, ob der positive Effekt der IL-2 Gabe nach intestinaler Ischämie auf einer Aktivierung des nukleären Faktor kappa B (NFkappaB) und einer nachfolgenden vermehrten Expression von NOS-2 beruht.

Material und Methoden: Intestinale Ischämie wurde bei Lewis Ratten durch Klemmen der A. mes. sup. für 1h erreicht. Kontrolltiere wurden nur laparotomiert. Vor Reperfusion erhielten die Tiere entweder 40 µg/kg IL-2, 40 µg/kg IL-10 oder NaCl i.v. 1 h, 4 h, und 24 h nach Reperfusion wurden Proben zur Bestimmung der Serumkonzentrationen von Amino-Aspartat-Transaminase (AST), Hyaluronsäure (HA) und der stabilen NO-Derivate NO2-/NO3- gewonnen. In Gewebeproben wurde die Aktivierung von NFkappaB in Kernextrakten mittels Elektro-mobility-shift Assay (EMSA) bestimmt, während die quantitative Bestimmung der NOS-2 mRNA Expression mittels TaqMan PCR durchgeführt wurde.

Ergebnisse: Intestinale IR führt zur Gewebeschädigung in Darm und Leber, nachweisbar an der Erhöhung von HA und AST. Gleichzeitig war in Darm und Leber eine im Vergleich zur Kontrolle verstärkte Aktivierung von NFkappaB und eine nachfolgend verstärkte Expression der NOS-2 mRNA zu beobachten. Die Gabe von IL-2 führte in Darm und Leber zu einer signifikanten Zunahme sowohl von NFkappaB als auch NOS-2 mRNA Expression und zu einer erhöhten NO2-/NO3- Konzentration im Serum. Demgegenüber bewirkte die Gabe von IL-10 eine Zunahme des IR-Schadens. Dies war begleitet von einem Fehlen der NFkappaB Aktivierung. Zusätzlich war nach IL-10 Gabe nur eine geringe Steigerung der NOS-2 mRNA Expression ohne Anstieg der NO2-/NO3- Serumkonzentration zu beobachten.

Zusammenfassung: Isolierte IR des Dünndarmes führt zur Gewebeschädigung im Darm und der Leber. Der positive Effekt von IL-2 insbesondere auf den intestinalen Gewebeschaden beruht vermutlich auf einer NFkappaB vermittelten Induktion endogener Schutzmechanismen wie NOS-2. Die fehlende Induktion dieser Schutzmechanismen könnte den negativen Effekt von IL-10 nach intestinaler IR erklären.

■ Tabelle 1

	Kontrolle	IR	IL-2	IL-10
HA (IU/ml)	45 ± 10	375 ± 99	257 ± 84	648 ± 267
AST (IU/ml)	71 ± 14	196 ± 28	194 ± 36	263 ± 36
NO2-/NO3- (µmol/l)	13,8 ± 2,1	46,4 ± 10,4	57,8 ± 6,4	33,1 ± 5,4
NOS-2 (Darm)	+	+ +	+ + + +	+ + +
NOS-2 (Leber)	–	+ +	+ + +	+ + +
NFkappaB (Darm)	+	+ +	+ + +	+
NFkappaB (Leber)	+	+ +	+ + +	+

Abstract ID: 1733 Vortragsart: oral

Untersuchungen zur Bedeutung des indirekten Weges der Allo-Antigenerkennung unter Verwendung allospezifischer MHC Klasse II Peptide nach experimenteller Nieren- und Dünndarmtransplantation

M. Gasser, S. M. Lenhard, C. Otto, W. Timmermann, K. Ulrichs, A. Thiede, A. M. Waaga-Gasser

Chirurgische Klinik und Poliklinik der Universität Würzburg

Zielsetzung: T Zellen erkennen Allo-Antigen als intakte Allo-MHC Strukturen auf der Oberfläche von Spenderzellen über den direkten Weg oder als prozessierte Allo-Peptide auf eigenen antigen-präsentierenden Zellen (APC) über den indirekten Weg der Antigenerkennung. Der indirekte Weg scheint bedeutsam bei der akuten und besonders der chronischen Transplantatabstoßung zu sein. Wir untersuchten die Rolle der indirekten Allo-Antigenerkennung mit Hilfe spezifischer MHC Klasse II Peptide nach Dünndarm- (DDTx) sowie Nierentransplantation (NTx) in der Stammkombination WF → LEW (RT1u, RT1l).

Material und Methoden: LEW Empfänger wurden am Tag − 7 mit synthetischem MHC Klasse II Peptid aus der RT1.Du(WF) β-Kette (Position 20 – 44) (Gruppe 1) oder dem nicht immunogenen Kontroll-Peptid RT1.Buβ (Position 20 – 44) (Gruppe 2) durch subkutane Gabe in beide Hinter-pfoten (je 100 µg) immunisiert. Am Tag 0 erfolgte die DDTx oder NTx (WF) und intraperitoneale Re-Immunisierung (200 µg) mit RT1.Duβ oder RT1.Buβ (Positionen 20 – 44). Gruppe 3 und 4 Empfänger erhielten nach DDTx oder NTx temporär Ciclosporin A (CsA, DDTx: 20 mg/kg/Tag 0 – 13, NTx: 5 mg/kg/Tag 0 – 4) und wurden sekundär am Tag 20 + 27 immunisiert (Gruppe 3 mit RT1.Duβ(20 – 44), Gruppe 4 mit RT1.Buβ(20 – 44)). Tiere ohne weitere Immunisierung (Gruppe 5) sowie ohne zusätzliche Immunsuppression (Gruppe 6) dienten als Kontrollen. Isolierte Zellen aus Milz und Lymphknoten wurden auf ihre Reaktivität gegen spezifisches Allo-Peptid im Proliferationsassay getestet, ihre Zytokin-Expression im ELISA gemessen. Die Transplantate wurden zum Zeitpunkt der Abstoßung im RNase Protection Assay auf ihr Zytokin-Expressions-muster untersucht.

Ergebnisse: Kontrollen der Gruppe 5 überlebten + 250 Tage (sekundär transplantierte WF Herzen und Haut wurden spezifisch akzeptiert) während Gruppe 3 und 4 Tiere ihre Transplantate spät-akut abstießen (DDTx: Gruppe 3, 33,7 vs. Gruppe 4, 69,7 Tage; NTx: Gruppe 3, 37,0 vs. Gruppe 4, 49,5 Tage). Im Vergleich zu Kontrollen (Gruppe 4) zeigten Gruppe 1 und 2 Tiere eine beschleunigte Abstoßung (DDTx: Gruppe 1, 3,5 vs. Gruppe 2, 4,0 gegenüber Gruppe 6, 5,3 Tage; NTx: Gruppe 1, 4,0 vs. Gruppe 2, 5,6 gegenüber Gruppe 6, 7,5 Tage). Tiere der Gruppen 1 und 3 wiesen eine spezifische Reaktivität gegen RT1.Duβ(20 – 44) Peptid auf. Akzeleriert abgestoßene Nieren exprimierten IL-2, -6, IFN-γ TNF-β und IL-4 (Gruppen 1 und 3) sowie TNF-α (Gruppe 1), während in Nieren aus Gruppe 4 Tieren nur IL-2, TNF-β und IL-4 nachweisbar war.

Zusammenfassung: Die Ergebnisse zeigen erstmals, dass T Zellen, die über den indirekten Weg mittels synthetischer spenderspezifischer MHC Klasse II Peptide sensibilisiert wurden, unab-hängig vom Organ eine spezifische Immunantwort hervorrufen können. Die Daten weisen auf die Bedeutung des indirekten Weges der Allo-Erkennung für die Abstoßung hin. Diese Erken-ntnisse könnten damit wegbereitend für die Entwicklung neuer immunmodulatorischer Therapie-konzepte von Allo-MHC Peptiden nach Transplantation sein.

Abstract ID: 1802 Vortragsart: oral

Erhöhte Expression von P21 und P27 sowie Telomerveränderungen nach isolierter Perfusion von Primatennieren

S. Grosse[1], H. Schelzig[1], D. Abendroth[2], A. Chkhouta[3], P. Wiegand[4]

[1] Universitätsklinik für Thorax- und Gefäßchirurgie, Universität Ulm
[2] Universitätsklinik für Viszeral- und Transplantationschirurgie, Universität Ulm
[3] National Center of Urology, University of Tiflis, Georgia
[4] Institut für Rechtsmedizin, Universität Ulm

Einführung: Xenoperfusion, warme Ischämie und Ischämie/Reperfusions-Verletzung sind starke Gewebestressoren. P21 (WAF1/CIP1) und p27 (KIP1) cyclin-dependent kinase (CDK) Inhibitor Gene werden in kürzlich erschienenen Veröffentlichungen als Marker der Zellalterung bzw. DNA-Schädigung betrachtet. Das Ziel der vorliegenden Studie war es den Einfluss der konkordanten ex-vivo Xenoperfusion, der warmen Ischämiezeit sowie des Ischämie-Reperfusionsstresses auf Primatennieren mit Hilfe der Expression der o. g. Gene zu evaluieren.

Material und Methoden: 13 cynomolgus Affennieren wurden nach 45 min. warmer Ischämiezeit und Kaltperfusion mit UW-Lösung entnommen. 9 Nieren wurden mit frisch entnommenem, heparinisiertem Blut in einem ex-vivo Hämoperfusionssystem perfundiert (Studiengruppe). 4 Nieren wurden nicht xenoperfundiert und dienten als Kontrollgruppe. Die Gewebeexpression von p21 (WAF1/CIP1) und p27 (KIP1) CDK Inhibitor wurde immunhistochemisch, semiquantitativ mittels Score (keine (0), milde (1), moderate (2) und starke (3) Anfärbung), eingeschätzt. Die Schnitte wurden verblindet, mittels 20 – 40facher Vergrößerung evaluiert (Zeiss, Axioplan 2). Glomeruläre, tubuläre, interstitielle und vaskuläre Expression der Marker wurden getrennt mittels o. g. Score bewertet. Telomerveränderungen wurden untersucht.

Ergebnisse: Alle Nieren der Studiengruppe zeigten eine Expression von p21 und p27. In den Nieren der Kontrollgruppe wurden die Gene ausschließlich in glomerulären, tubulären und interstitiellen Zellen exprimiert. Die Blutgefässe dieser Nieren exprimierten weder p21 noch p27. Die Ausprägung der Genexpression wurde zwischen den beiden Gruppen evaluiert. P21 wurde in signifikant höherem Grade von Glomerula ($p = 0.001$), Tubuli ($p = 0.0065$) und interstitiellen Zellen ($p = 0.0017$) der xenoperfundierten Zellen exprimiert. Bei den gleichen Gewebestrukturen wurde p27 ebenfalls höher ($p = 0.0001, 0.0006, 0.0022$) in der Studiengruppe exprimiert. Die vaskuläre Expression von p21 fand sich in 4 von 9 (44.4%) Nieren der Studiengruppe ($p = 0.1489$), während p27 in 8 von 9 (88.9%) xenoperfundierten Nierengeweben nachgewiesen werden konnte ($p = 0.0047$).

Diskussion: Xenoperfusion, warme Ischämiezeit und Ischämie/Reperfusionssequenz von Primatennieren ist mit einer signifikant erhöhten Expression von p21 und p27 CDK Inhibitoren verbunden. P21 und p27 werden als Marker für DNA-Schädigung und akzelerierter Nierenalterung diskutiert. Da die konkordante Hämoperfusion nicht zu einer hyperakuten Abstoßungsreaktion führt, kann das vorgestellte präklinische Model mit der Situation in der allogenen Nierentransplantation verglichen werden. Wir halten daher weitere Untersuchungen zur Expression der o. g. Gene an humanen Nierentransplantaten für gerechtfertigt.

Organtransplantation – Technik

Abstract ID: 674 Vortragsart: oral

Wissenschaftlich-experimentelles Ausbildungskonzept zur Erlernung wichtiger Transplantationsmodelle an der Ratte in der Chirurgischen Forschung

J. P. Hölzen, D. Palmes, H. U. Spiegel

Abteilung Chirurgische Forschung, Klinik und Poliklinik für Allgemeine Chirurgie, Universitätsklinikum Münster

Zielsetzung: Forderungen nach einer Verbesserung der wissenschaftlichen Ausbildung medizinischer Doktoranden und Postdoktoranden, nicht zuletzt durch die DFG und DGCH, veranlasste unsere Abteilung ein wissenschaftlich-experimentelles Ausbildungskonzept zu erstellen, das zuerst in der experimentellen Leberchirurgie und nachfolgend in der Nieren- und Darmchirurgie umgesetzt wurde. Die präzise wissenschaftliche Nachwuchsausbildung ist wichtiger denn je; sie sichert nicht nur die Fortsetzung etablierter Methoden, sondern eröffnet auch Raum für innovative Neu- und Weiterentwicklungen sowie wissenschaftlichen Output in Form von Vorträgen und Impakt-Faktor bringenden Publikationen und ist dadurch imstande sowohl die Kompetenz als auch den Ruf und das Renommee der Institution zu steigern. Dies gilt insbesondere für komplizierte mikrochirurgische Modelle, die ein strukturiertes und langfristig orientiertes Lehrkonzept mit festgelegten Arbeitsschritten und adäquaten didaktischen Mitteln erfordern. Unser durch den Regierungspräsidenten genehmigtes Ausbildungskonzept wird anhand drei wichtiger Transplantationsmodelle an der Ratte (Leber-, Nieren- und Darmtransplantation) mit Schwerpunkt auf der orthotopen Lebertransplantation (OLTx) vorgestellt, die bei uns langjährig etabliert ist und mehrfach vermittelt wurde.

Material und Methoden: Unser Lehrkonzept besteht aus einem 3-Phasensystem mit jeweiligen theoretischen und praktischen Lernzielen und wurde zunächst anhand des Erlernens der Technik der OLTx evaluiert. Hierzu wurden 2 wissenschaftliche Mitarbeiter angelernt und der Erfolg anhand der Parameter anhepatische Zeit $+25$ min, Operationszeit $+2$ h und Blutverlust $+0,5$ ml dokumentiert. Das Programm gilt ab einem Survival (14 Tage) von $\geq 80\%$ als erfolgreich absolviert.

Ergebnisse: Die 2 Probanden benötigten 100 – 150 Lehr-/Lernoperationen zur Erfüllung der geforderten Kriterien bis ein Survival von $\geq 80\%$ erreicht wurde.

Zusammenfassung: Besonders in der chirurgischen Forschung müssen nicht nur wissenschaftlich- theoretisches Arbeiten sondern auch praktische Algorithmen in Form korrekter Versuchsdurchführungen vermittelt werden. „Learning by Doing" im Sinne eines „Machen lassens" ist uneffektiv, teuer, nicht im Sinne des Tierschutzes, schließlich frustrierend und damit projektgefährdend. Vielmehr ist ein Lehrkonzept gefragt, das langfristig orientiert ist und mit Hilfe didaktischer Mittel die erfolgreiche Durchführung eines Projektes gewährleisten kann. Dem entwickelten wissenschaftlich-experimentellen Ausbildungskonzept sind 3 Hauptansprüche zugrundegelegt:

- Effizienz (individuelle regelmäßige Eigen- und Fremdkontrolle)
- Transparenz (kontinuierlich-kontrolliertes Feedback)
- Motivation (Erfolg)

Das vorgestellte Konzept eignet sich hervorragend zur Vermittlung komplexer chirurgischer Methoden in der experimentellen Chirurgie und stellt somit einen erfolgreichen Algorithmus für die zukünftige wissenschaftliche Arbeit dar.

Abstract ID: 715 Vortragsart: oral

Verbesserung der Lebertransplantat-Qualität durch Inhibition p53-abhängiger Apoptose

A. M. El-Gibaly[1], C. Scheuer[1], M. D. Menger[1], B. Vollmar[2]

[1] Abteilung für Klinisch-Experimentelle Chirurgie, Universität des Saarlandes, Homburg/Saar
[2] Abteilung für Experimentelle Chirurgie, Universität Rostock

Zielsetzung: Bei abnehmender Spenderzahl ist die Nutzung aller verfügbarer, gegebenenfalls auch kritischer Organe zur Transplantation von erheblicher Bedeutung. Initiales Transplantatversagen oder schwere Transplantatdysfunktion von Lebern stellen weiterhin einen lebensbedrohlichen Zustand für den Patienten dar. Daher ist das Ziel jeglicher Entwicklung in der Konservierung von Organtransplantaten eine Verbesserung der Transplantatqualität zu erreichen. Da der apoptotische Zelltod von entscheidender Bedeutung in der Pathogenese des Konservierungs-/Reperfusionsschadens der Leber ist, war das Ziel unserer Studie zu klären, inwieweit eine transiente Inhibition p53-abhängiger Apoptose durch den reversiblen p53-Inhibitor Pifithrin-α (PFT-α) den apoptotischen Zelltod minimieren und dadurch Organfunktion und Ischämietoleranz verbessern kann.

Material und Methoden: Lebern von Sprague-Dawley-Ratten wurden mit eiskalter PFT-α- (20 μM; n = 6) bzw. DMSO-haltiger (n = 6) Histidin-Tryptophan-Ketoglutarat (HTK)-Lösung perfundiert und für 24 h bzw. 48 h kalt konserviert. Anschließend erfolgte im Modell der isoliert-perfundierten Leber eine 2-stündige Reperfusion mit 37 °C-temperierter Krebs-Henseleit-Lösung. Mittels Epi-Illumination-Fluoreszenz-Mikroskopie, Histologie und Caspase 3-Western-Blot-Analyse wurde das Ausmaß des apoptotischen Gewebeschadens evaluiert. Desweiteren wurden als Parameter der hepatozellulären Funktion, Integrität und Metabolismus Gallefluss, Sauerstoffverbrauch, CO_2-Produktion, K + -Efflux und Leberenzym-Aktivität im Effluat bestimmt. Abschließend wurde die hepatozelluläre Vitalität mit Hilfe einer Trypanblau-Perfusion überprüft. MW ± SEM; ungepaarter Student's t-Test.

Ergebnisse: Nach 2 h Reperfusion von 24 h-konservierten DMSO-Kontroll-Lebern fanden sich im Vergleich zum Zeitpunkt direkt nach kalter Ischämie eindeutige Zeichen des Reperfusionsschadens. Temporäre Inhibition von p53 durch PFT-α bewirkte eine signifikante ($p < 0.05$) Reduktion dieses Schadens mit einer Verminderung der zytoplasmatischen Vakuolisierung (Score 0 – 4; PFT-α: 2.59 ± 0.19 vs. DMSO: 3.35 ± 0.19), der Endothelzell-Ablösung (8.5 ± 1.4% vs. 24.5 ± 6.3%), des apoptotischen Zelltods (7 ± 6% vs. 17 ± 3%) und der zusätzlichen Plasmamembranschädigung (fehlende Trypanblau-Exklusion; 4.8 ± 1.6% vs. 28.1 ± 1.9%) sowie einer Verbesserung des Galleflusses (17.1 ± 1.6 μL/h*g vs. 9.5 ± 2.7 μL/h*g). Erwartungsgemäß war nach 48 h Konservierung das Ausmaß der Schädigung deutlich ausgeprägter als nach 24 h. Nach dieser langen Konservierungszeit konnte PFT-α wiederum die zytoplasmatische Vakuolisierung (PFT-α: 3.27 ± 0.13 vs. DMSO: 3.98 ± 0.02), die Endothelzell-Ablösung (39.5 ± 2.2% vs.

62.2 ± 5.2%), den apoptotischen Zelltod (19 ± 4% vs. 57 ± 5%) sowie die zusätzliche Plasmamembranschädigung (23.6 ± 8.1% vs. 61.1 ± 3.8%) signifikant (p < 0.05) reduzieren. Dies war allerdings ohne Einfluss auf die Beeinträchtigung der exkretorischen Leberfunktion (Gallefluss: 3.3 ± 0.7 µL/h*g vs. 3.3 ± 1.7 µL/h*g). Die Western-Blot-Analyse zeigte nach PFT-α-Behandlung eine deutliche Verminderung der Spalt-Produkte der Procaspase-3 (5.0 ± 1.3 OD (optische Dichte)*mm2 vs. 13 ± 6 OD*mm2).

Zusammenfassung: Durch transiente Inhibition p53-abhängiger Apoptose mit PFT-α kann, insbesondere nach 24 h Konservierung in HTK-Lösung, der hepatische Reperfusionsschaden reduziert und die primäre Organfunktion verbessert werden. Die Anreicherung der Konservierungslösung mit PFT-α könnte damit eine neue, klinisch leicht realisierbare, Methode zur Verbesserung der Transplantat-Qualität darstellen.

Abstract ID: 738 Vortragsart: oral

Primärfunktion warmischämisch geschädigter Schweinennieren nach retrograder Sauerstoffpersufflation, hypothermer Lagerung oder Maschinenperfusion

A. Paul[1], J. Treckmann[1], S. Saad[2], J. Hoffmann[3], J. Fries[4], M. Nagelschmidt[3]

[1] Klinik für Allgemeine und Transplantationschirurgie, Universitätsklinikum Essen
[2] Chirurgische Klinik, II. Chirurgischer Lehrstuhl, Universität Köln
[3] Biochemische und Experimentelle Abteilung, II. Chirurgischer Lehrstuhl, Universität Köln
[4] Zentrum für Pathologie, Universität Köln

Zielsetzung: Wegen wachsenden Organmangels gewinnt die mögliche Nutzung warmischämisch geschädigter Nieren an Bedeutung. Im Schweinemodell wurde der Effekt einer retrograden Persufflation mit gasförmigem Sauerstoff (ROP) auf die Primärfunktion von Nieren mit warmischämischer Vorschädigung (WI) untersucht und mit der Wirkung der hypothermen Lagerung und der Maschinenperfusion verglichen.

Material und Methoden: Die linken Nieren von 37 Schweinen wurden in situ für 60, 90 oder 120 min einer WI ausgesetzt. Anschließend wurden sie explantiert und mit Ringerlösung/ 10 000 E Heparin und UW-Lösung freigespült. 16 Nieren erhielten über 4 Std. bei 4 °C eine ROP, 16 Nieren wurden lediglich hypotherm in UW-Lösung gelagert (Kontrolle). Bei 5 Nieren (60 min WI) wurde eine hypotherme Maschinenperfusion (MP) mit UW-Lösung durchgeführt. Die Organe wurden dann autotransplantiert, die intakten Nieren entfernt. Zielkriterium war die Primärfunktion gemessen am Plasmakreatinin und dem Überleben einer 7tägigen Nachbeobachtungszeit.

Ergebnisse: Nur in der Gruppe 60 WI + ROP überlebten alle 6 Tiere. Sie produzierten über den gesamten Beobachtungszeitraum Urin, zeigten postoperativ einen signifikant geringeren Kreatininanstieg und erreichten nach 7 Tagen den Bereich normaler Werte. In den anderen Gruppen stiegen die Kreatininwerte wesentlich stärker an und lagen am 7. Tag z. T. noch signifikant über dem Normbereich. Zwischen dem 4. und 6. Tag verstarben einzelne Tiere aufgrund einer Urämie. Die Überlebensraten betrugen 6/6 (60 WI + ROP), 4/7 (60 WI), 3/5 (60 WI + MP), 5/7 (90 WI + ROP), 5/6 (90 WI), 1/3 (120 WI + ROP, 120 WI). Der Vorteil der ROP nach 60minütiger

WI kam auch im Vergleich mit der MP deutlich zum Ausdruck. In der Perfusionsgruppe verstarben 2 Tiere in Urämie, das Kreatinin stieg signifikant höher an und lag nach 7 Tagen um mehr als das Doppelte über den Werten der Gruppe 60WI + ROP.

◘ Tabelle 1. Präoperative, maximale und Endwerte des Plasmakreatinins (mg/dl)

Gruppe	n	präOP	Kreamax	Kreaend
60WI + ROP	6	1,22 + 0,17	6,10 + 1,83*	2,11 + 0,75*
60WI	7	1,05 + 0,15	15,19 + 5,39	10,52 + 9,36
60WI + MP	5	1,16 + 0,09	15,64 + 4,89	9,86 + 7,33
90WI + ROP	7	1,21 + 0,46	15,71 + 5,77	10,97 + 8,18
90WI	6	0,93 + 0,10	14,03 + 4,28	7,80 + 6,50
120WI + ROP	3	1,13 + 0,06	16,70 + 2,91	16,13 + 3,88
120WI	3	1,20 + 0,20	16,67 + 0,83	14,80 + 2,43

* $p < 0,05$ (ANOVA)

Zusammenfassung: Überraschenderweise war die warmischämische Toleranz der Nieren unter den gewählten Versuchsbedingungen deutlich höher als allgemein angenommen, denn nach 60- und 90minütiger WI ohne Antikoagulation wurde auch ohne Persufflation in +50% der Fälle eine ausreichende Primärfunktion erreicht, nach 120minütiger WI noch in 33% der Fälle. Darüberhinaus ließ sich mit der ROP eine signifikante Verbesserung der Primärfunktion erreichen, die sogar der Maschinenperfusion überlegen war. Die Wirksamkeit der Sauerstoffbehandlung blieb jedoch auf die Organe mit 60minütiger warmischämischer Vorschädigung beschränkt.

Abstract ID: 941 Vortragsart: oral

Caspase-Inhibition senkt signifikant die Apoptoserate im experimentellen Pankreastransplantationsmodell an der Ratte

O. Drognitz, X. Liu, R. Obermaier, H. Neeff, U. T. Hopt, S. Benz

Klinik und Poliklinik für Chirurgie, Abteilung für Allgemein- und Viszeralchirurgie, Universitätsklinikum Freiburg

Einleitung: Durch unsere Arbeitsgruppe konnte erstmalig nachgewiesen werden, dass der Ischämie-/Reperfusionsschaden (I/R-Schaden) nach Pankreastransplantation zu einer azinären Zell-Apoptose führt. Apoptose wird durch einen komplizierten intrazellulären Prozess gesteuert, an dessen Ende aktivierte ICE-like Proteasen wie Caspase-3 über sogenannte „death substrates" die typische Fragmentierung der DNA einleiten. Untersuchungen zu anderen Organen konnten zeigen, dass der apoptotische Zelltod infolge des I/R-Schadens möglicherweise zu einem erheblichen Teil am gesamten Zelluntergang beteiligt. Die vorliegende Studie untersucht erstmalig den Einfluss eines Caspase-Inhibitors auf die Apoptoserate nach experimenteller Pankreastransplantation.

Material und Methode: Insgesamt 10 heterotope, systemisch-venöse Pankreas-Duodenaltransplantationen wurden bei männlichen Inzucht-Ratten (LEW) durchgeführt. Alle Organe wurden in 0,9% NaCl-Lösung bei einer Kaltischämiezeit von 6 h preserviert. Als Caspase-Inhibitor wurde Z-Asp-2,6-dichlorobenzoyloxymethylketone (Caspase-1 Inhibitor III) verwendet. Kurz vor Beginn der Kaltischämie sowie unmittelbar nach Reperfusion wurden jeweils 0,5 mg des Inhibitors i.v. appliziert (Gruppe B, n = 5). Zum Vergleich erhielten Tiere der Gruppe A (n = 5) zu den oben genannten Zeitpunkten äquivalente Mengen NaCl-Lösung. 5 Tiere ohne Transplantation dienten als Kontrollen. Die Apoptoserate wurde nach Tötung der Tiere und in-situ Färbung (TUNEL-Technik) durch Auszählung von mindestens 50 Sichtfeldern bei einer Vergrößerung von $400\times$ bestimmt.

Ergebnisse: Die Apoptoserate (Zellen/Gesichtsfeld) der transplantierten Organe mit Caspase-Inhibitor (Gruppe B, $0,10 \pm 0,09$) war signifikant ($p < 0,05$) niedriger als bei Tieren der Gruppe A ohne Caspase-Inhibitor ($0,36 \pm 0,04$). Die Apoptoserate der Kontrolltiere betrug $0,16 \pm 0,03$ und unterschied sich nur signifikant von Gruppe A ($p < 0,05$).

Schlussfolgerung: Die Apoptoserate nach experimenteller Pankreastransplantation lässt sich durch die Verwendung eines Caspase-III-Inhibitors signifikant reduzieren. Weitere Untersuchungen zu anderen Organen sind notwendig, um die generelle Bedeutung der Apoptoseinhibition zur Verringerung des I/R-Schadens zu untersuchen.

Abstract ID: 1016 Vortragsart: oral

Vergleich zweier Techniken der auxiliären, heterotopen Rattenlebertransplantation mittels „OPS imaging"

K. Schleimer[1], D. L. Stippel[1], C. Suer[1], S. Tawadros[2], K. T. E. Beckurts[1]

[1] Klinik für Visceral- und Gefäßchirurgie der Universität Köln
[2] Medizinische Klinik 1

Zielsetzung: Wir entwickelten eine Technik der auxiliären, heterotopen Rattenlebertransplantation mit Arterialisierung der Pfortader. Unter Verwendung eines Stents mit 0,3 mm Innendurchmesser bei der Pfortaderrekonstruktion war es möglich, in der arterialisierten Pfortader einen mittleren Blutfluss zu erzielen, der weitgehend den physiologischen Verhältnissen entspricht. Wir verglichen nun unsere Technik mit der auxiliären, heterotopen Rattenlebertransplantation mit porto-portaler Anastomose in Hinblick auf die Mikrozirkulation und Frühfunktion der Transplantate.

Material und Methoden: Unter Äthernarkose wurde ein um 70% reseziertes Lebertransplantat in das rechte Nierenlager des Empfängers implantiert: Die infrahepatischen Vv. cavae wurden End-zu-Seit anastomosiert. Die Pfortader wurde entweder in Splint-Technik über die rechte A. renalis arterialisiert (Gruppe I, n = 8 Lewis-Ratten) oder End-zu-End mit der V. portae des Empfängers (Gruppe II, n = 8 Lewis-Ratten) anastomosiert. Mittels OPS-Methode (positive Kontrastierung erythrozytengefüllter Mikrogefäße durch orthogonal polarisiertes Licht) wurden sowohl 1. nach der Freigabe der V. portae als auch 2. nach Freigabe der A. hepatica an der Unterfläche des rechten Leberlappens Videosequenzen der Mikrozirkulation aufgenommen.

Im Rahmen dieser Akutversuche wurden außerdem der Blutfluss in der Pfortader, die Sauerstoffsättigung auf der Leberoberfläche, die Galleproduktion und die Transaminasen 90 Minuten nach portaler Reperfusion ermittelt.

Ergebnisse: In beiden Gruppen wurden die Transplantate makroskopisch homogen reperfundiert. Der mittlere Blutfluss in der Pfortader war in Gruppe I signifikant höher als in Gruppe II (I: 1,7 +/− 0,4 vs. II: 1,2 +/− 0,2 ml/min/g Lebergewicht, p = 0,03). In Gruppe II zeigten sich im „OPS imaging" inhomogene Perfusionsmuster mit vereinzelter sinusoidaler Stase und Mikrothromben, die in Gruppe I geringer ausgeprägt waren. Entsprechend war die funktionelle sinusoidale Dichte in Gruppe I signifikant höher als in Gruppe II (I: 335 +/− 48 vs. II: 232 +/− 58/cm, p = 0,003), wohingegen die Weite der Sinusoide und der postsinusoidalen Venolen zwischen beiden Gruppen keine signifikanten Unterschiede ergab (Sinusoide: I: 6,4 +/− 0,6 vs. II: 6,7 +/ − 0,7 μm; postsinusoidale Venolen: I: 31,1 +/− 3,3 vs. II: 28,8 +/− 3,4 μm). Die Sauerstoffsättigung auf der Leberoberfläche war in Gruppe I signifikant höher als in Gruppe II (I: 62 +/− 2 vs. II: 48 +/ − 7%, p = 0,0007). Es gab keine signifikanten Unterschiede bezüglich der Höhe der Transaminasen (GOT: I: 698 +/− 386 vs. II: 866 +/− 290 U/l; GPT: I: 643 +/− 296 vs. II: 839 +/− 420 U/l) und der Galleproduktion (I: 3,5 +/− 1 vs. II: 3,8 +/− 1,4 mm3/h/g Lebergewicht) 90 Minuten nach portaler Reperfusion.

Zusammenfassung: Die auxiliäre heterotope Lebertransplantation mit flussregulierter Pfortaderarterialisierung erzielte in unserem Rattenmodell im Akutversuch bessere Ergebnisse bezüglich der Mikrozirkulation als die Technik mit porto-portaler Anastomose. Die Leberfunktion war vergleichbar. Ob die Pfortaderarterialisierung langfristig zu morphologischen Veränderungen und Funktionseinschränkungen führt, ist Gegenstand von Langzeitversuchen.

Abstract ID: 1121 Vortragsart: oral

Repopulation nach hepatozellulärer Transplantation – Integrationsmechanismen in der Emfängerleber

S. König, C. Stößer, P. Krause, P. M. Markus, H. Becker

Klinik für Allgemeinchirurgie, Georg-August-Universität Göttingen

Zielsetzung: Die Hepatozytentransplantation stellt eine Alternative zur orthotopen Lebertransplantation dar. Das Ziel dieser Arbeit ist, Regenerations- und Integrationsmechanismen transplantierter Leberzellen in das Empfängerparenchym anhand eines Tiermodells der Ratte zu untersuchen. Das Verständnis dieser Vorgänge ist zentrale Voraussetzung, um Strategien zur Leberzelltransplantation am Menschen zu entwickeln.

Material und Methoden: 5 – 10 Mio Hepatozyten von DPPIV+ (Dipeptidylpeptidase IV) Fischer-344 Ratten wurden über die Pfortader in die Leber syngener DPPIV-defizienter Ratten infundiert. Durch Vorbehandlung der Empfängertiere mit dem Pyrrolizidin-Alkaloid Retrorsin (30 mg/kg KG, 6 und 4 Wochen vor Transplantation) wurde die endogene Zellteilung blockiert und durch eine 30%ige Leberteilresektion ein zusätzlicher selektiver Proliferationsstimulus auf die transplantierten Leberzellen erzielt. Der Nachweis transplantierter Zellen (DPPIV+) und deren Zell-zu-Zell-Kontakte (Connexin-32, E-Cadherin und I-CAM 1) gelang durch immunhistochemische Methoden, Multilayer-Immunfluoreszenz und FACS-Analyse.

Ergebnisse: Schon 30 – 40 min nach Transplantation durchbrechen transplantierte Leberzellen die Endothelzellbarriere im Sinne einer mechanischen Dissoziation. Ischämie-Reperfusionsphänomene mit Thrombembolisierung und Schädigung der Lebersinusoide spielen hierbei eine zentrale Rolle. Die Migration und Integration der Spenderhepatozyten in das Empfängergewebe beansprucht 2 – 3 Tage. Hiernach liegen in unmittelbarer Nachbarschaft zu den Pfortadergefäßen vereinzelt, bereits polarisierte Spenderzellen vor, die in die Proliferationsphase eintreten. Bereits nach 5 – 7 Tagen zeigen sich kleinere Cluster aus Zellen, deren interzelluläre Kontakte vollständig ausgebildet sind. Nach zwei Monaten imponierten Verbände mit bis zu 100 Zellen, die sich in Richtung Lebervenen ausbreiten. Zu diesem Zeitpunkt sind 30% der Empfängerleber mit Spenderzellen repopuliert (quantitative Durchflusszytometrie), was der ursprünglich resezierten Lebermasse entspricht.

Transplantierte Zellen bilden sowohl untereinander als auch mit den Empfängerhepatozyten feste interzelluläre Kontakte über Oberflächenadhäsionsmoleküle aus. Empfängerleberzellen zeigen eine deutliche Beeinträchtigung mit Megalozytenbildung und Verlust von Zellkontakten.

Zusammenfassung: Dieses Transplantationsmodell ist geeignet, Integrationsmechanismen von transplantierten Zellen unter Regenerationsbedingungen zu studieren. Erstmals konnte gezeigt werden, dass die Oberflächenadhäsionsmoleküle Connexin-32 und E-Cadherin auf die Integration von Spenderhepatozyten und das Remodelling von Zellverbänden einen wichtigen Einfluss haben.

In einem nächsten Schritt soll versucht werden, mit Leberstammzellen und in vitro konditionierten Zellen eine vergleichbar effiziente Repopulation des Empfängerparenchyms zu erzielen.

Abstract ID: 1346 Vortragsart: oral

Quantifizierung der durch Hirntod verursachten Mikroperfusionsstörung der Niere im Großtiermodell

M. Körting[1], A. Mehrabi[1], M. Golling[1], B. Hashemi[2], R. Ahmadi[2], M. Wiesel[3], M. Büchler[1], E. Klar[1], T. Kraus[1]

[1] Chirurgische Universitätsklinik Heidelberg
[2] Neurochirurgische Universitätsklinik Heidelberg
[3] Urologische Universitätsklinik Heidelberg

Fragestellung: Bei der Nierentransplantationen (NTX) spielen Organe von hirntoten Spendern eine wichtige Rolle. Der Hirntod des Spenders kann potentiell einen schädigenden Einfluss auf das zu transplantierende Organ haben. Wir folgen der Hypothese, dass sekundäre Regulationsstörungen zu einer Mikroperfusionsminderung des Transplantates führen. Die renale Mikroperfusion unter Hirntodbedingungen wurde bislang jedoch nicht quantifiziert.

Methode: An 20 Schweinen wurde der Hirntod nach schrittweiser Erhöhung des intrazerebralen Druckes unter Monitoring des mittleren arteriellen Druckes (MAP) induziert. Durch die Kinetik der Druckerhöhung konnten isotone (n = 11) und hypotone (n = 9) Hirntodverläufe erzielt werden. Die Flüsse in Aorta (AF), Nierenarterie (ARF) wurden mit Ultraschall-Flussmessköpfen, die renokortikale Mikroperfusion (MP) mit Thermodiffusions-Sonden gemessen (gepaarter t-Test; Mittelwerte $\pm$ SEM; * = p < 0,05).

Ergebnisse:

◘ Tabelle 1

	Isotoner Hirntod			Hypotoner Hirntod		
	vor Hirntod	90 min nach Hirntod	210 min nach Hirntod	vor Hirntod	90 min nach Hirntod	210 min nach Hirntod
MAP [mm Hg]	58 ± 3	64 ± 4	61 ± 5	61 ± 2	$42 \pm 2^*$	$42 \pm 1^*$
AF [ml/min]	2268 ± 106	1983 ± 95	$1770 \pm 89^*$	2411 ± 456	2200 ± 102	$1622 \pm 134^{**}$
ARF [ml/min]	138 ± 18	$168 \pm 20^*$	$151 \pm 13^*$	142 ± 19	122 ± 16	$94 \pm 9^{**}$
MP [ml/100g×min]	76 ± 3	69 ± 6	$61 \pm 3^*$	80 ± 4	65 ± 5	$52 \pm 2^{**}$

In beiden Gruppen kam es zu einem Abfall der kortikalen Mikroperfusion. In der hypotonen Hirntodgruppe zeigte sich assoziiert mit abfallendem MAP (-25%) und AF (-25%) ein signifikanter Abfall des ARF um 34%, der MC um 35%. In der isotonen Gruppe waren die Veränderungen gering (ARF $+9\%$, MP -10%). Der aortale Fluss blieb in beiden Gruppen unbeeinflusst.

Folgerung: Der hypotone Hirntod führt zu einer Perfusionsstörung der Niere. Dies kann die pathophysiologische Erklärung für in klinischen Untersuchungen beschriebene Minderungen der Transplantatqualität (Präkonservierungsschaden) und erhöhte Morbidität darstellen. Bei Verwendung von Organen hirntoter Spender erscheint eine gute Kreislaufüberwachung bis zur Transplantatentnahme dringend geboten.

Abstract ID: 1474 Vortragsart: oral

Orthotope arterialisierte Lebertransplantation bei Ratten mit Stenttechnik der supra- und infrahepatischen V. cava

M. Krysiak, P. Dutkowski, F. Dünschede, T. Junginger

Klinik für Allgemein- und Abdominalchirurgie, Universität Mainz

Zielsetzung: Im Rahmen von Untersuchungen des Reperfusionsschadens gewinnt auch der Einfluss der warmen Ischämiezeit nach Konservierung während der Anastomosierung der Gefäße vor Freigabe des Blutstroms an Bedeutung. Ziel der vorgestellten Experimente war die Etablierung eines orthotopen arterialisierten Lebertransplantationsmodells bei Ratten mit einer Verkürzung der Zeitspanne der warmen Ischämie während der Anastomosierung der Spenderleber auf unter 5 Minuten.

Material und Methoden: Verwendet wurden männliche Brown Norway Ratten mit einem Gewicht von 300 g. Nach Einbringen von Stents in die A. hepatica sowie in den Gallengang und initialem Flush mit 5 ml kalter UW Lösung wurde die Spenderleber entnommen (Äthernarkose). Anschließend erfolgte bei 4 °C das Einbringen von Stents in die infrahepatische und suprahepatische V. cava. Dann erfolgte die Cuff Anlage an der Pfortader.

Im Rahmen der Empfängeroperation (Äthernarkose) erfolgte nach Ausklemmen der Leber das Einführen eines durch einen Führungsstift verschlossenen Stents von infrahepatisch in die suprahepatische V. cava. Der Stent wurde unmittelbar oberhalb der Leber in Zwerchfellhöhe einligiert. Anschließend erfolgte die Entnahme der Leber und das Einführen der vorbereiteten, frisch mit Ringer Lösung geflushten kalten Spenderleber, indem der Führungsstift auf die Spender V. cava aufgefädelt wurde, die Spenderleber bis zum V. cava-Stent vorgeschoben wurde und dort konnektiert wurde. Anschließend erfolgte die Anastomosierung der Pfortader in üblicher Cuff Technik nach Kamada. Nach Freigabe der Pfortader wurde der Führungsstift durch die infrahepatische V. cava entfernt. Anschließend erfolgte die infrahepatische v. cava Anastomose (ebenfalls Stent) sowie die Anastomose der A. hepatica (Stent) und des Gallengangs (Stent). 10 Transplantationen wurden nach dieser Methode durchgeführt. Nach 7 Tagen erfolgte die Leberentnahme zur histologischen Untersuchung sowie zur biochemischen Analyse.

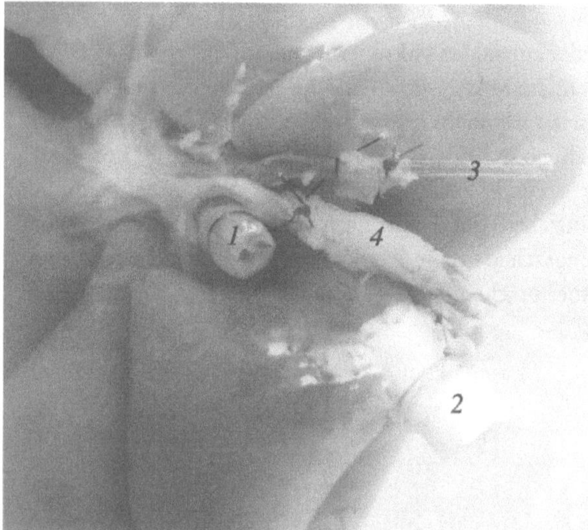

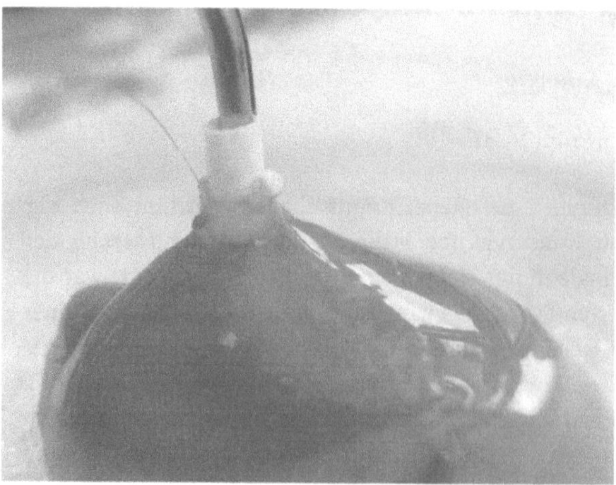

◘ **Abb. 1.** Stents in infrahepatischer v. cava, A. hepatica, Gallengang sowie Cuff in V. portae Stent in suprahepatischer V. cava

Ergebnisse: Die kalte Konservierungszeit dieser Kontrollversuche lag im Median bei 60 Minuten. Die mediane Pfortaderabklemmzeit lag bei 6,5 Minuten (warme Ischämiezeit der Leber 2,7 min.), die Abklemmzeit der infrahepatischen v. cava lag bei 7,3 Minuten. Die 7 Tage Überlebenszeit lag bei 100%, histologische Untersuchungen der Präparate ergaben elektronenmikroskopisch eine normale Architektur der Hepatozyten und der Enddothelzellen. Eine Thrombose im Bereich der v. cava oder der A. hepatica trat nicht auf. Der Gallefluss vor der Leberentnahme 7 Tage nach Transplantation lag im Median bei 656 µl/h.

Zusammenfassung: Die beschriebene Technik stellt eine neue und sichere Methode der orthotopen arterialisierten Lebertransplantation bei Ratten dar und ist rasch erlernbar. In vivo Untersuchungen zum Einfluss einer warmen Ischämiezeit ≥ 3 Minuten nach unterschiedlicher Konservierung sind hierdurch ermöglicht. (◼ Abbildung 1)

Abstract ID: 1657 Vortragsart: oral

Die Technik der arteriellen Rekonstruktion bei der Lebertransplantation in der Ratte

T. G. Lehmann[1], H. Bunzendahl[2]

[1] Chirurgische Universitätsklinik Heidelberg
[2] Dept. of Surgery, University of North Carolina, Chapel Hill, NC, USA

Hintergrund: Die Lebertransplantation in der Ratte ist ein standardisiertes Modell zur Untersuchung grundlagenwissenschaftlicher Fragestellungen zu Ischämie/Reperfusionsschaden und der Immunologie der Rejektion. Verschiedene Studien konnten eindeutig die Notwendigkeit der arteriellen Rekonstruktion zum Transplantat aufzeigen. Operationstechnisch wurden 3 Verfahren dargestellt, welches jeweils spezifische Nachteile aufweisen. Grundsätzlich ist eine möglichst einfache Technik zu fordern, die eine kurze Gesamtoperationsdauer ermöglicht. Eine zur Pfortaderfreigabe simultane oder zeitnahe arterielle Reperfusion erscheint hinsichtlich des Reperfusionsschadens vorteilhaft zu sein. Aufwendige arterielle Rekonstruktionen wie das Aufnähen eines spenderseitigen Truncus mit Patch auf die Aorta lehnen wir ab, da sie zu viel Zeit in Anspruch nehmen und somit das Gesamtergebnis verschlechtern. Bei der Durchtrennung der A. gastroduodenalis wurde befürchtet, dass das Überleben verschlechtert, da eine Minderdurchblutung des Pankreas resultieren sollte. Die intraluminäre Implantation eines Polyethylen-Stents wird kritisiert, da es vielleicht zu thrombotischen Verschlüssen der Arterie kommen könnte. Jedoch liegen keine verlässlichen und vergleichenden Daten vor. Wir vergleichen erstmals die verschiedenen Verfahren miteinander.

Methodik: Die Leberexplantation beim Spender und die Implantation beim Empfänger wurden in standardisierter Weise nach Kamada durchgeführt. Zur arteriellen Rekonstruktion wurden 3 verschiedene Verfahren gewählt: Verfahren A: Splint (PE 10, Clay Adams Inc.) zwischen A. hepatica propria (ahp) beim Spender und AHP beim Empfänger; Verfahren B: Splint (24G, Innen-$\varnothing$0.51 mm) zwischen A. hepatica communis (AHC) beim Spender und AHC beim Empfänger, wobei die A. gastroduodenalis (AGD) beim Empfänger abgesetzt wurde; Verfahren C: Endothelialisierter Splint (24G, Innen-$\varnothing$0.51 mm) durch Durchzug und Evertierung der AHC des Empfängers und Überstülpen der AHC des Spenders, auch hier wurde die AGD durchtrennt.

Untersuchungsparameter waren: Zeitaufwand der Anastomosierung im Empfänger, Verschlussrate 8 h, 24 h, 6 Monate nach Reperfusion, Enzymverlauf von Amylase/Lipase und histologische Nekroserate im Pancreas 24 h nach Reperfusion. Ergebnisse: (* = p < 0.05 im Vergleich zu den anderen Gruppen) ◘ Tabelle 1

	Zeitbedarf in Sekunden	AHP offen 8 h nach Reperf.	AHP offen nach 24 h	AHP offen nach 6 Monaten	Amylase (U/l) 24 h nach Reperf. (n = 15)	Lipase (U/l) 24 h nach Reperf. (n = 15)
Verfahren A AHP-AHP	31.2 ± 4.8 (n = 60)	65%* (13/20)	60%* (12/20)	40%* (8/20)	1487 ± 48	84 ± 8.1
Verfahren B AHC-AHC	17.3 ± 3.1* (n = 60)	95% (19/20)	95% (19/20)	85% (17/20)	1297 ± 89	98 ± 11.4
Verfahren C Endothelial AHC	67.1 ± 15.4* (n = 60)	100% (20/20)	95% (19/20)	90% (18/20)	1509 ± 69	92 ± 7.9

Schlussfolgerung: 1.) Ein „großvolumiger" Polyethylenstent (24G) in der AHC zeigt ähnlich niedrige Thromboseraten auf wie eine mit Endothel ausgekleidete Variante. Ein dünnlumiger Stent in der AHP zeigt jedoch verhältnismäßig hohe Thromboseraten auf, somit sollte dieses Verfahren nicht mehr durchgeführt werden. 2.) Die Durchtrennung der AGD führt zu keiner ischämischen Entzündung des Pankreas oder aber zu Nekrosearealen. 3.) Die simple Rekonstruktion der Arterie durch das Einführen eines Polyethylenstents in die isolierte AHC in der Aufzweigung von AGD und AHP garantiert eine rasche und erfolgreiche Reperfusion der Arterie, welche simultan zur Pfortader durchgeführt werden kann.

Perioperative Pathophysiologie

Abstract ID: 439 Vortragsart: oral

Vermehrte Induktion von Apoptose in alten Mauslebern nach Ischämie und Reperfusion: Neue Aspekte für die Leberchirurgie im Alter

M. Selzner[1], N. Selzner[1], W. Jochum[2], P.-A. Clavien[1]

[1] Klinik für Viszeral- und Transplantationschirurgie der Universität Zürich, Schweiz
[2] Klinik für Pathologie der Universität Zürich, Schweiz

Zielsetzung: Ischämische Schädigung ist häufig während Leberresektionen, aber auch nach Schock oder Traumata. Während der letzten Dekade erhielten zunehmend ältere Patienten ausgedehnte Leberteilresektionen. Der Effekt des Alters auf die Ischämie/Reperfusionsstörung der Leber ist unbekannt.

Methoden: 60 Minuten Ischämie von 70% des Lebergewebes wurde in 6 Wochen und 60 Wochen alten C57BL/6 Mäusen durchgeführt. Das Leberparenchym wurde von einem Pathologen hinsichtlich Steatose und Fibrose untersucht. Leberschädigung wurde durch GOT-Spiegel 4 Stunden nach Reperfusion bestimmt. Apoptose wurde durch Caspase 3, ein Enzym der apoptotischen Kaskade Aktivität und einen Tunel-Test 4 Stunden postoperativ quantifiziert. TNFα, ein wichtiger Mediator der apoptotischen Kaskade wurde 4 Stunden nach Reperfusion im Lebergewebe gemessen. Nekrosen wurde durch H&E-Färbung 24 Stunden postoperativ bestimmt.

Ergebnisse: 60 Wochen alte Mäuse hatten signifikant höhere GOT-Spiegel als junge Mäuse (12 500 vs 8200 U/L; $p < 0{,}05$). Caspase 3 Aktivität, ein Mediator der apoptotischen Kaskade, war in alten Mäusen deutlich höher als in 6 Wochen alten Tieren (147 vs 98 $p < 0{,}05$). Zudem wiesen alte Mäuse signifikant mehr Tunel positive Hepatozyten auf als junge Mäuse (77% vs 53%; $p < 0{,}05$). Im Gegensatz dazu war TNFα in alten Tieren im Vergleich zu jungen Mäusen 3-fach niedriger (0,6 vs 1,8 pg/mg; $p = 0.03$). Nekrosen waren in alten und jungen Tieren nur in geringer Zahl anzutreffen (20% vs 17%; $p = 0{,}2$).

Zusammenfassung: Ischämie/Reperfusionsstörung führt in alten Tieren zu einer stärkeren Leberschädigung als in jungen Kontrollmäusen. Die vermehrte Leberschädigung nach Reperfusion wird durch eine gesteigerte Aktivierung der apoptotischen Signalkette vermittelt. TNFα, ein wichtiger extrazellulärer Mediator von Apoptosen, ist nicht in die vermehrte Induktion von Apoptosen in alten Lebern involviert.

Abstract ID: 623 Vortragsart: oral

Sinusoidale Überperfusion in größenreduzierten Lebertransplantaten: Ein potentieller Schädigungsmechanismus nach Leberresektion

D. Palmes[1], T. B. Budny[1], K. H. Dietl[1], H. Herbst[2], U. Stratmann[3], H. U. Spiegel[1]

[1] Abteilung Chirurgische Forschung, Universitätsklinikum Münster
[2] Domagk-Institut für Pathologie, Universitätsklinikum Münster
[3] Institut für Anatomie, Universitätsklinikum Münster

Zielsetzung: Der genaue Pathomechanismus der postoperativen Dysfunktion von größenreduzierten Lebertransplantaten ist noch unbekannt. Neben dem transplantationsassoziierten Ischämie/Reperfusionsschaden (I/R-Schaden) wird häufig nach Reperfusion ein erhöhter Blutfluss aufgrund der reduzierten Transplantatgröße beobachtet, dessen Auswirkungen auf die Funktion größenreduzierter Lebertransplantate in dieser Studie untersucht wurde.

Material und Methoden: 84 isogene Lewis Ratten wurden in 4 Gruppen unterteilt: (I) Schein-Operation, (II) partielle Leberresektion (30% Restlebervolumen), (III) orthotope Lebertransplantation, (IV) größenreduzierte Lebertransplantation (30% Transplantvolumen), durch deren Vergleich eine Abgrenzung der Auswirkungen des transplantationsassoziierten I/R-Schadens und der resektionsbedingten erhöhten Flussgeschwindigkeit möglich war. Postoperativ wurde die Überlebensrate, die Leberfunktion sowie die Lebermikrozirkulation mittels Intravitalmikroskopie und die Lebermorphologie bis zum 14. Tag beobachtet (Kruskall-Wallis-Test, $p < 0.05$).

Ergebnisse: Alle Ratten nach größenreduzierter Lebertransplantation hatten die niedrigste Überlebensrate (I: 100%, II: 100%, III: 90%, IV: 70%) und wiesen eine initiale Beeinträchtigung der Leberfunktion (NH3 D1; I: 39,7 ± 21 µg/dl, II: 172,3 ± 67,5 µg/dl; III: 103,7 ± 38,9 µg/dl; IV: 181 ± 96 µg/dl) auf. Auf Ebene der Mikrozirkulation manifestierte sich der I/R-Schaden (Gruppe III und IV) in Form einer signifikant niedrigeren Perfusionsrate (I: 98,2%; II: 94%; III: 88%, IV: 81,2%) und erhöhten Leukozyten-Endothel-Interaktion (Sticker pro mm2; I: 97,8 ± 17,5; II: 199,7 ± 42,5; III: 298,5 ± 54,7; IV: 398,2 ± 51,3). In den Teillebergruppen (Gruppe II und IV) zeigte sich darüber hinaus eine signifikant, bis zu 3-fach erhöhte Flussgeschwindigkeit in den Sinusoiden (I: 263,9 ± 44,8 µm/s; II: 615,7 ± 84,9 µm/s, III: 232,1 ± 28,2 µm/s; IV: 516,5 ± 92,7 µm/s). Diese „sinusoidale Überperfusion" führte morphologisch zu einem Verlust an gefenstertem Endothel mit Endothelabschilferung, Verlust des Dissé-Raums und Hepatozytenschädigung.

Zusammenfassung: Die sinusoidale Überperfusion stellt einen spezifischen Schädigungsmechanismus mit Endothelschädigung und mikrozirkulatorischen Störungen nach Leberresektion dar, der neben anderen Noxen, wie z. B. dem I/R-Schaden, pathogenetisch zur postoperativen Dysfunktion größenreduzierter Lebertransplantate beitragen kann.

Abstract ID: 794 Vortragsart: oral

Einfluss der intraischämischen Organtemperatur auf den oxidativen Stress während hepatischer Reperfusion

A. Khandoga[1], B. Luchting[1], G. Enders[1], S. Axmann[1], P. Biberthaler[2], F. Krombach[1]

[1] Institut für Chirurgische Forschung, Ludwig-Maximilians-Universität München
[2] Chirurgische Klinik und Poliklinik, Campus Innenstadt, Ludwig-Maximilians-Universität München

Zielsetzung: Die den protektiven Effekt einer milden Hypothermie auf den Gewebeschaden nach Ischämie-Reperfusion (I/R) vermittelnden Mechanismen werden kontrovers diskutiert. Ziel dieser In-vivo-Studie war es, den Einfluss der intraischämischen Organtemperatur auf den oxidativen Stress bei hepatischer I/R zu analysieren.

Material und Methoden: In Inhalationsanästhesie (Isofluran-N2O) wurde an C57BL/6 Mäusen eine reversible Ischämie des linken Leberlappens für 90 min induziert. Die Temperatur des ischämischen Leberlappens wurde mittels kontinuierlicher Superfusion mit NaCl-Lösung bei 4 °C, 15 °C, 26 °C und 37 °C konstant gehalten (je n = 5). Als Kontrolle dienten schein-operierte Tiere (n = 5). Nach 5 min und 30 min Reperfusion wurde die Konzentration von Hydroxylradikalen („spin-trap" DEPMPO) und Ascorbylradikalen mittels Elektronen-Spin-Resonanz-Spektroskopie im Plasma quantifiziert. Die Konzentration von Thiobarbitursäure-reaktiven Materialien (TBARM) wurde als Marker der Lipidperoxidation im Gewebe bestimmt. Darüber hinaus wurde die Expression von redox-sensitiven Genen in Gewebehomogenaten (RT-PCR) nach 240 min Reperfusion semiquantitativ erfasst (n = 3 je Gruppe). Apoptose wurde durch die Messung der Caspase-3-Aktivität im Gewebe und TUNEL-Färbung analysiert, die Serumaktivitäten der GOT/GPT wurden als Nekrose-assoziierter Parameter gemessen.

Ergebnisse: Hepatische Ischämie bei 37 °C induzierte nach 5 min bzw. 30 min Reperfusion einen signifikanten (p < 0.05) Anstieg sowohl der Plasmakonzentration von Hydroxyl- und Askorbylradikalen (5 min: 12.6 ± 0.9 und 94.2 ± 22.1 μM; 30 min: 10.6 ± 0.9 and 89.0 ± 9.7 μM) als auch der TBARM-Konzentration im Gewebe (0.5 ± 0.1 und 0.6 ± 0.3 nmol/g) im Vergleich zur Kontrollgruppe (DEPMPO-OH: 5.1 ± 0.2 μM, Ascorbylradikale: 40.6 ± 1.9 μM, TBARMS 0.0 ± 0.0 nmol/g). Während die Plasmakonzentration der Radikale in allen hypothermen Versuchsgruppen (4 °C – 26 °C) keinen Unterschied zu der normothermen Gruppe aufwies, war die Lipidperoxidation im Gewebe bereits nach Ischämie bei 26 °C signifikant geringer als bei 37 °C, und nach Ischämie bei 4 °C bzw. 15 °C nicht detektierbar. Übereinstimmend mit diesem Ergebnis zeigte sich im Lebergewebe der hypothermen Gruppen im Vergleich zur Gruppe bei 37 °C eine deutlich verminderte mRNA-Expression von Superoxiddismutase-1 (Gen/beta-Aktin bei 37 °C: 2.2 ± 1.0, bei 26 °C: 0.6 ± 0.2, sham: 0.9 ± 0.4) und Katalase (37 °C: 1.8 ± 0.6, 26 °C: 1.0 ± 0.2, sham: 1.0 ± 0.2). Damit einhergehend waren die Aktivitäten der GOT/GPT (6190 ± 933 und 1186 ± 660 U/L bei 37 °C vs. 961 ± 267 und 166 ± 69 U/L bei 26 °C), der Caspase-3 (7895 ± 915 RLU bei 37 °C vs. 2568 ± 80 RLU bei 26 °C) sowie die Anzahl TUNEL-positiver Hepatozyten reduziert.

Zusammenfassung: Diese Ergebnisse zeigen, dass nach 90 min Ischämie in der murinen Leber ein nicht-linearer Zusammenhang zwischen der intraischämischen Organtemperatur und dem Oxidantien-induziertem Gewebeschaden besteht, wobei die Plasmakonzentration von Radikalen durch die Kühlung des Organs nicht beeinflusst wird. Milde intraischämie Organhypothermie vermindert den oxidativen Stress im Gewebe bei hepatischer I/R.

Abstract ID: 1048 Vortragsart: oral

Dehydroepiandrosteron (DHEA) normalisiert die unterdrückte PBMC Funktion nach großen abdominal-chirurgischen Operationen

M. C. Frantz[1], M. W. Wichmann[1], S. J. Eisenmenger[1], P. Angele[2], K. W. Jauch[1], M. K. Angele[1]

[1] Chirurgische Klinik, Klinikum Großhadern, Ludwig-Maximilians-Universität München
[2] Abteilung für Unfallchirurgie, Universitätsklinikum Regensburg

Zielsetzung: In klinischen Studien zeigte sich nach abdominal-chirurgischem Trauma eine Unterdrückung der Sekretion proinflammatorischer Zytokine peripherer mononukleärer Blutzellen (PBMC). Diese Funktionsstörung geht mit einer erhöhten Rate an septischen Komplikationen einher. In tierexperimentellen Studien konnte gezeigt werden, dass Dehydroepiandrosteron (DHEA) zu einer Normalisierung der zell-vermittelten Immunität nach traumatisch-hämorrhagischem Schock führt und zusätzlich die Sterberate nach anschließender Sepsis verringert. Ziel dieser Studie war es, mögliche immunprotektive Effekte von DHEA auf die gestörte PBMC Funktion auch bei chirurgischen Patienten nachzuweisen.

Material und Methoden – Patienten: Um dies zu untersuchen, wurden aus dem Blut von 15 Patienten mit abdominal-chirurgischen Eingriffen präoperativ und 2 Std. postoperativ PBMCs und Plasma gewonnen. Die PBMCs wurden unter Zugabe von 30% des entsprechenden Patientenplasmas (präOP bzw. postOP) für 1 Std. mit und ohne DHEA (10 – 15 M, physiologische Konzentration) vorbehandelt und anschließend für 16 Std. mit LPS (1 µg/ml) stimuliert. Zur Ermittlung der PBMC Funktion wurden die proinflammatorischen Zytokine IL-1β, IL-6 und TNF-α mittels ELISA in den Zellkulturüberständen bestimmt.

Ergebnisse: Zytokinsekretion der PBMCs in % im Verhältnis zur präoperativen Sekretion

◼ Tabelle 1

	IL-1β	IL-6	TNF-α
präoperativ	100	100	100
postoperativ	61,5 ± 19,4*	105,0 ± 20,3	73,9 ± 17,2*
postoperativ + DHEA	86,1 ± 19,7#	133,6 ± 22,2#	105,0 ± 20,3#

n = 15/Gruppe, ANOVA * p < 0,05 vs. präoperativ; # p < 0,05 vs. postoperativ

Im postoperativen Verlauf zeigte sich eine Suppression der PBMC Funktion (IL-1β und TNF-α). Der Zusatz von klinisch relevanten DHEA Konzentrationen zum Kulturmedium führte zu einer Normalisierung der unterdrückten PBMC Sekretionsfähigkeit von IL-1β und TNF-α sowie zu einer Stimulation der IL-6 Sekretionsfähigkeit.

Zusammenfassung: Nachdem DHEA zu einer Stimulation der PBMC Funkton in vitro führte, könnte die postoperative Immunsuppression bei chirurgischen Patienten möglicherweise durch die Behandlung mit DHEA verhindert werden. Da eine Unterdrückung der Sekretionsfähigkeit von PBMCs mit einer Zunahme an septischen Komplikationen verbunden ist, lassen unsere Ergebnisse den perioperativen Einsatz von DHEA bei abdominal-chirurgischen Patienten sinnvoll erscheinen.

Abstract ID: 1133 Vortragsart: oral

Eine neue Methode zur mikroskopischen Analyse der transendothelialen Leukozytenmigration in vivo

C. M. Moser[1], T. Mempel[1], J. Hutter[1], W. M. Kübler[2], F. Krombach[1]

[1] Institut für Chirurgische Forschung, Klinikum der Universität München
[2] Institut für Physiologie, Freie Universität Berlin

Zielsetzung: Die Rekrutierung von Leukozyten aus den Blutgefäßen in Gewebe und Organe nimmt eine zentrale Rolle im Rahmen immunologischer und inflammatorischer Ereignisse ein. Dieser kaskadenartige Prozess lässt sich in die Schritte Rolling, Adhärenz, transendotheliale und interstitielle Migration einteilen. Ziel unserer Studie war die Etablierung einer mikroskopischen Methode, die eine in vivo Untersuchung des gesamten Emigrationsprozesses und seiner zellulären und molekularen Mechanismen in der Maus erlaubt.

Material und Methoden: Rolling, Adhärenz und transendotheliale Migration von Leukozyten wurden im M. cremaster von C57BL/6 Mäusen sowohl unter Kontroll- wie unter inflammatorischen Bedingungen nach topischer Applikation von PAF (100 nM, platelet activating factor)

oder KC (6,25 nM, murines Chemokin) untersucht. Konventionelle intravitale Fluoreszenzmikroskopie wurde mit reflexiver Nahinfrarot-Transillumination kombiniert. Leukozyten-Endothelzell-Interaktionen (Rolling und Adhärenz) wurden konventionell nach intravitaler Anfärbung der Leukozyten mit Rhodamin 6G analysiert. Transendotheliale Migration wurde mittels reflexiver Nahinfrarot-Transillumination mit Licht einer Wellenlänge von 683 nm quantifiziert. Diese mikroskopische Methode liefert pseudo-dreidimensionale Abbildungen zellulärer Strukturen. Ferner wird die störende Absorption durch Hämo- und Myoglobin durch nahinfrarotes Licht verringert. Darüber hinaus kommt es zu einer geringeren Energieübertragung auf das Gewebe, was eine Reduktion phototoxischer Effekte bewirkt.

Resultate: Sowohl Stimulation mit PAF wie auch mit KC verminderte die Anzahl rollender Leukozyten (n/30 Sek.) nach 30 Min. signifikant ($p < 0,05$) von $17,4 \pm 2,6$ (Kontrolle) auf $4,8 \pm 0,5$ (PAF) und $9,8 \pm 2,8$ (KC). Im Gegensatz dazu erhöhte sich die Anzahl adhärenter Leukozyten (n/10 – 14 µm2) signifikant von $3,6 \pm 0,9$ auf $18,6 \pm 1,3$ und $9,6 \pm 1,8$. Nach 60 Min. folgte ein signifikanter Anstieg der Anzahl emigrierter Leukozyten (n/10 – 14 µm2) von $5,0 \pm 1,6$ auf $22,5 \pm 2,3$ und $13 \pm 2,2$.

Zusammenfassung: Mit der Kombination konventioneller intravitaler Fluoreszenzmikroskopie und reflexiver Nahinfrarot-Transillumination, die eine deutliche Visualisierung der Leukozyten im Gefäß wie im Gewebe ermöglicht, präsentieren wir einen neuen mikroskopischen Ansatz zur in vivo Analyse des dynamischen Prozesses der Leukozytenrekrutierung in der Maus. Dadurch entsteht die Möglichkeit, die zellulären und molekularen Mechanismen der Leukozytenrekrutierung, insbesondere der transendothelialen Migration, und ihre individuelle Bedeutung im gesamten Emigrationsprozess mittels pharmakologischer Interventionen und/oder gen-modifizierter Tiere in vivo zu untersuchen.

Abstract ID: 1187 Vortragsart: oral

VIP verbessert die Nierendurchblutung und den Mukosaschaden nach intestinaler Ischämie und Reperfusion

I. Leister[1], C. N. Gutt[2], H. Becker[1], P. M. Markus[1]

[1] Klinik für Allgemein- und Transplantationschirurgie, Georg-August-Universität Göttingen
[2] Klinik für Allgemein-, Viszeral- und Unfallchirurgie, Ruprecht-Karls-Universität Heidelberg

Zielsetzung: Die intestinale Ischämie und Reperfusion (IIR) stellt mit einer perioperativen Mortalität von bis zu 80% ein bedeutendes klinisches Problem dar. Neben dem betroffenen Dünndarm haben postoperative Funktionsstörungen der primären Schockorgane wie Lunge und Niere eine besondere Bedeutung. Ziel der vorliegenden Studie war es die Auswirkungen der IIR auf die Nierendurchblutung sowie den intestinalen Mukosaschaden unter besonderer Berücksichtigung der vasoaktiven Hormone VIP (vasoaktive intestinal polypeptide) und GRP (gastrin releasing peptide) am Rattenmodell zu untersuchen.

Material und Methoden: Wistar Ratten (n = 12) wurden unter Ethernarkose und hämodynamischem Monitoring laparotomiert. Durch Abklemmen der Arteria mesenterica superior wurde für 40 Minuten eine Dünndarmischämie induziert, gefolgt von einer Phase der Reperfusion von 60 Minuten. Die Kontrollgruppe wurde in gleicher Weise jedoch ohne Abklemmen der Arteria mesenterica superior präpariert. In den Hormongruppen wurde 10 Minuten vor Beginn der Reperfusion VIP (50 pmol/kg/h) bzw. GRP (200 pmol/kg/h) intravenös infundiert. Mittels Ultraschallsonde wurde die Durchblutung in der Vena renalis (ml/min) gemessen. Der Mukosaschaden des Dünndarms wurde mittels Chiu score (0 – 5) semiquantitativ erfasst. Signifikante Unterschiede wurden mittels Tukey's-Test nach Multivarianzanalyse (ANOVA) ermittelt (p < 0,05).

Ergebnisse: Die intestinale Ischämie führte zu einem Anstieg der Nierendurchblutung im Vergleich zur Kontrollgruppe, gefolgt von einem Abfall in der Phase der Reperfusion. Nach Gabe von VIP zeigte sich eine Verbesserung der Nierendurchblutung während der Reperfusion im Vergleich zur IIR Gruppe ohne Hormon. Die Gabe von GRP führte zu keiner signifikanten Veränderung des Blutflusses (Blutfluss in % der intraindividuellen Kontrolle $\pm$ SEM; # = signifikant vs. Kontrolle, * = signifikant vs. IIR):

▣ Tabelle 1

	Ischämie	Reperfusion
Kontrolle	95.9 ± 7.4	106.0 ± 5.3
IIR	111.6 ± 8.9 #	77.8 ± 8.4 #
IIR + VIP	117,6 ± 4.5 #	106.6 ± 2.2 *
IIR + GRP	107.0 ± 10.0	83.4 ± 5.3 #

Darüber hinaus führte die IIR zu einem signifikanten Mukosaschaden des Dünndarms im Vergleich zur Kontrollgruppe. Nach Gabe von VIP kam es zu einer Verminderung dieses Mukosaschadens im Vergleich zur IIR Gruppe ohne Hormon. Die Gabe von GRP bewirkte keine signifikante Veränderung des Mukosaschadens (Kontrolle 0,04 ± 0,02; IIR: 2,38 ± 0,46; IIR + VIP: 1,35 ± 0,21; IIR + GRP: 2,21 ± 0,3).

Zusammenfassung: Die IIR führt im Rattenmodell zu einer signifikanten Verschlechterung der Nierendurchblutung in der Phase der Reperfusion und zu einem signifikanten Mukosaschaden des Dünndarms im Vergleich zur Kontrollgruppe. Diese Veränderungen sind möglicherweise ein Korrelat beschriebener postoperativer Störungen der Nierenfunktion sowie einer gesteigerten Enterotoxinresorption. Die intravenöse Gabe des vasoaktiven Hormons VIP kann die Nierendurchblutung in der Phase der Reperfusion verbessern und den Mukosaschaden des Dünndarms verringern.

Abstract ID: 1200 Vortragsart: oral

NF-kB-Antisense-Blockade hepatischer sinusoidaler Endothelzellen verbessert die Mikrozirkulation und führt zur Reduktion des Reperfusionsschadens nach warmer Leberischämie in der Maus

R. Banafsche[1], M. Schneider[1], P. A. Knolle[2], E. Klar[1]

[1] Chirurgische Universitätsklinik Heidelberg
[2] Zenrum für Molekulare Biologie Heidelberg

Zielsetzung: In der Pathogenese des Ischämie-Reperfusionsschadens (I/R-Schaden) nach partiell warmer Ischämie der Leber kommt der pathologisch gesteigerten Leukozyten-Endothel-Interaktion (LEI) eine Schlüsselrolle zu. Die transkriptionell regulierte Überexpression von Chemokinen, Interleukinen und Adhäsionsmolekülen fördert die LEI und bestimmt damit maßgeblich die Ausprägung des I/R-Schadens. Die vorliegende Studie basiert auf früheren in vitro Ergebnissen an murinen sinusoidalen Endothelzellen der Leber, in denen eine NF-$\varkappa$B Blockade mittels Antisense etabliert worden war. Es soll jetzt am murinen Modell in vivo quantifiziert werden, wie mittels Vorbehandlung mit Antisense-Oligodeoxynukleotiden (AS-ODN) gegen die mRNA der p65-Domäne von NF-$\varkappa$B eine therapeutische Nutzung der Reduktion der LEI umsetzbar ist.

Material und Methoden: Nach Etablierung eines murinen Modells der partiellen warmen Leberischämie und der technischen Umsetzung der Intravitalmikroskopie (IVM) der Leber der C57BL/6-Maus wurden mit der murinen Sequenz ssODN 5'-GAAACAGATCGTCCATGGT-3' (21mer-AS-ODN gegen die p65/Rel A-Domäne von NF-$\varkappa$B) die in vivo Effektivität evaluiert. 24 h nach s. c. Applikation der Testsubstanzen erfolgte die Induktion einer hepatischen Ischämie des links-lateralen Leberlappens (60 min). Als Zielparameter (nach 1, 2, 6, 12 h Reperfusion) wurden quantifiziert: Plasma-Transaminasen, sinusoidale Perfusion und LEI (durch IVM), Expression von Adhäsionsmolekülen (CD 54, CD 106 Histochemie und Northern-/Western Blot) sowie Parenchymschädigung mittels Histologie-Score in drei Gruppen (je n = 8) mit

a) I/R nach 24 h Antisense-Vorbehandlung (200 nmol) und b) nach 24 h Vorbehandlung mit einer Nonsense-Kontrollsequenz sowie c) sham operierte Tiere.

Ergebnisse: Die LEI in Gruppe a) wurde auf subnormale Werte reduziert. Nach I/R war die Induktion sinusoidaler (sStick) und venolärer (vStick) Sticker von 1 bis 24 nach Reperfusion dramatisch reduziert.

⬤ Tabelle 1

Reperfusion	1	h	6	H	12	h	24	H
Gruppe	a	b	a	B	a	b	a	B
vStick [L/mm^2 Endothel-Oberfläche]	95**	684	517*	919	92**	1923	82**	618
sStick [L/mm^2 Leber-Oberfläche]	107	112	83**	353	55**	462	22**	414

* p < 0.05 vs. b
** p < 0.01 vs. b

Die zugrundeliegende VCAM-1-Überexpression nach I/R entsprach in a) 116% des Basalwertes gegenüber 214% Überexpression in b). Die Serum-AST/ALT-Spitzenwerte bei 6 h waren in a) (AST/ALT: $320 \pm 78/455 \pm 117$ U/l) wesentlich niedriger als in b) ($1190 \pm 212/930 \pm 155$ U/l, $p < 0.05$).

Zusammenfassung: Im murinen Modell konnte eine potente protektive Wirkung der NF-ϰB-Antisense-Strategie zur Verminderung des hepatischen I/R-Schadens nachgewiesen werden. Es resultierte eine Verbesserung der sinusoidalen Perfusion, Verminderung der Expression von Adhäsionsmolekülen und Leukozyten-Endothel-Interaktion sowie eine Reduktion des hepatischen Parenchymschadens. Bei der hohen, früher in vitro nachgewiesenen Spezifität für die Leber und minimaler Toxizität eröffnet sich mit dieser Technik eine Anwendbarkeit in der speziellen Leberchirurgie und Transplantation.

Abstract ID: 1312 Vortragsart: oral

Afferente intestinale Sensibilität während des postoperativen Ileus bei der Maus – ein neues in vitro Modell

M. H. Müller[1], J. Glatzle[1], H. D. Becker[2], D. Grundy[1], M. E. Kreis[2]

[1] Viktor-von-Bruns-Laboratorien der Klinik für Allgemeine Chirurgie, Tübingen
[2] Klinik für Allgemeine Chirurgie, Tübingen

Zielsetzung: Die Ursachen der postoperativen Hemmung der gastrointestinalen Motilität nach abdominalchirurgischen Eingriffen sind nicht vollständig geklärt. Einerseits spielt eine Aktivierung afferenter Nervenfasern eine Rolle (Holzer et al. Gastroenterology 1986; 91 : 360 – 363), andererseits ist eine Einwanderung von Leukozyten in die Darmwand als Ursache beschrieben worden (Kalff et al., Ann Surg 1998; 228 : 652 – 663), der wahrscheinlich eine Freisetzung von Entzündungsmediatoren folgt. Ziel der vorliegenden Studie war es, ein in vitro Modell zu entwickeln, um bei der Maus die Sensibilität afferenter intestinaler Nervenfasern für Entzündungsmediatoren während der Phase des postoperativen Ileus und bei Kontrolltieren zu untersuchen.

Methodik: Unter Enflurannarkose erfolgte bei C57BL-Mäusen (20 – 25 g) die Entnahme eines 2 cm langen Jejunumsegmentes mit dazugehörender mesenterialer Arkade, welches anschließend in ein mit Krebs-Puffer perfundiertes Organbad gelegt wurde. Extrazelluläre, afferente „multi-unit" Signale wurden von einem nach proximal durchtrennten paravaskulären Nervenbündel abgeleitet, nachdem dieses unter Lupenvergrößerung aus der Arkade des Mesenteriums heraus-präpariert worden war. Das Lumen des Darmsegmentes wurde dabei seperat mit pH-neutraler gepufferter Kochsalzlösung perfundiert. Die Impulsrate afferenter Nervenfasern nach intraluminaler Applikation von 5-HT (500 µM), Histamin (100 µM) und Bradykinin (1 µM) wurde als mittlere und maximale Entladungsfrequenz abzüglich der Ruheaktivität aufgezeichnet und als Mittelwert $\pm$ SEM ausgewertet. Der postoperative Ileus wurde 24 h vor den Nervenfaserableitungen ausgelöst, indem am in Narkose laparotomierten Tier der gesamte Dünndarm mit Watteträgern durchmanipuliert wurde (ca. 15 min). Bei Kontrolltieren wurde 24 h vorher keine Operation durchgeführt. Die statistische Auswertung erfolgte mittels t-test oder paarigem t-test.

Ergebnisse: 24 h nach Manipulation des Dünndarms war makroskopisch die Motilität im Vergleich zu den Kontrolltieren deutlich gehemmt. Bei Kontrolltieren führte 5-HT (mean 9 ± 1, peak 19 ± 2, n = 36) und Bradykinin (mean 11 ± 2, peak 22 ± 2, n = 2) zu einem Anstieg der Mean- und Peakentladungsfrequenz, der bei Histamin (mean 6 ± 1, peak 17 ± 8, n = 2) schwächer ausfiel (alle p < 0,05 versus baseline). In der Ileussituation waren die Reizantworten nach 5-HT (mean 7 ± 3, peak 25 ± 7, n = 3), Bradykinin (mean 13 ± 6, peak 22 ± 8, n = 3) und Histamin (mean 4 ± 2, peak 9 ± 3, n = 4) im Vergleich zu den Kontrolltieren unverändert (n. s.).

Schlussfolgerungen: Histamin, Bradykinin und 5-HT aktivieren extrinsische afferente Nervenfasern unter physiologischen Bedingungen und während des postoperativen Ileus. Dieses neu entwickelte Modell ermöglicht zukünftig die detaillierte Untersuchung intestinaler afferenter Sensibilität für verschiedene Entzündungsmediatoren, deren Freisetzung zu der Genese des postoperativen Ileus möglicherweise beiträgt.

Abstract ID: 1555 Vortragsart: oral

Beeinflussung des Leberzellmetabolismus, der Freisetzung von reaktiven Sauerstoffspezies sowie Apoptoseaktivierung durch hypotherme oxygenierte Leberperfusion

P. Dutkowski, F. Dünschede, A. Krug, T. Junginger

Klinik für Allgemein- und Abdominalchirurgie, Universität Mainz

Zielsetzung: Weltweit wird derzeit bei der Leberkonservierung vor Transplantation die kalte Lagerung („cold storage") von Organen angewandt. Trotz zahlreicher Varianten von Konservierungslösungen kommt es während der Lagerungsperiode zu einer metabolischen Depletion, der Reperfusionsschaden nimmt mit der Dauer der Konservierung exponentiell zu. Als Alternative zur statischen kalten Lagerung bietet eine maschinelle Leberperfusion die Möglichkeit einer kontinuierlichen Substratzufuhr. Auswirkungen einer maschinellen oxygenierten Leberperfusion auf den Reperfusionsschaden im Vergleich zur kalten Lagerung sollten untersucht werden.

Material und Methoden: Zwei verschiedene Methoden der Leberkonservierung wurden am Rattenmodell gegenübergestellt : Einerseits eine herkömmliche kalte (4 °C) Lagerung (CS, n = 16), andererseits eine hypotherme (4 °C) oxygenierte Perfusion (HOP, n = 16) mit oszillierendem Perfusionsfluss. Als Konservierungslösung wurde in beiden Gruppen modifizierte UW-Lösung verwendet. Nach einer Konservierungszeit von 10 h sowie anschließender 15-minütiger poikilothermer ischämischer Wiedererwärmung wurde eine 90-minütige azelluläre, oxygenierte, normotherme (37 °C) Reperfusion durchgeführt an der isoliert perfundierten Leber. In zusätzlichen Experimenten wurde der Effekt einer kurzfristigen hypothermen (4 °C) Oxygenierung über 3 h nach 10-stündiger kalter (4 °C) Lagerung untersucht (CS + HOP) (n = 16). Gemessen wurden jeweils während Konservierung und Reperfusion glykolytische Metabolite, Superoxid-Anion Freisetzung, Lipidperoxidation, mitochondrialer Redoxstatus, Leberfunktionsparameter, Mediatorfreisetzung und -Expression sowie DNA-Fragmentierung und Expression von Apoptosefaktoren. Die Beurteilung der Zellarchitektur erfolgte licht- und elektronenmikroskopisch.

Ergebnisse: Bei hypothermer Oxygenierung (HOP) verläuft die mitochondriale Elektronen-übertragung auch während der Konservierungsperiode kontinuierlich mit resultierender ATP- und Energy Charge-Synthese im Gegensatz zur ATP- und Energy charge-Depletion bei kalter Lagerung (CS). Während der Reperfusion besteht in der Gruppe der hypotherm oxygenierten Leber (HOP) im Vergleich zur Lagerungsgruppe (CS) eine höhere Galleproduktion, ein geringerer Oxidationsschaden, geringere Freisetzung von intrazellulären Enzymen sowie keine TNFα Exprimierung und eine geringere Apoptoseaktivierung. Durch eine 3-stündige hypotherme Oxygenierung im Anschluss an eine 10-stündige kalte Lagerung (CS + HOP) wird eine metabolische Konversion erreicht mit Resynthese der zellulären Energy Charge und Abbau des akkumulierten Laktats ohne gleichzeitige Lipidperoxidation oder DNA-Fragmentierung. Bei der konditionierten Leber (CS + HOP) besteht dann während der Reperfusion eine minimale Freisetzung von Superoxid-Anionen sowie eine bessere Leberfunktion, geringere Mediatorfreisetzung und geringere Apoptoseaktivierung im Vergleich zur alleinigen kalten Lagerung (CS).

Zusammenfassung: Eine hypotherme Oxygenierung erscheint der herkömmlichen kalten Lagerung überlegen in Hinsicht auf Oxidationsschaden und Leberfunktion während der Reperfusion. Weiterhin ist eine hypotherme Oxygenierung geeignet, um eine metabolische Konversion von bereits depletierten Organen durchzuführen mit dem Ziel einer verminderten Freisetzung von reaktiven Sauerstoffspezies während der Reperfusion im Sinne einer Konditionierung kalt ischämisch geschädigter Organe. ◘ Abbildung 1

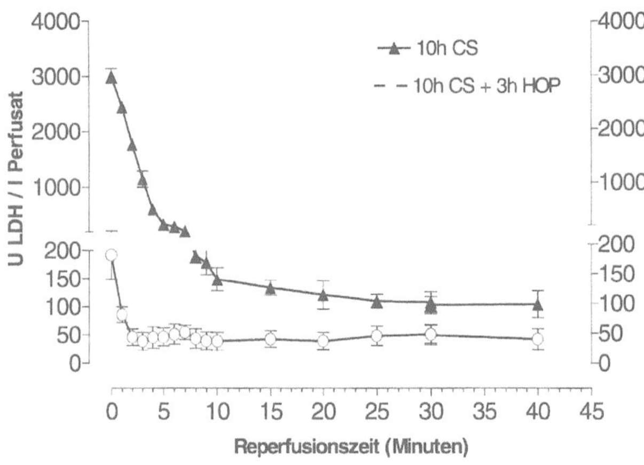

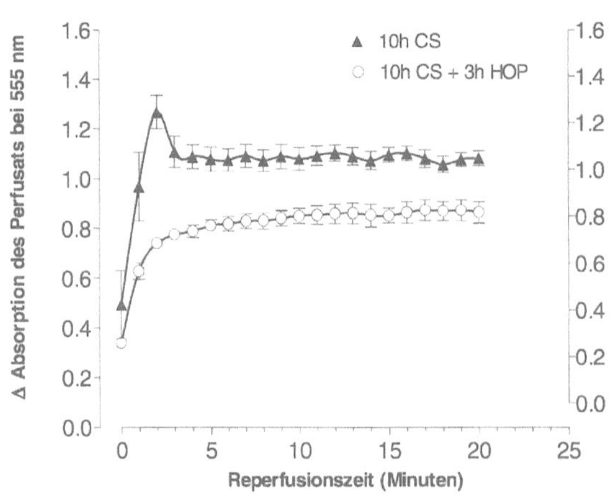

◘ Abb. 1.

Abstract ID: 1632 Vortragsart: oral

Endotoxin-vermittelte Dysfunktion der glatten Dünndarm-Muskulatur nach chirurgischen Dickdarmeingriffen

A. Türler[1], B. A. Moore[2], S. Tögel[2], A. Hirner[1], A. J. Bauer[2]

[1] Klinik und Poliklinik für Allgemein-, Viszeral-, Thorax- und Gefäßchirurgie, Universitätsklinikum Bonn
[2] Department of Medicine, Division of Gastroenterology, University of Pittsburgh, Pittsburgh, PA, USA

Zielsetzung: Die chirurgische Manipulation des Ratten-Dickdarms führt zu einer lokalen Entzündungsreaktion in der Tunica muscularis, die bei der Entstehung der postoperativen Dickdarm-Atonie ursächlich beteiligt ist. Darüber hinaus zeigt sich nach der selektiven Dickdarm-Manipulation eine erhebliche Minderung der Dünndarm-Transitzeit. Ziel der Studie war es, die Ursache dieser Transitverzögerung unter Berücksichtigung einer potentiellen Endotoxin-Freisetzung aus dem mechanisch alterierten Dickdarm zu ergründen.

Material und Methoden: SD-Ratten wurden in Isofluran-Inhalationsnarkose einer standardisierten operativen Manipulation des Kolons unterzogen. Um den Dünndarmtransit unabhängig von der motorischen Funktion des nachgeschalteten Kolons analysieren zu können, wurde den Tieren 3 Wochen vor diesem experimentellen Eingriff ein doppelläufiges terminales Ileostoma angelegt. Eine Darmdekontamination wurde mit Polymyxin B und Neomycin durchgeführt. Als weiterer Ansatz für die Untersuchung der Bedeutung endogenen Endotoxines bei der Entstehung der entfernten Entzündungsreaktion dienten Toll-like Rezeptor 4-Knockout-Mäuse. Gen-Expressionsanalysen erfolgten mit Real-Time RT-PCR. Leukozyteninfiltrate wurden histochemisch und immunhistochemisch untersucht. In vitro Kontraktilitätsuntersuchungen der Muskularis wurden mit Bethanechol-Stimulation durchgeführt. Transitanalysen der gastrointestinalen Passage erfolgten nach oraler Gabe von Fluoreszein-markiertem Dextran durch fluorometrische Quantifizierung. Statistik: Student-t-Test, Signifikanzniveau: $p < 0{,}05$.

Ergebnisse: Die selektive Manipulation des Dickdarms führt bei Ratten mit einem Ileostoma zu einer signifikanten Verlängerung der Dünndarm-Transitzeit. Diese Verzögerung ist assoziiert mit einer signifikanten Leukozyteninfiltration und mRNA-Induktion von Entzündungsmediatoren in der Tunica muscularis des Dünndarms (3 h nach Manipulation: IL-6: 1752-fach, ICAM-1: 9-fach, MCP-1: 18-fach, COX-2: 3-fach, iNOS: 12-fach). Die präoperative Darm-Dekontamination vermindert diese Entzündungsreaktion (3 h nach Manipulation: IL-6: 330-fach, ICAM-1: 5-fach, MCP-1: 6-fach, COX-2: 1-fach, iNOS: 2-fach). Die Dünndarm-Muskulatur nach Dickdarm-Manipulation zeigt eine 41%ige Minderung der kontraktilen Aktivität (bei 100 µM Bethanechol: 2.5 ± 0.3 vs. 4.3 ± 0.3 g/mm2/s bei Kontrolltieren). Dagegen ist die Kontraktionskraft der Dünndarm-Muskulatur nach der Darm-Dekontamination und Dickdarm-Manipulation nicht von den Kontrollwerten zu unterscheiden (100 µM: 4.2 ± 0.5 g/mm2/s). Toll-like Rezeptor 4-Knockout-Mäuse zeigten gegenüber Wildtyp-Mäusen eine signifikant geringere molekulare und zelluläre Entzündungsreaktion in der Dünndarm-Muskularis und eine signifikant bessere kontraktile Aktivität der glatten Dünndarm-Muskulatur nach der Dickdarm-Manipulation.

Zusammenfassung: Die selektive Manipulation des Dickdarmes führt zu einer entfernten Entzündungsreaktion in der Dünndarm-Muskulatur, die zur postoperativen Darmatonie beiträgt. Darüber hinaus belegt die Studie, dass aus dem Darm freigesetzte bakterielle Produkte mechanistisch an der Initiierung dieser Entzündungsreaktion beteiligt sind.

Plastische Chirurgie

Abstract ID: 124 Vortragsart: oral

Kotransplantation von Endothelzellsphäroiden und humanen Präadipozyten auf der Chorioallantoismembran (CAM) zur Bildung eines präformierten Kapillarsystems in Fettgewebe

J. Borges, M. Müller, N. Torio Padron, G. B. Stark

Abteilung Plastische- und Handchirurgie, Chirurgische Universitätsklinik Freiburg

Einleitung: Eine volumenpersistente Implantation autologer, kultivierter Präadipozyten zum Ersatz von Weichteilgewebe kann nur durch eine frühzeitige Vaskularisierung des Transplantates gewährleistet werden. Die Kotransplantation autologer Präadipozyten mit mikrovaskulären Endothelzellen (HDMVECs) soll durch die Bildung eines Kapillarnetzes die Sauerstoff- und Nährstoffversorgung der Zellen vor allem in den Zentralbereichen des Konstruktes ermöglichen.

Methodik: Die Untersuchungen wurden unter in vivo Bedingungen an einem speziell für den Bereich des Tissue Engineering etablierten Zylinder-Modell auf der Chorioallantoismembran (CAM) durchgeführt. Fertilisierte White-Leghorn-Eier (n = 10) wurden bei 37.8 °C und einer Luftfeuchtigkeit von 60% inkubiert und am 3. Inkubationstag (IT) eröffnet. Endothelzellen wurden über drei Tage in methylcellulosehaltigem Medium auf nicht adhärenten Kunststoffplatten kultiviert und zur Sphäroidbildung (2200 Zellen/Sphäroid) angeregt. 200 dieser Endothelzell-Aggregate wurden mit humanen Präadipozyten (1×107) in Fibrinmatrix (500 µl) überführt, am 7. IT auf die CAM aufgebracht und anschließend für 7 Tage reinkubiert. Am 14. IT wurde das Konstrukt mit anhaftender CAM explantiert und makroskopische, mikroskopische sowie immunhistologische Untersuchungen durchgeführt.

Ergebnisse: Ab dem 14. Inkubationstag wurden neben differenzierenden Präadipozyten immunhistochemisch zahlreiche Gefäße mit humanen, CD-31-positiven Endothelzellen nachgewiesen. Die Gefäßlumina enthielten massenhaft kernhaltige Hühnchenerythrozyten. Damit konnte zum einem die Bildung eines funktionsfähigen, kapillarähnlichen Gefäßsystems aus transplantierten humanen Endothelzellen nachgewiesen werden. Zum anderen beweist die Mikrozirkulation von Hühnchenerythrozyten in den Neogefäßen den Anschluss eines präformierten Kapillarnetzes an einsprossende Gefäße aus der CAM.

Zusammenfassung: Damit ist es erstmals gelungen, kultiviertes Fettgewebe mit aus kotransplantierten Endothelzellen gebildeten Gefäßen an das Gefäßsystem des Empfängers anzuschließen, ohne sich dabei der Zugabe angiogen wirksamer Substanzen oder transienter Transfektion bedienen zu müssen. Die Kotransplantation von Endothelzellsphäroiden mit angiogen wirksamen, mesenchymalen Zellen könnte über die Bildung eines präformierten, mikrozirkulatorisch effizienten Kapillarnetzes die Züchtung komplexer, dreidimensionaler Implantate ermöglichen.

Abstract ID: 763 Vortragsart: oral

Drei-dimensionale computertomographische Auswertung des Mittelgesichtswachstums nach intrauteriner Wiederherstellung von chirurgisch erzeugten Oberkieferdefekten am Schaffetus

M. A. Papadopoulos[1], N. A. Papadopulos[2], J. Henke[3], P. Böttcher[4], M. Klöppel[2], D. Müller[2], H.-F. Zeilhofer[5], L. Kovacs[2], E. Biemer[2]

[1] Abt. für Kieferorthopädie, Aristoteles Universität Thessaloniki, Griechenland
[2] Abt. für Plastische & Wiederherstellungschirurgie, Klinikum rechts der Isar, Technische Universität München
[3] Inst. für Experimentelle Onkologie & Therapieforschung, Klinikum rechts der Isar, Technische Universität München
[4] Inst. für Tieranatomie, Ludwig-Maximilians-Universität München
[5] Abt. für Wiederherstellungschirurgie, Sektion Maxillofaziale Chirurgie, Universität Basel, Schweiz

Fragestellung: Während der letzten Jahre hat die intrauterine Chirurgie das Interesse der medizinischen Gemeinschaft verstärkt, kraniofaziale Missbildungen während der Schwangerschaft zu behandeln. Obwohl einige Studien über den intrauterinen Verschluss von Lippenspalten bereits vorhanden sind, ist die Wiederherstellung von Lippen-Kiefer-Gaumen-Spalten noch nicht erforscht.

Ziel dieser Studie war es, vier unterschiedliche intrauterine Methoden, die zur Wiederherstellung von Kiefer-Spalten-ähnlichen-Defekten am Schafmodell verwendet wurden, mittels einer dreidimensionalen computertomographischen (3D-CT) Analyse zu evaluieren.

Material und Methode: An 12 Feten, die aus 15 trächtigen Schafen stammten, wurde ein alveolarer Defekt zwischen dem 75. und 95. Trächtigkeitstag intrauterin erzeugt. Für den Verschluss dieses Defektes wurden ein autologes fetales Knochentransplantat vom Beckenkamm (n = 3), der Ulna (n = 2), der Ulna in Verbindung mit einer Polytetrafluoroethylen-Membran (n = 3) und einem Implantat von Kollagen-Lyophilisat in Verbindung mit der obengenannten Membran (n = 4) benutzt. Die Kontrollgruppe bestand aus 4 Feten. Zusätzlich wurden alle operierte Feten in zwei Gruppen (mit oder ohne Knochenheilung) geteilt.

Alle 16 Feten wurden nach Euthanasie mittels CT-scanning jedes Schädels zwischen den 140. und 145. Trächtigkeitstag ausgewertet. Für diesen Zweck wurde eine dreidimensionale Rekonstruktion durchgeführt und eine 3D-CT kephalometrische Analyse entwickelt. Zwölf Variablen wurden verwendet, um die linken und rechten Schädelseiten, sowie die Asymmetrie der Seiten zwischen den experimentellen und der Kontrollgruppe zu vergleichen. Die statistische Analyse wurde mittels der SPSS Software durchgeführt (Signifikanzniveau: p < 0.05).

Ergebnisse: Die Vergleiche innerhalb jeder Gruppe haben für alle Gruppen keine statistisch signifikanten Unterschiede der 12 verwendeten Variablen zwischen den operierten- und nicht-operierten-Schädel-Seiten gezeigt. Die gleichen Ergebnisse wurden auch bei den zwei Gruppen der operierten Feten mit oder ohne Knochenheilung beobachtet. Beim Vergleich zwischen den Tieren mit Knochenheilung und der Kontrollgruppe nur eine Variable, und beim Vergleich zwischen allen operierten Tieren (mit oder ohne Knochenheilung) und die Kontrollgruppe nur 6 Variablen (hinsichtlich der Prämaxilla) haben signifikante Unterschiede gezeigt.

Schlussfolgerungen: Entsprechend den Resultaten dieser Studie, scheint keine der vier intrauterinen Behandlungsmethoden das postoperative maxilläre Wachstum negativ zu beeinflussen. Außerdem kann eine Tendenz zu einem erheblichen normalen Wachstum der Prämaxilla beobachtet werden, wenn nach intrauteriner Chirurgie eine Knochenheilung bzw. Oberkieferwiederherstellung stattfindet.

Abstract ID: 1159 Vortragsart: oral

Ein neues gentechnologisches Modell zur Angiogeneseinduktion mittels ex vivo transfizierten isogenen Fibroblasten

H.-G. Machens[1], T. Spanholtz[1], A. Maichle[1], C. Niedworok[1], W. Lindenmaier[2], B. Stöcklhuber[3], F. Siemers[1], B.-D. Krapohl[1], P. Mailänder[1]

[1] Plastische Chirurgie, Handchirurgie, Intensiveinheit für Schwerbrandverletzte, Universitätsklinikum Lübeck
[2] Gesellschaft für Biotechnologische Forschung (GFB), Braunschweig
[3] Institut für Radiologie, Universitätsklinikum Lübeck

Einleitung: Aufgrund eigener Vorarbeiten haben wir ein neues gentechnologisches Verfahren entwickelt, bei dem isogene Fibroblasten als Carrier adenoviral transfiziert werden, um eine temporäre Produktion angiogenetischer Proteine zu induzieren.

Methodik: Isogene Rattenfibroblasten wurden adenoviral transfiziert mit PDGF-BB (Gruppe I), VEGF165 (Gruppe II) und bFGF (Gruppe III). Als Kontrollgruppen dienten nichtmodifizierte Fibroblasten (Gruppe IV) sowie GFP (green fluorescent protein) als Leervektor (Gruppe V). Die Transfektion erfolgte in jeweils 5×106 Zellen bei einer MOI von 100. 24 Stunden später wurden die Zellen bei jeweils 26 Tieren jeder Gruppe in ein definiertes Zielgebiet (dorsale Panniculus Carnosus) transplantiert. Bei jeweils einem Tier jeder Gruppen erfolgte dann zu definierten Zeitpunkten (1, 3, 5, 7, 9, 11, 13, 15, 17, 19, 21, 24, 28, 35, 42, 49, 56, 70, 84, 98, 112, 126, 140, 154, 168, 182 Tage post transplantationem) die Tötung und proteoanalytische, histologische, immunhistochemische und mikroangiographische Aufarbeitung des Zielgewebes.

Ergebnisse: In allen Tieren der Gruppen I – III ließ sich während der ersten Woche nach Transplantation eine deutliche Produktion der exprimierten Proteine sowohl direkt im Western als auch indirekt im Northern Blot nachweisen. In Gruppe I imponierten innerhalb der ersten 7 Tage Pseudotumoren, die histologisch vor allem Makrophagen und Neutrophilen entsprachen. In der Folgezeit nahmen die Pseudotumoren deutlich an Volumen ab und waren 4 Wochen nach Transplantation nicht mehr erkennbar. Angiogenetische Gewebeveränderungen standen demgegenüber im Hintergrund. Einen ähnlichen Zeitverlauf nahm die deutlich erkennbare Angiogenese im Zielgebiet der Gruppen II und III ohne Nachweis von Pseudotumoren. In den Gruppen IV und V konnten keine nennenswerten histomorphologischen Veränderungen gesehen werden. Mikroangiographisch fand sich eine signifikante Vermehrung kleiner Blutgefäße nur in den Gruppen I – III innerhalb der ersten 3 Wochen nach Zelltransplantation.

Schlussfolgerungen: Adenoviral transfizierte isogene Fibroblasten können in unserem Modell funktionell erfolgreich in vivo transplantiert werden. Das dabei freigesetzte VEGF165 und bFGF induziert eine transiente Angiogenese im Zielgewebe. PDGF-BB scheint seine Wirkung in vivo vor allem aufgrund seiner ausgeprägten Chemotaxis für polymorphonukleäre Zellen zu entfalten. Das Modell sollte für eine kontrollierte Angiogeneseinduktion in Zielgeweben unter verschiedenen pathophysiologischen Bedingungen Anwendung finden.

Abstract ID: 1454 Vortragsart: oral

Die intravenöse Gabe des Polyphenols Epigallocatechin Gallate führt zu einer Verminderung der Superoxidradikal Entstehung im postischämischen Gewebeschaden

A. W. Philipp, J. W. Mall, L. Schlenzka, R. Büttemeyer

Klinik für Allgemein- Visceral-, Gefäß- und Thoraxchirurgie, Charité Campus Mitte, Berlin

Ziel: Das Hauptinteresse in der Erforschung des durch Sauerstoffradikale entstehenden Gewebeschadens nach prolongierter Ischämie gilt der Prävention des Reperfusionsschadens. Zahlreiche Studien haben die Auswirkungen verschiedenster Antioxidantien und Pharmaka auf die Manifestation des Reperfusionsschadens im Muskelgewebe histologisch und funktionell untersucht. Mit einem neu entwickelten Biosensor auf Cytochrom C Basis ist es erstmalig möglich eine Erfassung von Superoxid-Radikal Konzentration im Muskelgewebe in der Reperfusionsphase verlässlich online durchzuführen. Ziel dieser Studie war es die Superoxidproduktion und Konzentration nach unterschiedlichen Ischämiezeiten im Muskelgewebe zu untersuchen und den Einfluss des im grünen Tee enthaltenen Antioxidans Epigallocatechin Gallate (ECG) auf die Radikalproduktion im M. Gastrocnemius zu erfassen.

Methodik: An 28 männlichen Wistarratten (250 – 400 g) wurden mikrochirurgisch die A. und V. femoralis unterhalb des Leistenbandes präpariert und Kollateralgefäße ligiert. Der Superoxidsensor wurde im M. Gastrocnemius platziert. Die zu untersuchenden Ischämiezeiten (60 und 120 min) wurden durch temporäres Abklemmen der Gefäße mit Mikroklips erreicht. Das ECG wurde i.v. kurz vor Reperfusionsbeginn appliziert. Die Versuchsgruppe jeder Ischämiezeit umfasste jeweils n = 12 Tiere, aufgeteilt zu je n = 6 Tieren mit ECG Applikation und n = 6 ohne. 4 Tieren wurde als Kontrollgruppe nach 60, respektive 120 Minuten Ischämie NaCl anstatt ECG i.v. gespritzt. Der am Sensor gemessene, zur Superoxidproduktion equivalente Stromfluss wurde kontinuierlich registriert und aufgezeichnet. Der Muskel wurde anschließend in Formalin fixiert und histologisch untersucht. Die statistische Auswertung erfolgte mit Wilcoxon Test sowie zweiseitigem T-Test.

Ergebnisse: Die Applikation von ECG führte zu einer deutlichen Reduzierung der gemessenen Superoxidradikalkonzentration nach 60, respektive 120 Minuten Ischämie in der Reperfusionsphase. Nach 60 Minuten lag die gemessene durchschnittliche Superoxidkonzentration ohne ECG Gabe bei 22,8 pA (20 – 25 pA), unter ECG Applikation bei durchschnittlich 11,8 pA (9 – 18 pA) ($p < 0{,}05$). Nach 120 Minuten lagen die gemessenen durchschnittlichen Werte ohne ECG bei 26,6 pA (19 – 31 pA), unter ECG Applikation bei 15,5 pA (8 – 18 pA) ($p < 0{,}05$). In der Kontrollgruppe n = 4 konnte keine Reduzierung der Superoxidradikalkonzentrationen nachgewiesen werden. Histologisch zeigten sich in den Präparaten ohne ECG nach 60, respektive 120 Minuten Ischämie vermehrt Zelluntergänge, Leukozyteninfiltration und interstitielles Ödem im Vergleich zu den Tieren ohne ECG.

Schlussfolgerung: Durch die Anwendung des neu entwickelten Biosensors konnte im Tiermodell die Superoxidkonzentration während der Reperfusionsphase im Muskelgewebe direkt gemessen und eine Reduzierung der Superoxidkonzentration unter Gabe des Antioxidans ECG nachgewiesen werden. Hiermit konnte erstmals der Einfluss eines hochpotenten, natürlichen Antioxidans auf die Sauerstoffradikalbildung im Reperfusionsschaden messtechnisch erfasst und nachgewiesen worden. Diese Erkenntnis könnte einen Einfluss auf die zukünftige Therapie des Reperfusionsschadens haben.

SIRS, Sepsis, Schock

Abstract ID: 170 Vortragsart: oral

Konfokale Laser Reflektanz Mikroskopie in vivo: Eine neue Methode zur Beurteilung der pankreatischen Mikrozirkulation bei akut nekrotisierender Pankreatitis

T. Keck[1,3], G. Alsfasser[1], C. Fernandez-del Castillo[1], K. Swindells[2], S. Gonzalez[2], A. L. Warshaw[1]

[1] Department of Surgery, Massachusetts General Hospital, Harvard Medical School, Boston, MA, USA
[2] Wellman Laboratories of Photomedicine, Harvard Medical School, Boston, MA, USA
[3] Chirurgische Universitätsklinik, Abteilung für Allgemeine und Viszeralchirurgie mit Poliklinik, Freiburg i. Br.

Zielsetzung: Konfokale Laser Reflektanz Mikroskopie (CM) liefert in Echtzeit nicht invasive Bilder von dünnen virtuellen Schnitten durch Gewebe in hoher Auflösung und Kontrast. Wir haben vor kurzem die in vivo Anwendbarkeit dieser neuen Technik erstmals für die Beurteilung der Mikrozirkulation des Pankreas und die Evaluierung der Leukozyten-Endothel Interaktion in postkapillären Venolen des Pankreas bei der Ratte demonstriert. Ziel dieser Studie war es, die Mikrozirkulation des Pankreas bei akuter Pankreatitis im Vergleich zu gesunden Tieren und einer Therapiegruppe zu evaluieren.

Material und Methodik: Wir induzierten akute Pankreatitis in männlichen Sprague Dawley Ratten durch intraduktale Infusion von Glycodeoxycholsäure (10 mmol/l) und anschließende Hyperstimulierung des Pankreas mit Caerulein (5 µg/kg/h). 9 h nach Induktion der akuten Pankreatitis wurde das Organ auf eine eigens hierfür konstruierte Bühne ausgelagert und die Mikrozirkulation in mindestens 10 randomisierten Arealen wurde mittels in-vivo CM unter Superfusion von 37 °C warmer Ringer Lösung visualisiert. Für die CM verwendeten wir Wasser Immersionsobjektive mit einer hohen numerischen Apertur und Wellenlängen im Infrarotbereich. Die experimentell gemessene laterale Auflösung betrug 0.5 – 1 µm und die axiale Auflösung betrug 3 – 5 µm. Die maximale Tiefe der virtuellen Schnitte betrug 500 µm. Die Bilder wurden in Echtzeit mit einer Rate von 30 Frames/sec erfasst und später die Perfusion anhand der funktionellen Kapillardichte offline analysiert. Des weiteren evaluierten wir die Effekte des Protease und Komplement Inhibitors Nafamostat (FUT-175) auf die Mikrozirkulation des Pankreas bei akuter Pankreatitis in vivo. In der Therapiegruppe (n = 10) wurde Nafamostat (25 µg/kg/min) 3 h nach intraduktaler Infusion für 6 h appliziert. Die CM erfolgte auch hier 9 h nach Induktion.

Ergebnisse: Die funktionelle Kapillardichte bei gesunden Kontrolltieren (n = 10) betrug 267.1 ± 2.95/mm³. Bei akuter Pankreatitis war die Perfusion des Organs signifikant zu 91.29 ± 12.81/mm³ reduziert (p < 0.001). Im Kollektiv der Tiere mit akuter Pankreatitis war hierbei in perinekrotischen Arealen, innerhalb von 500 µm einer Nekrosezone, die Perfusion signifikant gegenüber nicht nekrotischen Arealen bei akuter Pankreatitis reduziert (p < 0.01). Die Behandlung mit Nafamostat verbesserte die Mikrozirkulation signifikant (134.6 ± 4.6/mm³) (p < 0.05) im Vergleich zur Pankreatitisgruppe, konnte aber die Werte der Kontrollgruppe nicht erreichen.

Schlussfolgerung: Konfokale Laser Reflektanz Mikroskopie ist eine ideale Methode zur Evaluierung der Mikrozirkulation bei akuter Pankreatitis ohne die Verwendung potentiell toxischer Farbstoffe. Sie ist einfach durchzuführen und ermöglicht valide Schlussfolgerungen bezüglich der Mikrozirkulation des gesunden und entzündeten Pankreas. Die Mikrozirkulation kann hierbei dreidimensional in virtuellen Schnitten bis zu einer Tiefe von 500 µm beurteilt werden. Protease und Komplementinhibition mit Nafamostat verbessert die Mikrozirkulation des Pankreas. Konfokale Laser Reflektanz Mikroskopie ist auch zur Evaluierung von Therapien bei Mikrozirkulationsstörungen geeignet.

Abstract ID: 297 Vortragsart: oral

Hämorrhagie-induzierte Suppression der Zytokinsynthesefähigkeit wird durch GM-CSF wiederhergestellt

S. Flohé[1], B. Husain[1], D. Nast-Kolb[1], F. U. Schade[2]

[1] Klinik und Poliklinik für Unfallchirurgie, Universität Essen
[2] Abteilung für Chirurgische Forschung der Unfallchirurgie, Universität Essen

Ein hämorrhagischer Schock führt zu vielseitigen Veränderungen der Immunreaktionen. Ein dabei entstehendes Übergewicht von anti-inflammatorischen Faktoren scheint daher für die verminderte Resistenz gegen infektiöse Erreger verantwortlich zu sein, die nach Schock und schweren Verletzungen auftritt. In der präsentierten Studie wird daher der Effekt einer Immunstimulation mit GM-CSF nach einem subletalen Schock untersucht. Als Marker der Immunreaktivität wurden die IL-6 und TNFα-Produktionskapazität von Makrophagen analysiert.

Der hämorrhagische Schock wurde durch druck-kontrollierten Blutverlust auf einen mittleren arteriellen Druck von 50 mm Hg für 35 – 40 Minuten und einer nachfolgenden Reperfusion in männlichen Sprague-Dawley Ratten induziert. Als Marker für die Immunfunktion wurden 24 Stunden nach dem Schock die in vitro Lipopolysaccharide-(LPS)-induzierte TNFα- und die IL-6-Produktion von isolierten Makrophagen aus Milz und Peritoneum und Vollblut untersucht. Makrophagen wurden über Adhärenz angereichert. IL-6 und TNFα wurden mittels ELISA gemessen. Die Werte sind als Mittelwerte mit deren Standardmittelwertabweichungen ausgedrückt. Die statistische Analyse erfolgte mittels Mann-Whitney-U-Test.

24 Stunden nach dem hämorrhagischen Schock wurde eine signifikante Verminderung der LPS-induzierten TNFα-Produktion im Blut (1,01 ± 0,7 ng/ml nach Schein-OP vs. 0,233 ± 0,078 ng/ml nach Schock; p > 0.001), in den Milzmakrophagen (0,884 ± 0,232 ng/ml nach Schein-OP vs. 0,034 ± 0,104 ng/ml nach Schock; p < 0.001) und in den Peritonealmakrophagen

(2,2 ± 0,67 ng/ml nach Schein-OP vs. 0,289 ± 0,37 ng/ml nach Schock; p < 0.001) gefunden. Die LPS-induzierte IL-6-Synthese war in den Blutkulturen (1,368 ± 0,451 ng/ml nach Schein-OP vs. 114 ± 62 ng/ml nach Schock-OP; p < 0.001) und den Milzmakrophagen nach dem Schock reduziert (0,482 ± 0,385 ng/ml nach Schein-OP vs. 0,075 ± 0,013 ng/ml nach Schock-OP; p < 0.001), während die Peritonealmakrophagen keine Suppression der IL-6 Synthese aufwiesen. Die intravenöse Applikation von rekombinanten murinen GM-CSF (20 µg/Ratte) unmittelbar nach dem Schock und vor der Reperfusion erhöhte die LPS-induzierte TNFα-Produktion in allen untersuchten Zellen signifikant im Vergleich zu unbehandelten Tieren nach dem hämorrhagischem Schock (2066 ± 93 ng/ml in Peritoneal-, 528 ± 47 ng/ml in Milz-, 64 ± 18 ng/ml in Alveolar-Makrophagen und 336 ± 60 ng/ml in Blutkulturen 24 h nach Schock und GM-CSF; p < 0.001). Jedoch wurden nur in den Peritoneal- und Milz-Makrophagen die TNFα-Produktionskapazität von Schein-operierten Tieren erreicht. In Blut und Milz-Makrophagen erhöhte die GM-CSF Behandlung auch die IL-6-Produktionskapazität, während in den Makrophagen aus dem Peritoneum kein Effekt von IL-6 beobachtet werden konnte.

Zusammenfassend kann der Verminderung der TNFα- und der IL-6-Produktionskapazität durch eine immunostimulierende Therapie mit GM-CSF entgegengewirkt werden. Daher stellt GM-CSF einen potentiellen therapeutischen Ansatz zur Behandlung von Trauma- und Schock-induzierten Immundysfunktionen dar.

Abstract ID: 353 Vortragsart: oral

Initiale TNF-alpha und IL-8 mRNA-Expression in Monozyten und neurologischer Verlauf bei Patienten mit schwerem Schädel-Hirn-Trauma

T. Mussack[1], C. Hauser[1], P. Biberthaler[1], P. Neth[1], W. Muschler[1], M. Jochum[2]

[1] Chirurgische Klinik und Poliklinik Innenstadt, Klinikum der Universität München
[2] Abteilung für Klinische Chemie und Klinische Biochemie Innenstadt, Klinikum der Universität München

Zielsetzung: Eine frühe intrazelluläre mRNA-Expression von Zytokinen geht der posttraumatischen Entzündungsreaktion (systemic inflammatory response syndrome [SIRS]) nach schwerem Schädel-Hirn-Trauma (SHT) voraus. Ziel unserer prospektiven Studie war es, das quantitative TNF-alpha und IL-8 mRNA-Expressionsprofil in Monozyten von Patienten mit isoliertem SHT (GCS Score + 8 Punkte, positiver Befund in der zerebralen Computertomographie [CCT]) zu evaluieren und mit dem neurologischen Status innerhalb der ersten 30 Tage nach Trauma zu korrelieren.

Material und Methoden: 11 Patienten (GCS Score 5 ± 2) wurden in diese Pilotstudie unmittelbar nach der CCT eingeschlossen. EDTA-Blutproben wurden bei Aufnahme (A) und 6, 12, 24, 48 and 72 h nach Trauma abgenommen. Auf die Separation der Monozyten durch anti-CD14 beschichtete magnetic beads folgte die mRNA-Isolation mittels RNeasy-Kit (Qiagen, Hilden, Deutschland). Die quantitative TNF-alpha und IL-8 mRNA-Expression wurde durch RT-PCR (Light Cycler, Roche, Mannheim, Deutschland) bestimmt. Alle Werte wurden auf die HPRT mRNA-Expression von HPRT (hypoxanthine-guanine-phosphoribosyl-transferase) als Housekeeping-Gen normiert und als Quotienten angegeben.

Resultate: Patienten mit schlechter neurologischer Erholung (n = 7; SE) zeigten nach einem vorübergehenden Abfall innerhalb der ersten 12 Stunden eine leicht zunehmende TNF-alpha und eine zunehmende IL-8 mRNA-Expression. Bei Patienten mit guter neurologischer Erholung (n = 4; GE) sanken die TNF-alpha und IL-8 Verhältnisse signifikant während der 72-stündigen Beobachtungsphase ab.

▢ Tabelle 1

	A	6 h	12 h	24 h	48 h	72 h
TNF-alpha/SE (n = 7)	0.47 ± 0.19	0.42 ± 0.09	0.43 ± 0.18	0.56 ± 0.20	0.64 ± 0.23	0.55 ± 0.14
TNF-alpha/GE (n = 4)	0.47 ± 0.11	$0.37 \pm 0.12^*$	$0.38 \pm 0.09^*$	$0.23 \pm 0.11^*$	$0.25 \pm 0.09^*$	$0.12 \pm 0.05^*$
IL-8/SE (n = 7)	5.11 ± 3.18	$2.85 \pm 2.12^*$	$1.35 \pm 0.71^*$	$7,43 \pm 5.11$	5.72 ± 3.75	9.51 ± 6.08
IL-8/GEO (n = 4)	9.07 ± 6.22	$4.14 \pm 0.86^*$	$2.17 \pm 0.98^*$	$1.59 \pm 0.53^*$	$1.36 \pm 0.34^*$	$0.34 \pm 0.05^*$

Daten als Mittelwerte $+$ SEM; $^* = p < 0.05$ im Mann-Whitney-U Test

Zusammenfassung: Eine im Vergleich zu HPRT kontinuierlich abfallende, intrazelluläre monozytäre TNF-alpha und IL-8 mRNA-Expression in der Frühphase (bis 72 h) nach SHT kann als kontrollierte Entzündungsreaktion und früher Hinweis auf eine gute neurologische Erholung des Patienten im späteren posttraumatischen Verlauf gewertet werden. Dagegen zeigt ein frühzeitiger (ab 24 h nach SHT) Wiederanstieg der Zytokin-mRNA-Expression in zirkulierenden Monozyten eine zunehmende generalisierte Entzündungsreaktion verbunden mit einer längerfristigen neurologischen Dekompensation an. Die prolongierte Wertigkeit dieser Pilotergebnisse wird zukünftig in einem größeren Patientenkollektiv evaluiert.

Abstract ID: 645 Vortragsart: oral

Beschleunigte Ubiquitinierung und Degradation der aktivierten Kaspase-3 in neutrophilen Granulozyten von Patienten mit Sepsis

L. Mica, L. Härter, O. Trentz, M. Keel

Klinik für Unfallchirurgie, Departement Chirurgie, Universitätsspital Zürich, Schweiz

Zielsetzung: Die reduzierte Apoptose neutrophiler Granulozyten (PMN) während einer Sepsis trägt entscheidend zur Entwicklung eines Multiorganversagens bei. In vielen verschiedenen Zelltypen repräsentiert die Aktivierung der Kaspase-3 den wichtigsten Schritt der apoptotischen Effektorenkaskade. Ziel dieser Studie war es den Verbrauch der Kaspase-3 in PMN von gesunden Probanden und septischen Patienten zu untersuchen.

Material und Methoden: PMN (1×106/ml), wurden über Ficoll-Gradientenzentrifugation sowohl von septischen Patienten (n = 8) als auch von gesunden Probanden (n = 6) isoliert. Die Zellen wurden 16 Stunden entweder mit LPS (1 µg/ml), agonistischem CD95 (aCD95) Antikörper (100 ng/ml) oder nur mit Medium inkubiert. Vorangehend wurden korrespondierende Proben entweder eine Stunde lang mit einem Proteasominhibitor (PSI; 30 µM) oder sechs Stunden lang (nach entsprechenden Kinetikstudien) mit LPS vorinkubiert. Die Anzahl apoptotischer Zellen wurde mittels FACS-Analyse (Annexin-V und Propidium-Jodid-Färbung) quantifiziert. Die Ubiquitinierung der Kaspase-3 wurde mittels Westernblotanalysen untersucht. Die Aktivität der Kaspase-3 wurde fluorometrisch durch die Spaltung von DEVD-afc gemessen.

Ergebnisse: PSI hemmte (77,2 ± 2,6% apoptotische Zellen; p < 0,05) den LPS-induzierten anti-apoptotischen Effekt (46,2 ± 4,4%; p < 0,05) in PMN gesunder Probanden nach 16 Stunden (78,7 ± 2,7; p < 0,05) vollständig. Vorinkubation mit LPS reduzierte (46,9 ± 4,9%; p < 0,05) signifikant die aCD95 (89,9 ± 0,9%; p < 0,05) induzierte Apoptose nach 16 Stunden, wobei eine zusätzliche Inkubation mit PSI eine Stunde vor aCD95 Gabe den LPS-Effekt (82,3 ± 2,9%; p < 0,05) vollständig verhinderte. Westernblotanalysen zeigten eine vermehrte Degradation der Kaspase-3 bei LPS Stimulation und eine Akkumulation ubiquitinierter Kaspase-3 unter LPS Vorinkubation mit anschließender aCD95-Gabe. Die Kaspase-3 Aktivität war nach LPS Stimulation signifikant (16,7 ± 2,1% der Grundaktivität nach 16 Stunden; p < 0,05) erniedrigt, PSI hemmte den LPS-Effekt (92,6 ± 3,2%; p < 0,05) vollständig. Die Vorinkubation mit LPS erniedrigte die aCD95 induzierte Kaspase-3-Aktivität (29,6 ± 4,5% der aCD95 induzierten Aktivität; p < 0,05) signifikant, wobei die zusätzliche Proteasominhibition diesen Effekt (97,6 ± 2,3%; p < 0,05) wiederum vollständig verhinderte. PMN von septischen Patienten, die eine signifikant erniedrigte Apoptoserate und eine signifikant erniedrigte Kaspase-3-Aktivität aufwiesen, jedoch eine prozentuell gleiche Ubiquitinierung.

Zusammenfassung: LPS induziert die Ubiquitinierung aktivierter Kaspase-3 in neutrophilen Granulozyten. Die Hemmung der Degradation der Kaspase-3 durch das Proteasom wirkt der Kaspaseninhibition durch Endotoxin entgegen. Beschleunigte Degradation aktivierter Kaspase-3 unter septischen Bedingungen könnte einen neuen Mechanismus der apoptotischen Dysregulation neutrophiler Granulozyten während der Sepsis darstellen.

Abstract ID: 656 Vortragsart: oral

Immunmodulierende CpG-Oligodeoxynucleotide reduzieren die hepatozelluläre Apoptose und die Leberdysfunktion während Endotoxinämie

J. E. Slotta[1], M. D. Menger[1], B. Vollmar[2]

[1] Abteilung für Klinisch-Experimentelle Chirurgie, Universität des Saarlandes, Homburg/Saar
[2] Abteilung für Experimentelle Chirurgie, Universität Rostock

Einleitung: In der Pathogenese der Sepsis kommt der inadäquaten Immunantwort auf mikrobielle Infektionen entscheidende Bedeutung zu. Einen wichtigen Aspekt für den Krankheitsverlauf stellt hierbei der Sepsis-assoziierte Leberschaden dar. Aktuelle Untersuchungen geben Hinweis, dass CpG-Motiv-haltige DNA-Sequenzen durch Steigerung der IFN-γ-abhängigen Th1-Antwort sowie der unspezifischen Effektorzell-Antwort immunmodulierende Wirkung haben können. Aufgrund dessen untersuchten wir, inwieweit CpG-Oligodeoxynucleotide (CpG-ODN) den LPS-induzierten Leberschaden an der Ratte in vivo reduzieren.

Material und Methoden: Männlichen Sprague Dawley Ratten wurden einmalig E. coli Lipopolysaccharide (Serotyp O128:B12; 5 mg/kg) i.p. appliziert. Sieben Tage vor LPS-Applikation wurden einer Gruppe an Tieren (n = 17) 500 µmol Phosphothioat-modifizierter CpG-ODN unter Diethylether-Narkose i.p. injiziert. Als Kontrolle diente eine zweite Gruppe (n = 20), der 7 Tage vor LPS-Gabe eine biologisch inerte DNA-Sequenz ohne CpG-Motiv i.p. verabreicht wurde. Nach 6- bzw. 16-stündiger Endotoxinämie quantifizierten wir mit Hilfe der intravitalen Fluoreszenzmikroskopie den hepatozellulären Schaden. Dies beinhaltete die hepatozelluläre Apoptoserate, den mitochondrialen Redoxstatus (parenchymatöse NADH-Autofluoreszenz), den sinusoidalen Perfusionsausfall und die intrahepatische Leukozyten-Adhäsion. Des weiteren diente die Galleproduktion zur Bestimmung der gesamthepatischen Sekretionsleistung und somit als Parameter der Schädigung und Dysfunktion des Leberparenchyms. MW ± SEM; ungepaarter Student's t-test.

Ergebnisse: Nach 6-stündiger Endotoxinämie zeigten intravitalfluoreszenzmikroskopische und funktionelle Parameter der Leber lediglich eine tendenzielle, jedoch keine signifikante Protektion durch die Immunmodulation mittels CpG-ODN Vorbehandlung. Nach 16-stündiger Endotoxinämie hingegen bewirkte die Vorbehandlung mit CpG-ODN eine signifikante Reduktion der hepatozellulären Apoptose (0.4 ± 0.1 vs. 1.0 ± 0.3%; p < 0.05) und des sinusoidalen Perfusionsschadens (18.3 ± 2.3 vs. 27.7 ± 3.2%; p < 0.05), sowie eine deutliche Verbesserung der hepatozellulären Oxygenierung (NADH-Autofluoreszenz: 102 ± 9 vs. 152 ± 14 aU; p < 0.01) und der Galleproduktion (0.9 ± 0.1 vs. 0.5 ± 0.1 µl/minxg; p < 0.05). Nach CpG-ODN Vorbehandlung konnte weiterhin eine signifikante Reduktion der lokalen Entzündungsreaktion, quantifiziert anhand der sinusoidalen Leukozytenstase (19 ± 2 vs. 31 ± 5 Leukozyten/Lobulus; p < 0.05) und der venulären Leukozyten-Adhärenz (215 ± 31 vs. 304 ± 57 Leukozyten/mm2), beobachtet werden.

Zusammenfassung: Die vorliegende Studie zeigt die protektive Wirkung und den immunmodulierenden Einfluss CpG-Motiv-haltiger DNA-Sequenzen in vivo. CpG-ODN haben sich bisher als effiziente Adjuvantien in der Impfmedizin erwiesen. Zukünftig könnten sie möglicherweise auch in der Prophylaxe und Therapie der Sepsis Verwendung finden.

Abstract ID: 766 Vortragsart: oral

IL-6 vermittelt protektive Effekte des DHEA bei einer polymikrobiellen Sepsis

M. van Griensven, F. Hildebrand, P. Hoevel, M. Müller, N. Nitsche, C. Krettek, H. C. Pape

Unfallchirurgische Klinik der Medizinischen Hochschule Hannover

Zielsetzung: Sepsis ist eine häufige posttraumatische Komplikation. Serumspiegel des IL-6 assoziieren mit dem klinischen Verlauf. Die Gabe von Dehydroepiandrosteron (DHEA) beeinflusst das Outcome positiv in einem cecal ligation and puncture (CLP) Modell. Dieser Effekt wird teils bewirkt über den TNF-Rezeptor I. Das Ziel dieser Studie war zu untersuchen ob die positiven Effekte des DHEA ebenfalls mittels IL-6 ausgeübt werden. Außerdem wurde der Einfluss des IL-6 per se auf den Verlauf nach CLP untersucht.

Material und Methoden: 20 IL-6-/- und 20 wildtyp (WT) Mäuse wurden jeweils in 2 Gruppen eingeteilt. Eine Gruppe wurde mit DHEA in einer Konzentration von 40 mg/kgKG behandelt und eine mit Vehikel. Eine polymikrobielle Sepsis wurde mittels coecaler Ligation und Punktion (CLP) induziert. Die Nadelgröße betrug 21G. Zusätzlich wurden 2 Gruppen von IL-6-/- Mäusen mit (n = 10) oder ohne (n = 10) DHEA behandelt, welche alle nach der Sepsisinduktion mittels CLP 10 ng rekombinantes IL-6 erhielten. Die Tiere wurden 96 Stunden beobachtet und dann geopfert. Die Mortalität und die Zytokinspiegel im Serum wurden bestimmt.

Ergebnisse: Die Gruppe der WT Mäuse verzeichnete eine Mortalität von 47% nach CLP. Die Gabe von DHEA verringerte diese auf 12%. Dieser Effekt wurde in den IL-6-/- Mäusen nicht beobachtet, wobei die Mortalität in der behandelten und unbehandelten Gruppe bei 60% lag. Die Substitution des IL-6 resultierte in ähnliche Ergebnisse wie in den WT Mäusen (Vehikel: 46%, DHEA: 16%). Die Konzentrationen der Zytokine waren am höchsten in den Vehikel behandelten WT Mäusen nach CLP (TNF-α: 845 pg/ml, IL-1β: 298 pg/ml, IL-6: 3087 pg/ml, IL-10: 1635 pg/ml). Diese Spiegel waren signifikant verringert nach DHEA Gabe (TNF-α: 533 pg/ml, IL-1β: 150 pg/ml, IL-6: 1430 pg/ml, IL-10: 656 pg/ml). Ähnliche Ergebnisse wurden nach IL-6 Substituierung gemessen. In den IL-6-/- Tieren wurde kein TNF-α oder IL-6 detektiert. Es waren jedoch sehr hohe Spiegel von IL-10 (2092 pg/ml) vorhanden ohne DHEA und nicht wenn DHEA verabreicht wurde (74 pg/ml).

Zusammenfassung: DHEA reduziert signifikant die Mortalität in dem Sepsis Modell in WT und IL-6 substituierten Mäusen und nicht in IL-6-/- Mäusen. Dies bedeutet, dass DHEA seine Effekte über IL-6 ausübt. Außerdem ist IL-6 wichtig für das Überleben, wenn es in der vulnerablen Phase in der richtigen Konzentration anwesend ist.

Abstract ID: 777 Vortragsart: oral

Protektiver Effekt im polymikrobiellen Sepsismodell der Maus durch TLR2 Agonisten – induzierte Zytokinmodulation

A. R. Novotny, S. Kaiser-Moore, J.-R. Siewert, B. Holzmann, H. Weighardt

Chirurgische Klinik und Poliklinik, Klinikum rechts der Isar der Technischen Universität München

Zielsetzung: Peritonitis und Sepsis gehören trotz verbesserter Behandlungsmöglichkeiten zu den gefürchtesten Komplikationen nach chirurgischen Eingriffen. Ein Ansatz mit dem Ziel die sepsisbedingte Mortalität zu reduzieren ist die Modulation der Zytokinantwort durch Vorbehandlung (Immunpriming) mit bakteriellen Produkten (PAMPs). Wichtige Rezeptoren sind die Toll-like Rezeptoren (TLRs), die PAMPs spezifisch erkennen. Es ist bekannt, dass Immunpriming mit Lipopolysaccharid (LPS), einem Liganden des TLR4-Rezeptors, im polymikrobiellen Sepsismodell der Maus Toleranz induziert (Feterowski et al., 2001). Die vorliegende Arbeit untersucht den Effekt von systemisch applizierten Agonisten des TLR2 Rezeptors im polymikrobiellen Sepsismodell der Maus.

Material und Methoden: Bei C57BL/6 Mäusen wurde operativ im Bereich des Kolons ein septischer Fokus induziert (Colon Ascendens Stent Peritonitis/CASP). Die Vorbehandlung erfolgte durch intraperitoneale Injektion der TLR2 Liganden „macrophage-activating-lipopeptide-2" (MALP-2) oder „Pam3-Cys-SK4" (Pam3-Cys) in einer Dosierung von 100 ng/gKG bzw. 2,5 µg/gKG. Kontrolltiere erhielten eine PBS Injektion. Die Sepsisinduktion erfolgte vier Tage nach Vorbehandlung. Dokumentiert wurden der Sepsisverlauf, sowie das Überleben der Tiere. Die Serumspiegel von TNF-α , IL-10 und IL-12 wurden 3, 6 bzw. 12 Stunden nach CASP mittels ELSA gemessen. Die Abwehrleistung wurde mittels quantitativer FACS-Analyse der in die Peritonealhöhle rekrutierten Granulozyten und Erhebung der Bakterienzahlen erfasst. Als Maß für die akute systemische proinflammatorische Wirkung der TLR2 Agonisten, welche bekanntermaßen als gravierende Nebenwirkung der LPS-Applikation auftritt, dienten die TNF-α und IL-10 Serumspiegel 2 bzw. 6 Stunden nach Injektion.

Ergebnisse: Die Akutreaktion auf die Vorbehandlung, gemessen am Anstieg der TNF-α und IL-10 Serumspiegel 2 Stunden nach Injektion, war kaum nachweisbar und somit im Vergleich zum deutlichen Anstieg der Zytokine nach LPS-Applikation zu vernachlässigen. Die vorbehandelte Gruppe zeigte einen deutlich milderen Sepsisverlauf und signifikant höhere Überlebensraten (p < 0,001 bzw. p = 0,03; Log-Rank-Test). Die TNF-α, IL-10, sowie IL-12 Antwort fiel signifikant geringer aus. Auch zeigten die vorbehandelten Tiere einen signifikant höheren Influx von Neutrophilen in die Peritonealhöhle, bei gleichzeitig verminderter Bakterienzahl.

Zusammenfassung: Für eine systemische Vorbehandlung mit beiden TLR2 Liganden konnte ein protektiver Effekt im polymikrobiellen Sepsismodell nachgewiesen werden. Bei einer verstärkten Rekrutierung von Abwehrzellen und verminderten Bakterienzahlen in der vorbehandelten Gruppe ist von einer verbesserten Abwehrleistung auszugehen. Die Zytokinantwort während der Sepsis war im Vergleich zu den Kontrolltieren deutlich abgeschwächt. Die septische Hyperinflammation war somit attenuiert. Eine systemische Akutreaktion nach Vorbehandlung war kaum vorhanden, sodass LPS-typische Nebenwirkungen nicht zu erwarten sind. Das Verständnis der zugrundeliegenden Mechanismen könnte Ausgangspunkt für eine zukünftige Therapie der Sepsis sein, die eine Hemmung der Hyperinflammation ohne Beeinträchtigung der Abwehrfunktionen einschließt.

Abstract ID: 969 Vortragsart: oral

Molekulare Charakterisierung der akuten Immunantwort von Gram positiver und Gram negativer Sepsis

A. Oberholzer[1], C. A. Dinarello[2], W. Ertel[1], L. Moldawer[3]

[1] Klinik für Unfall- und Wiederherstellungschirurgie, Universitätsklinikum Benjamin Franklin, Berlin
[2] Department of Medicine, University of Colorado Health Sciences Center, Denver, USA
[3] Department of Surgery, University of Florida, Gainesville, USA

Zielsetzung: Obwohl Gram positive und Gram negative Bakterien das Immunsystem unterschiedlich aktivieren, erscheint das klinische Bild der Gram positiven und Gram negativen Sepsis ähnlich. Deshalb untersuchten wir, ob die Gram positive Sepsis ein anderes Zytokinmuster aufweist als die Gram negative Sepsis, als mögliche diagnostische Hilfe. Zusätzlich wurde die mRNA Expression mit Hilfe von Affymetrix GeneChip untersucht, um festzustellen, ob bei einer ex vivo Stimulation mit Gram positiven Bakterienbestandteilen andere Gene aktiviert werden als bei Gram negativen Bakterien.

Material und Methoden: Blut von 52 septischen Patienten, welche in einer randomisierten, doppel-blinden klinischen Studie der Phase IIB integriert waren und einen nachgewiesenen Mikroorganismus hatten, wurden analysiert. Da Interleukin-18 eine entscheidende Rolle im Zytokin induzierten multiplen Organversagen spielt, wurde zusätzlich unser IL-18 ELISA getestet, ob er die aktive Form von IL-18, die Vorstufe (pro IL-18), den natürlichen Antagonisten, IL-18 binding Protein (bp), oder den resultierenden Komplex misst. Zusätzlich wurde Blut von gesunden Personen (n = 3) gewonnen und mit Gram negativen (Lipopolysaccharid) oder Gram positiven (Staphylococcus aureus) Bestandteilen über 2 Stunden stimuliert. Die RNA wurde von den stimulierten Leukozyten gewonnen und die mRNA Expression via Affymetrix GeneChip (Hu95aVer2) gemessen.

Resultate: Es gab keinen signifikanten (Mann-Whitney Rank Sum Test, $p < 0,05$) Unterschied bezüglich Alter, Geschlecht, APACHE II und MODS Score zwischen Gram positiver (n = 27) und Gram negativer Sepsis (n = 25). Nur die Kaspase-1 aktivierten Zytokine wie IL-18 (1638 ± 388 versus 580 ± 83 pg/mL) und IL-1β (25 ± 10 versus 8 ± 5 pg/mL) waren signifikant erhöht in Patienten mit Gram positiver Sepsis gegenüber Gram negativer Sepsis. Hingegen existierten keine Unterschiede hinsichtlich IL-18bp, IL-1ra, TNFα, IL-8, IL-10, PCT und Protein C zwischen Gram positiver und Gram negativer Sepsis. Zusätzlich konnten wir zeigen, dass unser IL-18 ELISA das gespaltene IL-18 erkennt, unabhängig von dessen Aktivität bedingt durch Komplexbildung mit IL-18bp. Die Mikroarray Untersuchung ergab, dass beide Stimuli 205 Gene gemeinsam hochregulieren, während 508 Gene nur bei Gram positivem Stimulus und 483 nur bei Gram negativem Stimulus hochreguliert wurden.

Zusammenfassung: Obwohl die Siganltransduktion von Gram positiven und Gram negativen Bakterien durch unterschiedliche Toll-Rezeptoren gesteuert wird, weisen das Zytokinmuster sowie die Genexpression Gemeinsamkeiten als auch Bakterien spezifische Antworten auf. Folglich kann die Genexpression sowie die Zytokinexpression von IL-18 und IL-1β zwischen Gram positiver und Gram negativer Sepsis unterscheiden, was hilfreich sein könnte, für eine frühzeitige Diagnostik sowie spezifische Antibiotikatherapie.

Abstract ID: 1000 Vortragsart: oral

Aktiviertes Protein C (APC) bei der Sepsis: Zelluläre und mikrohämodynamische Mechanismen der Protektion

J. N. Hoffmann[1], M. W. Laschke[2], B. Vollmar[2], J. Fertmann[1], D. Inthorn[1], F. W. Schildberg[1], J. Römisch[3], M. D. Menger[2]

[1] Chirurgische Klinik und Poliklinik Klinikum Grosshadern, Ludwig-Maximilians-Universität München
[2] Institut für Klinische Experimentelle Chirurgie, Universität des Saarlands, Homburg/Saar
[3] Research Dept. Aventis-Behring, Marburg

Einleitung: Die Leukozyten-Endothelzell Interaktion (LE) und die Beeinträchtigung der kapillaren Perfusion stellen wesentliche pathophysiologische Mechanismen der Sepsis dar. Aktuelle Ergebnisse einer multizentrischen Studie bei Patienten mit schwerer Sepsis zeigen, dass die adjuvante

Gabe von aktiviertem Protein C (APC) eine signifikante Senkung der 28-Tage Mortalität bewirkt. Obwohl es in vitro Hinweise auf einen anti-inflammatorischen zellulären Mechanismus von APC gibt, wurde dessen in vivo Effektivität auf die Mikrozirkulation bei Sepsis bisher nicht untersucht.

Methodik: Im Rückenhautkammermodell des syrischen Goldhamsters wurde durch intravenöse Gabe von 2 mg/kgKG LPS (E. coli) eine schwere Endotoxinämie induziert. Aktiviertes Protein C (APC, 24 µg/kgKG) wurde während 8 Stunden kontinuierlich intravenös verabreicht (n = 8 Tiere, APC Gruppe). Die Kontrollgruppe (n = 6, Kontrolle) erhielt LPS, jedoch ohne APC. Mittels intravitaler Fluoreszenzmikroskopie wurde die Leukozytenadhärenz (Rhodamin 6 G) und die kapillare Perfusion (Länge der Erythrozyten-perfundierten Kapillaren = funktionelle Kapillardichte [FKD], FITC Dextran) quantifiziert.

Ergebnisse: Die unter LPS beobachtete Zunahme der LE gemessen an der Anzahl adhärenter Leukozyten mit einem Maximum nach 8 Std. (Kontrolle: adhärente Leukozyten venulär: 667 ± 94 mm-2 vs. 36 ± 11 [Ausgangswert]) und die Abnahme der funktionellen Kapillardichte über 24 Std. (Kontrolle: FKD: 56 ± 10 cm-1 vs. 137 ± 14 [Ausgangswert]) wurde durch die APC Gabe signifikant abgeschwächt (APC: Sticker venös: 272 ± 54 mm-2 vs. 53 ± 6; FKD: 100 ± 15 cm-1 vs. 120 ± 10 [Ausgangswert]; p < 0.05). Gleichzeitig war das leukozytäre Rollen am Endothel als Vorstufe der Leukozytenadhärenz durch APC vermindert (p < 0,05).

Zusammenfassung: Durch APC Konzentrat konnte eine signifikante Reduktion der LE und eine Abschwächung des LPS-induzierten kapillaren Perfusionsversagens erzielt werden. Die Hemmung des Leukozytenrollens korrespondiert mit in vitro Ergebnissen zur Hemmung der Selektin-vermittelten Leukozytenadhäsion. Der gezeigte mikrozirkulatorische Mechanismus von APC könnte die klinisch und experimentell nachgewiesene anti-inflammatorische Wirkung von Protein C erklären.

Abstract ID: 1014 Vortragsart: oral

Viszerale Lymphmediatoren, die während einer Sepsis freigesetzt werden, hemmen die Magen-, Dünndarm- und Dickdarmmotilität bei der Ratte

J. Glatzle[1], H. Türk[1], W. Wilhelm[1], M. Müller[1], C. Skirmuntt[1], H. E. Raybould[2], H. D. Becker[1], T. T. Zittel[1]

[1] Universitätsklinik für Allgemeine Chirurgie, Tübingen
[2] University of California at Davis, Davis, USA

Einleitung: Während einer Sepsis kommt es häufig zu einer Hemmung der gastrointestinalen Motilität, dabei spielen vom Gastrointestinaltrakt freigesetzte viszerale Lymphmediatoren wahrscheinlich eine wichtige Rolle. Untersucht wurde der Einfluss viszeraler Lymphmediatoren auf die Magen, Dünndarm und Dickdarmmotilität bei der Ratte.

Methodik: Zur viszeralen Lymphkollektion wurde je ein Vinyl-Katheter in ein mesenteriales Lymphgefäß implantiert, über das Duodenum wurde Glucose 5%, 3 ml/h, infundiert. Viszerale Lymphe wurde bei Kontrolltieren (NaCl, 1 ml i.p. n = 6) und nach Sepsisinduktion (LPS 5 mg/kg i.p., n = 6) für 12 h gesammelt. Diese Lymphe wurde entsprechend der Lymphflussrate der Spendertiere (3 ml/h) in separate Empfängertiere (n = 4 je Gruppe) über einen V. jugularis

Katheter reinfundiert, während die Magen-, Dünndarm- und Dickdarmmotilität mittels Dehnungsmessstreifen registriert wurde. Ausgewertet wurde jeweils der Motilitätsindex, die Kontraktionsfrequenz, die maximale und mittlere Amplitude, die Fläche pro Kontraktion und die relative Kontraktionszeit. Zusätzlich wurden die Magenentleerung (n = 6) und der Dünndarmtransit (n = 6) mittels eines semisoliden radioaktiv markierten Testmahls nach Lymphinfusion gemessen. Ausgewertet wurde die Magenentleerung in % und das geometrische Zentrum des intestinalen Transits; dazu wurde der Dünndarm in 10 equivalente Abschnitte unterteilt.

Ergebnisse: Sepsislymphe hemmte signifikant die Magen-, Dünndarm- und Kolonmotilität in Empfängertieren (◘ Tabelle 1). Die stärksten Effekte waren dabei am Magen zu beobachten, wo der Motilitätsindex um 76% reduziert wurde.

◘ Tabelle 1.

	Magen	Dünndarm	Kolon
Motilitätsindex [%]	100 ± 18 vs. 24 ± 5*	100 ± 14 vs. 42 ± 5*	100 ± 14 vs. 60 ± 14*
Kontraktionsfrequenz/min	$1,8 \pm 0,2$ vs. $1,6 \pm 0,4$	$22 \pm 0,6$ vs. $18 \pm 0,5$*	$1,2 \pm 0,1$ vs. $1 \pm 0,1$
Maximale Amplitude [mV]	133 ± 20 vs. 78 ± 10*	181 ± 43 vs. 86 ± 8*	46 ± 8 vs. 32 ± 5*
Mittlere Amplitude [mV]	62 ± 6 vs. 40 ± 3*	35 ± 10 vs. 17 ± 1*	19 ± 3 vs. 16 ± 2
Fläche/Kontraktion [µm2]	216 ± 17 vs. 150 ± 19*	59 ± 18 vs. 27 ± 2*	457 ± 76 vs. 346 ± 70
relative Kontraktionszeit [%]	23 ± 3 vs. 14 ± 3*	86 ± 1 vs. $89 \pm 0,3$*	67 ± 6 vs. 56 ± 7

Kontrolle vs. Sepsislymphe, * $p < 0,05$

Die Magenentleerung und der Dünndarmtransit wurde durch Sepsislymphe ebenfalls signifikant gehemmt (Magenentleerung in %, Kontrolllymphe vs. Sepsislymphe, 83 ± 3% vs. 42 ± 5%, $p < 0,005$; Geometrisches Zentrum des intestinalen Transits, Kontrolllymphe vs. Sepsislymphe, $5,38 \pm 1,16$ vs. $2,89 \pm 0,7$, $p < 0,001$).

Diskussion: Unsere Untersuchungen zeigen, dass während einer Sepsis im Bereich der Darmwand ausgeschüttete viszerale Mediatoren zu einer erheblichen Hemmung der gastrointestinalen Motilität führen. Diesen viszeralen Mediatoren kommt damit eine wichtige Rolle bei der Entstehung gastrointestinaler Funktionsstörungen zu. Unser Modell bietet einen idealen Ansatz zur Untersuchung neuer Therapiestrategien zur Beeinflussung der viszeralen Mediatorenfreisetzung während einer Sepsis.

Abstract ID: 1287 Vortragsart: oral

Protektive Funktion von NK1.1 + Zellen in der murinen polymikrobiellen Peritonitis

S. Maier, M. Entleutner, T. Brümmer, A. Westerholt, C. D. Heidecke

Chirurgische Klinik der EMAU Greifswald

Zielsetzung: Die abdominelle Sepsis aufgrund einer Anastomoseninsuffizienz nach großen abdominalchirurgischen Eingriffen ist immer noch eine der Haupttodesursachen in der chirurgischen Intensivmedizin. Interferon-gamma (IFNγ) spielt als Induktor von bakteriziden Effektormechanismen eine essentielle Rolle bei der abdominellen Sepsis. Welche Zellen in der Frühphase der Sepsis für die Sekretion dieses Zytokins verantwortlich sind, ist letztlich nicht geklärt. T-Lymphozyten können grundsätzlich IFNγ in großen Mengen produzieren. Da hierfür allerdings zunächst Aktivierung, Reifung und klonale Expansion erforderlich sind, erscheint es wahrscheinlicher, dass in der frühen Phase der Sepsis Natürliche Killerzellen (NK) und/oder NKT Zellen den wesentlichen Produktionsort von IFNγ darstellen. Ziel der vorliegenden Studie war es, die Rolle von NK Zellen bei der murinen polymikrobiellen Sepsis zu charakterisieren.

Material und Methoden: Durch i.v. Injektion von 200 µg αNK1.1 mAb (Hybridom PK136, ATCC) in 8–10 Wochen alte C57BL/6 Mäuse 24 h vor Sepsisinduktion wurden NK1.1+ Zellen depletiert (NK, NKT). Als Isotypkontrolle wurde ein irrelevanter Maus-anti-Ratte Antikörper verwendet. Der septische Fokus wurde durch CASP Operation induziert (CASP = Colon Ascendens Stent Peritonitis). Insertion eines Stents (Durchmesser 18 Gauge) führt hier zu einer persistierende Verbindung des Darmlumens mit der Peritonealhöhle. Die Auswirkung des Fehlens von NK1.1+ Zellen wurde anhand von Überlebenskinetik und Immunhistologie charakterisiert.

Ergebnisse: Immunfluoreszenzmikroskopisch konnten 24 h nach αNK1.1 Depletion keine NK Zellen mehr nachgewiesen werden. Injektion des Kontrollantikörpers führte hier zu keinen Effekten. αNK1.1 depletierte Tiere zeigten eine deutlich erhöhte Suszeptibilität im CASP Modell (60% Letaliät vs. 20% Letalität der Kontrolltiere). Dies zeigt, dass NK1.1+ Zellen eine protektive Funktion im CASP Modell einnehmen. NK1.1 ist ein Marker, der von NK Zellen und NKT Zellen exprimiert wird. Eine Unterscheidung der Rolle dieser Leukozytensubpopulationen kann somit nicht getroffen werden. Die immunhistologische Untersuchung der Organe von Mäusen 6 h und 12 h nach CASP zeigt in Lebern von NK1.1 depletierten Mäusen deutlich weniger Granulozyten und Makrophagen als bei Kontrolltieren.

Zusammenfassung: Depletion mit αNK1.1 mAb führt zu einer deutlichen Erhöhung der Suszeptibilität für experimentelle Peritonitis (CASP). Diese korreliert mit einer signifikanten Reduktion des Entzündungsinfiltrats in der Leber von Experimentaltieren. Ob die protektive Funktion der NK1.1+ Zellen in der frühen Synthese von IFNγ besteht und ob diese Zellpopulation einen Ansatzpunkt für immunmodulatorische Therapie der abdominellen Sepsis darstellen kann, wird in weiteren Studien untersucht.

Abstract ID: 1413 Vortragsart: oral

Ein stumpfes Thoraxtrauma mit isolierter Lungenkontusion führt zu systemischer Mediatorfreisetzung und Kupffer-Zell-Aktivierung

M. W. Knöferl[1], U. C. Liener[1], M. Perl[1], U. B. Brückner[2], L. Kinzl[1], F. Gebhard[1]

[1] Abteilung für Unfallchirurgie, Hand- und Wiederherstellungschirurgie, Universität Ulm
[2] Sektion Chirurgische Forschung, Abteilung für Viszeralchirurgie, Universität Ulm

Zielsetzung: Die immunologischen Veränderungen nach einem stumpfem Thoraxtrauma mit schwerer Lungenkontusion sind noch unzureichend erforscht. Insbesondere ist nicht bekannt, ob eine isolierte Lungenkontusion zu einer Aktivierung entfernt gelegener immunkompetenter Zellpopulationen führt. Studien im Tiermodell des traumatisch-hämorrhagischen Schocks haben gezeigt, dass Kupffer-Zellen wesentlich an der Freisetzung systemisch messbarer Mediatoren beteiligt sind. Ziel dieser Studie war deshalb, den Einfluss einer Lungenkontusion auf die Funktion von Kupffer-Zellen und auf die Plasmakonzentrationen entsprechender inflammatorischer Mediatoren zu untersuchen.

Material und Methoden: Nach Vorliegen der Genehmigung wurden männliche C3H/HeN Mäuse (Gewicht 26,1 g, SEM 0,3 g, n = 10/Gruppe) in je zwei Trauma- und Kontrollgruppen randomisiert. In Sevofluran Spülmasken-Narkose wurde ein reproduzierbares, bilaterales Thoraxtrauma (TXT) durch eine auf den Brustkorb des Tieres gerichtete Druckwelle erzeugt. Kontrolltiere wurden außer der Druckwellenverletzung gleichen Manipulationen ausgesetzt. 2 oder 24 Stunden später wurden die Tiere getötet, Plasma gewonnen, aus dem Blut mononukleäre Zellen (PBMC) isoliert und mit 1 µg/ml anti-CD3 stimuliert. Aus den Lebern wurden Kupffer-Zellen durch Dichtegradienten-Zentrifugation isoliert, für 24 Stunden in Gegenwart von 1 µg/ml LPS kultiviert und zur Beurteilung ihrer Funktion die Zytokinfreisetzung in den Überstand gemessen. Alle Zytokinbestimmungen wurden mittels ELISA durchgeführt.

Ergebnisse: Zwei Stunden nach Thoraxtrauma waren die Plasma-Konzentrationen von IL-6 und TNF-α signifikant gegenüber den Werten der Kontrollgruppe erhöht. Die Produktion von IL-6 und TNF-α durch Kupffer-Zellen von Traumatieren lag zu diesem Zeitpunkt ebenfalls signifikant über dem Niveau der Kontrolltiere und nahm im weiteren Verlauf wieder ab. Auch die IL-6 Produktion der mononukleären Blutzellen war 2 Stunden nach Thoraxtrauma deutlich erhöht. ◧ Tabelle 1

	Plasma IL-6 (pg/ml)	Plasma TNF-α (pg/ml)	Kupffer-Zellen IL-6 (pg/ml)	Kupffer-Zellen TNF-α (pg/ml)	PBMC IL-6 (pg/ml)
Kontrolle 2 Std.	16,1 ± 3,2	11,2 ± 1,7	0,9 ± 0,6	14,6 ± 3,0	148,5 ± 41,1
TXT 2 Std.	520,0 ± 92,6*	27,6 ± 2,7*	23,0 ± 7,3*	66,9 ± 10,3*	510,8 ± 82,9*
Kontrolle 24 Std.	24,7 ± 4,6	16,6 ± 1,7	3,6 ± 1,4	12,2 ± 2,9	264,4 ± 89,7
TXT 24 Std.	33,2 ± 9,4	14,2 ± 1,2	19,7 ± 7,3#	28,3 ± 8,6	134,9 ± 36,7

Mittelwert ± SEM, One-Way ANOVA, Student-Newman-Keuls Test, * $p < 0{,}05$ vs. Kontrolle 2 Stunden, #$p < 0{,}05$ vs. Kontrolle 24 Stunden.

Zusammenfassung: Ein schweres Thoraxtrauma mit isolierter Lungenkontusion führt zu einer systemisch fassbaren inflammatorischen Reaktion mit einer frühzeitigen Erhöhung der Plasmakonzentrationen von IL-6 und TNF-α sowie einer Aktivierung zirkulierender mononukleärer Zellen. Die deutlich erhöhte Zytokinproduktion der Kupffer-Zellen nach Thoraxtrauma zeigt, dass es durch eine Lungenkontusion zu einer Mitreaktion entfernt vom Ort der Verletzung gelegener Makrophagenpopulationen kommt. Es sollte daher untersucht werden, wie diese Aktivierung extrapulmonaler Immunzellen vermittelt wird und welchen Einfluss sie auf die pathophysiologischen Veränderungen der verletzten Lunge hat.

Thoraxchirurgie

Abstract ID: 696 Vortragsart: oral

Intravitalmikroskopische Untersuchungen zur temporären Mikroembolisation der Lunge im Rattenmodell

P. Schneider, M. P. Schneider, H. J. Buhr

Chirurgische Klinik I der Freien Universität Berlin

Hintergrund und Fragestellung: Die Effektivität der Chemotherapie kann durch die regionale Applikation in Kombination mit einer temporären Blutflussverlangsamung verbessert werden. Wir haben dieses neue Konzept in der experimentellen Behandlung von Lungenmetastasen erstmals eingesetzt. Das Ziel dieser Versuche war zu klären, (1.) wie sich der kapilläre Blutfluss in der Lunge nach Applikation von degradierbaren Stärkemikrosphären (DSM) in die Pulmonalarterie verändert und (2.) ob eine pulmonale Frühtoxizität nach Embolisation auftritt? Daher wurden die mikrozirkulatorischen Parameter (Erythrozytenflussgeschwindigkeit (VRBC), Permeabilität der alveolo-kapillaren Membran und interstitielles Ödem) während und nach der Mikroembolisation auf mikrozirkulatorischer Ebene mittels Intravitalmikroskopie untersucht.

Material und Methoden: Zwei Gruppen à 6 Tiere (männliche Sprague-Dawley Ratten, 300 – 380 g) wurden untersucht. In Gruppe I wurden 30 mg DSM/kg entsprechend 0,15 ml mit 9 mg DSM/Tier in die linke Pulmonalarterie injiziert. In Gruppe II wurde zusätzlich 15 mg/kg Carboplatin zum DSM gemischt. Die VRBC wurde im subpleuralen Kapillarnetz in 2-minütigem Abstand bis zum Erreichen der Ausgangswerte gemessen. Nach Erreichen der Reperfusion wurde die Permeabilität der alveolo-kapillaren Membran und das interstitielle Ödem gemessen.

Ergebnisse: Sofort nach Injektion von DSM bzw. DSM + Carboplatin fiel bei allen Tieren die VRBC in den Alveolarkapillaren von $0{,}560 \pm 0{,}062$ mm/sec auf 0 mm/sec. Nach 6 Minuten bewegten sich die Erythrozyten wieder sehr langsam durch die Kapillaren. Nach 12 Minuten war bei allen Tieren wieder ein langsamer Fluss der Erythrozyten zu beobachten. Die VRBC stieg bei allen Tieren an, um 12 bis 20 Minuten nach der Injektion wieder den physiologischen Ausgangswert zu erreichen. Die Embolisation dauerte $7{,}1 \pm 2{,}3$ Minuten. Die Flussverlangsamung dauerte $14{,}3 \pm 4{,}6$ Minuten. Die Reperfusion wurde nach 21.4 ± 4.7 Minuten nach Injektion der DSM erreicht. Der zeitliche Verlauf der VRBC war zwischen Gruppe I und II nicht unterschiedlich. Die Permeabilität der alveolo-kapillaren Membran stieg nicht an. Eine Verbreiterung der Interalveolarsepten i. S. eines interstitiellen Ödems trat nicht auf.

Zusammenfassung und Schlussfolgerung: Die Injektion von DSM bzw. DSM + Carboplatin führt zu einer temporären, komplett reversiblen Embolisation in den Alveolarkapillaren. Dabei kam es zu keiner Störung der Permeabilität der alveolo-kapillaren Membran, bzw. nicht zur Ausbildung eines interstitiellen Ödems. Die einseitige Injektion von DSM in die Pulmonalarterie führt also zu einer temporären Mikroembolisation auf kapillärer Ebene. Die Mikroembolisation mit DSM und Carboplatin ist reversibel und führt nicht zu einer frühen Lungentoxizität. Die temporäre Mikroembolisation ist Grundlage der Chemoembolisation der Lunge, ein neues Therapiekonzept in der Behandlung von Lungenmetastasen.

Tissue Engineering

Abstract ID: 296 Vortragsart: oral

Die Rolle des Zelltyps für die ex-vivo Gentherapie bei der zellvermittelten Applikation von BMP-4 zur Knochenneubildung

T. Rose[1,2,3], *H. C. Shen*[1,2,4], *H. Peng*[1], *A. Usas*[1], *C. Josten*[3], *F. Fu*[2], *J. Huard*[1]

[1] Growth and Development Laboratory, Department of Orthopaedic Surgery, Children's Hospital of Pittsburgh and University of Pittsburgh, PA, USA
[2] Department of Orthopaedics, University of Pittsburgh, Pittsburgh, PA, USA
[3] Klinik für Unfall- und Wiederherstellungschirurgie, Universität Leipzig
[4] Department of Orthopedic Surgery, Tri-service General Hospital, Taipei, Taiwan

Zielsetzung: Die zellvermittelte Gentherapie zeigt gegenüber der direkten Applikation des „bone morphogenic proteins" (BMPs) deutliche Vorteile [1]. Jedoch wurde das ideale zelluläre Transportmedium in der Verbesserung der Knochenheilung noch nicht identifiziert [2]. Knochenmarkzellen zeigen dabei gute Eigenschaften, sind jedoch klinisch schwer zu isolieren. Das Ziel der Studie war, die einfacher zu isolierenden Primärzellen des Muskels gentherapeutisch (Retrovirus) zu verändern (retroBMP4), und deren Heilungseffekt mit der von gentherapeutisch veränderten unfraktionierten Knochenmarkzellen (retroBMP4) beim Segmentdefekt des Femurs immunkompetenter Ratten zu vergleichen.

Material und Methoden: Die Primärzellen des Muskels (MDC) wurden vom Muskel der Hinterläufe und die Knochenmarkzellen (BM) aus den langen Röhrenknochen der Ratte isoliert. Nach ex-vivo-Kultivierung der Zellen erfolgte die gentechnische Transduktion mit einem Retrovirus, um eine zelluläre Expression von Bone Morphogenic Protein 4 (BMP 4) zu erzielen. Für die Kontrollgruppe ist eine Infektion von Muskelzellen zur Expression von LacZ in gleicher Weise erfolgt. Die tägliche BMP-4 Expression der transduzierten Zellen wird mittels ELISA-Test in jeder Gruppe ermittelt. Bei 47 weiblichen Fisher 344 Ratten wurde je ein 7 mm Knochendefekt am rechten Femur gesetzt. Nach der Einteilung in drei Gruppen wurden jeweils 5×106 gentechnisch veränderte Zellen auf Kollagenträger aufgebracht, und in die Knochendefekte implantiert (MDC-BMP4-Gruppe: n = 20, BM-BMP4-Gruppe: n = 17, MDC-LacZ-Gruppe: n = 10). Die Verlaufskontrolle erfolgte radiologisch (photodensitometrisch – im Vergleich zur gesunden Gegenseite in %) und histologisch (histomorphologisch – Anteil des kalzifierten Gewebes im Kallus in %) nach 4, 8 und 12 Wochen. Zudem werden die biomechanischen Eigenschaften nach 12 Wochen mittels Torsionstest ermittelt.

Ergebnisse: ◘ Abbildung 1

Die BMP-4-Expression (in 24 Stunden pro 1 Million Zellen) wurde in der BM-BMP4-Gruppe mit 116,6 ng und in der MDC-BMP4-Gruppe mit 75,4 ng ermittelt. Keine BMP-4 Expression wurde in der MDC-LacZ-Gruppe gemessen. Die radiographischen Auswertungen ergaben eine signifikant ($p < 0,05$) höhere Radiodensität nach 12 Wochen in der MDC-BMP4-Gruppe (95%, sd = 25) im Vergleich zu BM-BMP4-Gruppe (75%, sd = 20) (Tabelle 1). Alle Femora dieser beiden Gruppen bildeten nach 8 bzw. 12 Wochen eine Brückenkallus aus. In der MDC-LacZ-Gruppe fand sich zu keinem Zeitpunkt der Nachweis von Knochenstrukturen im Segmentdefekt (Abbildung 1). Die histomorphometrische Analyse ergab keine Differenz der Kallusqualität zu allen drei Follow-up Zeitpunkten zwischen der BM-BMP4-Gruppe und der MDC-BMP4-

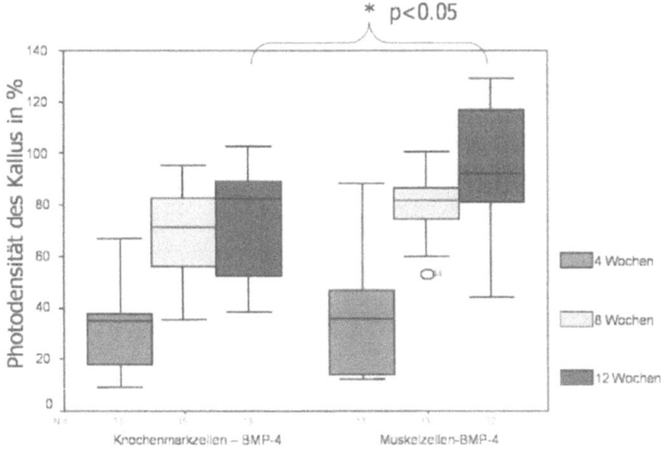

Photodensitometrie

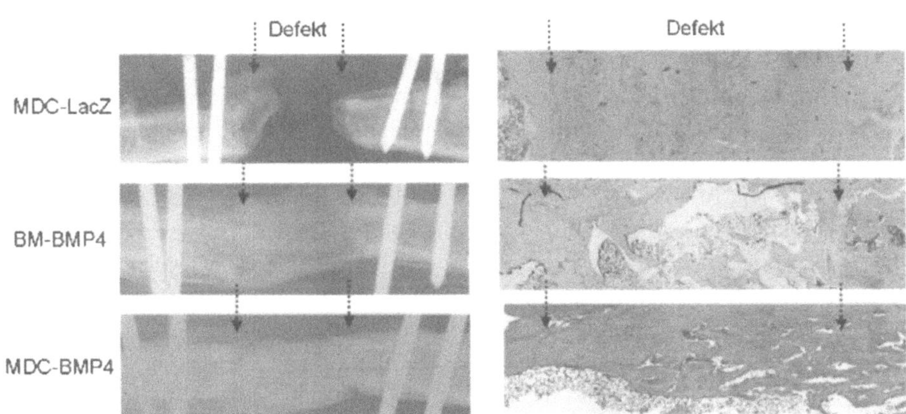

▪ Abb. 1. Histologie und Röntgenkontrolle nach 12 Wochen

Gruppe. Die Histologie der MDC-LacZ-Gruppe zeigte ein Ausbleiben der Kallusbildung. Die Verbesserung der Knochenheilung wird weiterhin durch biomechanische Torsionstests in der noch laufenden Studie ermittelt.

Zusammenfassung: Retroviral transduzierte Muskelzellen als auch Knochenmarkzellen sind durch eine effiziente in-vivo Produktion von BMP-4 in der Lage, die Heilung segmentaler Knochendefekte des Rattenfemurs zu induzieren. Die Studie zeigt, dass die Verwendung von einfach zu isolierenden Muskelzellen eine neue effektive Anwendungsstrategie in der Gentherapie zur Verbesserung der Knochenheilung darstellen könnte. Die ausreichende zellvermittelte Expression des BMP-4 hat somit in der Knochenheilung wahrscheinlich eine wichtigere Rolle als die Beteiligung der transplantierten Zellen selbst in der Knochenformation. Genaue Aussagen über Qualität des neu gebildeten Knochens können nach Abschluss der biomechanischen Test getroffen werden.

Literatur

1. Lee JY, Musgrave D, Pelinkovic D, Fukushima, K, Cummins J, Usas A, Robbins P, Fu F, Huard J (2001) Effect of Bone Morphogenetic Protein-2-Expressing Muscle-Derived Cells on Healing of Critical-Sized Bone Defects in Mice, JBJS, 83A-7: 1032–1039
2. Musgrave DS, Bosch P, Lee J, Pelinkovic D, Ghivizzani S, Whalen J. Niyibizi C, Huard J (2000) Ex vivo gene therapy to produce bone using different cell types. Clin Orthop. 378: 290–305.

Abstract ID: 607 Vortragsart: oral

Glucose-regulated insulin expression following hepatic gene transfer

P. C. Nett, H. W. Sollinger, T. Alam

University of Wisconsin Hospital and Clinics, Division of Transplantation

Aim: Insulin dependent diabetes mellitus (IDDM), along with its long-term complications, imposes a serious impact on public health. Current therapy of IDDM consists of multiple insulin injections, insulin pump, islet or whole pancreas transplantation. However, proper glycemic control is not always achieved. All treatment options have significant limitations, which lead to an intensive search for novel treatment strategies. Gene therapy using autologous hepatocytes is believed to be an effective and safe therapeutic approach to induce insulin secretion within physiologic range in response to glucose challenge.

Material and Method: To test whether engineered autologous hepatocytes can serve as surrogate beta cells by similarly secreting mature insulin in a glucose-sensitive manner, we prepared adenoviral vectors (Ad.SAM) encoding different numbers of glucose inducible regulatory element (GIRE) units, the liver specific promoter albumin, and a modified proinsulin cleavable by the ubiquitously expressed protease furin.

Results: In vitro results from primary hepatocytes transduced with Ad.SAM showed that the secreted amount of insulin depends on the number of GIRE units used in the insulin gene construct, the concentration of glucose in the medium, and the length of expression. In vivo analysis of streptozotocin (STZ)-treated diabetic Lewis rats, which received Ad.SAM-injection in different sites of the liver, revealed the following: 1) fasting blood glucose levels were reduced to normal; 2) blood glucose levels of STZ-treated diabetic Lewis rats, fed ad libitum, were significantly reduced; and 3) peak blood glucose levels during glucose tolerance tests (GTT) were significantly reduced although still elevated. No hypoglycemia was observed in any treated animals at any time throughout the fasting period.

Conclusion: These results demonstrate an excellent in vitro and in vivo glucose-regulated insulin secretion from non-beta cells potent enough to reduce fasting blood glucose levels and improve GTT. This study indicates furthermore that liver might be a promising target for in vivo expression of processed insulin.

Abstract ID: 803 Vortragsart: oral

Embryonale Stammzellen verhindern das fulminante Leberversagen nach Retrorsine Schädigung im Rattenmodell- Korrelation mit in vitro Differenzierungsmöglichkeiten

M. Ruhnke[1], G. Zehle[1], M. Bader[2], B. Kremer[1], F. Fändrich[1]

[1] Klinik für Allgemeine und Thoraxchirurgie, UKK Kiel
[2] Max Delbrück Centrum, Berlin

Embryonale Stammzellen wurden aus 4,5 Tagen alten Blastozysten der Ratte (RES Zellen) isoliert und unter Zusatz von LIF (Leukemia inhibitory factor) kultiviert, welcher die Differenzierung der Zellen verhindert.

Zur in vitro Programmierung der RES Zellen zu Hepatozyten wurden die Zellen über einen Zeitraum von 14 Tagen mit einem „Leber-konditioniertem- Medium" (LCM) behandelt. Für in vivo Versuche wurde an allogenen Ratten zunächst die Proliferationsfähigkeit der Hepatozyten durch die Gabe von „Retrorsine" 6 und 4 Wochen praeoperativ gehemmt um dann eine 90%ige Leberresektion durchzuführen und intraoperativ eine intraportale Injektion von 1×10^6 RES Zellen vorzunehmen.

Nach 6–8 Tagen in vitro Behandlung der RES Zelle mit LCM konnte eine morphologische Differenzierung der Zellen in mono-diploide polygonale Zellen beobachtet werden. Immunhistochemisch konnten hepatozyten-spezifische Antigene (AFP, Albumin, CK18) nachgewiesen werden. Die Tierversuche zeigten, dass die zuvor injizierten RES Zellen einen Tod durch fulminantes Leberversagen verhindern konnten. 14 Tage postoperativ wurden 5–15% des Lebergewebes durch zuvor injizierte RES Zellen ersetzt, 6 Wochen postoperativ 60–90%. Die injizierten Zellen konnten immunhistochemisch durch das diskordante MHC I Molekül sowie über eine insitu-Hybridisierung des Y-Chromosoms bei weiblichen Empfängertieren nachgewiesen werden.

Zusammenfassend kann festgehalten werden, dass nach Hemmung der Hepatozytenproliferation eine Differenzierung von intraportal injizierten embryonalen Stammzellen der Ratte in Hepatozyten induziert werden und ein Tod der Tiere durch fulminantes Leberversagen verhindert werden kann. Durch die Induktion einer hepatozytären Differenzierung der RES Zellen in vitro durch ein „Leber-konditioniertes-Medium" liegt nahe, dass die Zelltyp-spezifische Differenzierung von charakteristischen Organ-milieu-abhängigen Faktoren determiniert wird.

Abstract ID: 1034 Vortragsart: oral

Knochendefektheilung mit mesenchymalen Vorläuferzellen – hat die osteogene Differenzierung der Zellen einen Einfluss auf die Heilung?

K.-H. Frosch, C. Gröll, K. Dresing, K. M. Stürmer

Unfallchirurgie, Plastische und Wiederherstellungschirurgie, Universitätsklinikum Göttingen

Zielsetzung: Tissue engineering mit mesenchymalen Vorläuferzellen und Stammzellen bei der Knochendefektheilung gewinnt zunehmend an Bedeutung. Einsatzmöglichkeiten der Zelltherapie, aber auch deren Grenzen sind bisher nur unzureichend erforscht. Welche Rolle die osteogene Differenzierung mesenchymaler Vorläuferzellen in vitro auf die Heilung von Knochendefekten in vivo nimmt, wurde bisher nicht beschrieben.

Material und Methoden: 15 adulten Chinchilla Bastard Kaninchen wurde am Tibiakopf Knochenmark entnommen und eine Kultur mesenchymaler Vorläuferzellen angezüchtet. Die Zellen wurden in einer Konzentration von 5 Mio/ml in mit NaCl 1:7 verdünnten Fibrinkleber (Beriplast®, Aventis, Deutschland) eingebracht. Fibrinkleber wurde als Trägermaterial verwendet da es sich durch eine gute Gewebeverträglichkeit, vollständige Resorbierbarkeit und einfache Handhabung auszeichnet. Darüber hinaus hat Fibrinkleber keine osteoinduktiven Eigenschaften, so dass hier keine zusätzliche unerwünschte osteogene Stimulation der eingebrachten Zellen erfolgt. Die Zellen wurden vor dem Einbringen in den Fibrinkleber entweder unstimuliert belassen, mit Dexamethason oder Vitamin D3 über 1 Woche stimuliert. Unter Expression von Osteocalcin und Alkalischer Phosphatase differenzierten die Zellen dabei in die osteoblastäre Linie. Anschließend wurden die Zell-Fibrin-Konstrukte in autologer Technik in zylindrische, 8×6 mm große Knochendefekte, die am lateralen Femurcondylus der Tiere gesetzt wurden, eingebracht. Als Kontrolle dienten jeweils Leerdefekte, Defekte mit Fibrinkleber ohne Zellen oder Defekte, die mit autologer Spongiosa aufgefüllt wurden. Pro Versuchsgruppe wurden jeweils 5 Defekte untersucht. Die Versuchsdauer betrug 6 Wochen. Mittels polychromer Sequenzmarkierung und Mikroradiographie histologischer Schnittpräparate erfolgte die statistische Auswertung.

Ergebnisse: Die Leerdefekte wurden zu durchschnittlich 66,38% knöchern durchbaut. Das Einbringen von Fibrinkleber ohne Zellen beeinflusste die Defektheilung nicht (67,01%). Durch Einbringen von unstimulierten, mesenchymalen Vorläuferzellen in Fibrinkleber heilten die Defekte zu 73,37% ab, waren jedoch nicht signifikant besser als die Leerdefekte. Durch Stimulation mit Dexamethason oder Vitamin D3 heilten die Defekte zu 61,16% bzw 57,47% ab ($p > 0{,}05$). Signifikant besser als bei allen anderen Gruppen heilten die Defekte, die mit autologer Spongiosa aufgefüllt wurden (96,98%). Dabei kam es zu einem deutlichen Umbau der eingebrachten Spongiosa jedoch nicht zur Nekrose.

Zusammenfassung: Die osteogene Stimulation von mesenchymalen Vorläuferzellen, die im Rahmen des Tissue engineerings in Knochendefekt eingebracht werden, hat keinen positiven Effekt auf die Knochendefektheilung in vivo. Möglicherweise führt die Stresssituation, der die Zellen durch die Stimulation in vitro ausgesetzt werden, zu einem Vitalitätsverlust, der sich in vivo bemerkbar macht. Da mesenchymale Vorläuferzellen bereits bei der Knochendefektheilung beim Menschen Anwendung finden, raten wir von einer gezielten Stimulation der Zellen in vitro mit Vitamin D3 oder Dexamethason ab. Insgesamt waren die „zelltherapierten Defekte" der autologen Spongiosaplastik weit unterlegen.

Abstract ID: 1095 Vortragsart: oral

Preliminary Results: Vollhautersatz durch Kombination einer autologen Keratinozyten-Fibrinkleber-Suspension und Fibroblasten in Kombination mit einer azellulären Dermis – experimentelle Langzeituntersuchung am Schweinemodell

M. Föhn, F. Knam, H. Bannasch, R. E. Horch, G. B. Stark

Universitätsklinikum Freiburg, Abteilung Plastische und Handchirurgie, Hugstetter Str. 55, 79106 Freiburg

Einleitung: Die Transplantation von kultivierten autologen Keratinozyten als Einzelzellsuspension in Fibrinkleber (KFGS) zur Regeneration der Epidermis stellt ein experimentell und klinisch etabliertes Verfahren dar. In der vorliegenden Studie wurde die Kombination von KFGS mit azellulärer Dermis (human und porcin) und Fibroblasten zum Vollhautersatz am Wundheilungsmodell des Schweines untersucht.

Methodik: Auf dem Rücken von 9 Hausschweinen wurden insgesamt 54 Vollhautdefekte (5×5 cm) mit KFGS in Kombination mit azellulärer Dermis (human und porcin) behandelt. Die Dermis wurde sowohl mit als auch ohne Fibroblasten präkultiviert. Als Kontrollen dienten Wunden, die nur mit KFGS oder einer Fibroblasten-Keratinozyten-Fibrinkleber-Suspension transplantiert wurden. Der Versuchszeitraum betrug 4 Wochen (n = 5) bzw. 6 Monate (n = 4). Die Wundheilung wurde mittels Planimetrie, Histologie und Immunhistologie beurteilt. Mittels Suction-Blister-Test wurde die Intergation der Haut untersucht.

Ergebnisse: Das Ausmaß der Wundkontraktion wurde durch die mit Fibroblasten präkultivierte Dermis signifikant reduziert. Ebenso kam es durch die porcine Dermis zu einer deutlich verminderten Wundkontraktion im Vergleich mit dem humanen Äquivalent. Der Suction-Blister-Test zeigte ein nahezu gleichartiges Verhalten der Transplantate und der gesunden Haut. Histologisch zeigte sich ein ausdifferenziertes Epithel mit intakter Basalmembran und einer Intergration der Dermis mit Präservierung der Reteleisten.

Diskussion: Die Studie zeigt die Möglichkeit der einzeitigen Transplantation von kultivierten autologen Keratinozyten als Fibrinkleber-Suspension und azellulärer Dermis zum Vollhautersatz. Dabei konnte gezeigt werden, dass der Einsatz allogener Dermis in Kombination mit Fibroblasten der xenogenen Transplantation überlegen ist. Erstmals konnte im Langzeitversuch gezeigt werden, dass durch Tissue Engineering hergestellte Hauttransplantate den mechanischen Belastungen des Alltags standhalten können.

Abstract ID: 1527 Vortragsart: oral

Gesteigerte Syntheseleistung humaner Chondrozyten durch Diodenlaserbestrahlung

T. John[1], M. Shakibaei[2], P. De Souza[2], G. Schulze-Tanzil[2], W. Ertel[1]

[1] Klinik für Unfall- und Wiederherstellungschirurgie, UKBF, Freie Universität Berlin
[2] Institut für Anatomie, Freie Universität Berlin

Zielsetzung: Laserenergie scheint zu einer Verbesserung der Vitalität und Funktionalität von Chondrozyten zu führen. Untersuchungen hinsichtlich der Wirkung von Laserenergie auf die intrazelluläre Signalkaskade von Chondrozyten sind nicht bekannt. Es war das Ziel dieser Studie, für die Aktivierung der intrazellulären Signalkaskade und die Syntheseleistung von Chondrozyten eine geeignete Laserbestrahlung mit optimaler Energiedichte und Anzahl von Bestrahlungen zu definieren.

Material und Methoden: Humane Chondrozyten wurden bei einer Multiorganspende gewonnen, isoliert, in Alginat kultiviert angelegt und mit drei unterschiedlichen Energiedichten (1, 4, 6 J/cm^2) mit einem Diodenlaser bestrahlt. Die Bestrahlung wurde einmalig, zweimalig und dreimalig durchgeführt, jeweils am Tag 1, Tag 5 und Tag 10 der Kultivierung. Nach 10 Tagen wurden die Zellkulturen fixiert und mit Westernblotting bzw. Densitometrie die gelenkknorpelspezifischen extrazellulären Proteine Kollagen Typ II, Fibronektin und der β1 Integrin- Rezeptor Komplex quantifiziert.

Ergebnisse: In der Westernblotanalyse findet sich im Vergleich mit den unbestrahlten Kontrollkulturen ein signifikanter Anstieg der Proteinsynthese von Kollagen Typ II, Fibronektin und β1 Integrin durch die Diodenlaserbestrahlung in einer energie – und zeitabhängigen Funktion. Bei allen Proteinen stellt sich die höchste Synthesesteigerung bei 4 J/cm^2 und einer mehrfachen Bestrahlung ein. ◘ Tabelle 1

Zusammenfassung: Die Diodenlaserbestrahlung von humanen Chondrozyten in vitro führt zu einer signifikanten Steigerung der Proteinsynthese von essentiellen extrazellulären Matrixbestandteilen des hyalinen Gelenkknorpels und des Rezeptorproteins β1 Integrin. Diese Ergebnisse weisen auf eine Aktivierung der intrazellulären Signalkaskade mit einer erhöhten Synthesefähigkeit von humanen Chondrozyten durch die Diodenlaserbestrahlung hin.

◘ **Tabelle 1.** Darstellung der energie- und zeitabhängigen Synthesesteigerung von Kollagen Typ II unter einer Diodenlaserbestrahlung. K (Kontrolle), AV (Mittelwert), SD (Standartabweichung), Anzahl der unabhängigen Versuche n = 5, Signifikanzniveau * p < 0.05 (T-Test).

	Einfache Bestrahlung		Zweifache Bestrahlung		Dreifache Bestrahlung	
	AV ± SD	T-Test	AV ± SD	T-Test	AV ± SD	T-Test
1 J/cm^2	8,14 ± 0,34	(*)0,0356	8,20 ± 0,65	0,0518	11,67 ± 0,38	(*)0,0006
4 J/cm^2	10,44 ± 0,09	(*)0,0012	12,04 ± 0,41	(*)0,0005	14,38 ± 0,73	(*)0,0002
6 J/cm^2	7,77 ± 0,73	0,1245	8,41 ± 0,38	(*)0,0233	12,42 ± 0,98	(*)0,0014

Kontrolle: 4,92 ± 0,84

Abstract ID: 1749 Vortragsart: oral

Unter Fluss endothelialisierte ePTFE Prothesen im in vitro Flussmodell punktiert regenerieren ihren konfluenten Endothelmonolayer nach Punktion

J. W. Mall[1], A. W. Philipp[1], C. Pollmann[1], M. Paulitschke[2], R. Büttemeyer[1]

[1] Klinik für Allgemein-, Visceral-, Gefäß- und Thoraxchirurgie, Charité Campus Mitte, Berlin
[2] Cell-Lining GmbH

Einführung: Kleinkalibrige ePTFE Prothesen mit einem Durchmesser von kleiner als 6 mm zeigen hohe Verschlussraten in vivo, wenn sie als arteriovenöser (AV) Shunt zur Hämodialyse eingesetzt werden. Der Schwerpunkt verschiedenster Untersuchungen zur Senkung der Verschlussraten lag einerseits auf der Verbesserung von Implantationstechniken, andererseits auf dem Tissue Engineering. Neueste Untersuchungen haben gezeigt, dass man das Lumen von ePTFE Prothesen unter Fluss mit autologen Endothelzellen beschichten kann, die den Scherkräften des Blutflusses in vivo wiederstehen. Das Ziel dieser Studie war die Regenertaionsfähigkeit der Endothelzellen in vitro nach wiederholter Punktion zu untersuchen.

Material und Methoden: Aus 7 Schweinen der Marke deutsche Landrasse wurden Endothelzellen durch die Entnahme eines 5 cm langen Teilstücks der Vena jugularis externa gewonnen. Die Zellen wurden enzymatisch herausgelöst und in in vitro Monolayerkulturen kultiviert. Nach Erreichen einer genügend hohen Anzahl von Zellen wurden n = 7 Prothesen (5 cm lang) unter Flussbedingungen mit einem Endothelmomolayer beschichtet (Einsaat 75 000 Zellen/cm^2). Die Prothesen wurden unter gepulstem Medium Fluss (Scherspitzen von 15 dyn/cm^2) gehalten und jeweils 3 mal mit einer Standard Hämolysekanüle punktiert. Anschließend wurde die Perfusion für 48 Stunden fortgesetzt. Die Prothesen wurden entnommen und histologisch nach Hämatoxylin/Eosin Färbung untersucht.

Ergebnisse: Alle Prothesen zeigten im histologischen Bild einen konfluenten Endothelmonolayer. Die Punktionsdefekte waren in allen Fällen vom Endothel überwachsen.

Zusammenfassung: Die präsentierten Ergebnisse unterstreichen das Potential von Tissue engineering in der vaskulären Shuntchirurgie. Vaskuläre Biohybride, die die Eigenschaften von nativen Gefäßen immitieren könnten ein entscheidender Schritt in die Entwicklung zur Verbesserung der Offenheitsraten in der Shuntchirurgie bei dialysepflichtigen Patienten bedeuten. Die dargestellten in vitro Ergebnisse werden zur Zeit im in vivo Schweinemodell überprüft.

Traumatologie inklusive Poly-/Neurotrauma

Abstract ID: 258 Vortragsart: oral

Funktionelle Gen- und Proteinanalyse von Neuroleukin im Knochenstoffwechsel

D. W. Sommerfeldt, W. Linhart, J. Windolf, J. M. Rueger

Abteilung für Unfall- und Wiederherstellungschirurgie, Universitätsklinikum Hamburg-Eppendorf

Zielsetzung: Die Osteoblastendifferenzierung ist ein mehrstufiger Vorgang, der eine räumliche und zeitliche Abfolge von zellulären Prozessen erfordert und zu einer Vielzahl von unterschiedlich exprimierten intra- und extrazellulären Proteinen führt. Um Schlüsselproteine für diesen Vorgang zu identifizieren wurde ein „differential mRNA display (ddPCR)" eingesetzt, mit dem mRNA aus den drei definierten Phasen der Osteoblastendifferenzierung (Proliferation, Matrixformation, Mineralisation) der osteoblastären Zelllinie MC3T3 verglichen wurde.

Material und Methode: mRNA von je 106 Zellen wurde in drei separaten Experimenten an Tag 1, 3, 7, 14, 21 und 28 (n = 18) isoliert und eine ddPCR (Liang und Pardee, 1992) durchgeführt. Unterschiedlich exprimierte mRNA Sequenzen wurden isoliert, geklont und sequenziert. Die unterschiedliche Expression der isolierten Fragmente wurde im Northern Blot bestätigt. Immunzytochemische Untersuchungen wurden zur Lokalisation der Expression im Frakturkallus der Ratte und in der Wachstumsfuge von Mäusen durchgeführt.

Ergebnisse: Das multifaktorielle Enzym Neuroleukin = NLK (auch: autocrine motilitiy factor AMF, phosphoglucose isomerase) wurde aufgrund der unterschiedlichen Expression während der Osteoblastendifferenzierung in der ddPCR isoliert, geklont und sequenziert. Im Northern Blot konnte eine Steigerung um das 3.5-fache während der Matrixformationsphase nachgewiesen werden. Immunzytochemisch konnte Neuroleukinexpression sowohl in der Matrix als auch in Osteoblasten im Sinne eines sezernierten Signalmoleküls nachgewiesen werden. In der Wachstumsfuge wurde Neuroleukin außerdem im hochdifferenzierten artikulären hyalinen Knorpel nachgewiesen, nicht jedoch in hypertrophen Chondrozyten oder Osteozyten. Während der Frakturheilung war Neuroleukin im Frakturkallus an Tag 5 in proliferierenden Chondrozyten und im neugeformten Knochen hoch exprimiert (◙ Abbildung 1 B und C), an Tag 21 nur noch in der mineralisierenden Matrix (Abbildung 1D).

Zusammenfassung: Neuroleukin (NLK) ist ein spezifisch in einer Subpopulation von Osteoblasten und Chondrozyten exprimiertes und sezerniertes Protein. Eine regulatorische Funktion für die Knochen- und Knorpelreifung während der Entwicklung und der Knochenbruchheilung liegt nahe.

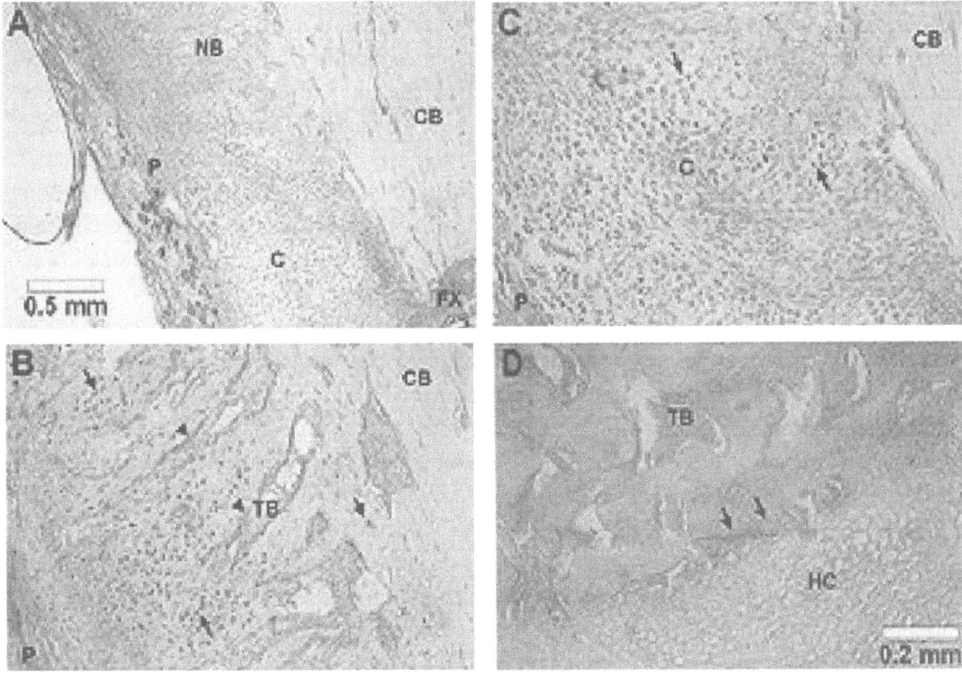

□ Abb. 1.

Abstract ID: 284 Vortragsart: oral

Die transgene intrazerebrale Expression des Komplement-Inhibitors sCrry vermittelt eine Verbesserung der Blut-Him-Schranken-Funktion im experimentellen Schädel-Hirn-Trauma in der Maus

P. F. Stahel[1,2], S. R. Barnum[3], M. Rancan[2,4], M. C. Morganti-Kossmann[2,4], S. Saft[1], W. Ertel[1]

[1] Klinik für Unfall- und Wiederherstellungschirurgie, Universitätsklinikum Benjamin Franklin, Freie Universität Berlin
[2] Klinik für Unfallchirurgie, Universitätsspital Zürich, Schweiz
[3] Department of Microbiology, The University of Alabama at Birmingham, AL, USA
[4] Department of Trauma Surgery and Research, The Alfred Hospital, Monash University, Melbourne, Australia

Zielsetzung: Das Schädel-Hirn-Trauma stellt die häufigste Todesursache junger Patienten unter 40 Jahren in industrialisierten Ländern dar. Die posttraumatische Störung der Blut-Hirn-Schranke ist von entscheidender Bedeutung für die Entwicklung von sekundären Hirnschäden, u.a. durch Förderung des Hirnödems mit gesteigertem intrakraniellem Druck und sekundärem Neuronenzelltod. Die Aktivierung des Komplement-Systems führt zur Bildung potenter inflammatorischer Mediatoren, die eine weitere Verschlechterung der Blut-Hirn-Schranken-Funktion vermitteln. Wir untersuchten die Bedeutung der intrazerebralen Inhibition der Komplement Aktivierung bei transgenen Mäusen mit Astrozyten-spezifischer Überexpression des löslichen Inhibitors der Komplement-Konvertasen sCrry (GFAP-sCrry Mäuse) auf das Ausmaß der Blut-Hirn-Schranken Dysfunktion im experimentellen Schädel-Hirn-Trauma in der Maus.

Material und Methoden: Wild-typ C57BL/6 (WT, n = 31) und transgene GFAP-sCrry Mäuse (n = 36) wurden einem standardisierten Modell des geschlossenen Schädel-Hirn-Traumas exponiert. Die transgenen Mäuse weisen eine selektiv-intrazerebrale Überexpression des sCrry Gens über den Astrozyten-spezifischen GFAP-Promoter auf und sezernieren sCrry konstitutiv im intrakraniellen Kompartiment. Die Funktion der Blut-Hirn-Schranke wurde durch Messung der intrazerebralen Evans blue-Extravasation zum Zeitpunkt t = 4 h nach Trauma quantifiziert, was dem Zeitpunkt der maximalen Blut-Hirn-Schranken-Störung in diesem Modell entspricht. Zusätzlich wurde die Deposition von Albumin in der verletzten Hirnhemisphäre als Indikator einer erhöht durchlässigen Blut-Hirn-Schranke mittels immunhistochemischer Färbungen von Kryoschnitten mit spezifischen Antikörpern untersucht. Das Studienprotokoll wurde durch die kantonale Tierversuchskommission Zürich bewilligt (Int. Nr. 2124).

Ergebnisse: Die transgenen Mäuse zeigten eine signifikant reduzierte intraparenchymatöse Evans blue Anreicherung in der verletzten Hemisphäre im Vergleich zu den WT Mäusen (1.140 ± 480 ng/mg vs. 495 ± 188 ng/mg Hirngewebe; P < 0.05, unpaired Student's t-test), entsprechend einer verminderten Blut-Hirn-Schranken-Störung nach Trauma. Die immunhistochemische Analyse erbrachte außerdem den Nachweis einer reduzierten Albumin Deposition in der verletzten Hemisphäre der GFAP-sCrry Mäuse im Vergleich zu den WT Tieren, entsprechend einer verbesserten Funktion der Blut-Hirn-Schranke bei den transgenen Tieren.

Zusammenfassung: Die intrazerebrale Inhibition der Komplement-Aktivierung im verletzten Gehirn durch genetische Überexpression eines löslichen Komplement-Inhibitors vermittelt eine Schutzfunktion für die Blut-Hirn-Schranke im experimentellen Schädel-Hirn-Trauma. Diese Daten schaffen die Grundlage für neue potentielle Therapiekonzepte durch Genmodulation zur Reduktion der sekundären Hirnschäden beim Neurotrauma.

Diese Studie wurde durch den Schweizerischen Nationalfonds unterstützt (No. 31-61448.00).

Abstract ID: 340 Vortragsart: oral

Expression von Metalloproteinasen während der Frakturheilung in Abhängigkeit von TNF-alpha

W. Lehmann[1,3], T. J. Cho[2], C. C. Edgar[3], A. W. Tsay[3], L. C. Gerstenfeld[3], T. A. Einhorn[3], J. M. Rueger[1]

[1] Klinik für Unfall-, Hand- und Wiederherstellungschirurgie, Universitätsklinikum Hamburg-Eppendorf
[2] Department of Orthopaedic Surgery, Seoul National University College of Medicine, Seoul, Korea
[3] Musculoskeletal Research Laboratory, Department of Orthopaedic Surgery, Boston University School of Medicine, Boston-USA

Zielsetzung: Für die natürliche Knochenheilung ist eine gute Durchblutung unerlässlich. Damit Blutgefäße in den Frakturkallus einwachsen können muss die extrazelluläre Matrix gespalten werden. Metalloproteinasen (MMP's) können die extrazelluläre Matrix aufbrechen und das Einsprossen von neuen Blutgefäßen ermöglichen. Ziel dieser Studie war die Bestimmung der zeitlichen Expression von Metalloproteinasen in der Frakturheilung. Um den direkten Einfluss von

TNF-alpha, als einem essentiellen Entzündungsmediator, auf die Expression unterschiedlicher MMP's zu untersuchen, verwendeten wir ein Mausmodell mit Kontroll- und TNF-alpha Rezeptor defizienten Mäusen.

Material und Methoden: In 36 8 – 10 Wochen alten Kontrollmäusen als Kontrollgruppe und 36 p55-/-75-/- Knock-Out Mäusen, denen beide Rezeptoren für TNF-alpha fehlen wurde mit Hilfe einer Frakturmaschiene die Diaphyse der linken Tibia frakturiert und intramedullär stabilisiert. Nach definierten Zeitpunkten wurde von je 6 Mäusen aus dem Frakturkallus die RNA extrahiert und mit GEArrays (NEN Life Science Products, Inc., Boston, USA) auf alle bekannten Metalloproteinasen untersucht. Die relative Expression wurde mit einem Image Analyzer im Vergleich zum „housekeeping gene" GAPDH bestimmt. Um den „in vitro" Effekt von TNF-alpha zu bestimmen, wurden Zellen aus dem Frakturkallus 8 Tage postoperativ isoliert und für 5 Tage in MEM und 10% FBS kultiviert. Am 4. Tag wurde recombinantes TNF-alpha zur Kultur hinzugegeben (1 ng/ml) und die RNA am folgenden Tag extrahiert.

Ergebnisse: MMP Expression konnte in allen Phasen nachgewiesen werden. MMP 2, 9, und 13 zeigten sich vorwiegend im inflammatorischen und chondrogenen Abschnitt. MMP 16, 19, 23, und 24 waren klar auf die osteogene Phase beschränkt. MMP 8 welches im normalen Knochen hoch exprimiert wurde zeigte interessanterweise eine komplette Restriktion während der chondrogenen Phase der Frakturheilung (Abb. 1). In vorangegangen Studien konnten wir zeigen, dass die Frakturheilung in Abwesenheit von TNF-alpha erheblich verzögert ist. In dieser Untersuchung zeigten MMP 2, 8, 9 und 14 verzögerte und geringere Expression in den Knock-Out Mäusen im Vergleich zu den Kontroll-Mäusen. „In vitro" konnten MMP 3, 8, 9, 14, 16 und 23 deutlich durch Zugabe von rekombinantem TNF-alpha induziert werden. ◘ Abbildung 1

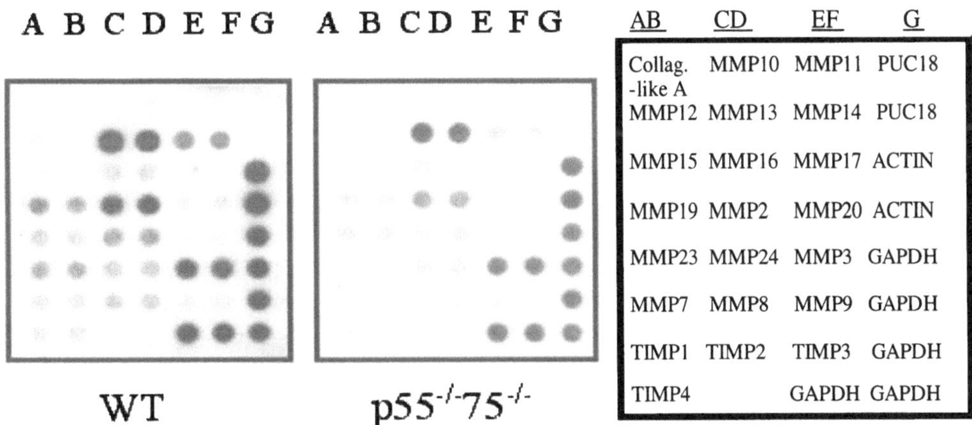

	AB	CD	EF	G
	Collag.-like A	MMP10	MMP11	PUC18
	MMP12	MMP13	MMP14	PUC18
	MMP15	MMP16	MMP17	ACTIN
	MMP19	MMP2	MMP20	ACTIN
	MMP23	MMP24	MMP3	GAPDH
	MMP7	MMP8	MMP9	GAPDH
	TIMP1	TIMP2	TIMP3	GAPDH
	TIMP4		GAPDH	GAPDH

◘ **Abb. 1.** Micro-Array Analyse der mRNA für die Expression verschiedener Metalloproteinasen und TIMPS am 14. Tag nach der Fraktur im Kallus von Kontrollmäusen (WT) und p55-/-75-/- Mäusen. Unten: Die Kodierung für die einzelnen Gene.

Zusammenfassung: Unsere Ergebnisse demonstrieren, dass eine Vielzahl von MMP's an der Frakturheilung beteiligt sind und Ihre Expression vielfach durch TNF-alpha gesteuert wird. Weiterhin unterstreichen diese Daten die Bedeutung von TNF-alpha für die Heilung des Knochens.

(Unterstützt durch die DFG LE 1298/1-1)

Abstract ID: 556 Vortragsart: oral

Eine gentamicinhaltige Beschichtung zur lokalen Osteomyelitisprophylaxe –
Untersuchungen am Tiermodell der Ratte

M. Lucke[1], G. Schmidmaier[1], B. Wildemann[1], S. Sadoni[1], M. Jasper[1], H. Malzacher[1], R. Schiller[2], M. Raschke[1]

[1] Klinik für Unfall- und Wiederherstellungschirurgie, Charité, Campus Virchow-Klinikum, Berlin
[2] Institut für Hygiene und Mikrobiologie, Charité, Campus Virchow-Klinikum, Berlin

Zielsetzung: Durch das Einbringen von Prothesen und Implantaten kann die Ausbildung von Infektionen im Knochen gefördert werden. Neben systemischer Prophylaxe gibt es verschiedene Ansätze zur lokalen Antibiotikaapplikation. Ziel dieser Arbeit war die Untersuchung einer Poly (D,L-Laktid) Beschichtung mit eingearbeiteten Gentamicin zur Infektprophylaxe in der Rattentibia.

Material und Methoden: 40 SD-Ratten wurde der proximale Tibia-Markraum eröffnet. Anschließend wurde eine definierte Menge von Staphylokokkus aureus (103 Koloniebildende Einheiten, KBE) und verschieden beschichtete Titan-K-Drähte eingebracht. Folgende Gruppen wurden untersucht: 1. Titan-Draht und Inokulation von PBS, 2. Titan-Draht und Inokulation von 103 KBE, 4. PDLLA-beschichteter Draht und 103 KBE, 3. PDLLA + 10%-Gentamicin und 103 KBE (n = 10/Gruppe).

Röntgenbilder wurden postOP und im wöchentlich Abstand in zwei Ebenen angefertigt. Nach 6 Wochen wurden die Tibiae entnommen und die Implantate und Knochen mikrobiologisch untersucht. Es wurden Abrollkulturen vom Implantat angefertigt und die KBE pro Gramm Knochen ermittelt. Des weiteren wurden die Tibiae für histologische Schnitte weiterverarbeitet. Die Radiologie und die Histologie wurden nach speziellen Scoring-Systemen ausgewertet. Statistik: Mann-Withney-U-Test, Bonferroni-Test.

Ergebnisse: Keines der Tiere zeigte Veränderungen im Körpergewicht oder der Temperatur. Die Tiere der Kontrollgruppe 1 (Inokulation von PBS) zeigten in keiner Methode Anzeichen einer ossären Destruktion oder mikrobiologischen Befall. Alle Tiere der Gruppen 2&3 zeigten radiologisch ossäre Destruktionen im ganzen Tibia-Bereich und mikrobiologisch eine sehr hohe Zahl KBE sowohl im Abrollversuch des Drahts als auch im aufgearbeiteten Knochen. Drei Tibiae der Gruppe 4 (Gentamicin) zeigten keine radilogischen Veränderungen und mikrobiologischen Befunde. Der Abrollversuch der übrigen 7 Drähte zeigte nur im äußersten distalen Bereich eine KBE Bildung, die insgesamt signifikant gegenüber den Gruppen 2 und 3 reduziert war. Die Histologie unterstützte die radiologischen und mikrobiologischen Ergebnisse in allen Gruppen.

Zusammenfassung: Die eingebrachte Keimdosis (103 KBE Staphylokokkus aureus) kann zuverlässig ohne weitere Zusatzmittel/Behandlungen eine Osteomyelitis in Rattentibiae hervorrufen. Durch die gentamicinhaltige biodegradierbare PDLLA-Beschichtung von Titanimplantaten konnte mittels verschiedener Methoden eine signifikante Reduktion der Infektionsrate und Ausprägung nachgewiesen werden.

Abstract ID: 565 Vortragsart: oral

IGF-I und TGF-beta1 stimulieren die Osteoblasten-differenzierung und nicht deren Proliferation

B. Wildemann, G. Schmidmaier, M. Lübberstedt, R. Stange, N. P. Haas, M. Raschke

Klinik für Unfall- und Wiederherstellungschirurgie, Charité Campus Virchow-Klinikum, Berlin

Zielsetzung: In vivo Versuche zeigten eine Stimulation der Frakturheilung der Rattentibia durch lokale Applikation von IGF-I und TGF-β1 aus einer biodegradierbaren Poly(D,L-Laktid)-Beschichtung (PDLLA) intramedullärer Kraftträger. In der vorliegenden Arbeit sollte der Einfluss von IGF-I und TGF-β1 und des PDLLA auf humane Osteoblasten in Kultur untersucht werden.

Material und Methoden: IGF-I (33 µg) und TGF-β1 (6 µg) (beide Faktoren von R&D-Systems) wurden in die PDLLA-Beschichtung von Titan-Implantaten eingearbeitet.

Gruppen: 1. Kontrolle, 2. Titan, 3. PDLLA, 4. PDLLA + IGF-I + TGF-β1

Zellkultur Die Osteoblastenlinie hFOB-1.19 wurde für insgesamt 10 Tage in DMEM + HEPES und hitzeinaktiviertem FCS bei 34 °C und 7% CO2 kultiviert. Die Implantate wurden nach 12, 24 h, 2, 4, und 10 Tagen entnommen (n = 6 pro Zeitpunkt und Gruppe).

Folgende Tests wurden zur Analyse der Zellkultur verwendet.

Trypanblau Färbung: Proliferation/Vitalität Nachweis, WST-Test: Zellmetabolismus (Mitochondriale Dehydrogenase), Prokollagen 1-ELISA (Metra).

Immunologischer Test: Inkubation von Maus Monocyten/Macrophagen für 3 Tage mit dem Zellkulturmedium aus dem o.g. Versuchen und Messung der IL-1β Produktion mittels ELISA.

Statistik: ANOVA Varianz Analyse und Dunnett-Test.

Ergebnisse: Die Vitalität lag zwischen 93 – 97% in allen Gruppen. Ebenso waren keine Änderungen im pH-Wert der Medien zu messen.

Proliferation: In den mit Wachstumsfaktoren inkubierten Kulturen war die Zellzahl an allen untersuchten Zeitpunkten reduziert und nach 4 und 10 tägiger WF-Inkubation signifikant. Die PDLLA-Beschichtung und die Titanimplantate hatten keinen signifikanten Einfluss auf die Proliferationsaktivität der Osteoblasten.

Aktivität: In den Kulturen mit Titan und PDLLA Implantat waren nur geringe Unterschiede in der Osteoblastenaktivität verglichen zur Kontrolle zu messen. Die mit Wachstumsfaktoren behandelten Kulturen zeigten zu allen Zeitpunkten eine signifikante Reduktion der mitochondrialen Aktivität.

Kollagen-1: Ein signifikanter Anstieg der Prokollagensynthese war in der Wachstumsfaktoren-Gruppe zu allen untersuchten Inkubationszeitpunkten messbar. Das PDLLA allein hatte keinen deutlichen Effekt auf die Kollagensynthese.

Immunologischer Test: Keines der analysierten Medien zeigte eine Stimulation der IL-1β Produktion.

Zusammenfassung: Die Zellkultur Ergebnisse zeigen einen signifikanten Effekt von IGF-I und TGF-β1 auf die Osteoblastendifffernzierung. Nicht die Proliferation der Zellen wurde stimuliert, sondern die Kollagen-1 Synthese und somit die Differenzierung der Zellen. Weder die Wachstumsfaktoren noch die PDLLA-Beschichtung haben einen negativen Einfluss auf die Zellvitalität und den pH-Wert des Mediums. Es konnte kein deutlicher Effekt der PDLLA-Beschichtung oder des Titan auf Osteoblasten nachgewiesen werden. Keine Versuchsgruppe rief eine immunologische Reaktion bei Mausmakrophagen hervor.

Abstract ID: 731 Vortragsart: oral

Modulation TNF-alpha-induzierter Entzündung durch den p53-Inhibitor Pifithrin-alpha

M. Amon[1], B. Vollmar[2], M. D. Menger[1]

[1] Institut für Klinisch-Experimentelle Chirurgie, Universität des Saarlandes, Homburg/Saar
[2] Abteilung für Experimentelle Chirurgie, Universität Rostock

Zielsetzung: Die Entzündungsreaktion des traumatisierten Gewebes stellt nach wie vor eine Herausforderung in der Chirurgie dar, welche neben der Belastung für den Patienten auch hohe Kosten verursacht. Sowohl die Störung der Mikrozirkulation als auch der Anstieg des apoptotischen Gewebeschadens sind hier von wesentlicher Bedeutung. Ziel der vorliegenden Studie war, die Beteiligung von p53 an der TNF-α-induzierten entzündlichen Gewebereaktion durch temporäre Inhibition mit Pifithrin-α (PFT-α) zu klären.

Material und Methoden: Als Modell verwendeten wir die Rückenhautkammer der haarlosen Maus. Die intravitalmikroskopische Analyse der Mikrozirkulation und des apoptotischen Gewebeschadens erfolgte zu Versuchsbeginn und anschließend 30, 60, 90 Minuten und 2, 3, 8, 24 und 48 Stunden nach lokaler Applikation von 2000 IU TNF-α. Hierbei wurden arterioläre Durchmesser, Fließgeschwindigkeit (RBV) und volumetrischer Blutfluss (VBF) sowie funktionelle Kapillardichte (FKD), Anzahl permanent adhärenter Leukozyten und die Anzahl apoptotischer Zellen quantitativ erfasst. Untersucht wurden TNF-α-exponierte Tiere, die mit 2,2 mg/kg KG PFT-α ip (PFT-α; n = 6) bzw. der Trägersubstanz DMSO ip (1 ml/kg KG; DMSO; n = 6) vorbehandelt wurden. TNF-α-exponierte Tiere, die lediglich mit isotoner Kochsalzlösung vorbehandelt wurden, dienten als Kontrollen (Kontrolle; n = 9). Daten: % des Ausgangswertes SEM, ANOVA, Student's t-Test.

Ergebnisse: In der Kontrollgruppe fand sich 8 h nach TNF-α-Exposition der arterioläre Durchmesser nahezu unverändert zu Ausgangsbedingungen (95 ± 5%), während RBV und VBF mit 66 ± 4% bzw. 60 ± 9% deutlich (p < 0.05) reduziert waren. Daraus ergab sich eine signifikante (p < 0.05) Reduktion der FKD auf 41 ± 4%. Als Zeichen einer entzündlichen Gewebereaktion stieg die Anzahl der adhärenten Leukozyten auf 1008 ± 217% (p < 0.05) des Ausgangswertes an, die Anzahl apoptotischer Zellen war auf 715 ± 34% (p < 0.05) erhöht. Vorbehandlung mit DMSO bewirkte keine Veränderung des arteriolären Durchmessers (98 ± 4%) im Vergleich zur Kontrollgruppe, während RBV und VBF deutlich (84 ± 6%; 82 ± 10%) und FKD signifikant erhöht waren (72 ± 5%; p < 0.05). Die Leukozytenadhärenz stieg vergleichbar den Kontrollen auf 1467 ± 242%, das Ausmaß des apoptotischen Gewebeschadens auf 958 ± 132% des Ausgangswertes an. Vorbehandlung mit PFT-α bewirkte im Vergleich zu DMSO eine signifikante (p < 0.05) Reduktion des apoptotischen Gewebeschadens (350 ± 74%) sowie eine mäßiggradige Verminderung der Leukozytenadhärenz (781 ± 155%), während die Störung der Mikrozirkulation (Durchmesser: 98 ± 2%; RBV: 97 ± 7%; VBF: 94 ± 14%; FKD: 62 ± 8%) nicht beeinflusst wurde.

Zusammenfassung: Temporäre Inhibition von p53 durch Vorbehandlung mit PFT-α vermindert signifikant den durch TNF-α induzierten apoptotischen Gewebeschaden. Die gleichzeitige Verbesserung der mikrovaskulären Perfusion wird in dem hier vorgestellten Modell wohl mit durch die anti-oxidative Kapazität von DMSO bewirkt. Temporäre Inhibition von p53 könnte eine neue therapeutische Strategie zur Reduktion des TNF-α-vermittelten Gewebeschadens nach Trauma darstellen.

Abstract ID: 764 Vortragsart: oral

Induziert das stumpfe Thoraxtrauma eine Aktivierung zirkulierender Monozyten?

U. C. Liener[1], M. W. Knöferl[1], M. Perl[1], U. B. Brückner[2], L. Kinzl[1], F. Gebhard[1]

[1] Abteilung für Unfall- und Wiederherstellungschirurgie, Universität Ulm
[2] Sektion Chirurgische Forschung der Abteilung für Allgemein- und Viszeralchirurgie, Universität Ulm

Einleitung: Die schwere Lungenkontusion ist weiterhin mit einer hohen Morbidität und Mortalität für die betroffenen Patienten behaftet. Unzureichend untersucht sind bislang die den Komplikationen zugrundeliegenden immunologischen Pathomechanismen. In eigenen experimentellen Arbeiten konnte bereits ein posttraumatisches „Priming" von Alveolarmakrophagen nachgewiesen werden. Unklar ist aber, ob die Lungenkontusion auch eine Aktivierung zirkulierender Monozyten auslöst. In einer weiteren experimentellen Studie wurde daher untersucht, ob eine bilaterale Lungenkontusion (I) eine Aktivierung zirkulierender Monozyten induziert und (II) ob sich posttraumatisch in der bronchoalveolären Lavage sowie im Plasma Konzentrationsänderungen von direkt auf Makrophagen wirkenden Zytokinen nachweisen lassen.

Methoden: Nach Genehmigung durch die Behörde wurden insgesamt 32 männliche Wistar Ratten in 1 Kontrollgruppe (n = 8) und 3 (jeweils n = 8) Thoraxtraumagruppen (TX) randomisiert. Das Trauma wurde in Narkose durch eine auf den Thorax des Tieres fokussierte Druckwelle erzeugt. Die Kontrolltiere wurden ohne Druckwellenverletzung nach ansonsten gleichen Manipulationen getötet. Die Traumatiere wurden 10 Minuten (TX-10 m), 6 (TX-6 h) und 24 (TX-24 h) Stunden nach dem Trauma getötet. Es wurden die Konzentrationen von MCP-1, MIP-2, IL-10 und PGE2α in der BAL und im Plasma mittels ELISA gemessen. Zusätzlich wurden die zirkulierenden Monozyten isoliert und in Gegenwart von 100 ng/ml LPS für die Dauer von 24 Stunden kultiviert. Ihre Freisetzung von TNF-α, MIP-2 und IL-10 wurde im Kulturüberstand mittels ELISA gemessen.

Ergebnisse: Sowohl die Freisetzung der proinflammatorischen Zytokine TNF-α und MIP-2 als auch die Produktion des antiinflammatorischen Zytokins IL-10 war im Kulturüberstand von Trauma- gegenüber Kontrolltieren zu keinem Zeitpunkt signifikant (ANOVA, t-Test) erhöht. Eine Aktivierung zirkulierender Monozyten durch das Thoraxtrauma konnte somit nicht nachgewiesen werden. In der BAL von Traumatieren wurden im Vergleich zu Kontrollen höhere (p < 0,05) Konzentrationen an MIP-2 und MCP-1 nachgewiesen. Betroffen waren insbesondere TX-24 h Tiere mit einer + 2fach höheren Konzentration (p < 0,05). IL-10 und PGE2α zeigten eine ähnlich Kinetik in der TX-10 m Gruppe mit bis um den Faktor 2 höheren Spiegeln (p < 0,05) in Traumatieren. Im Gegensatz zu den in der BAL gemessenen Konzentrationen wurden im Plasma der Traumatiere keine erhöhten Spiegel von MCP-1, MIP-2, IL-10 oder PGE2α gemessen.

Zusammenfassung: Durch diese und vorausgegangene Untersuchungen konnte erstmals nachgewiesen werden, dass eine isolierte Lungenkontusion eine Stimulierung von ortsständigen Alveolarmakrophagen nicht jedoch von zirkulierenden Monozyten induziert. Diese Aktivierung ist von einer Ausschüttung pro- und antiinflammatorischen Mediatoren in der BAL aber nicht im Plasma begleitet. Dies deutet auf eine differenzierte Steuerung der Makrophagen-/Monozyten-Aktivität (nach einer Lungenkontusion) hin.

Abstract ID: 1160 Vortragsart: oral

Benefit des Automatischen Unfallmelders (AUM): Evaluierung durch Analyse schwerer Pkw-Verkehrsunfälle

O. Pieske[1], G. Lob[1], G. Messner[2], W. Lange[2]

[1] Chirurgische Klinik und Poliklinik der Ludwig-Maximilians-Universität, Unfallchirurgie, Klinikum Grosshadern, München
[2] BMW AG, Abteilung für Unfallanalyse, Forschungs- und Innovations- Zentrum, München

Einleitung: Jährlich sterben rund 7000 Personen bei Straßenverkehrsunfällen in Deutschland. Eine Reduzierung der Anzahl der Toten aber auch eine Verbesserung des klinischen Outcome von poly-traumatisierten Patienten ist nur durch eine Optimierung der Rettungskette zu erreichen. Während die Rettungskette ab dem Zeitpunkt der Alarmierung zunehmend optimiert wird, ist die „lebenswichtige" Zeitspanne zwischen Unfall und Alarmierung weiterhin undefiniert und ungenutzt. Der AUM ist ein neuartiges Fahrzeugsystem, das einen schweren Pkw-Unfall erkennt und mittels GPS-Mobiltelephon die Rettungskette ohne Zeitverlust einleitet. Um die Effektivität eines AUM zu untersuchen, sollten anhand dieser Studie retroperspektiv alle Pkw-Unfälle der Unfallforschungs-Datenbank untersucht werden, bei denen die zeitnahe Einleitung der Rettungs-kette praktisch unmöglich gewesen wäre.

Material und Methodik: Studienbasis ist die medizinisch-technische Unfall-Detailauswertung der Unfallforschungs-Datenbank (1550 reale, schwere Pkw-Unfälle ohne AUM). Aus diesen Unfällen wurden zwei Unfallszenarien herangezogen, die eine zeitnahe Selbst- und/oder Fremd-Alarmierung praktisch ausgeschlossen hätten: Szenario 1: Der Fahrer war alleine im Unfallfahr-zeug (UF) und wurde durch den Unfall schwer verletzt (MAIS3 +). Es handelte sich um einen Alleinunfall (z. B. Baumkollision). Darüber hinaus ereignete sich der Unfall nachts und außerhalb geschlossener Ortschaften. Szenario 2: Mindestens ein Insasse wurde durch den Unfall schwer verletzt (MAIS3 +) und das UF war nach einem Überschlag auf der Seite oder dem Dach liegen geblieben. Darüber hinaus ereignete sich der Unfall wiederum als Alleinunfall, bei Dunkelheit und außerhalb geschlossener Ortschaften.

Ergebnisse: Bei 40% (n = 573) aller Unfälle wurde mindestens ein Insasse schwer verletzt (MAIS3 +). Zu Szenario 1: 43% (n = 245) dieser Unfälle ereigneten sich als Alleinunfall. Dabei war in 60% (n = 146) der polytraumatisierte Fahrer der einzige Fahrzeuginsasse. 14% der Unfälle erfüllten alle Szenario1-Kriterien. Zu Szenario 2: Bei 25% (n = 143) dieser Unfälle handelte es sich um einen Überschlag. Die Fahrzeugendlage war in 44% auf dem Dach und in 17% auf der Seite. 4% der Unfälle erfüllten alle Szenario2-Kriterien.

Zusammenfassung: Bei beiden Szenarien ist Eigen- oder Fremdalarmierung trotz schwerstver-letzter Insassen praktisch unmöglich. Das bedeutet, dass der AUM bei 18% aller Unfälle mit MAIS3 + -Verletzten die Rettungszeit drastisch verkürzt und dadurch einen wesentlichen Benefit bezüglich des klinischen Outcome für die Unfallopfer dargestellt hätte. Die technische Machbar-keit des AUM konnte bereits anhand anderer Studien gezeigt werden. Es ist daher nun die Aufgabe der Automobilindustrie, der EU-Politik und der Organisationen des Rettungsdienstes, neuere Techniken wie den AUM flächendeckend zur Anwendung zu bringen, um damit die Anzahl der Toten beim Straßenverkehrsunfall zu senken.

Abstract ID: 1437 Vortragsart: oral

Differenzierungsverhalten neuronaler Stammzellen nach der Transplantation in das traumatisch geschädigte ZNS

P. Riess[1], H. Laurer[3], C. Zhang[4], U. Schäfer[2], M. Mägele[1], B. Bouillon[1], E. Neugebauer[2], T. K. McIntosh[4]

[1] Chirurgische Klinik Köln Merheim, II. Chirurgischer Lehrstuhl der Universität zu Köln
[2] Biochemische und Experimentelle Abteilung am II. Chirurgischen Lehrstuhl der Universität zu Köln
[3] Abteilung für Unfall- Hand und Wiederherstellungschirurgie der Universität Frankfurt a.M.
[4] Department of Neurosurgery, University of Pennsylvania, Philadelphia

Zielsetzung: Durch ein Schädel-Hirn-Trauma (SHT) kommt es zum Verlust von Gehirnzellen, hierbei sind alle gehirnspezifischen Zellreihen wie Neurone, Astrozyten und Oligodendrozyten betroffen. Der Verlust dieser Zellen ist wiederum mit kognitiven, als auch motorischen Behinderungen, je nach Ort und Größe der Läsion assoziiert. Als neuer, kurativer Therapieansatz könnte der Ersatz von geschädigten/toten Zellen durch neu hinzugefügte Zellen überlegt werden.

Mit dieser Untersuchung wurde das Differenzierungsverhalten von neuronalen, embryonalen, undifferenzierten Stammzellen (NSC, Zelllinie: C17-2) nach Transplantation nach experimentellem SHT untersucht.

Material und Methoden: Mäuse (C57BL/6, n = 30) wurden einem experimentellem SHT durch „Controlled Cortical Impact" unterzogen, 72 Stunden danach wurden ca. $6{,}5 \times 10^1$ Zellen entweder in die geschädigte oder in die gesunde, gegenüberliegende Gehirnhälfte transplantiert. 1,3 und 12 Wochen nach Transplantation erfolgten dann immunhistochemische Untersuchungen zum Nachweis der transplantierten Zellen, welche durch das lacZ-Markergen gekennzeichnet waren. Zudem erfolgten Doppelfärbungen zum Differenzierungsnachweis in Astrozyten (GFAP), Oligodendrozyten (CNPase) und Neuronen (NeuN).

Ergebnisse: Zu allen Zeitpunkten waren transplantierte NSC nachweisbar.

Bereits nach 3 Wochen kann eine Zelldifferenzierung zu Neuronen beobachtet werden.

12 Wochen nach der Transplantation differenzieren die NSC der gesunden Gehirnhälfte ausschließlich in Neuronen. Die Transplantation in die verletzte Gehirnhälfte führt zur Differenzierung in Neuronen und Astrozyten. Keine Differenzierung zu Oligodendrozyten konnte gezeigt werden.

Zusammenfassung: Dies lässt vermuten, dass der Ort der Implantation eine entscheidende Rolle im Differenzierungsverhalten neuronaler, embryonaler Stammzellen einnimmt.

Abstract ID: 1452 Vortragsart: oral

Drei Osteosyntheseverfahren bei der proximalen, extraartikulären Tibiafraktur im biomechanischen Vergleich – statische und zyklische Biomechanik von Ilizarov-Hybrid-Fixateur, konventioneller Abstützplatte und LISS –

C. Khodadadyan-Klostermann, M. von Seebach, R. Pflugmacher, M. Raschke, G. Duda, N. P. Haas

Unfall- und Wiederherstellungschirurgie, Charité, Campus Virchow-Klinikum, Berlin

Zielsetzung: In einer experimentellen Untersuchung sollten die biomechanischen Eigenschaften verschiedener Versorgungskonzepte für die Problemregion proximaler Unterschenkel analysiert werden. Die Wertigkeit neuer winkelstabiler Implantate sollte für eine Defektsituation mit dem Ilizarov-Hybrid-Fixateur und einer lateral angelegten konventionellen Abstützplatte verglichen werden. Ziel war ein Vergleich biomechanischer Eigenschaften des winkelstabilen Systems mit konventionellen Verfahren.

Material und Methode: Als zu versorgende Fraktur kam eine extraartikuläre Querfraktur im Übergangsbereich der proximalen Tibia zwischen 1/5 und 2/5 zur Anwendung (AO Klassifikation 41A2.3).

Als Material wurden humane Knochenpräparate verwendet. Die Knochenmineraldichte der Präparate wurde mittels QCT ermittelt. Bei den Prüfgruppen der Knochenpräparate erfolgte die Zuordnung dann derartig, dass keine signifikanten Unterschiede bezüglich der Knochendichte vorlagen. Fraktur und osteosynthetische Versorgung wurde an den Präparaten unter standardisierten Bedingungen simuliert. Die Messungen erfolgten mit einer Materialprüfmaschine in 6 verschiedenen Lastfällen: (Kompression und Torsion, anterior-posteriore Biegung, mediolaterale Querkraftbiegung, anterior-posteriore Querkraftbiegung und mediolaterale Biegung). Die Bewegung der Fragmente wurde mit Hilfe eines optischen Mess-Systems ermittelt. Es wurden sowohl statische wie zyklische Testreihen durchgeführt.

Ergebnisse: Bei den statischen Versuchsreihen zeigte sich in Kompression und Torsion eine deutlich höhere Instabilität des Ilizarov-Fixateurs gegenüber LISS und Plattenosteosynthese ($p < 0{,}05$). Bei der ant.-post. und med.-lat. freien Biegung bot die LISS-Platte gegenüber Ilizarov-Fixateur und Abstützplatte geringere Steifigkeiten ($p < 0{,}05$), wohingegen sie bei den Querkraftbiegungen gleiche Steifigkeiten wie Abstützplatte und Ilizarov-Fixateur zeigte ($p = 0{,}062$ bis $p = 0{,}361$).

Zusammenfassung: Die Ergebnisse zeigen, dass das winkelstabile LISS kein rigides Implantat im Sinne einer konventionell bicortical verankerten Platte ist. Insbesondere unter Biegung erlaubt das LISS eine gewisse Flexibilität im Bereich der Frakturzone. In Kompression und Torsion ist es jedoch den konventionellen Verfahren, trotz monokortikaler Verankerung vergleichbar. Darüber hinaus ermöglicht das Konzept des LISS ein minimal invasives Operieren mit den sich daraus ergebenden Vorteilen für den biologischen Heilungsprozess.

Abstract ID: 1714 Vortragsart: oral

Nachweis von Nanokolloiden metallischer Implantatwerkstoffe bei Verschleißbildung im physiologischen Milieu

G. Taeger[1], L. E. Podleska[1], I. Tikhovski[2], B. Schmidt[1], A. Fischer[2], S. Ruchholtz[1]

[1] Klinik für Unfallchirurgie, Universität Essen
[2] Institut für Werkstofftechnik, Universität Essen

Fragestellung: Trotz zahlreicher Untersuchungen an Partikeln und Festkörpern metallischer Implantatwerkstoffe konnte nicht geklärt werden wodurch die bekannten adversen Effekte ausgelöst werden. Lösliche Metallkomplexe geraten nun in den Mittelpunkt des Interesses. Ob und in welchem Ausmaß bei der Verschleißbildung organische Metallkomplexe (Nanokolloide) entstehen war Gegenstand dieser Untersuchung.

Methodik: Mit der Disc-on-Pin Methode wurden aus CrNi-, aus CrMn-Stahl und aus Titan phagozytierbare Partikel erzeugt. Unter standardisierten technischen (Frequenz $= 8$ Hz, Kraft $= 6$ N) und physikalischen Bedingungen (T $= 37\,°$C, pH $= 7,4$) wurde in Ringer-Lösung (Ri), Phosphatpuffer (PBS) und PBS mit 2% fetalem Kälberserum (PBS + FCS) über 24 Stunden Verschleiß erzeugt. Zur getrennten Analyse von (i) Partikeln und (ii) in Lösung gegangenen Metallkomplexen wurde durch sequenzielle Dichtezentrifugation (Stoke's law) und Ultrafiltration (200 nm) die Separation dieser Fraktionen vorgenommen. Die Analytik beinhaltete die Rasterelektronenmikroskopie zur morphologischen Untersuchung der Verschleißprodukte sowie die ICP-OES zur spektrometrischen Massenbestimmung der Metallelemente aus den verwendeten Werkstoffen.

Ergebnis: Die Verschleißprodukte waren mit der oben beschriebenen Methode in Menge und Morphologie reproduzierbar zu erzeugen. Die Morphologie entsprach in Form und Größe (CrNi $= 1-50$ µm, Titan $= 1-100$ µm, CrMn $= 0,2-1$ µm) der klinischen Situation. In der Massenanalyse der Suspensionen spiegelten sich die Elementeverteilungen der Legierungen wieder. Nach Ultrazentrifugation waren bei CrNi-Stahl in der kolloidalen Fraktion (< 200 nm) Konzentrationen > 1 µg/ml Nickel nachweisbar, entsprechend > 1 µg/ml Mangan beim CrMn-Stahl. Chrom war bei beiden Werkstoffen in ähnlich hohen Konzentrationen (Cr $=$ bis 1 µg/ml) nachweisbar. Im Gegensatz zu den Stählen war jedoch beim Titan trotz der erwartet stärkeren Verschleißbildung (hexagonale Gitterstruktur) in der Flüssigphase nach Ultrazentrifugation keine messbare Konzentration festgestellt worden. Zwischen dem Medium Ri sowie PBS und PBS + FCS haben sich keine verwertbaren Unterschiede ergeben.

Schlussfolgerung: Nanokolloide entstehen bei der Verschleißbildung metallischer Implantate. Sie lassen sich reproduzierbar herstellen und für die weiteren in-vitro Untersuchungen verwenden. Im Gegensatz zu den Stählen war beim Titan keine messbare Konzentration von Nanokolloiden nachzuweisen, was ein Hinweis auf die bessere Biokompatibilität von Titan sein könnte.

Abstract ID: 1825 Vortragsart: oral

Lungenkontusion und Open Lung Concept – lässt sich ein alveoläres Rekruitment auch im CT nachweisen?

B. Stichert[1], D. Schreiter[1], A. Reske[1], M. Seiwerts[2], C. Josten[1]

[1] Chirurgische ITS, Universitätsklinikum Leipzig
[2] Klinik für diagnostische Radiologie, Universitätsklinikum Leipzig

Fragestellung: Die Lungenkontusion und die folgende posttraumatische Oxygenierungsstörung sind durch die Beatmung nach dem Open Lung Concept (OLC) gut zu therapieren. Die Literatur zeigt hierzu vielfach gute funktionelle Ergebnisse. In welchen Belüftungszonen diese Besserung stattfindet und wie einzelne belüftungsgestörte Areale auf eine Rekrutierung durch das OLC reagieren kann nur durch eine bildmorphologische Untersuchung gezeigt werden. Um die Morphologie dieser Veränderungen zu beschreiben wurden Patienten, die nach dem OLC beatmet wurden CT-volumetrisch ausgewertet.

Methodik: Seit 1997 werden Patienten auf der chirurgischen ITS unseres Klinikums mit einem posttraumatischen Lungenversagen, deren Oxygenierungsquotient kleiner 300 ist, nach dem OLC beatmet. Die CT-Daten von bisher 20 dieser Patienten wurden ausgewertet und mit etablierten Scores zur Erkrankungsschwere (ISS, HPT, APACHE II, SOFA) und funktionellen Parametern (FiO_2, PEEP, Oxygenierungs-Quotient) korreliert. Die volumetrische Auswertung der CT-Daten erfolgte computergestützt (3D-Virtuoso der Firma Siemens) aus den Thorax-CT-Untersuchungen vor und nach OLC. Die Einstufung der unterschiedlich ventilierten Lungenareale erfolgte nach der von Gattinoni et al. publizierten Einteilung: nicht belüftet ($+100$ bis -100 HE), minderbelüftet (-100 bis -500 HE), normal belüftet (-500 bis -900 HE) und überbläht (-900 bis -1000 HE). Zur Vergleichbarkeit wurden alle Teilvolumina prozentual bezogen auf das initiale Lungengesamtvolumen angegeben.

Ergebnisse: Das Patientenkollektiv wies eine hohe Verletzungs- und Erkrankungsschwere (ISS $46+/-14$, HPT $38+/-13$, APACHE II $23+/-5$, SOFA $12+/-1$) auf. Alle untersuchten Patienten erfüllten bei einem medianen Oxygenierungsquotienten von $152+/-54$ die Kriterien des Acute Lung Injury oder ARDS. Nach OLC-Beatmung mit Rekruitment konnte der Oxygenierungsquotienten auf $446+/-122$ gesteigert und der FiO_2 von $0,8+/-0,2$ auf $0,35+/-0,1$ gesenkt werden. Bei einer signifikanten ($p<0,05$) Lungenvolumengesamtzunahme auf $130\%+/-36$ erhöhte sich ebenfalls signifikant ($p<0,005$) der Volumenanteil der normal ventilierten Lungenareale von $50\%+/-15$ auf $92\%+/-33$ und reduzierte sich der Anteil der nicht ventilierten von $24\%+/-12$ auf $10\%+/-9$.

Schlussfolgerung: Neben der funktionellen Verbesserung konnte mit den CT-morphologischen Analysen der Rekrutierungserfolg durch Anwendung des OLC auch morphologisch nachgewiesen werden. Durch die Systematisierung nach Gattinoni konnte differenziert werden, in welchen Belüftungsarealen diese Rekrutierung stattfindet. Eine Beurteilung der Veränderungen einzelner Alveolen ist nicht möglich, jedoch erlaubt die Messung von Dichteveränderung in definierten Arealen eine Aussage über die Rekrutierung unter dem OLC.

Abstract ID: 1884 Vortragsart: oral

Einfluss des traumatischen Weichteilschadens auf die Frakturheilung: intravitalmikroskopische und biomechanische Untersuchungen an der Ratte

K. Schaser[1], L. Zhang[1], T. Mittlmeier[2], D. Ostapowicz[1], G. Schmidmaier[1], G. Duda[1], N. P. Haas[1], H. J. Bail[1]

[1] Klinik für Unfall- und Wiederherstellungschirurgie Charité, Campus Virchow-Klinikum, Humboldt Universität Berlin
[2] Unfall- und Wiederherstellungschirurgie, Universität Rostock

Zielsetzung: Ziel war die quantitative Analyse des Einflusses der Mikrozirkulationsstörungen im Skelettmuskel und Periost nach geschlossenem Weichteil(WT-)schaden (gWTS) auf die Frakturheilung.

Material und Methoden: Am li. Unterschenkel von 48 SD-Ratten wurde mittels der Controlled-impact-Technik eine standardisierte geschlossene WT-verletzung (G III nach Tscherne) gesetzt. Bei 24 dieser Tiere wurde zusätzlich eine standardisierte geschlossene Tibiaschaftfraktur (modifiz. Frakturmodell n. EINHORN et al.) erzeugt und mittels intramedullärer K-Drahtosteosynthese stabilisiert. Nach Kompartmentdruckmessung (Pim) wurde der Musc. ext. digit. long. (EDL) am Unterschenkel zur intravitalen Fluoreszenzmikroskopie präpariert. Die Untersuchung erfolgte 2 h; 48 h, 1 und 3 Wochen nach Trauma bzw. Trauma mit Fraktur (jeweils n = 6). Nicht-traumatisierte Ratten (n = 6) dienten als Kontrollen. Gemessen wurden die mikrovask. Durchmesser, funkt. Kapillardichte (FCD), mikrovask. Permeabilität (leakage), sowie die Leukozyten-Endothelzell-Interaktion. Ferner wurde das Feucht-Trockengewicht (Musc. tibialis. ant.) und der Ödemindex (EI = verletzte/unverletzte Seite) bestimmt. Biomechanische, torsionale Testungen (destruktiv, intakter Weichteilmantel, angegeben in % der gesunden Gegenseite; ZWICK, Ulm) erfolgten an weiteren 20 Tieren mit Fraktur und 20 Tieren mit Fraktur und Weichteilschaden (nach 3 und 6 Wochen, jeweils n = 10).

Resultate: Sowohl die geschlossene Weichteilverletzung als auch Fraktur bewirkte im Vergleich zu den Kontrollen eine langanhaltende nutritive Perfusionsstörung, endotheliale Permeabilitätsstörung und Entzündungsreaktion über den gesamten Untersuchungszeitraum. Die geschlossene Tibiaschaftfraktur mit geschlossenem WT-Trauma führte im Vergleich zu einfacher Fraktur zu einer signifikanten Akzentuierung der kapillären Dysfunktion und Leukozytenadhärenz im Skelettmuskel in der Frühphase nach Trauma (◨ Tabelle 1). Diese mikrovaskuläre Funktionsstörung im Skelettmuskel war ferner mit einem in der Frühphase der Frakturheilung (3 Wo) signifikant reduzierter Versagenslast und Energieabsorption bei Frakturen mit Weichteilschaden assoziiert (◨ Tabelle 2).

Schlussfolgerung: Die Ergebnisse demonstrieren erstmals in-vivo die Interaktion von traumatischem Weichteilschaden, nutritiver Perfusionsstörung und Frakturheilung. Sie zeigen, dass diese frühen Mikrozirkulationsstörungen der Weichteile zur Verminderung der biomechanischen Stabilität im Verlauf der Frakturheilung führen. Die Resultate lassen ferner die protrahierte Manifestation einer Mikrozirkulationsstörung und Leukozytenaktivierung im Skelettmuskel als kausale, pathogenetische Determinanten für die verzögerte Heilung von Frakturen mit schwerem WT-schaden vermuten. Effektive Behandlungsstrategien von Frakturen mit schwerem Weichteilschaden sollten daher die Protektion der posttraumatischen Mikrozirkulation zum Ziel haben, um einer verzögerten Frakturheilung entgegenzuwirken.

◘ Tabelle 1

	FCD (cm-1)	Leukozyten-adhärenz (1/mm2)	Mikrovask. Permeab. (Leakage in %)	Diameter (µm) Kapillare	Venole
Kontrollen	261,2 ± 25,6	181,5 ± 65,3	0,41 ± 0,08	5,5 ± 0,1	25,3 ± 7,9
2 h: Fx	191,7 ± 31,4 a	350,9 ± 68,7	0,56 ± 0,04a	5,9 ± 0,5	
2 h: Fx&gWTS	149,8 ± 15,1 a, b	636,5 ± 121,9 a, b	0,61 ± 0,05	40,3 ± 10,3 a	
				6,6 ± 0,4 a, b	44,6 ± 6,8
48 h: Fx	185,2 ± 21,3 a	504,5 ± 149,7 a	0,61 ± 0,04 a	6,8 ± 1,5 a	46,1 ± 3,9
48h: Fx&gWTS	154,8 ± 12,9 a, b	512,6 ± 82,8 a	0,60 ± 0,06	7,3 ± 1,0 a	41,7 ± 5,6
1w: Fx	187,4 ± 25,8 a	405,2 ± 120,4 a	0,55 ± 0,09 a	7,9 ± 1,0 a	46,9 ± 6,3
1w: Fx&gWTS	184,8 ± 19,2 a	494,5 ± 80,1 a	0,56 ± 0,07	7,2 ± 0,7 a	42,5 ± 8,8
3w: Fx	221,4 ± 17,2 a	456,3 ± 67,2 a	0,43 ± 0,06 a	6,9 ± 0,8 a	42,6 ± 4,0
3w: Fx&gWTS	196,8 ± 12,8 a	388,0 ± 85,1 a	0,49 ± 0,03 6,6 ± 0,6 a	43,6 ± 6,2 a	

a $p < 0,05$ vs. Kontrollen, ANOVA; b $p < 0,05$ vs. Fx ohne gWTS, t-Test

◘ Tabelle 2

	Drehmoment (% zur Gegenseite)	Steifigkeit (% zur Gegenseite)	Energieabsorption (% zur Gegenseite)
3 W: Fx	54,7 ± 15,3 a	51,9 ± 21,1	122,0 ± 75,5 a
3 W: Fx & gWTS	36,1 ± 13,7	52,9 ± 27,4	47,4 ± 32,1
6 W: Fx	112,5 ± 32,8 a, b	116,0 ± 33,2 a, b	141,0 ± 58,2 a
6 W: Fx & gWTS	97,5 ± 42,4 a, b	106,3 ± 36,2 a, b	99,1 ± 69,8

a $p < 0,05$ vs. 3W-Fx&gWTS; b $p < 0,05$ vs. 3W-Fx; t-Test

Viszeralchirurgie – Leber/Galle/Pankreas

Abstract ID: 295 Vortragsart: oral

p38 MAPK-vermittelte Resistenz der Leber gegen H_2O_2: Ein neues Konzept der Hepatoprotektion durch ischämische Präkonditionierung

R. Schauer[1],[4], A. L. Gerbes[2], D. Vonier[1], M. op den Winkel[2], P. Fraunberger[3], K. Messmer[4], M. Bilzer[2]

[1] Chirurgische Klinik, Klinikum Grosshadern der Ludwig-Maximilians-Universität, München
[2] Medizinische Klinik, Klinikum Grosshadern der Ludwig-Maximilians-Universität, München
[3] Institut für Klinische Chemie, Klinikum Grosshadern der Ludwig-Maximilians-Universität, München
[4] Institut für Chirurgische Forschung, Klinikum Grosshadern der Ludwig-Maximilians-Universität, München

Zielsetzung: Ischämische Präkonditionierung (IP) ist ein äußerst wirksames Verfahren zur Reduktion von Ischämie/Reperfusionsschäden (IRS) nach Pringle-Manöver und Lebertransplantation. Die zugrundeliegenden protektiven Mechanismen sind jedoch weitgehend unbekannt. Die Bildung von reaktiven O2-Spezies (ROS) durch aktivierte Kupfferzellen (KC) gilt als wesentlicher Pathomechanismus des hepatischen Reperfusionsschadens. Ob und durch welche Mechanismen IP diese ROS- vermittelten Reperfusionsschäden der Leber vermindert, wurde bislang noch nicht untersucht.

Material und Methoden: Lewis Ratten (n = 6 – 8/Gruppe) wurden in vivo einer 90-minütigen, normothermen Ischämie des linken Leberlappens sowie 2-stündigen Reperfusion unterzogen (Kontrolle) und mit folgenden Interventionsgruppen verglichen: 1. IP (10 Min. Ischämie/ 10 Min. Reperfusion vor 90 Min. Ischämie; 2. Intravenöse Zufuhr des Antioxidans Glutathion (GSH, 0.2 mmol/h/kg) während der gesamten Reperfusionszeit; 3. Kombination von IP und GSH-Behandlung. In zusätzlichen Experimenten am Modell der perfundierten Rattenleber wurde der Einfluss von IP auf oxidative Zellschäden nach selektiver KC- Aktivierung durch Zymosan bzw. direkter Zufuhr von H2O2 (0.5 mM) untersucht. Statistik: MW ± SEM, ANOVA, T-Test, Mann-Whitney U Test, Signifikanzniveau p < 0.05.

Ergebnisse: IP reduzierte den postischämischen AST-Anstieg gegenüber Kontrollen um 75% (p < 0.05) und verbesserte sowohl die sinusoidale Perfusion der Leber als auch die mikrovaskuläre Leukozyten-Adhärenz signifikant (p < 0.001). Ein vergleichbarer protektiver Effekt wurde durch Entgiftung der von KC freigesetzten ROS mittels postischämischer GSH-Infusion erzielt. Dieses Ergebnis sowie die fehlende additive Protektion bei Kombinination beider Verfahren sprechen für die Beeinflussung KC-vermittelter oxidativer Zellschäden durch IP. Vereinbar mit dieser Hypothese führte sowohl IP als auch die Behandlung mit GSH (0.5 mM) oder Katalase (150 U/L) zu einer vollständigen Prävention von Zellschäden nach selektiver KC Aktivierung. Desweiteren verminderte IP Leberzellschäden (p < 0.01) und Störungen des intrazellulären GSH/GSSG-Redox-Systems nach direkter Zufuhr von H2O2 (0.5 mM). Die durch IP induzierte H2O2 -Resistenz wurde durch den p38 MAPK Inhibitor SB203580 (1 µM) aufgehoben. Die direkte Aktivierung der p38 MAPK durch Anisomycin (0.5 µg/ml) führte dagegen ebenfalls zur Induktion einer H2O2-Resistenz.

Zusammenfassung: IP vermindert Reperfusionsschäden der Leber nach Pringle-Manöver durch Induktion einer zellulären Resistenz gegenüber H2O2 aus aktivierten KC. Dieser neue protektive Mechanismus wird durch eine Aktivierung der p38 MAPK vermittelt.

Abstract ID: 313 Vortragsart: oral

Methylprednisolon minimiert im Rattenmodel die Ischämie/ Reperfusionsschädigung der Leber durch Reduktion von Apoptose und Inflammation

M. Glanemann, R. Strenziok, S. Münchow, J. M. Langrehr, P. Neuhaus, A. K. Nuessler

Klinik für Allgemein-, Viszeral- und Transplantationschirurgie, Charité, Campus Virchow-Klinikum, Humboldt Universität Berlin

Einleitung: Eine transiente Leberischämie (Pringel-Manöver) ist zuweilen erforderlich bei Leberresektionen zur Reduktion des intraoperativen Blutverlustes. Die dabei auftretenden pathophysiologischen Vorgänge der warmen Ischämie/Reperfusion können eine erhebliche hepatozelluläre Schädigung bewirken, so dass ein postoperatives Organversagen resultieren kann. Ob durch Gabe von Methylprednisolon (MP) die Ischämie/Reperfusionsbedingte Leberschädigung reduziert werden kann und welche protektiven Mechanismen zugrunde liegen, ist Gegenstand dieser Studie.

Material und Methoden: Männliche Wistar Ratten (250 – 300 g) erhielten nach medianer Laparotomie unter Inhalationsnarkose mit Isofluran/Sauerstoff eine totale warme Leberischämie durch Abklemmen des Lig. hepatoduodenale (Pringel-Manöver) für die Dauer von 30 min. Es wurden zwei Studiengruppen hinsichtlich der Intensität der Ischämie/Reperfusionsschädigung verglichen. Gruppe 1 erhielt MP (30 mg/kg KG, IV-Gabe 3 min vor Induktion der Ischämie) während Gruppe 2 (keine Vorbehandlung) als Ischämie-Kontrolle diente. Zur Materialgewinnung wurden die Tiere 0, 3, 6 und 24 h nach Reperfusion durch Ausbluten getötet. Das Ausmaß der hepatozellulären Schädigung wurde biochemisch (Serum-AST/-ALT/-GLDH) und histologisch bestimmt. Zusätzlich wurde die apoptotische (Caspase 3, Cytochrom C) und inflammatorische (ICAM-1 Expression, Leukozyteninfiltration) Aktivität mittels Western Blot und RT-PCR in postischämischem Lebergewebe untersucht. Die Versuche wurden nach Genehmigung der Ethik-Kommission der Humboldt-Universität Berlin gemäß den Tierschutz-Richtlinien durchgeführt.

Ergebnisse: Der Ischämie/Reperfusionsschaden war bei MP-behandelten Tieren gemessen an den Serumenzymen AST, ALT, GLDH und der histologisch nachweisbaren Nekroserate signifikant geringer als in der Ischämie-Kontrolle innerhalb von 24 h nach Leberischämie. Eine reduzierte Expression von Caspase 3 und Cytochrom C in MP-behandelten Lebern wies auf eine deutlich geringere apoptotische Aktivität in der MP-Gruppe verglichen mit der Ischämie-Kontrolle hin. Ebenfalls fand sich in MP-behandelten Lebern eine geringere leukozytäre Infiltration sowie eine signifikant geringere Expression von ICAM-1 mRNA als Ausdruck einer verminderten Inflammation.

Diskussion: Durch Gabe von MP konnte der hepatozelluläre Schaden nach warmer Ischämie/Reperfusion statistisch signifikant reduziert werden. Dies wurde erreicht durch eine steroidbedingte Reduktion der postischämischen Apoptose-Aktivität und der inflammatorischen Antwort im Lebergewebe. Daher sollte MP routinemäßig bei allen Leberresektionen, in denen eine transiente Ischämie (Pringel-Manöver) erforderlich wird, eingesetzt werden.

Abstract ID: 391 Vortragsart: oral

Leberregeneration in der FGF2 defizienten Maus

M. Keese[1], R. Bönninghoff[1], H. Zhang[1], R. Magdeburg[2], T. Hasenberg[3], S. Samel[1], J. Sturm[1]

[1] Chirurgische Klinik des Universitätsklinikums Mannheim
[2] EMBL, Heidelberg
[3] Zentrum für medizinische Forschung, Mannheim

Einleitung: Der basic Fibroblast Growth Factor (FGF2) spielt eine Schlüsselrolle bei der Entwicklung der Leber. FGF2(– / –) Mäuse zeigten keine Verlangsamung der Regenerationsdynamik nach partieller Hepatektomie (PH). Hier untersuchen wir deshalb, ob andere Wachstumsfaktoren FGF2 funktionell substituieren und charakterisieren die Lebermorphologie der FGF2(– / –) Mäuse im Vergleich zu FGF2(+ / +) Tieren.

Material und Methode: Untersucht wurde die Leberregeneration nach PH am Tag 0, 1, 2, 4, 7 und 10 bei homozygoten FGF2 – / –) und den als Kontrolle dienenden FGF2(+ / +) Mäusen (n = 8 Tiere/Zeitpunkt). Die Expression von FGF2, HGF und VEGF wurde mittels ELISA und Northern Blot bestimmt. Die Regenerationsdynamik (Lebernassgewicht/Körpergewicht) wurde nach Gabe des VEGF-Rezeptor Inhibitors SU 5416 untersucht. Die Anzahl der proliferierenden Hepatozyten erfolgte duch BrDu-Labelling, die Caspase-Aktivität wurde immunhistochemisch bestimmt. Der morphologische Vergleich wurde in HE-Schnitten sowie elektronenmikroskopisch durchgeführt. Die statistische Auswertung wurde mittels Wilcoxon-Test durchgeführt.

Ergebnisse: Die perioperative Mortalität (Tag 0 – 10) lag in allen Versuchsgruppen > 10%. Am 1. Tag nach PH steigt FGF2 an (ELISA, $p < 0.05$), ebenso wird in der FGF2(+ / +) Maus eine höhere HGF-mRNA Expression nachgewiesen. In der FGF2(– / –) Maus wird hingegen VEGF-Protein als auch VEGF RNA vermehrt nachgewiesen ($p < 0.05$). In der FGF2(-/-) Maus ist die Caspase-Aktivität höher ($p < 0.05$) sowie ein bisphasischer Peak im BrDu-Labelling nachweisbar ($p < 0.05$). Nach VEGF-Inhibition durch SU 5416 ist die Regeneration verlangsamt.

Licht- und elektronenmikroskopisch unterscheiden sich die FGF-2 Genotypen hinsichtlich Kern-Plasma-Relation, Kapillardichte, in der Feinstruktur der Mitochondrien sowie in der Endothelstruktur.

Zusammenfassung: 1. Unsere Ergebnisse legen eine funktionelle Subsitution von FGF2 durch VEGF nahe. HGF ist in der FGF2(– / –) Maus unterexprimiert.

2. FGF2(+ / +) und FGF2(– / –) Mäuse unterscheiden sich hinsichtlich BrDU-Labelling der Hepatozyten und Apoptoserate während der Leberregeneration.

3. Bei gleicher Regenerationskapazität der Leber zeigen beide Genotypen deutliche morphologische Unterschiede.

Abstract ID: 466 Vortragsart: oral

Einfluss von CELEBREX und ZYFLO auf die Lebermetastasierung und die Prostaglandinsynthese beim chemisch induzierten duktalen Pankreaskarzinom des Syrischen Hamsters

F. A. Wenger[1], M. Kilian[1], J. I. Gregor[1], I. Mautsch[2], I. Schimke[3], H. Guski[4], J. M. Müller[1]

[1] Klinik für Allgemein-, Viszeral-, Gefäß- und Thoraxchirurgie, Charité Campus Mitte, Berlin
[2] Medizinische Klinik für Gastroenterologie, Charité Campus Mitte, Berlin
[3] Medizinische Klinik für Kardiologie, Charité Campus Mitte, Berlin
[4] Institut für Pathologie Charité Campus Mitte, Berlin

Hintergrund: In der Literatur wird eine antikarzinogene Wirkung der selektiven Inhibition der Eicosanoidsynthese diskutiert. Allerdings ist bislang unklar, ob die Hemmung des Eicosanoidstoffwechsels ebenfalls zu einer Verminderung der Lebermetastasierung beim duktalen Pankreaskarzinom führt. Daher haben wir den Einfluss des selektiven COX-2-Inhibitor Celebrex und des selektiven 5-Lipoxygenase-Inhibitors Zyflo am Tiermodell des duktalen Pankreaskarzinoms des Syrischen Hamsters evaluiert.

Methodik: 120 männliche Hamster wurden in 4 gesunde Kontrollgruppen (Gr. 1 – 4) und 4 Tumorgruppen (Gr. 5 – 8) (n = 15) randomisiert. Während Gr.1 – 4 wöchentlich eine Injektion 0,5 ml 0,9% NaCl subkutan für 16 Wochen erhielten, wurden Gr. 5 – 8 wöchentlich 10 mg N-nitrosobis-2-oxopropylamin (BOP) subkutan im gleichen Zeitraum zur Induktion eines duktalen Adenokarzinoms des Pankreas injiziert. Die orale Therapie mit Celebrex (7 mg) und Zyflo (28 mg) begann ab der 16. Woche und dauerte 16 Wochen. Gr. 1 – 8 wurden wie folgt therapiert: Gr. 1: keine Therapie/Gr. 2: Celebrex/Gr. 3: Zyflo/Gr. 4: Zyflo + Celebrex/Gr. 5: BOP, keine Therapie/Gr. 6: BOP + Celebrex/Gr. 7: BOP + Zyflo/Gr. 8: BOP + Zyflo + Celebrex. In der 33. Woche wurden die Tiere getötet, Pankreas und Leber wurden histologisch untersucht. Biochemisch wurden die hepatischen intra- und extrametastatischen Konzentrationen von PGF-1α und PGE-2 untersucht.

Ergebnisse: Die Kombinationstherapie aus Celebrex und Zyflo verminderte signifikant die Inzidenz, Anzahl und Größe von Lebermetastasen pro Tier. Ferner war hierunter die Konzentration von PGE-2 in metastatischem und nicht-metastatischem Lebergewebe vermindert. Celebrex verminderte signifikant sowohl die Konzentration von PGF-1α und PGE-2 in Lebermetastasen, als auch von PGF-1α in nicht-metastatischem Lebergewebe. Darüberhinaus verminderte Zyflo signifikant die Konzentration von PGF-1α und PGE-2 in nicht-metastatischem Lebergewebe und die Konzentration von PGE2 in metastatischem Lebergewebe.

Schlussfolgerung: Die Kombinationstherapie aus dem Cox-2-Inhibitor Celebrex und dem 5-Lox-Inhibitor Zyflo könnte möglicherweise eine geeignete Therapie zur Prävention von Lebermetastasen nach einer R0-Resektion eines Pankreaskarzinoms darstellen bzw. als palliative Therapie-Option des fortgeschrittenen Pankreaskarzinoms eingesetzt werden.

Abstract ID: 491 Vortragsart: oral

Suramin hemmt das Wachstum des humanen Pankreaskarzinoms in vitro und in vivo

A. S. Porebski, H. G. Hotz, B. Hotz, H. J. Buhr

Chirurgische Klinik I, Universitätsklinikum Benjamin Franklin der Freien Universität Berlin

Zielsetzung: Suramin, ein Naphthyl-Harnstoff-Derivat, hemmt die Proliferation einer Reihe von humanen Tumoren. Der Wirkmechanismus von Suramin umfasst eine Inhibierung der Bindung von Wachstumsfaktoren wie PDGF, EGF und bFGF; außerdem wirkt Suramin antiangiogen und hemmt nukleäre Enzyme. Zielsetzung dieser Studie war die Evaluierung des Suramineinflusses auf Zellproliferation, Zellzyklus und Apoptose von Pankreaskarzinomzellen in vitro und auf das in vivo Wachstum des Pankreaskarzinoms in einem klinisch relevanten orthotopen Nacktmausmodell.

Material und Methoden: Fünf humane, unterschiedlich differenzierte Pankreaskarzinom-Zelllinien (Capan-1, Capan-2, PANC-1, MIAPaCa-2 und AsPC-1) wurden steigenden Konzentrationen von Suramin ausgesetzt. Die Proliferation wurde durch Zellzählung und den MTT-assay nach 72 Stunden bestimmt. Die Verteilung der Zellzyklusphasen und die Apoptoserate wurde flußzytometrisch analysiert. Die Konzentration des proangiogenen Schlüsselfaktors Vascular Endothelial Growth Factor (VEGF) im Zellkulturmedium wurde mittels ELISA gemessen. 1 mm^3 große Fragmente von subkutanen MIAPaCa-2-Donortumoren wurden orthotop in das Pankreas von Nacktmäusen (n = 16) implantiert. Die Suraminbehandlung in einer klinisch relevanten Dosierung (300 mg/m^2 Körperoberfläche wöchentlich durch intraperitoneale Injektion) begann eine Woche nach Tumorimplantation. Die Versuchstiere wurden nach 8 Wochen sakrifiziert und die Primärtumorgröße sowie die Tumormetastasierung bestimmt.

Ergebnisse: ◘ Tabelle 1 ◘ Tabelle 2 ◘ Tabelle 3

◘ Tabelle 1. In vitro

Suramin (µg/ml)	Proliferation (%; Kontrolle = 100)				
	Capan-1	Capan-2	PANC-1	MIAPaCa-2	AsPC-1
10	99.0	89.4	53.5*	90.4	91.0
100	85.5	67.2	40.3*	81.7	60.5*
200	85.3	39.6*	20.8*	65.8*	52.7*
800	58.9*	31.9*	8.7*	46.3*	34.4*

◘ Tabelle 2. In vivo

	Tumorvolumen (mm^3)	Metastasierung (n/n)
Kontrolle	2141.1 ± 444.9	7/8
Suramin	212.1 ± 94.9*	1/8#

(p < 0,05 im T-test * oder im Chi-Quadrat-Test #)

◻ Tabelle 3.

Surami n (μg/ml)	VEGF (pg/ml) Capan-1	MIAPaCa-2
0	542	1504
10	529	1236*
100	341*	1261*
200	316*	1065*
800	298*	712*

(p < 0,05 im T-test * oder im Chi-Quadrat-Test #)

Die Analyse des Zellzyklus nach Suraminbehandlung ergab einen verminderten S-Phase-Anteil und eine vermehrte Zellzahl in der G0/G1-Phase in 4 Zelllinien (Capan-2, PANC-1, MIAPaCa-2 und AsPC-1). Hingegen nahm die Prozentzahl der Capan-1-Zellen in der S-Phase zu. Hohe Suraminkonzentrationen führten zur Zunahme der apoptotischen Fraktion in allen 5 Zelllinien.

Zusammenfassung: Suramin hemmt dosisabhängig die in vitro Proliferation von Pankreaskarzinomzellen und beeinflusst dabei den Zellzyklus sowie die Apoptose. Die reduzierte Produktion des proangiogenen Schlüsselfaktors VEGF deutet auf eine antiangiogene Wirkung von Suramin beim Pankreaskarzinom hin. Die Behandlung mit Suramin in vivo führt zu einer signifikanten Reduktion des Tumorvolumens und der Metastasierung.

Abstract ID: 680 Vortragsart: oral

Definition neuer Tumorantigene des Pankreaskarzinoms mittels Hoch-Dichte Protein Filter

E. S. Soeth, O. R. Romahn, W. V. B. von Bernstorff, J. T. Tepel, B. K. Kremer, H. K. Kalthoff

Klinik für Allgemeine Chirurgie und Thoraxchirurgie, Universitätsklinikum Kiel

Zielsetzung: Die umfangreichen methodischen Weiterentwicklungen der letzten Jahre, besonders im Bereich der Array Technologie eröffnen vielfältige neue Ansätze zur Identifizierung und Charakterisierung tumorrelevanter Proteine. Mit Hilfe eines Proteom-basierten Ansatzes sollen neue tumorspezifische Zielmoleküle des Pankreaskarzinoms identifiziert und auf ihre tumorbiologische Relevanz charakterisiert werden. Die Expression tumor-assoziierter Antigene kann eine autologe Immunantwort hervorrufen, so dass sich das systematische Screening von Patientenseren zum Auffinden relevanter Strukturen eignet.

Material und Methoden: Serum von Patienten mit einem Pankreaskarzinom wird auf Hoch-Dichte-Proteinfiltern (Library 800 vom Deutschen Ressourcenzentrum für Genomforschung GmbH) inkubiert. Der Protein-Array besteht aus einem Set von zwei Filtern, auf denen insgesamt über 37830 verschiedene Peptidsequenzen exprimiert und damit etwa 10000 – 12000 verschiedene Gene repräsentiert werden. Gebundene humane Antikörper werden über einen Fluoro-

:hrom-gekoppelten Sekundärantikörper markiert und mit Hilfe eines hochauflösenden Phos-
)hoimager (FLA5000 der Firma Raytest) detektiert. Die positiven Bakterienklone werden kultiviert und die aus humanem, fötalen Gewebe generierten DNA Inserts ansequenziert.

Mittels immunhistochemischer Methoden wird das Expressionsmuster vielversprechender
'roteinkandidaten auf Tumorgewebeschnitten verifiziert. Weiterhin werden Expressionsunter-
.chiede zwischen den einzelnen Tumorstadien der Patienten bewertet. Zur Überprüfung der
mmunogenität ausgesuchter Kandidatenproteine und zur Analyse der Verbreitung dagegen
;erichteter Autoantikörper im Patientenkollektiv werden rekombinante Proteine exprimiert, auf
Membranen fixiert und mit einer aussagekräftigen Anzahl von Seren von Karzinompatienten
und Kontrollseren titriert.

Ergebnisse: Durch die Inkubation der Seren (n = 10) von Patienten mit einem fortgeschrittenen
'ankreaskarzinom mit den Proteinfiltern wurden bislang 65 verschiedene Peptidsequenzen
;efunden, gegen die eine eindeutige Immunantwort der Karzinompatienten existiert. Bei den
sequenzierten Peptiden ließen sich etwa zu gleichen Teilen bislang uncharakterisierte, hypotheti-
sche Proteine sowie gut charakterisierte Proteine identifizieren. Bei den charakterisierten
'roteinen sind beispielsweise das Melanoma-assoziierte Antigen F1 (MAGE-F1), Pur-1 (myc-
assoziiertes Zink Finger Protein) und Alpha-Tubulin für das Pankreaskarzinom zu manifestieren.

Dass sich die Proteinfilter der Library 800 zur erfolgreichen serologischen Identifizierung von
Tumorantigenen eignet, bestätigen Kandidateneinträge in der SEREX Datenbank des Ludwig
nstitute for Cancer Research in der Ergebnisse aus dem autologen serologischen Screening
:iner cDNA Expressionsbibliothek abgelegt sind.

Schlussfolgerung: Die Expression tumor-assoziierter Antigene kann eine autologe Immunant-
vort hervorrufen, so dass sich das systematische Screening von Patientenseren mit einem
'ankreaskarzinom zum Auffinden relevanter Strukturen eignet. Aussichtsreich ist insbesondere
die weitere Ausdehnung dieses Ansatzes auf Seren von Pankreaskarzinompatienten mit familiärer
Anamnese.

Abstract ID: 980 Vortragsart: oral

In-vivo Evaluation eines Simulationsmodells zur interstitiellen Tumorablation bei der Radiofrequenz-Thermotherapie an der Schweineleber unter normaler und unterbrochener hepatischer Perfusion

'.-P. Ritz[1], C. Isbert[1], T. Stein[2], A. Roggan[2], K. Lehmann[1], H. J. Buhr[1], C.-T. Germer[1]

Chirurgische Klinik I, Universitätsklinikum Benjamin Franklin, Freie Universität Berlin
Institut für Medizinische Physik und Lasermedizin, Freie Universität Berlin

Einleitung: Die Behandlung von Lebertumoren durch In-situ-Ablationsverfahren wie der interstitiellen Lasertherapie (ILT) oder Radiofrequenzablation (RFA) führt zur Ausbildung von thermi-
schen Läsionen mit häufig komplexer Läsionsgeometrie. Deren exakte Vorhersage und On-line-
Beurteilung ist derzeit nicht möglich und steigert das Risiko lokaler Rezidive aufgrund unzureichender Überlappung von Destruktionsvolumen und Tumorvolumen. Ziel der vorliegenden

Studie war die Entwicklung eines computergestützten 3-D- Bestrahlungsmodells zur Vorhersage des Destruktionsvolumens und dessen in-vivo Evaluation bei der RFA an der Schweineleber unter normaler und unterbrochener hepatischer Perfusion.

Material und Methode: Die elektrische Feldverteilung und der Wärmetransport wurde durch das Finite-Differenzen-Modell berechnet. Dem rechnergestützten Bestrahlungsmodell wurden die Parameter der geplanten RFA (gekühlter Applikator, Applikationszeit/-Energie, Perfusion od. Okklusion, physikalische Gewebeparameter) vorgegeben und ein 3-D-Bild des Koagulationsausmaßes erstellt. Die Simulationsergebnisse (longitudinaler und transversaler Durchmesser LongSim und TransSim sowie das Volumen VolSim) wurden an 15 Hausschweinen (30 – 40 kg, i. v.-Narkose, Medianlap.) in-vivo-korreliert (Bipolarer RF-Applikator, 12 min., 60 Watt impedanzgeregelt). Die Tiere wurden in 3 Gruppen á 5 Tiere randomisiert: normale hepat. Perfusion (RFAmono), Perfusionsunterbrechung durch Pringle-Manöver (RFAPringle), i. a.-Mikroembolisation durch Stärkemikrosphären (RFADSM). Postinterventionell wurden die Lebern entnommen und die Läsionen longitudinal (LongRFA) und transversal (TransRFA) vermessen und die Volumina (VolRFA) berechnet.

Ergebnisse: Die Simulation des Koagulationsausmaßes beanspruchte 22 – 24 Minuten (Auflösung: 0,5 mm) und konnte in allen Fällen zur Bestimmung der Läsionsdurchmesser und Volumina herangezogen werden. Die Perfusionsunterbrechung führte simuliert/in-vivo zu einem Anstieg der Läsionsvolumina um das 4,2/3,2-fache (DSM) bzw. 5,7/4,1-fache (Pringle). Die Abweichung der Simulation von den Mittelwerten der In-vivo-Daten betrug im Durchmesser 1,5% (RFAmono), 3,3% (RFAPringle) und 5,6% (RFADSM), entsprechend 0,3 mm, 1,2 mm und 1,8 mm.

◘ Tabelle 1

Applikationsart	LongRFA (mm)	LongSim (mm)	TransRFA (mm)	TransSim (mm)	VolRFA (cm³)	VolSim (cm³)
RFAmono	39,2 ± 3,4	51.0	19,7 ± 1,8	20.0	7,4 ± 0,4	10,7
RFAPringle	63,3 ± 5,2	58.0	36,8 ± 3,2	38.0	42,2 ± 2,2	43,9
RFADSM	61,5 ± 3,3	56.5	32,2 ± 2,9	34.0	31,1 ± 3,5	34,2

Schlussfolgerungen: Das entwickelte Bestrahlungsmodell zeigt eine sehr gute Übereinstimmung zwischen simulierten und In-vivo-Daten mit Vorhersage des Koagulationsausmaßes bei RFA unter normaler und komplett unterbrochener hepatischer Perfusion.

Mit dem Modell wird es erstmals möglich, eine Aussage über die zu erwartende Läsionsgeometrie und die erforderlichen Applikationsparameter für eine sichere Destruktion des Tumorvolumens bei interstitiellen RF-Ablationsverfahren zu machen.

Abstract ID: 984 Vortragsart: oral

Kolorektale Primärtumore und synchrone hepatische Metastasen weisen differente optische Eigenschaften auf – Bedeutung für die Dosimetrie in der interstitiellen Thermotherapie

A. Roggan[1], J.-P. Ritz[1], C. Isbert[1], V. Knappe[2], J. Risk[2], H. J. Buhr[1], C.-T. Germer[1]

[1] Chirurgische Klinik I, Universitätsklinikum Benjamin Franklin, Freie Universität Berlin
[2] Institut für Mediz. Physik und Lasermedizin, Universitätsklinikum Benjamin Franklin, Freie Universität Berlin

Einleitung: Die laserinduzierte Thermotherapie (LITT) ist ein Verfahren zur interstitiellen Ablation hepatischer Metastasen. Die Behandlung der Tumore setzt die Kenntnis der Lichtausbreitung (optische Parameter; o. P.) im Zielgewebe voraus, um im Rahmen einer Dosimetrie Parameter für eine sichere Tumordestruktion festlegen zu können. Ziel dieser Studie war es, das optische Verhalten von kolorektalen Primärtumoren und deren synchronen hepatischen Metastasen zu vergleichen, um zu klären, ob anhand der o. P. des Primärtumors geeignete Applikationsparameter für eine Dosimetrie von Metastasen erzielt werden können.

Material und Methode: Zur Bestimmung der o. P. wurde ein eigens entwickelter Versuchsaufbau eingesetzt, der sich aus einer monochromatischen Lichtquelle (Spektrum 300 – 2500 nm) und einem Mono-Ulbrichtkugel-System zusammensetzt. Die aus Operationspräparaten von Patienten mit hepatisch metastasiertem Kolon-Ca gewonnenen Proben (gesundes/tumoröses Kolon; gesunde/tumoröse Leber; je $n = 30$) wurden im nativen Zustand und nach Thermokoagulation (80 °C, 600 Sek.) vermessen. Die Messungen erfolgten für jede Probe in dem für die LITT relevanten Wellenlängenspektrum von 800 bis 1100 nm in 10 nm-Schritten und wurden mit Hilfe eines eigens entwickelten Softwareprogramms (Monte-Carlo-Simulation) ausgewertet.

Ergebnisse: Die höchste opt. Eindringtiefe wurde bei einer Wellenlänge von 1064 nm erzielt. Der Absorptions- und Streukoeffizient war im Tumorgewebe stets signifikant niedriger als im gesunden Gewebe. Hieraus resultierte eine höhere optische Eindringtiefe des Laserlichtes in das Tumorgewebe (Leber und Kolon; $p < 0{,}01$). Im direkten Vergleich zwischen primärem Kolonkarzinom und Lebermetastasen zeigten sich keine Übereinstimmung der o. P. (■ Tabelle 1).

Schlussfolgerung: Die Absorption und Streuung interstitiell applizierten Laserlichtes ist im Tumorgewebe niedriger als im gesunden Gewebe. Die hieraus folgende höhere optische Eindringtiefe spricht für eine Tumorselektivität interstitieller Laseranwendungen mit potentiell größeren Behandlungsvolumina.

Die Laserkoagulation führt selbst zu einer Veränderung der optischen Parameter, die eine Adaptation der Behandlungsparameter während der Therapie notwendig macht.

■ Tabelle 1

(1064nm)	Absorptionskoeff. (mm-1)		Streukoeff. (mm-1)		opt. Eindringtiefe (mm)	
	nativ	koaguliert	nativ	koaguliert	nativ	koaguliert
Kolon gesund	0,034 ± 0,003	0,037 ± 0,003	8,27 ± 0,1	9,43 ± 0,6	4,13 ± 0,3	3,58 ± 0,4
Kolon-Ca	0,017 ± 0,002	0,025 ± 0,001	5,93 ± 0,4	9,39 ± 0,2	7,48 ± 0,4	3,62 ± 0,3
Leber gesund	0,034 ± 0,002	0,05 ± 0,002	14,71 ± 0,4	18,92 ± 0,7	3,51 ± 0,2	1,91 ± 0,3
Lebermetast.	0,028 ± 0,001	0,036 ± 0,001	9,23 ± 0,1	9,68 ± 0,2	4,21 ± 0,1	2,74 ± 0,2

Die optischen Parameter von kolorektalen Primärtumoren und synchronen Lebermetastasen weisen keine direkte Korrelation auf, was auf eine Modifikation des optischen Verhaltens durch den Metastasierungsprozess hindeutet.

Die gewonnenen Daten machen deutlich, dass für eine effektive Dosimetrie in der LITT eine individuelle Bestrahlungsplanung notwendig ist.

Abstract ID: 1010 Vortragsart: oral

Thrombozytenfunktion beim Ischämie-Reperfusionsschaden des Pankreas

T. Hackert[1], J. Werner[1], M. Gebhard[2], D. Pfeil[1], M. Büchler[1], W. Uhl[1]

[1] Chirurgische Klinik Universität Heidelberg
[2] Abteilung für Experimentelle Chirurgie Universität Heidelberg

Hintergrund: Die Posttransplantationspankreatitis ist eine der Hauptkomplikationen bei der Pankreastransplantation. Hierbei spielen Ischämie-Reperfusionsvorgänge mit nachfolgender Störung der pankreatischen Mikrozirkulation eine entscheidende Rolle. Die Bedeutung der Thrombozytenaktivierung bei Mikrozirkulationsstörungen ist bislang nicht untersucht. Ziel der Studie war die Charakterisierung der Thrombozytenfunktion während der frühen Reperfusionsphase nach warmer Pankreasischämie im Rattenmodell.

Methodik: In 12 Wistar-Ratten wurde eine komplette Pankreasischämie durch Klemmen der versorgenden Gefäße induziert. Die warme Ischämiezeit betrug eine Stunde. Nach 1 h Reperfusion erfolgte bei 6 Tieren die intravitalmikroskopische Untersuchung des Pankreas. Hierzu wurden die Thrombozyten separiert, mit Rhodamin 6G gefärbt und unter Fluoreszenzauflicht die Perfusion in Kapillarfeldern und Venolen evaluiert. Bei 6 Tieren erfolgte nach 24 h Reperfusion die Blutentnahme zur Bestimmung der Pankreasenzyme, sowie die Entnahme des Pankreas zur histologischen Untersuchung (Ödem, Inflammation, Nekrose). 12 weitere Tiere dienten als Kontrolle mit analogem Protokoll ohne Ischämieinduktion.

Ergebnisse: Die Tiere nach Ischämie-Reperfusion zeigten nach 24 h Reperfusion eine milde Pankreatitis. Amylasewerte waren signifikant höher als in den Kontrolltieren ($p < 0{,}05$). In der Intravitalmikroskopie war in der Ischämiegruppe in den Kapillarfeldern und postkapillären Venolen die Zahl der adhärenten Thrombozyten signifikant höher und die Thrombozytengeschwindigkeit in den Kapillarfeldern niedriger ($p < 0{,}05$) als in den Kontrolltieren. Histologisch zeigten sich in Ödem und Inflammation signifikant stärkere Ausprägungen nach Ischämie ($p < 0{,}05$).

Schlussfolgerung: Nach 1 h warmer Ischämie und 24 h Reperfusion zeigte sich in unserem Modell eine milde Pankreatitis. Mikrozirkulatorisch war diese gekennzeichnet durch eine stärker ausgeprägte Thrombozyten-Endothel-Interaktion in Kapillaren und postkapillären Venolen. Diese Ergebnisse weisen auf eine relevante Bedeutung der Thrombozytenaktivierung im postischämischen Reperfusionsschaden und der dadurch ausgelösten Transplantatpankreatitis hin.

Abstract ID: 1019 Vortragsart: oral

Vergleich der lokalen Effektivität und des Metastasierungsverhaltens nach Resektion, Kryotherapie und Lasertherapie an einem colorectalen Tumormodell in der Leber der Ratte

J. K. Seifert[1], J. Becker[1], J. Burg[2], P. Dutkowski[1], T. Junginger[1]

[1] Klinik für Allgemein- und Abdominalchirurgie der Johannes Gutenberg-Universität Mainz
[2] Institut für Pathologie der Johannes Gutenberg-Universität Mainz

Zielsetzung: Lokal ablative Verfahren haben in den letzten Jahren an Bedeutung auf dem Gebiet der Behandlung colorectaler Lebermetastasen gewonnen. Einerseits wird hier das Problem lokaler Rezidive, also ineffektiver Behandlung, auf dem Gebiet der lokalen Ablation kritisch diskutiert. Andererseits könnte ein Vorteil der lokal ablativen Verfahren in der, im Vergleich zur Resektion, verminderten Ausschüttung von Wachstumsfaktoren und damit einer geringeren Wachstumsstimulation nicht erkannter weiterer Metastasen liegen. Wir wollten an einem Rattenmodell beide Aspekte näher untersuchen.

Material und Methodik: Für das Versuchsvorhaben wurde nach Stellungnahme der Tierschutzkommission die Genehmigung durch das Landesuntersuchungsamt Rheinland-Pfalz (AZ: 1.5 177-07-001-16) erteilt. des Bei 85 männlichen WAG-Ratten wurde unter Anaesthesie mit Ketamin/ Rompun eine kleine Laparotomie am rechten Rippenbogenrand durchgeführt und eine Suspension von 1 Million Zellen der Zellreihe CC531 (eines Ratten-Coloncarcinoms) in 100 µl PBS subcapsulär in den linken Leberlappen injiziert. Die Zellen wurden zuvor in üblicher Weise kultiviert und vor Implantation auf Vitalität überprüft. 12 Tiere verstarben perioperativ im Rahmen der Implantation. Die verbleibenden 73 Tiere wurden nach 2 Wochen auf 4 Gruppen verteilt: Probelaparotomie (n = 15); Resektion des linken Leberlappens (n = 20); Kryotherapie des Tumors mit mindestens 1 cm Sicherheitsabstand und doppeltem Gefrier-Auftauzyklus (n = 19); Laserinduzierte Thermotherapie (n = 20). Jeweils die Hälfte der Tiere wurde 2 bzw. 4 Wochen nachbeobachtet. Dann erfolgte die Obduktion unter Erfassung von Lokalrezidiven, Peritonealkarzinose und Lungenmetastasen (mit semiquantitativer Bestimmung). Die makroskopischen Befunde wurden histologisch durch einen erfahrenen Pathologen überprüft.

Ergebnisse: Insgesamt 13 von 73 Tieren verstarben perioperativ: 0/15 nach Probelaparotomie; 5/20 nach Resektion; 2/19 nach Kryotherapie und 6/20 nach Lasertherapie. Die Verteilung der Lokalrezidive und Fernmetastasen ist in der Tabelle angegeben. Es fällt auf, dass nach Kryo- oder Lasertherapie wesentlich seltener eine Peritonealkarzinose und etwas seltener Lungenmetastasen auftraten als nach Resektion. Zusätzlich zeigt sich, dass bei Vorhandensein von Lungenmetastasen, diese nach Resektion zumeist zahlreicher waren als nach Lasertherapie und insbesondere nach Kryotherapie.

Zusammenfassung: Nach Behandlung eines implantierten Coloncarcinoms in der Leber durch verschiedene Therapieverfahren kam es nach Resektion zu keinen Lokalrezidiven, nach Kryotherapie zu 3/17 und nach Lasertherapie zu 10/14 Lokalrezidiven. Trotz der effektiveren Lokaltherapie kam es nach Resektion häufiger zu Peritonealkarzinose und Lungenmetastasen (diese auch zahlreicher), als nach Lasertherapie und Kryotherapie. Dies könnte ein Hinweis auf eine geringere Ausschüttung von das Tumorwachstum fördernden Wachstumsfaktoren nach lokaler Ablation vs. Resektion bei Lebertumoren sein. Dieser Aspekt wird in obigem Modell weiter untersucht.

Tabelle 1

	Probelaparotomie			Resektion			Kryotherapie			Lasertherapie		
	2 Wochen	4 Wochen	Gesamt	2 Wochen	4 Wochen	Gesamt	2 Wochen	4 Wochen	Gesamt	2 Wochen	4 Wochen	Gesamt
Tiere (n)	5	9	14	7	8	15	10	7	17	8	6	14
Lokalrezidive (n)	5	9	14	0	0	0	2	1	3	6	4	10
PC Oberbauch (n)	5	9	14	4	7	11	0	0	0	0	1	1
PC diffus (n)	1	6	7	2	5	7	0	0	0	0	1	1
Lungenfiliae[L] (n)	5	9	14	7	8	15	8	4	12	5	5	10
Keine L (n)	–	–	–	–	–	–	2	3	5	3	1	4
Bis 20 L (n)	4	4	8	3	2	5	7	4	11	1	4	5
21–40 L (n)	1	2	3	1	2	3	1	–	1	2	1	3
> 40 L (n)	–	3	3	3	4	7	–	–	–	2	–	2

Abstract ID: 1058 Vortragsart: oral

Thrombozyten-Funktion vor und Thrombopenie nach Reperfusion korrelieren positiv mit hepatozellulärem Schaden nach kindlicher oLTx

J. Schulte am Esch[1], R. Y. Tustas[1], A. Akyildiz[1], R. Ganschow[2], M. Burdelski[2], L. Fischer[1], D. C. Bröring[1], X. Rogiers[1]

[1] Abteilung für Hepatobiliäre Chirurgie, Universitätsklinikum Hamburg-Eppendorf
[2] Klinik und Poliklinik für Kinder- und Jugendmedizin, Universitätsklinikum Hamburg-Eppendorf

Vermehrte Thrombozytenadhäsion an sinusoidalen Endothelien und Akkumulation von Plättchen in der ischämischen Leber nach Reperfusion führt experimentell zu gesteigertem hepatozellulärem Schaden. Persistierende Thrombozytopenien nach OLTX sind mit verschlechterter früher Transplantatfunktion vergesellschaftet. Die Thrombozytenfunktion im Rahmen der kindlichen orthotope Lebertransplantation (pOLTX) ist bisher weitgehend unerforscht. Ziel dieser Studie war die Untersuchung der Thrombozyten-Aggregation im Verlauf der pOLTX und deren Korrelation mit Markern des Ischämie-/Reperfusionsschadens (IRS) und der frühen Transplantatfunktion.

Als Thrombozytenaggregations-Stimulatoren wurden Kollagen, Ristocetin und ADP verwendet. Serum-GPT und -GOT dienten, nach Korrektur für das Transplantat/Körpergewicht-Verhältnis, als Marker des IRS; Quick, ATIII und Bilirubin i. S. als Marker für die frühe Transplantatfunktion. Patienten aus 21 kindlichen pOLTX'en wurden in zwei Gruppen eingeteilt: Eine mit vermehrtem IRS (korrigierter GPT-Anstieg an Tag 1 oder 2 > 200 U/l; IRS +), die zweite mit geringem IRS (GPT-Anstieg an Tag 1 oder 2 < 200 U/l; IRS −).

IRS+ Patienten wiesen, im Vergleich zum IRS− Kollektiv, unmittelbar vor Reperfusion erhöhte Level an ADP-stimulierbarer Thrombozytenaggregation auf. Letztere korrelierten positiv mit GPT Serumspiegeln am Tag 1 ($r = 0.91$; $p < 0.0001$) und Tag 2 ($r = 0.85$; $p < 0.0001$) nach pOLTX. Am 1. bzw. 2. Tag nach pOLTX konnte eine erhöhte Stimulierbarkeit der Empfängerthrombozyten bei IRS+ Patienten für alle hier getesteten Induktoren im Vergleich zu IRS− Individuen demonstriert werden. Zwischen den beiden Kollektiven bestanden zu keinem Zeitpunkt signifikante Unterschiede in der Thrombozytenzahl. Innerhalb der IRS+ Gruppe zeigte sich ein Abfall der Thrombozyten zwischen prä-OP und post-Reperfusion ($p < 0,003$). IRS− Patienten wiesen Thrombozytenzahl-Anstiege zwischen prä-OP ($p < 0,05$) bzw. post-Reperfusion ($P = 0,0008$) und dem 6. post-OP Tag. Im Vergleich zu IRS− Patienten waren Quick und ATIII-Level bei Patienten des IRS+ Kollektivs in der frühen Phase nach pOLTX signifikant niedriger, Bilirubin i. S. höher.

Dies ist die erste Untersuchung der direkten Thrombozytenaggregation beim Kind im Rahmen der OLTX. Eine gesteigerte Aggregationsbereitschaft bei Empfänger-Thrombozyten in der Phase vor und kurz nach Organ-Reperfusion könnte den hepatozellulären Schaden und die mit dem IRS einhergehend schlechte frühe Transplantatfunktion nach pOLTX begünstigen. Die Modulation der Thrombozyten bei der pOLTX könnte möglicherweise den Reperfusionsschaden begrenzen und so das frühe Ergebnis nach pOLTX verbessern.

Abstract ID: 1090 Vortragsart: oral

Komplexes 3-D-in-vitro Modell für die Analyse von Immunsuppressionsmechanismen bei T-Zellen im Pankreaskarzinom

W. v. Bernstorff, C. Tams, B. Kremer, H. Kalthoff

Klinik für Allgemeine Chirurgie und Thoraxchirurgie, Molekulare Onkologie, Universitätsklinikum Kiel

Zielsetzung: Das Pankreaskarzinom weist eine besonders hohe immunsuppressive Potenz auf, was sich in einem schnellen Tumorprogress, der schlechten Therapierbarkeit oder auch der selbst bei kurativ resezierten Patienten oft infausten Prognose widerspiegelt. Eine Ursache hierfür scheint in der lokalen Inaktivierung infiltrierender, potentiell zytotoxischer T-Zellen sowie einem sogenannten „T-Zell-Trapping" im peritumoralen fibrotischen Stroma zu liegen. Um mögliche Ursachen dieses Phänomens, insbesondere vor dem Hintergrund der Entwicklung neuartiger Therapiekonzepte, zu erforschen, haben wir ein 3-D-in-vitro Modell entwickelt, das die Situation im vitalen Pankreaskarzinom widerspiegelt.

Material und Methoden: In dem entwickelten in-vitro Modell werden humane Pankreaskarzinomzelllinien als Sphäroide kultiviert und anschließend mit durch Phythämagglutinin aktivierte humane T-Zellen in einem Kollagengel koinkubiert. Um das System weiter dem in-vivo Vorbild anzunähern wurden zusätzlich humane Fibroblasten in die Kokultur integriert. Verschiedene potentiell aktivierende oder suppressive immunologische Faktoren können auf deren Einfluss auf die T-Zell-Aktivität hinzugegeben werden. Die nachfolgende immunhistochemische Analyse der T-Zellen auf Aktivität und Migration erfolgt auf Kryoschnitten der 3-D-Kokulturen.

Ergebnisse: In diesem Modell verhalten sich die T-Zellen ähnlich der beschriebenen in-vivo Situation: Einige T-Zellen infiltrieren die Tumorsphäroide, zeigen aber zu großen Teilen einen Verlust der CD3-zeta-Kette, die für die Aktivierung der T-Zellen essentiell ist. Ein großer Teil der T-Zellen wird aber im peritumoralen fibrotischen Gewebe gefangen (trapping) und zeigt auch hier einen Verlust der CD3-zeta-Kette. Eine Neutralisation möglicher Kandidatenfaktoren, die für den Verlust der CD3-zeta-Kette verantwortlich gemacht wurden, wie TGF-beta und Fas-ligand, konnte diese immunsuppressiven Effekte nicht blockieren und macht andere Faktoren für den CD3-zeta-Kettenverlust und das T-Zell-Trapping wahrscheinlicher.

Zusammenfassung: Das hier vorgestellte 3-D-in-vitro Modell simuliert die in-vivo Situation des Pankreaskarzinoms mit infiltrierenden T-Zellen und seine immunsuppressiven Effekte durch CD3-zeta-Kettenverlust und T-Zell-Trapping. Der Einfluss möglicher immunsuppressiver oder -stimulierender Faktoren lässt sich im Modell überprüfen und bietet somit einen Ansatz für die Entwicklung möglicher effektiver immunologischer Therapieansätze beim Pankreaskarzinom.

Abstract ID: 1176 Vortragsart: oral

Stammzellmobilisation führt zur Induktion von Regeneration nach subtotaler Leberresektion und ermöglicht Langzeitüberleben in sonst letalem Modell

U. Dahmen[1], O. Dirsch[2], N. Madrahimov[1], Y. Ji[2], R. Kleinert[2], L. Jun[1], C. E. Broelsch[1]

[1] Klinik für Allgemein- und Transplantationschirurgie, Essen
[2] Institut für Pathologie, Essen

Zielsetzung: Eine Reduktion des Lebervolumens auf weniger als 40% ist gelegentlich im Rahmen onkologischer Operationen erforderlich, aber auch im Rahmen der Leberlebendspende, bei Spender wie auch beim Empfänger und beinhaltet die Gefahr der postoperativen Leberinsuffizienz bzw. Leberversagens. Aktuell wird die Rolle der Transdifferenzierung von Stammzellen im Rahmen der kontinuierlichen Repopulation von parenchymatösen Organen, aber auch von Reparatur- und Regenerationsvorgängen kontrovers diskutiert. Aus diesem Grunde wurde ein Versuch konzipiert, bei dem der Einfluss der Stammzellmobilisierung mittels GCSF auf das Outcome nach 90% Leberresektion in der Ratte untersucht wurde.

Material und Methoden: Männliche Lew-Ratten wurden unter Isoflurane-Inhalationsnarkose einer 90% Leberresektion unterzogen. Die Behandlungsgruppe (männliche Lew-Ratten, n = 10) erhielt während des gesamten Beobachtungszeitraumes täglich 100 μg humanen rekombinantem GCSF subkutan (beginnend am Tag 5 präop bis maximal Tag 21 Tagen postop). Die Kontrollgruppe blieb unbehandelt. In einem zweiten Versuchsansatz wurden die Tiere 6 h nach 90%- bzw. 70% Resektion getötet um Serumproben und Lebergewebe zur histologischen Untersuchung zu gewinnen.

Ergebnisse: Die Vorbehandlung der Ratten mit humanem GCSF führte zu einer Stammzellmobilisierung, erkennbar an der deutlichen Linksverschiebung im peripheren Blutbild und höheren Zahl von CFU aus der Milz im Vergleich zu unbehandelten Tieren. Sämtliche Tiere der Kontrollgruppe verstarben innerhalb von 5 Tagen unter den klinischen zeichen der Leberinsuffizienz und histologisch deutlichen zeichen der unspezifischen Schädigung des Leberparenchyms (Vakuoläre Transformation, Einzelnekrosen und konfluente Nekrosen, eosinophile Globuli), wohingegen 5 Tiere der Behandlungsgruppe bei gutem Allgemeinzustand am Tag 21 getötet wurden (p > 0.05). Die getöteten Tiere hatten normale Routinelaborparameter und wiesen ein Lebergewicht von + 90% des Ausgangsgewichtes auf. In den Leberproben, die 6 h nach Resektion gewonnen wurden, war das Ausmaß der unspezifischen Schädigung laborchemisch wie auch histologisch in der Behandlungsgruppe deutlich geringer als bei den unbehandelten Tieren. In der Behandlungsgruppe fanden sich bei allen Tieren bereits nach 6 h zahlreiche Mitosefiguren, jedoch bei keinem Tier aus der Kontrollgruppe, weder nach 70%- noch nach 90% Resektion.

Schlussfolgerung: Die Behandlung mit GCSF führte zur Stammzellmobilisierung und beeinflusste den zeitlichen Verlauf der Leberregeneration. Die Proliferation der Hepatozyten setzte sogar früher ein als im Standardmodell. Es liegt nahe den Überlebensvorteil in der Behandlungsgruppe auf den regenerationsinduzierenden Effekt des GCSF zurückzuführen. Zur Klärung des Mechanismus (direkte Wirkung von GSCF auf die hepatozytäre Proliferation oder über eine Stammzellmobilisation, Transdifferenzierung zu lebereigenen parenchymatösen Zellen und Repopulation der Leber) werden derzeit Experimente im Modell der geschlechtsdifferenten Teillebertransplanation durchgeführt.

Abstract ID: 1224 Vortragsart: oral

Glycin minimiert Leukozyten-Endothel-Interaktion nach warmer Ischämie durch Inaktivierung der Kupfferzellen

P. Schemmer[1], F. Jost[1], L. O. Conzelmann[1], U. Pöschl[1], M. M. Gebhard[2], E. Klar[1]

[1] Chirurgische Universitätsklinik Heidelberg, Abteilung für Allgemein-, Viszeral- und Unfallchirurgie
[2] Abteilung für Experimentelle Chirurgie der Universität Heidelberg

Zielsetzung: Warme Ischämie mit konsekutiver Kupfferzellaktivierung und Mikrozirkulationsstörung als Teil des Reperfusionsschadens kann bei Leber-Resektion und Leber-Transplantation nicht vermieden werden. Da Glycin, eine nicht-toxische Aminosäure, Kupfferzellen inaktiviert, wurde diese Studie konzipiert um deren Effekt nach warmer Ischämie in vivo zu evaluieren.

Material und Methoden: Während Sprague-Dawley Ratten (200 – 230 g) der Kontrollgruppe 1.5 ml Valin (300 mM), eine Aminosäure ohne Effekt auf Kupfferzellen, infundiert wurde, erhielten Tiere der Studiengruppe 1.5 ml Glycin (300 mM) unmittelbar vor 60-minütiger warmer Ischämie des linken Leberlappens. Glycin-Infusion erhöhte den Serum-Glycin Spiegel 4-fach auf 1.2 ± 0.1 mM (p < 0.05). Intravitalmikroskopisch wurden unmittelbar nach Reperfusion die Leukozyten-Endothel-Interaktion, Phagozytoserate der Kupfferzellen und Anstieg der Serum-Transaminasen beobachtet. Des Weiteren erfolgte eine Messung des $[Ca2+]i$ in isolierten Kupfferzellen als weiteres Maß für deren Aktivierung. Die Auswertung erfolgte mittels One-way-ANOVA mit p < 0,05. Die Ergebnisse sind als Mittelwert $\pm$ Standardabweichung dargestellt.

Ergebnisse: Glycin reduzierte die permanente Leukozytenadhäsion in den postsinusoidalen Venolen signifikant von $267 \pm 43/mm^2$ in der Kontrollgruppe auf $66 \pm 13/mm^2$. Außerdem führte Glycin zu einem geringeren Anstieg der Transaminasen. Während die Werte für GOT, GPT und LDH 2 Stunden nach warmer Ischämie bei Kontrolltieren auf 375 ± 24 U/l, 402 ± 27 U/l und 3373 ± 351 U/l anstiegen, konnte in der Glycin-Gruppe ein Anstieg auf nur 211 ± 27 U/l, 223 ± 31 U/l und 1374 ± 238 U/l verzeichnet werden ($p < 0,05$). Warme Ischämie führte sowohl zu einer 3.5-fachen Steigerung der Phagozytoserate auf 85 ± 6 fluoreszierende Latex-beads (1 µm)/mikroskopisches Feld ($p < 0,05$) als auch zu einer 2-fachen Erhöhung des [Ca2 +]i auf 190 ± 8 nM in Kupfferzellen ($p < 0,05$). Beide Phänomene, Zeichen für Kupfferzellaktivierung, konnten mit Glycin verhindert werden.

Zusammenfassung: Diese Ergebnisse zeigen, dass Glycin Leberschäden nach warmer Ischämie durch Reduktion der Leukozyten-Endothel-Interaktion minimiert. Der für dieses Phänomen verantwortliche protektive Mechanismus liegt in einer Inaktivierung der Kupfferzellen. Falls sich dies klinisch bestätigt, könnte Glycin zur Verbesserung der Organfunktion nach Leberresektion und Transplantation beitragen.

Abstract ID: 1249 Vortragsart: oral

Alkoholpankreatitis assoziierte pulmonale Komplikationen sind schwerwiegender als bei biliärer Pankreatitis: Bedeutung der Lebermikrozirkulation und systemischer Zytokine

J. Werner[1], M. Pietschmann[1], W. Hartwig[1], T. Hackert[1], O. Strobel[1], C. Müller[1], M. M. Gebhard[2], M. W. Büchler[1], W. Uhl[1]

[1] Chirurgische Universitätsklinik Heidelberg, Abteilung für Allgemeine Chirurgie
[2] Abteilung für Experimentelle Chirurgie der Universität Heidelberg

Zielsetzung: Systemische Komplikationen wie Pankreatitis assoziierte pulmonale Schädigungen (PALS) sind Hauptdeterminanten des Überlebens bei nekrotisierender Pankreatitis. Die vorliegende Studie untersuchte, ob Komplikationen der nekrotisierenden Pankreatitis bei Alkoholikern häufiger und schwerwiegender sind, und ob die Zytokinfreisetzung und die Mikrozirkulation der Leber eine pathophysiologische Rolle bei der Entstehung der akuten Pankreatitis und des PALS haben.

Material und Methode: 48 Ratten wurden entweder mit der Lieber DeCarli (a) Kontroll- (KD) oder (b) Alkohol-Diät (AD) für 6 Wochen gefüttert und im Anschluss wurde eine schwere nekrotisierende Pankreatitis (intraduktaler Infusion von einem Gallensalz plus 6 Std. Caeruleininfusion; GDOC) induziert. Kontrolltiere erhielten Ringer-Infusionen (KD-R und AD-R). Nach 6 Stunden wurde intravitalmikroskopisch die Pankreas- und Lebermikrozirkulation (Perfusion, Leukozytenadhäsion; n = 6/Gruppe) und nach 12 Stunden die Pankreas- Leber- und Lungenschädigung (Feucht/Trocken-Gewicht, Myeloperoxidase-Aktivität, Histologie, Pankreas- und Leberenzyme; n = 6/Gruppe) evaluiert. Zusätzlich wurden die Zytokine (TNF, IL-1, IL-6, IL-10) im portalvenösen und systemischen Blut untersucht.

Ergebnisse: Eine Pankreasschädigung und eine Störung der Mikrozirkulation des Pankreas war nach langfristiger Alkoholapplikation nicht zu beobachten (AD-R vs. KD-R, N.S.). Nach Induktion einer schweren Pankreatitis bestand eine Mikrozirkulationsstörung im Vergleich zu den Kontrolltieren (KD-R vs. KD-GDOC, $p < 0{,}001$), jedoch war weder die Mikrozirkulationsstörung, noch der Pankreasschaden durch die Alkoholexposition verstärkt (AD-GDOC vs. KD-GDOC, N.S.). Im Gegensatz dazu war der Lungenschaden nach Induktion einer Pankreatitis bei den Ratten nach langfristiger Alkoholexposition signifikant verstärkt (Ödem, Inflammation; $p < 0{,}05$ AD-GDOC vs. KD-GDOC). Die chronische Alkoholdiät induzierte eine leichte Fettleber (AD-R). Die Lebermikrozirkulation war sowohl nach alleiniger chronischer Alkoholexposition (AD-R) als auch nach Induktion einer Pankreatitis (KD-GDOC) signifikant gestört (Perfusion und Leukozytenadhäsion $p < 0{,}05$ AD-R vs. KD-R; KD-GDOC vs. KD-R), was bei der Alkoholpankreatitis noch verstärkt war ($p < 0{,}05$; AD-GDOC vs. KD-GDOC). Auch die IL-6 Konzentrationen im Serum waren bei der Alkoholpankreatitis signifikant über denen bei akuter biliärer Pankreatitis erhöht (AD-GDOC vs. KD-GDOC). Die systemischen IL-6 Konzentrationen waren dabei höher als im portal-venösen Blut.

Zusammenfassung: In der experimentellen Alkoholpankreatitis ist die Lungenschädigung stärker als bei der biliären Pankreatitis. Hierbei scheint die Leber eine Mediatorfunktion von systemischen Komplikationen zu erfüllen. Die massive Mikrozirkulationsstörung der Leber bei Alkoholpankreatitis mit konsekutiver Leberischämie und hepatischer Zytokinfreisetzung könnte hierbei die Ursache für die Pankreatitis assoziierten systemischen und insbesondere der pulmonalen Komplikationen sein.

Abstract ID: 1311 Vortragsart: oral

Einfluss des Pringle-Manövers bei Kryochirurgie der Schweineleber: Möglichkeit zur Reduktion kryotherapie-assoziierter Thrombopenie?

S. Richter[1], O. Kollmar[1], D. Igna[1], M. D. Menger[2], M. K. Schilling[1], G. A. Pistorius[1]

[1] Abteilung für Allgemein-, Viszeral- und Gefäßchirurgie, Universitätskliniken des Saarlandes, Homburg/Saar
[2] Abteilung für Klinisch-Experimentelle Chirurgie, Universitätskliniken des Saarlandes, Homburg/Saar

Zielsetzung: Im Rahmen kryochirurgischer Eingriffe an der Leber gilt eine kryotherapie-assoziierte Thrombopenie als eine bekannte Komplikation, wobei die Größe des kryotherapierten Gewebevolumens die Ausprägung der Thrombopenie bestimmt. Die zugrundeliegenden Pathomechanismen sind bislang nicht bekannt. In der vorliegenden Studie sollte daher untersucht werden, inwieweit sich durch Perfusionsstillstand (Pringle-Manöver) während des Frierens das Ausmaß der kryo-induzierten Thrombopenie minimieren lässt.

Material und Methoden: In Allgemeinanästhesie erfolgte bei 21 Schwäbisch-Halleschen Landschweinen nach medianer Laparotomie die Kryochirurgie der Leber (Cryo 6, Erbe, Tübingen, Sondendurchmesser 3,2 mm, $-180\,°C$). Zur Erzielung einer maximalen Kryoläsion wurde simultan mittels 3 Sonden unter erhaltener Leberperfusion ($n = 4$) bzw. während Pringle-Manöver ($n = 6$) cava-nah gefroren. Während der Beobachtungszeit von 6 h erfolgte die Bestimmung der systemischen Thrombozytenzahl und LDH, anschließend die histologische Untersuchung der

Thrombozytenverteilung innerhalb der Kryoläsion. In Überlebensversuchen wurden jeweils 2 sequentielle Kryoläsionen im linken Leberlappen bei erhaltener Perfusion (n = 6) bzw. während selektivem Pringle-Manövers des linken Leberlappens (n = 5) durchgeführt, anschließend erfolgte die Bestimmung der Thrombozyten- und Leukozytenzahl, LDH, ALAT und ASAT über 24 h sowie der Ausdehnung der Kryoläsionen nach 7 Tagen. Mittelwert ± SEM, One-way-ANOVA/Student-Newman-Keuls-Test bzw. Student's t-test.

Ergebnisse: Kryochirurgie führte in allen Versuchsgruppen zu einem signifikanten (p < 0,05) Thrombozytenabfall bis auf 62,2 ± 9,6% der Ausgangswerte, jedoch ohne signifikante Unterschiede zwischen den einzelnen Gruppen. Des weiteren fand sich ein signifikanter Anstieg der Leukozytenzahl (erhaltene Perfusion: 225,1 ± 20,6%; Pringle-Manöver: 284,4 ± 65,0%), der LDH, ALAT und ASAT in jeder der Gruppen über den Beobachtungszeitraums. Die Auswertung der Ausdehnung der Kryozonen ergab ein signifikant größeres Kryoareal nach Pringle-Manöver (97,5 ± 16,6 cm3) gegenüber Kryochirurgie während erhaltener Perfusion (59,7 ± 7,6 cm3). Die histologische Untersuchung zeigte eine 4-fache, signifikante Thrombozytenanreicherung im Bereich der Übergangszone von Kryonekrose zu normaler Leber, jedoch keine signifikanten Unterschiede zwischen dem Zentrum der Kryozone und normaler Leber.

Zusammenfassung: Kryochirurgie der Leber führt zu einer signifikanten Reduktion der systemischen Thrombozytenzahl, wobei die Akkumulation der Thrombozyten im Randbereich der Kryozone stattfindet. Hierdurch konnte erstmals gezeigt werden, dass es sich bei der postoperativen Thrombopenie nicht um eine kälte-assoziierte vermehrte Abbaukinetik, sondern ein lokales Verbrauchsphänomen handelt. Durch Pringle-Manöver während des Frierens kann eine signifikante Verbesserung der Frierleistung bei vergleichbaren systemischen Nebenwirkungen erzielt werden, so dass zur Kryodestruktion eines vorgegebenen Tumorvolumens dieses Vorgehen zur Reduktion der Thrombopenie zu überprüfen ist.

Abstract ID: 1447 Vortragsart: oral

HIF-1 steuert Angioinvasion und Metastasierung durch Regulation der uPAR – Genexpression

P. Büchler[1], H. A. Reber[2], O. J. Hines[2], M. W. Büchler[1], H. Friess[1]

[1] Chirurgische Klinik der Ruprecht-Karls Universität Heidelberg
[2] University of California, UCLA School of Medicine

Hintergrund: Angioinvasion ist der limitierende Schritt im Prozess der Metastasierung. Zu den wichtigsten, absolut notwendigen Proteinen der Angioinvasion zählt der Urokinase Plasminogen Activator Rezeptor (uPAR). Der Transkriptionsfaktor Hypoxia-Inducible-Factor-1 (HIF-1) ist beim Wachstum des humanen Pankreaskarzinoms aktiviert, da in diesem Tumor ausgeprägte hypoxische Areale vorkommen. Eine transkriptionelle Kontrolle der uPAR Expression durch HIF-1 wurde noch nicht beschrieben. Ziel: Im Rahmen dieser Studie sollte untersucht werden, ob HIF-1 die uPAR Genexpression transkriptionell reguliert und uPAR somit eine neues Target-Gen von HIF-1 darstellt. Ferner galt es, die Rolle dieses Regelkreises im Rahmen der Angioinvasion und Metastasierung zu untersuchen.

Methoden: Capan-2 (C2), HPAF-2 (HP2), MIA PaCa-2 (MP2) und PANC-1 Zelllinien wurden untersucht. Northern Blot Analysis wurde zur Quantifizierung der mRNA Expression eingesetzt und Nuclear Run Off Assays, um frisch transkribierte mRNA nachzuweisen. DNA-Protein Interaktionen wurde im Gelshift Assays nachgewiesen. PCR wurde zur Generation von Deletionsmutanten des uPAR Promotors angewandt und Luciferase Assays, um die Reportergenaktivität nachzuweisen. Matrigel Invasionsassays und der Chorioallantoic Membrane Assay (CAM) mit fertilisierten Hühnerembryos dienten für Angioinvasions- und Metastasierungsversuche.

Results: Die uPAR nicht jedoch die uPA mRNA Expression sind unter hypoxischen Bedingungen hochreguliert. Auch Zelllinien, in denen normalerweise uPAR nicht nachweisbar ist, exprimieren dies unter hypoxischen Bedingungen. Hypoxie führte zu einem 7.2 ± 1.6 fachen Anstieg des uPAR mRNA Pools. Bereits nach 60 min Hypoxiedauer war die DNA Bindung von HIF-1 an den uPAR Promotor und somit die transkriptionelle Aktivierung nachweisbar. uPAR Promotor-Deletionsmutanten, die die vermeindliche HIF-1 Bindesequenz enthielten, zeigten einen bis zu 184 ± 5.5 fachen Anstieg der Luciferasereportergenaktivität. In vitro Invasionsassays ergaben, dass Hypoxie die Invasivität von Tumorzellen erhöht (0.22 ± 0.07 vs. 0.09 ± 0.02). Darüber hinaus führte Hypoxie zu einer deutlichen uPAR abhängigen Erhöhung der Angioinvasion im CAM Assay in vivo.

Schlussfolgerung: Diese Studie zeigt, dass Tumorhypoxie Angioinvasion und Metastasierung steuert. Die Blockade dieses Mechanismus (uPAR Induktion durch HIF-1) kann als neuer therapeutischer Ansatz genutzt werden.

Abstract ID: 1564 Vortragsart: oral

Ischämietoleranz durch α-Liponsäure – pharmakologische Präkonditionierung zur Verringerung des Reperfusionsschadens nach Leberischämie

F. Dünschede[1], P. Dutkowski[1], F. Bittinger[2], T. Junginger[1]

[1] Klinik für Allgemein- und Abdominalchirurgie, Universität Mainz
[2] Institut für Pathologie, Universität Mainz

Zielsetzung: Reaktive Sauerstoffspezies spielen in der Reperfusion nach Ischämie eine wichtige Rolle. Ob eine Verringerung des Reperfusionsschadens der Leber in vivo möglich ist durch die systemische Gabe des membranpermeablen Antioxidativum α-Liponsäure vor Ischämie im Sinne einer pharmakologischen Präkonditionierung ist nicht bekannt.

Material und Methoden: Verwendet wurden männliche Brown Norway Ratten (250 g). Unter Äthernarkose erfolgte eine selektive Ischämie des linken und mittleren Leberlappens. In der einen Hälfte der Tiere (n = 12) wurde 15 min. vor einer 90-minütigen Ischämie 500 µM α-Liponsäure (120 µg/Ratte) in die infrahepatische v. cava injiziert, in einer Kontrollgruppe erfolgte zum selben Zeitpunkt die Injektion von 0,9% NaCl (n = 12). Nach 60 Minuten sowie nach 7 Tagen (je n = 10) in vivo Reperfusion erfolgte die Blut- und Leberentnahme. Im Blutserum wurde die Freisetzung cytosolischer Enzyme (LDH, α-GST) bestimmt, die Galleproduktion wurde als Marker der Leberfunktion dokumentiert. Als Marker des Oxidationsschadens wurde die Lipidperoxidation gemessen (LPO). Die Leberzellarchitektur wurde durch Licht- und Elektronenmikroskopische Untersuchungen beurteilt, Hinweise auf Apoptose- sowie Mediatoraktivierung erfolgten durch quantitative RT PCR.

Ergebnisse: Nach 60 min. Reperfusion ergab sich eine signifikant niedrigere Lipidperoxidation (LPO) durch Präkonditionierung mit α-Liponsäure (49 ± 9 vs 372 ± 37 nmol/g)($p < 0{,}001$). Die Freisetzung von cytosolischen Enzymen (LDH, α-GST) im Blutserum war signifikant niedriger in der präkonditonierten Gruppe während der Reperfusion. Elektronenmikroskopisch zeigte sich eine deutliche Zellschädigung des linken Leberlappens bereits nach 1h Reperfusion in der Kontrollgruppe (■ Abb. 1). In jeder Versuchsgruppe überlebten jedoch alle Tiere. Nach 7 Tagen Reperfusion bestand in der Kontrollgruppe eine lediglich 52%-tige Galleproduktion (318 ± 11 µl/h) im Vergleich zur Galleproduktion vor Ischämie (613 ± 43 µl/h). Die mit α-Liponsäure behandelten Tiere wiesen 7 Tage nach Reperfusion eine normale Galleproduktion auf (671 ± 23 µl/h). Licht und Elektronenmikroskopisch ergab sich 7 Tage nach Reperfusion ein fortgeschrittener Zelluntergang im linken und mittleren Leberlappen (Kontrollgruppe) im Gegensatz zur normalen Zellarchitektur in den entsprechenden Leberlappen der Liponsäuregruppe. Die PCR Analyse zeigte eine Exprimierung von TNFα, MIP-2, Caspase 9, NF kappa B, bax und bak nur in der nicht präkonditionierten Gruppe.

Zusammenfassung: Durch die intravenöse systemische Gabe von α-Liponsäure lässt sich kurzfristig (innerhalb von 15 Minuten) eine Ischämietoleranz an der Rattenleber induzieren, so dass der Zellschaden nach 90 minütiger Ischämie reversibel bleibt im Gegensatz zum irreversiblen Zellschaden ohne α-Liponsäure. Die pharmakologische Präkonditionierung mit α-Liponsäre könnte eine neue und einfache Methode sein zur Verbesserung der Ischämietoleranz im Rahmen von Leberresektionen. (■ Abbildung 1).

Elektronenmikroskopie: 1 h Reperfusion nach 90 min. Ischämie

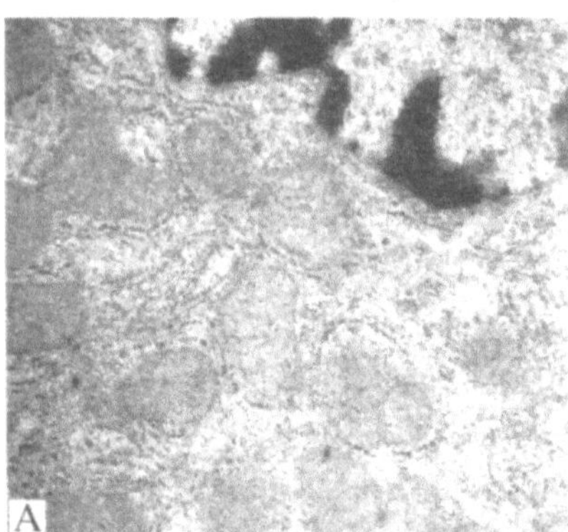

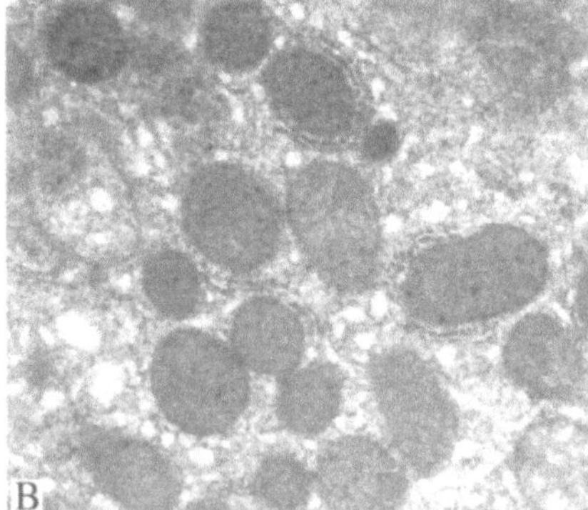

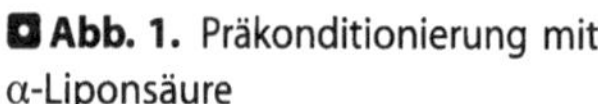

■ **Abb. 1.** Präkonditionierung mit α-Liponsäure

Kontrollgruppe

Abstract ID: 1616 Vortragsart: oral

Blockade von RAGE fördert die Leberregeneration nach subtotaler Hepatektomie

G. Cataldegirmen[2], D. C. Bröring[1], X. Rogiers[1], A. M. Schmidt[1], J. Emond[1]

[1] Hepatobiliäre Chirurgie, Universitätsklinikum Hamburg-Eppendorf
[2] Department of Surgery, Columbia University

Receptor für AGE (RAGE), ein Multi-Liganden Mitglied der Immunoglobulin superfamily, interagiert mit von aktivierten proinflammatorischen Zellen freigesetzten Liganden, wie Amphoterin und EN-RAGES, und verbreitet darüber die Entzündungsantwort, die zu exzessiver Zellschädigung führt. Es konnte gezeigt werden, dass die Aktivierung von RAGE in akuten wie auch chronischen Zellschädigungs-Modellen eine wichtige Rolle in der Ausbreitung der Entzündung spielt.

Vorangegangene Studien haben gezeigt, dass die subtotale Hepatektomie (85%) in Ratten mit einer ausgeprägten entzündlichen Schädigung des Leberrestes assoziiert ist. Da Stress die Expression von RAGE und seiner natürlichen Liganden fördert, haben wir die Hypothese aufgestellt, dass die Aktivierung von RAGE an der verstärkten Entzündungsreaktion und herabgesetzten Überleben nach massiver Hepatektomie, teilnimmt.

Wir haben angenommen, dass die Blockade des Receptors den Schaden limitiert und das Überleben in den massiv hepatektomierten Tieren erhöhen wird.

Methoden und Ergebnisse: Obwohl die Untersuchung des restlichen Gewebes durch Western blotting keine erhöhte RAGE Expression nach 70% Hepatektomie aufwies; konnte ein signifikanter Anstieg der RAGE Expression 24 Stunden nach subtotaler (85%) Hepatektomie beobachtet werden. Auch konnte eine Expression von Amphoterin und S100-Proteinen selektiv in dem Leberrest der 85%-ig hepatektomierten Tiere nachgewiesen werden.

Wir haben C57/Bl Mäusen, die einer 85%-igen Hepatektomie unterzogen wurden sRAGE, die extracelluläre Domäne von RAGE, welches die Liganden bindet und somit die Aktivierung des Zelloberflächen-Receptors verhindert oder einen Vehikel (Kochsalz) verabreicht.

Verglichen mit den Mäusen, die den Vehikel erhielten und eine Mortalität von 60% aufwiesen, erfuhren die Mäuse, die sRAGE erhielten dosisabhängig eine Verbesserung des Überlebens nach 7 Tagen mit 90% (p < 0.0001). Auch war die Wiederherstellung des notwendigen Lebervolumens in diesen Tieren signifikant schneller erreicht. Die Expression von Gewebe-zerstörenden Cytokinen, wie TNF-a, IL-6, IL-2 und auch dem Transkriptionsfaktor Nf-KB waren in den ersten 24 Stunden bei den unbehandelten Mäusen signifikant höher. Die Aktivierung von den Zelltod-vermittelnden proinflammatorischen Kaskaden war in den mit sRAGE blockierten Leberresten signifikant supprimiert.

Auch konnte in Makrophagen depletierten transgenen Mäusen gezeigt werden, dass die proinflammatorische Kaskade nach massiver Hepatektomie auffallend supprimiert ist.

Schlussfolgerung: Diese Ergebnisse zeigen einen dramatischen Effekt auf die Leberregeneration und Überleben in dem Modell der massiven Leberresektion durch den neuartigen Ansatz die RAGE Aktivierung zu blockieren. Dieser Eingriff resultierte in der Verbesserung der Leberfunktion und Regeneration, wie dem Überleben der Tiere, und könnte eine wichtige Rolle in dem Verständnis des Leberversagens in Modellen des massiven Leberschadens spielen.

Abstract ID: 1633 Vortragsart: oral

Portale Okklusion und Leberfunktion – Untersuchungen im Pfortaderastligaturmodell der Ratte

L. Müller, R. Grotelüschen, J. Meyer, Y. K. Vashist, A. Abdulgawad, C. Hillert, D. C. Bröring, X. Rogiers

Abteilung für Hepatobiliäre Chirurgie, Universitätsklinikum Hamburg-Eppendorf

Hintergrund: Die portale Embolisation ist eine etablierte Methode zur präoperativen Vergrößerung der funktionellen Kapazität der späteren Restleber vor erweiterten Leberresektionen. Bislang ist unklar, ob es nach einer portalen Embolisation im okkludierten Leberanteil zu einer Verminderung der Funktion kommt. Mit dieser tierexperimentellen Studie soll geklärt werden, ob und wieweit leberspezifische Funktionsparameter wie die Glukose-Homöostase und die Expression von Akut-Phase-Proteinen nach Pfortaderokklusion im okkludierten und nicht-okkludierten Leberanteil beeinträchtigt ist.

Material und Methoden: Wistar-Ratten mit einem Gewicht von 200 – 250 Gramm wurden einer Pfortaderastligatur (PBL; n = 35) unterzogen. Im zeitlichen Verlauf nach 3, 6, 12, 24, 48, 96 und 192 Stunden wurden die Tiere getötet und das Probenmaterial gewonnen. Um den individuellen Einfluss der Laparatomie zu untersuchen, wurde eine weitere Rattengruppe einer Scheinoperation unterzogen (SO; n = 35). Eine weitere Versuchsgruppe wurde einer partiellen Hepatektomie (PH; n = 35) unterzogen, um den Einfluss von schneller Leberregeneration auf die Leberfunktion zu untersuchen. Zielparameter waren die Blutglukose, der hepatische Glykogengehalt (PAS-Färbung), das Ausmaß der Leberregeneration und Leberatrophie, sowie die mRNA-Expression von Glukose-regulierenden Proteinen (Glukose-6-Phosphatase, Glukagon-Rezeptor und Glycerolaldehydphosphat-Dehydrogenase), und von negativen und positiven Akut-Phase-Proteinen (Albumin, Fibronektin, C1-Esterase-Inhibitor). Zur Bestimmung der mRNA-Expression erfolgten Northern-Blots.

Ergebnisse: Das PBL-Modell der Ratte ist durch das Auftreten einer massiven Atrophie im portal okkludierten Leberanteil, begleitet von einer schnellen Regeneration im nicht-okkludierten Leberanteil, gekennzeichnet. Nach PBL kam es zu einer passageren Abnahme der Blutglukosekonzentration, verglichen mit der SO-Gruppe. Nach PH kam es allerdings zu einem deutlich ausgeprägteren Abfall der Blutglukosekonzentration. Analog trat nach PH eine schnellere Entleerung und langsamere Erholung der Glykogenspeicher auf, als dies nach PBL im nicht-okkludierten Lappen der Fall war. Im okkludierten Lappen nach PBL hingegen trat ebenfalls eine langanhaltende Entleerung der Glykogenspeicher auf. Die mRNA-Expression von G6P war in regenerierendem Lebergewebe nach PBL und PH zeitweise reduziert. Das portal-deprivierte Lebergewebe nach PBL zeigte hinsichtlich der mRNA-Expression von Akut-Phase-Proteinen im Vergleich zu den anderen Gruppen ein ähnliches Muster.

Schlussfolgerung: Obgleich es nach PBL im portal okkludierten Leberanteil zu einer massiven Atrophie kommt, zeigt dieser Leberanteil hinsichtlich der Glukose-Homöostase und der Expression von Akut-Phase Proteinen ein gleiches Verhalten wie Lebergewebe nach einer Scheinoperation. Der okkludierte Lappen hilft dabei, eine passagere Verminderung der Leberfunktion während der schnellen Regeneration des nicht-okkludierten Lappens zu kompensieren. Die Experimente legen nahe, dass die gute Toleranz der präoperativen Pfortaderokklusion in der Klinik auf weitgehend intakte Funktion des okkludierten Leberanteils zurückzuführen ist.

Abstract ID: 1708 Vortragsart: oral

Ischämische Präkonditionierung des Pankreas

R. Wießner, Th. Foitzik, W. Schareck

Chirurgische Klinik der Universität Rostock

Hintergrund: Der Gewebeschaden nach Ischämie und Reperfusion (I/R) im Rahmen der Pankreas-transplantation kann über eine Pankreatitis bis zum Organverlust führen. Durch Granulozyten hervorgerufene Entzündungsreaktion wie auch Mikrozirkulationsstörungen gehören zu den Determinanten des I/R-Schadens. Untersuchungen an der Leber zeigen, dass der I/R-Schaden durch ischämische Präkonditionierung (IP) des Transplantates, d.h. kurzzeitige ischämische Perioden, vermindert werden kann. Für das Pankreas gibt es noch keine entsprechenden Untersuchungen.

Methode: Landschweine wurden folgenden Protokollen zugeordnet: Gruppe A [Kontrolle]: 3 h Ischämie, 6 h Reperfusion (n = 8); B [IP 5/20]: 5 min. IP, 20 min Zwischenperfusion, danach Protokoll A (n = 7); C [IP 10/10]: 10 min IP, 10 min Zwischenperfusion, danach Protokoll A. (n = 6). Die Präparation umfasste Katheter in A. carotis com. u. V. jug. int. Sowie A. u. V. lienalis. Das Pankreas wurde in Höhe des Konfluenz durchtrennt, Truncus u. V. lienalis auch proximal dargestellt. Durch Abklemmen der A. und V. lienalis wurde eine vollständige Ischämie des Pankreasschwanzes erreicht, die Blutversorgung des Pankreaskopfes blieb (für intraindividuelle Kontrollmessungen) intakt. Messungen erfolgten vor und nach IP, nach Zwischenperfusion, nach Ischämie und 10 Min, 1 h sowie 6 h nach Reperfusion. Gemessen wurden Gewebe-pO2 (mit LICOX-Sonden), lokale u. systemische Blutflüsse, Blutgase und diverse Laborparameter. Zusätzlich wurden Biopsien aus Pankreaskopf u. -Schwanz für histologische u. immunhistochemische Untersuchungen entnommen. Bestimmt wurden Granulozyten/Makrophagen-Antigene (mit monoklonalen Antikörpern; APAAP-Methode] und die Anzahl (n) der Granulozyten im Gewebe mittels Okularmikrometer (160-fache Vergrößerung) in 5 High-Power-Fields (HPF) je Biopsie.

Ergebnisse (Zusammenfassung): In allen Gruppen zeigten sich im Pankreasschwanz zu allen Zeitpunkten massive Veränderungen aller Parameter (p < 0.01 vs. Pankreaskopf). In der frühen Reperfusionsphase (1 h) war die Zahl der adhärenten bzw. transmigrierten Granulozyten in den IP-Gruppen geringer als in der Kontrollgruppe (9 ± 3 vs. 18 ± 15 Granulozyten/HPF; p < 0.05). Die verminderte Granulozytenzahl korrelierte in dieser Phase mit einem besseren Gewebe-pO2 und geringerem Sauerstoffverbrauch. Nach 6 Std. fanden sich keine signifikanten Unterschiede mehr. In den anderen Laborparametern und zwischen den beiden IP-Gruppen gab es keine signifikanten Unterschiede. (Die immunhistochem. u. histologischen Untersuchungen stehen noch aus).

Folgerung: Die Daten aus der frühen Reperfusionsphase zeigen, dass die IP auch beim Pankreas einen protektiven Effekt haben könnte. Vergleiche mit der Leber deuten aber an, dass der zeitliche Rahmen für die IP beim Pankreas enger gesteckt werden muss. Solange definitive positive Ergebnisse mit der IP des Pankreas beim Großtier nicht vorliegen, ist die klinische Anwendung nicht vertretbar. Dies bedeutet auch, dass ischämische Phasen beim Organspender hinsichtlich der Eignung des Pankreas für eine Transplantation kritischer einzuschätzen sind als z.B. bei der Leber.

Abstract ID: 1813 Vortragsart: oral

Leberfunktion unter Adenovirus vermitteltem Gentransfer von VEGF und Endostatin in einem 2/3 Hepatektomie-Modell der Maus

Y. K. Vashist[1], C. A. Redaelli[1], M. Ledermann[2], J. Kovac[1], B. Sauter[3], J. F. Dufour[2]

[1] Abteilung für Visceral und Transplantationschirurgie, Inselspital, Universität Bern, Schweiz
[2] Abteilung für Klinische Pharmakologie, Universität Bern, Schweiz
[3] Division of Gastroenterology, Institute for Gene Therapy and Molecular Medicine Mount Sinai School of Medicine, New York, USA

Einleitung: Die Regeneration der nicht-parenchymalen Zellen in der regenerienden Leber ist wesentlich für den Erhalt der leberspezifischen Funktionen und Organarchitektur. Die Angiogenese wird vom Vascular Endothelial Growth Factor (VEGF) gefördert und durch Endostatin inhibiert. Wir haben den Einfluss von VEGF und Endostatin auf die Leberfunktion in einem 2/3 Hepatektomie-Modell der Maus untersucht.

Material und Methoden: Drei Adenovirus-Typen wurden benutzt: Kontrollvirus, Endostatin-ADV, VEGF-ADV. Adenovirus-Injektion fand 2 Tage vor der partiellen Hepatektomie über eine Schwanzvene statt. Einer Gruppe wurde nur NaCl injiziert. Die funktionelle hepatozelluläre Masse wurde durch die Galaktose-Elminationskapazität (GEK) 2 Tage vor der partiellen Hepatektomie und zu definierten Zeitpunkten nach der Resektion bestimmt. Die Genexpression von VEGF, Endostatin, VEGF-Rezeptor Flt-1 und Hypoxia-inducible Factor (HIF)-1 wurde mit der real-time quantitative PCR Methode (Taqman®) bestimmt.

Ergebnisse: Drei Tage nach der Resektion war die GEK signifikant niedriger in der NaCl (n = 3), Kontrollvirus (n = 3) und Endostatin-Gruppe (n = 7) im Vergleich zur VEGF-Gruppe (n = 7) (p < 0.05 ANOVA). Die mittleren Lebergewichte in den einzelnen vier Gruppen waren nach drei Tagen nicht signifikant verändert. Quantitative PCR bestätigte die Transduktion von Endostatin und VEGF. Nach der partiellen Hepatektomie stieg die HIF-1-mRNA-Konzentration in der NaCl, Kontrollvirus und Endostatin-Gruppe an, wohingegen diese in der VEGF-Gruppe abnahm. Die Flt-1-mRNA-Konzentration nahm um den Faktor 100 nach der partiellen Hepatektomie in der NaCl-Gruppe zu. Dieser Effekt wurde in den anderen Gruppen nicht beobachtet. Sechs Tage nach der Resektion erholte sich die GEK in allen Gruppen.

Diskussion: Die Daten lassen darauf schließen, dass in der normalen Mausleber unter dem Transfer von VEGF die Leberfunktion nach 2/3 Hepatektomie sich schneller erholt.

Abstract ID: 1870 Vortragsart: oral

OPS-Imaging der humanen hepatischen Mikrozirkulation nach orthotoper Lebertransplantation

G. Puhl[1], K.-D. Schaser[2], D. Pust[1], K. Köhler[2], U. Settmacher[1], P. Neuhaus[1]

[1] Klinik für Allgemein-, Viszeral- und Transplantationschirurgie, Charité Campus Virchow-Klinikum, Berlin
[2] Klinik für Unfall- und Wiederherstellungschirurgie, Charité Campus Virchow-Klinikum, Berlin

Einführung: Die sinusoidale Perfusionsstörung ist ein kausalpathogenetischer Faktor für die hepatische Funktionsstörung nach Ischämie und Reperfusion (I/R). Das Ziel der vorliegenden Studie war die in vivo Visualisierung und quantitative Analyse der mikrovaskulären Perfusion während der orthotopen Lebertransplantation (oLTx) unter Verwendung der orthogonalen Reflexspektrophotometrie (OPS-Imaging), sowie die Korrelation der mikrovaskulären Parameter mit den postoperativen Transaminasen, der Kaltischämiezeit und der Dauer der anhepatischen Phase.

Patienten und Methoden: Insgesamt wurden 27 Patienten untersucht. Im Transplantatempfänger erfolgten die Messungen 5 und 30 Minuten nach simultaner (portalvenös/arteriell) Reperfusion. Alle Transplantationen wurden mit einem veno-venösen Bypass durchgeführt. Die Konservierung erfolgte mit UW Lösung, die mittlere Kaltischämie betrug 555 ± 205 min, die mittlere Dauer der anhepatischen Phase 82 ± 29 min. Die OPS- Kamera wurde an drei Messpunkten des re und li Leberlappens aufgesetzt. Die Auswertung umfasste den sinusoidalen Durchmesser (SD), funktionelle sinusoidale Dichte (FSD), Erythrozytenfließgeschwindigkeit in den Sinusoiden (RBCV). Die Errechnung des sinusoidalen Blutflussvolumens (BVs) erfolgte nach $BVs = \pi/(SD/2)^2 \times RBCV$. Als Normalwerte humaner hepatischer Mikrozirkulation wurden die in 21 Leber-Lebendspendern gemessenen sinusoidalen Parameter zugrundegelegt.

Ergebnisse und Schlussfolgerungen: Die Mikrozirkulation im Transplantat während der frühen Reperfusion war durch vereinzelte sinusoidale Stase, Thrombose und Vasodilatation sowie oszillierendem Fluss gekennzeichnet. Im Vergleich zur Kontrollgruppe waren die SD und BVs signifikant erhöht, die FSD und RBCV jedoch signifikant erniedrigt (◻ Tabelle 1).

◻ **Tabelle 1.** Parameter der sinusoidalen Mikrozirkulation nach orthotoper Lebertransplantation am Menschen; a $p < 0,05$ im Vergleich zum Normalwert (ANOVA für wiederholte Messungen mit post hoc Bonferroni-test).

Parameter	Baseline	5 min nach Reperfusion	30 min nach Reperfusion
SD (µm)	$8,5 \pm 0,4$	$10,1 \pm 1,4a$	$9,8 \pm 1,1a$
FSD (cm-1)	424 ± 27	$310 \pm 63a$	$311 \pm 61a$
RBCV (µm/s)	± 219	$680 \pm 258a$	$719 \pm 254a$
BVs (pl/s)	$48,5 \pm 14,2$	$58,1 \pm 28,1a$	$58,7 \pm 27,7a$

OPS-Imaging ermöglicht erstmals direkten Einblick in die postischämische Mikrozirkulation nach orthotoper Lebertransplantation am Menschen. Dabei konnte sowohl initial als auch 30 min nach Reperfusion ein sinusoidales Perfusionsdefizit im Vergleich zu Normalwerten nachgewiesen werden. Es wird somit eine intraoperative und objektive Beurteilung der hepatischen Mikrozirkulation im Transplantat erlaubt. Direkte qualitative und quantitative Informationen über initiale Mikrozirkulationsstörungen könnten einen neuen Angriffspunkt zur frühzeitigen Therapie der Schädigung durch I/R darstellen.

Viszeralchirurgie – Oesophagus/Magen/Darm

Abstract ID: 222 Vortragsart: oral

Einfluss von Phospholipiden und Icodextrin auf Infektion und Adhäsionen bei Peritonitis

S. A. Müller[1], K.-H. Treutner[1], G. Haase[2], S. Kinzel[3], P. Bertram[1], L. Tietze[4], V. Schumpelick[1]

[1] Chirurgische Klinik, Universitätsklinikum der RWTH Aachen
[2] Institut für Medizinische Mikrobiologie, Universitätsklinikum der RWTH Aachen
[3] Institut für Versuchstierkunde, Universitätsklinikum der RWTH Aachen
[4] Institut für Pathologie, Universitätsklinikum der RWTH Aachen

Zielsetzung: Die bakterielle Peritonitis ist neben mechanischem, chemischem, thermischem und ischämischem Trauma eine bedeutende Ursache intraabdomineller, peritonealer Adhäsionen. In der vorliegenden Studie sollen lokal wirksame, flüssige, anti-adhäsive Substanzen, die in anderen, nicht-infektiösen Tiermodellen erfolgreich waren, auf ihre Effektivität in der Peritonitis untersucht werden.

Material und Methode: Zur Induktion der Peritonitis wurde das standardisierte CLP-Modell (cecal ligation & punture) bei 60 Sprague-Dawley Ratten eingesetzt. Am ersten postoperativen Tag wurde das Coekum reseziert und die Tiere randomisiert drei Gruppen zugeordnet. Vor dem Laparotomieverschluss wurde entweder Ringer-Lösung (RL), Phospholipide (PL; 1,5%) oder Icodextrin (ID; 4,0%) intraabdominell in konstantem Volumen von 5 ml pro kg Körpergewicht instilliert. Nach 11 bzw. 21 Tagen wurden jeweils die Hälfte der Tiere nach Euthanasie evaluiert. Die Adhäsionen wurden rechnergestützt morphometriert (mm^2) und Adhäsionen (Charakter & Festigkeit) als auch Abszesse (Anzahl & Größe) wurden mittels Scores klassifiziert. Abszesse sowie intraabdominelle Flüssigkeit und Blut wurden mikrobiologisch untersucht.

Ergebnisse: Die mittlere Verwachsungsfläche war in den Phospholipid-Gruppen (PL11 43.7 mm^2, PL21 20.4 mm^2) signifikant kleiner als in den Ringer- (RL11 163.8 mm^2, RL21 120.9 mm^2) und Icodextrin- Gruppen (ID11 418.5 mm^2, ID21 218.6 mm^2) (◼ Abbildung 1). Die Abszessbildung wurde durch Icodextrin begünstigt, von Phospholipiden aber nicht beeinflusst. Die mikrobiologischen Untersuchungen erbrachten keine Unterschiede zwischen den Gruppen.

Zusammenfassung: In diesem Modell der generalisierten Peritonitis konnten Phospholipide die Verwachsungsflächen signifikant reduzieren ohne die Ausbreitung der Infektion zu fördern. Icodextrin dagegen steigerte die Adhäsions- und Abszessbildung im CLP-Modell der Ratte. Die Daten dieser Untersuchung stützen die These, dass Phospholipide auch bei bakterieller Besiedlung der Peritonealhöhle zur Adhäsionsprophylaxe eingesetzt werden können.

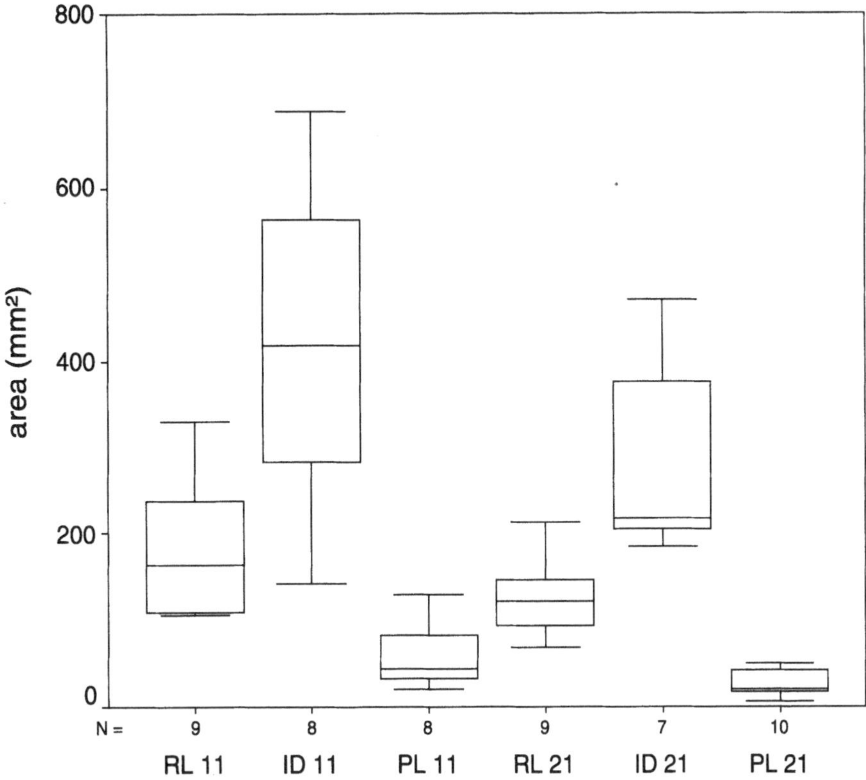

◘ **Abb. 1.** Box-and-Whisker-Plot der Adhäsionsflächen (mm²), Gruppen siehe Text (*N* = Anzahl ausgewerteter Tiere).

Abstract ID: 586 Vortragsart: oral

Die Erhöhung der epithelialen parazellulären Permeabilität durch Interferon gamma erfolgt Apoptose-unabhängig durch Umverteilung von tight junction Proteinen in Membran Rafts

M. Brüwer[1,2], A. Lügering[1], T. Kucharzik[1], J. L. Madara[1], A. M. Hopkins[1], A. Nusrat[1]

[1] Department of Pathology and Laboratory Medicine, Emory University, Atlanta, USA
[2] Klinik und Poliklinik für Allgemeine Chirurgie, Universitätsklinikum Münster

Zielsetzung: Die Barrierefunktion des intestinalen Epithels wird durch tight junctions (TJ) reguliert. Der Proteinkomplex der TJ ist aus den transmembranösen Proteinen Occludin, Junction adhesion molecule (JAM), Claudin(s) und einer Vielzahl von zytoplasmatischen Proteinen wie ZO-1 aufgebaut und in Caveolin-1 enthaltenden „Raft-ähnlichen Membranmikrodomänen" angereichert. Interferon (IFN)-γ findet sich vermehrt in der Mukosa bei Patienten mit chronisch entzündlichen Darmerkrankungen und erhöht die parazelluläre Permeabilität. Ziel dieser Studie war es, zu untersuchen, welche Mechanismen dieser Permeabilitätserhöhung zugrunde liegen.

Material und Methoden: Die Experimente wurden in vitro an intestinalen T84 Epithelzellen durchgeführt, welche bis zu einer Dauer von 72 Stunden mit IFNγ behandelt wurden. Die parazelluläre Permeabilität wurde durch Messung des transepithelialen Widerstandes (TER) und des Dextran-Flusses bestimmt. Die Lokalisation der TJ-Proteine occludin, ZO-1, JAM und Claudin-1 an der lateralen Membran erfolgte durch Immunfluoreszenz und konfokaler Mikroskopie. Die mit TJ-Proteinen angereicherten „Membran Rafts" wurden mittels isopyknischer Sucrose-Gradienten isoliert und durch Western Blots analysiert. Die Apoptose wurde mittels Antikörperfärbung gegen gespaltenes Zytokeratin-18 sowie Caspase-3 Aktivierung quantifiziert.

Ergebnisse: IFN-γ induzierte einen Anstieg der parazellulären Permeabilität mit einem Maximum nach 72 Stunden. Die funktionellen Effekte waren mit einer Internalisierung der TJ-Proteine occludin, JAM, Claudin-1 und ZO-1 von der lateralen Membran assoziiert. Biochemisch beobachteten wir eine Verminderung von JAM und Claudin-1 in den „Membran raft" enthaltenden Fraktionen. Zusätzlich erhöhte sich die Apoptose durch IFNγ signifikant (Zytokeratin-18 positive Zellen per Gesichtsfeld: 11.1 ± 0.8 (Kontrolle) vs. 25.8 ± 3.5 (IFNγ), $p < 0.001$, Caspase 3 Aktivität: 0.08 ± 0.01 (Kontrolle) vs. 0.8 ± 0.02 (IFNγ), $p < 0.001$). Die vermehrte Apoptose konnte vollständig durch den Caspase Inhibitor ZVAD geblockt werden, ohne die durch IFN-γ induzierten Effekte auf die Funktion/Struktur der TJ zu beeinflussen.

Zusammenfassung: Die gesteigerte parazelluläre Permeabilität im intestinalen Epithel durch das proinflammatorische Zytokin IFN-γ wird durch Beeinflussung der Funktion/Struktur der TJ induziert. Dieser Effekt ist unabhängig vom pro-apoptotischen Einfluss des IFN-γ. Durch die erhöhte parazelluläre Permeabilität könnte es vermehrt zur Penetration von toxischen Substanzen in die Darmwand und damit zur Unterhaltung der intestinalen Entzündung kommen.

Abstract ID: 601 Vortragsart: oral

Proteomic-Analyse colorectaler Tumorzellinien mit unterschiedlicher Metastasierungsfähigkeit

I. Vogel, L. Heimbächer, B. Kremer, H. Kalthoff

Klinik für Allgemeine Chirurgie und Thoraxchirurgie, Universitätsklinikum Kiel

Zielsetzung: Ziel der Untersuchung war der Vergleich von humanen colorectalen Carcinomzellinien mit unterschiedlichen Metastasierungsfähigkeiten im eigenen xenogenen Ratten-Tiermodell. Für die Metastasierung relevante Strukturen sollten durch parallele Analyse auf Proteinebene untersucht werden.

Material und Methoden: Untersucht wurden die verwandten Coloncarzinom-Zelllinien: 1. WiDr- im Tierexperiment ohne Metastasierungsfähigkeit. 2. HT-29- im Tierexperiment mit dem Potential nach Injektion in die Vene portae Metastasen (in Leber, Lunge und Bauchhöhle) zu generieren. 3. In vitro rekultivierte Lebermetastasen der Zelllinie HT-29, aus denen durch wiederholte Reinjektion in die Vena portae aggressivere Phänotypen selektioniert werden konnten (HT-29 a – c).

Hierzu wurde eine vergleichende semiquantitative Western-Blot Analyse der Firma BD Biosciences mit 768 monoklonalen Antikörpern durchgeführt (Dreifachbestimmung, POWER-BLOT) und bei differenten Ergebnissen diese mit immunhistochemischen Methoden, respektive singulären Western-Blot Untersuchungen, überprüft.

Ergebnisse: Die Ergebnisse des Western-Blot Screenings wurden in Intervalle mit unterschiedlicher Konfidenz (confidence level) unterteilt. Hierbei lagen sowohl Quantität als auch Qualität der einzelnen Western-Blots zugrunde. Für die der Analyse unterzogenen Zelllinienvergleiche ergab sich folgendes Bild (mit absteigender Konfidenz): WiDr vs. HT-29 (Level 10: 27, Level 9: 11, Level 8: 6, Level 7: 5, Level 6: 19, Level 5: 18, Level 4: 7, Level 3: 11, Level 2: 5, Level 1: 5; insgesamt 115 Proteine), WiDr vs. HT-29c (dreimal den tierexperimentellen Zyklus durchlaufen), (Level 10: 17, Level 9: 10, Level 8: 3, Level 7: 10, Level 6: 15, Level 5: 27, Level 4: 10, Level 3: 13, Level 2: 6, Level 1: 2; insgesamt 113 Proteine) und HT-29 vs. HT-29c (Level 10: 2, Level 9: 2, Level 8: 1, Level 7: 1, Level 6: 3, Level 5: 13, Level 4: 2, Level 3: 0, Level 2: 2, Level 1: 1; insgesamt: 27 Proteine). Über Level und Einzelvergleiche hinweg ergaben sich 5 Proteine, die bei dem Verfahren bei WiDr nachweisbar waren und in keiner der HT-29 Zelllinen auftauchten (u. a. E-cadherin, alpha Catenin). Im umgekehrten Fall nur ein Protein aus der Familie der Annexine. Die Proteine E-Cadherin und alpha-Catenin konnten immunhistochemisch auf Maskenobjektträgern für WiDr nicht aber bei HT-29 oder seinen Varianten nachgewiesen werden.

Zusammenfassung: Mit der parallelen Western-Blot Screening Methode haben wir ein umfassendes Bild der Proteinexpression in den verschiedenen Phänotypen erhalten, dessen Ergebnisse sich auch in unabhängigen Untersuchungen mittels der Immunhistochemie (und auch mit ca. 60% Übereinstimmung mittels Transcriptomanalyse auf Affimetrix-Arrays) bestätigen ließen.

Die Unterschiede im E-Cadherin/ alpha-Catenin Komplex beeinflussen die Fähigkeit der Zellen sich aus dem ursprünglichen Tumor zu lösen und können ihre Rolle in der Metastasierungskaskade im Kontext mit den anderen hier identifizierten Kandidatenproteinen spielen.

Abstract ID: 966 Vortragsart: oral

Heme Oxygenase-1 (HO-1) generiertes Biliverdin schützt vor Kolitis

P. O. Berberat[1,2], K. Yamashita[2], Y. I. A-Rahim[2], M. M. Warny[2], E. Csizmadia[2], M. P. Soares[2], S. C. Robson[2], F. H. Bach[2]

[1] Chirurgie I, Universitätsklinikum Heidelberg
[2] Immunobiology Research Center, Beth Israel Deaconess Medical Center, Harvard Medical School, Boston, USA

Zielsetzung: Die zytoprotektive Rolle von HO-1 wurde in einer Vielzahl von entzündlichen Erkrankungen, wie Sepsis, Arteriosklerose, akutes Nierenversagen und Transplantatabstoßungen beschrieben. Dieser anti-inflammatorische Effekt von HO-1 beruht auf seinen enzymatischen Produkten Biliverdin/Bilirubin, Karbonmonoxid (CO) und Eisen/Ferritin. Erste Studien in kultivierten Enterozyten und in einem Rattenmodel haben gezeigt, dass die Hemmung von HO-1 die entzündlichen Läsionen verstärkt und dass HO-1 einen direkten Einfluss auf den NO Stoffwechsel hat.

Diese Studie untersucht ob HO-1 ein therapeutisches Potential bei entzündlichen Darmerkrankungen besitzt und auf welchem Mechanismus seine protektive Wirkung beruht.

Methoden: Eine Kolitis wurde mittels oralem Dextran Natrium Sulfat (DSS, 5%) in C57BL/6 Mäusen über 7 Tage induziert. HO-1 wurde durch die repetitive Injektion von Kobalt-Protoporphyrin (CoPP) induziert. In einer entsprechenden Kontrollgruppe wurde Zink-Protoporphyrin (ZnPP) verabreicht, welches HO-1 nicht induziert. Weiterhin wurde in anderen Gruppen Biliverdin, CO und der Eisenchelator Desferrioxamin appliziert. Die Tiere wurden täglich klinisch (Gewicht, Blutung und Stuhl) beurteilt. Nach dem 7. Tag wurde das Kolon entfernt und histologisch analysiert.

Ergebnisse: Die CoPP Applikation zeigte eine deutlichen Denovo-Expression von HO-1 in den mukosalen und submukosalen Makrophagen im Kolon. Dies führte zu einem signifikant niedrigeren Gewichtsverlust in den CoPP behandelten Mäusen(-13% versus -23% in den Kontrollen, $p < 0.05$). Im Krankheitsverlauf wurde die Entwicklung von gastrointestinalen Blutungen und Diarrhöe entscheidend verzögert. Die HO-1 Induktion führte auch zu einer signifikanten Reduktion der mukosalen Schädigung im Colon. Die Behandlung der Tiere mit den enzymatischen Produkten von HO-1 zeigte, dass Biliverdin und damit Bilirubin eine fast parallele Verbesserung der Kolitis zeigte, wobei CO und Desferrioxamin zu keinen protektiven Effekten führten.

Zusammenfassung: HO-1 zeigt einen stark protektiven Effekt in der Kolitis der Maus. Dieser Effekt scheint über die Makrophagen und die Produktion von Biliverdin/Bilirubin vermittelt zu werden. Dies könnte ein neuer Ansatzpunkt bei der Behandlung von entzündlichen Darmerkrankungen beim Menschen darstellen.

Abstract ID: 1516 Vortragsart: oral

Rolle der bakteriellen Permeation in ileoanalen Pouches

P. Leistenschneider[1], A. J. Kroesen[1], J. D. Schulzke[2], M. Fromm[3], H. J. Buhr[1]

[1] Chirurgische Klinik I Universitätsklinikum Benjamin Franklin, Berlin
[2] Medizinische Klinik I Universitätsklinikum Benjamin Franklin, Berlin
[3] Institut für Klinische Physiologie, Berlin

Die Ursachen der Pouchitis nach ileoanaler Pouchanlage wegen Colitis ulcerosa (C.U.) sind nach wie vor unbekannt. Neben verschiedenen anderen Faktoren wird ein der C.U. ähnlicher Pathomechanismus postuliert. In eigenen Voruntersuchungen konnte eine bakterielle Permeation bei C.U. und M. Crohn für E. coli und Bakteroides fragilis nachgewiesen werden, so dass eine bakterielle Permeation auch bei der Pouchitis wahrscheinlich ist. Ziel dieser Studie war es, die bakterielle Permeation in ileoanalen Pouches und deren Abhängigkeit vom Entzündungsgrad, ionaler Permeabilität und Alter des Pouches zu untersuchen.

Patienten: Es wurden 65 Patienten (m:w = 31:34; Alter = 42,5) mit Colitis ulcerosa longitudinal jeweils im Pouch-Corpus biopsiert. Die Zeitpunkte waren: a) intraoperativ unmittelbar vor Pouchanlage (prae IAP); b) 2–8 Monate nach Ileostomarückverlagerung (post ISR); c) +1 Jahr nach Ileostomarückverlagerung (post ISR) und bei Auftreten einer Pouchitis. Zusätzlich wurde bei 10 Patienten, die durch eine Hemikolektomie wegen Karzinom operiert wurden, als Kontrolle intraoperativ eine Biopsie aus dem terminalen Ileum entnommen.

Methode: Ileum-Biopsien wurden in eine Ussingkammer eingespannt. Nach Stabilisierung der elektrophysiologischen Parameter (Kurzschlussstrom (Isc), totaler Widerstand (Rt)) wird auf der mucosalen (darmlumenseitigen) Kammerhälfte eine definierte Menge von ciprofloxacinresistenten E. coli (Wildstamm) zugegeben. Zu den Zeitpunkten 0, 5, 60, 120, 180 Minuten werden aus der mucosaseitigen und serosaseitigen Kammern 100 µl-Proben entnommen, mit denen ciprofloxacinhaltige Agarplatten beimpft werden. Nach 24 h Inkubation im Wärmeschrank (37 °C) wird die Anzahl der koloniebildenden Einheiten (KBE) ausgezählt. Hierbei wird der Nachweis von +1 KBE als bakterielle Permeation durch das Darmepithel gewertet. Die simultane Aufzeichnung der Widerstands- und Kurzschlussstromwerte dokumentiert die Viabilität des Epithels während des Versuches. Zusätzlich wurde der Na-Glucose-Cotransport bestimmt.

Ergebnisse:

◘ Tabelle 1

	n	KBE	Na-Glukose-Kotransport [µmol h-1 cm-2]		Widerstand Re [Ω cm^2]			
			Perm	SEM	ØPerm	SEM	Perm	ØPerm
Prae IAP	12	8 ± 0	35,37	0,62	40,07	0,23	3,0 ± 1,5	2,3 ± 0,9
Post ISR + 1 Jahr	14	56 ± 26	25,14	0,15	36,12	0,19		5,1 ± ,5
Post ISR + 1 Jahr	17	99 ± 25*	35,85	0,44	29,21	0,08	4,1 ± 1,8	7,1 ± 2,2
Pouchitis	11	57 ± 31	32,35	0,13	27,50	0,34	0,5 ± 0,3	0,24 ± 0,15
Kontrolle	10	0	28,02	0,46	46,00	0,69		5,8 ± 1,5

Mittelwerte und Standardabweichung, Wilcoxon Rank-Saum-Test: * $p < 0{,}001$ vs. Post ISR + 1 Jahr, Pouchitis, Prae IAP, Kontrolle.

Schlussfolgerungen: 1. Eine erhöhte bakterielle Permeation lässt sich bei der Pouchitis nachweisen. 2. Eine bakterielle Permeation findet sich zudem vermehrt in älteren ileoanalen Pouches. Die bakterielle Permeation korreliert direkt mit einem verbesserten epithelialen Widerstand im Fall einer Permeation. Dies spricht gegen eine bakterielle Passage entlang der Tight Junction und lässt somit eher an eine Transzytose denken.

Abstract ID: 1551 Vortragsart: oral

Möglichkeit der Pouchitis-Therapie durch Interleukin-10 im ileoanalen Pouch nach Colitis ulcerosa?

A. J. Kroesen[1], T. Giese[2], S. Dullat[1], H. J. Buhr[1]

[1] Chirurgische Klinik I, Universitätsklinikum Benjamin Franklin, Berlin
[2] Institut für Immunologie, Universität Heidelberg

Einleitung: Die Pouchitis nach ileoanaler Pouchanlage weist neben der immunologischen Reaktion viele Analogien zur Colitis ulcerosa auf. Hinsichtlich der Zytokin-Expression ist bekannt, dass während der Pouchitis die proinflammatorischen Interleukine IL 1-β, IL-8, TNF-α, hochreguliert und das kontrainflammatorische Zytokin IL-10 herunterreguliert sind. Ziel dieser Studie war, im seit länger als 1 Jahr bestehenden intakten Pouch Zytokine zu identifizieren, die auf einen protektiven Effekt oder neue Therapieoptionen hindeuten.

Patienten: Es wurden bei Colitis ulcerosa-Patienten Mucosa-Proben aus dem terminalen Ileum/ Pouch von 10 Patienten vor Pouchanlage (prae IAP), 10 Patienten vor Ileostomarückverlagerung (prae ISR), 10 Patienten mit einer Pouchlaufzeit von weniger als 1 Jahr (Pouch +1 Jahr), 10 Patienten mit einer Pouchlaufzeit von mehr als 1 Jahr (Pouch +1 Jahr) und 10 Patienten mit Pouchitis entnommen.

Methode: Als proinflammatorische Zytokine wurden IL-6 und TNF-α und als kontrainflammatorisches Zytokin IL-10 bestimmt. Die Proben wurden zunächst bei $-80\,°C$ schockgefrostet. Nach PCR-Amplifizierung der Zielsequenz wird dieses Amplifikat in ein Plasmid kloniert und in Bakterien vermehrt. Nach Plasmidreinigung, DNA-Konzentrationsbestimmung und anschließender Verdünnung dient dieses Amplifikat als Standard zur Erstellung einer Eichkurve, ebenfalls mit Hilfe von Hybridisierungssonden. Nach RNA-Isolierung und Umschreibung in cDNA erfolgte die Quantifizierung gegen GAPDH über Realtime-PCR.

Ergebnisse:

◻ Tabelle 1

	IL-6	TNF-α	IL-10
Prae IAP	$443,6 \pm 23,3$	$200,4 \pm 22,3$	$225,9 \pm 23,8$*
Prae ISR	$323,5 \pm 21,2$	$100,6 \pm 12,5$	$61,03 \pm 9,6$
Pouch +1 Jahr	$36,7 \pm 12,4$\$	$109,4 \pm 12,8$	$91,7 \pm 8,9$
Pouch +1 Jahr	$177,9 \pm 19,2$	$118,5 \pm 23,1$	$225,9 \pm 15,6$*
Pouchitis	$293,4 \pm 20,4$	$89,4 \pm 14,5$	$61,03 \pm 9,7$
Kontrollen	$200,4 \pm 24,3$	$117,3 \pm 22,1$	$91,7 \pm 19,2$

Mittelwerte und Standardabweichungen, Wilcoxon's Rank Sum-test: * $p < 0,05$ versus Pouchitis, Pouch +1 Jahr, prae ISR, \$ $p < 0,05$ versus prae IAP, prae ISR, Pouchitis, Kontrollen.

Schlussfolgerungen: 1. Eine Hochregulation bei Pouchitis von IL-6 und TNF-a lässt sich nicht bestätigen. 2. IL-10 hingegen ist im Pouch +1 Jahr hochreguliert und könnte eine Protektion vor Pouchitis darstellen. 3. Eine topische Therapie mit IL-10 bei Pouchitis scheint sinnvoll.

Abstract ID: 1732 Vortragsart: oral

Ultrastrukturelle Unterschiede der Darmwand bei Patienten mit Divertikulose bzw. Divertikulitis und einer Kontrollgruppe

T. F. Ulmer, S. Willis, M. Stumpf, V. Fackeldey, V. Schumpelick

Chirurgische Klinik der Universitätsklinik der RWTH Aachen

Einleitung: Die Divertikulose des Kolons ist eine Volkskrankheit der westlichen Zivilisation. Sie tritt überwiegend im höheren Lebensalter auf. So haben die ca. 45-Jährigen zu ungefähr 30% und die über 85-Jährigen zu 65% Divertikulose. Nur 10 – 20% der Betroffenen entwickeln eine Divertikulitis.

Divertikel wurden zum erstmals 1761 von dem Anatomen Giovanni Baptista Morgagni beschrieben. Ein erhöhtes Divertikelrisiko weisen insbesondere Patienten auf, die wenig Ballaststoffe zu sich nehmen und körperlich inaktiv sind. Die eigentliche »causa prima« der Divertikelbildung ist bis heute noch nicht eindeutig geklärt. Diskutiert werden Motilitätstörungen sowie eine intraluminale Drucksteigerung. Dieser Druck führt zu einer Hernierung der Mukosa durch die relativen schwachen Areale der zirkulären Muskelschicht des Kolons. Diese Areale sind meist dort lokalisiert, wo die submukösen Blutgefäße durch den Muskel treten. In letzter Zeit werden vermehrt ultrastrukturelle Veränderungen als Ursache der Divertikulose untersucht. Eine quantitative Veränderungen der Matrixmetalloproteinasen, ein vermehrter Anteil an Elastin und sogenannten »cross-links«, eine intestinale Innervationsstörungen und Störungen im Kollagenstoffwechsel sind dabei von besonderem Interesse. Unsere Studie untersucht die letzten beiden genannten Störungen. Weiterhin wollten wir nach Hinweisen für einen Sphinkter im rektosigmoidalen Übergang suchen.

Material und Methodik: Es wurden Resektate des rektosigmoidalen Überganges von jeweils 6 Patienten mit Divertikulose (Durchschnittsalter 65,3 + 10,7 Jahre) und 6 Patienten mit Divertikulitis (Durchschnittsalter 65 + 7,6 Jahre) gewonnen. Als Kontrollgruppe dienten 6 Patienten (Durchschnittsalter 68,5 + 5,9 Jahre), die wegen nichtobstruierender Kolonneoplasien operiert wurden. Die Kolonabschnitte wurden in Formalin fixiert, Stufen herausgeschnitten und in Paraffin eingebettet. 5 μm dicke Schnitte wurden zur Übersicht nach H&E sowie mit EvG gefärbt. Zusätzlich erfolgten immunhistochemische Untersuchungen mit folgenden Antikörper: S-100 (Nerven) und SMA (Muskel), Ki-67 (Proliferation), sowie ein TUNNEL Test (Apoptose) und Antikörper gegen Kollagen I und III. Eine quantitative Analyse der Färbungsintensität erfolgte mit einem Computerprogramm. Die statistische Auswertung wurde mit SPSS durchgeführt. Mit dem Mann-Whitney Test wurde auf Signifikanzen ($p < 0.05$) getestet.

Ergebnisse: Die immunhistochemische Färbungen von Kollagen I und III zeigten eine unterschiedliche Verteilung. Letzteres konnte direkt unter der Basalmembran der Epithelzellschicht und im interstitiellen Stroma nachgewiesen werden. Kollagen I war hauptsächlich subepithelial und um Drüsenzellen positiv gefärbt. Die Intensität der Färbung von Kollagen I war in der Kontrollgruppe geringer ausgeprägt. Die Messungen der Intensität erbrachte für Kollagen I in der Kontrollgruppe 6,13 + 0,73 gegen 4,25 + 0,46 ($p < 0,05$) in der Gruppe Divertikulose bzw. 3,59 + 0,51 ($p < 0,05$) in der Gruppe Divertikulitis. Die Werte für Kollagen III betrugen 5,72 + 0,42 bzw. 4,88 + 0,51 ($p < 0,05$) und 4,21 + 0,39 ($p < 0,05$). Daraus ergibt sich ein Quotient für Kollagen I/III von 1,07 + 0,54 für die Kontrollgruppe bzw. 0,87 + 0,46 ($p < 0.05$) und 0,85 + 0,44 ($p < 0.05$) für die Gruppe Divertikulose bzw. Divertikulitis. Bei der semiquantitativen Auswertung des TUNNEL Testes sowie des Antikörpers Ki-67 zeigte sich eine vermehrte Färbung von ca. 15% in der Gruppe Divertikulitis. Weiterhin zeigte sich bei der Analyse mit S-100 eine Rarifizierung der Nerven in beiden Gruppen, Divertikulose bzw. Divertikulitis, um ca. 20% bzw. 25%. Hinweise für einen rektosigmoidalen Sphinkter konnten in den Übersichtsfärbungen nicht gesehen werden. Inwieweit das durch eine andere Methodik gelingt, bleibt abzuwarten.

Zusammenfassung: Die genaue Pathogenese der Divertikelerkrankung ist unbekannt. Ultrastrukturelle Unterschiede scheinen aber eine Rolle zu spielen. In unserer Studie war der Gehalt an reifem Kollagen I in der Kontrollgruppe signifikant höher. Das unreife Kollagen III war in der Divertikulitis- bzw. Divertikulosegruppe erhöht. Weiterhin konnte hier eine Rarifizierung des Plexus submucosus nachgewiesen werden. Es scheint bei der Divertikulitis eine vermehrte Apoptose sowie eine unspezifische Proliferation von Zellen stattzufinden. Ultrastrukturelle Veränderungen scheinen einen ursächlichen Faktor bei der Divertikulose zu spielen. Weitere Studien zur Analyse der komplexen Interaktionen von verschiedenen Proteinen der Extrazellulärmatrix müssen zum besseren Verständnis der Pathogenese noch folgen.

Abstract ID: 1737 Vortragsart: oral

Chirurgische Anatomie und neurophysiologische Parameter zur intraoperativen Identifikation und Funktionsprüfung autonomer Beckennerven bei TME wegen Rektumkarzinom

W. Kneist[1], T. Wolloscheck[2], M. A. Konerding[2], T. Junginger[1]

[1] Klinik und Poliklinik für Allgemein- und Abdominalchirurgie der Johannes Gutenberg-Universität, Mainz
[2] Anatomisches Institut der Johannes Gutenberg-Universität, Mainz

Schonung der autonomen Beckennerven bei TME ist notwendig um urogenitale Funktionsstörungen zu vermeiden. Bisherige Untersuchungen haben gezeigt, dass die Identifikation und Schonung sympathischer Anteile in hohem Maße möglich ist, für die parasympathische Fasern führenden Abschnitte jedoch nur teilweise gelingt. Ziel war den Verlauf der Nerven im Hinblick auf die Durchführung der TME zu klären. Davon ausgehend sollten neurophysiologische Messgrößen für die intraoperative Stimulation der Blasenmuskulatur entwickelt werden unter der längerfristigen Zielsetzung einen Test zur Identifikation und Funktionskontrolle autonomer Beckennerven zu etablieren.

An drei frischen Leichen wurde eine TME durchgeführt, autonome Beckennerven bis über den Plexus hypogastricus inferior hinaus im Verlauf dargestellt und nach Dokumentation der Topographie histologisch und immunhistochemisch untersucht. Aufgrund vorliegender tierexperimenteller Daten zur Elektrostimulation der Harnblase wurden die Beckennerven zunächst beim Schwein in verschiedenen Höhen elektrisch gereizt (Screener 3625®; Medronic, Minneapolis, MN) und der Blasendruck manometrisch gemessen. Analog erfolgte bei Patienten mit Rektumkarzinom die Darstellung und die elektrische Stimulation des Plexus hypogasticus superior, der Nn. hypogastrici inferiores und Plexus hypogastrici inferiores sowie der Nn. splanchnici und der neurovasculären Bündel. Stromstärke (12 V, 6 V, 3 V) und Frequenz (35 Hz, 10 Hz, 5 Hz) wurden variiert. Die Blasendruckmessung erfolgte über den einliegenden Blasenkatheter, jede Messung wurde 3 mal wiederholt, Ergebnisse gemittelt.

Am Tier und an der Leiche waren die autonomen Beckennerven, histologisch bestätigt, sicher zu identifizieren. Der Plexus hypogastricus inferior ist eine bindegewebig durchsetzte Platte von der aus die Nerven in den neurovasculären Bündeln zu den urogenitalen Organen verlaufen. Intraoperativ wurden bei 9 Patienten die nervalen Strukturen identifiziert. Die Stimulation des Plexus hypogastricus inferior und der parasympathischen Nerven führte konstant zu einer Blasenkontraktion mit messbarem Druckanstieg. Intravesikaler Druck (◘ Tabelle 1) und Anstieg sind

I [V]/f [Hz]	P [cm H2O], Median	p	I [V]/f [Hz]	P [cm H2O], Median	p
15/35 a	12,7 (2,9 – 17,2)	0,04 ab	12/35	12,7 (2,9 – 17,2)	0,003 ab
12/10 b	6,3 (0 – 15,0)	0,05 bc	6/35	5,8 (0 – 8,3)	0,004 bc
12/5 c	3,7 (0 – 8,3)	0,002 ac	3/35	0,6 (0 – 3,0)	< 0,001 ac

abhängig von Frequenz und Stromstärke. Die Stimulation von Plexus hypogastricus superior und Nn. hypogastrici führte inkonstant zu geringer Abnahme des Blasendruckes. Bei allen Patienten war die Blasenfunktion postoperativ ungestört das postoperativ einmalig bestimmte Restharnvolumen lag bei 40 ml im Median.

Folgerung: Anatomische und klinische Ergebnisse zeigen, dass sympathische und parasympathische Beckennerven bei Kenntnis des Verlaufs in hohem Maße darstellbar sind. Die Messung des Blasendruckes nach Stimulation der Nerven bietet sich als Kontrolle der Intaktheit parasympathischer Nervenabschnitte an. Weiterführende Untersuchungen müssen zeigen ob die intakte Blasenfunktion mit ungestörter genitaler Funktionen einhergeht.

Vor der klinischen Anwendung muss der Test standardisiert und an einem größeren Kollektiv evaluiert werden.

Wundheilung

Abstract ID: 145 Vortragsart: oral

Steigerung der Zellproliferation und Angioneogenese durch kontrollierte lokale Applikation von IGF-I bei kortison-induzierten Wundheilungsstörungen

S. Beckert[1], S. Coerper[1], S. Haack[1], H. Hierlemann[2], H. D. Becker[1]

[1] Chirurgische Klinik der Universität Tübingen
[2] Institut für Textil- und Verfahrenstechnik, Denkendorf

Einleitung: Unterschiedliche Wachstumsfaktoren führen nach einmaliger lokaler Infiltration zu einer erhöhten Reißfestigkeit von Inzisionswunden. Die Wirksamkeit dieser Substanzen konnte an Exzisionswunden nur begrenzt reproduziert werden. Die Ursache dafür scheint in der unkontrollierten Freisetzung und Verteilung der Peptide in die Wunde begründet zu sein.

Material und Methoden: Für die kontrollierte lokale IGF-I Applikation wurde ein Hydrogelverband mit IGF-I beladen (10 µg). In vitro Vorversuche zeigten eine Freisetzung von 5 µg IGF-I in 24 Stunden. Am Rücken von Sprague Dawley Ratten (350 – 400 g; n = 40) wurden in Narkose Vollhautdefekte (Biopsie-Stanze, Fläche: 0,502 cm²) generiert. In der ersten Versuchsreihe (n = 10) erfolgte der tägliche Verbandswechsel an gesunden Tieren, wobei die Wunden in einer ersten Gruppe mit dem IGF-I Verband (5 µg IGF-I) und in einer zweiten (Kontrolle) mit einem handelsüblichen Hydrogelverband (PVA; Hydrosorb®) behandelt wurden. In der zweiten Versuchsreihe (n = 30) wurde initial eine einmalige subkutane Injektion von 18 mg/kgKG Methylprednisolon-21-acetat vorgenommen. Der IGF-I Verband (n = 10) oder der PVA Verband (n = 10) dienten jeweils als Wundauflage. In einer weiteren Gruppe wurde in 0,2% Methylcellulose gelöstes IGF-I (5 µg) als Gel appliziert (n = 10).

Bei Versuchsende (nach 7 Tagen) wurden die Wunden exzidiert, in Paraformaldehyd fixiert und mit den Antikörpern für PCNA (proliferating cell nuclear antigen) und SMA (smooth muscle antigen) als Marker für gesteigerte Zellproliferation und Angioneogenese gefärbt. Die Ergebnisse sind als Mittelwerte ± SEM angegeben. Unterschiede zwischen den Gruppen wurden mit dem Wilcoxon Test (U-Test) berechnet.

Ergebnisse: Bei mit Kortison behandelten Tieren ergibt sich sowohl für gelöstes IGF-I (0,31 + 0.03 cm²), als auch für den IGF-I Verband (0,23 + 0.07 cm²) eine signifikante Reduktion der Wundgröße (p = 0.0001), wobei der IGF-I Verband verglichen mit gelöstem IGF-I zu einer nochmaligen signifikanten Verkleinerung der Wunde führt (p = 0.04). Bei Kontrolltieren lässt sich diesbezüglich jeweils kein positiver Effekt nachweisen. Die PCNA-Expression (5240 + 611 pos. Zellen/mm²; p = 0.0001), als auch die SMA-Expression (298 + 65 pos. Zellen/mm²; p = 0.02) ist hingegen nur bei Anwendung des IGF-I Verbandes signifikant gesteigert.

Schlussfolgerung: Im Vergleich zur IGF-I Diffusion aus Methylcellulose Gel führt die kontrollierte IGF-I Freisetzung aus dem neu entwickelten Verband zu einer signifikant gesteigerten Stimulation kutaner Wunden bei mit Kortison vorbehandelten Ratten, immunhistochemisch belegt durch eine gesteigerte Zellproliferation und Angioneogenese (◘ Tabelle 1, ◘ Abbildung 1).

◘ Tabelle 1. SMA-Expressionsmuster (pos. Zellen/mm²)

	PVA	IGF-I Verband	Gel
Kortison	228 ± 43	275 ± 41	218 ± 53
kein Kortison	284 ± 38	298 ± 65	

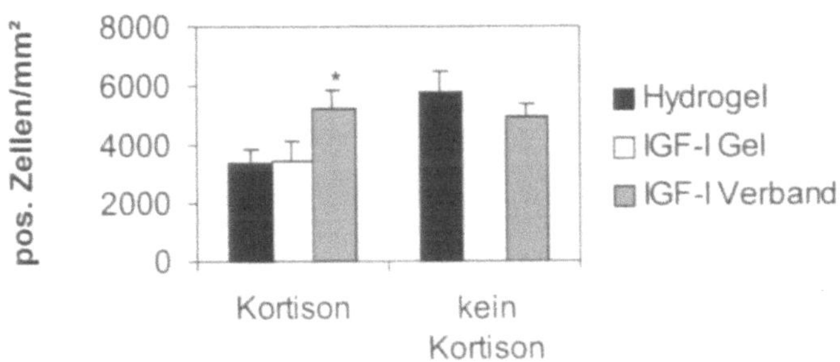

◘ Abb. 1. PCNA-Expressionsmuster (pos. Zellen/mm²)

Abstract ID: 1278 Vortragsart: oral

Tacrolimus hemmt die dermale, nicht jedoch die intestinale Wundheilung

M. Schäffer, N. Fuchs, J. Völker, R. Viebahn

Chirurgische Univ.-Klinik, Knappschaftskrankenhaus Bochum-Langendreer

Ziel: Das in der Transplantationschirurgie eingesetzte Immunsuppressivum Tacrolimus (TA) hemmt die T-Zellaktivierung. Die Integrität des zellulären Immunsystems ist andererseits wichtig für eine normale Wundreparation. Wundheilungsstörungen dermaler Wunden und intestinaler Anastomosen sind ein wesentlicher Morbiditäts- und Mortalitätsfaktor immunsupprimierter Patienten. Wir untersuchten deshalb den Einfluss von Tacrolimus auf die dermale und intestinale Heilung im Tiermodell und analysierten das exprimierte Profil löslicher Mediatoren.

Material und Methoden: (A) 3 Gruppen von 10 Sprague-Dawley-Ratten erhielten in Ketanest-Rompun-Narkose am Rücken eine Hautinzision und es wurden Polyvinyl-Alkohol-Schwämmchen subkutan implantiert. Nach 10 Tagen wurden die Tiere eingeschläfert und die Wundheilung (Kollagenablagerung-Hydroxyprolingehalt, Wundreißfestigkeit-WRF) sowie die Mediatorenexpression (ELISA, Immunhistologie) in den Wunden untersucht. (B) 3 Gruppen von 8 Sprague-Dawley-Ratten wurden in Narkose laparotomiert und eine linksseitige Colonanastomose (ohne Resektion) angelegt. Diese Tiere wurden für Wundheilungsuntersuchungen (Bursting pressure, Kollagenablagerung) und immunologische Studien nach 5 Tagen eingeschläfert. Alle Tiere bekamen, beginnend am Operationstag, verschiedene Tacrolimus-Dosen zwischen 1 und 5 mg/kg täglich intraperitoneal verabreicht. Die Kontrolltiere erhielten Lösungsmittel injiziert. Tacrolimus-Spiegel im Wundsekret (Schwämmchen) und im Blut wurden mittels ELISA bestimmt.

Ergebnisse: Die Tacrolimus-Behandlung wurde von allen Tieren gut vertragen. Die proliferative Aktivität von Milzlymphozyten war als Ausdruck der immunsuppressiven Behandlung bei allen Dosierungen vermindert. Tacrolimus accumulierte im Vergleich zu Blutspiegeln im Wundsekret um den Faktor zehn. Tacrolimus (2,0 mg/kg/Tag) hemmte die dermale Wundheilung (Tabelle).

Dermale Wund-heilung	Hydroxyprolin (□g/mg Schwamm)	WRF (N)	TGF-β (pg/ml)	IFN-γ (pg/ml)	TNF-α (pg/ml)
Kontrolle	20,7 ± 1,8	15,8 ± 0,9	56,2 ± 2,3	22,2 ± 3,1	30,5 ± 3,0
TA 1,0 mg/kg	15,0 ± 3,8	13,2 ± 1,1	35,4 ± 4,3*	35,4 ± 4,2*	52,1 ± 4,1*
TA 2,0 mg/kg	12,0 ± 1,1*	9,9 ± 0,8*	30,6 ± 2,3*	54,1 ± 3,7*	92,4 ± 4,6*

Mittelwerte ± SEM, *p < 0,01 vs. Kontrolle, Varianzanalyse, Scheffe-Test

Parallel kam es zu einer Verminderung von TGF-β (stimuliert die Heilung) und zu einer vermehrten Expression von IFN-γ und TNF-α (hemmen beide die Heilung). Im Gegensatz hierzu führten bei der intestinalen Heilung eine Tacrolimus-Dosis von 2,0 und 5,0 mg TA/kg zu keiner signifikanten Hemmung der Anastomosenheilung. Immunhistologische Untersuchungen zeigten hier keine unterschiedliche CD4, CD8 oder TGF-β, IFN-γ, und TNF-α -Expression.

Zusammenfassung: Tacrolimus hemmt in den untersuchten Dosierungen die dermale, nicht jedoch die intestinale Heilung. Die Hemmung der dermalen Heilung spiegelt sich in einem Ungleichgewicht stimulierender und hemmender Mediatoren wider. Unterschiedliche Mechanismen scheinen die dermale und intestinale Reparation zu regulieren.

Abstract ID: 1426 Vortragsart: oral

Verbesserung der Wundheilung durch lokale Proteasenhemmung

O. Safak[1], N. Dagdelen[1], C. Volkering[1], A. Botzlar[1], A. Pfadenhauer[1], H. W. Krell[3], C. P. Sommerhoff[4], W. Mutschler[1], F. Roesken[2]

[1] Chirurgische Klinik und Poliklinik, Klinikum Innenstadt der Ludwig-Maximilians Universität, München
[2] Klinik für Plastische und Handchirurgie, Klinikum Wuppertal der Universität Witten/Herdecke
[3] La Roche Diagnostics, Deutschland
[4] Abteilung für Klinische Chemie und Biochemie, Klinikum Innenstadt der Ludwig-Maximilians Universität, München

Einführung: Proteasen, und hierbei insbesondere die Gruppe der Matrix-Metalloproteasen (MMPs), sind in allen Phasen der Wundheilung maßgeblich an Gewebeumbau-Prozessen beteiligt. Eine Störung des Gleichgewichtes zwischen MMPs und ihren endogenen Inhibitoren den TIMPs kann zu einer dramatischen Erhöhung der Proteasenaktivität führen. Die Konsequenz kann eine anhaltende Verzögerung der Wundheilungsprozesse sein, die oftmals in der Ausbildung einer chronischen Wundheilungsstörung ihren Ausdruck findet.

Ziel unserer Untersuchungen war es zu überprüfen, inwieweit die topische Applikation eines synthetischen MMP-Inhibitors zu einer Verbesserung der Wundheilung bei verzögert heilenden Defektwunden führt.

Material und Methoden: Als Modell verwendeten wir das Defektwundmodell an der Ratte. Bei männlichen Sprague-Dawley Ratten (250 – 300 g KG, n = 32) wurde am Rücken in Höhe des M. latissimus dorsi durch kreisförmige Exzision der Dermis und des subkutanen Gewebes bis zur

Muskelfaszie ein definierter Defekt von 1,1 cm im Durchmesser gesetzt. Ein an der Basis mit 9 kreisförmigen Perforationen versehener Polyethylenring (Fläche 0,95 cm2) wurde implantiert und auf dem M. latissimus dorsi fixiert. Die Induktion einer diabetischen Stoffwechsellage als Auslöser einer verzögerten Wundheilung erfolgte durch einmalige ip. Applikation von Streptozotocin (65 mg/kg KG) 5 Tage vor Versuchsbeginn. Die topische Behandlung der Wunde wurde tgl. von Tag 3 – Tag 12 durchgeführt (Trägerlösung bzw. Proteaseninhibitor Roche 28-2653). Die Dokumentation der noch offenen Wundfläche, die Gewinnung von Wundsekret sowie Blutzuckerkontrolle und iv. Blutabnahme erfolgte an jedem 3. Tag bis Tag 18. Die Wundgröße wurde off-line mittels computergestützter Planimetrie bestimmt. Zur histologischen und molekularbiologischen Weiterverarbeitung wurde an gleichbehandelten Tieren zur jedem Versuchszeitpunkt Gewebe entnommen.

Ergebnisse: Die Untersuchung der entnommenen Blutproben ergab keinen nachweisbaren Serumspiegel des verwendeten MMP-Inhibitors bei lokaler Applikation, wohingegen bei zur Kontrolle durchgeführter oraler Applikation Serumspiegel bis 150 µg/ml nachgewiesen werden konnten. Die planimetrische Bestimmung der Wundgröße zeigte eine signifikante ($p < 0,05$) Verbesserung der Wundheilung nach Applikation des MMP-Inhibitors im Vergleich zur Kontrollgruppe (Tag 18[MW ± SEM]: 85,8% ± 5,4 vs. 65,1% ± 4,2). Die alleinige Gabe der Trägerlösung hatte keinen Effekt (Tag 18: 62,6% ± 6,0). Klinisch imponierten die mit MMP-Inhibitor behandelten Wunden durch gut durchblutetes Granulationsgewebe und gesteigerter Epithelialisierung im Vergleich zu den mit blassem Granulationsgewebe bedeckten Wunden der Kontrollgruppen.

Schlussfolgerung: Die Applikation eines synthetischen MMP-Inhibitors führt im Vergleich zu den Kontrollgruppen zur signifikanten Verbesserung der Wundheilung bei diabetischen Ratten. Durch die lokale Darreichung werden messbare Plasmaspiegel vermieden, systemische Nebenwirkungen sind damit weitgehend ausgeschlossen. Diese Ergebnisse stützen die Hypothese, dass die vermehrte Aktivität von MMPs zu einem pathologisch veränderten Wundmilieu beiträgt. Die Applikation von Proteaseinhibitoren ist damit ein vielversprechender Therapieansatz bei der Behandlung schlecht heilender Wunden.

Abstracts

Tagesthemen

Abstracts

Tagesthemen

Der chirurgische Notfall

Abstract ID: 138 Vortragsart: poster

Die akute komplizierte Divertikulitis – Indikation zur primären Kontinuitäts- versus Diskontinuitätsresektion.

H. Thielemann, R. Näveke, CH. Laun, D. Lorenz

Klinik für Allgemein- und Viszeralchirurgie, Unfallkrankenhaus Berlin

Die chirurgische Therapie der komplizierten Divertikulitis des Kolon ist nach wie vor Schwerpunkt vieler Diskussionsrunden. Die Wahl des Operationsverfahrens, ein-, mehrzeitig, ist abhängig vom Schweregrad der Entzündung (Perikolitis, gedeckte-, freie Perforation, lokale – diffuse kotige Peritonitis), Alter und Begleiterkrankungen des Patienten und der individuellen Erfahrung des Operateurs.

Anhand einer retrospektiven Analyse wird das eigene Behandlungskonzept von Patienten mit akuter komplizierter Kolondivertikulitis vorgestellt und mit der internationalen Literatur verglichen.

Im Zeitraum von 09/1997 – 03/2002 wurden von 364 Patienten mit akuter Kolondivertikulitis behandelt und 64 notfallmäßig innerhalb von 24 Stunden operiert. Die Klassifikation der komplizierten Divertikulitis folgte der Stadieneinteilung nach Hinchey.

Die Indikation zur notfallmäßigen Operation erfolgte bei Patienten mit akutem Abdomen, radiologischem (CT), Nachweis freier Luft, klinischen Zeichen einer generalisierten Peritonitis bzw. eines kompletten Dickdarmileus und Divertikelblutung.

Bei 37 Patienten zeigte sich intraoperativ eine freie Perforation mit diffuser kotiger Peritonitis, 22 Patienten hatten eine gedeckte Perforation mit eitriger, 5 Patienten einen manifesten Ileus.

Entsprechend der Klassifikation führten wir 18 Kontinuitätsresektionen ohne protektiver AP-Anlage, 21 mit protektiver AP und 25 eine Diskontinuitätsresektion durch.

Postoperative Komplikationen waren nach resezierenden Verfahren eine Anastomoseninsuffizienz, ein intraabdomineller Abszess, ein Ileus und nach Diskontinuitätsresektion eine Insuffizienz des Hartmannstumpfes.

Die Gesamtletalität beträgt 3,2%, die der komplizierten Divertikulitis 4,6%.

Auf Grund der eigenen Ergebnisse und im Literaturvergleich führen wir im Stadium I – III(IV) nach Hinchey die primäre Anastomosierung ggf. mit protektivem AP durch, im Stadium IV die Diskontinuitätsresektion bei schwerster kotiger Peritonitis und Hochrisikopatienten.

Abstract ID: 158 Vortragsart: oral

Die pulslose kindliche Hand bei der suprakondylären Humerusfraktur

T. Kowalski, H. Kortmann

Abteilung für Thorax- und Gefäßchirurgie, Allgemeines Krankenhaus Altona, Hamburg

Die Verletzung der Arteria brachialis stellt eine typische und schwerwiegende Verletzung der kindlichen suprakondylären Humerusfraktur dar. Sie muß stets frühzeitig erkannt und behandelt werden, um bleibende Schäden für das Kind abzuwenden.

Klinisches Leitsymptom ist der fehlende Radialispuls. Sollte im Rahmen einer entsprechenden Fraktur auch bei einer warmen Hand nach Reposition und eventueller operativer Versorgung kein Puls über der Arteria radialis palpabel sein, muß stets eine arterielle Angiografie zum Ausschluß einer Gefäßverletzung erfolgen.

In den vergangenen zehn Jahren wurden in der Abteilung für Gefäß- und Thoraxchirurgie des Allgemeinen Krankenhauses Altona 49 Kinder im Alter zwischen 3 und 14 Jahren wegen einer Begleitverletzung der Arteria brachialis bei supracondylärer Humerusfraktur gefäßchirurgisch versorgt. Die Latenzzeit zwischen Unfall und definitiver Versorgung betrug zwischen 6 und 26 Stunden. Die Diagnose der Verletzung der Arteria brachialis wurde stets durch eine arterielle Angiografie gesichert.

Nach unseren Erfahrungen darf die Direktnaht des Gefäßschadens nur die absolute Ausnahme sein, da der Intimaschaden sich häufig über eine weit größere Distanz erstreckt als von außen zu sehen. Die Arterie erscheint äußerlich häufig intakt aber pulslos. Aus diesem Grunde fordern wir die Segmentresektion der Arteria brachialis und Rekonstruktion durch ein Veneninterponat.

Bei rechtzeitiger Therapie, die nach unserer Erfahrung immer unverzüglich nach der traumatologischen Akutversorgung erfolgen sollte, sind keine bleibende Schäden zu erwarten.

Bei einem Kind wurde eine Direktnaht durchgeführt. Wegen eines Frühverschlusses wurde sekundär eine Vene interponiert. Bei allen anderen Kindern erfolgte eine Resektion des traumatisierten Gefäßabschnittes der Arteria brachialis und Rekonstruktion durch ein Vena saphena magna Interponat.

Abstract ID: 178 Vortragsart: oral

Behandlungsstrategie bei iatrogenen Tracheobronchialverletzungen

H. Dienemann, B. Schlolaut, P. Reimer, E. Hecker, H. Hoffmann

Thoraxklinik Heidelberg, Universität Heidelberg

Iatrogene tracheobronchiale Verletzungen (TBV) sind im Verhältnis zu der Anzahl vorgenommener Intubationen und endoskopischer Untersuchungen des Tracheobronchialystems seltene Ereignisse. Daher sind die meisten Institutionen mit dem Management dieser potentiell lebensbedrohlichen Komplikation wenig vertraut. Die Erfahrungen mit der Versorgung der bisher größten, durch eine einzelne Institution versorgten Zahl an Verletzten werden dargestellt.

Über einen 6-Jahres Zeitraum (7/1996 – 6/2002) wurden 18 Patienten (m:w = 1:17) mit Zerreissung der Trachea- bzw. Hauptbronchus-Hinterwand behandelt, davon 17 Patienten nach Verlegung aus anderer Klinik. In 17 Fällen war die Verletzung weniger als 24 h alt, 1 Patient wurde erst nach 3 Tagen unter den Zeichen einer kombinierten Perforation von Trachea und Ösophagus zuverlegt. Die Indikation zur Operation stützte sich auf den endoskopischen Nachweis einer transmuralen Zerreissung des Paries membranaceus und das Vorliegen eines Mediastinalemphysems oder eines Pneumothorax.

Die operative Versorgung (n = 13) erfolgte stets unmittelbar nach Diagnosestellung. Der Paries membranaceus wurde mit monofilem resorbierbarem Material genäht, 8 Patienten über einen posterolateralen Zugang von rechts, 5 Patienten über einen cervikalen transtrachealen Zugang. 6 Patienten mit nicht-transmuralen Einrissen ohne klinischen Hinweis für freie Perforation wurden konservativ behandelt. Lediglich jener Patient, der erst mit einer Verzögerung von mehr als 3 Tagen versorgt werden konnte, verstarb. In allen übrigen operierten und konservativ behandelten Fällen heilte die Verletzung der Atemwege folgenlos ab. Der zervikale transtracheale Zugang (ohne Sternotomie) erwies sich als unkomplizierter und weniger invasiv als der transpleurale Zugang und erlaubte die Versorgung von Einrissen bis zur Tracheabifurkation. Dabei erwiesen sich Jet-Beatmung und Videoassistenz als hilfreich.

Schlussfolgerung: Die frühestmögliche operative Versorgung iatrogener transmuraler Läsionen des Paries membranaceus lässt eine Primärheilung erwarten. Der transtracheale Zugang ist wegen geringerer Invasivität vorzuziehen, sofern das Ausmaß der Verletzung dies zulässt. Nicht transmurale Verletzungen heilen i.d.R. spontan, sofern diese nicht einem fortgesetzten Trauma durch Tubusmanschette oder Beatmungsdruck ausgesetzt sind.

Abstract ID: 279 Vortragsart: oral

Sonographische Appendizitisdiagnostik verzichtbar?

M. Wüstner, S. Renschler, B. Weiß, S. Post

Chirurgische Klinik, Universitätsklinikum Mannheim

Zielsetzung: Das ursprüngliche Konzept der sonographischen Appendizitisdiagnostik aus den 80er Jahren lautet: nur die pathologisch verdickte Appendix ist sonographisch darstellbar. D.h. jede darstellbare Appendix vermiformis bedeutet eine Appendektomie-Indikation. Die technische Weiterentwicklung der Methode wird in der Chirurgie wenig genutzt oder gar fehlinterpretiert: die alte Sicherheit der Sonographie sei dahin, da Appendixdarstellung nicht mehr gleich Appendektomie-Indikation sei. Vor diesem Hintergrund wollten wir die sonographische Appendizitisdiagnstik in technisch zeitgemäßer Durchführung in unserer Klinik prospektiv evaluieren.

Material und Methoden: 260 konsekutive Patienten mit klinischen Zeichen der akuten Appendizitis wurden zwischen Juni 1999 und Februar 2001 von 11 sonographisch erfahrenen Chirurgen sonographiert (Toshiba Powervision 6000, 3/4,2/6 MHz curved/Tissue Harmonic- und 6/8/ 10 MHz Linearsonde). Die Befunde wurden auf einem Studienbogen prospektiv klassifiziert als: 1. normale Appendix, 2. auffällige Appendix, 3. nicht perforierte akute Appendizitis, 4. perforierte akute Appendizitis, 5. ohne Appendixdarstellung aber mit sonographischen Zeichen einer Alternativdiagnose und 6. ohne Appendixdarstellung und ohne Alternativdiagnose. Bei der Gruppe 3. (nicht perforierte AA) wurde zusätzlich dokumentiert, ob Zeichen einer Appendixobstruktion bestanden oder nicht. Die sonographischen Befunde wurden mit den histologischen Befunden bzw. den klinischen Abschlussdiagnosen verglichen.

Ergebnisse: (◼ Tabelle 1) Von den 66 Sonobefunden einer nicht perforierten akuten Appendizitis wiesen 29 (44%) Zeichen einer Appendixobstruktion auf, 37 (56%) nicht.

Sono	Keine App'ektomie oder histol. keine App'itis	Histol. subakute App'itis	Histol. nicht perf. ak.App'itis	Histol. perforierte ak. App'it is	Summe
Normale Appendix	89	1	0	0	90
Auffällige Appendix	17	2	4	0	23
Nicht perf. ak. Appendizitis	4	2	49	11	66
Perf. akute Appendizitis	1	0	0	18	19
Keine App'darst., alt. Diag.	21	0	1	0	22
Keine App'darst., keine alt. Diag.	36	2	2	0	40
Summe	168	7	56	29	260

Zusammenfassung: Die Sonographie in zeitgemäßer Technik ermöglicht bei 75% der Patienten mit klinischem Appendizitisverdacht eine Entscheidung über OP, stationäre Beobachtung oder ambulante Behandlung durch eine morphologisch gestützte Diagnosestellung. Ein Appendizitisausschluss lässt sich bei 35% der Patienten morphologisch sichern. Bei Patienten ohne Appendixdarstellung lag die Wahrscheinlichkeit einer akuten Appendizitis bei 5%. Eine Perforationsvoraussage ist sonographisch mit guter Spezifität (95%) bei nur mäßiger Sensitivität (62%) möglich. Sonographisch ist eine Unterscheidung zwischen Obstruktions-Appendizitis und reiner „Wand-Appendizitis" möglich, deren Bedeutung noch unklar ist.

Abstract ID: 320 Vortragsart: oral

Interdisziplinäre Schwerverletztenversorgung – Relevanter Zeitgewinn durch eine im Schockraum installierte Röntgenanlage?

S. Ruchholtz[1], M. Häring[1], A. Block[1], C. Waydhas[1], T. Schroeder[2], K. Piepenbrink[3], D. Nast-Kolb[1]

[1] Klinik und Poliklinik für Unfallchirurgie des Universitätsklinikums Essen
[2] Institut für Diagnostische und Interventionelle Radiologie des Universitätsklinikums Essen
[3] Klinik für Anästhesiologie und Intensivmedizin des Universitätsklinikums Essen

Fragestellung: Ziel der interdisziplinären Schockraumversorgung ist es, schwerverletzte Patienten möglichst schnell nach weiterführender Diagnostik und Stabilisierung der Vitalparameter einer Behandlung im Operationssaal oder auf der Intensivstation zuzuführen. Um den radiologisch diagnostischen Ablauf zu optimieren und um Umlagerungen zu ersparen wurde im April 2000 eine schwenkbare Röntgenanlage (Vertix 3D III, Fa. Siemens) im Schockraum installiert. Vor Einführung der neuen Röntgenanlage erfolgte die Basisdiagnostik (z. B. Thoraxröntgen) im Schockraum (mobiles Röntgengerät) die weiterführende radiologische Diagnostik wurde in der 70m entfernten Röntgenabteilung durchgeführt. Aufgrund der hohen Strahlenbelastung wird im eigenen Haus nicht routinemäßig bei jedem Patienten eine Ganzkörpercomputertomographie durchgeführt.

Methode: Seit 5/1998 wurden alle Behandlungsabläufe im Schockraum im Rahmen eines umfassenden Erhebungsbogens (6 Seiten) prospektiv online erfasst. Die Studie basiert auf einem Vergleich der Daten vor und nach Einführung des neuen Röntgengerätes im April 2000.

Ergebnisse: Von 5/1998 bis 4/2002 wurden 1173 Patienten im Schockraum behandelt und vollständig dokumentiert. Direkt vom Unfallort und ohne vorherige Diagnostik wurden 816 Verletzte (ISS 20 ± 18) aufgenommen. Im Rahmen der Studie konnte ein Kollektiv A (n = 396; ISS 20 ± 18; vor Schockraumröntgenanlage) mit einem Kollektiv B (n = 420; ISS 18 ± 16 nach Einführung) verglichen werden. Für die radiologische Basisdiagnostik (Röntgen-HWS, -Thorax, -Becken und Abdomensonographie) zeigten sich geringe Zeiteinsparungen (Tabelle). Wesentliche Verkürzungen konnten für die weiterführende obligatorische (Wirbelsäule) und fakultative (z. B. lange Röhrenknochen) Röntgendiagnostik nachgewiesen werden (Tabelle). Damit einhergehend wurde der gesamte Behandlungsablauf bis zur Operation oder Aufnahme auf die Intensivstation um durchschnittlich 62 Minuten pro Fall verkürzt (Ausnahme: Notoperation bei hämorrhagischem Schock 60 ± 39 vs. 34 ± 16 Min. oder intrazerebraler Blutung 78 ± 21 vs. 81 ± 41 Min. jeweils nicht signifikant).

Die Rate verzögert diagnostizierter Läsionen (nach Aufnahme auf Intensivstation) stieg gering von 4% auf 7% an. Ursächlich waren im wesentlichen kleinere Frakturen der Extremitäten (1% vs. 3%) welche erst durch langsame Schwellung im Verlauf klinisch manifest wurden. (◻ Tabelle 1).

	Ende: Basisdiagnostik[a]	Beginn: Weitere Röntgendiagnostika	Beginn: Operation[a]	Aufnahme: Intensivstation[a, b]
Kollektiv A	$16,6 \pm 8$	$53,7 \pm 23$	$128,0 \pm 38,9$	$164,7 \pm 121,7$
Kollektiv B	$10,6 \pm 6*$	$15,1 \pm 9*$	$72,4 \pm 34,9*$	$99,7 \pm 96,6*$

[a] Zeitdauer in Minuten; [b] Patienten ohne primäre Operation; * $p < 0,001$

Schlussfolgerung: Durch eine im Schockraum stationierte Röntgenanlage können erhebliche zeitliche Einsparungen in der frühen klinischen Behandlung schwerverletzter Patienten erzielt werden. Gleichzeitig wird das Umlagerungsrisiko (z. B. Diskonnektierung von Schläuchen) vermindert. Das interdisziplinäre Behandlungsteam (im eigenen Haus 3 – 4 Ärzte; 4 Pflegekräfte) ist um ca. eine Stunde weniger am Patienten gebunden. Der Patient kann nach vollständiger Diagnostik schneller der bedeutenden weiterführenden Therapie zugeführt werden.

Abstract ID: 350 Vortragsart: oral

Komplexe Verletzungen von Viszeralorganen: Therapiemanagement und Ergebnisse

W. U. Schmidt, M. A. Schreck, M. Hohls, P. R. Verreet

Klinik für Allgemein- und Viszeralchirurgie, Klinikum Krefeld

Zielsetzung: Die operative Notfalltherapie von komplexen Kombinations- und Pfählungsverletzungen bei viszeralen Mehrfachtraumen mit perinealen Eintrittspforten stellt hohe Anforderungen an den Operateur hinsichtlich der Kenntnis der Topographie und Versorgungsstrategien aller Viszeralorgane. Neben der Gefahr einer Sphinkterverletzung mit konsekutiver Inkontinenz stehen in erster Linie Massenblutungen, Hohl- und Organperforationen im Vordergrund.

Material und Methoden: Wir berichten über 16 Pfählungsverletzungen, Stich- und Schußverletzungen aus den Jahren 7/97 bis 2/02 mit perinealen (5) abdominellen (8) und thorakalen (3) Eintrittspforten. Verletzte Viszeralorgane waren Proktum (5), Kolon (5), Iliakale Gefäße (2), V. cava (1), V. renalis (1), Pfortader (1), Dünndarm (5), Duodenum (2), Milz (3), Leber (2), Pankreas (1), Lunge (3) und Herz (1).

Ergebnisse: An Hand der vorgestellten Fälle wir das Therapiemanagement vorgestellt. In allen Fällen lagen Kombinationen von einem bis zu 6 verletzten Viszeralorganen vor. In 4 Fällen wurde der Analsphinkter initial rekonsturiert ohne zwingende Stuhldeviation. Die weitläufigen Kolonverletzungen wurden mit Resektion (4) und in 2 Fällen mit einer Kolostomie kombiniert. Gefäßverletzungen wurden intermittierend durch Katheterokklusion therapiert und die verletzte V. cava, V. renalis und Pfortader rekonstruiert. Dünndarm- (4) und Duodenumzerreißungen (2) reseziert. Drei Milzverletzungen führten zu zwei Splenektomien und einer Milzerhaltung; zwei Leberdurchspießungen wurden revidiert und ein verletzter Gallenweg mit Stent drainiert. Eine Pankreasverletzung wurde durch „on table"-ERCP initial diagnostiziert und nach offener Inspektion intern abgeleitet. Lungenverletzungen wurden mit Drainage oder Resektionen versorgt. Die Durchspießung des Herzens mittels Naht rekonstruiert. Kein Patient verstarb.

Zusammenfassung: Das Therapiemanagement umfaßt die initiale Versorgung von Massenblutungen zur Stabilisierung der Vitalparameter, die Detektion von Hohlorganverletzungen zur Prävention septischer Komplikationen und die initiale anatomische Rekonstruktion von Sphinkteren zur Sicherung der Lebensqualität. Diagnostik und chirurgische sowie interventionelle Therapie sind aufgrund ausgedehnter Verletzungen und begleitenden Milz-, Pankreas-, Leber-, Lunge, Herz- und Gefäßverletzungen eine chirurgische Herausforderung. Die hohe Letalität von bis zu 60% (Literaturdaten) konnte durch ein verbessertes perioperatives Management und durch Möglichkeiten der interventionellen Radiologie, interventionellen Endoskopie und der initialen multiviszeralen Chirurgie entscheidend gesenkt werden.

Abstract ID: 386 Vortragsart: poster

Survival with Full Vital Organ Function Recovery after Uncontrolled Hemorrhagic Shock in a Penetrating Liver Trauma Model with Vasopressin in Pigs

K. H. Stadlbauer[1], H. G. Wagner-Berger[1], C. Raedler[1], W. Voelckel[1], V. Wenzel[1], A. C. Krismer[1], K. Rheinberger[1], K. H. Lindner[1], A. Koenigsrainer[2]

[1] Universitätsklinik für Anästhesie und Allgemeine Intensivmedizin, Innsbruck, Österreich
[2] Universitätsklinik für Chirurgie, Innsbruck, Österreich

Purpose of the study: For the past twenty years, prehospital treatment of hypotensive trauma patients suffering of uncontrolled hemorrhagic shock included crystalloid and colloid solutions in order to maintain adequate tissue perfusion, and tissue oxygen delivery. Currently, there is an ongoing controversial discussion about resuscitation strategies in uncontrolled hemorrhagic shock, such as immediate vs. delayed fluid resuscitation. Therefore, we sought to determine the effects of vasopressin and delaying fluid resuscitation on hemodynamic variables and long-term survival in a penetrating liver trauma model in pigs.

Materials and Methods: After induction of anesthesia, a midline laparotomy was performed on twenty-three domestic pigs, followed by an incision (width 12 cm; depth 3 cm), and subsequent finger fraction across the right medial liver lobe. When mean arterial pressure was +20 mm Hg, and heart rate declined progressively, pharmacologic support was provided. At that point, animals were randomly assigned to receive either 0.4 U/kg vasopressin (n = 9), an equal volume of saline placebo (n = 7), or fluid resuscitation (n = 7; 25 mL/kg Ringer's, and 25 mL/kg 3% gelatine solution), respectively. A continuous infusion of 0.08 U/kg/min vasopressin, or saline placebo at an equal infusion rate was subsequently administered. After 30 min of experimental therapy, bleeding was controlled by surgical intervention in all hemodynamic stable pigs at that point. Therefore, big liver vessels were sutured, and the liver lobe was stuck with a fibrin adhesive (Tissucol Duo Quick 2 mL, Baxter Hyland Immuno, Baxter AG, Vienna, Austria). Additionally, blood transfusion ($\sim$40 mL/kg) as well as fluid resuscitation (25 mL/kg Ringer's, and 25 mL/kg 3% gelatine solution) was performed.

Results: After 2.5 min and 20 min of experimental therapy, vasopressin-treated animals had a significantly higher mean arterial pressure than pigs in the fluid resuscitation and saline placebo group (72 ± 9 vs. 38 ± 6 vs. 11 ± 3 mm Hg; and 42 ± 3 vs. 10 ± 6 vs. 2 ± 2 mm Hg, respectively; $P < .01$). Total blood loss was significantly higher in the fluid resuscitation pigs compared with vasopressin or saline placebo after 10 min of experimental therapy (65 ± 2 vs. 42 ± 2 vs. 43 ± 1 mL/kg, respectively; $P < .01$). Seven of seven fluid resuscitation and seven of seven saline placebo pigs died within +20 min of experimental therapy, while 8 of 9 vasopressin animals survived over a period of seven days ($P < 0.05$).

Conclusions: Vasopressin, but not fluid resuscitation or saline placebo, ensured long-term survival with full recovery in this penetrating liver trauma model with uncontrolled hemorrhagic shock in pigs.

Abstract ID: 479 Vortragsart: oral

Der Patient mit stumpfem Bauchtrauma – wann laparotomieren?

A. Thannheimer, A. Woltmann

Berufsgenossenschaftliche Unfallklinik Murnau

Zielsetzung: Das stumpfe Bauchtrauma gehört zu den häufigen Begleitverletzungen bei polytraumatisierten Patienten und stellt ein erhebliches diagnostisches Problem dar. Es handelt sich bei der Mehrzahl der Patienten mit stumpfem Bauchtrauma um intubierte Mehrfachverletzte. Bei diesen Patienten bietet die klinische Untersuchung nur indirekte Hinweise in Form von Prell- oder Gurtmarken sowie einer Umfangsvermehrung des Abdomens.

Die apparative Diagnostik mit Sonographie und CT kann eine intraabdominelle Verletzung häufig nachweisen, ungelöst ist aber weiterhin das Problem der isolierten Mesenterialverletzung oder Darmruptur. Hier sind sowohl Sonographie als auch CT mit Nachweis allenfalls minimal freier Flüssigkeit unzuverlässig.

Der aufnehmende Chirurg steht immer wieder vor der Entscheidung: laparotomieren oder beobachten?

Material und Methode: Es wurden die Verläufe von 59 Patienten, die im Zeitraum vom 1.1.2000 bis zum 31.12.2001 aufgrund eines stumpfen Bauchtraumas laparotomiert wurden, untersucht.

Ergebnisse: Von 59 aufgrund eines stumpfen Bauchtraumas laparotomierten Patienten waren 32 polytraumatisiert, die Letalität lag bei 20%. Milzläsionen zeigten 30 Patienten, wobei nur ein Patient aufgrund eines negativen Sonobefundes mit einem Tag Verzögerung operiert wurde. Sechs Patienten mit Mesenterialverletzungen wurden auch aufgrund eines negativen Sonobefundes erst mit Verzögerung, drei nach Ausbildung einer Peritonitis laparotomiert und mussten dann einer erheblichen Anzahl von Revisionen (bis zu 27) unterzogen werden. Zudem verlängerte sich der notwendige Intensivaufenthalt wesentlich. Dagegen war in der überwiegenden Zahl der Fälle bei primärer Laparotomie nur ein Eingriff notwendig. Von acht Patienten mit primären Darmrupturen wurden sieben am Unfalltag laparotomiert, ein Patient wurde erst am fünften posttraumatischen Tag zuverlegt und dann laparotomiert. Während die Letalität bei den zeitgerecht laparotomierten bei 12 Prozent lag, stieg sie bei den verzögert laparotomierten Patienten auf 45 Prozent.

Schlussfolgerung: Aus den Daten ergibt sich eindeutig die Notwendigkeit der großzügigen Indikationsstellung zur Laparotomie beim narkotisierten Traumapatienten, insbesondere wenn abdominelle Prellmarken oder sonstige Hinweise für ein stumpfes Bauchtrauma vorliegen.

Abstract ID: 494 Vortragsart: oral

Vorgehen bei karzinombedingtem Dickdarmileus

M. Kruschewski, H. Rieger, B. Mann, H. J. Buhr

Chirurgische Klinik I, Universitätsklinikum Benjamin Franklin, Freie Universität Berlin

Hintergrund: Mehr als 10% aller Patienten mit kolorektalem Karzinom müssen dringlich bzw. notfallmäßig laparotomiert werden, meist bedingt durch einen mechanischen Ileus bei stenosierendem Tumor. In dieser Situation steht die Beherrschung der Ileuskrankheit im Vordergrund, so dass die onkologische Problematik zweitrangig erscheint. Eine radikale Lymphadenektomie wird im allgemeinen nicht durchgeführt, was die wesentlich schlechtere Langzeitprognose dieser Patienten erklären könnte. Das Ziel dieser Studie war es daher zu untersuchen, ob auch im Ileus primär eine Resektion mit radikaler Lymphadenektomie sicher durchführbar ist.

Methodik: Prospektive Beobachtungsstudie aller konsekutiv operierten Patienten mit Ileus bei kolorektalem Karzinom im Zeitraum 1.1.1995 bis 30.6.2002.

Ergebnisse: Insgesamt wurden in diesem Zweitraum 777 Patienten wegen eines kolorektalen Karzinoms operiert. Bei 38 Patienten bestand ein manifester Ileus, wobei in 24 Fällen eine Resektion mit radikaler Lymphadenektomie in kurativer Intention durchgeführt wurde (◼ Tabelle 1).

◼ Tabelle 1. Ergebnisse der im Ileus operierten Patienten mit kolorektalem Karzinom von 1/95 – 96/02

	Geschlecht (m/w)	Alters-media n	Tumor-lokalisation	UICC-Stadium	Radikal operiert	Primäre Anastomose	Chirurgische Komplikationen	Letalität
Kurativ, n = 24	12/12	64,8	Re: 7 Li: 17	II = 11 III = 13	24	18	Major = 1 Minor = 1	1
Palliativ, n = 14	8/6	63,9	Re: 3 Li: 11	IV = 14	0	5	Minor = 3	6

Anastomoseninsuffizienzen traten nicht auf. Die chirurgische Komplikationsrate betrug in der kurativ-resezierten Gruppe 8%. In dieser Gruppe verstarb eine 89-jährige Patientin nach Diskontinuitätsresektion, die die Revision bei Nachblutung aus dem AP ablehnte

Schlussfolgerung: (1) Die radikale Resektion des kolorektalen Karzinoms im Ileus führt zu keiner Erhöhung der Morbidität und Letalität. (2) In den meisten Fällen kann die Kontinuität einzeitig, ggf. nach intraoperativer Darmlavage, wiederhergestellt werden. (3) Bei potentiell kurativ zu behandelnden Patienten ist dieses Vorgehen daher gerechtfertigt. (4) Ob sich dadurch auch die Langzeitergebnisse verbessern lassen, bleibt weiteren Untersuchungen vorbehalten.

Abstract ID: 1064 Vortragsart: oral

Stellung der MIC in der Notfallversorgung visceralchirurgischer Patienten

M. Krüger, M. Sahm, C. Ritter, G. Kubo

Chirurgische Klinik, DRK-Kliniken Berlin-Köpenick

Zielsetzung: Etwa 40% des viszeralchirurgischen Krankengutes werden unplanmäßig als Notfall über die Rettungsstelle aufgenommen, wobei zunehmend minimalinvasive Verfahren in der Akutbehandlung dieser Patienten eingesetzt werden. Dieses Vorgehen soll durch eine retrospektive Analyse überprüft werden.

Material und Methoden: Die Daten von 902 Patienten, die innerhalb von 3 aufeinanderfolgenden Jahren (1999–2001) wegen einer akuten abdominellen Erkrankung laparoskopisch operiert wurden, wurden retrospektiv ausgewertet. Die Ergebnisse werden bezüglich Konversionsrate, Komplikationen und Benefit für den akut erkrankten Patienten kritisch bewertet.

Ergebnisse: Die 902 Patienten (Frauen n = 511, Männer n = 391) waren bei einem Durchschnittsalter von 47,5 Jahren zwischen 11 und 98 Jahren alt. Eine definitive chirurgische Behandlung bzw. die endgültige Klärung der Diagnose auf laparoskopischem Weg gelang bei 824 der 902 Patienten (91,4%). Dabei differierte die Konversionsrate deutlich in Abhängigkeit von der durchgeführten Operation: diagnostische Laparoskopie 39,5%, Laparoskopie wegen Ileus 27,3%, laparoskopische Appendektomie 5,3%, laparoskopische Cholezystektomie 5,3%, laparoskopische Übernähung bei perforiertem Magenulkus 0%. Tendentiell ist die Konversationsrate sowohl bei Appendektomien (5,9% in 2000 vs. 4,8% in 2001) als auch bei Cholezystektomien (5,9% in 2000 vs. 4,8% in 2001) rückläufig. Die Behandlung der Appendizitis stand zahlenmäßig deutlich im Vordergrund. 516 der 587 (87,9%) in diesem Zeitraum durchgeführten laparoskopischen Appendektomien wurden wegen einer akuten Entzündung vorgenommen. Eine akute Cholezystitis lag bei etwa einem Drittel (28,4% – 310/1092) der laparoskopisch entfernten Gallenblasen vor. Bei 93 Patienten handelte es sich um schwere gangränöse bzw. ulcerophlegmonöse Entzündungen. Durch die laparoskopische Vorgehensweise ist die sichere Diagnose und umgehende Behandlung seltener Ursachen für ein akutes Abdomen möglich (Resektion stielgedrehter Appendices epiploicae bzw. nekrotischer Netzanteile n = 5, Ovarialzystenabtragung n = 2, Übernähung bei Colonperforation n = 2, Blutstillung nach stumpfem Bauchtrauma n = 2, Entdachung infizierter Leberzysten n = 1, Resektion bei entzündetem Meckeldivertikel n = 1. Die postoperative Komplikationsrate ist mit den jeweiligen konventionellen Verfahren vergleichbar. Die OP-spezifischen Komplikationen werden ausführlich dargestellt. Insbesondere auch betagte akut erkrankte Patienten können von den Vorteilen der laparoskopischen Operation profitieren. 5,7% unserer Patienten waren 80 Jahre oder älter und 15 Patienten sogar 90 Jahre oder älter (1,7%).

Zusammenfassung: Im Rahmen der Akutchirurgie sind die laparoskopische Cholezystektomie und Appendektomie bereits etablierte Operationen mit niedriger Konversionsrate und einer dem konventionellen Verfahren gegenüber vergleichbaren Komplikationsrate. Sie sind in unserer Einrichtung die Standardverfahren. Zur Beherrschung einer Perforation bei Ulkus ventriculi oft verbunden mit einer diffusen Peritonitis stellt die laparoskopische Übernähung eine sichere und schonende Methode dar. Die laparoskopische Behandlung akuter divertikulitischer Komplikationen wird derzeit im Bereitschaftsdienst durch den hohen personellen Aufwand limitiert.

Abstract ID: 1342 Vortragsart: oral

Boerhaave Syndrom: Erfahrungen mit einem differenzierten Behandlungskonzept bei 32 konsekutiven Patienten

H. J. Stein, H. Bartels, W. Kauer, J. R. Siewert

Chirurgische Klinik und Poliklinik, Klinikum rechts der Isar der TU München

Zielsetzung: Die emetogene Ösophagusruptur (sogenanntes Boerhaave Syndrom) ist selten, verläuft unbehandelt jedoch praktisch immer tödlich. Auch nach notfallmäßiger chirurgischer Versorgung wird in kleineren Serien nach wie vor über Mortalitätsraten von bis zu 50% berichtet. Wir berichten über die Erfahrung mit einem differenzierten Konzept im Management des Boerhaave Syndroms an einem Zentrum für Ösophaguschirurgie.

Material und Methoden: In einem Zeitraum von 20 Jahren wurden insgesamt 32 Patienten (26 männlich, 6 weiblich) mit Boerhaave Syndrom an einem Zentrum für Ösophaguschirurgie versorgt. Bei allen Patienten lag eine klassische Anamnese mit postprandialem Erbrechen vor. Das Zeitintervall zwischen Rupturereignis und Diagnose betrug bei 17 Patienten < 24 Stunden, bei 15 Patienten > 24 Stunden. Bei allen Patienten erfolgte zunächst Intubation, Schocktherapie, Drainage von Pleura-ergüssen, Plazierung von Ösophagus- und Magensonden, und systemische Breitspektrumantibiose. Eine operative Versorgung erfolgte erst nach Stabilisierung der Kreislaufparameter.

Ergebnisse: Die mediane Länge der Ösophagusruptur betrug 3,8 cm (Range 1,8 – 8 cm). Bei 16/ 32 Patienten erfolgte aufgrund der Länge der Ruptur oder aufgebrauchter Ösophaguswand eine Ösophagektomie mit Anlage einer Speichelfistel. Die Rekonstruktion erfolgte im Intervall (4 – 46 Wochen nach Ösophagektomie) mit Magenhochzug (n = 9) oder Koloninterposition (n = 6). Bei 14/32 Patienten war anhand des intraoperativen Befundes eine primäre Naht mit Deckung durch Fundoplikatio möglich. Trotz hoher postoperativer Morbidität (Pleuraempyem 47%, septisches Multiorganversagen 27%, Peritonitis 17%) mit einem Intensivstationsaufenthalt von im Mittel 23 Tagen verstarb nur 1 Patient im postoperativen Verlauf (Mortalität 3%). Zwei Patienten mit verzögerter Diagnose (> 3 Tage) und durch Pleura gedeckter Ruptur wurden erfolgreich konservativ behandelt.

Zusammenfassung: Am Zentrum für Ösophaguschirurgie kann beim Boerhaave Syndrom eine Mortalität von unter 5% erreicht werden. Schlüssel zum Erfolg sind präoperative intensivmedizinische Therapie und Stabilisierung, differenziertes chirurgisches Vorgehen und aggressive Therapie postoperativer Komplikationen.

Abstract ID: 1406 Vortragsart: poster

Präklinisches Management polytraumatisierter Patienten im Jahr 2000 und 2001

E. B. Benning[1]

[1] Berufsgenossenschaftliche Unfallklinik Murnau
[2] Deutsche Gesellschaft für Unfallchirurgie

Fragestellung: Unterscheidet sich die präklinische Versorgung polytraumatisierter Patienten auf ländlichem Gebiet von der präklinischen Versorgung polytraumatisierter Patienten anderer Kliniken?

Methode: 228 Patienten sind in einer prospektiven Studie während des Jahres 2000 innerhalb der Polytraumastudie der DGU (Deutsche Gesellschaft für Unfallchirurgie) untersucht worden. Es erfolgt ein Vergleich der präklinischen Daten dieser Patienten mit den Daten aus der präklinischen Phase des Gesamtdatensatz der DGU.

Ergebnisse: Im Jahr 2000 sind 228 (DGU: 2435) schwerverletzte Patienten aufgenommen worden. Von den 228 Patienten sind 62,7% primär versorgt worden (DGU: 70,1%). 74,6% waren männlich (DGU: 71,3%), die Patienten hatten ein Durchschnittsalter von 44,6 Jahren (DGU: 39,0).

Die Patienten wiesen bei Aufnahme einen ISS 25,9 (DGU: 23,8) auf, wobei 39,4% ein Schädelhirntrauma (DGU 33,9%) hatten.

Die Dauer zwischen dem Unfallereignis und der Klinikaufnahme betrug 65 ± 18 min (DGU: 71 ± 39 min)

Die durchschnittliche Zeit bis zum Eintreffen des Notarztes am Unfallort nach dem Unfallzeitpunkt betrug 14,64 min, er verbrachte durchschnittlich 32,66 min am Unfallort und brauchte ca. 17,38 min um die Klinik zu erreichen.

Folgende Unfallarten waren vertreten: Sturz: 35 (14,5%, DGU: 11,1%), Suizid: 3 (1,3%, DGU: 4,6%), angefahrene Fußgänger 14 (12%, DGU: 12,5%), PKW/LKW-Unfall: 70 (52%, DGU: 59,3%), Zweiradunfall: 44 (36%, DGU: 28,2%) und sonstige Unfallarten 54 (21,9%, DGU: 21,3%), der BG-Anteil betrug 49 Patienten.

Von diesen Patienten wurden 113 mit dem RTH (49,6%, DGU: 39,2%), 7 mit dem NAW/NEF (11%, DGU: 36,2%) und 48 mit dem RTW (21,1%, DGU: 9,5%) in die Klinik verbracht.

Am Unfallort fanden sich folgende Vitalparameter (alles Mittelwerte): Atemfrequenz: 13 (DGU: 15), Puls: 93/min (DGU: 96), systolischer Blutdruck: 121 (DGU: 116), GCS: 10,7 (DGU: 10,9)

Auf der Notaufnahme fanden sich folgende Parameter (alles Mittelwerte): GCS: 7,5 (DGU: 7,8), bei folgenden Vitalparametern: Atemfrequenz: 12/min (DGU 14), Puls: 84/min (DGU: 91), systolischer Blutdruck von 123 (DGU: 123).

Schlussfolgerung: Der Standort von Traumazentren scheint hinsichtlich der präklinischen Versorgungsqualität und der Transportzeiten von polytraumatisierten Patienten unabhängig von der umgebenden Infrastruktur zu sein. Auf ländlichem Gebiet kommt es zu keiner Verlängerung der Transportzeiten in Traumazentren. Dies kann durch die hohe Anzahl von Rettungshubschraubereinsätzen erklärt werden. Hinsichtlich der Versorgungsqualität kommt es beim Vergleich der Patienten bei gleicher Schwere der Verletzungen zu keiner Verschlechterung der Vitalparameter und des GCS.

Abstract ID: 1441 Vortragsart: poster

Wandel der chirurgischen Therapie in fünfzehn Jahren Ulkuschirurgie?

F. Seidel, J. W. Heise, C. Ohmann, H.-D. Röher

Klinik für Allgemeine und Unfallchirurgie, Universitätsklinikum Düsseldorf

Zielsetzung: Die elektive chirurgische Therapie der Ulkuserkrankung wird immer seltener. Ob dies auch für das komplizierte Ulkus gilt, haben wir am Beispiel der Perforation in unserem Krankengut untersucht.

Material und Methoden: Grundlage der Untersuchung ist das prospektiv dokumentierte Krankengut chirurgischer Ulkuspatienten der letzten fünfzehn Jahre an unserer Klinik. Von den chirurgischen Notfällen mit einer Ulkusperforation wurden Therapiemodalitäten und Ergebnisse der Zeiträume 7/86 – 12/90 und 1/97 – 06/01 gegenübergestellt.

Ergebnisse: In unserer Chirurgischen Klinik wurden in den letzten fünfzehn Jahren (7/1986 – 6/01) n = 492 Patienten aufgrund ihrer Ulkuserkrankung behandelt. Hiervon waren 86% der Patienten chirurgische Notfälle. Bei insgesamt rückläufigen chirurgischen Ulkuspatienten (7/86 – 12/90: n = 165 vs. 1/97 – 06/01: n = 79) ist die Anzahl der Perforationen annähernd konstant geblieben (7/86 – 12/90: n = 50 vs. 1/97 – 06/01: n = 43). Der Anteil der Perforationen an den chirurgischen Notfällen ist angestiegen aufgrund eines Rückganges der chirurgischen Blutungspatienten (7/86 – 12/90: 34 vs. 66%; 1/97 – 06/01: 61 vs. 39%). Eine Resektion erfolgte bei 16% der operierten Patienten 7/86 – 12/90 und bei 5% 1/97 – 06/01. Bei einer Zunahme an älteren Ulkuspatienten (Altersdurchschnitt 59 vs. 65 J.) hat auch die Letalität der Perforation zugenommen (10 vs. 19%).

Zusammenfassung: Trotz Eradikations- und Erhaltungstherapie hat die Häufigkeit der Ulkusperforation in unserem Kollektiv nicht wesentlich abgenommen. Eine chirurgische Notfallbehandlung bei der Ulkuserkrankung kommt nahezu ausschließlich nur noch für die Perforation in Betracht. Hierbei dominiert heutzutage die lokale chirurgische Therapie. Mittlerweile kommen auch laparoskopische Verfahren zur Anwendung, in seltenen Fällen eine konservative Therapie. Bei steigendem Alter und damit auch vermehrter Komorbidität der Patienten ist eine Mortalitätszunahme zu verzeichen.

Abstract ID: 1612 Vortragsart: oral

Notfallchirurgie beim kolorektalen Karzinom – Realität in Deutschland

F. Marusch[1,2], A. Koch[1,2], U. Schmidt[2], H. Bauer[3], K. Schönleben[3], F. Köckerling[2,3], I. Gastinger[1,2], H. Lippert[2,4]

[1] Chirurgische Klinik, Carl-Thiem-Klinikum, Cottbus
[2] Institut für Qualitätssicherung in der operativen Medizin an der Otto-von-Guericke-Universität, Magdeburg
[3] Konvent der Leitenden Krankenhauschirurgen
[4] Klinik für Allgemein-, Viszeral- und Gefäßchirurgie an der Otto-von-Guericke-Universität, Magdeburg

Einleitung: In Deutschland werden 50000 kolorektale Karzinome im Jahr neu entdeckt. Ein Teil dieser Karzinome wird leider erst in der Notsituation, d. h. im Ileus oder in der Perforationsperitonitis detektiert.

Patienten und Methode: Innerhalb einer bundesweiten prospektiven multizentrischen Beobachtungsstudie wurden vom 01.01.–31.12.2000 an 282 Kliniken 9477 Patienten mit einem kolorektalen Karzinom, davon 3402 mit einem Rektumkarzinom und 6075 mit einem Kolonkarzinom mittels eines standardisierten Fragebogens erfasst. Es werden die Daten von 514 im Notfall operierten Patienten mit denen von 8885 elektiv operierten Patienten verglichen. Eine logistische Regressionen zeigt die Bedeutung des Notfalleingriffs für die postoperative Morbidität und Mortalität.

Ergebnisse: 7,6% aller Kolonkarzinome aber nur 1,6% aller Rektumkarzinome mussten im Notfall operiert werden. Die Auswertung zeigt, dass 33% aller Sigmakarzinome durch eine Hartmann-Operation therapiert werden im Notfall, wogegen in der elektiven Situation nur 3% der Patienten mehrzeitig operiert werden (p < 0,001). Die allgemeine postoperative Morbidität ist signifikant höher im Notfall (38,7% vs. 21,2%). Auch die spezifische postoperative Komplikationsrate differiert signifikant (28,6% vs. 19,0%). Letztendlich ist die Morbidität (49,4% vs. 32,8%) und die Mortalität (15,0% vs. 3,1%) signifikant höher in der Notfallsituation. Die logistische Regression zeigt die Notfallsituation als unabhängigen Risikofaktor für die postoperative Morbidität und Mortalität.

Diskussion: Die Auswertung dieser bundesweiten Qualitätssicherungserfassung zeigt, dass in der Notfallsituation beim linksseitigen Kolonkarzinom das zweizeitige Verfahren in Deutschland doch noch eine bedeutende Rolle spielt. Die Notfallsituation hat einen entscheidenden Einfluss auf die frühpostoperativen Ergebnisse in der Chirurgie des kolorektalen Karzinoms. Die Früherkennung dieser Karzinome und die Vermeidung der Notsituation ist eine Hauptaufgabe in der interdisziplinären Zusammenarbeit von Hausärzten, Internisten und Chirurgen zur Verbesserung des Outcomes nach kolorektaler Karzinomchirurgie.

Zum Vortragszeitpunkt steht die Auswertung des Jahrganges 2001 ebenfalls zur Verfügung, so dass die Daten von 20000 Patienten zur Analyse herangezogen werden!

Komplikationsmanagement

Abstract ID: 141 Vortragsart: oral

Schwere sternale Wundkomplikationen nach herzchirurgischen Eingriffen – Inzidenzen, Morbidität, Mortalität, Risikoanalyse und Resultate

A. A. P. Peivandi[1], M. Dahm[1], E. Quinkenstein[1], A. H. Loos[2], H. Oelert[1]

[1] Klinik und Poliklinik für Herz-, Thorax- und Gefäßchirurgie, Universitätsklinik Mainz
[2] Institut für medizinische Statistik und Dokumentation der Universität Mainz

Hintergrund und Fragestellung: Sternumdehiszenz oder ausgedehnte sternale Wundheilungsstörungen sind schwerwiegende Komplikationen nach medianer Sternotomie in der Herzchirurgie. Ziel der vorliegenden Studie war die Ermittlung und Erfassung von Häufigkeit, Spektrum, Risikofaktoren und Behandlungsergebnissen bei Pat. mit Sternumdehiszenz bzw. mit schweren sternalen Wundkomplikationen.

Material und Methodik: Im Zeitraum von März 1985 bis Februar 2000 wurden in unserem Zentrum 10103 Erwachsene (61 $\pm$ 12 Jahre) einem kardiochirurgischen Eingriff via mediane Sternotomie unterzogen. Ein erneuter operativer Eingriff aufgrund einer Sternumdehiszenz musste bei 206 Pat. durchgeführt werden (Gruppe I). Eine Kontrollgruppe wurde aus 205 konsekutiven Pat., die von November 1998 bis Mai 1999 via medianer Sternotomie operiert worden waren und keine Wundheilungsstörungen aufwiesen, gebildet (Gruppe II). Verschiedene potentielle Risikofaktoren wurden aufgelistet und mittels Uni- sowie Multivarianzanalyse ausgewertet.

Ergebnisse: Die Inzidenz der Sternumdehiszenz betrug 2.04%. Elf von 206 Pat. starben nach durchschnittlich 32.4 Tagen (5.3%), 6 infolge von Sepsis mit nach sich ziehendem Multiorganversagen, bei 4 Pat. wurde eine kardiale und bei einem Pat. eine nichtkardiale Todesursache festgestellt. Eine bakterielle Infektion konnte mittels einer Bakterienkultur der Wundabstriche bei 139 Patienten (67,5%) nachgewiesen werden. Bei der Entlassung wiesen sechs Pat. eine chronische Fistel und ein Pat. eine chronische Sternumosteomyelitis auf. Von 188 Patienten, die mit völlig verheilter Wunde entlassen wurden, bestand bei 19 Pat. eine persistierende Sternuminstabilität.

Die wichtigsten Risikofaktoren für eine Sterumdehiszenz und schwere sternale Wundkomplikationen waren: männliches Geschlecht ($p < 0.001$), arterielle Hypertonie ($p < 0.001$), niedrige linksventrikuläre EF ($p = 0.002$), Nikotinabusus ($p < 0.001$), Hyperlipoproteinämie ($p = 0.008$), notfallmäßige Operation ($p < 0.001$), lange Operationsdauer ($p < 0.001$), Einsatz der Herz-Lungen-Maschine ($p < 0.001$), Bypasszeit ($p = 0.002$), Rethorakotomie ($p = 0.002$) und lange postoperative Beatmungsdauer ($p < 0.001$).

Schlussfolgerung: Sternumdehiszenz oder ausgedehnte sternale Wundheilungsstörungen sind verheerende Komplikationen nach kardiochirurgischen Eingriffen mittels medianer Sternotomie. Eine Identifizierung von Patienten mit hohem Risiko ist möglich. Eine konsequente präoperative Therapie der beeinflussbaren Risiken kann zu einer Reduktion der Häufigkeit und Prävention der sternalen Wundkomplikation beitragen.

Abstract ID: 269 Vortragsart: oral

Weichteildefekte am Unterschenkel – die Suralislappenplastik als Problemlöser

Ch. Meyer[1], B. Hartmann[2], U. Horas[1], R. Schnettler[1]

[1] Klinik und Poliklinik für Unfallchirurgie, Justus-Liebig-Universität Giessen
[2] Zentrum für Schwerbrandverletzte mit Plastischer Chirurgie, Unfallkrankenhaus Berlin

Einleitung: Die Deckung von Weichteildefekten bei offenen Sprunggelenkfrakturen oder bei Wundheilungsstörungen nach operativer Versorgung im Bereich des Innen- oder des Außenknöchels ist häufig eine schwierige operative Herausforderung. Neurovaskuläre Lappenplastiken werden in den letzten Jahren zunehmend angewand.

Methoden: Zentriert über dem N. suralis wird eine Hautinsel umschnitten und durch adaptierende Haltenähte an Subkutis und Mukelfaszie gesichert. Die Inzision im Bereich des distalen Lappenrandes sowie über dem Verlauf des N. suralis durchtrennt lediglich die Kutis. Das Unterhautfettgewebe wird unter Mitnahme der Faszie in einem etwa drei Zentimeter breiten Stiel bis zum Drehpunkt präpariert. Der Insellappen wird in den Defekt geschwenkt und spannungsfrei fixiert. Der Wundverschluß des Hebedefektes erfolgt meist primär, der Lappenstiel wird mit Spalthaut gedeckt (siehe Abbildung).

Ergebnisse: An einem Kollektiv von 16 männlichen und 5 weiblichen Patienten hat sich die Suralislappenplastik als geeignete Maßnahme zur definitiven Sanierung von Hautdefekten des Unterschenkels bewährt. In zwanzig Fällen konnte die reizlose Ausheilung ohne funktionelle Beeinträchtigung erreicht werden. Hierbei kam es bei 18 Patienten zur primären Einheilung des Lappens. Bei zwei Patienten zeigte sich eine umschriebene oberflächliche Hautnekrose bei vitaler Subcutis. Hier konnte nach erneutem sparsamen Debridement das Areal sekundär mit Meshgraftplastik gedeckt werden. Lediglich bei einem Patient war der Verlust des Lappens zu beklagen.

Schlußfolgerungen: Die vorgestellte Suralislappenplastik stellt eine wertvolle therapeutische Möglichkeit zur Deckung von Weichteildefekten am Unterschenkel dar. Die Tatsache, dass die Durchblutung des Unterschenkels durch die Hauptarterien nicht beeinträchtigt wird, scheint ein entscheidender Vorteil gegenüber alternativen Möglichkeiten der plastischen Deckung. Sie führt bei vertretbarem operativem Aufwand zum zuverlässigen Wundverschluß auch bei alten und gefäßkranken Patienten (◘ Abbildung 1).

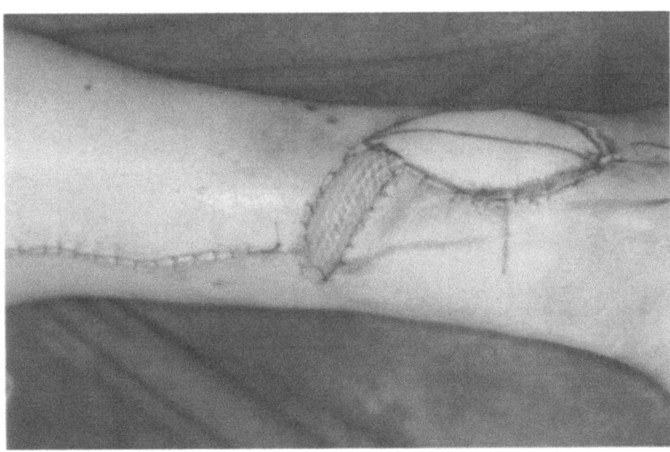

◘ **Abb. 1.** Suralislappen – postoperativer Befund

Abstract ID: 319 Vortragsart: oral

Anastomoseninsuffizienz nach tiefer anteriorer Rektumresektion: Ergebnisse eines standardisierten Therapiekonzepts

C. Eckmann, P. Kujath, T. H. K. Schiedeck, H. Shekarriz, M. Kraus, H.-P. Bruch

Klinik für Chirurgie, Universitätsklinikum Lübeck

Einleitung: Ziel der vorliegenden Untersuchung war es, die Ergebnisse eines standardisierten therapeutischen Vorgehens bei Anastomoseninsuffizienz nach tiefer anteriorer Rektumresektion zu analysieren.

Methode: Zwischen Januar 1992 und Dezember 2000 wurden alle elektiv wegen eines Rektumkarzinoms operierten Patienten eingeschlossen. Es wurde eine tiefe anteriore Rektumresektion mit Retroperitonealisierung der Anastomose durchgeführt. Bei Verdacht auf eine Anastomoseninsuffizienz erfolgte die Diagnostik mittels Endoskopie, Kolon-Kontrasteinlauf und Abdomen-CT mit rektaler Kontrastmittelgabe. Eine „minor leakage", d.h. eine kleine Leckage oder ein Abszeß im kleinen Becken mit geringer Morbidität, wurde mittels rektoskopischer Spülung bzw. CT-gesteuerter Drainageneinlage behandelt. Eine „major leakage" wurde definiert als breite Insuffizienz, die eine chirurgische Intervention erforderte. Bei breiter Leckage ohne Sepsis wurde eine doppelläufige Ileostomie angelegt und täglich eine rektoskopische Spülbehandlung durchgeführt. Bei Sepsis oder Peritonitis erfolgte eine Neuanlage der Anastomose mit protektivem Ileostoma.

Ergebnisse: Bei 306 Patienten (154 Männer, 152 Frauen) wurde eine tiefe anteriore Resektion durchgeführt. Das Durchschnittsalter lag bei 66,6 ± 11,5 Jahren. Eine Anastomoseninsuffizienz wurde bei 30 Patienten gefunden (9,8%), davon 18 minor leakages (5,9%) und 12 major leakages (3,9%). Kein Patient entwickelte eine Peritonitis. Die höchste diagnostische Treffsicherheit hatte das Abdomen-CT mit rektaler Kontrastmittelgabe (96,7%). 12 Patienten wurden operativ behandelt (n = 6 Ileostomaanlage, n = 6 Anastomosenneuanlage, n = 2 Hartmann-Op bei erneuter Insuffizienz). Die Letalität bei Patienten mit Anastomoseninsuffizienz war gegenüber dem Restkollektiv nicht signifikant unterschiedlich (1/30 = 3,3% mit Insuffizienz, 14/276 = 5,1% ohne Insuffizienz).

Schlussfolgerung: Die Retroperitonealisierung der Anastomose bei tiefer anteriorer Resektion verhindert wirksam die Entstehung einer diffusen Peritonitis. Das vorgestellte differenzierte Therapiekonzept berücksichtigt effizient die unterschiedlichen klinischen Ausprägungen einer Anastomoseninsuffizienz.

Abstract ID: 551 Vortragsart: oral

Endoskopische Behandlung von Nahtinsuffizienzen nach colorektalen und pouchanalen Anastomosen

C. Müller, G. Kähler, J. Scheele

Klinik für Allgemeine und Viszerale Chirurgie der Friedrich-Schiller-Universität Jena

Zielsetzung: Anastomoseninsuffizienzen nach tiefer anteriorer Rektumresektion treten zwischen 7% und 27% auf. Nach Proktokolektomie und Anlage eines ileoanalen Pouches gehören sie zu den Hauptursachen des Pouchversagens. Da operative Übernähungen von Insuffizienzen erfahrungsgemäß wenig Erfolg haben, sind Alternativen gefragt.

Material und Methoden: Bei einer abgegrenzten Insuffizienzhöhle ohne Verbindung zum Bauchraum ist die endoskopische Therapie indiziert. Unsere Strategie besteht im lokalen Spülen der Insuffizienzhöhle im Sinne eines Debridement. Im Einzelfall wird ein lokaler Antibiotikaträger verwendet oder Fibrinklebungen durchgeführt.

Ergebnisse: Von Januar 1997 bis Dezember 2001 wurden 71 Patienten aus verschiedenen Kliniken mit Insuffizienzen nach kolorektaler Chirurgie in der Endoskopie vorgestellt. 27 Patienten wurden einer alleinigen operative Therapie zugeführt, darunter 2, die nach primärer endoskopischer Therapie doch operiert werden mussten. Einer dieser Patienten verstarb. Es resultierten bei 6 Patienten eine Rektumstumpfinsuffizienz, die endoskopisch therapiert wurde. 40 wurden endoskopisch mitbehandelt, davon 8 in Kombination mit einer Operation. Bei 26 Patienten konnte die Insuffizienz unter dem Schutz eines (20mal vorbestehendes) deblockierenden Stomas durch endoskopischem Debridement ausheilen. Bei 2 Patienten heilte die Insuffizienz auch ohne deblockierendes Stoma. Zusätzlich erfolgte bei 1/3 der Patienten endoskopische Fibrinklebungen überwiegend erfolgreich. 5 der 40 Patienten (12,5%) verstarben postoperativ. Bei 3 Patienten wurde lediglich die Diagnose der Insuffizienz gestellt.

Zusammenfassung: 1/3 der Patienten wurde eine Relaparotomie wegen einer Anastomosen- bzw. Stumpfinsuffizienz durch die endoskopische Therapie, die wenig belastend ist, aber viel Geduld erfordert, erspart. 12mal konnte inzwischen die Darmkontinuität wieder hergestellt werden, 10mal nach endoskopischer Mitbehandlung.

Abstract ID: 563 Vortragsart: poster

Manschettenpneumonektomie – perioperatives Komplikations- Managment

M. Klopp, E. Hecker, H. Hoffmann, H. Dienemann

Thoraxklinik Heidelberg GmbH, Chirurgische Abteilung

Einleitung: Die erweiterte Pneumonektomie mit Bifurkationsresektion ist ein technisch anspruchsvoller operativer Eingriff mit einer hohen Morbidität. Komplikationen erfordern daher ein differenziertes und konsequentes Management.

Methode: Die Inzidenz der perioperativen Komplikationen nach Manschettenpneumonektomie zwischen 7/96 – 07/02 mit ihren adäquaten Therapieoptionen, wurden bei 28 Patienten mit zentralem Bronchialcarcinom (n = 27) oder Lungenmetastasen (n = 1), retrospektiv analysiert.

Resultate: Die 30-Tage-Letalität betrug 3,6% (n = 1). Ursache hierfür war eine schwere Pneumonie mit Sepsis am 6. postop. Tag.

Das Komplikationsmanagement bestand im wesentlichen in der Anwendung intensivmedizinischer, operativer und interventioneller Maßnahmen. Komplikationen, die eine chirurgische Intervention erforderten, waren: gestörte Anastomosenheilung mit konsekutivem Pleuraempyem 10,7% (n = 3) und zwei Patienten (7,1%) mit isoliertem Empyem. Wir stellen unser chirurgisches Behandlungkonzept mit dem Stufenweg: primäre videothorakoskopische Empyemausräumung (n = 3), Spülbehandlung sowie primärem (n = 1) und sekundärem (n = 1) Thoraxfenster mit konsekutiver Thorakoplastik vor. Bei Sekretverhalt wurde großzügig die Indikation zu endoskopischer Bronchialtoilette gestellt. Zur Therapie bei Patienten mit absehbar protrahierter Beatmung, erfolgte eine frühzeitige Tracheostoma-Anlage. Bei Störungen der Anastomosenheilung kamen bronchoskopisch interventionelle (Stenteinlage n = 2, Laserabtragung n = 1) und operative Maßnahmen mit Anastomosenrevision (n = 2) und Muskelplastik zum Einsatz.

Schlussfolgerung: Die Prophylaxe und die frühzeitige Therapie von postoperativen Komplikationen sind ein wesentlicher Bestandteil im Behandlungskonzept der Manschettenpneumonektomien. Voraussetzungen hierfür sind die Verfügbarkeit des gesamten Spektrums der Intensivmedizin sowie die Maßnahmen der interventionellen Bronchologie.

Abstract ID: 661 Vortragsart: oral

Einfluss des Body-Mass-Indexes auf das chirurgische Outcome: Je dicker, desto schlechter?

D. Dindo, M. K. Müller, M. Weber, P.-A. Clavien

Klinik für Viszeral- und Transplantationschirurgie, Universitätsspital Zürich

Einleitung: Die Prävalenz der Adipositas steigt in allen industrialisierten Ländern an. Adipositas ist assoziiert mit Diabetes mellitus, Hypertonie, koronarer Herzkrankheit und Krebs. Auch konnte gezeigt werden, dass Adipositas mit einer reduzierten Lebenserwartung einhergeht. Es wird ferner allgemein angenommen, dass die Adipositas ein Risikofaktor für die Entwicklung von postoperativen Komplikationen darstellt. Bislang gibt es jedoch keine Studien, die den Einfluss der Adipositas auf die postoperative Morbidität in der elektiven Viszeralchirurgie untersucht haben.

Methode: 6336 Patienten, die sich einem elektiven viszeralchirurgischen Eingriff an unserer Klinik unterzogen haben, wurden prospektiv bezüglich postoperativer Komplikationen analysiert. Von der Analyse ausgeschlossen wurden Notfalleingriffe und Eingriffe in Lokalanästhesie, bariatrische, Gefäss- und Thoraxchirurgie sowie Transplantationen. Adipositas wurde definiert als Body-Mass-Index (BMI) > 30 kg/m². Im weiteren wurde die Adipositas gemäß WHO in drei Grade eingeteilt: Grad I (BMI 30 – 34.9 kg/m2), Grad II (BMI 35 – 39.9 kg/m2) und Grad III (BMI > 40 kg/m2). Risikofaktoren für postoperative Komplikationen wurden univariat und multivariat analysiert. Zur Abschätzung des Schweregrades einer Komplikation und des damit entstehenden medizinischen Mehraufwandes haben wir eine einfache Komplikationsklassifizierung eingeführt und validiert. Diese Klassifizierung unterscheidet 5 Schweregrade.

Resultate: 808 (12.8%) Patienten waren adipös (BMI > 30 kg/m2), wovon 569 Patienten (9.0%) eine Grad I Adipositas aufwiesen, 126 (2.0%) Patienten eine Adipositas Grad II und 113 (1.8%) eine Adipositas Grad III. Die Komplikationsrate in der adipösen Patientengruppe war nicht signifikant verschieden von der Kontrollgruppe (15.1% versus 16.3%; p = 0.26) Ebenso zeigte sich kein signifikanter Unterschied in der postoperativen Morbidität zwischen den Patienten mit Adipositas Grad I, II oder III und den nicht-adipösen Patienten (p = 0.14). Adipositas war jedoch assoziiert mit einer erhöhten Inzidenz an Wundinfektionen nach offener Chirurgie verglichen mit der Kontrollgruppe (4% versus 2.6%; p = 0.03). In der multivariaten Regressionsanalyse war die Adipositas kein Risikofaktor für die Entwicklung postoperativer Komplikationen (p = 0.27). Auch waren die Komplikationen der adipösen und nicht-adipösen Patienten hinsichtlich der Schweregrade vergleichbar.

Schlussfolgerungen: Mit Ausnahme von Wundinfekten nach offener Chirurgie war Adipositas in unserer Kohorte nicht mit einer erhöhten Inzidenz postoperativer Komplikationen vergesellschaftet. Auch bestanden keine Unterschiede zwischen adipösen und nicht-adipösen Patienten bezüglich der Schweregrade der aufgetretenen Komplikationen. Demzufolge ist eine regressive Haltung bezüglich elektiver Eingriffe in der Viszeralchirurgie bei adipösen Patienten nicht mehr gerechtfertigt.

Abstract ID: 744 Vortragsart: oral

Operationen im hohen Alter – ein kalkulierbares Risiko?

H. Rupprecht, A. Farenschläder, D. Ditterich

Chirurgische Abteilung des Klinikums Hof

Zielsetzung: Bei sehr alten Patienten (> 75 Jahre) sind große Operationen unter bestimmten Voraussetzungen mit einem relativ geringen Risiko durchführbar.

Material und Methoden: In einem Zeitraum von zwei Jahren wurden insgesamt 125 Patienten, die zum Zeitpunkt der Operation das 75. Lebensjahr vollendet hatten, einem großen Abdominal-, bzw. Thoraxeingriff unterzogen. Überwiegend (53,6%) wurden Kolonresektionen, z. B. subtotale Kolektomien durchgeführt. Die übrigen Eingriffe verteilten sich auf Oberbauchoperationen, in der Hauptsache Gastrektomien sowie auf Lungenresektionen (z. B. Lobektomie) und Prothesenimplantationen bei abdominellen Aortenaneurysmen.

Resultate: Es fand sich eine weitgehende Korrelation der perioperativen Letalität mit den Risikoklassen des ASA Scores. In der Klasse I ist kein Patient verstorben. Bei ASA II lag die Sterblichkeitsrate bei 2,6%, bei ASA III bei 6,1%. In der Klasse IV wuchs die Letalität sprunghaft auf 67% an. 20% der Operierten entwickelten postoperativ Komplikationen, hauptsächlich kardiopulmonale Komplikationen.

Die perioperative Letalität (bis 30 Tage) betrug bei den elektiv durchgeführten Eingriffen 5,6%; lag eine Notfallindikation vor erhöhte sich die Sterberate um das Vierfache, auf 19,6%.

Zusammenfassung: Auch im hohen Alter sind große operative Eingriffe mit relativ geringem Risiko möglich. Die Letalitätsquote von 5,6% beim elektiven Vorgehen ist nicht signifikant erhöht im Vergleich zu wesentlich jüngeren Kollektiven. Auch die fast 20 prozentige Sterblichkeit bei den Notfalloperationen ist akzeptabel. Unsere älteste Patientin (96 Jahre) überlebte ein perforiertes Aortenaneurysma mit Y-Prothesenimplantation und versorgte sich noch nach zwei Jahren selbständig.

Das chronologische Alter ist per se kein wesentlicher Risikofaktor, entscheidend ist wohl die biologische Konstitution.

Abstract ID: 787 Vortragsart: poster

Versagen der Knie-Totalendoprothetik beim Infektverlauf – ist die Versteifung mit Modul-Implantat eine konkurrenzfähige Alternative?

C. Kruis, G. O. Hofmann, V. Bühren

Berufsgenossenschaftliche Unfallklinik Murnau

Zielsetzung: Kniegelenkstotalendoprothesen werden jährlich in Deutschland 10.000-fach implantiert. Selbst bei einer Infektionsrate von nur 1% resultieren daraus einige Hundert neu hinzukommende Fälle pro Jahr. Entsteht nach Infektsanierung und Revisionsendoprothetik ein Infektrezidiv, steht häufig die Versteifungsoperation als therapeutische Option zur Diskussion. Neben den traditionellen Verfahren steht ein modulares Kniearthrodesen-Implantat (System Fa. Brehm) zur Verfügung. Ist dieses Verfahren eine Alternative zur wiederholten Revisionsendoprothetik?

Material und Methode: Zwischen 01.01.01 und 30.09.02 wurde bei 22 Patienten ein Kniegelenk mit einem versteifenden modularen Implantat (Kniearthrodesen-Modul-Titan, Fa. Peter Brehm) versorgt. Alle Patienten, die im genannten Zeitraum wegen einer Infektion einer Kniegelenkstotalendoprothese an unserer Klinik aufgenommen werden mussten, wurden prospektiv erfaßt. Untersucht wurden die frühen Behandlungsergebnisse (follow up 6 – 24 Monate) hinsichtlich – Infektrezidive, Implantatversagen, Schmerz, Funktion/Belastbarkeit und Patientenzufriedenheit.

Ergebnisse: Die Versteifung mit Dauer-Implantat erwies sich im noch kurzen Nachuntersuchungszeitraum als effektives Verfahren: In keinem Fall trat ein Infektrezidiv auf. In keinem Fall konnte ein Implantatversagen (z. B. Lockerung) festgestellt werden. In allen Fällen signifikante Schmerzreduktion. In allen Fällen Gehfähigkeit, fallweise unter Verwendung von Unterarmgehstützen.

Die Patientenzufriedenheit zeigte eine hohe Korrelation zur Ausgangssituation. Je länger die Leidensgeschichte und je größer die Zahl der durchgemachten Operationen, desto höher die Akzeptanz der Versteifung.

Abstract ID: 799 Vortragsart: oral

Einfluss des Alters auf das operative Risiko nach Aortenklappenersatz: Ein Risikomodell für 1400 Patienten

I. Florath, U. Rosendahl, I. C. Ennker, F. Dalladaku, J. Ennker

Herzzentrum Lahr, Baden

Zielsetzung: Das ständig steigende Alter der Bevölkerung in den Industrieländern und die Fortschritte in der Diagnose von Aortenklappenfehlern durch verbesserte nicht-invasive Methoden, führen zu einem vermehrten Ersatz von Aortenklappen bei alten Patienten. Für Arzt und Patient ist daher bei einer Nutzen-Risiko-Abschätzung der Einfluss des Alters auf das operative Risiko von entscheidender Bedeutung. Da sich die Risikofaktoren aufgrund der veränderten Patientencharakteristika, die bedingt sind durch die Fortschritte im operativen Management und der höheren Lebenserwartung, ändern, ist die Analyse großer Studienpopulationen, die über einen kurzen Zeitraum rekrutiert werden, notwendig.

Material und Methoden: Von Januar 1996 bis Juni 2001 wurden 1408 Aortenklappen (573 mit gleichzeitiger Myokardrevaskularisation) in 1400 Patienten ersetzt In 41% der Fälle wurde eine biologische Klappe eingesetzt. Das Durchschnittsalter der Studienpopulation betrug 68 ± 11 Jahre (19 – 90 Jahre). Davon waren 44% Frauen. 21% hatten Diabetes mellitus, 11% einen Myokardinfarkt, 12% eine renale Begleiterkrankung, 15% waren in NYHA-Klasse IV und 3% wurden notfallmäßig operiert.

Ergebnisse: Die operative Mortalität (innerhalb von 30 Tagen) betrug 3,8%. Unabhängige Risikofaktoren für die operative Mortalität waren vorherige Bypassoperation (0,007; 6,4; p-Wert und Odds Ratio, entsprechend), Notfalloperation ($< 0,001$; 6,2), gleichzeitiger Mitralklappenersatz (0,001; 4,7), gleichzeitige Myokardrevaskularisation bei Frauen mit einem BMI über 29 (0,011; 3,4), Alter über 71 Jahre bei kleinen Patienten (Körpergröße $< 1,57$ m) und Alter über 80 Jahre ($< 0,001$; 3,7). Die operative Mortalität war nicht linear abhängig vom Alter (siehe Bild), sondern Patienten unter 30 Jahren und über 80 Jahre hatten eine höhere Mortalitätsrate. Ein Alter unter 30 Jahren konnte nicht als signifikanter unabhängiger Risikofaktor identifiziert werden. Die höhere Mortalitätsrate ist somit zufällig.

Zusammenfassung: Ein hohes Alter erhöhte das operative Risiko. Im Gegensatz zu früheren Studien jedoch konnte das Alter, mit dem ein erhöhtes operatives Risiko verbunden ist, auf über 80 Jahre gesteigert werden. Erst Patienten, die älter als 80 Jahre waren, hatten ein fast 4-fach höheres Risiko innerhalb von 30 Tagen nach dem Aortenklappenersatz zu versterben. Kleine Patienten hatten jedoch schon ein höheres operatives Risiko, wenn sie älter als 71 Jahre waren (◘ Abbildung 1).

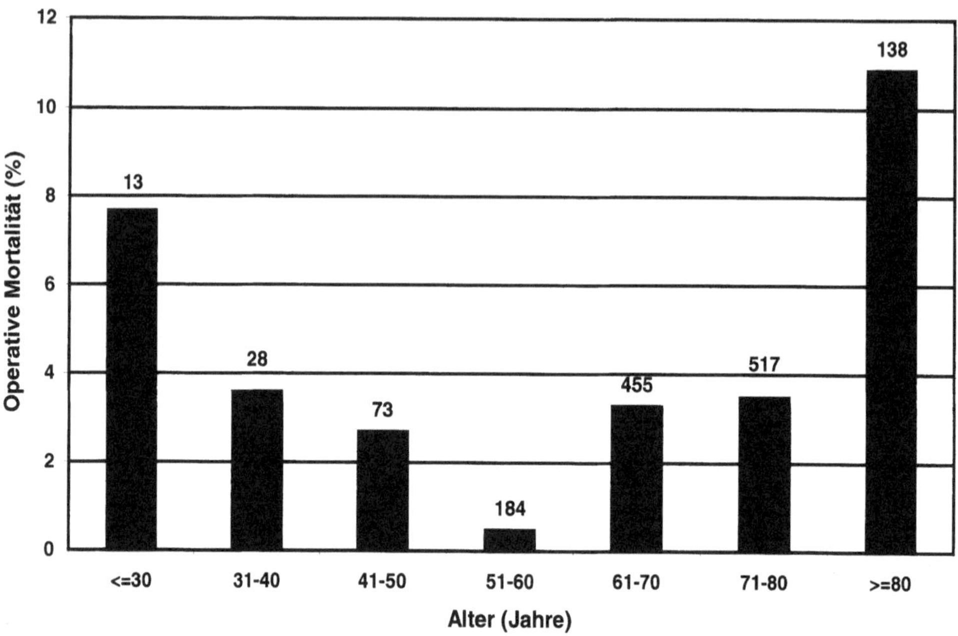

◘ Abb. 1.

Abstract ID: 800 Vortragsart: oral

Erfahrungen mit der Vakuumversiegelung beim Laparostoma mit und ohne persistierender Darmfistel

K. Holzer, C. Schmitt

Universitätsklinik Frankfurt, Klinik für Allgemein- und Gefäßchirugie

Zielsetzung: Aufwendige und häufige Verbandswechsel, hohe Flüssigkeitsverluste, eine schwierige Flüssigkeitsbilanzierung und die problematische Pflege des Patienten haben dazu geführt, daß wir die Vakuumversiegelung in die Versorgung eines offenen Abdomens integrieren. Da die Versorung eines offenen Abdomens mit persistierender Darmfistel sich besonders schwierig gestaltet, war es Ziel, die Vakuumversiegelung auch bei diesen Patienten zu testen.

Material und Methoden: Die Vakuumversiegelung wurde bei insgesamt 10 Patienten mit einem offenen Abdomen angewendet. 5 Patienten hatten eine persistierende Dünndarmfistel. Nach Entfernung von Belägen/Nekrosen wurde zum Schutz der Darmschlingen zunächst Mepithel® aufgelegt. Wir verwendeten zur Vakuumversiegelung ausschließlich Polyurethan Schwämme (KCI). Es wurde bis zur ausreichenden Granulation der freien Darmschlingen mit einem Unterdruck von 50-75 mmHg gearbeitet. Die Vakuumversiegelung wurde alle 2 – 4 Tage gewechselt. Nach ausreichender Granulation der Wunde erfolgte die Deckung größerer abdominaler Wunden mit einem Meshgraft.

Ergebnis: Das offene Abdomen mit und ohne persistierender Darmfistel kann gut mit der Vakuumversiegelung versorgt werden. Alle Patienten konnten mit dieser Versorgung von Intensiv- auf Normalstation verlegt werden. Die Versorgung des Patienten (Wundmanagement, Bilanzierung, Pflege) wurde deutlich verbessert. Zusätzliche Darmfisteln traten unter der Vakuumtherapie nicht auf. Material und Arbeitszeit für konventionelle Verbandswechsel wurden gespart. Auch mit einem niedrigen Unterdruck von 50 – 75 mmHg kam es zu einer raschen Granulation.

Zusammenfassung: Die Vakuumversiegelung ist eine effektive Möglichkeit ein Laparostoma zu versorgen. Auch persistierende Darmfisteln sind kein Hindernis für die Vakuumversiegelung.

Abstract ID: 993 Vortragsart: oral

Behandlung von Sepsispatienten mit rekombinantem FVIIa in lebensbedrohlichen Blutungsepisoden

S. M. Christoph, H. J. Meyer

Städtisches Klinikum Solingen, Klinik für Allgemeinchirurgie

Einleitung: Bei chirurgischen Sepsispatienten kommt es überdurchschnittlich häufig zu lebensbedrohlichen Blutungsepisoden mit Massentransfusionen. Dabei stellt die Blutung sowohl eine unmittelbare Lebensbedrohung und die Transfusion ist ein Prediktor für die Entwicklung eines Multiorganversagens. In der Frühphase der Sepsis fallen die Serumwerte von ATIII und FVIIa im Verhältnis stärker ab, als die anderen Gerinnungsfaktoren. Durch den Abfall des extrinsischen Gerinnungspathways kann die Blutungsneigung von Sepsispatienten erklärt werden.

Material und Methode: Im Rahmen eines Behandlungsversuches wurden 12 Sepsispatienten nach Ausschluss einer chirurgischen Blutungsursache mit rFVIIa behandelt. Ziel der Behandlung war die Stoppung der unmittelbar lebensbedrohlichen Blutung, nachdem jegliche konservative Behandlungsversuche erfolglos waren. Im Rahmen einer Matched-Pair-Analyse wurden die Patientendaten mit einem Vergleichskollektiv retrospektiv verglichen. Besonderes Augenmerk wurde auf das Auftreten thrombembolischer Komplikationen gelegt.

Ergebnisse: Bei allen Patienten kam die Blutung nach Applikation von rFVIIa zum Stillstand. Die Gaben erfolgten fraktioniert. Der Bedarf reichte von 47 µg/kgKG bis zu 135 µg/kgKG. 10/12 Patienten überlebten die Blutungsepisode und nur bei 3 Patienten kam zu einem Fortschreiten eines Multiorganversagens mit abnehmenden Werten im MODS. In der Matched-Pair-Analyse zeigt sich das Erreichen eines Signifikanzlevels bezüglich der Abnahme des Transfusionsbedarfs, des Outcome-Scales, des APACHE II-Scales und des TISS-39-Scales. Nicht signifikant beeinflusst wird die Liegedauer des Patienten. Auffällig nach Behandlung mit rFVIIa war die schnellere Normalisierung des pTZ-Wertes innerhalb von 36 Stunden bei den Patienten im Vergleich zum Kollektiv (72 Stunden).

Diskussion: Obwohl die Anwendung von rFVIIa bei Sepsispatienten als kontraindiziert gilt, konnte im Rahmen des hier vorgestellten Behandlungsversuches gezeigt werden, dass die Anwendung im Rahmen von lebensbedrohlichen Blutungsepisoden den Verlauf gravierend positiv beeinflusst. Zu gefürchteten thrombembolischen Komplikationen ist es bei keinem der Patienten gekommen. Durch das Stoppen der Massentransfusion konnte ein Prediktor des Multiorganversagens wirkungsvoll reduziert werden. Die Wirksamkeit von rFVIIa bei Sepsispatienten mit Blutungsepisoden kann aber nur in Studien, die über einen Behandlungsversuch hinausgehen belegt werden. (◘ Abbildung 1).

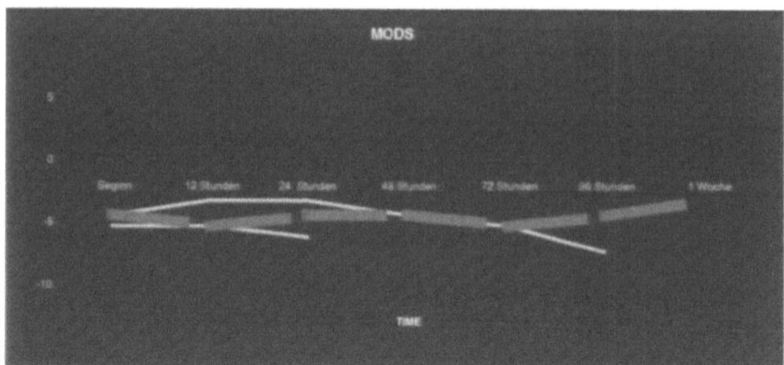

◘ Abb. 1.

Abstract ID: 1167 Vortragsart: oral

Behandlungskonzepte bei der Nahtinsuffizienz nach Oesophagusresektion

D. M. Ockert, R. Konopke, U. Wehrmann, J. Gastmeier, K. D. Sinkwitz, H. D. Saeger

Chirurgische Klinik der Technischen Universität Dresden

Zielsetzung: Analyse der Therapieergebnisse bei Anastomoseninsuffizienzen nach Ösophagusresektion.

Patienten und Methode: Im Zeitraum von 10/1993 bis 08/2002 wurde bei 181 Patienten eine Oesophagusresektion wegen maligner (n = 176) und benigner (n = 5) Erkrankung durchgeführt. Anzahl und Lokalisation von Anastomoseninsuffizienzen sowie deren Art und Ergebnis der Behandlung wurden prospektiv erfasst.

Eine zervikale Insuffizienz wurde nach Einlage einer Magensonde durch endoskopische Lavage behandelt. Bei der thorakalen Anastomosenleckage war das Vorhandensein einer Thoraxdrainage zur Ableitung des Sekretes erforderlich. Nur bei Zeichen einer Sepsis wurde erneut operiert.

Ergebnisse: Eine thorakale Anastomoseninsuffizienz entwickelte sich bei insgesamt 10,2% (n = 13) der abdomino-rechts-thorakal resezierten Patienten (n = 127). Eine zervikale Insuffizienz musste bei 12 Patienten (22,2%) nach transmediastinaler (n = 28) und abdomino-rechts-thorako-zervikaler (n = 26) Resektion befundet werden. In 23 Fällen war der Magen (13,5%) und in 2 Fällen das Kolon (18,6%) als Interponat verwendet worden.

In der Gruppe der Patienten mit zervikaler Anastomoseninsuffizienz musste in einem Fall, bei Vorhandensein einer thorakalen Leckage in 2 Fällen die Indikation zur operativen Revision in Allgemeinnarkose gestellt werden. Alle anderen Patienten wurden interventionell endoskopisch behandelt, wobei in 2 Fällen die vorherige Anlage einer Thoraxdrainage in Lokalanästhesie erfolgte. Nach im Median 7 Sitzungen konnte eine endoskopische Ausheilung der Leckagen erreicht werden. Bei 3 Patienten erfolgte zusätzlich eine Fibrinklebung.

Insgesamt verstarben 5 Patienten infolge einer Anastomoseninsuffizienz. In allen Fällen hatte hier eine thorakale Naht-Leckage vorgelegen.

Zusammenfassung: Bei der Entwicklung von Anastomoseninsuffizienzen dominieren die zervikalen Leckagen der Naht. Eine Kombination einer Drainage nach außen und einer endoskopischen Spülung ist bei dieser schwerwiegenden Komplikation das Verfahren der Wahl. Die Letalität bei thorakaler Anastomoseninsuffizienz bleibt trotz kombiniertem chirurgisch-interventionellem Vorgehen hoch.

Abstract ID: 1207 Vortragsart: oral

Praktiziertes Komplikationsmanagement am Beispiel einer erhöhten Wundinfektionsrate in der Traumatologie

T. Gross[1], P. Messmer[1], J. Mauch[1], A. F. Widmer[2]

[1] Abt. Traumatologie der Chirg. Klinik der Universität Basel
[2] Abteilung Spitalhygiene, Kantonsspital Basel

Definition: Dem Qualitätsindikator 'Infektkomplikation' kommt in den operativ tätigen medizinischen Fächern eine entscheidende Rolle zur Kontrolle des Hygiene-Qualitätsstandards zu. Bei Verdacht auf eine erhöhte postoperative Wundinfektrate muss rasch eine systematische Ursachenabklärung erfolgen, um möglichst effektiv alle notwendigen Maßnahmen zur Problemlösung veranlassen zu können.

Methode: Systematische Darstellung des Vorgehens angesichts des klinischen Verdachts auf eine erhöhte postoperative Wundinfektrate (surgical site infection, SSI) nach unfallchirurgischen Eingriffen. Stufenweise Problemanalyse:

1. Definieren einer Falles.
2. Objektivierung der klinischen Beobachtung durch retrospektives, systematisches Überprüfen aller Operationen
3. Durchführen einer Fall-Kontroll-Studie mit biostatistischer Analyse sowie anschliessende prospektive Erfassung der Daten.
4. Intervention und anschliessende Überprüfung des Erfolges (Multivariatanalyse; chi-square, fisher-exact, t-test).

Resultate: Im Oktober 1999 ereignete sich auf einer unfallchirurgischen Abteilung eine Häufung von 4 SSI nach Versorgung geschlossener hüftnaher Frakturen (n = 14), was einer SSI-Inzidenz von 29% entsprach, mehr als 4x höher als in der deutschen Referenzdatenbank für nosokomiale Infektionen. Zur Verifizierung einer relevanten Problematik bzw. zum Ausschluss einer zufälligen Häufung erfolgte eine Falldefinition. Dokumentiert wurden alle Hüft-und Schultergelenknahen Frakturen, die die Kriterien einer nosokomialen Infektion gemäß Robert-Koch Institut (Ausgabe 3/2000) erfüllten. Demographische, eingriffsbezogene und mikrobiologische Daten wurden vom 1.7.99 – 30.9.2000 mittels eines standardisierten Protokollbogens von einer unabhängigen Person erfasst. 17 Infektionen/217 Operationen (7.8%) wurden während der Beobachtungsperiode identifiziert, und damit eine Häufung von SSIs, wenn auch in geringerem Ausmaße, bestätigt. Die Fall-Kontrollstudie ergab folgende Assoziationen mit einem Infekt: Hämatom (p = 0.008), OP-Dauer (p = 0.001) sowie als Überraschung die Anwesenheit bestimmter Pflegepersonen im OP (p< 0.006). Alle signifikant assoziierten Faktoren wiesen auf ein kombiniertes Hygieneproblem im OP hin, da kein Faktor für sich allein die Infektrate erklären konnte. Sofortmaßnahmen umfassten die Überprüfung der Hygienestandards, Schulung des Personales sowie gezielte mikrobiologische Untersuchungen. Allen ärztlichen und nicht-ärztlichen OP-MitarbeiterInnen wurde die Problematik detailliert dargelegt, und ein vielschichtiger Verbesserungskatalog erarbeitet und umgesetzt. In der Nachfolgeperiode (1.10.2000 – 2031.7.2001) sank die Infektrate auf 1.96% (3/153) und lag damit wieder am unteren Referenzbereich.

Schlussfolgerung: Das Komplikationsmanagement bei Verdacht auf eine Wundinfektserie zeigt auf, dass nur eine systematische interdisziplinäre Analyse unter konsequenter Umsetzung der Resultate die jeweils notwendige Problemlösung erreichen kann. Zur möglichst frühzeitigen Problemerkennung sind an jedem Krankenhaus prospektive Qualitätskontrollen unverzichtbar.

Abstract ID: 1251 Vortragsart: oral

Die Dynamische Gracilisplastik (DGP) – Eine Herausforderung in Komplikationsmanagement und Patientenbetreuung

S. Farke, M. Sielaff, H. Gögler

Chirurgische Klinik, DRK-Kliniken Westend, Berlin

Zielsetzung: Die Dynamische Gracilisplastik (DGP) ist ein etabliertes Verfahren zur Therapie der therapierefraktären Stuhlinkontinenz. Über einen Zeitraum von fünf Jahren erfolgt anhand des eigenen Patientengutes eine Darstellung der Betreuung und des Management von Komplikationen. Darüber hinaus wird die erforderliche Nachbetreuung kritisch bewertet.

Material und Methoden: Die Indikation zur Dynamischen Gracilisplastik (DGP) wurde bei Patienten mit hochgradiger, konservativ und durch Sphinkter-Rekonstruktionen nicht beherrschbarer Stuhlinkontinenz, bedingt durch komplizierte Fistelleiden mit Sphinkter-Destruktionen, traumatische und postpartale Sphinkter-Läsionen sowie Sphinkterparesen nach Radiatio, gestellt. Alle Patienten wurden regelmäßig nach einem zeitlich festgelegten, standardisierten Schema im postoperativen Verlauf untersucht. Neben der körperlichen Untersuchung wurden Kontroll-Tonometrien durchgeführt. Die Verbesserung der Kontinenzleistung wurde anhand des Kelly-Scores validiert. Aufgetretene Komplikationen wurden dokumentiert und individuell behandelt.

Resultate: Die DGP konnte bei allen Patienten (n = 8) durchgeführt werden. Intraoperative Komplikationen traten nicht auf. Bezüglich der auftretenden postoperativen Komplikationen wurde zwischen ambulant zu behandelnden und denjenigen, die einen Klinikaufenthalt erforderten, unterschieden. Im Einzelnen traten ambulant zu behandelnde Komplikationen wie Schmerzen (n = 4), Obstipationsbeschwerden (n = 4), Entleerungsstörungen (n = 3) und geringgradige Wund-Dehiszenzen (n = 6) auf. Sie wurden durch Schrittmacheroptimierung, stuhlregulierende Maßnahmen und regelmäßige Wundpflege behandelt. Eine Hospitalisation erforderten Elektrodendislokationen (n = 2), konservativ nicht beherrschbare Obstipationsbeschwerden (n = 1) und schwere Wundheilungsstörungen mit Fistelbildung (n = 2). Nach Elektroden-Neuimplantation (n = 2) war die Funktion der DGP einwandfrei. Eine Patientin mußte operativ ausgeräumt werden (n = 1). In einem Fall (n = 1) führte eine postoperative Abszedierung nach 12 Monaten zur generalisierten Infektion und zur Explantation der Implantate. Bei den meisten

Patienten (n = 6) gestaltete sich das Erreichen des individuellen maximalen Benefit aufgrund des Umganges mit dem Patienten-Programmier-Gerätes protrahiert. Hier zeigten sich trotz wiederholter Einweisungen unterschiedliche Lernkurven mit einer Dauer bis zu 12 Monaten. Alle Patienten bestätigten im Verlauf einen deutlichen Gewinn an Lebensqualität mit zufriedenstellendem Kontinenzgrad. Die objektive Bewertung anhand des Kelly-Score wies, ausgehend von einer drittgradigen Stuhlinkontinenz, eine deutliche Verbesserung der Kontinenzleistung nach (vollständige Kontinenz n = 3, intermittierende erstgradige Stuhlinkontinenz n = 2, intermittierende zweitgradige Stuhlinkontinenz n = 2).

Zusammenfassung: Die Dynamische Gracilisplastik (DGP) ist häufig mit Komplikationen unterschiedlichen Schweregrades assoziiert. Ernste Komplikationen erfordern operative Interventionen, können jedoch zumeist erfolgreich therapiert werden. Voraussetzung für einen erfolgreichen Einsatz der DGP ist die sorgfältige Selektion der Patienten und deren lebenslange Betreuung in einem Kompetenz-Zentrum. Hierbei ist von chirurgischer Seite ein gleichbleibend hoher Standard gefordert, der nicht durch klinikimmanente Prozesse wie z. B. Personalfluktuation beeinträchtigt werden darf. Dabei erfordert vor allem die Betreuung der Patienten und die Programmierung des Schrittmachers über Jahre einen kompetent Ansprechpartner.

Abstract ID: 1261 Vortragsart: oral

Erfolgreiche Behandlung der lebensbedrohlichen Bronchusstumpfinsuffizienz mittes gestielter Omentum majus Plastik

P. M. Schneider, R. Metzger, A. H. Hölscher

Klinik für Viszeral- und Gefäßchirurgie der Universität zu Köln

Zielsetzung: Die Bronchusstumpfinsuffizienz ist eine lebensbedrohliche Komplikation insbesondere nach Pneumonektomie für die kein allgemein akzeptiertes Behandlungskonzept existiert. Wir berichten über unsere kürzlichen Erfahrungen mit 2 Patienten, die wir mittels einer gestielten Omentum majus Plastik behandelten.

Patienten und Methoden: Im Zeitraum 1/01 – 09/02 kam es bei 2 Patienten zur Ausbildung einer Bronchusstumpfinsuffizienz. Im Fall 1 handelte es sich um eine postoperative Frühinsuffizienz (Tag 7) nach erweiterter Pneumonektomie rechts mit mediastinaler Lymphadenektomie wegen eines nicht-kleinzelligen Bronchialcarcinoms (pT3,N2,M0). Im Fall 2 kam es bei einem Patienten mit neoadjuvanter Polychemotherapie nach Unterlappenresektion rechts wegen eines nicht-kleinzelligen Bronchialcarcinoms (pT2,N1,M0) zur Ausbildung eines Spätempyems (4 Wochen postoperativ), als dessen Ursache fiberoptisch-bronchographisch eine kleinste Bronchusstumpffistel nachgewiesen werden konnte. Trotz konsequenter Drainagesaugbehandlung kam es im weiteren Verlauf zu einer Arrosionsblutung aus dem Gefässtumpf der Unterlappenarterie. Bei beiden Patienten war eine notfallmäßige Versorgung der lebensbedrohlichen Komplikation erforderlich.

Ergebnis: In beiden Fällen erfolgte die notfallmäßige Versorgung durch eine an der Arteria gastroepiploica dextra gestielten Omentum majus Plastik über eine simultane Rethorakotomie und Laparotomie in seitengetrennter Intubationsnarkose. Im Fall 1 war der Bronchusstumpf mittels Stapler lege artis knapp an der Trachealbifurkation abgesetzt, mit mediastinaler Pleura gedeckt und zeigte cranial eine Fistelöffnung, die zunächst übernäht wurde. Die Omentumplastik wurde durch eine zentrale Öffnung transdiaphragmal durchgeführt und zweilagig auf den Bronchusstumpf fixiert. Die Thoraxhöhle wurde über 2 Thoraxdrainagen passager drainiert. Der weitere postoperative Verlauf war komplikationslos. Im Fall 2 wurde zunächst der Pulmonalisstumpf versorgt. Die Empyemhöhle wurde debridiert und in diese wurde über den Hiatus ösophageus rechts paracardial die Omentum majus Plastik eingebracht, die die starre Empyemhöhle ausfüllte. Zusätzlich wurde ein kleines seitliches Thoraxfenster angelegt. Der Patient beklagte eine passagere Dysphagie, der weitere Verlauf war auch hier komplikationslos.

Zusammenfassung: Die Beherrschung dieser beiden schwerwiegenden Komplikationen mit einer im Vergleich zu anderen berichteten Verfahren relativ einfachen Operationsmethode spricht für den Einsatz der transdiaphragmalen oder transhiatalen gestielten Omentum majus Plastik zur Behandlung der Bronchusstumpfinsuffizienz mit und ohne begleitende Arrosionsblutung.

Abstract ID: 1310 Vortragsart: oral

Komplikationen nach adjustierbarer Magenbandanlage: Eine kritische Beurteilung der Therapieversager

W. Kirchmayr, A. Klaus, K. Ammann, H. Bonatti, G. Mühlmann, H. Nehoda, F. Aigner, H. Weiss

Universitätsklinik für Chirurgie, Innsbruck, Österreich

Zielsetzung: Die adjustierbare Magenbandanlage (AGB) gewinnt als minimal invasive Operationsmethode zur Behandlung des krankhaften Übergewichts an Popularität. Als Argument gegen diese Technik sind häufige Komplikationen mit anschließendem Therapieversagen erwähnt. Diese Studie untersucht den Verlauf bei Patienten nach AGB Komplikationen.

Material und Methoden: Von 382 Patienten mit einer AGB-Anlage (01-1996 bis 03-2001) erlitten 73 (19.1%) eine Komplikation. Ein Korrektureingriff wurde bei allen Patienten mit der Intention das Bandsystem zu erhalten durchgeführt. Das Therapieversagen wurde in einem Nachbeobachtungszeitraum von bis zu 6 Jahren kontrolliert.

Ergebnisse: Die chirurgische Revision oder Bandentblockung war in 53 Patienten (29 Portkomplikationen, 14 Pouchdilatationen, 12 Lecks, 3 Ösophagusdilatationen, 2 symptomatische Hernien, 1 Migration, 1 intracerebrale Blutung) erfolgreich. 51 Patienten aus dieser Gruppe gaben nach signifikantem post-interventionellem Gewichtsverlust ($p < 0.001$) einen Erfolg entsprechend dem Bariatric Analysis and Reporting Outcome Systems (BAROS) an. Eine Entfernung des AGB war in 20 Patienten (13 Migrationen, 5 Pouchdilatationen, 3 Portkomplikationen, 2 psychiatrische Erkrankungen, 1 Leck) notwendig. Das Gesamt-Therapieversagen nach AGB Komplikationen ist demnach 30.1%.

Zusammenfassung: Die AGB-Anlage birgt das Risiko für mehrere verschiedene Komplikationen. Die Korrektureingriffe können in den meisten Fällen minimal invasiv durchgeführt werden und ermöglichen eine weitere Gewichtsabnahme und Verbesserung der Lebensqualität. Etwa ein Drittel dieser Patienten zeigt eine schlechte Prognose und sollte einer alternativen bariatrischen Korrekturoperation unterzogen werden.

Abstract ID: 1548 Vortragsart: oral

Ergebnisse der Sofortrekonstruktion bei oesophagealer Perforation

G. A. Pistorius, W. Lindemann, M. K. Schilling

Chirurgische Uniklinik Homburg/Saar, Abteilung für Allgemein-, Viszeral- und Gefäßchirurgie

Einleitung: Vordringliches Ziel der Behandlung ösophagealer Perforationen (spontan, iatrogen oder postoperativ) ist die Vermeidung einer vital bedrohlichen Mediastinitis. Trotz verbesserter intensivmedizinischer Maßnahmen ist die Mortalität hoch und das chirurgische Vorgehen kontrovers. Mit dem Konzept der primären Herdsanierung und frühzeitigen Rekonstruktion wurden seit 5/2000 sämtliche Patienten mit einer Ösophagusperforation prospektiv erfasst und prä-, und perioperative Daten sowie Outcome retrospektiv analysiert.

Patienten: Von 5/2000 bis 7/2002 wurden 16 Patienten (11 M/5 F, Alter 67 (Median, Range 43 – 88), ASA 3 (2 – 4), 6 iatrogene Oesophagusperforationen, 2 Spontanperforationen, 8 thorakale Anastomoseninsuffizienzen) erfaßt. Bei 5 der iatrogenen oder Spontanperforationen lag zusätzlich ein Oesophaguskarzinom vor. *Therapie:* 8 Übernähungen, 8 cervico-thoraco-abdominelle Resektionen, davon 6 mit Sofortrekonstruktion, 2 Rekonstruktionen innerhalb 72 Stunden.

Ergebnisse: Die Mortalität betrug 0/16. Es fand sich 1 Rekonstruktionsinsuffizienz (Re-Revision bei Übernähung einer thorakalen Anastomoseninsuffizeinz mit Resektion des Schlauchmagens und zweitzeitiger Rekonstruktion). Der Intensivaufenthalt lag im Median bei 17 (6 – 32) Tagen, die gesamtstationäre Betreuung bei 36 (21 – 52) Tagen.

Diskussion: Bei Patienten mit ösophagealen Perforationen (spontan, iatrogen oder postoperativ) kann durch eine sofortige und aggressive Herdsanierung je nach Befund die direkte Übernähung oder Resektat des Magenschlauches mit Früh- oder Sofortrekonstruktion mit geringer Mortalität und akzeptabler Morbidität erfolgen.

Abstract ID: 1716 Vortragsart: poster

Procalcitonin reagiert geringer auf das unspezifische Operationstrauma als konventionelle Parameter

A. Wolf[1], G. Schilgen[2], C. Ebener[1], A. Röhrborn[1], H. D. Röher[1]

[1] Klinik für Allgemein- und Unfallchirurgie, Heinrich Heine Universität, Düsseldorf
[2] Klinik für Augenheilkunde, Heinrich Heine Universität, Düsseldorf

Zielsetzung: Nach abdominalchirurgischen Eingriffen können oftmals die Parameter Körpertemperatur, Leukozytenzahl und C-reaktives Protein (CRP) nicht zur Beurteilung des postoperativen Verlaufs hinsichtlich bakteriell entzündlicher Komplikationen herangezogen werden, da sie durch das operative Trauma, besonders bei Eröffnung des bakterienbesiedelten Darms, beeinflußt werden. Der neue Parameter Procalcitonin (PCT) soll spezifisch auf bakterielle und pilzbedingte Entzündungen reagieren. Wir verglichen daher an 51 Patienten mit klinisch ungestörtem Verlauf die Reaktion der 4 Parameter auf das operative Trauma.

Material und Methoden: Bei 87 Patienten wurden neben der Temperaturmessung und der klinischen Beurteilung täglich die Leukozytenzahl sowie die Parameter CRP und PCT bestimmt. Als Normalbereich wurde für die Temperatur der Bereich von 35,9 °C bis 37 °C, für die Leukozyten 4000 bis 10000/mm^3 und für CRP sowie PCT bis zu 1 mg/L angesehen. Für den postoperativen Verlauf wurden die Tagesmaxima ermittelt und die prozentuale Erhöhung über das Maximum des Normalwertes, der gleich 100% gesetzt wurde, angegeben. Alle anderen Werte wurden zugeordnet als unter dem Normalwert sowie unter 25, 50, 75 und 100% des erreichten Maximums gelegen. Da die Maxima der Mittelwerte am 2. und 3. postoperativen Tag auftragen, an dem bakterielle Komplikationen noch kaum vorkommen, wurden die Werte des 3. postoperativen Tages ausgewertet.

Ergebnisse: 51 Patienten hatten einen unkomplizierten Verlauf. Die Temperatur stieg auf maximal 38,9 °C, die Leukozyten auf 20800. Besonders stark war die CRP-Erhöhung. Das Maximum lag bei 33,2 mg/L. Kein Patient hatte einen Normalwert. Das PCT stieg zwar maximal auf 3,64 mg/L, aber 80% der Patienten hatten Werte unter dem Normalwert. Die höchste Korrelation mit 0,91 bestand zwischen PCT und Leukozytenzahl (❑ Tabelle 1).

	Temp	Leuko	CRP	PCT
Max	38,8	20,8	33,2	3,64
% < normal Max.	29	66	0	80
% < 25% Erhöhung	16	14	22	12
% < 50% Erhöhung	22	10	29	0
% < 75% Erhöhung	22	10	33	2
% < 100% Erhöhung	11	10	16	6

Schlussfolgerungen: Jeder der Parameter zeigt unspezifische Reaktionen. Nur bei einer kleinen Zahl von Patienten blieb die Körpertemperatur unter dem Maximum des Normalwertes. Die Leukozytenzahl scheint ein günstigeres Verhalten aufzuweisen, jedoch traten an späteren Tagen noch Werte über 40000/mm^3 auf, die am 3. Tag nicht vorkamen. Das CRP zeigt die stärkste Erhöhung und sollte damit für die Verlaufsbeurteilung disqualifiziert sein. Beim PCT lagen 80% der Patienten im Normalbereich, so daß hier tatsächlich die größte Spezifität vorzuliegen scheint.

Abstract ID: 1816 Vortragsart: oral

Iatrogene Gallengangsverletzungen nach laparoskopischer Cholezystektomie mit rechtlicher Konsequenz

M. Birth[1], B. J. Carroll[2], E. H. Phillips[2], P. Hildebrand[1], H. P. Bruch[1]

[1] Klinik für Chirurgie, Universitätsklinikum Lübeck
[2] Department of Surgery, Cedars-Sinai Medical Center, Los Angeles, USA

Iatrogene Gallengangsverletzungen nach laparoskopischer Cholezystektomie sind schwerwiegende, potentiell lebensbedrohliche Komplikationen. Neben den verursachenden Fehlern während der Primär-OP führen aber auch insbesondere Fehler im Management der Komplikationen häufig zu einem Schlichtungsverfahren oder gar einem Gerichtsprozess. Ziel der Untersuchung ist es die Aufmerksamkeit des Chirurgen auf operativ-technische und Managementfehler zu richten, um das Outcome der Verletzungen zu verbessern.

Methode: 73 Gallengangsverletzungen (GWV) die zu einem Schlichtungs- oder Gerichtverfahren führten wurden anhand der Akten, intraoperativen Cholangiogrammen, Videoaufzeichnungen und Stellungnahmen der Operateure analysiert.

Ergebnisse: Mit 21 Durchtrennungen, 23 Exzisionen, 9 Lazerationen, 12 Clipverschlüssen, 4 umschriebenen Stromverletzungen mit konsekutiver Stenose, 2 Gallenwegs- und 2 Zysticuslekkagen waren alle Typen von GWV repräsentiert. In 19 Fällen lagen zusätzlich Gefäßverletzungen der A. hepatica vor. Eine Cholangiographie wurde in 20 Fällen durchgeführt, jedoch 14 mal missinterpretiert. 82% der Verletzungen wurden nicht intraoperativ erkannt. Die durchschnittliche Verzögerung bis zur postoperativen Diagnosestellung betrug 9,3 Tage und führte i.d.R. zu schwerwiegenden Komplikationen. Die Ergebnisse waren bei Versorgung durch den Erstoperateur signifikant schlechter als nach Verlegung in ein erfahrenes hepato-biliäres Zentrum (26% vs. 77%).

Zusammenfassung: Faktoren die eine iatrogene Gallenwegsverletzung bedingen aber insbesondere zum Scheitern des Komplikationsmanagement führen können werden anhand der ausgewerteten Daten diskutiert und Vorschläge für deren Vermeidung gegeben.

Neue Therapiekonzepte

Abstract ID: 357 Vortragsart: oral

Der Nachweis der minimal residualen Tumorerkrankung beim metastasierenden Magenkarzinom in der Nacktmaus eignet sich zur Überprüfung neuer Therapieansätze

B. Illert, M. Koospal, C. Otto, W. Breithaupt, A. Thiede, W. Timmermann

Chirurgische Klinik und Poliklinik der Universität Würzburg

Zielsetzung: Trotz veränderter Therapiekonzepte weisen Karzinome des Magens auch bei vermeintlich kurativer Resektion (R0) eine hohe Rezidivrate und Metastasierungstendenz auf. Als Ursache hierfür kommt die minimal residuale Tumorerkrankung (MRD) in Betracht. Der Nachweis disseminierter Tumorzellen im Knochenmark wird als prognostischer Marker diskutiert. Neue Therapiekonzepte sollten daher die Bekämpfung der MRD zum Ziele haben. Ziel der vorliegenden Arbeit ist die Etablierung eines metastasierenden Tumormodells in der Nacktmaus zur Induktion und zum Nachweis der MRD, um zukünftig neue therapeutische Ansätze zur Bekämpfung der MRD zu überprüfen.

Material und Methode: Bei weiblichen Balb/c-Nacktmäusen (n = 10) wurden durch orthotope Transplantation von humanen Magenadenokarzinomanteilen Tumore induziert. Als Kontrolle dienten gleichartige Tiere, bei denen Tumoranteile subcutan (sc) transplantiert wurden (n = 10). Wachstumsmuster, Metastasierung und Nachweis der MRD im Knochenmark wurden in beiden Gruppen untersucht. Zum Nachweis disseminierter Tumorzellen im Knochenmark wurde eine rt-PCR zur Detektion von humanem Zytokeratin 20 benutzt.

Ergebnisse: Nach subcutaner Transplantation wuchsen 10/10 Tumoren an (100%). Beim Erreichen einer Tumorgröße von 1 cm Durchmesser wurden die Tiere getötet. Alle Tumore waren gekapselt und führten zu einem lokal verdrängenden Wachstum ohne die Tiere in ihrem Allgemeinzustand zu beeinträchtigen. Metastasen waren in dieser Gruppe nicht zu beobachten. Bei keinem der Tiere nach subcutaner Transplantation war im Knochenmark Zytokeratin 20 nachweisbar. Nach orthotoper Transplantation kam es bei 9/10 Tieren (90%) zum Anwachsen der Tumore. Alle Tumore wuchsen lokal infiltrativ mit Ausbildung einer malignen Magenausgangstenose. Alle Tiere mit Tumoren entwickelten eine Tumorkachexie. Bei 7 Tieren entwickelten sich Lebermetastasen, je ein Tier entwickelte Lymphknoten- und Lungenmetastasen. Zytokeratin 20 als Hinweis auf eine MRD war bei 5 Tieren nachweisbar.

Zusammenfassung: Das Modell der orthotopen Tumortransplantation eignet sich zur Induktion eines metastasierenden Tumorleidens in der Nacktmaus. Erstmals konnte mit der vorliegenden Arbeit eine MRD im Tiermodell nachgewiesen werden. Damit eignet sich dieses Modell zur Überprüfung neuer Therapieansätze zur Bekämpfung der MRD beim Magenkarzinom.

Abstract ID: 388 Vortragsart: oral

Protoporphyrin-IX-Autofluoreszenz als Responseparameter in der neoadjuvanten Therapie des Rektumkarzinoms

K. T. Moesta[1], P. Balanou[1], B. Ebert[2], T. Handke[1], B. Rau[1], H. Rinneberg[2], P. M. Schlag[1]

[1] Klinik für Chirurgie und chirurgische Onkologie, Robert-Rössle-Klinik, Charité, Humboldt-Universität, Berlin
[2] Abteilung 8, Physikalisch-Technische Bundesanstalt, Berlin

Zielstellung: Morphologisch-bildgebende Diagnoseverfahren sind für die Beurteilung einer Response von Rektumkarzinomen auf neoadjuvante Therapie wenig geeignet. In vorangegangenen Untersuchungen hatten wir beobachtet, dass Protoporphyrin IX (PpIX), ein Vorläufer des Häm in der Hämsynthese und natürliches Fluorophor, in Rektumkarzinomen akkumuliert, nach neoadjuvanter Vortherapie aber deutlich vermindert ist. Ziel dieser Untersuchung war, die Veränderung der PpIX-Konzentration unter neoadjuvanter Therapie im Hinblick auf eine Responsediagnostik zu untersuchen.

Material und Methodik: Bei 19 Patienten mit lokal fortgeschrittenem Rektumkarzinom wurden vor und nach neoadjuvanter Radiochemotherapie resp. hyperthermer Radiochemotherapie zeitaufgelöst Fluoreszenzspektren über Tumor- und Normalschleimhaut vermessen und eine quantitative spektrometrische Maßzahl R für den PpIX-Gehalt berechnet. Auf Basis eines Vergleichs zwischen prätherapeutischer uT-Kategorie und posttherapeutischer ypT-Kategorie wurden die Patienten in eine Gruppe der Responder (n = 13) und eine der Nichtresponder (n = 6) unterteilt.

Ergebnisse: Die gemessenen R-Werte für die PpIX-Fluoreszenz waren nach Vortherapie signifikant niedriger als davor. Die Reduktion der PpIX-Fluoreszenz war bei den Respondern signifikant deutlicher ausgeprägt als bei den Nichtrespondern (p = 0,022). Die R-Werte über dem Tumor korrelierten mit der posttherapeutischen ypT-Kategorie.

Diskussion: Die beobachtete PpIX-Akkumulation in Rektumkarzinomen kann als Indikator für eine Aktivierung der Hämsynthese, einem integralen Bestandteil des zellulären Energiestoffwechsels, verstanden werden. Die PpIX-Fluoreszenz stellt sich somit als ein im Vergleich zu PET oder

MR-Spektroskopie relativ einfaches Verfahren für eine Messung der metabolischen Aktivität eines Tumors dar. Daher ist eine weitergehende Evaluation hinsichtlich eines Responsemonitorings im Rahmen neoadjuvanter Therapieverfahren gerechtfertigt.

Abstract ID: 529 Vortragsart: oral

Phase II Studie zur Akuttoxizität und perioperativen Morbidität nach präoperativer Kurzzeitbestrahlung beim Rektumkarzinoms

M. Sailer[1], S. Fichtner-Feigl[1], S. Sehlleier[2], J. Wulf[2], A. Thiede[1]

[1] Chirurgische Universitätsklinik, Würzburg
[2] Universitätsklinik für Strahlentherapie, Würzburg

Zielsetzung: Daten aus großen randomisierten Studien, namentlich aus Schweden, belegen den positiven Stellenwert der neoadjuvanten Kurzzeitbestrahlung (5×5 Gy) beim primär operabelen Rektumkarzinom. Nicht zuletzt wegen der hohen Einzeldosis wird das Nutzen-Risiko-Profil weiterhin kontrovers diskutiert. Im Rahmen einer prospektiven Beobachtungsstudie wurde ein modifiziertes Bestrahlungsschema evaluiert, insbesondere unter Berücksichtigung der Akuttoxizität sowie der perioperativen Morbidität.

Material und Methoden: Im Studienzeitraum 8/00 bis 01/02 wurden 41 Patienten (13 Frauen, 28 Männer, Altersmedian: 61 (30 – 89) J.) mit histologisch nachgewiesenem Adenokarzinom des Rektums inkludiert, sofern ein primär operabler Befund im UICC Stadium II oder III vorlag. Es wurde nach folgendem Schema hyperfraktioniert therapiert: 2,9 Gy zweimal täglich an fünf konsekutiven Tagen ($= 10 \times 2{,}9$ Gy). Die Operation erfolgte am dritten Tag nach abgeschlossener Radiatio. Ausgewertet wurde die Akuttoxizität der Radiatio nach Lent-Soma sowie im weiteren follow-up. Sämtliche perioperativen Komplikationen wurden detailliert erfasst.

Ergebnisse: Eine tiefe anteriore Rektumresektion wurde bei n = 32, eine abdominoperineale Rektumexstirpation bei n = 9 Patienten durchgeführt. Die Nachbeobachtungszeit betrug im Median 10 (2 – 24) Monate. Akuttoxische Manifestationen 1° fanden sich bei 5 Patienten (Blase n = 3, Darm n = 2), 2° Manifestation am Darm bei 4 Patienten. In 26% der Fälle trat eine Wundheilungsstörung auf, eine Anastomoseninsuffizienz wurde bei zwei Patienten (6%) beobachtet. Blasenentleerungsstörungen traten bei 22% der Patienten auf. Eine Patientin wies eine kolovaginale Fistel auf. Ein Patient verstarb postoperativ am Multiorganversagen bei Sepsis.

Zusammenfassung: Die präoperative hyperfraktionierte Kurzzeitbestrahlung mit $10 \times 2{,}9$ Gy ist akut sehr gut verträglich und im Nebenwirkungsprofil der postoperativen Radiatio, verglichen am historischen Kollektiv, überlegen. Die perioperativen Komplikationen sind überwiegend passager und entsprechen in Frequenz und Intensität denen nicht vorbestrahlter, historischer, Vergleichskollektive.

Abstract ID: 532 Vortragsart: video

Laparoskopische Sigma-Rektumresektion unter Beachtung der onkologischen Prinzipien

H. Kessler, W. Hohenberger

Chirurgische Klinik der Universität Erlangen-Nürnberg, Erlangen

Zielsetzung: Beim Karzinom des Sigmas und Rektums gelten definierte onkologische Prinzipien des chirurgischen Vorgehens. Es soll demonstriert werden, daß diese auch bei laparoskopischer Technik eingehalten werden können.

Material und Methoden: Eine 58-jährige Patientin berichtete über wiederholtes Auftreten von Blut im Stuhl. Bei der Rektoskopie mit Probebiopsie fand sich ein ulzeriertes Adenom mit unklarer Begrenzung von über 3 cm Durchmesser in 10 cm Höhe gemessen von der Anokutanlinie. Das Vorliegen eines Karzinoms war nicht ausgeschlossen. Die Patientin wird in modifizierter Steinschnittlage positioniert. Fünf Trokare werden plaziert. Zunächst wird die A. mes. inferior nahe ihrem Ursprung aus der Aorta unter Mitnahme aller Lymphknoten entlang des Gefäßes durchtrennt. Nahe dem Treitz'schen Band und unterhalb des Pankreasunterrandes wird die V. mes. inferior zwischen Clips durchtrennt. Das Sigma und Colon descendens werden lateral ausgelöst. Die linke Colonflexur wird vollständig mobilisiert, die Bursa omentalis eröffnet. Das Peritoneum zu beiden Seiten des Rektums wird bis zur peritonealen Umschlagsfalte inzidiert. Das Rektum wird zuerst posterior unter Schonung der hypogastrischen Nerven und Mitnahme des Mesorektums bis zum Beckenboden mobilisiert. Nach weiterer anteriorer Mobilisation wird das Rektum im mittleren Drittel mithilfe eines abwinkelbaren Staplers durchtrennt, danach das Colon descendens. Das Resektat wird in einen impermeablen Plastikbeutel transferiert, der verschlossen und durch die auf 5 cm Länge erweiterte Trokarinzision im linken Unterbauch geborgen wird. Die kolorektale Anastomose wird in der üblichen Doppelstapler-Technik hergestellt.

Ergebnisse: Innerhalb von 35 Monaten wurden 107 laparoskopische Sigma- und Rektumresektionen bei unterschiedlichen Indikationen durchgeführt. Postoperativ trat lediglich eine Anastomoseninsuffizienz auf, die durch laparoskopische Anlage einer protektiven Loop-Ileostomie behandelt wurde. Bei drei Patienten bildeten sich Strikturen der Doppelstapler-Anastomose, die reoperiert werden mußten. Kein Patient verstarb postoperativ.

Zusammenfassung: Die Sigma-Rektum-Resektion ist unter Einhaltung der in der offenen Chirurgie gültigen Prinzipien der Tumorchirurgie in laparoskopischer Technik sicher durchführbar.

Abstract ID: 568 Vortragsart: oral

Die Beeinflussung der Lebensqualität durch eine posttraumatische Belastungsstörung nach thorakaler Transplantation

I. Schade[1], V. Köllner[2], F. Einsle[2], T. Maulhardt[2], P. Joraschky[2], S. M. Tugtekin[2], V. Gulielmos[1]

[1] Klinik für Kardiochirurgie, Herzzentrum Dresden GmbH, Universitätsklinik
[2] Klinik und Poliklinik für Psychotherapie und Psychosomatik, Universitätsklinikum Dresden

Zielsetzung: Obwohl bekannt ist, dass eine posttraumatische Belastungsstörung (PTB) nach lebensbedrohlichen Erkrankungen und schweren therapeutischen Eingriffen auftreten kann, sind nur wenige Daten für Patienten nach Herz- oder Lungentransplantation bekannt. Es gibt keine Daten darüber, ob die PTB als Komorbiditätsfaktor die Lebensqualität nach einer Transplantation beeinflusst. Ebenso wenig gibt es Daten über praktikable Diagnosemöglichkeiten für solch eine Erkrankung.

Material und Methoden: Wir untersuchten 82 Patienten (66 männlich, 16 weiblich) mit einer durchschnittlichen Dauer von 32,4 Monaten (Range: 4 bis 86 Monate) nach Herz- oder Lungentransplantation. Das Patientenalter lag im Mittel bei 56,3 Jahren (Range: 19 bis 71 Jahre), 72 Patienten waren herz-, 8 lungen- und 2 herz-lungentransplantiert. Die Symptome einer PTB wurden mit der Standardmethode, dem strukturierten Interview (SKID), wie auch mittels zwei Fragebögen (IES-R, PTSS 10) als mögliche Screeningmethode erhoben. Zur Erfassung der gesundheitsbezogenen Lebensqualität wurde der Fragebogen SF-36 eingesetzt. Angst und Depression erfassten wir mit dem HASD-D.

Ergebnisse: Im SKID erfüllten 8 Patienten (9,8%), in den Fragebögen PTSS-10 10 Patienten und im IES-R 4 Patienten die Kriterien für eine auf die Transplantation bezogene PTB. Die Übereinstimmung der 3 Methoden SKID, PTSS-10 und IES-R war unbefriedigend. Patienten mit einer im SKID diagnostizierten PTB waren signifikant in ihrer physischen (p = 0,01) und psychosozialen (p = 0,009) Lebensqualität eingeschränkt, wenn man dies mit Patienten ohne PTB vergleicht. Patienten ohne PTB-Diagnose erreichten hierbei vergleichbare Werte wie eine altersentsprechend gesunde Vergleichsgruppe.

Zusammenfassung: Die Wahrscheinlichkeit, eine PTB nach Herz- oder Lungentransplantation zu diagnostizieren, liegt nach den Ergebnissen dieser Studie bei etwa 10% der transplantierten Patienten. PTB reduziert signifikant die Lebensqualität dieser Patienten. Postoperative Kontrollen sollten neben der Routine auch zur Erkennung einer PTB dienen. Eine frühzeitige Diagnosestellung ist entscheidend, da inzwischen erfolgversprechende Therapiemöglichkeiten zur Verfügung stehen.

Abstract ID: 582 Vortragsart: poster

HER-2/neu Genamplifikation, Proteinüberexpression, und Chromosom 17 Aneuploidie beim duktalen Pankreasadenokarzinom

A. M. Luebke[1], N. H. Stoecklein[2], A. Erbersdobler[3], P. Scheunemann[1], W. T. Knoefel[1], J. R. Izbicki[1], S. B. Hosch[1]

[1] Klinik und Poliklinik für Allgemein-, Viszeral- und Thoraxchirurgie, Universitätsklinikum Hamburg-Eppendorf
[2] Institut für Immunologie der Ludwig-Maximilians-Universität München
[3] Kerninstitut für Pathologie, Universitätsklinikum Hamburg-Eppendorf

Zielsetzung: HER-2/neu ist ein wichtiges Onkogen und das Genprodukt dient als therapeutische Zielstruktur bei ausgewählten Adenokarzinomen. Es ist wenig über die HER-2/neu Genamplifikation beim duktalen Pankreasadenokarzinom bekannt. Durch die komplexe Morphologie dieses aggressiven Tumors ist die Beurteilung, der für die Evaluation der Genamplifikation häufig angewandten Floureszenz-in-situ-Hybridisierung eingeschränkt. Deshalb führten wir eine chromogene in-situ Hybridisierung (CISH) an formalinfixierten, paraffineingebetteten Gewebeproben durch, die eine exzellente Morphologie gewährleistet.

In dieser Studie untersuchten wir den HER-2/neu und Chromosom 17 Status sowie die Expression des HER-2/neu Proteins von Patienten mit operablem duktalen Adenokarzinom des Pankreas.

Material und Methoden: Wir haben die CISH an 50 duktalen Pankreasadenokarzinomen (pT1-3,pN0-1,pM0) durchgeführt. Zur Detektion von Chromosom 17 benutzten wir eine für dessen Alpha-Satelliten Region spezifische Sonde, die mit Digoxigenin markiert war. Das HER-2/neu Gen wurde mit einer genspezifischen Sonde für den HER-2/neu Genlocus nachgewiesen, die ebenfalls mit Digoxigenin markiert worden ist. Zur Detektion verwendeten wir einen Maus-Anti-Digoxigenin Antikörper, einen mit Biotin konjugierten Ziege-Anti-Maus Antikörper, und ein mit Peroxidase konjugiertes Streptavidin. Als Substrat wurde Diaminobenzidin verwendet. Die Präparate konnten in 400-facher Vergrößerung mit einer Hämatoxilin-Gegenfärbung ausgewertet werden. Es wurden mindestens 200 Zellkerne pro Präparat gezählt. Ein HER-2/neu /Chromosom 17 Verhältnis von größer als 2.0 wurde als HER-2/neu Genamplifikation gewertet.

Desweiteren haben wir mit Hilfe des DAKO-Hercep-Tests® einen immunhistochemischen Nachweis des HER-2/neu Rezeptorproteins durchgeführt. Ein Testergebnis von 2+ und 3+ nach den Richtlinien des Herstellers wurde als Überexpression gewertet.

Ergebnisse: Siebzig Prozent der untersuchten Tumore wiesen eine vermehrte Anzahl an Signalen für Chromosom 17 auf (mehr als 2 Signale pro Zelle). Eine Amplifikation des HER-2/neu Genes zeigte sich in 24% (Verhältnis HER-2/neu/Chromosom 17 > 2.0). Vier der fünfzig Tumore (8%) hatten eine Überexpression des HER-2/neu Proteins. Alle Tumoren mit einer starken Überexpression des Rezeptorproteins (Hercep-Test® Wert 3 +) zeigten eine besonders massive Amplifikation des HER-2/neu Genes (HER-2/neu /Chromosom 17 > 5.0).

Die Lymphknotenmetastasen dieser Tumore wiesen ebenfalls eine Überexpression des HER-2/neu Proteins auf.

Zusammenfassung: In den untersuchten duktalen Adenokarzinomen des Pankreas fanden wir häufig heterogene Tumorzellpopulationen und eine Signalvermehrung für Chromosom 17. Die Amplifikation des HER-2/neu Genes war häufiger (24%) als dessen Proteinüberexpression (8%). Die Karzinome mit starker HER-2/neu Amplifikation (HER-2/neu/Chromosom 17 > 2.0) wiesen ebenso eine starke Proteinüberexpression (3 +) auf.

Mittels CISH können durch eine exakte Detektion der HER-2/neu Amplifikation Patienten selektiert werden, bei denen eine adjuvante anti-HER-2/neu Therapie erfolgversprechend erscheint. Dies umso mehr als auch bei den Lymphknotenmetastasen der 3+ klassifizierten Tumore eine Überexpression zu finden war.

Abstract ID: 602 Vortragsart: oral

Evaluation adjuvanter und nicht-operativer Therapieansätze beim Pankreaskarzinom in einem neuen klinikadaptierten Tiermodell

J. Tepel[1], S. Haye[1], M-L. Kruse[2], B. Sipos[3], B. Kremer[1], H. Kalthoff[1]

[1] Klinik für Allgemeine Chirurgie und Thoraxchirurgie, Universitätsklinikum Kiel
[2] Medizinische Klinik I, Universitätsklinikum Kiel
[3] Pathologisches Institut, Universitätsklinikum Kiel

Zielsetzung: Zur Reduktion der hohen Rezidivraten des operierten, sowie zur palliativen Behandlung des inoperablen Pankreaskarzinoms sind neue Therapieansätze dringend erforderlich. Die Simulation der adjuvanten klinischen Situation durch vorhandene Tiermodelle ist limitiert. Daher sollte ein orthotopes murines Xenotransplantationsmodell zum adjuvanten Modell weiterentwickelt werden.

Material und Methoden: Für das adjuvante Modell erfolgte nach orthotoper Inokulation humaner Pankreaskarzinomzellen (PancTu-1) in SCID beige Mäuse eine Woche später die subtotale Pankreatektomie. Postoperativer Verlauf, lokales Tumorwachstum und Metastasierung wurde vergleichend für solcherart resezierte, schein-operierte und unbehandelte Tiere erfasst. Mikrometastasen wurden immunhistochemisch detektiert. Der Effekt einer adjuvanten und einer nicht-operativen Therapie wurde mittels Gemcitabine untersucht.

Ergebnisse: In allen Fällen gelang die komplette Resektion des Tumors mit einer geringen Letalität von 4,3%. Neben eines nach ca. 10 Tagen kompensierten Gewichtsverlustes traten keine operationsbezogenen Nebenwirkungen auf. In einer Überlebensstudie mit einer postoperativer Beobachtung von über 50 Tagen beobachteten wir eine Lokalrezidivrate von 100%. Milz- und Lebermetastasen traten bei resezierten Tieren signifikant häufiger auf (50% und 33%) als bei nicht operierten Tieren (11% und 10%). Das Überleben wurde durch die Tumorresektion nicht verlängert. Die Kombination von Tumorresektion und Gemcitabine zeigt sich bezüglich der Reduktion des Tumorvolumens und des Auftretens von Metastasen der alleinigen Therapie mit Gemcitabine signifikant überlegen.

Zusammenfassung: Die operative Therapie durch subtotale Pankreasresektion orthotop xenotransplantierter SCID beige Mäuse ist von erfahrenen Operateuren mit geringer Komplikationsrate technisch durchführbar. Mit hoher Rezidiv- und Metastasierungsrate bietet dieses Modell eine neue, kliniknahe Plattform für vergleichende in vivo-Testungen adjuvanter und nicht-operativer Therapiekonzepte beim Pankreaskarzinom.

Abstract ID: 611 Vortragsart: oral

Penetrierende arteriosklerotische Ulcera der Aorta: Behandlung von Rupturen und falschen Aneurysmen mit endovaskulären Stentprothesen

B. Zipfel, R. Hammerschmidt, M. Pasic, Y. Weng, R. Hetzer

Klinik für Herz-, Thorax- und Gefäßchirurgie, Deutsches Herzzentrum Berlin

Zielsetzung: Penetrierende arteriosklerotische Ulcera sind als eine eigenständige Erkrankung von Aortendissektionen und wahren Aneurysmen abzugrenzen. Unter 132 Patienten, bei denen wir endovaskuläre Stentprothesen in der thorakalen (52) oder abdominalen (80) Aorta implantierten, stellt diese Indikation einen relevanten Anteil.

Material und Methoden: Bei 14 Patienten (10 Männer und 4 Frauen, Alter 60 – 87, im Mittel 70 Jahre) wurde die Diagnose nach folgenden Kriterien gestellt: typische Ulcerationen mit Extravasat oder lokalisierte falsche Aneurysmen oder spontane Perforationen bei normalen Durchmessern der übrigen Aortenabschnitte und Ausschluss einer posttraumatischen Genese. Die Abbildung zeigt ein typisches Beispiel. Alle 14 Patienten wurden mit Stentprothesen versorgt, davon 10 Patienten als Notfälle. Die Dringlichkeit der Operationen und die Lokalisation der Befunde zeigt die Tabelle (■ Tabelle 1).

Op-Indikation	gesamt	Aorta descendens	Infrarenale Aorta
aktive Blutung	3	3	–
gedeckte Ruptur	4	4	–
symptomatisch	3	2	1
elektiv	4	2	2

Die Stentprothesen wurden im Operationssaal implantiert unter Allgemeinnarkose und mit Hilfe eines chirurgischen Bildverstärkers mit DSA. In der thorakalen Aorta wurden ausschließlich Talent ® Stentprothesen implantiert, infrarenal je eine Stentor ®, Talent ® und AneuRX ®.

Ergebnisse: Die Hospitalmortalität war 0%. Alle Patienten wurden nach 3 – 86 (im Mittel 22) Tagen entlassen. Die langen Hospitalisationszeiten spiegeln das Ausmaß der Begleiterkrankungen und der Schockfolgen bei den Notfallpatienten wieder. In 2 Fällen wurden wegen Endolecks in der postoperativen CT-Kontrolle Verlängerungen der Stentprothesen implantiert. Bei einem Patienten wurde ein Aortenbogenersatz wegen eines zweiten Ulcus im Aortenbogen erforderlich. Einmal wurde der Hämatothorax über eine kleine Thorakotomie ausgeräumt. Vor Entlassung waren alle Aneurysmen komplett aus der Zirkulation ausgeschaltet und thrombosiert. In der Nachbeobachtungszeit von 1 – 72 Monaten sind alle Patienten in gutem altersabhängigem Zustand. In einem Fall wurde wegen eines Typ-III Endolecks einer Stentor-Prothese eine zweite Endoprothese zur Abdichtung des Lecks implantiert. Bei den übrigen Patienten fanden sich in den CT-Kontrollen keine Endolecks. Die falschen Aneurysmen schrumpften zum überwiegenden Teil vollständig.

Zusammenfassung: Die endovaskuläre Versorgung arteriosklerotischer Ulcera mit Stentprothesen zeigt gute Ergebnisse auch in Notfallsituationen kritisch kranker und älterer Patienten. Aufgrund dieser sehr guten Erfahrungen halten wir in auch und bei Zufallsbefunden solcher penetrierenden Ulcera die elektive Versorgung mit Stentprothesen für indiziert. Eine regelmäßige postoperative CT-Kontrolle ist erforderlich nicht nur zur Überwachung der Stentprothesen und Aneurysmen sondern auch zur Beobachtung der übrigen Aortenabschnitte auf Entwicklung weiterer Ulcerationen (◘ Abbildung 1).

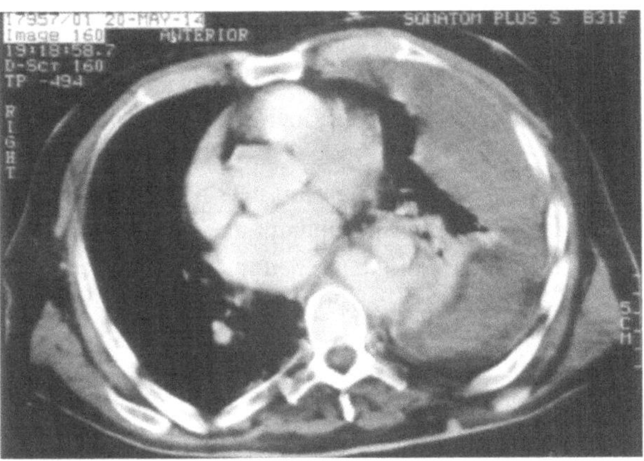

◘ **Abb. 1.**

Abstract ID: 716 Vortragsart: poster

Erlaubt das Lymphknotenmetastasierungsmuster beim Magenkarzinom die erfolgreiche Anwendung des Sentinel-Node-Konzeptes?

S. P. Mönig[1], S. E. Baldus[2], W. Schröder[1], G. Grass[1], E. Bollschweiler[1], A. H. Hölscher[1]

[1] Klinik und Poliklinik für Visceral- und Gefäßchirurgie der Universität Köln
[2] Institut für Pathologie der Universität Köln

Einleitung: Der Lymphknotenstatus des Magenkarzinoms kann weder prä- noch intraoperativ zuverlässig vorhergesagt werden. Für die Einschränkung bzw. Unterlassung der Lymphadenektomie im Rahmen des Sentinel-Node-Konzeptes ist eine sichere Erfassung des N-Status jedoch von entscheidender Bedeutung. Das bereits erfolgreich beim malignen Melanom und beim

Mammakarzinom eingesetzte Sentinel-Node-Konzept könnte auch bei gastro-intestinalen Tumoren zu einer Planung der Lymphknotendissektion beitragen. Erste Ergebnisse aus Japan deuten darauf hin, dass dieses Konzept auch beim Magenkarzinom anwendbar ist.

Methode: Zur Überprüfung des Sentinel-Node-Konzeptes wurden alle pN1-Patienten mit einer oder maximal zwei Lymphknotenmetastasen aus unserer prospektiven Magenkarzinomstudie ausgewählt. Anschließend wurde das Lymphknotenmetastasierungsmuster in bezug auf die Tumorlokalisation hin analysiert.

Ergebnisse: Bei 135 konsekutiven Magenkarzinomresektaten lag in 88 Fällen (65%) eine Lymphknotenmetastasierung vor. Ein pN1-Stadium konnte bei 43 Patienten (32%) nachgewiesen werden. Insgesamt zeigten 15 Patienten (17% der N + Patienten) eine oder maximal 2 Lymphknotenmetastasen. Bei diesen Patienten ergab die Korrelation von Tumorlokalisation und befallener Lymphknotenstation in 87% (13/15) eine gute Übereinstimmung, da die Lymphknotenmetastasen sich jeweils in einer tumornahen Lymphknotenstation (z. B. großkurvaturseitiges Antrumkarzinom mit Befall der Station 4) befanden. Für diese Fälle wäre ein Einsatz der Sentinel-Node-Technik potentiell erfolgversprechend. Eine Skipmetastasierung fanden wir bei 13% (2/15) der Patienten. Es handelte sich um 2 Patienten mit Metastasen in der Station 7 (A. gastrica sinistra im Kompartiment 2), wobei die unmittelbar tumornahen Lymphknotenstationen metastasenfrei waren. Der Primärtumor lag in einem Fall in der Kardia (Typ II) und im anderen Fall im Antrum an der großen Kurvatur. Hier wäre die erfolgreiche Anwendung des Sentinel-Node-Konzeptes eher fragwürdig.

Schlussfolgerungen: Die Analyse des Lymphknotenmetastasierungsmusters bei N1-Patienten mit einer bzw. maximal zwei Lymphknotenmetastasen deutet aufgrund der niedrigen Skipmetastasierungsrate auf einen potentiell erfolgversprechenden Einsatz des Sentinel-Node-Konzeptes auch beim Magenkarzinom hin, so dass eine Überprüfung in einer klinischen Studie sinnvoll erscheint.

Abstract ID: 725 Vortragsart: poster

Die chirurgische Hüftluxation zur Entfernung eines Chondroms im Hüftkopf: Eine Fallvorstellung

S. Krasnici, C. Heyde, T. John, W. Ertel

Klinik für Unfall- und Wiederherstellungschirurgie, Universitätsklinikum Benjamin Franklin, Freie Universität Berlin

Zielsetzung: Hüftkopftumoren stellen trotz der CT-gesteuerten Knochenbiopsie zur Beurteilung der Dignität sowohl für die definitive histologische Diagnose als auch für die Exstirpation ein Problem dar. Wir beschreiben an einem Fallbericht die Bedeutung der chirurgischen Hüftluxation für die Exstirpation von Hüftkopftumoren, die schwer zugänglich sind.

Material und Methoden: Bei einer 51jährigen Patientin mit invalidisierenden Schmerzen im Bereich des linken Hüftgelenkes war radiologisch ein Tumor unklarer Dignität am Übergang vom Hüftkopf zum Schenkelhals dorsolateral diagnostiziert worden. Weder CT, MRT, noch die CT-gesteuerte Gewinnung von Knochen erlaubten die Tumordifferenzierung. Die Exstirpation des Tumors wurde mit Hilfe der chirurgischen Hüftluxation durchgeführt. Die chirurgische Hüftluxation besteht aus einer anterioren Luxation über einen Zugang nach Kocher-Langenbeck mittels „Trochanter-Flip"-Osteotomie. Der kopfversorgende Ramus ascendens der Arteria circumflexa capitis femoris medialis wird hierbei vom M. obturator externus geschützt. Die chirurgische Hüftkopfluxation erlaubt eine 360°-Ansicht des Femurkopfes.

Ergebnis: Intraoperativ gelang die übersichtliche Darstellung des gesamten Hüftkopfes und die vollständige und direkte Tumorexstirpation unter visueller Kontrolle. Die histologische Untersuchung zeigte ein Chondrom ohne Anzeichen für Malignität. Die Patientin war postoperativ beschwerdefrei.

Zusammenfassung: Die chirurgische Hüftluxation erlaubt eine vollständige Darstellung des Femurkopfes, der Hüftpfanne sowie des medialen Schenkelhalses unter Schonung der hüftkopfversorgenden Gefäße. Mit dieser Technik können Tumoren im Hüftkopf unter visueller Kontrolle exstirpiert werden.

Abstract ID: 735 Vortragsart: oral

Total extraperitoneale endoskopische Hernioplastik bei inkarzerierten Leisten- und Schenkelhernien

A. Kuthe, F. Mainik, R. Flade-Kuthe, S. Delker-Wegener

Chirurgische Klinik des DRK-Krankenhauses Clementinenhaus Hannover

Gute Erfahrungen bei der Leistenhernienversorgung mittels TEP und der laparoskopischen Therapie des Ileus legten den Gedanken an eine Versorgung von inkarzerierten Leisten- und Schenkelhernien mittels TEP, mit und ohne zusätzliche Laparoskopie nahe.

Im Zeitraum 15.11.1999 – 31.12.2001 wurden im Clementinenhaus in Hannover 1029 Leisten- und Schenkelhernien versorgt.

Hiervon wurden 16 (1,5%) notfallmäßig bei Inkarzeration operiert. Die Bruchversorgung erfolgte:

14× per TEP

1× per TAP (inkarzerierte Ovarialcyste mit großen Peritonealdefekt nach laparoskopischer Reposition)

1× per Operation nach Lichtenstein (Konversionen nach laparoskopisch gesicherter skrotaler Omentuminkarzeration)

Bei den 14 mittels TEP versorgten Fällen gab es folgende 4 Vorgehensweisen:

1 (N = 2) Reposition und Versorgung per TEP

2 (N = 1) Reposition manuell nach Narkoseeinleitung, Hernienversorgung per TEP, Laparoskopie.

3 (N = 4) Reposition und Versorgung per TEP, Laparoskopie

4 (N = 7) Reposition per Laparoskopie zusätzlich in 1 Fall MIC-gestützte Dünndarmsegmentresektion, Hernienversorgung per TEP, in 1 Fall Kontroll-Laparoskopie.

Als Komplikationen wurden ein inguinales Hämatom (konservative Therapie), ein paralytischer Ileus und 2 Harnwegsinfekte beobachtet. Re-Eingriffe wurden nicht erforderlich. Kein Patient verstarb. Wundheilungsstörungen wurden nicht beobachtet. Die mittlere OP-Zeit betrug 59 Min (34 – 98 Min.), die postoperative Verweildauer 6,4 (2 – 17) Tage.

Als Vorteile der vorgestellten Vorgehensweise erscheinen uns:

kein Eingriff im geschädigten Bauchdeckenbereich
- Möglichkeit der intraabdominellen Diagnostik
- keine unnötige Laparotomie
- keine Kontamination der extraperitonealen Hernienversorgungsebene
- Sichtkontrolle bei schwieriger Reposition.

Die gemachten Erfahrungen veranlassen uns die Versorgung von inkarzerierten Leisten- und Schenkelhernien mittels TEP dem in der Technik geübten Operateur zu empfehlen.

Abstract ID: 780 Vortragsart: poster

Der Klatskintumor – Überlebensvorteil durch radikales Vorgehen?

A. Hadian, J. Thies, G. Otto

Transplantationschirurgie der Universitätsklinik Mainz

Einleitung: Patienten mit Klatskintumoren haben eine infauste Prognose. Die einzig sicher lebensverlängernde Maßnahme ist die radikale chirurgische Entfernung. Prognostisch günstige Gruppen weisen dabei ein 5-Jahres-Überleben von über 50% auf, wobei die prognostischen Faktoren im Einzelnen umstritten sind.

Patienten und Methoden: Zwischen 9/97 und 9/02 wurden 74 Patienten mit Klatskintumoren zugewiesen. Bei 53 Patienten erfolgte eine Resektion (Resektionsrate 74%), bei 19 eine explorative Laparotomie, 2 wurden nicht operiert. Im einzelnen handelte es sich um 7 Hepaticusgabel-Resektionen, 6 Hemihepatektomien (HH) re., 15 erweiterte HH re. 21 HH li., 1 erweiterte HH li, 3 erweiterte HH re. + Whipple.

Ergebnisse: 40mal handelte es sich um eine potentiell kurative Resektion, 13mal um eine palliative. Krankenhausletalität: 5%. Das mediane Überleben betrug nach explorativer Laparotomie 242 Tage, nach kurativer Resektion 1100 Tagen, nach palliativer Resektion 750 Tage. Das 3-Jahres-Überleben lag nach erweiterter HH re. bei 82%, nach HH re. bei 66%, nach HH li. bei 41% und nach Hepaticusgabelresektion bei 14%. In der univariaten Analyse waren R0-Resektion, N0-Status und tumorfreier Resektionsrand mit signifikant besserer Prognose verbunden (p < 0,05). Die Patienten mit erweiterter HH.re. (gegenüber HH li.) hatten im Vergleich eine bessere Überlebenzeit. Ohne prognostischen Einfluss waren T-Stadium und Bismuth-Typ.

Schlussfolgerungen: Jede, auch die palliative Resektion verbessert die Prognose von Patienten mit Klatskintumoren. Tumorbiologischer Faktor (N0-Status) und anatomoischer Faktor (tumorfreier Resektionsrand) sind von signifikanter Bedeutung für die Prognose. Da die onkologisch radikalste Operationsmethode (erweiterte HH re.) mit besserer Prognose einhergeht, liegt es nahe, dass der Wahl des Resektionsverfahrens ebenfalls prognostisch Bedeutung zukommt.

Abstract ID: 899 Vortragsart: poster

Endoskopische Spaltung von Zenker-Divertikeln mit APC

M. Kantowski, U. Schrimpf, K. E. Grund

Chirurgische Endoskopie, Klinik für Allgemeinchiururgie, Tübingen

Einleitung: Ältere Patienten mit symptomatischen Zenker-Divertikeln, kritischen Begleiterkrankungen und cervicalen Voroperationen stellen ein schwerwiegendes Problem für die chirurgische Therapie dar. Oftmals bestehen bei den betagten Patienten hohe Risikofaktoren für einen Eingriff in Vollnarkose. Alternativ bietet sich die Option der endoskopischen Spaltung an. Mit dieser Methode sollten Risikopatienten sicher und komplikationsarm erfolgreich zu behandeln sein.

Material und Methoden: Die Divertikelspaltung erfolgt in Analgosedierung. Mittels nasogastraler Sonde werden die lokalen anatomischen Verhältnisse dargestellt. Der Steg des Zenker'schen Divertikels wird mittels Argonplasmakoagulation (APC) lokal schrittweise destruiert. Dazu wird das Erbotom ICC 200 (Erbe Elektromedizin, Tübingen, Deutschland) mit einer eingestellten Stromstärke von 99 Watt benutzt. Zur Applikation kann sowohl die orthograde Standardsonde als auch die Lateralsonde eingesetzt werden.

Ergebnisse: Von 08/99 bis 09/02 wurde bei 12 Patienten mit symtomatischem Zenker-Divertikel endoskopisch eine Spaltung mittels APC vorgenommen. Das Durchschnittsalter der Patienten betrug 71 Jahre (49 – 86 Jahre). m : w = 4 : 8. Drei der Patienten waren cervical voroperiert (2 × Strumektomie, 1 × frustraner Versuch externer Divertikelabtragung).

Insgesamt wurden therapiert: große Divertikel: n = 4 (40×20×20 mm), mittelgroße Divertikel: n = 6 (30×20×20 mm) und kleine Divertikel: n = 2 (20×20×20 mm). Die durchschnittliche Anzahl der endoskopischen Spaltungen bis zur Beschwerdefreiheit betrug 1,8 Sitzungen (1 – 3 Spaltungen).

Folgende Komplikationen traten auf: Fieber – Therapie: Antibiose (n = 2), cervicales Emphysem – Therapie: Antibiose – endoskopisch gelegte Schürfdrainage (n = 1), Stenose – Therapie: 1malige endoskopische Ballondilatation (n = 2). Alle während der Spaltung aufgetretenen Blutungen wurden rein endoskopisch therapiert. Keine postinterventionelle Blutung.

Es war in keinem Fall eine offene chirurgische Intervention notwendig. Kein Patient verstarb.

Alle Patienten waren nach Abschluss der Behandlung von Seiten der Schluckfunktion beschwerdefrei.

Der durchschnittliche Nachbeobachtungszeitraum betrug 11,8 Monate (1 – 37 Monate).

Schlussfolgerungen: Die Spaltung von symptomatischen Zenker-Divertikeln mit Argonplasmakoagulation stellt in der Hand von interventionell erfahrenen Endoskopikern ein neues und sehr vielversprechendes Verfahren dar. Alle aufgetretenen Komplikationen konnten bei den Hochrisikopatienten konservativ, ggf. endoskopisch behandelt werden.

Abstract ID: 956 Vortragsart: poster

Pankreas-erhaltende Duodenektomie als chirurgische Therapieoption

C. F. Eisenberger, W. T. Knoefel, S. B. Hosch, M. Peiper, E. F. Yekebas, J. R. Izbicki

Klinik und Poliklinik für Allgemein-, Viszeral- und Thoraxchirurgie, Universitätsklinikum Hamburg-Eppendorf

Zielsetzung: Die Pankreas-erhaltende-Duodenektomie (PSD) ist eine organ-erhaltende chirurgische Therapieoption für Patienten mit Erkrankungen des Duodenums. Die Operation ist durch die besondere anatomische Nähe zwischen Pankreas und Duodenum anspruchsvoll und Komplikations-trächtig.

Material und Methoden: Alle Patienten, die eine PSD zwischen 1998 und 2000 erhalten haben wurden nachuntersucht. Wir beschreiben die chirurgische Technik und geben einen Überblick über den Verlauf und die Komplikationen dieser Operationsmethode.

Resultate: Insgesamt wurden 4 Patienten in dieser Periode mittels eine PSD chirurgisch therapiert. Zwei der Patienten hatten einen unkomplizierten postoperativen Verlauf. In einem weiteren Fall musste nach Vollendung der PSD und nach Erhalt der Histologie zu einer Operation nach Whipple konvertiert werden. Der vierte Patient hatte einen komplizierten postoperativen Verlauf mit postoperativer Pankreatitis. Zur Zeit der Nachuntersuchung sind alle Patienten gesund und bei Wohlbefinden.

Zusammenfassung: Die PSD ist eine anspruchsvolle chirurgische Technik, die eine exzellente Kenntnis der Anatomie des Oberbauches erfordert. Eine intraoperative Schnellschnitt Untersuchung ist unerläßlich, um Malignität noch intraoperativ auszuschließen. Für ausgewählte Indikationen ist die PSD eine gute Therapieoption und bietet die Chance der Erhaltung der physiologischen gastrointestinalen Passage.

Abstract ID: 975 Vortragsart: poster

Defekt-Auffüllung mit VITOSS Bone-Scaffold bei zystischen Knochenveränderungen im Kindesalter

M. L. Metzelder, G. H. Willital

Klinik und Poliklinik für Kinder- und Neugeborenenchirurgie, Universitätsklinikum Münster

Einleitung: Zystische Veränderungen am wachsenen Skelett haben ein breites Ursachenspektrum. Neben congenitalen Skelettveränderungen, Stoffwechselstörungen, aseptischen Knochennekrosen und entzündlichen Prozessen, führen Malignome und Skelettfiliae zu zystischen Knochenveränderungen. Differentialdiagnostisch abzugrenzen ist die juvenile Knochenzyste, eine häufig zufällig diagnostizierte, benigne, meist solitäre Zyste der epiphysennahen Metaphysen der langen Röhrenknochen, die eine hohe Regressionswahrscheinlichkeit aufweist. Operativ zu behandelnde Veränderungen betreffen die Frakturgefährdung bei rascher Größenzunahme, bzw. die Fraktur, sofern die Indikation zur operativen Behandlung vorliegt.

Patienten und Methode: Bei 3 männlichen Patienten, im Alter von 7 – 15 Jahren wurde eine operative Zystentfernung mit nachfolgender Defektauffüllung mit Vitoss® Scaffold, einem synthetischen, resorbierbaren Kalziumphosphatimplantat, durchgeführt. Bei o.g. Fällen handelte es sich um eine solitäre juvenile Knochenzyste des Calcaneus (Fall A), um eine solitäre juvenile Knochenzyste des distalen Radius (Fall B) und um eine chronische Osteomyelitis der distalen Tibia (Fall C). Ziel der Untersuchung war die Feststellung des Zeitpunktes der knöchernen Konsolidierung, der radiologische Nachweis der Resorption des Bioimplantates, und der daraus resultierende Zeitpunkt der Vollbelastung der betreffenden Extremität.

Ergebnisse: In allen Fällen konnten die Patienten zunächst ¼jährlich, schließlich halbjährlich über einen Zeitraum von 9 bis 18 Monaten, im Mittel 15 Monate, nachuntersucht werden. Reizlose Weichteil- und Narbenverhältnisse fanden sich in allen Fällen, ebenso Beschwerdefreiheit hinsichtlich Vollbelastung und uneingeschränktem Bewegungsumfang der angrenzenden Gelenke. Die knöcherne Konsolidierung wurde radiologisch in Fall A nach 16 Wochen (Vollbelastung nach 14 Wochen), in Fall B nach 20 Wochen (Vollbelastung nach 12 Wochen) und in Fall C nach 48 Wochen (Vollbelastung nach 18 Wochen) nachgewiesen. In keinem Fall waren Komplikationen zu verzeichnen, bislang kein Nachweis einer Rezidivzyste bzw. Rezidivosteomyelitis.

Diskussion: Die Problematik operativ entfernter benigner zystischer Läsionen liegt je nach Größenausdehnung in der damit verbundenen erforderlichen Defektfüllung. Besonders im Kindesalter bedeuten Simultaneingriffe, z. B. die Gewinnung autologer Spongiosa, oder Folgeeingriffe im Rahmen einer Osteosyntheseentfernung, eine nicht unerhebliche zusätzliche Belastung. Die Verwendung tierischer biokompatibler Transplantate wird kontrovers diskutiert und erfolgt eher zurückhaltend. Mit dem Einsatz von Vitoss® Scaffold, einem vollsynthetischen aus dreidimensionalen porösem Kalziumtriphosphat bestehendem Implantat entfallen bei vollständiger Resorption und Induktion der körpereigenen Knocheneubildung [1] belastende Simultan- und Folgeeingriffe.

Schlussfolgerung: Die Defektauffüllung mit Vitoss® Scaffold nach operativer Beseitigung frakturgefährdeter bzw. frakturierter zystischer Läsionen der langen Röhrenknochen ist ein geeignetes vollsynthetisches biokompatibles Verfahren, das aufgrund rascher Konsolidierung die frühzeitige Belastung erlaubt.

Literatur

1. Erbe EM, Marx JG, Clineff TD, Bellincampi LD (2001) Potential of an ultraporous β-tricalcium phosphate synthetic cancellous bone void filler and bone marrow aspirate composite graft. Eur Spine J 10:141 – 146.

Abstract ID: 992 Vortragsart: oral

Identifikation und Schonung der autonomen Beckennerven bei TME durch selektive Nervenstimulation
(Zusammengefasst mit Vorpräsentation)

W. Kneist, A. Heintz, T. Junginger

Klinik und Poliklinik für Allgemein- und Abdominalchirurgie der Johannes Gutenberg-Universität Mainz

Hintergrund: Zur Vermeidung urologenitaler Funktionsstörungen nach Totaler Mesorektum Exzision (TME) bei Rektumkarzinom müssen die autonomen Beckennerven identifiziert und geschont (PANP) werden, was insbesondere für die parasympathischen Anteile im tiefen Becken problematisch ist. In einer prospektiven Studie sollte geprüft werden, ob die intraoperative Stimulation der zur Blase ziehenden Äste bzw. des Plexus hypogastricus inferior geeignet ist autonome Beckennerven zu identifizieren und ihre Funktionsfähigkeit zu erhalten.

Patienten und Methode: Im Zeitraum von April bis September 2002 wurde bei 16 Patienten, 10 Männern und sechs Frauen im medianen Alter von 61 Jahren (29 – 75 Jahre) ein Rektumkarzinom sphinktererhaltend reseziert (TME + PANP). Prä- und postoperativ wurden urogenitale Funktionsstörungen standardisiert erfasst und Restharnvolumina sonographisch bestimmt. Die nervalen Strukturen der Plexus hypogastricus inferiores und ihrer sakralen Zuströme wurden intraoperativ mit einem Neurostimulationsgerät (Screener 3625®; Medronic, Minneapolis, MN) gereizt und der Blasendruck manometrisch bestimmt.

Ergebnisse: Die präoperativ bestimmte Restharnmenge nach Miktion lag im Median bei 10 ml (0 – 61 ml). Bei 14 Patienten konnten die autonomen Beckennerven erfolgreich gereizt und damit eine Kontraktion der Harnblase ausgelöst werden. Im Mittel wurde ein intravesikaler Druckgradient von $9,7 \pm 4,2$ cm H_2O (Median 8,7 cm H_2O) erreicht. Bei zwei Patienten, einem Mann und einer Frau, konnte intraoperativ keine Kontraktion des M. detrusor vesicae ausgelöst werden; beide Patienten hatten postoperativ eine Überlaufblase und wurden mit dauerhafter Harnableitung (transuretraler und suprapubischer Blasenkatheter) entlassen. Die Blasenentleerungsstörung war jeweils temporär. Die Restharnmenge lag für die übrigen Patienten zur Entlassung im Median bei 37 ml (0 – 100 ml). Von neun Männern mit präoperativ uneingeschränkter Fähigkeit zur Erektion konnten bereits fünf innerhalb der ersten 4 Monate nach der Operation eine Erektionsstörung ausschließen. Vier von Ihnen berichteten bereits über eine regelrechte Ejakulation. Eine Erektionsstörung lässt sich bei vier und eine Ejakulationsstörung bei fünf Patienten innerhalb der ersten zwei postoperativen Monate noch nicht ausschließen. Die genitale Funktion wird in Absprache mit den Patientinnen nach Rückverlagerung des Anus praeter und entsprechender Rekonvaleszenz beurteilt.

Schlussfolgerung: Die intraoperative Nervenstimulation ist ein technisch einfaches Verfahren das eine Aussage zur postoperativen Blasenfunktion erlaubt. Die Schonung der durch intraoperative Stimulation genauer zu identifizierenden parasympathischen Fasern könnte den Anteil von Patienten mit urogenitalen Funktionsstörungen nach TME bei Rektumkarzinom senken und zur Qualitätsverbesserung der operativen Therapie des Rektumkarzinoms beitragen.

Abstract ID: 1044 Vortragsart: oral

Einfluß der laparoskopischen Adrenalektomie beim Morbus Conn auf klinische Symptomatik, Elektrolyte und Hypertonus

J. Burghardt, F. Riedel, A. Heintz, TH. Junginger

Klinik und Poliklinik für Allgemein- und Abdominalchirurgie der Johannes Gutenberg Universität Mainz

Zielsetzung: Retrospektive Analyse der operativen Therapie des Morbus Conn mit der speziellen Fragestellung der postoperativen Normalisierung der Serumelektrolytspiegel und der arteriellen Hypertonie

Material und Methoden: Retrospektive Analyse der im Zeitraum 1994 bis 09/2002 endoskopisch unter dem Verdacht auf einen Morbus Conn adrenalektomierten Patienten. Hierfür wurden die relevanten präoperativen und postoperativen Patientendaten (Alter, Geschlecht, arterielle Hypertonie mit/ohne medikamentöse Therapie, Aldosteronspiegel, Spironolactontherapie, Serumelektrolytspiegel, Histologie, Tumorgröße) erfasst und miteinander verglichen. Zusätzlich erfolgte die Erfassung der operativen Daten (ASA-Klassifikation, Operationsdauer, Komplikationen, Blutverlust, intraoperative Blutdruckschwankungen).

Ergebnisse: Im Untersuchungszeitraum wurden 29 Patienten (19 Frauen und 10 Männer) wegen eines Morbus Conn operiert. Die durchschnittliche Anamnesedauer betrug zwischen 6 Monaten und 20 Jahren (Durchschnitt 7 Jahre und 6 Monate). Der stationäre Aufenthalt lag zwischen 3 und 12 Tagen bei einem Median von 6 Tagen. Die Entfernung der Nebenniere links erfolgte bei 20 Patienten über einen retroperitonealen und bei 1 Patienten über einen transperitonealen Zugang. Die rechte Nebenniere wurde 4 mal über einen retroperitonealen Zugang und in 4 Fällen transperitoneal entfernt. Relevante chirurgische Komplikationen traten nicht auf. Der durchschnittliche intraoperative Blutverlust lag bei 78 ml. Die Konversion der Operation war lediglich in einem Fall notwendig. Präoperativ zeigten alle Patienten einen arteriellen Hypertonus und erniedrigte Kaliumserumwerte. Zusätzlich bestanden hochnormale Natriumwerte. Es zeigte sich ein Zusammenhang zwischen der Höhe der arteriellen Hypertonie und der Kaliumerniedrigung. Postoperativ kam es zu einem Anstieg der Serumkaliumwerte und einem Abfall der Blutdruckwerte, wobei immer noch 17 Patienten einen im Vergleich zum präoperativen Blutdruck niedrigen arteriellen Blutdruck aber immer noch eine arterielle Hypertonie nach den Kriterien der Deutschen Hochdruckliga aufwiesen. Die Natriumspiegel blieben im wesentlichen unverändert. In der Nachbeobachtungszeit kam es zu keiner weiteren Normalisierung der Blutdruckwerte, während es zu einem weiteren Anstieg der Serumkaliumwerte kam. Die präoperative Korrelation zwischen der Höhe des Serumkaliumspiegels und der Blutdruckhöhe war postoperativ aufgehoben. Die Natriumspiegel blieben unverändert. Ein Zusammenhang zwischen der Persistenz der arteriellen Hypertonie und anderen untersuchten Parametern (präoperative Dauer der arteriellen Hypertonie, Histologie, Adenomgröße, Nebennierengröße bei Hyperplasie) konnte nicht nachgewiesen werden.

Zusammenfassung: Die endoskopische Entfernung des Nebennierentumors führt bei allen Patienten zu einer Normalisierung der Hypokaliämie und Beseitigung der Symptome der Elektrolytstoffwechselstörung, aber nur bei 41% der Patienten zu einer Normalisierung der arteriellen Hypertonie. Dadurch ist der Wert der laparoskopischen Adrenalektomie beim Morbus Conn eingeschränkt.

Abstract ID: 1065 Vortragsart: oral

Der Composix-Kugel-Patch: Eine einfache und sichere Alternative zur Behandlung der Narben- und Nabelhernie

F.-E. Isemer, A. Radke, V. Dathe

Abteilung für Allgemein- und Unfallchirurgie, St. Josefs-Hospital, Wiesbaden

Die chirurgische Therapie der Narbenhernie stellt den Chirurgen vor das Problem, ob eine ausreichende Stabilität durch einfache Adaptation der Bauchdecke zu erreichen ist oder ob bereits die Indikation zur Netzimplantation zu stellen ist. Und wenn ja, welches?

In der eigenen Abteilung bestehen seit Jahren Vorerfahrungen mit Netzimplantationen bei Narbenhernien. Je nach Situation wurden Marlex-Netze bzw. minimierte Netze, zuletzt Vypro II-Netze, verwandt. Da mit diesen Netzen der Kontakt zum Darm wegen möglicher Fistelbildung vermieden werden sollte, ist die pathophysiologisch günstigere Sublay Implantation häufig nicht möglich. Reine PTFE-Netze haben zwar den Vorteil, nach intraabdominal eingebracht werden zu können, deren Stabilität und Einwachsverhalten sind jedoch nicht optimal. Das einseitig PTFE-beschichtete Composix-Netz lässt einen begrenzten Kontakt zum Darm ohne Fistelbildung zu.

Eine Alternative bietet in der Weiterentwicklung des Composix-Netzes der selbstexpandierende Composix-Kugel-Patch. Er besteht aus einem äußeren Polypropylen-Netz mit Taschenbildung für die manuelle Positionierung und einer nach innen gerichteten PTFE-Lage. Zusätzlich ist in der äußeren Zirkumferenz ein selbstexpandierender „Memory"-Ring eingewebt, der zur Erleichterung der Positionierung sowie zur intraabdominellen Fixierung des Patches dient.

Seit Oktober 2001 wird bei Narbenhernien, insbesondere bei Rezidivnarbenhernien, die Hernienreparation mit Implantation eines Composix-Kugel-Patches vorgenommen. Zusätzlich zur Allgemein-Anaesthesie wird eine Tumeszenz-Analgesie durchgeführt. Zum Zeitpunkt des Diktates liegen nunmehr Erfahrungen mit 35 Narbenhernien vor.

Im Ergebnis lassen sich folgende Zwischenergebnisse festhalten:

Die Tumeszenz-Analgesie führt zu einer nahezu bluttrockenen Operation, die Einlage einer sonst üblichen Vakuum-Drainage ist zumeist entbehrlich.

Die Präparation des Bruchsackes und der Bauchdecke ist unter Anwendung der Tumeszenz-Anaesthesie erheblich erleichtert durch die Ausnutzung der Hydrodissektion.

Die vorgeschädigte Bauchwand muß nicht für die Plazierung des gewählten Netzes in Schichten präpariert werden. Es wird lediglich der Bruchrand in seiner Intaktheit dargestellt.

Die Darmadhäsiolyse im Bruchbereich wird wie bei jeder anderen Reparation offen vorgenommen.

Auch bei mehrfacher Vooperation lässt sich der Kugel-Patch problemlos und sicher positionieren, der selbstexpandierende Ring führt zu einer flachen, faltenfreien Lage des Netzes unter der Bauchdecke.

Der Überlappungbereich mit der Bauchwand folgt den Regeln anderer Netzimplantationen.

Wegen der offenen Vorgehensweise lassen sich einige Nachteile der laparoskopischen Vorgehensweise vermeiden.

Durch die Einfachheit der Operation lässt sich dieses Verfahren leicht erlernen.

Die Hernien-Reparation mit dem Composix-Kugel-Patch ist schneller durchführbar als andere Verfahren.

Mögliche Nachteile des Verfahrens sind bislang nicht erkennbar.

Abstract ID: 1066 Vortragsart: poster

Der PerFix®-Plug Repair nach Rutkow: Eine prospektive Beobachtungsstudie

F.-E. Isemer, V. Dathe, A. Radke, M. Brauckmann

Abteilung für Allgemein- u. Unfallchirurgie, St. Josefs-Hospital, Wiesbaden

Nach Erfahrungen mit über 500 Leistenhernien-Reparationen nach Rutkow (PerFix®-Plug-Repair) wurde in der eigenen Abteilung eine prospektive Beobachtungsstudie für dieses Verfahren initiiert.

Seit Januar 2001 wurden bislang 400 konsekutiv operierte Patienten erfasst, die einen PerFix®-Plug Repair nach Rutkow bei primärer oder Rezidiv-Leistenhernie erhielten.

Neben den personenspezifischen Merkmalen wurden folgende Daten erfasst: Hernienklassifikation nach Schumpelick, ASA-Klassifikation, Anaesthesieart- und zeit, Operateur und Operationszeit (Schnitt-Naht-Zeit), Schmerzmessung nach der Visuellen Analog Skala (VAS) und Schmerzmittelverbrauch, Komplikationen, Rezidive, Arbeitsunfähigkeit und Wiederaufnahme der Alltagsaktivität, Kassenzugehörigkeit, Beschäftigungsstatus. Es wurden Nachuntersuchungen zu folgenden Zeitpunkten vorgesehen: Perioperativ, nach vier Wochen und nach einem Jahr.

Die Ergebnisse lassen folgende Schlüsse zu: Die Operationszeiten sind kurz, der Schmerzmittelverbrauch ist verglichen mit einer früheren Studie (OP n. Shouldice/1994) um 25% niedriger. Die Wiederaufnahme der alltäglichen Aktivitäten (5,17 Tage) und der beruflichen Arbeit (15,89 Tage) ist früh möglich, die körperliche Vollbelastung ist in der Regel zwei Wochen nach der Operation erreicht. Deutliche Unterschiede ergeben sich bei Berücksichtigung des Beschäftigungsstatus (p 0,002). Die lokalen Komplikationen (Haematom 4,5%, Serom 1,3%) entsprechen denen anderer Operationsverfahren, ein Infekt wurde bislang nicht beobachtet. Ein technisches Rezidiv wurde reoperiert. Das Implantat führt nicht zu einer klinisch erfassbaren Reaktion, es ist subjektiv nicht spürbar, eine Aussteifung der Leiste wird nicht berichtet. Die postoperativen Liegezeiten (1,98 Tage) sind eher von den spezifischen Bedingungen des Patienten als von der Operation abhängig, die Übergänge zur ambulanten Operation sind fließend. 96,1% der Patienten würden sich nach der gleichen Operationsmethode auf der Gegenseite operieren lassen.

Der PerFix®-Plug Repair nach Rutkow ist ein spannungsfreies Reparationsverfahren zur operativen Versorgung der Leistenhernie. Dadurch ist das postoperative Schmerzerleben gering und die Wiederaufnahme der Alltagsaktivitäten und der beruflichen Belastungen früh möglich. Die Operationsmethode vereinfacht die Reparation ohne Aufgabe bisheriger Qualitätsparameter. Dies zeigt sich besonders deutlich bei der Rezidiv-Versorgung. Wegen der auffallend geringen postoperativen Schmerzbelästigung eignet sich der PerFix®-Plug Repair insbesondere für den körperlich belastenden Patienten und für die ambulante Chirurgie.

Abstract ID: 1099 Vortragsart: oral

Hauttransplantation unter Vakuumtherapie – Ein Konzept zur frühzeitigen Defektdeckung chronisch infizierter Wunden

G. Holle[1], A. Peek[2], U. Von Fritschen[1], K. Exner[1]

[1] Klinik für Plastische Wiederherstellungs- und Handchirurgie, Markus Krankenhaus, Wilhelm Epstein Str. 2, 60431 Frankfurt/Main
[2] Behandlungszentrum Vogtareuth, Krankenhausstr. 20, 83569 Vogtareuth

Problemstellung: Die Defektdeckung chronischer, mit resistenten Keimen infizierter Wunden in mechanisch belasteten Körperzonen durch konventionelle Hauttransplantation ist problematisch. Mehrfache Debridements und langfristige Wundkonditionierung sind Voraussetzung und machen die Transplantation aufwendig und teuer. Reinfektionen und mechanische Scherkräfte verhindern häufig ein Anwachsen der Transplantate. Um frühzeitig zu transplantieren setzen wir seit 1997 die Vakuumtherapie zur Fixierung von Hauttransplantaten ein. Im Folgenden werden deskriptiv die Ergebnisse dargestellt und diskutiert.

Material und Methoden: Chronisch infizierte Wunden n = 154 (47 Ulcera cruris, 28 Akne inversa, 22 Verbrennungen, 1 Sternumdehiszenz, 11 Dekubitalulzera und 45 traumatische Wunden) wurden zunächst durch ein radikales Debridement, anschließend 0 – 4 Wochen durch Vakuumtherapie behandelt. Frühzeitig erfolgte die Hauttransplantation unter einem Vakuumsystem (KCI, konstanter Sog 200-400 mmHg, 8Tage). In gleicher Weise wurden Frische Wundflächen n = 59 (46 Hebedefekte von Radialislappen, sowie 5 Freie- und 8 gestielte Muskellappen) mit Hauttransplantaten versorgt. Die Fläche der angeheilten Haut pro Wunde wurde in % erfasst.

Ergebnisse: Bei chronisch infizierten Wunden heilte im Durchschnitt 81% der transplantierten Haut unter dem V.A.C. System ein. In 7 Fällen (5%) war eine Nachtransplantation erforderlich. 70% der Fälle wurden sofort oder 1 Woche nach Debridement transplantiert. Frische Wunden und Muskellappen zeigten durchschnittlich einen „Take" von 94% transplantierter Hautfläche, Nachtransplantationen waren nicht erforderlich. Bei allen Transplantationen zusammen traten in 12 Fällen (6%) Hypergranulationen auf.

Zusammenfassung: Unsere Ergebnisse weisen darauf hin, daß Hauttransplantate mit der Vakuumtherapie auch bei chronisch infizierter Wundsituation frühzeitig und mit hoher Sicherheit zum Einheilen gebracht werden können. Neben dem kontinuierlichen Abtransport von Bakterien, Toxinen und Sekret spielt hierbei die mechanische Stabilisierung/Fixierung des Transplantates durch das Vakuum eine zentrale Rolle. Dies ermöglicht in vielen Fällen die sofortige Defektdeckung oder eine erhebliche Reduktion der Wundfläche und Infektion und führt zu einer Reduktion von Behandlungszeit- und Kosten.

Abstract ID: 1137 Vortragsart: oral

Multizentrischer, prospektiv-randomisierter Vergleich von Gemcitabin versus Beobachtung zur adjuvanten Therapie des Pankreaskarzinoms. Ergebnisse einer Interimsanalyse

J. M. Langrehr[1], H. Oettle[1], H. Schramm[2], H. Lippert[3], S. Post[4], H. Riess[1], P. Neuhaus[1]

[1] Klinik für Allgemein-, Viszeral- und Transplantationschirurgie und Medizinische Klinik mit Schwerpunkt Hämatologie und Onkologie, Charité Campus Virchow-Klinikum, Humboldt-Universität Berlin
[2] Chirurgische Klinik I, Wald-Klinikum Gera
[3] Klinik für Allgemein-, Viszeral- und Gefäßchirurgie, Otto-von-Guericke Universität Magdeburg
[4] Chirurgische Klinik, Fakultät für Klinische Medizin Mannheim, Ruprecht-Karls-Universität Heidelberg, Mannheim

Einleitung: Bisher wurde in keiner prospektiv-randomisierten Studie (inklusive ESPAC-1 Studie) ein Vorteil für eine adjuvante Chemotherapie beim Adenokarzinom des Pankreas gezeigt. Trotz R0-Resektion sind die medianen Überlebenszeiten dieser Patienten weiterhin eine Herausforderung für die multimodale Therapie. Das neue Cytosin-Analogon Gemcitabin (Gem) zeigte in einer Reihe von Phase I, II und III Studien antitumorale Aktivität beim Adenokarzinom des Pankreas. Im randomisierten Vergleich von Gem gegen 5-FU in der Primärtherapie inoperabler Pankreaskarzinome ergab sich ein signifikanter Überlebensvorteil (Burris et al.). Wir untersuchen daher die Wirksamkeit von Gem nach R0-Resektion von Pankreasadenokarzinomen.

Methodik: Patienten werden innerhalb von 6 Wochen nach erfolgter R0-Resektion wegen Adenokarzinom des Pankreas randomisiert und erhalten in der ersten Gruppe für 6 Monate 1000 mg/m^2 Gem wöchentlich für 3 Wochen mit einer Woche Pause. Die zweite Gruppe wird beobachtet. Bisher wurden 228 von 368 erforderlichen Patienten rekrutiert. Bei der geplanten Interimsanalyse wurde die Toxizität nach WHO-Kriterien bei den ersten 40 eingeschlossenen Patienten ausgewertet. Das mittlere Alter betrug 63,9 Jahre in der Gem-Gruppe und 58,6 Jahre in der Kontrollgruppe und die Gruppen wurden nach postoperativen T-Stadien und dem Lymphknotenbefall (N-Stadium) stratifiziert. Beide Gruppen waren gleich bilanziert.

Ergebnisse: In der Gem-Gruppe wurden 37 (hämatologisch 15; infektiös 6; hepatisch 5; gastrointestinal 5; weitere 6) und in der Kontrollgruppe wurden 5 (gastrointestinal 3; weitere 2) Toxizitäten WHO Grad II (moderate Toxizität) beobachtet. Interessanterweise waren die klinisch relevanten Toxizitäten WHO Grad III (schwere Toxizität) in der Behandlungsgruppe sogar etwas geringer vertreten als in der unbehandelten Kontrollgruppe (4 an 360 Behandlungstagen der Gem-Gruppe [infektiös 2; gastrointestinal 2] versus 6 an 120 Untersuchungsterminen der Kontrollgruppe [infektiös 4; renal 1; gastrointestinal 1]). Bei 2 Patienten in der Gem-Gruppe wurde die Behandlung mit Gem kurzfristig unterbrochen.

Diskussion: Unsere Ergebnisse zeigen, daß die adjuvante Therapie mit Gem nach kurativer Pankreaskopfresektion mit akzeptabler Toxizität durchführbar ist. Insbesondere die klinisch relevanten höhergradigen Toxizitäten (WHO Grad III) waren gleich verteilt und Toxizitäten WHO Grad IV wurden nicht beobachtet. Mit 5-FU wurde sowohl in der palliativen Situation als auch im adjuvanten Konzept (ESPAC-1 Studie) kein Überlebensvorteil erreicht. Hingegen sind in Analogie zur signifikanten Verlängerung der Überlebenszeit durch Gem beim inoperablen Pankreaskarzinom (Burris et al.) auch bei adjuvanter Therapie mit Gem vielversprechende Ergebnisse zu erhoffen.

Abstract ID: 1139 Vortragsart: oral

Adoptiver Immuntransfer: Eine neue Strategie zur Prävention der Hepatitis B-Reinfektion nach Lebertransplantation

U. Dahmen[1], O. Dirsch[2], J. Li[1], Y. L. Gu[1], M. Roggendorf[3], C. E. Broelsch[1]

[1] Klinik für Allgemein- und Transplantationschirurgie, Universitäts-Klinikum Essen
[2] Institut für Pathologie, Universitäts-Klinikum Essen
[3] Institut für Virologie, Universitäts-Klinikum Essen

Einleitung und Zielsetzung: Adoptiver Transfer von Spenderimmunität auf den Empfänger wurde erstmals nach Knochenmarktransplantation beobachtet. In einer aufsehenerregenden Einzelfalldarstellung wurde 1993 beschrieben, dass es nach der Transplantation von Knochenmark von einem Spender mit durchgemachter Hepatitis B Infektion zu Viruselimination beim Empfänger kam. Aufgrund dieser Ergebnisse wurden systematische experimentelle und klinische Studien durchgeführt, in denen der Transfer von humoraler und zellulärer Immunität sowie das Auftreten einer typischen „Memory-response" nach Booster-Impfung gezeigt wurde. Die Übertragung von Immunfunktionen des Spenders auf den Empfänger mittels einer Organtransplantation wurde in der Vergangenheit zwar gelegentlich aufgrund der negativen Auswirkungen (immunhämolytische Anämie, Erdnussallergie) beobachtet, jedoch nicht in seiner potentiellen Bedeutung für den Empfänger erkannt.

In einer Serie von Experimenten an Ratte und Murmeltier wurde der potentielle Nutzen einer Spenderimmunisierung für den Organempfänger untersucht.

Experimentelles Design und Ergebnisse: Bei Verwendung von hochimmunisierten Ratten (zweimalige Impfung mit HbsAg, Antikörpertiter 15.000 – 300.000 mIU/ml) als Spender für ein Leber- oder Nierentransplantat fanden sich hohe Antikörpertiter (bis zu 1000 mIU/ml) in der ersten Woche nach Transplantation im Empfänger, die im Verlauf langsam (6 – 10 Wochen) unter die Nachweisgrenze abfielen. Der Empfängertiter betrug maximal 1% des Spendertiters. Die Effizienz des Immuntransfers wurde durch folgende Faktoren beeinflusst: Höhe des Spendertiters, immunsuppressive Behandlung (CsA 5 mg/kg/Tag), Organgröße/relativer Gehalt an Passengerlymphozyten (Leber > Niere > Herz). Immuntransfer wurde im Rahmen der Herzttransplantation nur bei wenigen Spender-Empfängerpaaren und über einen sehr kurzen Zeitraum (maximal 2 Wochen, Spendertiter > 50.000 mIU/ml) beobachtet.

Der potentielle Nutzen der Spenderimmunisierung wurde im Murmeltier, einem anerkannten Tiermodell der Hepatitis, gezeigt. Die Transplantation der Leber eines hochimmunisierten (3-malige Impfung mit Hepatitis surface Ag sowie Plasmiden für das -core und das -surface Ag sowie IFNg) Spender in einen chronischen Carrier verhinderte die schwere Reinfektion in 2/3 Fällen, wohingegen bei allen Tieren (4/4) in der Kontrollgruppe (Hepatitis negativer Spender in chronischen Carrier) eine schwere Reinfektion auftrat.

Schlussfolgerung: Die gezielte Spenderkonditionierung durch Vakzination hat die Potenz sich zu einem erfolgversprechenden und im Rahmen der Leberlebendspende, aber auch der Lebendnierenspende klinisch realisierbaren Konzept zur Senkung der Reinfektionsrate und ihres Schweregrades und der Hepatitis B-Reaktivierung zu entwickeln.

Voraussetzung für die erfolgreiche klinische Realisierung ist die Auswahl eines geeigneten Impfstoffes und die Etablierung eines Vakzinationsprotokolls, mit dem die erforderliche hohe Immunantwort im Spender induziert werden kann. Diese kann nur erzielt werden, wenn der potentielle Spender frühzeitig (3 – 6 Monate prätransplant) vor geplanter Spende evaluiert und vakziniert wird.

Abstract ID: 1228 Vortragsart: oral

Leitlinien zur Therapie der akuten Pankreatitis: Profitieren Patienten mit infizierten Nekrosen von der frühzeitigen Operation?

H. Vogts, T. Foitzik, W. Schareck

Chirurgische Universitätsklinik Rostock

Einleitung: In den Leitlinien der Deutsche Gesellschaft für Chirurgie wird empfohlen, Patienten mit akut nekrotisierender Pankreatitis (ANP) zum Zeitpunkt des Nachweises einer Infektion der Pankreasnekrosen zu operieren. Dieses Konzept wurde an der Chirurgischen Universitätsklinik Rostock im Rahmen einer prospektiven Studie konsequent umgesetzt.

Methodik: Eingeschlossen wurden nur Patienten mit den radiologischen (Balthazar-Stadium $\geq$ D) und klinischen Kriterien (APACHE-II-Score $\geq$ 8 Punkte) einer schweren ANP (n = 37). Die intensivmedizin. Behandlung umfasste eine prophylaktische Antibiotikatherapie. Der Nachweis einer Infektion der Pankreasnekrosen erfolgte mittels CT-gestützter Feinnadelpunktion (FNP). Diese wurde durchgeführt bei einem Anstieg der systemischen Entzündungszeichen (Temperatur, Leukozyten, CRP) und/oder neu aufgetretenen Organinsuffizienzen (Atlanta-Kriterien). Bei positivem mikrobiologischen Befund erfolgte die Operation in der Regel innerhalb von 48 Stunden. Angestrebt wurde ein geschlossenes Verfahren mit Nekrosektomie und Lavage/Drainage.

Ergebnisse: 16 der 37 Patienten (43%) hatten eine positive FNP und wurden operiert; 6 Pat. innerhalb der ersten 2 Wochen nach Krankenhausaufnahme, 4 Pat. zw. der 2. und 4. Wo., 4 Pat. danach. 2 wurden trotz des Nachweises infizierter Nekrosen nicht operiert. Bei 21 Pat. (57%) gab es keinen Erregernachweis; bei 13 erfolgte wegen fehlender klin. Infektionszeichen keine FNP, bei 8 Pat. blieb die FNP (z. T. mehrfach) negativ. 5 der 21 Patienten wurden wegen klin. Verschlechterung od. Komplikationen mit sterilen Nekrosen operiert.

Balthazar-Stadium, APACHE-Score und die Anzahl der Organversagen unterschieden sich zwischen den Patienten mit den frühen (< 2 Wo.) und späten (> 2 Wo.) Pankreasinfektionen bzw. Operationen weder bei der Aufnahme noch zum Zeitpunkt der Operation. Die Operation zum Zeitpunkt des Erregernachweises führte zu keinem Abfall des APACHE-Scores oder der Anzahl der Organversagen. Alle Patienten, die innerhalb der ersten 2 Wo. operiert wurden, mußten mehrfach operativ revidiert werden (Median: 9×), 3 Pat. (50%) verstarben. Pat., die später operiert wurden, hatten eine geringere Operationsfrequenz (Median 4) und geringere Mortalität (25%).

Schlussfolgerung: Die hohe Mortalität insbesondere der innerhalb der ersten 2 Wochen operierten Patienten, spricht nicht dafür, das in den Leitlinien empfohlene Konzept beizubehalten, Patienten mit ANP zum Zeitpunkt des Nachweises der Infektion zu operieren. Vielmehr ist nach den Ergebnissen neuerer Studien wie auch eigenen Erfahrungen der Versuch gerechtfertigt, auch bei diesen Patienten den Operationszeitpunkt weiter hinauszuschieben; dieses Vorgehen ist mit einer deutlich geringeren Mortalität behaftet und scheint auch aus pathophysiologischer Sicht plausibler zu sein.

Abstract ID: 1321 Vortragsart: poster

Beim Barrett-Ösophagus mit Refluxsymptomen ist eine Antirefluxoperation empfehlenswert

M. Fein, J. Maroske, H. Tigges, K. H. Fuchs

Chirurgische Universitäts- und Poliklinik, Würzburg

Einleitung: Aufgrund schlechterer Ergebnisse nach Antirefluxoperation und einer reduzierten Übersicht bei endoskopischen Kontrolluntersuchungen wird Patienten mit Barrett-Ösophagus von einigen Autoren die konservative Therapie empfohlen. Von anderen wird mit dem Ziel einer Reduzierung des Entartungsrisikos die Antirefluxoperation besonders empfohlen. Vor diesem Hintergrund wurden die Ergebnisse nach operativer und konservativer Therapie von Barrett-Patienten der eigenen Klinik verglichen.

Methodik: 138 Patienten mit Barrett-Ösophagus (107 männlich; 53 +/- 14 Jahre) wurden untersucht. 90 Patienten waren operiert worden, 44 Patienten wurden medikamentös behandelt, 4 erhielten keine säuresuppressive Therapie. 56 Patienten hatten eine Ablationstherapie erhalten. Bezogen auf den Zeitpunkt der Erstdiagnose umfasst die Nachbeobachtungszeit durchschnittlich 3,6 +/- 3.3 Jahre bzw. 486 Patientenjahre. Berücksichtigt wurde jeweils der aktuellste Endoskopiebefund ggf. ergänzt durch ein Telefoninterview.

Ergebnisse: In keinem Fall war eine Progression zum Karzinom diagnostiziert worden. Lediglich eine Patientin hatte eine leichtgradige intraepitheliale Neoplasie entwickelt. Die Patientin war 1998 fundopliziert worden, ein Refluxrezidiv wurde pH-metrisch dokumentiert. Insgesamt nahmen von den 90 operierten Patienten 15 Patienten erneut säuresuppressive Medikamente ein, bei 10 Patienten war ein Refluxrezidiv pH-metrisch gesichert worden. 85% der erfolgreich operierten Patienten gaben keinerlei Refluxsymptome an, dagegen erreichten nur 26% der rein medikamentös therapierten Patienten Symptomfreiheit (p < 0,001). Geringe oder keine Refluxsymptome wurden von 93% der erfolgreich operierten Patienten und von 51% der konservativ behandelten Patienten festgestellt (p < 0,001).

Schlussfolgerung: Im untersuchten Patientenkollektiv mit überwiegend operierten Patienten war das Entartungsrisiko gering. Auffällig war, dass trotz PPI Therapie häufig Refluxsymptome beklagt wurden. Daher sollte die operative Therapie beim Barrett-Ösophagus vor allem aufgrund einer besseren Symptomenkontrolle empfohlen werden.

Abstract ID: 1334 Vortragsart: oral

Intraoperative Laser-Fluoreszenz-Angiographie als Qualitätssicherungsmaßnahme bei der Colonchirurgie

Ch. Töns[1], S. Graeber[1], M. Niewiera[1], A. Schachtrupp[2], J. Höer[2]

[1] Chirurgie St. Franziskus Hospital Köln
[2] Chirurgische Universitätsklinik der RWTH Aachen

Einleitung: Trotz verbesserter chirurgischer Technik persistiert in der Colonchirurgie eine Anastomoseninsuffizienzrate von bis zu 10%. Unter Einbeziehung gedeckter Insuffizienzen mit Abszessbildung und ischämischen Spätstenosen resultiert eine Gesamtkomplikationsquote zwischen 15 und 20%. Wenngleich Nahtspannung der Anastomosennähte und Mobilisation der zu anastomosierenden Darmanteile für die Entstehung von Insuffizienzen verantwortlich gemacht werden, so ist für das Auftreten der Komplikationen doch die derzeit nur klinisch abschätzbare Durchblutung für die Heilung entscheidend.

Bisherige Versuche die Perfusion intraoperativ zu objektivieren haben sich nicht durchsetzen können. Mit der Laser-Fluoreszenz-Angiographie steht ein einfach zu handhabendes mobiles System zur direkten intraoperativen Anwendung und sofortigen quantitativen digitalen Auswertung zur Verfügung.

Methodik: Bei 50 konsekutiv operierten Colonresektionen (32 Frauen, 18 Männer, Durchschnittsalter 72,4 ± SD 4,6 Jahre) wurde von einem unabhängigen Untersucher die Anastomosenregion im direkten Vergleich zu einer normalperfundierten Dünndarmschlinge als interne Referenz nach Injektion von 0,35 mg ICG-Pulsion® pro kg KG mit dem Laser-Fluoreszenz-System (IC-View®, Fa. Pulsion Medical Systems AG) untersucht. Es handelte sich dabei um 24 Linksresektionen, 11 Rechtsresektionen und 15 Transversum- oder Segmentresektionen. Entsprechend des Votums der Ethikkommission wurde das Operationsprocedere von den Messdaten nicht beeinflusst. Beurteilungskriterien waren im postoperativen Verlauf (bis 12. P.op. Tag) die Rate von Anastomoseninsuffizienzen, Revisionsrate, Stuhlfrequenz, Auftreten symtomatischer postischämischer Stenosen in vergleichender Analyse zu den prozentualen relativen Perfusionsmesswerten der beiden gemessenen „regions of interest".

Ergebnisse: Die mittlere Verzögerung der Operationsdauer infolge der durchgeführten Messung betrug 5,2 ± SD 1,4 Minuten. Im postoperativen Verlauf fand sich eine Gesamtkomplikationsrate von 12% (6 von 50), davon n = 1 revisions- und deviationsstomapflichtige tiefe anteriore Rektumresektion (2%), n = 4 konservativ ausheilende gedeckte Insuffizienzen (8%) sowie n = 1 postischämische Stenose (2%) nach anteriorer Rektumresektion. Nach Aufhebung der Blindung fanden sich bei allen betroffenen Patienten auffällig erniedrigte Perfsionsmeßwerte (< 45%) in den geprüften Arealen.

Schlussfolgerung: Wenngleich absolute Grenzwerte der Perfusionsmessung mit dem Laser-Fluoreszenz-Angiographie-System noch nicht definiert werden können, so bietet das System bei direkter intraoperativer Auswertung der Daten dem Operateur wichtige Zusatzinformationen. In dieser kleinen konsekutiven Serie waren alle auftretenden Komplikationen mit objektiv erfassten Perfusionsauffälligkeiten in geprüften Arealen korreliert. Die ersten Ergebnisse mit diesem einfach zu handhabenden System begründen für uns eine routinemäßige Anwendung als zusätzliche intraoperative Qualitätssicherungsmaßnahme.

Abstract ID: 1368 Vortragsart: oral

Laser-Fluoreszenz-Angiographie im Therapiekonzept des diabetischen Fußsyndroms

Ch. Töns[1], S. Graeber[1], R. Krones[2], M. Niewiera[1], P. Sawicki[2]

[1] Chirurgie St. Franziskus Hospital Köln
[2] Innere Medizin St. Franziskus Hospital Köln

Einleitung: Trotz verbesserter chronischer Behandlungskonzepte des Diabetes mellitus stellt das chirurgisch revisionspflichtige Diabetische Fußsyndrom eine tägliche Herausforderung im chirugischen Alltag dar. In der Behandlungsplanung ist zwischen lokaler Revision, Amputation oder gefäßchirurgischer Intervention abzuwägen. Die dafür grundsätzlich wünschenswerte Angiographie der unteren Extremitäten ist häufig wegen einer gleichzeitig bestehenden diabetischen Nephropathie nicht mit vertretbarem Risiko hinsichtlich eines akuten Nierenversagens möglich.

In einer Beobachtungsstudie als Pilotprojekt wurde die Aussagefähigkeit der Laser-Fluoreszenz-Angiographie als alternatives kontrastmittelfreies Angiographie-System für die Planung des chirurgischen Vorgehens geprüft.

Methodik: Bei 64 konsekutiv interdisziplinär behandelten Patienten mit diabetischem Fußsyndrom (38 Frauen, 26 Männer, Durchschnittsalter 76,3 ± SD 7,1 Jahre) und gleichzeitig bestehender diabetischer Nephropathie wurde die betroffene Fußregion im direkten Vergleich zur normalperfundierten Hand des jeweiligen Patienten als interne Referenz nach Injektion von 0,35 mg ICG-Pulsion® pro kg KG mit dem Laser-Fluoreszenz-System (IC-View®, Fa. Pulsion Medical Systems AG) im Rahmen einer Beobachtungsstudie untersucht. Die Videosequenzen wurden, wie bei dem IC-View®-System vorgesehen, digital ausgewertet und dokumentiert. Auf Grund der erhobenen Daten waren die Patienten einer der nachfolgenden Behandlungsgruppen zuzuordnen: Gruppe I: fokale Hyperämie mit lokaler Infektsanierung und systemischer Behandlung, Gruppe II: fokale Minderperfusion mit lokaler Revision, Gruppe III: amputationspflichtige Minderperfusion

Ergebnisse: Bei 75% (n = 48 von 64) der Patienten war auf Grund der Ergebnisse der Laser-Fluoreszenz-Angiographie eine erfolgreiche Zuordnung zu einer der im Studienprotokoll vorgesehenen Behandlungsgruppen möglich. Wie der weitere klinische Verlauf zeigte, war bei 16 Patienten auf Grund der Laser-Angiographie-Daten eine unzureichende Behandlung gewählt worden, bzw. wurde die Plausibilität der Daten im klinischen Alltag nicht hinreichend anerkannt.

Wie zu erwarten waren in keinem Fall Aussagen zum übergeordneten Gefäßstatus, die gefäßchirurgische Maßnahmen begründen würden, zu erheben.

Schlussfolgerung: Die Laser-Fluoreszenz-Angiographie kann beim diabetischen Fußsyndrom keinesfalls die serielle Angiographie der unteren Extremität vollwertig ersetzen. Aussagen zum Gefäßstatus hinsichtlich der Indikation zu gefäßchirurgischen Maßnahmen sind nicht möglich. Speziell bei dem hohen Anteil von Patienten mit diabetischer Nephropathie ergibt die Laser-Fluoreszenz-Angiographie jedoch wertvolle objektive Daten hinsichtlich Indikationsstellung, Wahl des Zeitpunktes und Umfanges der erforderlichen chirurgischen Intervention. Aus unserer Sicht stellt die Laser-Fluoreszenz-Angiographie richtungsweisende Informationen zur Absicherung eines Therapiekonzeptes beim diabetischen Fußsyndrom zur Verfügung.

Abstract ID: 1408 Vortragsart: oral

Neoadjuvante Chemotherapie des Magen- und Cardiacarcinoms: objektive histomorphologische Response-Evaluation, Therapie-assoziierte Komplikationen und Analyse des Therapieversagens

P. M. Schneider[1], R. Metzger[1], S. E. Baldus[2], S. Schmitz[3], S. Mönig[1], H. Schäfer[1], H. G. Brochhagen[4], A. H. Hölscher[1]

[1] Klinik für Viszeral- und Gefäßchirurgie, Universität Köln
[2] Institut für Pathologie, Universität Köln
[3] Medizinische Klinik I, Universität Köln
[4] Institut für Radiologische Diagnostik, Universität Köln

Zielsetzung: Neoadjuvante Chemotherapiekonzepte werden zunehmend bei der Behandlung von lokal fortgeschrittenen (cT3/T4) Adenocarcinomen des Magens und ösophagogastralen Übergangs Typ II-III nach Siewert eingesetzt. Wir berichten über unsere Erfahrungen mit dem PLF-Schema vor Beteiligung an der europäischen Multi-Center-Studie der EORTC (Protokoll 40954), in die das PLF-Schema einging, unter besonderer Berücksichtigung von objektiver Response-Evaluation, Toxizität und Komplikationsrate sowie der Art des Therapieversagens.

Patienten und Methoden: Im Zeitraum 8/96 – 10/01 wurden 25 Ptn. (18m, 7f; medianes Alter: 56,9 Jahre) mit lokal-fortgeschrittenen Adenocarcinomen (cT3/4,Nx,M0) des Magens (n = 11) und ösophagogastralen Übergangs Typ II und III nach Siewert (n = 14) neoadjuvant nach dem PLF-Schema (cis-Platin, Leukovorin, 5-FU; 2 Zyklen à 6 Wochen) behandelt. Klinisches Staging/Responseevaluation umfasste die Endoskopie mit PE, Endosonographie, Ösophagusbreischluck resp. MDP, CT Thorax und Abdomen, Sono Abdomen und diagnostische Laparoskopie mit Peritoneallavage (konventionelle Zytologie und Immunzytologie). Die objektive histomorphologische Response-Evaluation erfolgte nach den Kriterien von Junker und Müller: Grad I (keine Regression), IIA (> 10% vitale Tumorzellen), IIB (< 10% vitale Tumorzellen) und III (komplette Remission).

Ergebnisse: 24/25 Ptn. wurden operiert und 10/24 Ptn. erhielten eine totale Gastrektomie mit D2-LAD sowie 14/24 Ptn. eine transhiatal ± links erweiterte Gastrektomie mit D2-LAD. In 20/24 (83,3%) Fällen erfolgte eine RO-Resektion, in 4 (16,6%) Fällen eine R1-Resektion. Die Verteilung des histomorphologischen Regressionsgradings im Primärtumor ergab keinen Anhalt für eine Tumorregression (Grad I) in 9 Fällen (36%), eine IIA Regression in 11 Fällen (44%) und eine IIB Regression in 4 Fällen (16%). 1 Patient war progredient unter neoadjuvanter Therapie und wurde nicht reseziert. Bei den 4 Fällen mit einer hochgradigen Tumorregression Grad IIB war in keinem Fall ein echtes Downstaging (cT3 → ypT2,1oder 0) zu verzeichnen und es blieb die ursprüngliche cT-Kategorie trotz über 90% iger histomorphologischer Tumorregression erhalten. Die Klinksletalität betrug 0% und als postoperative Komplikationen traten auf: Anastomosenfistel (n = 1), Pancreasfistel (n = 4), Lungenembolie (n = 2) mit cerebraler Hypoxämie (n = 1). Als Chemotherapie-assoziierte schwerwiegende Komplikationen (WHO Grad III/IV) traten auf: einseitige Phlebothrombose (n = 4) mit Lungenembolie (n = 2), Hand-Foot-Syndrom (n = 1), Diarrhoe (n = 1), paralytischer Ileus (n = 1). Nach einer medianen Nachbeobachtungszeit von 2 Jahren sind 11 (40%) Ptn.verstorben und 4 Patienten (16%) haben ein Rezidiv. Der Grund des Therapieversagens lag bei den 20 R0-resezierten Fällen in der systemischen Metastasierung (Peritoneum n = 3, Leber n = 3, Lunge n = 1, Brustwand n = 1, M1lym n = 2).

Zusammenfassung: Unsere Ergebnisse zeigen, daß eine hochgradige histomorphologische Regression (IIB) nur in weinigen Fällen nachweisbar war und zu keinem echten Downstaging führte. Obwohl 7 postoperative Komplikationen bei 6 Ptn. und 9 Chemotherapie-assoziierte Komplikationen bei 7 Ptn. auftraten, spricht eine perioperative Letalität von 0% bei einer RO-Resektionsrate von 83,3% für ein sicheres Therapieverfahren. Kritisch zu bewerten sind die niedrigen objektiven höhergradigen Response-Raten (Junker-Müller Grade IIB und III), das fehlende objektive Downstaging und die hohe systemische Versagerrate nach R0-Resektion. Eine definitive Klärung des Stellenwerts neoadjuvanter alleiniger Chemotherapie wird nur durch aktive Unterstützung der laufenden randomisierten EORTC Studie (Protokoll 40954) zu erreichen sein.

Abstract ID: 1424 Vortragsart: oral

Erste Erfahrungen mit dem neuen ISKD-Distraktionsmarknagel zur Verlängerung der unteren Extremität

S. Hankemeier, H. C. Pape, T. Gösling, M. Richter, C. Krettek

Unfallchirurgische Klinik der Medizinischen Hochschule Hannover

Zielsetzung: Die konventionelle Kallusdistraktion über einen Fixateur externe führt regelmäßig zu schmerzhaften Muskeltransfixationen, Bewegungseinschränkungen, Schwellungszuständen, Narbenbildungen und Pintrakt-Infektionen. Viele Patienten klagen über einen geringen Tragekomfort sowie über die prolongierte Tragedauer des Fixateurs. Dargestellt werden das Konzept und die ersten Ergebnisse des mechanisch distrahierenden ISKD-Marknagels unter besonderer Berücksichtung obiger Probleme eines konventionellen Fixateur externe.

Material und Methode: Der ISKD-Nagel für Femur und Tibia verlängert sich über einen Ratschenmechanismus bei Rotationsbewegungen von 3°, welche bereits im Rahmen physiologischer Belastungen auftreten. Die tägliche Distraktion wird vom Patienten über einen externen Monitor gemessen und eine ausgebliebene Distraktion bei Bedarf durch gezielte Rotationsbewegungen ausgeglichen.

In einer prospektiven Studie wurden bisher 4 Patienten (18 – 36 Jahre) mit einer Beinverkürzung von 3,1 cm (2,6 – 4,0 cm) ein ISKD-Nagel implantiert. 3 Femur-Verkürzungen waren posttraumatisch entstanden, wobei 2 Verkürzungen jeweils mit einer Rotationsfehlstellung (28° bzw. 45°) sowie Fehlstellungen in der Frontalebene (7° bzw. 12°) kombiniert waren. Ferner wurde eine idiopathische Tibiaverkürzung behandelt. Die Patienten wurden in 2-wöchentlichen Abständen klinisch, radiologisch und sonographisch untersucht. Die letzte Kontrolluntersuchung bei fortsetzender Nachbehandlung erfolgte 2,9 Monate (2,5 – 3,1 Monate) postoperativ.

Ergebnisse: Die Implantation des ISKD-Nagels entsprach der eines konventionellen, anterograden, unaufgebohrten Marknagels. Über eine Osteotomie im Bereich des proximalen oder mittleren Schaftdrittels erfolgte eine gleichzeitige Korrektur von Achsfehlstellungen und Rotationsfehlern. In einem Fall trat postoperativ ein revisionspflichtiges Hämatom auf. Zum Erreichen der gewünschten täglichen Distraktionsstrecke führten 3 Patienten zeitweise gezielte Rotationsbewegungen unter Monitor-Kontrolle durch. Der Distraktionsindex betrug im Mittel 1,2 mm/Tag. Ein Patient nahm während der Distraktionsphase nur bei Bedarf Analgetika ein. Die Beweglichkeit der angrenzenden Gelenke war während der Distraktionsphase auf 82% reduziert und nahm bis zum Zeitpunkt der letzten Untersuchung auf 93% zu. Erste Kallusstrukturen waren sonographisch 12 bis 21 Tage und radiologisch 18 bis 23 Tage nach Distraktionsbeginn darstellbar. Zwei Patienten wiesen 5 bzw. 7 Wochen nach Abschluss der Distraktion eine deutliche Kallusformation auf. Zwei Patienten zeigten bereits eine knöcherne Konsolidierung der Distraktionsstrecke (Heilungsindex von 1,6 und 1,8 Tage/mm).

Zusammenfassung: Der ISKD-Distraktionsnagel zeigt vielversprechende erste Ergebnisse unter Elimination sämtlicher Fixateur-assoziierter Probleme. Bei der Patientenauswahl ist auf eine gute Compliance der Patienten zu achten. Gleichzeitige Korrekturen von Deformitäten erfordern in besonderem Maß eine exakte Diagnostik, Planung und Korrektur, da im Gegensatz zur externen Fixation keine sekundären Korrekturen möglich sind. Insbesondere im Bereich des Femur scheint der Distraktionsnagel gegenüber dem Fixateur externe aufgrund des ausgeprägten Weichteilmantels deutliche Vorteile zu besitzen.

Abstract ID: 1532 Vortragsart: oral

Sicherheit und Effektivität der totalen Thyreoidektomie in der Behandlung benigner Schilddrüsenerkrankungen

A. W. Trupka[1], W. Sienel[2], L. Gawlik[2]

[1] Chirurgische Klinik, Klinikum Starnberg, Lehrkrankenhaus der Ludwig-Maximilians-Universität München
[2] Chirurgische Klinik, Klinikum der Universität München, Innenstadt

Problemstellung: In der Therapie der benignen Struma werden nach subtotaler Schilddrüsenresektion Rezidivraten zwischen 5 und 25% im Langzeitverlauf angegeben. Die Totalentfernung der Schilddrüse, die ein Rezidivrisiko prinzipiell ausschließt, stellt einen technisch anspruchsvolleren Eingriff mit eventuell höherem Komplikationspotential dar. Aus diesem Grunde sollten in der vorgelegten Analyse die Ergebnisse subtotaler (ST) und totaler (TT) Schilddrüsenresektionen bei benigner Struma verglichen werden.

Methodik und Patienten: Im Zeitraum 01/1999 bis 02/2001 wurden im Rahmen einer klinikinternen Qualitätssicherungsstudie die Daten und Nachkontrollen von 334 Patienten nach Schilddrüsenresektion bei benigner Struma prospektiv erfasst (Mediane Nachbeobachtungszeit 13 Monate). Alle Operationen wurden mit Lupenbrille und konsequenter Darstellung des N. recurrens sowie der Nebenschilddrüsen durchgeführt, ab 12/2000 wurde das intraoperative Neuromonitoring routinemäßig eingesetzt. Prä- und postoperativ erfolgte die HNO-ärztliche Beurteilung der Stimmbandfunktion, neben täglichen Kontrollen des Serumkalziums (1.–3. pop) erfolgte die Bestimmung des intakten Parathormon am 3. pop Tag. Länger als 6 Monate anhaltende Recurrensparesen oder substitionstpflichtige Hypokalzämien wurden als permanent definiert.

Ergebnisse: Im Erfassungszeitraum wurden 188 (56%) subtotale und 146 (44%) totale Schilddrüsenresektionen bei 334 Patienten vorgenommen. Die subtotalen Resektionen wurden in 95% der Fälle wegen benigner Knotenstruma vorgenommen sowie in 3% bei M. Basedow, die totalen Thyreoidektomien in 56% der Fälle bei M. Basedow (n = 81), in 42% bei Knotenstrumen (n = 62) und in 2% bei Thyreoiditis (n = 3). In der TT Gruppe wurde bei 37 Patienten simultan Nebenschilddrüsengewebe autotransplantiert (NSD-ATX). Postoperative temporäre Stimmbandfunktionsstörungen (Bewegungseinschränkung, Parese) wurden bei 5 von 229 gefährdeten Nerven in der ST-Gruppe (2,2%) und in neun Fällen in der TT-Gruppe (3,1%) beobachtet (p = 0,53; X2-Test). Insgesamt wurde nur eine permanente Recurrensparese gesehen (ST-Gruppe: 0,4% der nervs at risk, 0,5% der Pat.; 0,3% aller 334 Pat.). Es fand sich weiterhin auch kein signifikanter Einfluss des Resektionsverfahrens auf Störungen des Kalziumhaushaltes wie temporärer (TT 17,1%, ST 13%, p = 0,33) und permanenter Hypoparathyreoidismus (TT 2,1%, ST 1,6%, p = 0,72), sowie die Häufigkeit substitutionspflichtiger Nachblutungen. In der Subgruppe der Patienten nach NSD-ATX wurde kein permanenter Hypoparathyreoidismus gesehen. Im kurzen Nachbeobachtungszeitraum von 13 Monaten wurden bislang bei konsequenter Substitutionstherapie keine Rezidive beobachtet.

Schlussfolgerung: Mit modernen und subtilen Operationstechniken (Lupenbrille, Nervendarstellung, Neuromonitoring, Autotransplantation von Nebenschilddrüsengewebe) kann die totale Thyreoidektomie bei (nahezu) komplett knotiger Umwandlung der Schilddrüse und beim M. Basedow in der Hand des erfahrenen endokrinen Chirurgen als sicheres Resektionsverfahren empfohlen werden. Rezidive können damit sicher vermieden werden ohne gegenüber der subtotalen Resektion eine höhere Komplikationsdichte in Kauf nehmen zu müssen.

Abstract ID: 1584 Vortragsart: oral

Adjuvante Radiochemotherapie (RTx/CTx) mit 5-FU/Folinsäure (FS)/Cisplatin (CDDP)/Paclitaxel (P) bei Patienten mit R0-Resektion bei High-risk-Magencarcinom (UICC-Stadien II-IV[M0])

E. C. Jehle[1], C. Kollmannsberger[2], W. Budach[3], L. Kanz[2], H. D. Becker[1], C. Bokemeyer[2]

[1] Klinik für Allgemeine Chirurgie, Universitätsklinikum Tübingen
[2] Klinik für Hämatologie/Onkologie, Universitätsklinikum Tübingen
[3] Klinik für Strahlentherapie, Universitätsklinikum Tübingen

Einleitung: Die Überlebensraten bei fortgeschrittenen Magencarcinomen sind auch bei R0-Resektion nach wie vor unbefriedigend. Die US-Intergroup-Studie 0116 hat einen signifikanten Überlebensvorteil für die Pat. gezeigt, die folgend auf eine R0-Resektion eines fortgeschrittenen Magencarcinoms eine adjuvante RTx/CTx erhielten. Die vorliegende Studie evaluiert die Durchführbarkeit, Toxizität und Wirksamkeit eines optimierten adjuvanten Therapieregimes bestehend aus einer 4-fach CTx plus einer 5-FU-basierenden RTx/CTx.

Methoden: Einschlusskriterium war ein komplett reseziertes fortgeschrittenes Adenocarcinom des Magens inclusive D1- oder D2- Lymphknoten-Dissektion (LKD) ohne Fernmetastasierung. Zwischen 12/2000 und 9/2002 konnten 46 Pat. (49 Jahre [27 – 65]) in die Studie aufgenommen werden; davon waren im UICC-Stadium II 35%, IIIA 31%, IIIB 14%, IV(M0) 20%. Bei 87% wurde eine Gastrektomie, bei 13% eine subtotale Resektion, bei 43% eine D1-, bei 57% eine D2-LKD durchgeführt. Die Pat. wurden nach D1-/D2-LKD stratifiziert. CTX bestand aus 2 Zyklen von 5-FU 2000 mg/m²/24h nach FS 500 mg/m²/2h einmal die Woche über 6 konsekutive

Wochen, zusätzlich P 175mg/m^2 in den Wochen 1 und 4 und CDDP 50 mg/m^2 in den Wochen 2 und 5. Nach dem ersten Zyklus CTx erhielten die Pat. eine RTx/CTx mit 45 Gy plus 5-FU 225mg/m^2/24h, gefolgt von einem zweiten Zyklus CTx.

Resultate: Toxizität (n = 18 Pat., die bisher die komplette Therapie erhielten): CTC III/IV: neutropene Infektion 1 Pat. (6%), Leukopenie 8 Pat. (44%), Anorexie 3 Pat. (13%); Diarrhoe 1 Pat. (4%), Nausea/Erbrechen 2 Pat. (9%); Gewichtsverlust $\geq$ 10% (CTC II/III) 12 Pat. (63%); Tod 1 Pat. (2%) (Pneumocystis-Infektion); Studienabbruch 2 Pat. (1×Toxizität, 1×persönliche Gründe). Dosisreduktion/Behandlungsaufschub während des ersten und zweiten CTx-Zyklus waren bei 9 bzw. 12 Applikationen nötig. Zwei Pat. hatten eine allergische Reaktion auf P. Die Dosis-Intensität für 5-FU/FS war jedoch +90% in Zyklus 1 und +80% in Zyklus 2, für P und CDDP +80% in beiden CTx-Zyklen. Nach einem medianen Follow-up von 9,5 Monaten [2 – 18] erlitten 3 Pat. (7%) eine Rezidiv, 43 Pat. (93%) sind rezidiv-frei.

Folgerungen: Das von uns vorgestellte RTx/CTx-Regime ist mit einer akzeptablen Toxizität durchführbar. Die ersten Ergebnisse sind vielversprechend. Ein zweiter Studienarm (CTx mit 5-FU/FS/CDDP ohne P, ansonsten identische RTx/CTx) wurde eröffnet, um in diesem Setting eine 3-fach- und 4-fach-Therapie zu evaluieren. Die Studie wird insgesamt 100 Pat. rekrutieren. Die Resultate dieser Studie werden die Basis einer randomisierten Phase III-Studie bilden.

Abstract ID: 1654 Vortragsart: oral

Neue Epidemiologie und Pathologie Gastrointestinaler Stromatumoren (GIST) – Konsequenzen für die Chirurgie in der Ära von Imatinib

S. Hahn[1], D. Pink[2], U. Schneider[3], C. Stroszczynski[4], P. Reichardt[2], P. Hohenberger[1]

[1] Chirurgie und Chirurgische Onkologie, Charité
[2] Medizinische Onkologie und Tumorimmmunologie
[3] Bereich Pathologie, Robert Rössle Klinik
[4] Radiodiagnostik und Interventionelle Radiologie

Problemstellung: Gastrointestinale Stromatumoren (GIST) sind sehr selten und werden erst seit 1998 durch den Nachweis des c-kit Protoonkogens (CD117) definiert. Insofern müssen alte Einschätzungen zur Therapie sog. abdominaler Leiomyome/Leiomyosarkome auf ihre Gültigkeit überprüft werden. Durch das antiproliferative Medikament Imatinib (STI571, Glivec) ergeben sich wegen der Ansprechrate von ca. 85% neue Aspekte für die chirurgische Therapieplanung.

Methodik: Folgende Parameter von 144 Patienten mit einem histologisch gesicherten GIST (1995 – 1931.8.2002) wurden evaluiert: (1) Alter (2) Geschlecht (3) Erkrankungs- (4) Sterbealter, (5) Ausbreitungsstadium (6) Metastatasierungsstatus (7) Tumorlokalisation, (8) Tumorgröße, (9) Mitoserate, (10) Ersthistologie, (11) Rezidivhäufigkeit (12) rezidivfreie Zeit, (13) Symptomatik der Erstdiagnose, (14) CD-117 und (15) CD-34-Expression.

Die erfassten Daten wurden in eine Datenbank übertragen und mittels SPSS®-10.0 bearbeitet.

Ergebnisse: Unter den 114 Patienten sind 71 Männer (62,3%) und 43 Frauen (37,7%) mit einem mittleren Alter von 63,5 ± 11,72 Jahren (16 bis 81 Jahre). Das mediane Erkrankungsalter beträgt 60 ± 12,1 Jahre. Bei 51 (46,5%) Patienten wurde ein Primärtumor diagnostiziert, bei 10 (8,8%) Patienten ein Lokalrezidiv. Bei den 51 (44,7) Patienten war der Tumor metastasiert. Als Primärtumorlokalisation wurden Magen 36 (31,6%), Jejunum 19 (16,7%), Dünndarm (onA) 11 (9,6%), Ileum 10 (8,8%), Rektum 8 (7%), Duodenum 7 (6,1%) gefunden. Andere Organe des GI-Traktes sind bei jeweils maximal 1 bis 4 Patienten (0,9 – 3,5%) betroffen. 55 Tumoren (48,2%) haben eine Mitoserate von + 10 Mitosen/50 HPF. 53 (46,5%) Patienten erlitten ein Tumorrezidiv. Fernmetastasen waren in der Leber bei 52%, im Peritoneum bei 41% und in der Lunge oder anderen Organen in 7% nachzuweisen. Lymphknotenmetastasen wurden nie detektiert.

Demnach ist derzeit von einer Inzidenz von ungefähr 0,3 bis 0,4 pro 100.000 Einwohner mit 250 – 300 Neuerkrankungen für Deutschland auszugehen. Bei 20 bis 30% der GIST handelt es sich um maligne Tumoren.

Die Ansprechrate auf die Therapie mit Imatinib beträgt 85%, die sekundäre Progressionsrate nach einem Intervall von 15 – 18 Monaten 12 – 15%.

Schlussfolgerung: Bei gastrointestinalen Stromatumoren (GIST) handelt es sich um ein klar definiertes Krankheitsbild mit typischer Metastatisierung, das sich entscheidend von anderen Sarkomen abgrenzt. Auch im metastasierten Stadium kann durch die Kombination von Imatinib mit evtl. folgender Resektion des Residualtumors noch ein langfristig kurativer Behandlungsansatz verfolgt werden. Bei lokal fortgeschrittenen Tumoren sollte kein primär multiviszerales Vorgehen angestrebt werden. Eine Lymphadenektomie im Rahmen der Primärtumorresektion ist nicht erforderlich.

Abstract ID: 1685 Vortragsart: oral

Die videoskopisch-assistierte Schilddrüsenchirurgie – operative Technik und Ergebnisse einer prospektiven Studie

M. K. Walz[1], S. Lederbogen[2], K. Albrecht[1], K. Peitgen[1]

[1] Klinik für Chirurgie und Zentrum für Minimal-Invasive Chirurgie, Kliniken Essen-Mitte
[2] Praxis für Endokrinologie, Essen

Minimal-invasive Operationsverfahren an der Schilddrüse sind bisher wenig bekannt. Die operationstechnischen Aspekte befindet sich in der Entwicklung, Indikationen und Kontraindikationen werden derzeit eruiert. Ein wesentliches Ziel ist die Verbesserung des kosmetischen Ergebnisses.

Im Rahmen einer prospektiven Studie (11/99 – 99/02) wurde bei insgesamt 105 Patienten (19m, 84w; Alter 42 ± 11 Jahre) eine videoskopisch-assistierte Schilddrüsenoperation durchgeführt. Indikationen normal große oder nur geringgradig vergrößerte (> 30 ml) Schilddrüsen mit unilateralen Knoten (n = 61), bilateralen Knoten (n = 6) oder Basedow-Strumen (n = 6). Der Eingriff erfolgt über eine ca. 2 cm lange quer-mediane cervicale Inzision. Die Mobilisation des Schilddrüsenlappens wird dabei ohne Gasinsufflation video-assistiert in situ durchgeführt, die Darstellung des N. laryngeus recurrens ist integraler Bestandteil des Verfahrens.

Konversionen mit Schnitterweiterung waren 4-mal notwendig (3-mal Carcinom-Nachweis, einmal Adhäsionen). Die Operationsdauer lag für unilaterale Eingiffe bei 80 min., für beidseitiger Operation bei 120 min. Als Komplikationen wurden 1 temporäre Recurrensparese, 1 temporäres Horner-Syndrom sowie drei temporäre und ein definitiver Hypoparathyreoidismus beobachtet. Die postoperative stationäre Verweildauer lag bei 2,6 ± 0,9 Tagen. Das kosmetische Ergebnis war durchweg überzeugend.

Die videoskopisch-assistierte Schilddrüsenchirurgie ist ein sicheres Verfahren für selektionierte Patienten.

Abstract ID: 1736 Vortragsart: oral

Standardisierte Analyse der thorakoskopischen Thymektomie (tThx) bei Myasthenia gravis (MG)

J. C. Rückert[1], H. Sobel[1], M. Egert[2], J. M. Müller[1]

[1] Klinik für Allgemein-, Gefäß-, Thorax- und Viszeralchirurgie, Charité der Humboldt Universität Berlin,
  Campus Mitte
[2] Neurologische Klinik, Charité der Humboldt Universität Berlin

Einleitung: Universell akzeptierte Standards für die Analyse der Therpieergebnisse bei MG (insbesondere der Thx) sind für die klinische Forschung seit langem gefordert. Durch das Medical Scientific Advisory Board (MSAB) der Myasthenia gravis Foundation of America (MGFA) wurde zwischen 1997 und 2000 ein Standard mit 7 Hauptkriterien geschaffen. Bisher liegt noch keine vergleichende Untersuchung eines Zentrums nach diesen Kriterien vor.

Methodik: Die von 1994 – 2002 prospektiv erfassten Thx wurden anhand der Parameterliste nach den neuen MGFA-Kriterien für die Klinische Klassifikation, die Quantifizierung der Krankheitsschwere, den präoperativen Therapiestatus, den Postinterventionsstatus, die Thymushistologie, die Thx-Klassfikation und die MGFA-Morbidität/Mortalität bis 2000 reklassifiziert und ab 2000 prospektiv bewertet. Dabei wurde ein nicht randomisierter Vergleich zwischen den Techniken der tThx und der medianen Sternotomie (sThx) vorgenommen.

Ergebnisse: Nach MGFA wurden 66 Thx IIa (tThx) (17m/49w) und 34 Thx IIIb (sThx) (11m/23w) verglichen. Es gab keine Unterschiede in den MGFA-Klassen (I, II-IVa/b, V) der MG. Die Mittelwerte (+ /-SD) der Schwere der MG (0 – 24) betrugen dabei (9,2 + /-3,8) vor tThx und (10,5 + /-3,1) vor sThx. Vor t/sThx bestand folgender MGFA-Therapiestatus: 48/28 Cholinesteraseinhibitoren (CH), 13/8 Prednisolon (PR), 7/4 Immunsuppression außer PR (IM), 2/2 Plasmaaustausch (PE), 0/0 i.v. Immunglobulintherapie (IG). Nach MGFA wurden durch t/sThx folgende Ergebnisse erreicht: 25/13 komplette stabile Remission (CSR), 13/10 pharmakologische Remission (PR), 28/11 minimale Manifestationen (MM-0 bis MM-3). Dem entsprachen folgende MGFA-Statusveränderungen der MG nach t/sThx: 59/27 Verbesserung (I), 5/4 Unverändert (U), 1/1 Verschlechterung (W), 1/2 Exazerbation (E), 0/0 Tod durch MG. Die Thymushistologie zeigte bei t/sThx folgende Verteilung (%): 74/48 Follikuläre Hyperplasie, 6/11 echte Hyperplasie, 2/11 Lipom, 2/3 Persistenz, 5/0 Involution, 8/22 Thymom, 3/5 Karzinom. Der MGFA-Standard für die Morbidität wies signifikante Vorteile für die tThx nach.

Schlussfolgerungen: Die MGFA-Klassifikation ermöglicht erstmals den Vergleich von Ergebnissen der Thx zwischen verschiedenen Zentren. Der MGFA-Standard führt zu einer realistischen Stratifikation gemäß der großen individuellen Variabilität der MG. Damit wird das grobe Kriterium der Vollremission der MG sinnvoll ergänzt. Der MGFA-Typ IIa (tThx) hat bei differenzierter MGFA-Analyse analoge Ergebnisse, jedoch patientenbezogene Vorteile gegenüber dem Typ IIIb (sThx) der Thx.

Abstract ID: 1814 Vortragsart: poster

Minimalinvasive Therapie bei Scaphoidfrakturen

L. Schütz, D. Schiefer, Ch. Josten

Klinik für Unfall- und Wiederherstellungschirurgie der Universität Leipzig

Einleitung: Die Behandlung der Scaphoidfraktur wurde bis in die neuere Zeit stets konservativ durchgeführt. Nachteil dieser Behandlung ist eine Immobilisierung des gesamten betroffenen Armes. Zunehmend wird die Osteosynthese auch dieser Fraktur propagiert. Um unsere Behandlungsmethode auf ihre Ergebnisse zu überprüfen, haben wir die operativ mit einer Scaphoidfraktur behandelten Patienten nachuntersucht, auch um die unterschiedlichen Behandlungsverfahren vergleichen zu können.

Material und Methodik: Im Zeitraum vom 1.1.2001 bis zum 31.12.2001 wurden 23 Patienten mit einer Fraktur des os scaphoideum operativ in unserer Klinik versorgt. Die operative Therapie wurde mittels einer Plattenosteosynthese oder mit einer Schraubenosteosynthese durchgeführt. Die Indikation, welches Verfahren zur Anwendung kam, wurde anhand der Frakturlokalisation und des Frakturtyps gestellt. Um das Operationstrauma gering zu halten, wurde zunehmend die Schraubenosteosynthese perkutan mittels einer Herbertschraube durchgeführt. Eine postoperative Immobilisierung beschränkte sich auf die Dauer der Wundheilung.

Ergebnisse: Die 23 Patienten wiesen eine heterogene Frakturlokalisation auf. Die Schraubenosteosynthese wurde favorisiert, jedoch wurde bei C-Frakturen die Plattenosteosynthese durchgeführt. Das Geschlechtsverhältnis der Patienten: 17 Männer (Alter: 31 – 76) und 6 Frauen (Alter: 22 – 33). Es wurde neunmal eine Plattenosteosynthese und 14-mal die Herbertschraube verwendet. Die durchschnittliche Verweildauer betrug bei der Platte (P) 16,75 Tage und bei der Herbertschraube (S) 4,1 Tage, wobei 10 der 14 Patienten (S) ambulant versorgt wurden. Komplikationen traten in Form von Infekten nicht auf, einmal bestand ein Hämatom, welches konservativ therapiert wurde, ein Taubheitsgefühl an dem Daumen palmarseitig bei zwei Patienten remittierte. Die Nachuntersuchung erfolgte anhand des Martini-Scores, bzw. anhand des DASH.

Zusammenfassung: Die Therapie des os scaphoideum sollte differenziert erfolgen, die Schraubenosteosynthese ist durch die minimale Invasivität der Plattenosteosynthese überlegen, jedoch bei Trümmerzonen nur bedingt geeignet. Der perkutanen Schraubenosteosynthese sollte bei gegebener Indikation als Primärtherapie zunehmend Anwendung finden. Der DASH Score und der Martini Score weisen in unserer Nachuntersuchung bei der Schraubenosteosynthese bessere Werte auf.

Abstract ID: 1867 Vortragsart: poster

Effect on efficacy and safety of the timing of the first pentasaccharide (fondaparinux, Arixtra) administration in the prevention of venous thromboembolism (VTE) after major orthopedic surgery

A. G. G. Turpie[1], K. A. Bauer[2], B. I. Eriksson[3], M. R. Lassen[4]

[1] Hamilton Health Science Corporation, Hamilton, Kanada
[2] VA Boston Healthcare System and Beth Israel Deaconess Medical Centre, Boston, USA
[3] Sahlgrenska University Hospital, Göteborg, Schweden
[4] Hilleröd Hospital, Copenhagen, Dänemark

Kein Abstracttext vorhanden, lediglich Posterdatei

Abstract ID: 1868 Vortragsart: poster

Pentasaccharide (fondaparinux, Arixtra) versus enoxaparin for the prevention of venous thromboembolism (VTE) in major orthopedic surgery: subgroup analyses of efficacy

M. R. Lassen[1], K. A. Bauer[2], B. I. Eriksson[3], A. G. G. Turpie[4]

[1] Hilleröd Hospital, Copenhagen, Dänemark
[2] VA Boston Healthcare System and Beth Israel Deaconess Medical Centre, Boston, USA
[3] Sahlgrenska University Hospital, Göteborg, Schweden
[4] Hamilton Health Science Corporation, Hamilton, Kanada

Kein Abstracttext vorhanden, lediglich Posterdatei

Abstract ID: 1869 Vortragsart: poster

Absence of in vitro placental transfer of pentasaccharide (fondaparinux, Arixtra) in the human dually perfused cotyledon

F. Lagrange[1,2,3], C. Vergnes[4], J. L. Brun[3], F. Paolucci[5], A. Santoni[5], T. Nadal[5], J. J. Leng[5], M. C. Saux[1], B. Bannwarth[1]

[1] EA525, Université V. Segalen, Bordeaux 2, Frankreich
[2] Pharmacie Centrale, Perpignan, Frankreich
[3] Service de Gynécologie et Obstétrique, CHU Bordeaux, Frankreich
[4] Laboratoire d'Hématologie, CHU Bordeaux, Frankreich

Kein Abstracttext vorhanden, lediglich Posterdatei

Abstract ID: 1890 Vortragsart: poster

Bivalirudin – a new anticoagulant

T. Nielsen[1], A. Koster[2], C. Sundgreen[1]

[1] Cardiovascular Development, International Medical Affairs, Nycomed, Roskilde, Dänemark
[2] Abteilung Anästhesiologie, Deutsches Herzzentrum, Berlin

Introduction: Heparin, the traditional anticoagulant, has a number of limitations. It is inhibited by platelet factor 4, only weakly active against clot-bound thrombin and it can activate platelets via the platelet GP IIb/IIIa receptor. Furthermore the pharmacokinetics and dose-reponse curves are non-linear leading to non- predictable anticoagulation effect.

Pharmacology: Bivalirudin (Nycomed Pharma GmbH) is a new potent direct thrombin specific anticoagulant. It binds directly to and effectively inhibits all known haemostatic actions of thrombin, including thrombin mediated formation of fibrin and activation of platelets. It binds bivalent to exosite 1 and the active site of the thrombin molecule. The binding is initially non-competitively but cleavage of the bivalirudin molecule results in recovery of thrombin active site functions. In contrast to heparin it inhibits soluble and thrombin-bound thrombin with similar potency. Bivalirudin is cleared from plasma by a combination of renal mechanisms and proteolytic cleavage with a half-life of 25 min in patients with normal renal function.

Clinical trials: Bivalirudin has been developed for use as an anticoagulant during percutaneous coronary interventions (PCI). In a double-blind randomised study1 of 4312 patients with unstable or postinfarction angina undergoing percutaneous transluminal coronary angioplasty bivalirudin was found to reduce the 7-day combined incidence of death, myocardial infarction (MI) or repeat revascularisation by 22% compared to heparin (p < 0.04). Bleeding complications were also significantly reduced (3.5% vs. 9.3%, p < 0.001). In another study2 comprising 268 patients undergoing PCI bivalirudin in combination with abciximab was associated with a lower combined 7-day incidence of death, MI, repeat revascularisation or major bleeding than heparin plus abciximab (3.4% vs.10.6%, p = .0018). Recently a 6000 patient double-blinded randomised trial of bivalirudin versus heparin in contemporary PCI was completed.

Bivalirudin is a promissing intravenous agent in indications where reliable and easy predictable anticoagulation is needed such as coronary artery bypass grafting (CABG), peripheral angioplasty, vascular surgery, extracorporal circulation, hemofiltration and in patients with heparin induced thrombocytopenia (HIT) or heparin induced thrombocytopenia syndrome (HITS).

Conclusion: The unique ability of bivalirudin to reduce both ischaemic and bleeding events supports it's development as a replacement for heparin in other indications. Studies to confirm this are ongoing.

Bittl JA et al. (2001) Am Heart J 142:952 – 959

Lincoff AM et al. (2002) Am Heart J 143:847 – 853

State of the Art

Abstract ID: 522 Vortragsart: oral

Selbstbeteiligung bei der DRG-Gestaltung: Welche Gruppen müssen verbessert werden

M. Thalhammer[1], H. Hornung[1], A. Billing[2]

[1] Chirurgische Klinik, Klinikum Großhadern, 81377 München
[2] Klinikum am Plattenwald, 74177 Bad Friedrichshall

Zielsetzung: Voraussetzung für eine sinnvolle Adaptation der australischen DRG's auf deutsche Verhältnisse ist unsere Mitarbeit. Besondere Probleme sind durch ökonomisch inhomogene DRG-Gruppen zu erwarten. Sehr unterschiedlicher Aufwand sollte nicht durch eine Pauschale vergütet werden. Ein einfach verfügbarer Parameter für Homogenität ist die Liegedauer.

Material und Methoden: Wir haben alle chirurgischen Patienten unserer Klinik im Zeitraum 1 – 6/2002 diesbezüglich analysiert. 3106 Patienten wurden in 294 DRG's klassifiziert. In 15 Gruppen fanden sich mehr als 50 Patienten, in weiteren 29 Gruppen fanden sich mehr als 20 Patienten.

Ergebnisse: Die grafische Darstellung der Liegezeiten demonstriert sinnfällig Homogenität (Graphik links: DRG I23Z, lokale Exzision und Entfernung von Implantaten zur inneren Stabilisierung, ausgenommen Hüfte und Oberschenkel) sowie Inhomogenität (Graphik rechts: DRG G60A, bösartige Neubildungen des Verdauungstraktes). Darüber hinaus hilft der Vergleich von Mittelwert und Median der Gruppen zur Differenzierung. In besonders auffälligen Gruppen kann nun als nächster Schritt eine weitere Analyse des Aufwandes bezüglich operativer Eingriffe, Intensivbehandlung und teurer Medikamente erfolgen (◘ Abbildung 1).

Zusammenfassung: Wir Ärzte sind dazu aufgerufen, im laufenden Jahr an einer sinnvollen „Eindeutschung" des australischen DRG-Systems mitzuarbeiten. Die Analyse inhomogener DRG Gruppen erscheint als zielführender Ansatz.

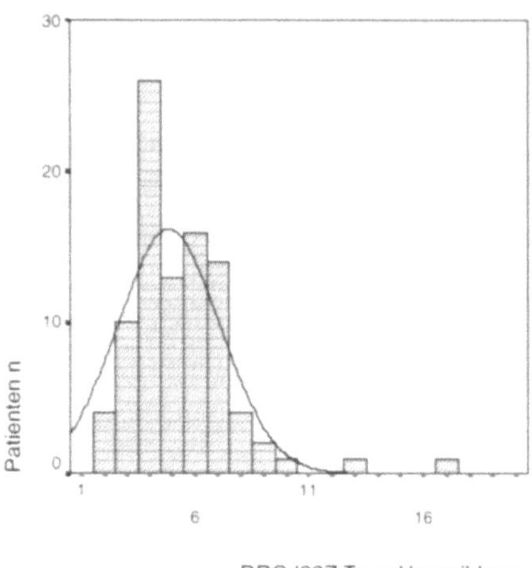
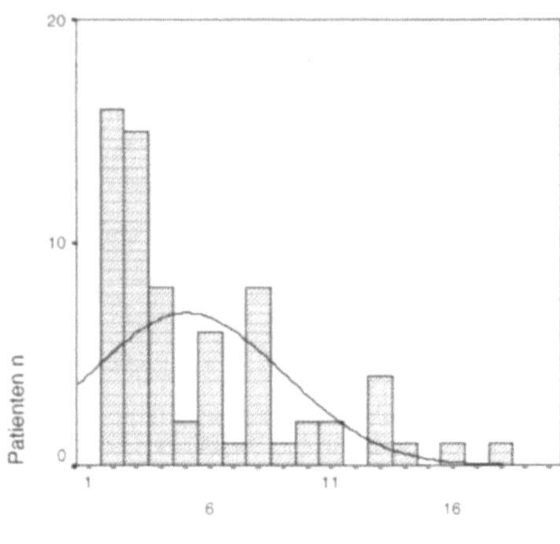

❏ Abb. 1.

Abstract ID: 625 Vortragsart: oral

Videoassistierte pulmonale Lobektomie – Erste Erfahrungen bei ausgewählten Patienten

P. Kujath, H. Shekarriz, CH. Eckmann, H.-P. Bruch

Klinik für Chirurgie der Medizinischen Universität zu Lübeck

Zielsetzung: Die Thorakotomie als Standardzugang zur Durchführung einer Lobektomie geht durch die große Inzision sowie die Retraktion der Thoraxwand und vor allem der Rippen mit einem großen Trauma für die Patienten einher. Nicht selten leiden die Patienten an langandauernden Schmerzen. Die physiologischen und metabolischen Reaktionen des Organismus sind wiederum die Ursache weiterer Komplikationen wie Atelektase, Pneumonie, tiefe Venenthrombose etc.

Die videoassistierte Thoraxchirurgie (VATS) ist eine minimal-invasive Technik, die sich mittlerweile bei vielen Indikationen als Verfahren der Wahl durchsetzen konnte. Wir berichten über unsere ersten Erfahrungen mit dieser Technik für die anatomischen Lobektomie bei 18 Patienten mit Bronchialcarcinom im Stadium I.

Material und Methoden: 14 männliche und 4 weibliche Patienten mit einem mittleren Alter von 69,4 Jahren mit peripherem nicht-kleinzelligem Bronchialcarcinom kleiner als 3 cm in Durchmesser im Stadium I der Erkrankung wurden nach entsprechender Vorbereitung einer anatomischen (VATS-) Lobektomie (9 obere Lobektomien links, 4 obere Lobektomien rechts, 3 untere Lobektomien rechts und 2 untere Lobektomien links) mit mediastinaler Lymphadenektomie unterzogen. Der intraoperative Verlauf wurde videoskopisch dokumentiert. Die postoperative Phase wurde hinsichtlich der Schmerzsymptomatik, Rekonvaleszenzdauer, Mobilisation und eventuelle Komplikationen evaluiert.

Ergebnisse: Alle Lobektomie waren erfolgreich. Es fanden 2 Konversionen zur offenen Methode statt. Es gab keine perioperative Letalität. Die intraoperativ plazierten Thoraxdrainagen konnten bei allen Patienten zwischen dem 1. und dem 4. postoperativen Tag entfernt werden. Es wurde kein persistierender Pneumothorax beobachtet. Die Schmerztherapie wurde bei allen Patienten am ersten postoperativen Tag abgesetzt. Die Mobilisation konnte bereits 6 Stunden postoperativ problemlos durchgeführt werden. Die Patienten konnten im Durchschnitt nach 5,4 Tagen entlassen werden.

Zusammenfassung: Videoassistierte Lobektomie ist eine schonende minimal-invasive Technik, die bei ausgewählten Patienten mit Stadium I des nicht-kleinzelligem Bronchialcarcinoms erhebliche Vorteile hinsichtlich der postoperativen Rekonvaleszenz bietet. Die Anwendung dieser Technik sollte jedoch zur Zeit auf ausgewählten Patienten und erfahrene Operateure beschränkt bleiben.

Abstract ID: 638 Vortragsart: oral

Die endovaskuläre Therapie des thorakalen Aortenaneurysmas

R. Scharrer-Pamler, X. Kapfer, F. Liewald, K-H. Orend, L. Sunder-Plassmann

Chirurgische Universitätsklinik Ulm

Einleitung: Mit der vorgelegten retrospektiven Untersuchung soll der Stellenwert der endovaskulären Therapie von Aneurysmen der Aorta descendens anhand der Ergebnisse und Komplikationen bestimmt werden.

Material und Methode: Im Zeitraum von Mai 1997 bis Juli 2002 wurden 45 Patienten (33 Männer, 12 Frauen) mit einem Durchschnittsalter von 69 Jahren endovaskulär wegen eines thorakalen Aortenaneurysmas behandelt. Bei 11 Patienten erfolgte die Therapie notfallmäßig bei Vorliegen einer gedeckten Ruptur. Der durchschnittliche Nachuntersuchungszeitraum betrug 24 Monate.

Ergebnisse: In allen Fällen konnten die Stent-Grafts erfolgreich plaziert werden. In 43 Fällen erfolgte der Zugang über die A. femoralis communis, in 2 Fällen über die A. iliaca communis. Die durchschnittliche Eingriffszeit betrug 87 Minuten. Die perioperative Letalität war 2,2% (n = 1), die 30-Tages-Letalität betrug 6,7% (n = 3). Die Überlebensrate im Follow-up war 84%. Primäre Endoleaks traten in 8 Fällen (17,8%) auf. Während des Follow-ups entwickelten sich bei 2 Patienten sekundäre Endoleaks. Alle Endoleaks wurden erfolgreich therapiert bzw. verschlossen sich spontan (n = 2). Es trat keine Paraparese/Paraplegie auf. Bei zwei Patienten kam es intraoperativ zu einem Apoplex. In 12 Fällen wurde die A. subclavia komplikationslos überstentet.

Schlussfolgerung: Die endovaskuläre Ausschaltung thorakaler Aortenaneurysmen stellt ein sicheres und effektives Verfahren dar. Die Morbiditäts- und Mortalitätsrate ist deutlich geringer als bei der konventionell offenen Operation. Wenn immer möglich sollte aus diesen Gründen die endovaskuläre Therapie angestrebt werden.

Abstract ID: 740 Vortragsart: video

Chirurgische Therapie der zentralen Gallengangskarzinome (Klatskin Tumore)

F. Lehner, T. Becker, H. Bektas, J. Klempnauer

Klinik für Viszeral- und Transplantationschirurgie, Medizinische Hochschule Hannover

Klatskin-Tumore sind cholangiozelluläre Karzinome, die sich im Bereich der Hepaticusgabel manifestieren. Ihre funktionelle Bedeutung für den Galleabstrom resultiert aus ihrer Lokalisation und ihrer Wachstumsform. Da die chirurgische Therapie anfänglich nur unzureichende Raten von Resektabilität und Radikalität zeigte, galten Klastkin-Tumore lange Zeit als prinzipiell nicht resektabel und wurden meistens den konservativ drainierenden Verfahren zugewiesen.

In einer restrospektiven Analyse zwischen 1971 und 2001 wurden an der Klinik für Viszeral- und Transplantationschirurgie 289 Patienten an einem Klatskin-Tumor operiert. Hierbei wurde in 10% der Fälle eine alleinige Hepaticusgabelresektion durchgeführt, in 48% der Fälle eine Kombination von Hepaticusgabelresketion mit Leberteilresektion, in 7% der Fälle eine totale Hepatektomie mit nachfolgender Lebertransplantation und in 35% der Fälle kamen lediglich palliative Maßnahmen zur Anwendung. Die Resektionsrate betrug insgesamt 58%, unter Einschluss der Lebertransplantation 65%. Eine R0 Resektion konnte in 74% der Fälle erreicht werden. Entscheidende Faktoren für das Überleben waren UICC-Stadium und das Erreichen einer R0-Situation. Das 1-Jahresüberleben nach R0-Resektion betrug 80%, das 2-Jahresüberleben 48% und das 5 Jahresüberleben 30%. Die Hospitalletalität betrug 8% nach R0-Resektion. Anhand unserer aktuellen Zahlen und eines Operationsvideos (Hepatikusgabelresektion mit Hemihepatektomie rechts) stellen wir unser eigenes operatives Vorgehen und unsere aktuellen Ergebnisse dar.

Die Analyse konnte zeigen, dass ein radikal-chirurgisches Vorgehen mit dem Ziel eine R0 Situation zu erreichen, die Überlebenswahrscheinlichkeit deutlich verbessert. Die Therapiestrategie bei Klatskin-Tumoren sollte deshalb immer die Vorstellung der Patienten in einem hepato-biliärem Zentrum beinhalten bevor palliative Maßnahmen ergriffen werden.

Diesen Zusammenhang möchten wir anhand eines Operationsvideos präsentieren. Gezeigt werden die chirurgisch-technischen Aspekte sowie die einzelnen Operationsschritte von der Exploration über die Lymphadenektomie bis hin zur Resektion.

Abstract ID: 759 Vortragsart: oral

Lymphangiosis carcinomatosa ist ein unabhängiger Prognosefaktor bei Adenokarzinomen des oesophagogastralen Übergangs

B. H. A. von Rahden[1], M. Feith[1], K. Becker[2], J. R. Siewert[1], H. J. Stein[1]

[1] Chirurgische Klinik und Poliklinik, Klinikum rechts der Isar, Technische Universität München
[2] Institut für Pathologie und Pathologische Anatomie, Klinikum rechts der Isar, Technische Universität München

Hintergrund: Für verschiedene Tumorentitäten wird der histologische Nachweis des Einbruch von Karzinomzellen in Lymphgefäße als prognostischer Faktor angesehen. Für wenige Karzinome – zum Beispiel das Plattenepithelkarzinom des Oesopagus – wurde der Prognosefaktor Lymphangiosis carcinomatosa (LAC) durch Studien bewiesen. Ziel unserer Untersuchung war die Analyse der prognostischen Bedeutung der LAC bei den Adenokarzinomen am oesopagogastralen (AEG) Übergang.

Methoden: Wir untersuchten n = 607 Patienten, die wegen eines AEG reseziert worden waren, auf das Vorliegen einer LAC im Präparat. Analysiert wurden 178 distale Oesophaguskarzinome (AEG I), 295 Tumoren mit Haupttumormasse in der Cardia (AEG II) und 134 subcardiale Magenkarzinome (AEG III) mittels univariater und multivariater Analyse.

Ergebnisse: Insgesamt lag eine Lymphangiosis carcinomatosa bei 48,4% vor (AEG I 30,3%, AEG II 54,6%, AEG III 59,0%) . Die univariate Analyse zeigte eine signifikante Korrelation zwischen LAC und der T-Kategorie (p < 0.0001), der N-Kategorie (p < 0.0001), dem Resektionsstatus (R-Kategorie, p < 0.0001) und dem UICC Stadium (p < 0.0001), sowohl für alle AEGs, als auch getrennt für die Typen I bis III. In der multivariaten Analyse war die LAC neben den bekannten Prognosefaktoren (T-,N-, R-Kategorie) ein signifikanter und unabhängiger Prognosefaktor (p = 0.029).

Schlussfolgerung: Die Daten zeigen, dass bei Patienten, die wegen eines AEG reseziert wurden, die LAC ein unabhängiger Prognosefaktor ist. Die Daten unterstreichen die Bedeutung der systematischen histopathologischen Aufarbeitung der Präparate und Berücksichtigung der LAC im histologischen Befund. Die im UICC Klassifikationssystem als optionale L-Kategorie berücksichtigte LAC sollte obligaten Stellenwert erhalten.

Abstract ID: 797 Vortragsart: oral

Lebensqualität nach Aortenklappenersatz mit mechanischen und biologischen gerüstlosen Klappen in älteren Patienten: 5 Jahre Follow-up

J. Ennker[1], E. Dumlu[1], A. Albert[1], U. Rosendahl[1], I. C. Ennker[1], J. Bengel[2], I. Florath[1]

[1] Herzzentrum Lahr, Baden
[2] Institut für Psychologie der Universität Freiburg

Zielsetzung: Der Einnahme von gerinnungshemmenden Substanzen wird im Allgemeinen mit einer Verschlechterung der Lebensqualität des Patienten assoziiert. Deshalb ist nach Aortenklappenersatz mit Bioprothesen, bei denen im Gegensatz zu mechanischen Herzklappen eine gerinnungshemmende Therapie nicht notwendig ist, eine Verbesserung der Lebensqualität zu erwarten.

Material und Methoden: Von Januar 1996 bis März 2001 wurden bei 429 Patienten mit einem Durchschnittsalter von 74 ± 5 die Aortenklappe durch eine mechanische (SJM) oder durch eine biologische Klappe ohne Gerüst (Medtronic® Freestyle) ersetzt. Das Follow-up war zu 99% komplett. Die Lebensqualität wurde mit Hilfe der deutschen Übersetzung des Nottingham Health Profile (NHP) beurteilt. Der NHP-Fragebogen enthält sechs Sektionen: Energieverlust, Schmerz, Emotionale Reaktion, Schlaf, Soziale Isolation, Physische Mobilität. Da sich die beiden Patientengruppen in ihren präoperativen Charakteristika unterschieden und somit potentielle Confounder zu berücksichtigen sind, wurden Unterschiede in der Lebensqualität und Überlebenswahrscheinlichkeit mittels Logistischer und Cox-Regression untersucht.

Ergebnisse: Die Überlebensrate nach 5 Jahren war für die Freestyle-Gruppe $71 \pm 4\%$ und für die SJM-Gruppe $75 \pm 6\%$, welche unter Berücksichtigung präoperativer Risikofaktoren für das Langzeitüberleben wie Diabetes mellitus, Myokardinfarkt, renale Begleiterkrankung, Vorhofflimmern, NYHA-Klasse III oder IV und Alter nicht signifikant verschieden waren ($p = 0{,}41$). Die Anzahl der Patienten, die keine Beeinträchtigung der Lebensqualität zeigten, war in den Sektionen des NHP wie Schmerz (62% vs 69%, Patienten nach Aortenklappenersatz vs. gesundes Vergleichskollektiv), Emotionale Reaktion (60% vs 56%), Soziale Isolation (83% vs 88%) vergleichbar mit einem gesunden Vergleichskollektiv (Durchschnittsalter: 46 Jahre, Kohlmann et al.,Soz.-Präventivmed. 42 (1997), 175). In den Sektionen Energieverlust (54% vs 70%), Schlaf (46% vs 61%) und Physische Mobilität (43% vs 70%) war der Anteil der Patienten mit keinen Beeinträchtigungen geringer als für das gesunde Kollektiv, was wahrscheinlich auf das höhere Lebensalter zurückzuführen ist. Die Logistische Regressionsanalyse (eine Beeinträchtigung zu haben (Score > 0) oder nicht (Score = 0)) zeigte in keiner Sektion des NHP einen Unterschied zwischen der Freestyle- und der SJM-Gruppe.

Zusammenfassung: Obwohl die Lebensqualität von Patienten nach Aortenklappenersatz unter Berücksichtigung des höheren Lebensalters vergleichbar war mit einem gesunden Vergleichskollektiv, konnten keine Unterschiede zwischen Patienten, die eine gerüstlose Bioprothese und Patienten, die eine mechanische Prothese erhielten, gefunden werden.

Abstract ID: 989 Vortragsart: oral

Tumor-, patienten- und operateurbezogene Einflussfaktoren der Identifikation und Schonung autonomer Beckennerven bei TME

(Zusammengefasst mit Folgepräsentation)

W. Kneist, A. Heintz, T. Junginger

Klinik und Poliklinik für Allgemein-und Abdominalchirurgie der Johannes Gutenberg-Universität Mainz

Hintergrund: Nachdem die onkologischen Ergebnisse durch Einführung der Totalen Mesorektum Exzision (TME) zur Behandlung des Rektumkarzinoms verbessert wurden, war es Ziel einer prospektiven Untersuchung zu klären wie häufig die Darstellung und Schonung autonomer Beckennerven möglich ist und ob ein Zusammenhang zu postoperativ auftretenden Blasenentleerungsstörungen besteht.

Patienten und Methodik: 150 Patienten wurden im Zeitraum Mai 1997 bis Dezember 2001 bei Karzinom ($\leq$ 16 cm) einer Rektumresektion unterzogen. Ein Stadium III lag bei 48 (32%) ein Stadium IV bei 22 (14,7%) Erkrankten vor. Bei 128 Patienten (85,3%) war das Karzinom in den unteren Rektumdritteln lokalisiert. Sphinktererhaltend operiert wurden 112 (74,7%) Patienten. Die vollständig, teilweise oder nicht erfolgte Darstellung autonomer Beckennerven (Plexus hypogasticus superior, Nn. hypogastrici inferiores und Plexus hypogastrici inferiores) wurde dokumentiert und in Beziehung gesetzt zu katheterpflichtigen Blasenentleerungsstörungen. Prä- und postoperativ wurde sonographisch das Restharnvolumen bestimmt. Urodynamische Untersuchungen wurden bei 42 von 50 Patienten (Gruppe III) präoperativ und für 14 dieser Patienten 6 Monate postoperativ durchgeführt.

Ergebnis: Die autonomen Beckennerven wurden bei 108 (72%) vollständig, bei 16 (10,7%) partiell (unilateral komplett n = 7, Plexus hypogastricus inferior beidseits n = 1, Plexus hypogastricus superior; Nervus hypogastricus beidseits n = 8) und bei 26 (17,3%) Patienten nicht dargestellt. Nach der Anfangsphase (Gruppe I, n = 50) gelang die vollständige Identifikation der Beckennerven in 78% (Gruppe I und II). Nach univariater Analyse ergaben sich T-Kategorie (T1/T2 vs. T3/T4), Radikalität (R0 vs. R1/R2), Geschlecht, Voroperation im Becken, Lernkurve und intraoperativer Blutverlust als signifikante Einflussfaktoren für komplette Identifikation bzw. Schonung autonomer Beckennerven. Nach multivariater Analyse ergaben sich Geschlecht (p = 0,006), Lernkurve (Gruppe I vs. Gruppe II/III; p = 0,019) und Wandinfiltrationstiefe (p = 0,028) als unabhängige Einflussfaktoren. Für 150 Patienten betrug das Restharnvolumen präoperativ 0 ml (Median). 16 (10,7%) Patienten mit einem Restharnvolumen von 420 ml (Median) wurden mit Blasenkatheter entlassen. Für Patienten ohne Blasenentleerungsstörung betrug das Restharnvolumen bei Entlassung 20 ml (Median) (p = 0,007). Über urologische Anamnese und sonographischen Untersuchung hinaus ergab sich durch präoperative urodynamische Diagnostik kein Informationsgewinn. 14 Patienten mit präoperativ unauffälliger urodynamischer Untersuchung waren auch postoperativ ohne pathologischen Befund. Darstellung und Schonung der Nerven führte zu niedriger Rate an Blasenentleerungsstörungen (4,5% vs. 38,5%; p < 0,001).

Schlussfolgerung: Zur prä- und postoperatven Beurteilung der Blaseninfunktion sind Anamnese und sonographische Restharnbestimmung wichtig. Identifikation und Schonung autonomer Beckennerven ist in hohem Maße möglich, führt zur Vermeidung urologischer Funktionsstörung und ist von patienten- und tumorbezogenen Faktoren, aber auch vom Operateur abhängig.

Abstract ID: 990 Vortragsart: oral

Die anteriore Semifundoplicatio – Die Alternative zur Fundoplicatio

W. Kneist, T. Trinh, A. Heintz, T. Junginger

Klinik und Poliklinik für Allgemein- und Abdominalchirurgie der Johannes Gutenberg-Universität Mainz

Hintergrund: Bei der Behandlung der gastroösophagealen Refluxkrankheit (GERD) ist die Semifundoplicatio nach randomisierten Studien mit einer geringeren Dysphagierate im Vergleich zur Fundoplicatio bei vergleichbarer Refluxkontrolle verbunden. Ziel der Studie war es, an einem größeren Krankengut den Einfluss der anterioren Semifundoplicatio bei GERD unter besonderer Berücksichtigung des Langzeitverlaufes aufzuzeigen und damit den Stellenwert als Alternative zur Fundoplicatio nach Nissen zu ermitteln.

Patienten und Methode: Die perioperativen Ergebnisse von 249 Patienten wurden retrospektiv für 93 konventionelle und prospektiv für 156 laparoskopische Operationen analysiert. Bei einer medianen Nachbeobachtungszeit von 9 Monaten (6 – 44 Monate) nach laparoskopischer und 88 Monaten (15 – 194 Monate) im Median nach offener Semifundoplicatio wurden die Patienten mittels standardisiertem Fragebogen nachuntersucht.

Ergebnisse: Die Patienten mit laparoskopischen Eingriff waren jünger (48 vs. 56 Jahre im Median; p < 0,001) und die präoperative Risikoeinschätzung war günstiger (ASA I/II 83% vs. 54%; p < 0,001) als bei Patienten mit konventionellem Eingriff. Die Dauer der laparoskopischen anterioren Semifundoplicatio verkürzte sich auf die Hälfte der Zeit einer offenen Operation (58 vs. 115 Minuten im Median). Intraoperative Komplikationen waren selten (1%) für beide Zugänge. Die Morbidität war geringer (3,2% vs. 1,3%;p > 0,05) und die Krankenhausverweildauer verkürzte sich (10 vs. 5 Tage im Median; p < 0,001) nach Einführung der laparoskopischen Methode. Nach konventioneller bzw. laparoskopischer Semifundoplicatio hatten 71,4% (55/77) bzw. 69% (76/110) der Patienten keine Refluxbeschwerden. 86% (66/77) bzw. 85% (93/110) der Patienten hatten keine Dysphagie. 66% bzw. 82% der Patienten nahmen keine Medikamente ein. Bei Refluxbeschwerden wurden 5 (6,5%) bzw. 1 (0,9%) Patienten erneut operiert. Wegen einer Dysphagie musste keiner der Patienten erneut operiert werden. Insgesamt waren 78% bzw. 85% der Patienten mit dem Ergebnis der anterioren Semifundoplicatio zufrieden.

Schlussfolgerung: Die anterioren Semifundoplicatio führt mittel- und langfristig zu guter Refluxkontrolle. Technisch einfach und komplikationsarm ist sie der Fundoplicatio hinsichtlich postoperativ auftretender Dysphagie überlegen. Die anteriore Semifundoplicatio ist damit eine gute Alternative zur Fundoplicatio.

Abstract ID: 1043 Vortragsart: poster

Laparoskopischer Zugangsweg bei der Adrenalektomie beim Phäochromozytom

J. Burghardt, G. Vetter, A. Heintz, TH. Junginger

Klinik und Poliklinik für Allgemein- und Abdominalchirurgie der Johannes Gutenberg Universität Mainz

Zielsetzung: Retrospektive Analyse der operativen Therapie bei klinischem Verdacht auf ein Phäochromozytom.

Material und Methoden: Retrospektive Analyse der im Zeitraum 1994 bis 09/2002 bei Verdacht auf ein Phäochromozytom endoskopisch adrenalektomierten Patienten. Hierfür wurden die relevanten präoperativen und postoperativen Patientendaten (Alter, Geschlecht, arterielle Hypertonie mit/ohne medikamentöse Therapie, Histologie, Tumorgröße) erfasst und ausgewertet. Zusätzlich erfolgte die Erfassung der operativen Daten (ASA-Klassifikation, Operationsdauer, Komplikationen, Blutverlust, intraoperative Blutdruckschwankungen).

Ergebnisse: Im Untersuchungszeitraum wurden 45 Patienten (22 Frauen und 23 Männer) wegen eines Phäochromozytoms operiert. Bei 42 Patienten erfolgte die einseitige und bei 3 Patienten die bilaterale Adrenalektomie. Die durchschnittliche Anamnesedauer betrug 12 Monate. Das Leitsymptom einer arteriellen Hypertonie bestand bei 70% der Patienten. Die präoperative Hormondiagnostik zeigte bei 40 Patienten erhöhte Noradrenalinwerte im Serum und im 24-Stunden-Sammelurin. Die Entfernung der Nebenniere links erfolgte über einen retroperitonealen Zugang bei 19 und transperitoneal bei 3 Patienten. Die rechte Nebenniere wurde 6 mal über einen retroperitonealen Zugang und in 18 Fällen transperitoneal entfernt. Relevante chirurgische Komplikationen traten nicht auf. Die mittlere Operationszeit betrug bei retroperitonealem Zugang links 112 und rechts 189 Minuten. Bei transperitonealem Zugang betrug die Operationszeit links 79 und rechts 118 Minuten. Unabhängig vom Zugangsweg nahm die Operationszeit mit der Tumorgröße zu. Der intraoperative Blutverlust war bei retroperitonealem Zugang zu vernachlässigen. Transperitoneal erreichte der Blutverlust im Median links 25 ml und rechts 35 ml. Intraoperativ zeigten 12 Patienten hypertensive Krisen mit systolischen Blutdrücken +200 mmHg trotz präoperativer Alpharezeptorblockade. Histologisch bestätigte sich die Verdachtdiagnose bei 31 Patienten, wobei 3 Patienten beidseitige Phäochromozytome aufwiesen. Bei allen Patienten kam es bereits unmittelbar postoperativ zu einer Normalisierung des Blutdrucks. Bei allen Patienten mit histologischem Nachweis eines Phäochromozytoms ergaben sich postoperativ normale Noradrenalinwerte im Serum und im Urin.

Zusammenfassung: Die durch kurze Anamnesedauer und arterielle Hypertonie gekennzeichneten katecholaminproduzierenden Tumoren des Nebennierenmarks sind erfolgreich, durch eine transperitoneale endoskopische Adrenalektomie zu therapieren. Der retroperitoneale Zugang ist bei linksseitigen Phäochromozytomen bei voroperierten Patienten indiziert. Als Verlaufsparameter der erfolgreichen Operation eignet sich neben dem Nachweis der Hormonspiegel auch der postoperative Blutdruckverlauf.

Abstract ID: 1156 Vortragsart: oral

Die Folgen des Arbeitszeitgesetzes in den chirurgischen Fächern einer Universitätsklinik

H. Schrem[1], L. Mahlke[2], S. Machtens[3], C. Hagl[4]

[1] Viszeral- und Transplantationschirurgie, Medizinische Hochschule Hannover
[2] Unfallchirurgie, Medizinische Hochschule Hannover
[3] Urologie und Kinderurologie, Medizinische Hochschule Hannover
[4] Thorax-, Herz- und Gefäßchirurgie, Medizinische Hochschule Hannover

Einleitung: Das seit 1996 geltende deutsche Arbeitszeitgesetz gilt für alle angestellten Ärzte. Seit ca. einem Jahr wird die Einhaltung des deutschen Arbeitszeitgesetzes von den Gewerbeaufsichtsämtern bundesweit schwerpunktmäßig in den Krankenhäusern überprüft. Bisher wurden bei ungefähr 70% aller überprüften Kliniken vom Belegkrankenhaus bis zur Universitätsklinik grobe Verstöße gegen das Arbeitszeitgesetz festgestellt. Bei Verstößen gegen das Arbeitszeitgesetz drohen Geldstrafen für die Krankenhausleitungen bzw. die zuständigen Chefärzte.

Material und Methoden: Die gewählten Assistentensprecher aus vier verschiedenen operativen Kliniken (Viszeral- und Transplantationschirurgie, Unfallchirurgie, Urologie sowie Thorax-, Herz- und Gefäßchirurgie) des Zentrums Chirurgie der Medizinischen Hochschule Hannover (MHH) haben mittels eines gemeinsam erarbeiteten Textes zu den Folgen des Arbeitszeitgesetzes eine Befragung unter den angestellten Ärzten einschließlich der Ärzte im Praktikum, der Assistenzärzte und der Oberärzte bezüglich der Einstellungen zum Arbeitszeitgesetz und dessen Folgen durchgeführt. Aufgrund der überraschend eindeutigen gemeinsamen Einschätzung und der einmütigen gemeinsamen Einstellung der angestellten Ärzte in den oben genannten Kliniken wurde gemeinsam ein auf dem ursprünglichen Text basierender Artikel im Deutschen Ärzteblatt veröffentlicht, der eine sehr kontroverse Diskussion innerhalb der deutschen Ärzteschaft insbesondere hinsichtlich des Vorschlages einer so genannten „48 + 12" Lösung ausgelöst hat. Die Reaktionen der deutschen Ärzteschaft in Leserbriefen und einem eigens eingerichteten Internetforum wurden analysiert. Basierend auf der hierdurch ausgelösten intensiven Diskussion wurde ein Vorschlag für eine Novelle des Deutschen Arbeitszeitgesetzes und die Einführung eines Wissenschaftstarifvertrages entwickelt.

Ergebnisse: Die von den operativ Tätigen der Kliniken für Viszeral- und Transplantationschirurgie, Unfallchirurgie, Urologie sowie Thorax-, Herz- und Gefäßchirurgie des Zentrums Chirurgie der Medizinischen Hochschule Hannover favorisierte „48 + 12" Regelung für universitäre operative Zentren im Rahmen einer Novelle des Arbeitszeitgesetzes hat den massiven Widerstand des Marburger Bundes und zahlreicher nicht-operativ tätiger Ärzte in universitären und nicht-universitären Einrichtungen ausgelöst. Eine besondere Gefahr des derzeitigen deutschen Arbeitszeitgesetzes wird von den operativ tätigen Ärzten in Hannover (MHH) vor allem für die Forschung, studentische Lehre, die Facharztweiterbildung sowie die Qualität und Quantität der Patientenversorgung in den chirurgischen Fächern an Universitätskliniken gesehen. Eine verbesserte finanzielle Ausstattung der Krankenhäuser mit einer Verbesserung der Stellenschlüssel sowie die Entlastung der klinisch tätigen Ärzte von delegierbaren Aufgaben stellen gemeinsame Forderungen aller Ärzte dar.

Schlussfolgerungen: Aus Sicht der uns bekannten operativ tätigen Ärzte an Universitätskliniken erscheint eine Novelle des Deutschen Arbeitszeitgesetzes und die Einführung eines Wissenschaftstarifvertrages dringend erforderlich. Eine möglichst repräsentative Umfrage unter den angestellten operativ tätigen Ärzten bezüglich der Einschätzungen und Einstellungen zu den vorgeschlagenen Regelungen ist erforderlich.

Abstract ID: 1513 Vortragsart: oral

Prätherapeutische Selektion von Patienten mit Rektumkarzinom zur lokalen Excision

J. Burghardt, W. Kneist, A. Heintz, T. Junginger

Klinik und Poliklinik für Allgemein- und Abdominalchirurgie der Johannes Gutenberg-Universität, Mainz

Ziel einer retrospektiven Analyse des eigenen Krankengutes war die Klärung der Frage, wie oft sich die Indikationsstellung zur lokalen Excsion von Rektumtumoren anhand des postoperativen pathohistologischen Befundes als adäquate Therapiemaßnahme erweist und wie oft sie lediglich eine diagnostische Maßnahme darstellt.

Krankengut: An der Klinik und Poliklinik für Allgemein- und Abdominalchirurgie der Johannes Gutenberg-Universität Mainz wurden vom 1.1.1985 bis 31.12.2001 553 Adenome oder Karzinome des Rektums lokal excidiert. Präoperativ erfolgten die Beurteilung des rektal-digitalen Tastbefunds nach Mason und Biopsien zur histologischen Beurteilung.

Ergebnisse: Die postoperative pathohistologische Beurteilung ergab bei 370 Kranken ein Adenom und bei 127 Kranken ein T1 Karzinom, bei 43 ein T2 Karzinom und 12mal ein T3 Karzinom. Die Sensitivität der Endosonographie war für T1-Karzinome und Adenome 95%, die Spezifität 58%. Die präoperative Biopsie wies das vorliegende Karzinom bei 75 von 182 Patienten (41%) nach. Der high-risk-Charakter (n = 60) konnte bei keinem Patienten präoperativ erkannt werden. Diese Klassifikation beruhte bei 51 Patienten allein auf dem Nachweis einer Lymphgefäßinvasion, bei 5 Kranken bestand zusätzlich eine G 3 Differenzierung und bei 4 Kranken lag allein eine G3 Differenzierung vor. Im Folgenden wurden diejenigen Patienten berücksichtigt, bei denen präoperativ alle drei Untersuchungen vorlagen (n = 81). 1. Die rektal-digitale Untersuchung erbrachte keine zusätzlichen Informationen im Vergleich zur Endosonographie. 2. Fand sich präoperativ endosonographisch ein uT0/1 Tumor und histologisch ein Adenom (n = 41) oder Karzinom(n = 14) bestätigte sich dies postoperativ bei 69 Patienten (85%). Bei 15% fand sich ein T2 oder T3 Karzinom. 3. Lag präoperativ endosonographisch ein uT2 Tumor, histologisch jedoch ein Adenom vor (n = 12) fand sich postoperativ in 10 von 12 Patienten ein pT2 Karzinom, einmal ein pT1 Karzinom und einmal ein Adenom. 4. Lag präoperativ ein uT2 Tumor und histologsiche ein Karzinom vor (n = 14) bestätigte sich dies in 8 Fällen, 2mal fand sich ein pT3 Karzinom und je einmal ein Adenom bzw. pT1 Karzinom.

Folgerungen: Bei Vorliegen eines Rektumtumors und endosonographischer uT0/1 Situation ist die lokale Excision in 85% die definitive Therapie. Die uT2 Situation bestätigt sich postoperativ in hohem Prozentsatz, so daß die lokale Excision in der Regel keine Anwendung finden sollte. Der „high-risk"-Charakter von Rektumtumoren ist mittels Biospie meist nicht erkennbar. Allerdings sind G3/4 Karzinome selten (4/182). Die Bedeutung einer Lymphgefäßinfiltration (L1) für die Indikationstellung zur lokalen Excsion ist ungeklärt. Daher empfiehlt es sich, für die Indikationsstellung zur lokalen Excision statt zwischen „high und low risk" besser zwischen „high- und low grade" Tumoren zu unterscheiden.

Abstract ID: 1629 Vortragsart: video

Minimal invasive Therapie eines Mediastinaltumors? State of the art

J. F. O. Nolde[1], H. Shekarriz[1], D. Branscheid[2], H. P. Bruch[1]

[1] Chirurgische Klinik des Universitätsklinikum Lübeck
[2] Chirurgische Klinik, Krankenhaus Großhansdorf

Präsentiert wird der Fall eines 74-jährigen Patienten, der sich mit seit Jahren bestehenden, jetzt zunehmenden Schluckstörungen und vermehrtes pharyngeales Sekret bei uns vorstellte. Die ambulant durchgeführte Gastroskopie zeigte einen im proximalen Ösophagus gelegenen, polypös erhabenen Prozess, wobei nicht unterschieden werden konnte, ob dieser Prozess durch eine Kompression von außen oder primär vom Ösophagus ausging. Die Kernspintomographie zeigte eine im oberen Mediastinum gelegene, ca. 5 cm durchmessende suspekte Raumforderung mit Verdrängung und Verlagerung der Trachea und des Ösophagus. Biopsien aus dem polypösen Areal ergaben lediglich den Verdacht auf einen benignen mesenchymalen Tumor.

Nach Komplettierung der Umfelddiagnostik entschlossen wir uns zu einem thorakoskopischen Vorgehen, intraoperativ zeigte sich, daß der Tumor bis an die Ösophaguswand reichte, sodaß der Ösophagus auf einer Länge von 3cm übernäht wurde. Sowohl im Schnellschnitt als auch in der endgültigen Histologie zeigte sich ein vollständig im Gesunden resezierter beniger Tumor, der sich unter immunhistochemischer Untersuchung als Neurofibrom herausstellte.

Dermatologischerseits konnte eine Neurofibromatose ausgeschlossen werden.

Der postoperative Verlauf gestaltete sich komplikationslos, der Patient konnte am 11. postoperativen Tag bei subjektivem Wohlbefinden, reizlosen Wundverhältnissen und normwertigen Laborparametern kostaufgebaut entlassen werden.

Fazit: Dieser Fall zeigt – vor allem durch die Videosequenzen – sehr anschaulich, wie sich mit Hilfe der VATS auch große mediastinale Tumoren resezieren lassen und so für die Patienten der Heilungsverlauf zeitlich drastisch reduziert werden kann.

Abstract ID: 1763 Vortragsart: oral

Peritoneale Adhäsionen: Epidemiologie, Kosten, Pathogenese und Prävention – ein Literatur-Überblick

K. Kramer

Chirurgische Klinik im Klinikum der Stadt Ludwigshafen

Zielsetzung: Der häufigste Grund für einen mechanischen Ileus in der westlichen Welt sind Adhäsionen in der Folge vorangegangener Abdominal-Operationen. Ziel der Präsentation ist der Überblick über Epidemiologie, Pathogenese/Pathophysiologie, Kosten-Impact u. Präventions-Konzepte von intraabdominellen Adhäsionen.

M + M: Berücksichtigt werden ca. 100 Referenzen (Medline).

Ergebnisse: Entscheidend für das Schicksal von Mesothelialverletzungen – Entwicklung von Adhäsionen oder Restitutio ad integrum – ist das Gleichgewicht zwischen Fibrin-Deposition und Fibrinolyse innerhalb der frühen Phase der Wundheilung. Neben der Minimierung des Peritonealtraumas durch Optimierung der operativen Technik werden verschiedene adhäsiopreventive Agenzien eingesetzt, wie Cyclooxygenasehemmer, Fibrinolytika, Hyaluronsäure, Phosphatidylcholin, expanded Poly-Tetra-Flour-Ethylen (ePTFE), oxylierte regenerierte Cellulose (ORC) und andere.

Schlussfolgerung: Hyaluronsäure ist die einzige Substanz, die eine signifikante Senkung von Inzidenz und Schweregrad von Adhäsionen zeigt, klinisch, ohne die Wundheilung zu beinträchtigen und ohne Nebenwirkungen zu zeigen.

Abstract ID: 1895 Vortragsart: poster

Aktuelle Aspekte der Hämostase bei ambulanten chirurgischen Eingriffen

M. Schwarz

Zentrum für ambulante Diagnostik und Chirurgie, Stühlingerstraße 22, 79106 Freiburg

Bei ambulanten Operationen sind postoperative Sicherheit und Patientenkomfort von besonderer Bedeutung.

Als wesentliche Komplikationen sind unmittelbar postoperativ vor allem Nachblutungen zu nennen, während längerfristig vor allem an Lymphfisteln bzw. Serome zu denken ist, die gegebenenfalls interventionell zu behandeln sind.

In der Routine hat sich das Einlegen von Redondrainagen bewährt, allerdings werden diese von ambulant operierten Patienten insbesondere in ihrer häuslichen Umgebung als hinderlich und unangenehm empfunden.

Ambulante Operationen können im allgemeinen nicht die unmittelbare und fachgerechte Pflege und Überwachung bieten, wie sie unter stationären Bedingungen gegeben sind. Deshalb sind komplizierte Drainagen oder Wundverbände, die besondere Fachkenntnisse erfordern, in derartigen Fällen nur ausnahmsweise möglich.

Komplikationen können nur dann vermieden werden, wenn eine sichere Hämostase gewährleistet ist und Verbände angelegt werden, die auch vom medizinischen Laien kontrolliert werden können.

Selbstverständlich verfügen heute auch ambulante chirurgische Praxen über ein breites und modernes Spektrum von Methoden der Blutstillung. Speziell aber diffuse Blutungen können unter anderem auf Grund der raschen postoperativen Mobilisierung der ambulant versorgten Patienten zum Problem werden. Gelegentlich wird der Operateur – zum Beispiel bei Notfalleingriffen – durch eine erhöhte Blutungsneigung überrascht, die auf Einnahme von Antikoagulantien oder eine Koagulopathie zurückzuführen ist. In derartigen Fällen bietet die Applikation eines gewebekleberbeschichteten Kollagenschwammes eine wertvolle, zusätzliche Sicherheit.

In unserem Zentrum verfügen wir über Erfahrungen mit dieser Methode bei unterschiedlichen Eingriffen, wie zum Beispiel:

Mastektomie bei Gynäkomastie, Osteotomien (z. Bsp. Hallux valgus), Morbus Dupuytren, Sulcus ulnaris-Syndrom, Lappenplastiken (Versiegelung von Sickerblutungen in direkter Nachbarschaft von Funktionsstrukturen).

Nachteile oder Nebenwirkungen der Vliesklebung wurden bisher nicht beobachtet. In einem Falle war eine Revision infolge arterieller Nachblutung unumgänglich.

Wir sehen in der vliesgebundenen Klebung eine adjuvante Methode, die die etablierten chirurgischen Methoden bereichert. Dem Operateur und dem Patienten wird bei ambulanten Eingriffen ein besonders hohes Maß an Sicherheit geboten.

Stichwortverzeichnis

L

Q

Ingo Schäfer • Ursula Gast
Arne Hofmann • Christine Knaevelsrud
Astrid Lampe • Peter Liebermann
Annett Lotzin • Andreas Maercker
Rita Rosner • Wolfgang Wöller

S3-Leitlinie

Posttraumatische Belastungsstörung

publiziert bei

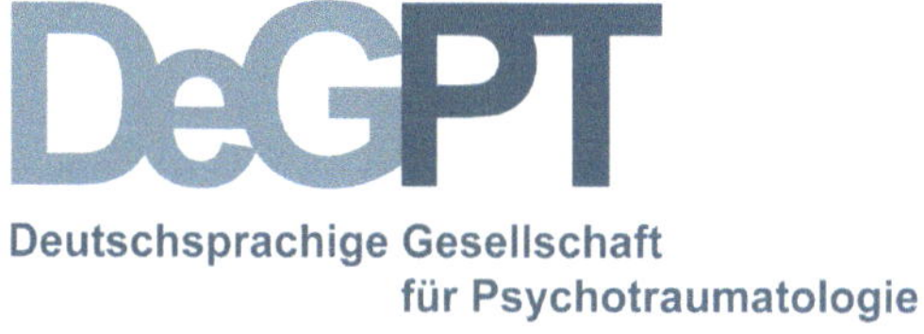

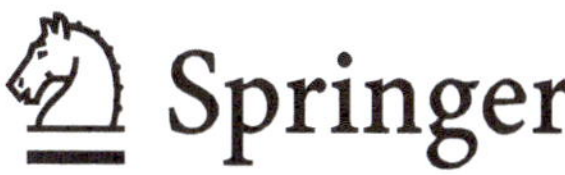

Leitlinienkoordinator

Prof. Dr. med. Ingo Schäfer, MPH, Klinik für Psychiatrie und Psychotherapie,
Universitätsklinikum Hamburg-Eppendorf, Martinistraße 52, 20246 Hamburg

Leitliniensekretariat
Dr. rer. nat Dipl.-Psych. Annett Lotzin, Klinik für Psychiatrie und Psychotherapie,
Universitätsklinikum Hamburg-Eppendorf, Martinistraße 52, 20246 Hamburg

Stand: 11/2019

AWMF-Registernummer 155 - 001

ISBN 978-3-662-59782-8   978-3-662-59783-5 (eBook)
https://doi.org/10.1007/978-3-662-59783-5

Die Deutsche Nationalbibliothek verzeichnet diese Publikation in der Deutschen Nationalbibliografie.

Umschlaggestaltung: deblik Berlin

Gedruckt auf säurefreiem und chlorfrei gebleichtem Papier

Springer ist Teil von Springer Nature
Die eingetragene Gesellschaft ist Springer-Verlag GmbH Germany
Die Anschrift der Gesellschaft ist: Heidelberger Platz 3, 14197 Berlin, Germany

Beteiligte Fachgesellschaften/Organisationen

Federführende Fachgesellschaft:

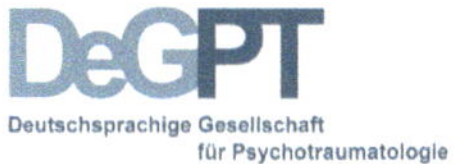

Deutschsprachige Gesellschaft für Psychotraumatologie e.V. (DeGPT)

Weitere beteiligte Fachgesellschaften/Organisationen:

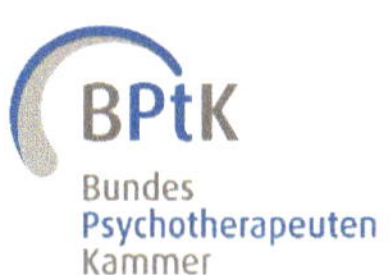

Bundespsychotherapeutenkammer (BPtK)

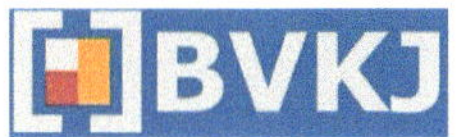

Bundesvereinigung Verhaltenstherapie im Kindes- und Jugendalter e.V. (BVKJ)

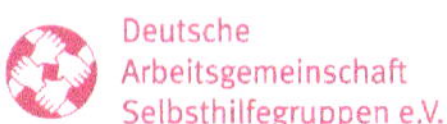

Deutsche Arbeitsgemeinschaft Selbsthilfegruppen e.V. (DAGSHG)

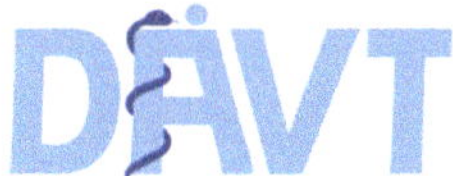

Deutsche Ärztliche Gesellschaft für Verhaltenstherapie e.V. (DÄVT)

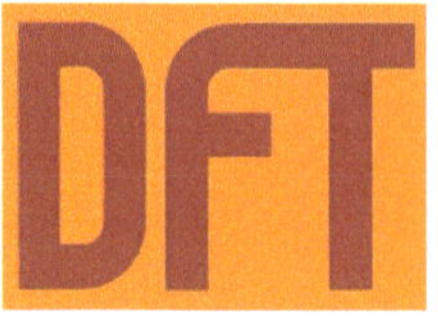

Deutsche Fachgesellschaft für tiefenpsychologisch fundierte Psychotherapie/
Psychodynamische Psychotherapie e.V. (DFT)

Deutsche Gesellschaft für Allgemeinmedizin und Familienmedizin e.V. (DEGAM)

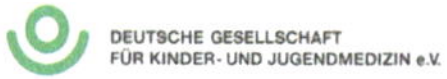

Deutsche Gesellschaft für Kinder- und Jugendmedizin e.V. (DGKJ)

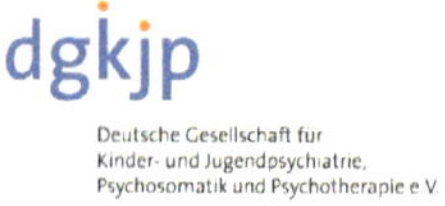

Deutsche Gesellschaft für Kinder- und Jugendpsychiatrie, Psychosomatik und Psychotherapie e.V. (dgkjp)

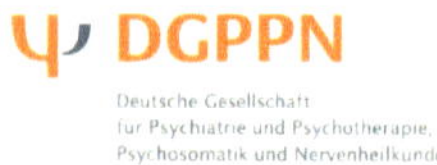

Deutsche Gesellschaft für Psychiatrie und Psychotherapie, Psychosomatik und Nervenheilkunde e.V. (DGPPN)

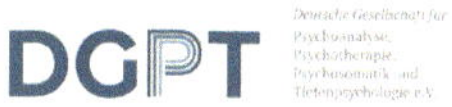

Deutsche Gesellschaft für Psychoanalyse, Psychotherapie, Psychosomatik und Tiefenpsychologie e.V. (DGPT)

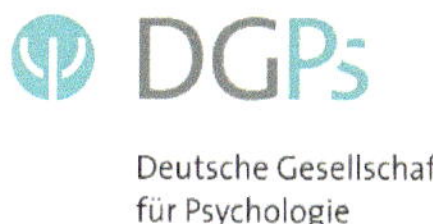

Deutsche Gesellschaft für Psychologie e.V. (DGPs)

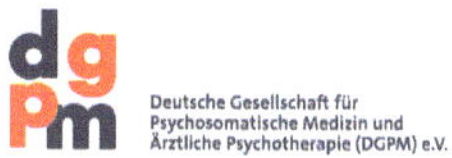

Deutsche Gesellschaft für Psychosomatische Medizin und Ärztliche Psychotherapie e.V. (DGPM)

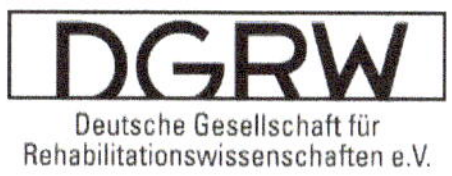

Deutsche Gesellschaft für Rehabilitationswissenschaften e.V. (DGRW)

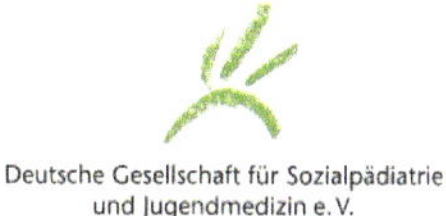

Deutsche Gesellschaft für Sozialpädiatrie und Jugendmedizin (DGSPJ) e.V.

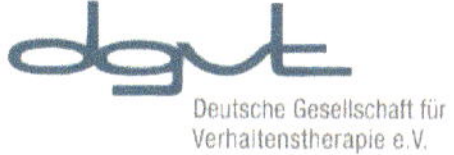

Deutsche Gesellschaft für Verhaltenstherapie e.V. (DGVT)

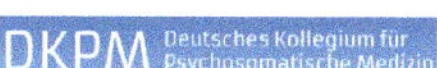

Deutsches Kollegium für Psychosomatische Medizin e.V. (DKPM)

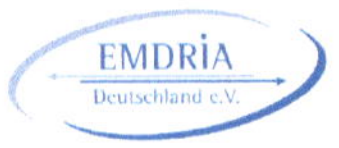

Eye Movement Desensitization and Reprocessing International Association
Deutschland e.V. (EMDRIA)

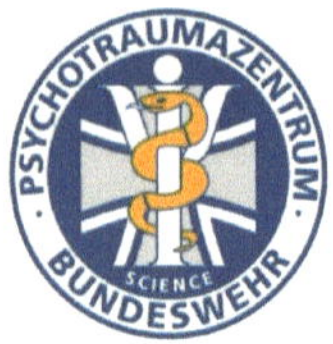

Psychotraumazentrum Bundeswehr (PZW)

Die Psychotraumatologie ist ein junges, sich dynamisch entwickelndes Fachgebiet. Im vergangenen Jahr lag die Gründung der Deutschsprachigen Gesellschaft für Psychotraumatologie (DeGPT) erst 20 Jahre zurück. In diesem Zeitraum hat die Fachgesellschaft wichtige Impulse im Bereich der Fortbildung und der Entwicklung von Standards zur Behandlung und Begutachtung von Traumafolgestörungen gesetzt. Dazu zählt auch diese Leitlinie. Bereits kurz nach Gründung der DeGPT wurde die erste S2-Version auf dem Portal der Arbeitsgemeinschaft der Wissenschaftlichen Medizinischen Fachgesellschaften (AWMF) publiziert. Viele Jahre gehörte sie dort zu den 20 am häufigsten abgerufenen Leitlinien, was den großen Bedarf an Empfehlungen zur fachgerechten Behandlung der Posttraumatischen Belastungsstörung (PTBS) deutlich machte. Ab 2006 erfolgte ihre Weiterentwicklung zu einer S3-Leitlinie, die 2011 publiziert wurde. Die vorliegende aktualisierte und erweiterte Version dieser Leitlinie ist das Ergebnis eines 2014 begonnen Überarbeitungsprozesses. Sie enthält gegenüber der letzten Version einige Neuerungen. So wird nun in eigenen Kapiteln auf die psycho- und pharmakotherapeutische Behandlung der PTBS sowie auf adjuvante Verfahren eingegangen. Aufgrund der Einführung der Diagnose „Komplexe PTBS" in ICD-11 widmet sich ein neues Kapitel der Behandlung dieser Störung. Auch neue Befunde zur Behandlung der PTBS bei Betroffenen mit anderen psychischen Diagnosen werden in einem eigenen Kapitel berücksichtigt. Eine wichtige Neuerung stellt zudem ein eigener Teil der Leitlinie zur Diagnostik und Behandlung der PTBS bei Kindern und Jugendlichen dar. Schließlich geht ein eigenes Kapitel auf Versorgungskonzepte bei Patientinnen und Patienten mit PTBS ein.

Während die erste Version der S3-Leitlinie in Abstimmung mit sechs weiteren Fachverbänden entstand, waren an ihrer Überarbeitung insgesamt 19 Verbände und Organisationen beteiligt, so dass ein noch breiterer fachlicher Konsens erzielt werden konnte. Für ihre wertvolle Mitarbeit und die konstruktiven Diskussionen im Rahmen des Leitlinienprozesses möchten wir allen beteiligten Expertinnen und Experten danken, besonders den Vertreterinnen und Vertretern der Bundespsychotherapeutenkammer (BPtK; Dr. Andrea Benecke und Dipl.-Psych. Timo Harfst), der Bundesvereinigung Verhaltenstherapie im Kindes- und Jugendalter (BVKJ; Dr. Marcella Woud), der Deutschen Arbeitsgemeinschaft Selbsthilfegruppen (DAG SHG; Dipl.-Psych. Jürgen Matzat), der Deutschen Ärztlichen Gesellschaft für Verhaltenstherapie (DÄVT; Dr. Bernhard Osen und Dr. Christian Ehrig), der Deutschen Gesellschaft für Allgemeinmedizin und Familienmedizin (DEGAM; Olaf Reddemann und Prof. Dr. Markus Herrmann), der Deutschsprachigen Gesellschaft für Psychotraumatologie (DeGPT; Prof. Dr. Birgit Kleim), der

Deutschen Fachgesellschaft für tiefenpsychologisch fundierte Psychotherapie (DFT; Prof. Dr. Ulrich Sachsse), der Deutschen Gesellschaft für Kinder- und Jugendmedizin (DGKJ; Prof. Dr. Volker Mall), der Deutschen Gesellschaft für Kinder- und Jugendpsychiatrie, Psychosomatik und Psychotherapie (DGKJP; Prof. Dr. Jörg Fegert und Prof. Dr. Paul Plener), der Deutschen Gesellschaft für Psychiatrie und Psychotherapie, Psychosomatik und Nervenheilkunde (DGPPN; PD Dr. Ulrich Frommberger und Prof. Dr. Martin Driessen), der Deutschen Gesellschaft für Psychoanalyse, Psychotherapie, Psychosomatik und Tiefenpsychologie (DGPT; Dr. Bruno Waldvogel), der Deutschen Gesellschaft für Psychologie (DGPs; Prof. Dr. Thomas Ehring), der Deutschen Gesellschaft für Psychosomatische Medizin und Ärztliche Psychotherapie (DGPM; Prof. Dr. Johannes Kruse), des Deutschen Kollegium für Psychosomatische Medizin (DKPM; Dr. Julia Schellong), der Deutschen Gesellschaft für Rehabilitationswissenschaften (DGRW; Prof. Dr. Volker Köllner), der Deutschen Gesellschaft für Sozialpädiatrie und Jugendmedizin (DGSPJ; Dr. Rainer Böhm), der Deutschen Gesellschaft für Verhaltenstherapie (DGVT; Dr. Rudi Merod), der Eye Movement Desensitization and Reprocessing International Association Deutschland (EMDRIA; Dr. Arne Hofmann und Dipl.-Psych. Thomas Hensel), sowie des Zentrums für Psychiatrie und Psychotraumatologie der Bundeswehr (BwK; PD Dr. Peter Zimmermann und Dr. Heinrich Rau). Auch allen weiteren beteiligten Expertinnen und Experten gilt unser ausdrücklicher Dank. Stellvertretend sei hier Frau PD Dr. Regina Steil genannt, der wir auch dafür danken, dass alle sechs Konsensustreffen in der Abteilung für Klinische Psychologie der Universität Frankfurt stattfinden durften. Die Steuergruppe der Leitlinie existiert seit 1997. Einige der damaligen Mitglieder gehören ihr bis heute an, andere übergaben ihren Platz an Nachfolgerinnen oder Nachfolger. Besonders zu danken ist hier PD Dr. Guido Flatten, der die Leitlinie mit initiierte und bis 2014 Koordinator der Steuergruppe war. Schließlich möchten wir der Arbeitsgemeinschaft der Wissenschaftlichen Medizinischen Fachgesellschaften (AWMF) und hier besonders Frau Prof. Dr. Ina Kopp, Frau Dr. Cathleen Muche-Borowski und Frau Dr. Susanne Blödt für ihre sehr hilfreiche und aktive Unterstützung des Leitlinienprozesses danken.

Behandlungsleitlinien dienen der Optimierung der Patientenversorgung. Sie geben den an der Behandlung beteiligten Personen Empfehlungen, an denen sie sich zum Wohle der Patientinnen und Patienten orientieren können. Die Versorgung von Personen mit Traumafolgestörungen hat sich in den letzten Jahrzehnten kontinuierlich verbessert. Inzwischen existiert ein Spektrum differenzierter Versorgungsangebote, das sich von der ambulanten Beratung und Behandlung Betroffener über stationäre traumatherapeutische Angebote bis zur spezifischen Rehabilitation von Traumafolgestörungen erstreckt. Dennoch wird der Bedarf an qualifizierten Behandlungsangeboten, die sich an der aktuellen Evidenz zur Behandlung der PTBS orientieren, nach wie vor nicht ausreichend gedeckt. Als Herausgeberinnen und Herausgeber dieser Leitlinie hoffen wir, dass sie dazu beitragen wird dieses Ziel künftig noch besser zu erreichen.

Hamburg, Juli 2019   Ingo Schäfer
                                                                  für die Steuergruppe

Inhaltsverzeichnis

Autorenadressen

Dr. Mareike Augsburger Abteilung Psychopathologie und Klinische Intervention, Psychologisches Institut, Universität Zürich, Zürich, Schweiz

Prof. Dr. med. Dipl.-Psych. Robert Bering Alexianer Krefeld GmbH, Krefeld, Deutschland

Dr. med. Rainer Böhm Klinik für Kinder- und Jugendmedizin, Kinderzentrum Bethel, Evangelisches Klinikum Bethel, v. Bodelschwinghsche Stiftungen Bethel, Bielefeld, Deutschland

Dr. Maria Böttche Zentrum ÜBERLEBEN gGmbH, Berlin, Deutschland
AB Klinisch Psychologische Intervention, Freie Universität Berlin, Berlin, Deutschland

Prof. Dr. Thomas Ehring Lehrstuhl für Klinische Psychologie und Psychotherapie, Ludwig-Maximilians-Universität München, München, Deutschland

Dipl.-Psych. Franziska Epple Klinik und Poliklinik für Psychotherapie und Psychosomatik, Universitätsklinikum Carl Gustav Carus, Technische Universität Dresden, Dresden, Deutschland

PD Dr. med. Ulrich Frommberger MediClin Klinik an der Lindenhöhe, Offenburg, Deutschland

Dr. Jana Gutermann Psychotherapeutische Beratungsstelle für Studierende, Studien-Service-Center der Goethe Universität Frankfurt am Main, Frankfurt am Main, Deutschland

Dr. Tobias Hecker Abteilung Psychopathologie und Klinische Intervention, Psychologisches Institut, Universität Zürich, Zürich, Schweiz

Prof. Birgit Kleim, PhD Experimentelle Psychopathologie und Psychotherapie, Psychologisches Institut, Universität Zürich, Zürich, Schweiz
Psychiatrische Universitätsklink Zürich, Zürich, Schweiz

Prof. Dr. phil. Markus Landolt Universitäts-Kinderspital Zürich, Zürich, Schweiz

Univ.Prof. Dr. Brigitte Lueger-Schuster Fakultät für Psychologie, Arbeitsgruppe Psychotraumatologie, Universität Wien, Wien, Österreich

Dr. Helga Mattheß Duisburg, Deutschland

Prof. Dr. med. Volker Mall Lehrstuhl für Sozialpädiatrie, Technische Universität München, kbo-Kinderzentrum, München, Deutschland

Prof. Dr. Tanja Michael Klinische Psychologie und Psychotherapie, Universität des Saarlandes, Saarbrücken, Deutschland

Prof. Dr. Frank Neuner Abteilung für Psychologie, Universität Bielefeld, Bielefeld, Deutschland

Univ.-Prof. Dr. Paul Plener, MHBA Universitätsklinik für Kinder- und Jugendpsychiatrie, Medizinische Universität Wien, Wien, Österreich

Anneke Pogarell M.A. Klinik und Poliklinik für Psychotherapie und Psychosomatik, Universitätsklinikum Carl Gustav Carus, Technische Universität Dresden, Dresden, Deutschland

Prof. Dr. med. Johannes Kruse Klinik für Psychosomatik und Psychotherapie, Universitätsklinikum Gießen und Marburg GmbH, Gießen, Deutschland

Prof. Dr. med. Volker Köllner Campus Charité Mitte, Charité – Universitätsmedizin Berlin, Berlin, Deutschland

Dr. med. Heinrich Rau Bundeswehrkrankenhaus Berlin, Berlin, Deutschland

Olaf Reddemann Centre for Health and Society (chs), Institut für Allgemeinmedizin (ifam), Düsseldorf, Deutschland

Prof. Dr. med. Ulrich Sachsse Rosdorf, Deutschland

Dr. med. univ. Julia Schellong Klinik und Poliklinik für Psychotherapie und Psychosomatik, Universitätsklinikum Carl Gustav Carus, Technische Universität Dresden, Dresden, Deutschland

PD Dr. rer. nat. Regina Steil Goethe Universität Frankfurt, Zentrum für Psychotherapie, Frankfurt, Deutschland

Prof. Dr. Annette Streeck-Fischer International Psychoanalytic University (IPU), Berlin, Deutschland
Göttingen, Deutschland

Dr. Kerstin Stellermann Strehlow Kinder Trauma Institut, Offenburg, Deutschland

Dr. Fanja Riedel-Wendt Zentrum ÜBERLEBEN gGmbH, Berlin, Deutschland

Dr. Marcella Woud Fakultät für Psychologie, AE Klinische Psychologie und Psychotherapie, Ruhr-Universität Bochum, Bochum, Deutschland

Ingo Schäfer

Inhaltsverzeichnis

Zielsetzung, Anwendungsbereich und Adressaten

Die Psychotraumatologie hat sich in den letzten Jahrzehnten zu einem sich immer weiter ausdifferenzierenden Forschungs- und Versorgungsbereich entwickelt. Als Querschnittsfach ist sie integraler Bestandteil der Psychiatrie und Psychotherapie, der Psychosomatischen Medizin, sowie der klinischen Psychologie. Aber auch für andere Berufsgruppen die häufig mit Personen mit posttraumatischen Störungen konfrontiert sind, etwa in der primärärztlichen Versorgung und anderen medizinischen Bereichen, ist das Wissen um die Folgen traumatischer Erfahrungen und an-

© Ingo Schäfer, Ursula Gast, Arne Hofmann, Christine Knaevelsrud, Astrid Lampe,   1
Peter Liebermann, Annett Lotzin, Andreas Maercker, Rita Rosner, Wolfgang Wöller 2019
I. Schäfer et al. (Hrsg.), *S3-Leitlinie Posttraumatische Belastungsstörung*,
https://doi.org/10.1007/978-3-662-59783-5_1

gemessene Hilfen für Betroffene von großer Bedeutung. Das Ziel der vorliegenden Leitlinie ist es, die Handlungssicherheit bei Berufsgruppen, die an der Versorgung von Personen mit Posttraumatischer Belastungsstörung (PTBS) beteiligt sind zu erhöhen und dadurch die Behandlung Betroffener zu verbessern. Im Einzelnen soll dies erreicht werden durch:

- Evidenzbasierte Aussagen zur Wirksamkeit von psychotherapeutischen, medikamentösen und adjuvanten Interventionen bei der Behandlung der PTBS;
- Empfehlungen zum Verzicht auf wirkungslose oder riskante Therapien;
- die Diskussion wichtiger Versorgungsstrukturen für Betroffene sowie der spezifischen Herausforderungen, vor die diese aktuell gestellt sind.

Die Leitlinie nimmt dabei unter anderem zu den folgenden Fragen Stellung:

- Nach welchen Kriterien und auf welcher Grundlage soll die Diagnostik der PTBS erfolgen und welche weiteren Traumafolgestörungen müssen berücksichtigt werden?
- Welche psychotherapeutischen Verfahren sollen für eine evidenzbasierte und effektive Behandlung der PTBS angewendet werden und welche Varianten dieser Verfahren stehen zur Verfügung?
- Sollen Psychopharmaka bei PTBS eingesetzt werden?
- Welche additiven therapeutischen Effekte zeigen adjuvante Verfahren auf die Symptomatik der PTBS, wenn sie zusätzlich zu den empfohlenen psychotherapeutischen Verfahren eingesetzt werden?
- Welche Ansätze sind zur Behandlung komplexer Traumafolgestörungen wie der Komplexen Posttraumatischen Belastungsstörung (KPTBS) nach ICD-11 geeignet?
- Inwieweit muss die Behandlung der PTBS bei Vorliegen komorbider Störungen adaptiert werden und ergeben sich daraus Kontraindikationen für ein traumafokussiertes Vorgehen?
- Welche weiteren Symptome und Verhaltensprobleme sollten bei Kindern und Jugendlichen mit PTBS abgeklärt werden?
- Inwiefern ist der Entwicklungsstand bei der psychotherapeutischen Behandlung von Kindern und Jugendlichen zu berücksichtigen und sollen Eltern oder Bezugspersonen in die Behandlung mit einbezogen werden?

Die Leitlinie bezieht sich demnach auf Kinder, Jugendliche und Erwachsene mit Posttraumatischer Belastungsstörung (PTBS). Dies schließt sowohl Betroffene mit einer klassischen PTBS als auch mit einer komplexen PTBS ein, entsprechend dem Konzept der komplexen PTBS in ICD-11. Weiter bezieht sich die Leitlinie auf Betroffene, bei denen eine PTBS gleichzeitig mit weiteren psychische Störungen vorliegt, etwa affektiven Störungen, psychotischen Störungen, somatoformen Störungen, dissoziativen Störungen, Essstörungen, Angststörungen, Persönlichkeitsstörungen oder Substanzstörungen.

Adressaten der Leitlinie sind alle Personen, die an der Behandlung von Menschen mit posttraumatischen psychischen Störungen beteiligt sind. Ihre Tätigkeitsfelder erstrecken sich von der primärärztlichen Versorgung durch Hausärzte oder Krankenhausambulanzen bis zur traumaspezifischen fachärztlichen und -psychotherapeutischen Versorgung in spezialisierten ambulanten oder stationären Behandlungssettings.

Entwicklungsprozess der Leitlinie

Leitliniengruppe

Zur Überarbeitung der S3-Leitlinie Posttraumatische Belastungsstörung wurden alle Expertinnen und Experten eingeladen, die bereits an der letzten, 2011 publizierten Version der Leitlinie beteiligt waren. Soweit sie dadurch noch nicht repräsentiert waren wurden zudem Fachgesellschaften und Berufsverbände kontaktiert, die maßgeblich an der Versorgung von Patientinnen und Patienten mit Posttraumatischer Belastungsstörung beteiligt sind und um Entsendung von Mandatsträgern in die Konsensgruppe gebeten (Tab. 2). Es wurde zur Abstimmung gestellt ob auch weitere Expertinnen und Experten, die bereits am Upgrade der Leitlinie in 2011 beteiligt waren, Stimmrecht bei den Konsensuskonferenzen erhalten sollen (Tab. 3). Dies wurde durch die Mandatsträger der beteiligten Fachgesellschaften bei der Konsensuskonferenz am 12.12.2016 mehrheitlich befürwortet (16/18 Stimmen). Bei der nächsten Überarbeitung der Leitlinie soll jedoch angestrebt werden vor allem Expertinnen und Experten zur formalen Abstimmung zuzulassen, die durch Fachgesellschaften mandatiert wurden.

Patientenbeteiligung

Die Leitlinie wurde unter Mitwirkung von Herrn Dipl.-Psych. Jürgen Matzat (Deutsche Arbeitsgemeinschaft Selbsthilfegruppen, DAG SHG e.V.) als Patientenvertreter erstellt. Herr Matzat war von Beginn an in die Erstellung der Leitlinie eingebunden und nahm mit eigenem Stimmrecht an den Konsensuskonferenzen teil.

Tab. 1 Mitglieder der Steuergruppe

Mitglied	Ort
Dr. Arne Hofmann	Bergisch Gladbach
PD Dr. Ursula Gast	Mittelangeln
Prof. Dr. Christine Knaevelsrud	Berlin
Prof. Dr. Astrid Lampe	Innsbruck
Peter Liebermann	Leverkusen
Prof. Dr. Dr. Andreas Maercker	Zürich
Prof. Dr. Rita Rosner	Eichstädt
Prof. Dr. Ingo Schäfer	Hamburg
PD Dr. Wolfgang Wöller	Bonn

Tab. 2 Mandatsträgerinnen und Mandatsträger der beteiligten Fachgesellschaften/Institutionen

Mandatsträger/-in	Ort	Fachgesellschaft/Institution
Dr. Dipl.-Psych. Andrea Benecke	Mainz	Bundespsychotherapeutenkammer (BPtK)
Dipl.-Psych. Timo Harfst (Stellvertr.)	Berlin	Bundespsychotherapeutenkammer (BPtK)
Dr. Marcella Woud, PhD	Bochum	Bundesvereinigung Verhaltenstherapie im Kindes- und Jugendalter e.V. (BVKJ)
Dipl.-Psych. Jürgen Matzat	Gießen	Deutsche Arbeitsgemeinschaft Selbsthilfegruppen e.V. (DAG SHG)
Dr. med. Bernhard Osen	Bad Bramstedt	Deutsche Ärztliche Gesellschaft für Verhaltenstherapie e.V. (DÄVT)
Dr. med. Christian Ehrig (Stellvertr.)	Prien am Chiemsee	Deutsche Ärztliche Gesellschaft für Verhaltenstherapie e.V. (DÄVT)
Olaf Reddemann	Köln	Deutsche Gesellschaft für Allgemeinmedizin und Familienmedizin e.V. (DEGAM)
Prof. Dr. med. Markus Herrmann (Stellvertr.)	Berlin	Deutsche Gesellschaft für Allgemeinmedizin und Familienmedizin e.V. (DEGAM)
Prof. Dr. Dipl.-Psych. Birgit Kleim	Zürich	Deutschsprachige Gesellschaft für Psychotraumatologie e.V. (DeGPT)
Prof. Dr. med. Ulrich Sachsse	Göttingen	Deutsche Fachgesellschaft für tiefenpsychologisch fundierte Psychotherapie e.V. (DFT)
Prof. Dr. med. Volker Mall	München	Deutsche Gesellschaft für Kinder- und Jugendmedizin e.V. (DGKJ)
Prof. Dr. med. Jörg Fegert	Ulm	Deutsche Gesellschaft für Kinder- und Jugendpsychiatrie, Psychosomatik und Psychotherapie e.V. (DGKJP)
Prof. Dr. med. Paul Plener (Stellvertr.)	Wien	Deutsche Gesellschaft für Kinder- und Jugendpsychiatrie, Psychosomatik und Psychotherapie e.V. (DGKJP)
PD Dr. med. Ulrich Frommberger	Offenburg	Deutsche Gesellschaft für Psychiatrie und Psychotherapie, Psychosomatik und Nervenheilkunde (DGPPN)
Prof. Dr. med. Martin Driessen (Stellvertr.)	Bielefeld	Deutsche Gesellschaft für Psychiatrie und Psychotherapie, Psychosomatik und Nervenheilkunde e.V. (DGPPN)
Dr. Dipl.-Psych. Bruno Waldvogel	München	Deutsche Gesellschaft für Psychoanalyse, Psychotherapie, Psychosomatik und Tiefenpsychologie e.V. (DGPT)
Prof. Dr. Dipl.-Psych. Thomas Ehring	München	Deutsche Gesellschaft für Psychologie e.V. (DGPs)
Prof. Dr. med. Johannes Kruse	Giessen	Deutsche Gesellschaft für Psychosomatische Medizin und Ärztliche Psychotherapie e.V. (DGPM)
Dr. med. univ. Julia Schellong	Dresden	Deutsches Kollegium für Psychosomatische Medizin e.V. (DKPM)
Prof. Dr. med. Volker Köllner	Berlin	Deutsche Gesellschaft für Rehabilitationswissenschaften e.V. (DGRW)
Dr. med. Rainer Böhm	Bielefeld	Deutsche Gesellschaft für Sozialpädiatrie und Jugendmedizin e.V. (DGSPJ)
Dr. Dipl.-Psych. Rudi Merod	München	Deutsche Gesellschaft für Verhaltenstherapie e.V. (DGVT)

Tab. 2 (Fortsetzung)

Mandatsträger/-in	Ort	Fachgesellschaft/Institution
Dr. med. Arne Hofmann	Bergisch-Gladbach	Eye Movement Desensitization and Reprocessing International Association Deutschland e.V. (EMDRIA)
Dipl.-Psych. Thomas Hensel (Stellvertr.)	Offenburg	Eye Movement Desensitization and Reprocessing International Association Deutschland e.V. (EMDRIA)
PD. Dr. med. Peter Zimmermann	Berlin	Zentrum für Psychiatrie und Psychotraumatologie der Bundeswehr (BwK)
Dr. med. Heinrich Rau (Stellvertr.)	Berlin	Zentrum für Psychiatrie und Psychotraumatologie der Bundeswehr (BwK)

Tab. 3 Weitere Expertinnen und Experten der Konsensusgruppe

Mitglied	Ort
Prof. Dr. med. Robert Bering	Krefeld
Prof. Dr. med. Martin Bohus	Mannheim
Dr. med. Laycen Chuey-Ferrer	Köln
Prof. Dr. med. Annette Streeck-Fischer	Berlin
PD Dr. med. M.A. Guido Flatten	Aachen
Dr. Dipl.-Psych. Jana Gutermann	Frankfurt am Main
Prof. Dr. Dipl.-Psych. Markus Landolt	Zürich
Dipl.- Psych. Christa Leiendecker	Frankfurt am Main
Prof. Dr. Dipl.-Psych. Brigitte Lueger-Schuster	Wien
Dr. med. Dipl.-Phys. Helga Mattheß	Duisburg
Prof. Dr. Dipl.-Psych. Tanja Michael	Saarbrücken
Prof. Dr. Dipl.-Psych. Frank Neuner	Bielefeld
PD Dr. Maggie Schauer, M.A.	Konstanz
PD Dr. Dipl.-Psych. Regina Steil	Frankfurt am Main

Tab. 4 Weitere Expertinnen und Experten (Mitwirkung in Arbeitsgruppen)

Experte/-in	Ort
Dr. Dipl.-Psych. Mareike Augsburger	Zürich
Dr. Dipl.-Psych. Maria Böttche	Berlin
Dr. Tobias Hecker, PhD	Zürich
Dr. Dipl.-Psych Fanja Riedel- Wendt	Berlin
Dr. med. Kerstin Stellermann-Strehlow	Lüneburg

Methodische Begleitung

Die Aktualisierung der Leitlinie wurde bis Dezember 2016 durch Frau Dr. Cathleen Muche-Borowski, Arbeitsgemeinschaft der Wissenschaftlichen Medizinischen Fachgesellschaften e.V. (AWMF) und ab Januar 2017 durch Frau Prof. Ina Kopp und Frau Dr. Susanne Blödt, Arbeitsgemeinschaft der Wissenschaftlichen Medizinischen Fachgesellschaften e.V. (AWMF), methodisch begleitet.

Methoden der Leitlinienerstellung

Arbeitsgruppen und Zuordnung der Empfehlungen

Die Methodik zur Aktualisierung der Leitlinie richtete sich nach dem AWMF-Regelwerk (Version 1.1 vom 27.03.2013).[1] Bei den ersten Konsensustreffen wurde das Vorgehen bei der Überarbeitung diskutiert und die folgenden Unterarbeitsgruppen festgelegt:

- AG Diagnostik (Leitung C. Knaevelsrud)
- AG Psychotherapie (Leitung T. Ehring)
- AG Pharmakotherapie (Leitung J. Schellong)
- AG Adjuvante Verfahren (Leitung T. Michael)
- AG Komplexe PTBS (Leitung A. Maercker)
- AG Komorbidität (Leitung I. Schäfer)
- AG Kinder und Jugendliche (Leitung R. Rosner)
- AG Versorgung (Leitung O. Reddemann)

Die Empfehlungen der Leitlinienversion von 2011 wurden den Arbeitsgruppen zur Überarbeitung zugeordnet (Empfehlung 1 und 2: AG Komorbidität; Empfehlung 3 und 4: AG Diagnostik; Empfehlung 5: AG Komplexe PTBS; Empfehlung 6: AG Pharmakotherapie; Empfehlung 7: AG Adjuvante Verfahren; Empfehlung 8 bis 16: AG Psychotherapie; Empfehlung 17: Gesamte Leitliniengruppe). Die jeweiligen Schlüsselfragen wurden durch die Arbeitsgruppen überprüft, ggf. ergänzt und der Konsensusgruppe zur Abstimmung vorgelegt. Die Schlüsselfragen der beiden Kapitel „Komplexe PTBS" bzw. „Kinder- und Jugendliche" wurden neu durch die jeweiligen Arbeitsgruppen erarbeitet.

Methodische Strategien

Die eingesetzten methodischen Strategien umfassten systematische Recherchen nach bereits vorhandenen Leitlinien, Meta-Analysen und Originalarbeiten sowie die strukturierte Konsensfindung durch die Konsensusgruppe. Die Gewichtung der methodischen Strategien wurde für die einzelnen Themenfelder bzw. Arbeitsgruppen wie folgt entschieden:

- AG Diagnostik (Sichtung Leitlinien; Konsensfindung)
- AG Psychotherapie (Sichtung Leitlinien; Meta-Analysen, Originalarbeiten, Konsensfindung)
- AG Pharmakotherapie (Sichtung Leitlinien und Meta-Analysen; Konsensfindung)

---

[1] Arbeitsgemeinschaft der Wissenschaftlichen Medizinischen Fachgesellschaften (AWMF) – Ständige Kommission Leitlinien. AWMF-Regelwerk „Leitlinien". 1. Auflage 2012.http://www.awmf.org/leitlinien/awmf-regelwerk.html (letzter Zugriff: 03.10.2019)

- AG Adjuvante Verfahren (Sichtung Originalarbeiten; Konsensfindung)
- AG Komplexe PTBS (Sichtung Originalarbeiten; Konsensfindung)
- AG Komorbidität (Sichtung Originalarbeiten; Konsensfindung)
- AG Kinder und Jugendliche (Sichtung Leitlinien und Meta-Analysen; Konsensfindung)

Die Recherche und Erstellung des Leitlinienentwurfs umfasste die folgenden Arbeitsschritte:

- Festlegung der Suchbegriffe und Einschlusskriterien (Konsensusgruppe)
- Recherche/Selektion (Rechercheteam)
- Bewertung der relevanten Arbeiten anhand von SIGN-Checklisten (Rechercheteam)
- Monitoring der Bewertung und Rückmeldung (Rechercheteam)
- Erstellung der Evidenztabellen (Rechercheteam)
- Erstellung der Textentwürfe mit Empfehlungen (Arbeitsgruppen)
- Redaktion und Erstellung des Leitlinienentwurfs (Arbeitsgruppen, Koordinator)

Auswahl der Evidenz

Recherche Leitlinien

Es erfolgte keine Leitlinienadaptation, sondern die existierenden Leitlinien wurden zur Beantwortung der Fragestellung herangezogen. Dazu wurde eine systematische Recherche der Datenbanken *Medline*, *Embase*, *PsychINFO*, *Psyndex* und *Cochrane Database* zu relevanten Leitlinien bis 2014 durchgeführt. Zudem erfolgte eine Handsuche von Leitliniendatenbanken. Eine weitere relevante Leitlinie [5] und eine Aktualisierung [2], wurde im Verlauf des Leitlinienprozesses publiziert und mit einbezogen. Einschlusskriterium für Leitlinien war deren hohe methodische Qualität nach DELBI.[2] Dies wurde von den folgenden Leitlinien erfüllt:

- Post-traumatic stress disorder (PTSD): The management of PTSD in adults and children in primary and secondary care (National Institute for Health and Care Excellence [1])
- Clinical Practice Guideline for Management of Post-Traumatic Stress (US Department of Veterans Affairs and Department of Defense [2])
- Australian Guidelines for the Treatment of Acute Stress Disorder & Posttraumatic Stress Disorder (Australian Centre for Posttraumatic Mental Health [3])
- Guidelines for the Management of Conditions Specifically Related to Stress (World Health Organization [4])

---

[2] Ärztliches Zentrum für Qualität in der Medizin (ÄZQ), Arbeitsgemeinschaft der Wissenschaftlichen Medizinischen Fachgesellschaften (AWMF) (2008) Deutsches Instrument zur methodischen Leitlinien-Bewertung (DELBI).

- Clinical Practice Guideline for the Treatment of Posttraumatic Stress Disoders (PTSD; American Psychological Association [5])

Recherche Meta-Analysen und Originalarbeiten

AG Psychotherapie, AG Komplexe PTBS und AG Komorbidität

Es erfolgte eine systematische Literaturrecherche durch Mitglieder der AG Psychotherapie, deren Ergebnis als Grundlage für die Empfehlungen der Kapitel Psychotherapie, Phamakotherapie, Komplexe PTBS und Komorbidität dienten. Das Rechercheteam umfasste Arbeitsgruppen in München (T. Ehring), Zürich (B. Kleim) und Hamburg (I. Schäfer).

Bei der Literaturrecherche wurde das folgende Vorgehen gewählt, wobei jeder Schritt (Literatursuche, Anwendung der Einschlusskriterien zur Selektion von Studien, Erstellung der Evidenztabellen) jeweils von zwei unabhängigen Arbeitsgruppen parallel durchgeführt wurde:

- Systematische Literaturrecherche in den Datenbanken *Pubmed, PsychInfo, Psyndex, PILOTS* und *Cochrane Database* für Veröffentlichungen bis einschließlich Dezember 2016 unter der Verwendung der folgenden Suchtermini, wobei Suchbegriffe aus beiden Termini in Titel und/oder Abstract vorkommen mussten:
  - PTSD OR posttraumatic stress disorder OR Posttraumatische Belastungsstörung OR PTBS
  - treatment trial OR randomized controlled trial OR (*indexed by a thesaurus term as a clinical trial*);
- Identifikation aller Primärstudien, die in dabei identifizierten Metaanalysen verwendet wurden;
- Systematische Auswertung der Literaturverzeichnisse aller eingeschlossenen Primärstudien.

Als Ergebnis der Literaturrecherche konnten 8319 potenziell relevante Publikationen identifiziert werden, die eingeschlossen wurden wenn die folgenden Kriterien erfüllt waren:

- Randomisierte kontrollierte Studie;
- PTBS (Diagnose oder Symptomschwere) als *Primary Outcome Measure;*
- Studienteilnehmer sind mindestens 18 Jahre alt oder separate Daten für Teilstichprobe $\geq$ 18 Jahre erhältlich;
- Publikation in einer Zeitschrift mit Peer-Review-Verfahren;
- Mindestanzahl von Personen pro Bedingung in Analyse: $n = 10$.

Insgesamt konnten so n = 288 relevante Studien identifiziert werden.

Als Grundlage für die AG Komplexe PTBS (KPTBS) wurden innerhalb dieser Stichprobe Studien mit KPTBS als direkte Zielvariable recherchiert (z. B. DESNOS, geplante ICD-11 Kriterien, developmental trauma, EPCACE) *oder* PTBS und mindestens zwei zusätzlichen Symptomen aus den folgenden drei Bereichen als Zielvariable: Affektregulationsstörung (einschließlich Dissoziationsneigung), negative Selbstwahrnehmung und Beziehungsstörungen (d.h. zwei von drei Symptom-clustern spezifisch für KPTBS nach ICD-11). Insgesamt konnten so n = 14 relevante Studien identifiziert werden.

Als Grundlage für die AG Komorbidität wurden innerhalb der n = 288 durch die AG Psychotherapie ermittelten Studien solche recherchiert, deren Einschlusskriterien neben der Diagnose PTBS die Diagnose einer weiteren psychischen Störung aus den ICD-10 Kapiteln F1 – F6 beinhalteten. Insgesamt konnten so n = 22 relevante Studien identifiziert werden.

AG Adjuvante Verfahren

Durch die AG Adjuvante Verfahren wurde eine eigene Literaturrecherche mit der folgenden Vorgehensweise durchgeführt:

- Systematische Literaturrecherche in den Datenbanken *PubMed, Web of Science, PILOTS* und *Cochrane Database* unter der Verwendung der folgenden Suchtermini, wobei Suchbegriffe aus allen drei Termini in Titel und/oder Abstract vorkommen mussten:
  - randomized controlled trial OR meta-analysis OR controlled clinical trial
  - acupoint* OR acupuncture* OR D-cycloserine OR hypnotherapy OR hypnosis OR neurofeedback OR biofeedback OR imagery rescripting OR exercise OR art* OR music* OR animal assisted* OR body psychotherapy OR ergotherapy OR conjoint* OR family* OR meditation OR yoga OR augmentation OR adjunctive OR adjuvant OR add-on OR enhancement
  - PTSD OR post-traumatic stress disorder OR posttraumatic stress disorder
- Systematische Auswertung der Literaturverzeichnisse aller eingeschlossenen Primärstudien, Reviewartikel und Metaanalysen nach relevanten Studien. Zudem wurde in Google Scholar nach Studien gesucht, die bereits gefundene Artikel zitieren.

Studien wurden eingeschlossen wenn die folgenden Kriterien erfüllt waren:

- Randomisierte kontrollierte Studie;
- adjuvante Interventionen bei erwachsenen PTBS-Patienten welche mit leitlinienkonformer Psychotherapie behandelt wurden (vgl. Kap. Psychotherapie);
- Studienteilnehmer sind mindestens 18 Jahre alt.

Es wurden keine Studien eingeschlossen, die die Kombination von Psychopharmaka und Psychotherapie betrachteten. Medikamentöse Interventionen wurden eingeschlossen, wenn ihr Einsatz die therapeutischen Prozesse der Psychotherapie verstärken sollte.

Insgesamt konnten so n = 12 relevante Studien identifiziert werden.

AG Kinder und Jugendliche

Zu Reviews im Bereich der psychopharmakologischen Behandlung von Kindern und Jugendlichen wurde durch die AG Kinder und Jugendliche eine zusätzliche systematische Literaturrecherche in *PubMed* durchgeführt (Suchterm: „PTSD

[AND] psychopharmacol∗ [OR] pharmaco∗ [AND] child [OR] adolesc∗"). Durch zwei unabhängige Reviewer konnten 276 potenziell relevante Arbeiten identifiziert werden. Daraus erfolgte ein Einschluss von vier relevanten systematischen Reviews [6–9]. Aktuelle Einzelarbeiten auf RCT-Niveau (Erscheinungsjahr seit 2005), die in der älteren NICE Guideline oder den Parametern der AACAP (American Academy of Child and Adolescent Psychiatry) nicht berücksichtigt waren, wurden ebenfalls eingepflegt [10–13].

Zur psychotherapeutischen Behandlung von Kindern und Jugendlichen wurde die beiden zum Zeitpunkt der Abfassung der Leitlinie verfügbaren alle Verfahren und alle Traumatypen umfassenden Metaanalysen aus dem Jahr 2016 zugrunde gelegt [14, 15]. Am 15.09.2016 erfolgte eine Nachsuche nach bis zu diesem Zeitpunkt neu veröffentlichten Studien. Diese Nachsuche ergab, dass sich mit den Suchkriterien aus der Meta-Analyse von Gutermann und Kollegen [14] 12 weitere Studien ergeben, die einem genaueren Screening unterzogen wurden. Keine dieser Studien wurde zusätzlich aufgenommen, da die Studien entweder bereits in die Meta-Analyse von Morina und Kollegen [15] eingeflossen waren oder aus verschiedenen Gründen nicht die Einschlusskriterien erfüllten (z. B. lagen sie nicht in englischer oder deutscher Sprache vor, der Altersbereich war unpassend oder es handelte sich um eine Präventions- statt Interventionsstudie).

Evidenzbewertung

Die Hierarchisierung der einbezogenen Evidenz folgte den Evidenzkategorien des britischen National Institute for Health and Care Excellence (NICE).[3] Dieser Hierarchie zufolge haben systematische Übersichtsarbeiten und Meta-Analysen qualitativ hochwertiger doppelblinder randomisierter-kontrollierter Studien das höchste Evidenzlevel (Ia), gefolgt von einzelnen randomisiert-kontrollierten Studien (Ib), kontrollierten, nichtrandomisierten Studien (II), Korrelations- oder Vergleichsstudien sowie Fallberichten (III). Der Evidenzgrad IV bezeichnet nach der Systematik von NICE Expertenmeinungen und/oder klinische Erfahrungen anerkannter Autoritäten. Bei der vorliegenden Überarbeitung wurde auf diese Graduierung nicht zurück gegriffen, sondern die Kategorie des „Klinischen Konsenspunktes" (KKP) verwandt. Nichtrandomisierte Studien wurden nicht systematisch recherchiert und nicht bei den Empfehlungen berücksichtigt, konnten aber im Hintergrundtext zu den jeweiligen Themenfeldern berücksichtigt werden. Die Bewertung doppelblinder randomisiert-kontrollierter Studien erfolgte anhand eines umfassenden Codierungsschemas, das alle Domänen des Scottish Intercollegiate Guidelines Network (SIGN)[4] abdeckte.

---

[3] https://www.nice.org.uk/process/pmg20/chapter/introduction-and-overview (letzter Zugriff: 03.10.2019)

[4] https://www.sign.ac.uk/checklists-and-notes.html (letzter Zugriff: 03.10.2019)

Formale Konsensfindung

Die strukturierte Konsensfindung erfolgte unter unabhängiger Moderation durch Vertreterinnen der AWMF (s. o.). Die Konsensuskonferenzen fanden am 10.09.2014, 04.12.2014, 12.12.2016, 25.09.2017, 04.12.2017 und 16.04.2018 jeweils in Frankfurt statt (Abt. für Klinische Psychologie der Universität Frankfurt, PD Dr. R. Steil)

Die Formulierung der Empfehlungen sowie die Darstellung des sich aus den Quell-Leitlinien und/oder der Primärliteratur ergebenden Empfehlungsgrads erfolgten durch die jeweiligen Arbeitsgruppen. In Anlehnung an das Vorgehen beim Nominalen Gruppenprozess wurde für die strukturierte Konsensfindung folgende Vorgehensweise gewählt:

- Präsentation der zu konsentierenden Inhalte, Gelegenheit zu Rückfragen zum methodischen Vorgehen/inhaltlichen Verständnis;
- Aufnahme begründeter Alternativen;
- Abstimmung des Erstentwurfs und der Alternativen;
- falls kein Konsens erreicht wurde: Feststellen von Diskussionspunkten mit Debatte/Diskussion;
- endgültige Abstimmung.

An diesem Prozess nahmen die in den Tabellen 1 bis 3 benannten Mitglieder der Leitliniengruppe teil. Den beteiligten Fachgesellschaften sowie den weiteren Mitgliedern der Leitliniengruppe stand im Abstimmungsverfahren je eine Stimme zur Verfügung. Falls die benannten Vertreter der Fachgesellschaften nicht am Konsensverfahren teilnehmen konnten, wurden von ihnen in Abstimmung mit der Fachgesellschaft oder Organisation ggf. Repräsentanten ausgewählt. Die Konsentierung der Empfehlungen zur Diagnostik der PTBS bei Erwachsenen erfolgte im Delphi-Verfahren.

Empfehlungsgraduierung und Feststellung der Konsensstärke

Die Empfehlungen wurden anhand des in Tab. 5 dargestellten Grundprinzips graduiert. Dabei wurden neben der Evidenz auch Faktoren wie das Verhältnis von Nutzen

Tab. 5 Schema zur Graduierung von Empfehlungen

Empfehlungsgrad	Evidenzebenen	Beschreibung	Ausdrucksweise
A	Ia, Ib	Starke Empfehlung	Soll/Soll nicht
B	II, III	Schwache Empfehlung	Sollte/sollte nicht
0	IV	Empfehlung offen	Kann erwogen/verzichtet werden
KKP	-	Klinischer Konsenspunkt	-

Tab. 6 Feststellung der Konsensstärke

Klassifikation der Konsensusstärke	
Starker Konsens	>95 % der Stimmberechtigten
Konsens	>75–95 % der Stimmberechtigten
Mehrheitliche Zustimmung	>50–75 % der Stimmberechtigten
Dissens	<50 % der Stimmberechtigten

und Schaden, Patientenpräferenzen und die Umsetzbarkeit im klinischen Alltag berücksichtigt. Statt des Empfehlungesgrades „O" nach NICE wurde für Expertenempfehlungen die Kategorie des „Klinischen Konsenspunktes" (KKP) verwandt

Die Konsensstärke wurde gemäß Tab. 6 klassifiziert. Bei Änderungsanträgen war die einfache Mehrheit ausschlaggebend, bei der Endabstimmung eine 75 % Mehrheit.

Redaktionelle Unabhängigkeit

Finanzierung der Leitlinie

Die Leitlinienarbeit wurde von der Deutschsprachigen Gesellschaft für Psychotraumatologie (DeGPT) und der Deutschen Gesellschaft für Psychiatrie und Psychotherapie, Psychosomatik und Nervenheilkunde (DGPPN) finanziell unterstützt.

Darlegung von Interessen und Umgang mit Interessenkonflikten

Interessenkonflikte der Steuergruppe und der Konsensusgruppe wurden schriftlich mithilfe des AWMF-Formblattes (Version 2018) erhoben, das direkte, finanzielle und indirekte Interessenkonflikte erfasst. Die Interessenkonflikte aller Mitwirkenden wurden durch die Vorsitzenden der AG Ethik der Deutschsprachigen Gesellschaft für Psychotraumatologie (DeGPT) bewertet (PD Dr. med. Ursula Gast, Dr. med. Andrea Schleu). Dabei wurde eine Bewertung entsprechend des AWMF Regelwerks in gering, moderat und hoch vorgenommen. Hohe Interessenkonflikte lagen bei keinem Mitglied der Konsensusgruppe vor. Bei moderaten Interessenkonflikten wurden doppelte Abstimmungen durchgeführt, um mögliche Differenzen in der Bewertung von Empfehlungen zwischen den Gruppen mit und ohne Interessenkonflikte festzustellen. Dies war insbesondere in Bezug auf Interessenkonflikte im Bereich der Fort- und Weiterbildung sowie beim Einsatz spezifischer Therapieverfahren (KVT/EMDR im Kinder- und Jugendbereich) der Fall.

Verabschiedung

Die Verabschiedung der Leitlinie erfolgte nach finaler Begutachtung durch die beteiligten Fachgesellschaften und alle Mitglieder der Leitliniengruppe.

Gültigkeitsdauer und Aktualisierungsverfahren

Die Leitlinie ist ab ihrer Publikation bei der AWMF in 2019 bis zur nächsten Aktualisierung bzw. spätestens bis zum Ablauf von 5 Jahren nach ihrem Publikationsdatum gültig. Vorgesehen sind regelmäßige Aktualisierungen. Bei dringendem Änderungsbedarf werden diese gesondert publiziert.

Behandlung der PTBS bei Erwachsenen

Mareike Augsburger, Robert Bering, Maria Böttche,
Thomas Ehring, Ulrich Frommberger, Ursula Gast,
Tobias Hecker, Arne Hoffmann, Birgit Kleim,
Christine Knaevelsrud, Volker Köllner, Johannes Kruse,
Astrid Lampe, Peter Liebermann, Annett Lotzin,
Andreas Maercker, Helga Mattheß, Tanja Michael,
Frank Neuner, Heinrich Rau, Olaf Reddemann, Ulrich Sachsse,
Ingo Schäfer, Julia Schellong und Wolfgang Wöller

Inhaltsverzeichnis

© Ingo Schäfer, Ursula Gast, Arne Hofmann, Christine Knaevelsrud, Astrid Lampe,
Peter Liebermann, Annett Lotzin, Andreas Maercker, Rita Rosner, Wolfgang Wöller 2019
I. Schäfer et al. (Hrsg.), *S3-Leitlinie Posttraumatische Belastungsstörung*,
https://doi.org/10.1007/978-3-662-59783-5_2

15

Diagnostik der Posttraumatischen Belastungsstörung

Christine Knaevelsrud, Robert Bering und Heinrich Rau

Einleitung

Die zentralen Bausteine der Diagnostik einer Posttraumatischen Belastungsstörung (PTBS) sind die Erfassung der traumatischen Ereignisse sowie die assoziierten Folgen auf symptomatischer und funktionaler Ebene. Für die Diagnosestellung nach der International Statistical Classification of Diseases and Related Health Problems (ICD-10) [16] sind die dort definierten Kriterien und für die funktionale Gesundheit das Klassifikationssystem der Internationalen Klassifikation der Funktionsfähigkeit, Behinderung und Gesundheit (ICF) relevant [17]. Dabei sollte die spezifische Diagnosestellung der PTBS in eine Gesamtdiagnostik eingebettet sein, welche die Aus- und Nachwirkungen auf die aktuelle Lebenssituation, komorbide Symptome sowie Chronifizierungsfolgen erfasst, aber auch salutogenetische Faktoren und den prätraumatischen Status erfragt. Über die Diagnose hinaus sollten sowohl die resultierenden Beeinträchtigungen der Aktivität und Teilhabe als auch die allgemeinen (Familien-, Wohn- und Arbeitssituation, regionale medizinische/psychotherapeutische Versorgung, gesundheitlicher Status) und spezifischen Kontextfaktoren erhoben werden. Hierzu gehören z. B. Täterkontakte, dependente Gewaltbeziehungen sowie z. B. der Rechts- und Aufenthaltsstatus bei Flüchtlingen [18]. Als Prozedere bei der Diagnostik wird häufig die folgende Sequenz eingehalten: Erhebung der Traumavorgeschichte sowie der Spontansymptomatik in der Anamnese, Durchführung eines Fragebogentests als Screening der Symptomintensität sowie bei entsprechender Indikation die Durchführung eines diagnostischen Interviews [2]. Ergänzend sollte potenziell bestehende Komorbidität explizit berücksichtigt und erfasst werden. Bei der Traumaanamnese (Erhebung früherer traumatischer Erfahrungen und Indextrauma) ist es in der Regel initial nicht notwendig bzw. indiziert Details der traumatischen Erfahrung zu explorieren, sondern ausreichend, eine kurze Beschreibung des Erlebten zu erheben. Ein Beharren auf detaillierten Beschreibungen während der ersten Interaktionsphase kann sich potenziell negativ auf die Therapie- und Beziehungsgestaltung auswirken [3].

Im therapeutischen Prozess sollten sowohl initial zur Behandlungsplanung als auch im weiteren Therapieverlauf quantitative Fragebögen (Selbstbericht) eingesetzt werden, um den therapeutischen Fortschritt zu dokumentieren bzw. das therapeutische Vorgehen anzupassen. Grundsätzlich ist zwischen Screening- und Diagnoseinstrumenten zu unterscheiden. Letztere liegen meist als strukturierte klinische Interviews vor, die systematisch die Symptomatik des Krankheitsbilds abfragen. Die Vorteile eines strukturierten klinischen Interviews liegen in einer höheren Beurteilerübereinstimmung und einer zuverlässigeren Diagnosestellung [19]. Für einen zuverlässigen Einsatz von Interviews sollte ausreichend klinische Erfahrung mit Traumafolgestörungen vorliegen und die Anwendung der Interviews sollte in einer Schulung erlernt werden. Im Gegensatz zu klinischen Interviews ist die Anwendung von Selbstbeurteilungs-Fragebögen meist zeitökonomischer, da sie vom Patienten selbst ausgefüllt werden. Sie können wichtige Informationen über das gesamte Symptomspektrum sowie über Symptomhäufigkeit, Intensität und Beeinträchtigungsgrad geben. Zudem ergänzen und untermauern Selbstbeurteilungs-Fragebögen den klinischen Eindruck und dienen der Verlaufskontrolle in Behandlungen. So konnte gezeigt werden, dass zeitnahe und häufige Informationen über den Schwergrad der Symptome mit besseren medikamentösen und psychotherapeutischen Behandlungsergebnissen einhergingen [20]. Darüber hinaus sprechen manche Patienten erst im Rahmen einer Behandlung aufgrund von Schamerleben bzw. der störungsimmanenten Vermeidungssymptomatik über ihre erlebten Traumata. Auch dies macht wiederholte diagnostische Erhebungen notwendig. Im Rahmen von Begutachtungen sollten Selbstbeurteilungs-Fragebögen nur kritisch benutzt werden, z. B. um Diskrepanzen zwischen dem psychopathologischen Befund und der subjektiven Selbsteinschätzung zu konkretisieren [21, 22]. Vor Beginn einer Behandlung sollte jedoch unbedingt eine ausführliche und gründliche diagnostische Bewertung durchgeführt werden, da es durch eine nichtindizierte Behandlung auch zu unerwünschten Wirkungen kommen kann und die Ressourcen des Gesundheitssystems nicht effizient eingesetzt werden könnten [23]. In Gutachtenverfahren ist eine mögliche akute Verschlechterung/Triggerung des Probanden (z. B. verstärktes intrusives Erleben) durch Exploration und Diagnostik zu beachten, weshalb diese in der Regel nur durch in der Behandlung und Diagnostik der PTBS erfahrene Psychotherapeuten und Ärzte durchgeführt werden sollte. Traumafolgestörungen werden vermutlich bislang zu selten diagnostiziert, insbesondere dann, wenn die traumatischen Erfahrungen länger zurückliegen und die Symptomatik nicht dem klassischen Bild der PTBS entspricht [24]. Dies gilt auch für Angehörige, die ebenfalls belastet sein und an einer PTBS leiden können. Darüber hinaus können störungsimmanente Aspekte hinderlich wirken:

- Reduzierte zwischenmenschliche Vertrauensfähigkeit, insbesondere nach interpersonellen Traumatisierungen,

- aus Scham- und Schuldgefühlen sowie (unbewusster) Vermeidung werden Symptome nicht im Zusammenhang mit zurückliegenden Traumatisierungen genannt,
- Schwierigkeiten, sich als hilfsbedürftig zu definieren; Anspruch, das Trauma aus eigener Kraft zu bewältigen.
- nur ein Teil der Beschwerden wird geschildert, da einzelne Aspekte nicht bewusst sind (z. B. bei dissoziativen Symptomen).

Hilfreich für eine valide Diagnosestellung sind u. a. die folgenden Faktoren:

- Herstellung einer sicheren, störungsfreien Gesprächsatmosphäre, Berücksichtigung von spezifischen Kontrollbedürfnissen u. a. adäquates Eingehen auf notwendige Rahmenbedingungen (ausreichender körperlicher Abstand zur Untersuchungsperson, ggf. Türen offenlassen, Mitnehmen einer Vertrauensperson, Entfernen von Auslösereizen im Gesprächsraum).
- Aktive Erfragung der posttraumatischen Belastungssymptome, da viele Patienten nicht spontan davon berichten.
- Vermittlung eines Erklärungsmodells für die Symptome als menschliche Reaktion auf Extrembelastung (Psychoedukation) und die Benennung der Störung im Sinne einer posttraumatischen Diagnose führen in der Regel zur Entlastung der Betroffenen.
- Bei akuter Traumatisierung ist zudem die vorbeugende Aufklärung über eventuell zu erwartende Symptome wichtig.
- Erfassung und Bekräftigung der individuellen kompensatorischen Strategien als „normale" Reaktion.
- Erfassung von Risiko- und Schutzfaktoren.

Dem diagnostischen Gespräch kommt somit für die weitere Behandlung der traumabedingten Störungen weichenstellende Bedeutung zu. Hierbei spielt vor allem die Frage eine Rolle, ob es im Erstkontakt gelingt, eine ausreichend vertrauensvolle Beziehung herzustellen, die es dem Patienten oder der Patientin ermöglicht, sich mit den traumatischen Erfahrungen und möglichen Folgesymptomen auseinander zu setzen und mitzuteilen. In Anlehnung an die Empfehlung der Guidelines des National Institute for Health and Clinical Excellence [1] sollte bei Hochrisikogruppen (Überlebende von Großschadensereignissen, traumatisierte Flüchtlinge) über den routinemäßigen Einsatz eines validierten, kurzen Screeninginstruments für PTBS frühesten vier Wochen nach dem Trauma als Teil der Gesundheitsvorsorge nachgedacht werden.

Klinische Fragestellungen

- Welche Traumafolgestörungen müssen neben der PTBS berücksichtigt werden?
- Nach welchen Kriterien soll die Diagnostik erfolgen?
- Was soll als Grundlage für die Diagnostik der PTBS herangezogen werden?

- Welche spezifischen Beeinträchtigungen der Aktivität und Teilhabe resultieren aus der PTBS und in welcher Wechselwirkung stehen sie zu den Kontextfaktoren?

Schlüsselempfehlungen

	Empfehlung	Empfehlungsgrad
1	Bei der Diagnostik soll beachtet werden, dass die PTBS nur eine, wenngleich spezifische Form der Traumafolgeerkrankungen ist. Empfehlungsgrad: KKP, LoE: nicht anwendbar Abstimmungsergebnis: 24/24 (100 %)	**KKP**
2	Die Diagnostik der PTBS soll nach klinischen Kriterien der jeweils gültigen Version der ICD erfolgen. Empfehlungsgrad: KKP, LoE: nicht anwendbar Abstimmungsergebnis: 24/24 (100 %)	**KKP**
3	Zur Abbildung der funktionalen Gesundheit und besonderen Kontextfaktoren der PTBS sollte eine strukturierte Klassifikation nach ICF erfolgen. Empfehlungsgrad: KKP, LoE: nicht anwendbar Abstimmungsergebnis: 16/17 (94 %)	**KKP**
4	Zur Unterstützung der Diagnostik sollten psychometrische Tests und PTBS- spezifische strukturierte klinische Interviews eingesetzt werden. Empfehlungsgrad: KKP, LoE: nicht anwendbar Abstimmungsergebnis: 22/23 (95 %)	**KKP**

Hintergrund der Evidenz

Bei den Empfehlungen in diesem Kapitel handelt es sich um klinische Konsenspunkte, die nach Konsultation der folgenden Leitlinien formuliert wurden: American Psychological Association [5], Australian Centre for Posttraumatic Mental Health [3], National Institute for Health and Care Excellence (NICE) [1], US Department of Veterans Affairs and Department of Defense [2] und Weltgesundheitsorganisation [4]. Zu klinischen Fragestellungen, bei denen keine experimentelle wissenschaftliche Erforschung möglich oder angestrebt ist, wurde im Konsens und aufgrund der klinischen Erfahrung der Mitglieder der Leitliniengruppe ein Standard in der Behandlung empfohlen.

Darstellung der Evidenz

Empfehlung 1 deckt sich mit den Aussagen anderer internationaler Leitlinien. Auch wenn die PTBS die spezifischste aller Traumafolgestörung darstellt betonen etwa die NICE-Guidelines [1], dass die PTBS nicht die einzige bzw. die häufigste Störung darstellt, die durch ein traumatisches Ereignis hervorgerufen werden kann. Weitere Differentialdiagnosen (insbesondere Depression, Angststörungen wie z. B. die generalisierte Angststörung, Panikstörung) müssen als unmittelbare psychopathologische Traumafolgen in Betracht gezogen werden [25]. Darüber hinaus sind somatoforme Störungen und substanzbezogene Störungen häufige Folgen traumatischer Erfahrungen. Die genannten Störungen können auch komorbide auftreten (s. Abschn. „Komorbide psychische Störungen"). Für eine adäquate Diagnostik dieser weiteren Traumafolgestörungen wird auf die entsprechend verfügbaren Leitlinien verwiesen. Epidemiologische Schätzungen der Prävalenzen der unterschiedlichen Traumafolgestörungen variieren u. a. in Abhängigkeit der untersuchten Stichprobe und des Zeitpunktes erheblich [26–28]. Es gibt allerdings Hinweise, dass möglicherweise unterschiedliche Aspekte der traumatischen Erfahrungen zu verschiedenen psychopathologischen Ausprägungen führen könnten. So zeigte sich, dass ereignisbezogene Faktoren und Erfahrungen während und unmittelbar im Anschluss an die traumatische Erfahrung stärker mit der Entwicklung einer PTBS assoziiert waren. Die depressive Symptomatik hingegen zeigte sich eher mit Faktoren nach dem Trauma verbunden (z. B. life stressors, sozioökonomischer Status) [29]. Auch die psychopathologischen Verläufe unterscheiden sich potenziell je nach Störungsbild. In einer prospektiven Studie von de Roon-Cassini et al. [30] erwies sich die Depression als ähnlich prävalent wie die PTBS nach einem traumatischen Ereignis, mit ähnlichem (aber nicht gleichem) Verlauf. Bei Patienten mit PTBS konnten folgende Gruppen identifiziert werden: „Chronic" 22 %, „Recovery" 13 %, „Delayed" 5 %, „Low symptom" 59 %. Bei den Patienten mit Depression zeigte sich eine leicht verschobene Verteilung: „Chronic" 10 %, „Recovery" 14 %, „Delayed" 17 %, „Low symptom" 60 %. Darüber hinaus können prätraumatisch existierende Risikofaktoren die spezifische Ausprägung posttraumatischer Psychopathologie entsprechend beeinflussen [31].

Empfehlung 2 wurde insbesondere unter dem Gesichtspunkt der Relevanz für Diagnostiker im deutschsprachigen Raum formuliert, die die ICD als Grundlage der Patientenversorgung nutzen. Unabhängig jedoch von dem Diagnosesystem (ICD/DSM), welches den jeweiligen Leitlinien zugrunde liegt, wird die PTBS durch ihre diagnostische Sonderstellung definiert. So wird mit der Beschreibung des Ereignisses oder Geschehens von außergewöhnlicher Bedrohung oder mit katastrophalem Ausmaß die Ätiologie (gr. *aitia* Ursache) der Symptomatik definiert. Es ist manchmal bei einem Patienten schwer zu entscheiden, ob seine Störung durch ein „Ereignis oder Geschehen von außergewöhnlicher Bedrohung oder mit katastrophalem Ausmaß" verursacht wurde, das „bei nahezu jedem tief greifende Verzweiflung auslösen würde". Obwohl über eine große Zahl von Ereignissen, die unter diese Definition des Ereigniskriteriums fallen, Einigkeit bestehen dürfte (wie z. B. Vergewaltigungen, Unfälle, Kriegsereignisse oder Folter), gibt es doch auch Beschreibungen von Fällen, die weniger einschneidende Ereignisse erleben, aber dennoch das in den weiteren Kriterien beschriebene Bild einer PTBS entwickeln. Dieser „subjektive Faktor", der bei psychisch scheinbar geringeren Traumatisierungen manchmal schon zu einer PTBS-Symptomatik führen kann, bei der Mehrzahl von schwer Traumatisierten aber auch verhindert, dass sich eine Störung im Sinne einer PTBS ausbildet, wird möglicherweise auch in naher Zukunft nur schwer in der PTBS-Diagnose erfassbar sein. Kliniker sollten jedoch darauf hingewiesen werden, dass gerade bei PTBS solche individuellen Unterschiede in der Reaktion auf Traumatisierungen nicht die Ausnahme, sondern die Regel sind. In Verbindung mit der ICD-11 ist zu berücksichtigen, dass die PTBS konzeptualisiert wurde, um eine spezifische Reaktion auf ein in sich abgrenzbares traumatisches Ereignis zu definieren. Die klinische Realität seit Einführung der PTBS in die ICD-10 hat gezeigt, dass die Folgen von sequentiellen Traumatisierungen in Kindheit und Jugend wesentlich komplexer in der Krankheitsentstehung und Symptomatik sind und somit als sogenannte komplexe PTBS in die Literatur und in die ICD-11 als abgegrenztes Störungsbild eingehen. Vor diesem Hintergrund ist die Berücksichtigung der jeweils gültigen Fassung der ICD für eine PTBS besonders relevant.

Empfehlung 3 begründet sich durch die Beobachtung, dass die Entstehung und Aufrechterhaltung einer PTBS an soziale Kontextfaktoren gebunden ist [32]. Allerdings bietet die ICD-10 keine Systematik funktionale Gesundheit zu klassifizieren. Diese Lücke wird nach den Vorgaben der WHO durch die Anwendung der ICF geschlossen. Die ICF ist in Verbindung mit der ICD ein wichtiges Instrument um das komplexe Zusammenspiel von bio-psycho-sozialen Faktoren darzustellen. Die im SGB IX festgelegte Teilhabeorientierung ist an der ICF orientiert. So ist die Feststellung der funktionalen Gesundheit einschließlich des individuellen Teilhabebedarf bzw. Leistungsvermögens für sozialmedizinische Fragestellungen (z. B. Grad der Behinderung, Minderung der Erwerbsfähigkeit) entscheidend. Für die PTBS kommen spezifische Fragestellungen des sozialen Entschädigungsrechtes (z. B. Opferentschädigungsrecht) hinzu. Somit haben wir zwischen der Diagnose einer PTBS und der Klassifikation der Krankheitsfolgen zu unterscheiden. Die ICF [33] ist für die Abbildung der funktionalen Gesundheit sowohl als heuristisches Modell als auch als detailliertes Klassifikationssystem konzipiert und kann helfen:

- Die medizinische Diagnose einer PTBS durch die kategoriale Beschreibung bio-psychosozialer Faktoren sinnvoll zu ergänzen,
- die umweltbezogenen Kontextfaktoren als Förder- bzw. Barrierefaktoren zu beurteilen, die für die Entstehung und Aufrechterhaltung einer PTBS so entscheidend sind,
- den Behandlungs- und Rehabilitationsbedarf einer PTBS unter Berücksichtigung des individuellen Teilhabebedarfs berufsgruppenübergreifend darzustellen,
- eine trägerübergreifende Leistungssteuerung für die Betroffenen in zielgerechte Interventionen einmünden zu lassen,
- als Basis für die Outcome-Messung der Behandlung bzw. Rehabilitation sowie für die Entwicklung von Anwendungshilfen und (Mess-)Instrumenten dienen (z. B. Core-Sets).

Neben diesen Vorzügen, die sich aus der Anwendung der ICF ergeben, sind folgende Einschränkungen zu nennen:

- Praktikabilität der Kodierung gemäß den sehr umfangreichen Vorgaben der WHO,
- fehlende Kategorisierung der personenbezogenen Kontextfaktoren und
- Grenzen bei der Validierung von Outcome-Messungen.

Obwohl die ICF der ICD gleichrangig von der WHO zur Seite gestellt wurde, hat das Klassifikationssystem in den internationalen Guidelines (s.o.) zur Diagnostik und Behandlung der ICF wenig Aufmerksamkeit gefunden. Sicherlich ist dieser Umstand darauf zurück zu führen, dass für die PTBS im Unterschied zu anderen Diagnosen [17] noch keine spezifischen Instrumente validiert und entwickelt wurden. Die Arbeiten befassen sich mit Fragen zur allgemeinen Anwendung der ICF bei psychischen Störungen [34]. In diesem Dilemma empfehlen wir die funktionale Gesundheit von Betroffenen einer PTBS entlang der übergeordneten Komponenten und Domänen zu beschreiben, um so insbesondere die positive bzw. negative Wechselwirkung zu den Kontextfaktoren abzubilden [35].

Empfehlung 4 wird fast durchgängig in den verfügbaren internationalen Leitlinien ausgesprochen. Standardisierte Messinstrumente können die Diagnosestellung bei Verdacht auf eine posttraumatische Störung unterstützen und optimieren, da sie die Untersuchung unabhängiger von der Person des Untersuchers machen, feststehende Kriterien zur Beurteilung der Ergebnisse bieten und eine zuverlässigere Diagnosestellung erlauben [19]. Geeignete Messinstrumente sollten dabei generell neben den geforderten dimensionalen Faktoren auch biographische Faktoren, Symptomstärke und -verlauf sowie Resilienzfaktoren erfassen. Studien zum Vorteil eines generellen Screenings bei PTBS existieren aktuell nicht [23]. Auch ist zu beachten, dass eine inkorrekte Diagnosestellung zu falschen Therapieansätzen oder fehlerhaften gutachterlichen Beurteilungen führen kann [36]. Seit einigen Jahren liegt insbesondere in der englischen Sprache eine Fülle verschiedenster erprobter Messinstrumente vor. Eine gute Zusammenstellung findet sich auf https://www.apa.org/ptsd-guideline/assessment/index.aspx. Eine Übersicht über wichtige deutschsprachige Instrumente findet sich bei Haase et al. [37]. Allerdings soll aufgrund der aktuellen Veränderungen der Diagnosesystem DSM-IV zu DSM-5 und ICD-10 zu ICD-11 und dem damit einhergehenden Mangel an validierten psychometrischen Tests und klinischen Interviews im Rahmen dieses Kapitels auf die Empfehlung und Beschreibung konkreter Instrumente verzichtet werden. Es wird empfohlen neuere Instrumente zu verwenden, da sich diese an den aktuellen Diagnosen orientieren und zu erwarten ist, dass der beschriebene Mangel in der Folgezeit beseitigt werden wird.

Von der Evidenz zu den Empfehlungen

Zur Beantwortung der unter Abschn. „Klinische Fragestellungen" genannten Fragestellungen (u. a. „Was ist bei der Diagnostik der PTBS zu beachten?" und „Nach welchen Kriterien soll die Diagnostik erfolgen?") ist die zitierte Literatur nicht unmittelbar aufschlussreich, da diese Fragen empirisch nicht zu beantworten sind. Bei den Empfehlungen in diesem Kapitel handelt es sich daher um klinische Konsenspunkte, die im Konsens aufgrund der klinischen Erfahrung der Mitglieder der Leitliniengruppe als ein Standard in der Behandlung empfohlen werden, bei dem keine experimentelle wissenschaftliche Erforschung möglich oder angestrebt ist.

Empfehlungen für künftige Forschung

Es werden die folgenden Empfehlungen für zukünftige Forschung ausgesprochen:

- Studien mit umfassenderen psychopathologischen diagnostischen Erhebungen im Langzeitverlauf.
- Validierung von Messinstrumenten zur Erfassung der komplexen PTBS.
- Zur Anwendung der ICF im deutschen Sprachraum hat z. B. die Anwendung der Mini-ICF [38] bei psychischen Störungen Praktikabilität gezeigt. Für zukünftige Forschung stellt sich die Frage, ob sich für die PTBS spezifische Core Sets abbilden lassen.

Psychotherapeutische Behandlung

Thomas Ehring, Arne Hoffmann, Birgit Kleim, Peter Liebermann, Annett Lotzin, Andreas Maercker, Frank Neuner, Olaf Reddemann, Ingo Schäfer und Julia Schellong

Einleitung

Zur Behandlung der Posttraumatischen Belastungsstörung (PTBS) liegen verschiedene psychotherapeutische Interventionen vor, die in kontrollierten Therapiestudien untersucht worden sind. Ein zentrales Merkmal zur Einteilung verschiedener psychotherapeutischer Behandlungstechniken ist dabei die Unterscheidung zwischen *traumafokussierten* und *nicht-traumafokussierten* Interventionen.

Traumafokussierte vs. nicht-traumafokussierte Interventionen

Traumafokussierte Interventionen: Diese sind definiert als Behandlungsansätze, bei denen der Schwerpunkt auf der Verarbeitung der Erinnerung an das traumatische Ereignis und/oder seiner Bedeutung liegt [1, 39]. Dabei wurden in der Literatur vor allem die beiden folgenden Varianten untersucht:

1. *Traumafokussierte Kognitive Verhaltenstherapie (TF-KVT)* basiert auf den Prinzipien der Kognitiven Verhaltenstherapie und beinhaltet üblicherweise als zentrale traumafokussierte Techniken imaginative Exposition in Bezug auf die Traumaerinnerung, narrative Exposition, Exposition in vivo und/oder kognitive Umstrukturierung in Bezug auf traumabezogene Überzeugungen. Zu den am besten untersuchten spezifischen Ansätzen innerhalb der TF-KVT gehören die

Prolongierte Exposition [40], die Kognitive Verarbeitungstherapie [41], Kognitive Therapie nach Ehlers & Clark [42], Narrative Expositionstherapie [43] und Kombinationen aus expositionsbasierten und kognitiven Ansätzen [44]. Die Ansätze unterscheiden sich u. a. in der Betonung und Umsetzung expositionsorientierter vs. kognitiver Techniken.

2. *Eye Movement Desensitization and Reprocessing* (EMDR) [45, 46] ist eine traumafokussierte Intervention, die nach einem strukturierten Fokussierungsprozess in einen assoziativen Prozess der Verarbeitung mündet. Beide werden von rhythmischen durch den Therapeuten bzw. die Therapeutin mit der Hand geführten Augenbewegungen begleitet. Der am besten untersuchte EMDR-Ansatz ist das EMDR-Standardprotokoll, das neben den Erinnerungen in der Vergangenheit auch auf belastende trauma-assoziierte Auslöser der Gegenwart und mit der Erinnerung verbundene Zukunftsängste fokussiert [46].

Darüber hinaus bestehen eine Reihe weiterer traumafokussierter Verfahren, die jedoch bisher in deutlich geringerem Umfang in kontrollierter Therapieforschung untersucht worden sind, z. B. Imagery Rescripting, Metakognitive Therapie und die Brief Eclectic Psychotherapy.

Nicht-traumafokussierte Interventionen: Diese sind definiert als Therapieansätze, deren Hauptaugenmerk *nicht* auf der Verarbeitung der Erinnerung an das traumatische Ereignis und/oder seiner Bedeutung liegt. Stattdessen liegt der Schwerpunkt dieser Ansätze auf der Vermittlung von Fertigkeiten der Emotionsregulation, des Umgangs mit posttraumatischen Belastungssymptomen oder der Lösung aktueller Probleme. Varianten dieser Behandlungstechniken, die in randomisierten kontrollierten Therapiestudien untersucht worden sind, sind unter anderem das Stressimpfungstraining [40], stabilisierende Gruppenprogramme [47] und das Programm *Sicherheit finden* [48]. Das Stressimpfungstraining [40] beinhaltet beispielsweise Techniken zur Entspannung, Gedankenstopp, kognitive Umstrukturierung, Vorbereitung auf einen Stressor und Rollenspiele. Das Programm *Sicherheit finden* ist ein kognitiv-behaviorales Therapieprogramm, welches PTBS Symptome und komorbide substanzbezogene Störungen adressiert.

Phasenbasierte Ansätze: Einige Therapiekonzepte kombinieren traumafokussierte und nicht-traumafokussierte Techniken, häufig in einem phasenbasierten Vorgehen. Dazu gehören die Therapieprogramme *Skillstraining zur affektiven und interpersonellen Regulation/Narrative Therapie (STAIR/NT)* [49, 50] und *Dialektisch-Behaviorale Therapie-PTBS (DBT-PTBS)* [51]. Das Therapieprogramm STAIR/NT integriert Interventionen zur Behandlung komplexer Traumafolgestörungen (insb. Emotionsdysregulation und dysfunktionale interpersonelle Schemata) mit einer traumafokussierten narrativen Exposition. Das modulare DBT-PTBS Programm kombiniert Methoden der Dialektisch Behavioralen Therapie (DBT) mit traumaspezifischen kognitiven und expositionsbasierten Interventionen.

Die aktuelle Studienlage ermöglicht eine vergleichende Bewertung der Wirksamkeit traumafokussierter vs. nicht-traumafokussierter Behandlungsansätze (vgl. Abschnitte „Hintergrund der Evidenz" und „Darstellung der Evidenz").

Weitere Unterscheidungsmerkmale

Setting: Die psychotherapeutische Behandlung der PTBS wurde vor allem als Einzelpsychotherapie im ambulanten Setting untersucht, daher besteht die breiteste Evidenz für PTBS-Behandlungen in diesem Setting. Es existieren jedoch auch Gruppenprogramme [52], sowie tagesklinische und stationäre Behandlungsansätze [51]. Die aktuelle Studienlage ermöglicht keinen systematischen Vergleich der Wirksamkeit von Behandlungsansätzen in Abhängigkeit des Settings.

Technologiegestützte Interventionen: Die psychotherapeutische Behandlung der PTBS findet üblicherweise im direkten Kontakt zwischen Patientin bzw. Patient und Therapeutin bzw. Therapeut statt. Es wurden jedoch auch Varianten der traumafokussierten KVT in kontrollierten Studien untersucht, die internet-, telefon- oder videobasiert angeboten werden [53]. Zudem enthalten manche Ansätze der traumafokussierten KVT Bausteine der Exposition in der virtuellen Realität [54].

Zielgruppen: Innerhalb der allgemeinen Prinzipien traumafokussierter bzw. nicht-traumafokussierter Behandlungsansätze wurden teilweise spezifische Manuale für bestimmte Zielgruppen entwickelt, z. B. Flüchtlinge [55] Patientinnen und Patienten mit komorbiden Störungen (vgl. Kapitel Komorbidität) oder Angehörige des Militärs [56]. Die aktuelle Studienlage ermöglicht jedoch keinen systematischen Vergleich der Wirksamkeit zielgruppenspezifischer vs. -unspezifischer Vorgehensweisen.

Klinische Fragestellungen

- Welche psychotherapeutischen Verfahren sollen für eine evidenzbasierte und effektive Behandlung der PTBS angewendet werden?
- Welche Varianten evidenzbasierter psychotherapeutischer Verfahren stehen zur Verfügung?

Schlüsselempfehlungen

	Empfehlung	Empfehlungsgrad
5	Bei der Posttraumatischen Belastungsstörung ist Behandlung erster Wahl die traumafokussierte Psychotherapie, bei der der Schwerpunkt auf der Verarbeitung der Erinnerung an das traumatische Ereignis und/oder seiner Bedeutung liegt. LoE: 1a Abstimmungsergebnis: 27/27 (100 %)	A
6	Eine traumafokussierte Psychotherapie soll jedem Patienten mit PTBS angeboten werden. LoE: nicht anwendbar Abstimmungsergebnis: 24/24 (100 %)	KKP

	Empfehlung	Empfehlungsgrad
7	Ergänzend zu traumafokussierten Interventionen sollen weitere Problem- und Symptombereiche abgeklärt und in der Behandlung berücksichtigt werden wie z. B. das Risiko weiterer Viktimisierung bei Opfern von Gewalt, Trauerprozesse, soziale Neuorientierung, Neubewertung, Selbstwertstabilisierung. LoE: nicht anwendbar Abstimmungsergebnis: 25/27 (92 %)	**KKP**

Hintergrund der Evidenz

Die Empfehlung 5 basiert auf drei Quellen:

1. Sichtung *internationaler Leitlinien* zur Behandlung der PTBS: American Psychological Association [5], Australian Centre for Posttraumatic Mental Health [3], das National Institute for Health and Care Excellence (NICE) [1], das US Department of Veterans Affairs and Department of Defense [2] und die Weltgesundheitsorganisation [4];
2. Sichtung aktueller *Metaanalysen* zur Psychotherapie der PTBS [39, 55, 57–62];
3. Sichtung von *Primärstudien* zur Psychotherapie der PTBS nach systematischer Recherche und Erstellen von Evidenztabellen für diese Studien.

Darstellung der Evidenz

Internationale Leitlinien: Die Empfehlung 5 entspricht den Empfehlungen aktueller internationaler Leitlinien. International besteht in den Behandlungsleitlinien zur PTBS Konsensus darüber, dass bei Patienten mit PTBS eine traumafokussierte Therapie erfolgen soll. So empfiehlt die britische NICE Leitlinie [1], dass allen Menschen mit PTBS eine traumafokussierte psychotherapeutische Behandlung angeboten werden soll (S. 4: *„All people with PTSD should be offered a course of trauma-focused psychological treatment (trauma-focused cognitive behavioural therapy [CBT]) or eye movement desensitisation and reprocessing [EMDR]."*). Die Australische Leitlinie zur Behandlung der akuten Belastungsstörung und PTBS [3] empfiehlt ebenfalls, dass Erwachse mit PTBS eine traumafokussierte Behandlung erhalten sollen (S. 14: *„Adults with PTSD should be offered trauma-focussed psychological interventions – trauma-focused cognitive behavioural therapy (CBT) or eye movement desensitation and reprocessing (EMDR.)".* Die Leitlinie der US-amerikanischen Ministerien für Angelegenheiten ehemaliger Streitkräfteangehöriger bzw. der Verteidigung [2] empfiehlt, dass Patienten mit diagnostizierter PTBS evidenzbasierte traumafokussierte psychotherapeutische Interventionen erhalten sollen, die Exposition und/oder kognitive Umstrukturierung beinhalten (S. 34: *„For patients with PTSD, we recommend individual, manualized trauma-focused psychotherapies that have a primary component of exposure and/or cognitive restructuring to include*

Prolonged Exposure (PE), Cognitive Processing Therapy (CPT), Eye Movement Desensitization and Reprocessing (EMDR), specific cognitive behavioral therapies for PTSD, Brief Eclectic Psychotherapy (BEP), Narrative Exposure Therapy (NET), and written narrative exposure."). Die Leitlinie der American Psychological Association [5] empfiehlt ebenfalls den Einsatz traumafokussierter Behandlungen (S. 4: „*The panel strongly recommends the use of the following psychotherapies/interventions [...] for adult patients with PTSD. cognitive behavioral therapy (CBT), cognitive processing therapy (CPT), cognitive therapy (CT), and prolonged exposure therapy (PE). The panel suggests the use of brief eclectic psychotherapy (BEP), eye movement desensitization and reprocessing (EMDR), and narrative exposure therapy (NET)*". Auch die WHO Leitlinie zum Management stressbezogener Störungen [4] empfiehlt, dass bei Patienten mit PTBS kognitive Verhaltenstherapie mit einem Traumafokus, EMDR oder Stressmanagement berücksichtigt werden sollten (S. 193: „*Individual or group cognitive-behavioural therapy (CBT) with a trauma focus, eye movement desensitization and reprocessing (EMDR) or stress management should be considered for adults with PTSD.*"). Zusammengefasst empfehlen alle internationalen Leitlinien traumafokussierte Psychotherapie als Behandlung erster Wahl für die PTBS und unterstützen damit die Empfehlung 5 dieser Leitlinie.

Metaanalysen: Die Empfehlung wird ebenfalls durch neuere Metaanalysen belegt. Bisson et al. [39] berichten hohe kontrollierte Effektstärken für traumafokussierte KVT (*SMD* = 1.40) und EMDR (*SMD* = 1.51) und eine Überlegenheit der traumafokussierten KVT gegenüber nicht-traumafokussierten Ansätzen. Watts et al. [63] identifizierten die TF-KVT (g = 1.08–1.63) und EMDR (g = 1.01) als wirksame Psychotherapien für PTBS und beschreiben eine Überlegenheit dieser psychotherapeutischen Ansätze im Vergleich zu Psychopharmakotherapie. Cusack et al. [57] finden in ihrer Metaanalyse ebenfalls Hinweise für eine hohe Wirksamkeit verschiedener Varianten der TF-KVT (*SMD* = 1.27–1.40) sowie EMDR (*SMD* = 1.08). Gerger et al. [59] berichten hohe Effektstärken für verschiedene psychotherapeutische Ansätze, konstatieren jedoch, dass die robusteste Evidenz für expositionsbasierte und kognitive Varianten der TF-KVT besteht. Lee et al. [62] berichten höhere Effektstärken für traumafokussierte Psychotherapie (g = 0.83) als für nicht-traumafokussierte Therapie (g = 0.45) und Psychopharmakotherapie (g = 0.43).

Ähnliche Befunde zeigen sich in Metaanalysen, die die Behandlung von PTBS bei spezifischen Gruppen von Traumaüberlebenden untersuchen. Ehring et al. [58] führten eine Metaanalyse zur Psychotherapie der PTBS bei erwachsenen Überlebenden von Missbrauchserfahrungen in der Kindheit durch und fanden eine signifikant höhere Wirksamkeit traumafokussierter Interventionen (g = 0.92) gegenüber nicht-traumafokussierter Therapie (g = 0.23). Haagen et al. [60] untersuchten die Wirksamkeit von Psychotherapie bei Veteranen und fanden eine Überlegenheit der TF-KVT (Prolongierte Exposition: g = 1.06; Kognitive Verarbeitungstherapie: g = 1.33) gegenüber EMDR (g = 0.38) und der nicht-traumafokussierten Stressbewältigungstherapie (g = 0.16). In zwei Metaanalysen zur Psychotherapie bei Flüchtlingen zeigten sich ebenfalls hohe Effektstärken für verschiedene Varianten der TF-KVT (Lambert & Alhassoon, 2015: g = .92; Nosè et al., 2017: SMD = 0.78–0.97) [55, 61].

Zusammenfassend zeigen alle beschriebenen Metaanalysen eine hohe Wirksamkeit traumafokussierter Psychotherapie bei verschiedenen Gruppen von Traumaüberlebenden mit PTBS.

Primärstudien: Die Ergebnisse der systematischen Literaturrecherche für diese Leitlinie zeigen eine breite Evidenz für die individuelle traumafokussierte KVT, insbesondere für expositionsbasierte Interventionen (38 RCTs), kognitive Varianten der TF-KVT (24 RCTs), Programme mit einer Kombination expositionsorientierter und kognitiver Interventionen (29 RCTs) und der Narrativen Expositionstherapie (12 RCTs). Ebenso besteht eine breite Evidenz für EMDR (33 RCTs), sowie für die Imagery Rehearsal-Therapie zur Behandlung von Alpträumen (8 RCTs). Zu anderen traumafokussierten Interventionen sowie phasenbasierten Ansätzen liegen bisher jedoch nur eine geringere Anzahl von Studien mit ausreichender methodischer Qualität vor (Imagery Rescripting, Expressive Writing, Metakognitive Therapie, STAIR/NT, DBT-PTSD, VT Expositionstherapie, CRIM, Trauma Management & Exposure, Brief Eclectic Psychotherapy).

In der Gruppe der nicht-traumafokussierten individuellen Behandlungen wurden verschiedene Therapieansätze in insgesamt 43 RCTs untersucht. Es zeigt sich eine große Heterogenität der Therapieansätze und Effektstärken. Auch wenn in einzelnen Studien sehr hohe Effektstärken gefunden wurden (z. B. STAIR als Stand-Alone-Behandlung: [64]; Interpersonelle Psychotherapie: [65]), hat bisher keine der nicht-traumafokussierten individuellen Therapieansätze in mehreren RCTs ($n > 3$) Effektstärken gezeigt, die an TF-KVT oder EMDR heranreichen. Die Literaturrecherche und –auswertung bestätigt daher die Schlussfolgerungen internationaler Leitlinien und früherer Metaanalysen.

Psychodynamische Ansätze zur Behandlung der PTBS wurden bisher kaum kontrolliert untersucht, obwohl sie klinisch breite Anwendung finden [66]. Es konnten lediglich 2 RCTs identifiziert werden [67, 68].

Die Wirksamkeit traumafokussierter KVT im Gruppensetting wurde in 6 RCTs nachgewiesen. In 24 RCTs wurde die Effektivität nicht-traumafokussierter Gruppentherapie (in der Mehrzahl KVT-basiert) untersucht. Aufgrund einer starken Heterogenität der Befunde und einem Mangel an direkten Vergleichen ist eine Aussage zur differenziellen Wirksamkeit traumafokussierter vs. nicht-traumafokussierter Gruppentherapie aktuell nicht möglich. Es konnte jedoch kein Gruppentherapieprogramm identifiziert werden, dass in mehreren RCTs ($n > 3$) Effektstärken gezeigt hat, die an individuelle traumafokussierte TF-KVT oder EMDR heranreichen. Die Wirksamkeit telefon- oder videobasierter KVT wurde in 10 RCTs, jene web- oder app-basierte KVT in 27 RCTs nachgewiesen. Die in Metaanalysen zur internetbasierten TF-KVT identifizierten mittleren Effektstärken (z. B. Kuester et al., 2016: $g = 0.95$ [53]) sind etwas geringer als jene aus Metaanalysen zur traditionellen TF-KVT (z. B. Cusack et al., 2016: $g = 1.26–1.40$ [57]). Bisher fehlen jedoch Studien mit einem direkten Vergleich technologiegestützter vs. Face-to-Face-Therapien.

Die Ergebnisse von Therapiestudien zu komplementären und/oder niedrigschwelligen Behandlungsprogrammen, die nicht als Stand-alone-Interventionen untersucht wurden, werden im Kapitel Adjuvante Verfahren berichtet.

Von der Evidenz zu den Empfehlungen

Die Evidenzstärke für Empfehlung 5 ist als hoch einzuschätzen, da die Wirksamkeit traumafokussierter Psychotherapie in einer großen Zahl von RCTs mit hoher methodischer Qualität nachgewiesen worden ist und in Metaanalysen bestätigt wurde.

Empfehlungen für künftige Forschung

Der aktuelle Stand der empirischen Evidenz lässt über die generelle Empfehlung traumafokussierter Interventionen hinaus keine Hinweise auf differenzielle Indikationen zu, d. h. zur Frage welche Variante der traumafokussierten Therapie für welche Gruppe von Patientinnen und Patienten zu empfehlen ist. Darüber hinaus berichten die meisten Therapiestudien Follow-up-Ergebnisse bis zu maximal 12 Monaten nach Therapieende. Langzeitkatamnesen fehlen bisher weitgehend.

Es werden die folgenden Empfehlungen für zukünftige Forschung ausgesprochen:

- Untersuchung der Langzeiteffekte traumafokussierter vs. nicht-traumafokussierter Behandlungsansätze mit Follow-up-Messungen von mindestens 3 Jahren.
- Systematische Untersuchung von Moderatoren für den Therapieerfolg verschiedener traumafokussierter Therapieprogramme sowie differenzieller Indikatoren für spezielle Gruppen von Patientinnen und Patienten (z. B. Flüchtlinge, Patientinnen und Patienten mit anderem kulturellen Hintergrund, ältere Patientinnen und Patienten).
- Ausweitung der Studien zur Untersuchung der Effektivität der Behandlungsansätze auf Patienten mit ausgeprägter PTBS und komorbider Psychopathologie (d. h. schwerer erkrankte, sowie stationäre psychiatrische Patienten).

Pharmakotherapeutische Behandlung

Julia Schellong, Ulrich Frommberger, Peter Liebermann, Robert Bering und Ingo Schäfer

Einleitung

Parallel zur Etablierung des Störungsbilds Posttraumatische Belastungsstörung (PTBS) in den diagnostischen Klassifikationssystemen im Jahr 1980 [69] entwickelte sich neben den psychotherapeutischen Behandlungsmethoden die Forschung zu medikamentösen Behandlungsansätzen. Zielsymptome waren vor allem neurovegetative Begleitsymptome entsprechend der damaligen Einordnung der PTBS als Angststörung. Wegen der Ähnlichkeit der Symptomatik zu depressiven Störungen beruhten psychopharmakologische Behandlungsansätze auf Forschung zu eben jenen Störungen [70]. Die ersten Berichte zu positiven Wirkungen von antidepressiver Medikation bei PTBS stärkten die Theorie, dass Antidepressiva über serotonerge und noradrenerge Aktivität die Furchtkonditionierung reduzieren und den Schlafzyklus positiv beeinflussen [71–73]. Allerdings wurde auch früh beschrieben, dass zwar einige spezifische PTBS-Symptome wie Übererregung und Flashback-Erleben auf Medikamente angesprochen hätten, aber Vermeidungsverhalten durch Medikation unbeeinflusst geblieben sei und selten eine komplette Remission erreicht wurde. Der Einsatz antidepressiver Medikation wurde somit nur dann empfohlen, wenn es darum ginge, die Teilnahme an Einzel- und Gruppentherapie zu erleichtern [72]. Auch damals wurde bereits betont, dass sich Benzodiazepine trotz ihrer Wirkung auf Übererregung und Angstsymptomatik als nicht hilfreich herausgestellt hätten. Unter anderem war ein Reboundeffekt nach deren Absetzen beschrieben worden [71].

An der eher zurückhaltenden Beurteilung der Pharmakotherapie bei der Behandlung der PTBS hat sich in den letzten Jahren wenig geändert. Traumafokussierte Psychotherapie ist die Methode der Wahl (vgl. Abschn. „Psychotherapeutische Behandlung"), die Studienlage zum Einsatz von Psychopharmakotherapie bei Posttraumatischer Belastungsstörung ist dagegen nach wie vor uneinheitlich. Nichtsdestotrotz werden Psychopharmaka bei PTBS im klinischen Alltag häufig eingesetzt [70, 74]. Dies mag einerseits daran liegen, dass bei PTBS und insbesondere bei komplexeren und chronischen Formen in hohem Maße weitere psychische Symptome auftreten [75], andererseits daran, dass traumaspezifische Psychotherapieplätze zu selten zeitnah zur Verfügung stehen. Quälende Symptome wie Schlafstörungen und Übererregung lassen Betroffene häufig nach beruhigender oder dämpfender Medikation verlangen, was auch zu einer Selbstmedikation durch Alkohol- oder Medikamentenmissbrauch führen kann.

Befunde zu einzelnen Substanzen

In den letzten Jahren wurde unterschiedlichen Theorien folgend eine Vielzahl von Substanzen auf ihre potentielle Wirksamkeit untersucht [77, 78]. Dabei konnten die Substanzen Trazodon, Quetiapin, Mirtazapin, Gabapentin, Desipramin, Prazosin, Alprazolam, Clonazepam, Nefazodon, Brofaromin, Bupropion, Citalopram, Divalproex, Risperidon, Tiagabin, Topiramat jedoch keine überzeugende Wirksamkeit in kontrollierten Studien zeigen [62, 63, 79, 80]. Die bisherigen Studien zu unterschiedlichen Substanzen legen nahe, dass nicht ganze Substanzklassen wie z. B. Serotonin-Reuptake-Inhibitoren (SSRIs) Wirkung zeigen, sondern einzelne Substanzen. Statistisch signifikante Befunde für deren Wirksamkeit, allerdings mit geringen Effektstärken, die deutlich unter denen einer traumafokussierten psychotherapeutischen Behandlung lagen, fanden sich nur für einzelne SSRIs und für den Selektiven Serotonin- und Noradrenalin-Reuptake-Inhibitor (SSNRI) Venlafaxin [62, 63, 79, 80].

Metaanalysen kommen jedoch nicht immer zu den gleichen Ergebnissen bezüglich einzelner Substanzen. Mehrfach wurde auf den hohen Placeboeffekt von ca. 40 % hingewiesen [80, 81]. In einer Netzwerk-Metanalyse erwiesen sich Desipramin, Fluoxetin, Paroxetin, Risperidon, Sertralin und Venlafaxin geringgradig effektiver als Placebo [81]. Phenelzin, ein MAO-Hemmer, war die einzige Substanz, die gut wirksam war und zudem besser als Placebo akzeptiert wurde (odds ratio 7,50, 95 %-CI 1.72–32.80), dies allerdings in nur einer einzigen Studie mit relativ geringer Fallzahl, sodass keine Empfehlung für diese Substanz ausgesprochen werden kann. Mirtazapin zeigte sich zwar relativ effektiv, hatte aber eine sehr hohe Dropout-Rate und erhielt daher ebenfalls keine Therapieempfehlung [81]. In der bislang einzigen Metaanalyse zum Vergleich von Pharmako- und Psychotherapie bei PTBS fand sich keine Evidenz dafür, dass eine Kombinationsbehandlung aus Pharmakotherapie und traumafokussierter Psychotherapie effektiver ist als Psychotherapie allein [82]. Allerdings konnten nur 4 Studien in diese Metaanalyse aufgenommen werden.

Auch die Behandlungsergebnisse zu einzelnen Symptomen, wie zum Beispiel Albträumen und Schlafstörungen, bleiben unbefriedigend. Zwar fanden Singh [83] und Lee [62] signifikante Verbesserungen von Albträumen und bei Schlafstörungen durch den α-1-Adrenorezeptor-Antagonisten Prazosin im Vergleich zu Placebo- oder Kontrollgruppen. In ihrem Review betonen jedoch z. B. Bernardy und Friedman [78], dass die Wirksamkeit von Prazosin bei PTBS-bezogener Insomnie vom klinischen Phänotyp der PTBS abhinge. So profitierten vor allem Kriegsveteranen mit systolischem Bluthochdruck von der Einnahme von Prazosin. Auch in der Übersicht von Lee et al. [62] wurde nur für die ersten 14–27 Wochen für Prazosin ein positiver Effekt beschrieben. Die Zweifel bekräftigend, fand eine kürzlich erschienene große placebokontrollierte Studie (304 Teilnehmer) weder nach zehn noch nach 26 Wochen Behandlungsdauer mit Prazosin signifikante Unterschiede zwischen Behandlungsgruppe und Placebo [84]. Nach Veröffentlichung dieses Ergebnisses wurde auch bei der Überarbeitung einer internationalen Leitlinie, die Prazosin zunächst positiv bewertet hatte (Va/DoD Clinical Practice Guideline for the Management of Posttraumatic Stress Disorder and Acute Stress Disorder [2]) eine Behandlungsempfehlung für Prazosin bei Albträumen zurück genommen. Demnach bleibt die aktuelle Studienlage zur Wirksamkeit von α-1-Adrenorezeptor-Antagonisten bei bestimmten Symptomen einer PTBS unzureichend und es kann keine Empfehlung dazu ausgesprochen werden.

PTBS-Symptome können während einer Pharmakotherapie unterschiedlich und zu verschiedenen Zeitpunkten ansprechen. Beispielsweise zeigte eine Studie mit Venlafaxin frühe Verbesserung der Irritabilität (Woche 2), erst später eine Abnahme intrusiver Erinnerungen (Woche 4) und keinen Unterschied bei Schlaf und Träumen sowie bei Vermeidungssymptomen in der Woche 12 [85]. Aktuell befinden sich deshalb weitere Studien zu spezifischen psychopharmakologischen Strategien in Arbeit, die die individuelle Pathophysiologie und den richtigen Zeitpunkt eines eventuellen Medikationseinsatzes berücksichtigen [86]. Großes Forschungsinteresse gilt den sogenannten „schnell agierenden Antidepressiva" („rapid-acting antidepressants") wie Ketamin [70].

Klinische Gesichtspunkte

Fällt in einem differenzierten Beratungsprozess in der Behandlung der PTBS die Entscheidung für eine Medikation, so sollten selbstverständlich alle Grundsätze einer soliden Indikationsstellung, der Beachtung möglicher Kontraindikationen und Arzneimittelinteraktionen sowie des sorgfältigen Drug-Monitorings beachtet werden [87]. Der Einsatz von Medikation sollte fachärztlicher Behandlung vorbehalten bleiben. Sie sollte mögliche Nebenwirkungen genauso wie ein differenziertes Vorgehen beim eventuellen Absetzen von Medikation beachten. Dies gilt insbesondere für den Umgang mit Benzodiazepinen. Von deren Einsatz bei PTBS wird abgeraten [88]. Bernardy und Friedman [78] betonen, dass Benzodiazepine als Monotherapie selbst bei Insomnien für PTBS-Patienten nicht empfohlen werden sollen [88]. In Deutschland gibt es die Einschränkung, dass nur Sertralin und Paroxetin für die Behandlung der PTBS zugelassen sind. Sollte Venlafaxin nicht für eine komorbide depressive oder Angstsymptomatik (Generalisierte Angststörung, Panikstörung und soziale Phobie) verschrieben werden, so würde es sich bei einer Verschreibung in Bezug auf die PTBS-Symptomatik um einen „off label use" handeln. Die vorliegenden Meta-analysen könnten als Begründung dafür herangezogen werden [62, 79, 80].

Aber noch ein weiterer Aspekt ist zu bedenken: Die Studien, die für den Einsatz von Psychopharmaka in der Behandlung der Posttraumatischen Belastungsstörung durchgeführt wurden, unterscheiden sich methodisch von Psychotherapiestudien. Aufgrund unterschiedlicher Voraussetzungen und möglicher Nebenwirkungen werden bei Studien zur Psychopharmakotherapie andere Ausschlusskriterien angewandt als bei Psychotherapiestudien. Franco et al. [89] stellten fest, dass bei Studien zur Psychopharmakotherapie etwa 6 von 10 PTBS-Betroffenen und sogar 7 von 10 PTBS-Betroffenen, die eine Behandlung wünschen, aufgrund mindestens eines Ausschlusskriteriums ausgeschlossen werden. Im Vergleich dazu sind es bei Psychotherapie lediglich 2 von 10 PTBS-Betroffenen bzw. 3 von 10 PTBS-Betroffenen, die eine Behandlung wünschen. Die Vergleichbarkeit dieser Therapieformen wird zusätzlich dadurch erschwert, dass Psychopharmakotherapiestudien in der Regel Placebos zu Kontrollzwecken nutzen, die an sich schon eine deutliche Wirksamkeit aufweisen. Bei Psychotherapiestudien ist dies nicht möglich [5]. Daraus erwachsen methodische Probleme in der Vergleichbarkeit [63].

Internationale Leitlinien [1, 3, 90] und systematische Übersichtsarbeiten kommen überwiegend zu dem Schluss, dass Pharmakotherapie deutlich geringere Effektstärken zeigt als Psychotherapie [62, 79, 80, 82]. In einer retrospektiven Überprüfung von 2931 Behandlungsakten über mehrere Jahre verbesserte sich die PTBS-Symptomlast in der *PTSD Checklist (PCL)* um durchschnittlich fünf Punkte ohne Unterschiede durch Medikation. Nur 20 % verloren die Diagnose PTBS. Der einzige signifikante Prädiktor für den Verlust der PTBS-Diagnose (p < .001) war parallele Behandlung mit evidenzbasierter Psychotherapie [91]. Die meisten Leitlinien empfehlen daher Pharmakotherapie lediglich als Alternative zur Psychotherapie, wenn die Psychotherapie abgelehnt wird oder nicht zur Verfügung steht [1, 3, 90].

Klinische Fragestellungen

- Welche Evidenz gibt es für den Einsatz von Psychopharmaka bei Posttraumatischer Belastungsstörung (PTBS)?
- Welche Psychopharmaka sollten ggf. gewählt werden und welche nicht?
- Gibt es ausreichende Evidenz für eine Kombinationsbehandlung?

Schüsselempfehlungen

	Empfehlung	Empfehlungsgrad
8	Eine Psychopharmakotherapie soll weder als alleinige noch als primäre Therapie der Posttraumatischen Belastungsstörung eingesetzt werden. LoE 1a- Abstimmungsergebnis: 21/24 (87 %)	A
9	Falls nach einem informierten und partizipativen Entscheidungsprozess trotz der geringen Effekte eine Medikation bevorzugt wird, so sollte lediglich Sertralin, Paroxetin oder Venlafaxin* angeboten werden. LoE 1a- Abstimmungsergebnis: 25/25 (100 %)	A
10	Benzodiazepine sollen nicht eingesetzt werden. LoE 2a Abstimmungsergebnis: 25/25 (100 %)	A

* Bei Venlafaxin würde es sich in Deutschland bei der Indikation PTBS um einen „off label use" handeln

Hintergrund und Evidenz

Bei der vorliegenden Überarbeitung der S3-Leitlinie zur Posttraumatischen Belastungsstörung wurde durch die Leitliniengruppe entschieden, die Empfehlungen zur Pharmakotherapie auf die folgenden Quellen zu basieren:

1. Sichtung *internationaler Leitlinien* zur Behandlung der PTBS: NICE Guidelines [1], Australian Guidelines for Acute Stress Disorder & Posttraumatic Stress Disorder [3], Clinical Practice Guideline for the treatment of PTSD [5], Va/DoD Clinical Practice Guideline for the Management of Posttraumatic Stress Disorder and Acute Stress Disorder [2], Management of Acute Stress, PTSD, and Bereavement – WHO recommendations [90].
2. Sichtung aktueller *Metaanalysen* zur Psychopharmakologie der PTBS [62, 63, 79, 80, 82, 83, 88].

Darstellung der Evidenz

Die Empfehlung dazu, dass eine Pharmakotherapie weder als alleinige noch als primäre Therapie der PTBS eingesetzt werden soll (Empfehlung 8) entspricht den Empfehlungen internationaler Leitlinien [1, 3, 4]. Diese Leitlinien gehen von einer besseren Wirksamkeit von (traumafokussierter) Psychotherapie im Vergleich zu Medikation aus und empfehlen daher Psychotherapie als Behandlung der ersten Wahl. Auch die Leitlinien, die beides empfehlen, gehen von geringeren Effekten für Pharmakotherapie aus. Jedoch scheinen die Behandlungsergebnisse der Patienten, die nach Leitlinien behandelt wurden, die Psychotherapie first-line empfehlen [1, 3, 4], in der Wirksamkeit besser zu sein als die derjenigen, die nach Leitlinien [2, 5] behandelt wurden, welche Psychotherapie und Medikation als gleichwertig empfahlen [62]. Eine der Leitlinien [5] weist dabei darauf hin, dass für die Diagnose PTBS aufgrund unterschiedlicher Stringenz der verwendeten Einschlusskriterien und Kontrollbedingungen ein direkter Vergleich von Psychotherapie und Psychopharmakotherapie nur unzureichend getroffen werden kann.

Empfehlung 8 wird auch durch Metaanalysen und Reviews gestützt. Lee et al. [62] haben in ihrem Review direkt Psychotherapie und Psychopharmakotherapie verglichen. Dabei kamen sie zu dem Ergebnis, dass die Effektstärken für traumafokussierte Psychotherapie im Vergleich zu aktiven psychotherapeutischen Kontrollbedingungen größer ausfielen als bei Medikamenten im Vergleich zu Placebos und größer als bei anderen Psychotherapien im Vergleich zu aktiven Kontrollbedingungen. Traumafokussierte Psychotherapie zeigte in diesem Review auch einen größeren anhaltenden Nutzen über die Zeit als Medikation. Als first-line Intervention erzielte die traumafokussierte Psychotherapie ebenfalls die besten Wirksamkeitsergebnisse im Vergleich zu anderen Psychotherapien und zu Psychopharmakotherapien. Deutliche Effekte für die Behandlung mit traumafokussierter Psychotherapie wie der Kognitiven Verhaltenstherapie (KVT), Prolongierter Exposition (PE) und Eye Movement Desensitization and Reprocessing (EMDR) ($g = 1.63$, $g = 1.0$ und $g = 1.01$) standen auch in der Metaanalyse von Watts et al. [63] geringeren Effekten bei Pharmakotherapien mit Paroxetin, Sertralin, Fluoxetin, Risperidon, Topiramat und Venlafaxin ($g = 0.74$, $g = 0.41$, $g = 0.43$, $g = 0.41$, $g = 1.20$ und $g = 0.48$) gegenüber. Hetrick et al. konnten in ihrer Metaanalyse [82] keine starke Evidenz sowohl für Unterschiede in der Wirksamkeit zwischen Kombinationsbehandlung (Psychotherapie und Psychopharmakotherapie) und reiner Psychotherapie (mittlerer Unterschied = 2.44, 95 % CI −2.87-7.35) als auch für Unterschiede in der Wirksamkeit zwischen Kombinationsbehandlung und reiner Psychopharmakotherapie (SMD = −4.70, 95 % CI −10.84-1.44) finden.

Auch die Empfehlung, dass lediglich Sertralin, Paroxetin oder Venlafaxin angeboten werden sollen (Empfehlung 9), geht auf Metaanalysen zurück. So zeigte sich in 21 Studien, dass SSRIs gruppiert gegenüber Placebos einen kleinen positiven Effekt aufweisen (SMD = −0.23, CI −0.33- −0.12). Nach klinischer Symptomeinschätzung waren jedoch nur Paroxetin (SSRI), Fluoxetin (SSRI) und Venlafaxin (SSNRI) einem Placebo signifikant überlegen. Bei Brofaromin (MAOI), Olanzapin (Antipsychotikum), Sertralin (SSRI) und Topiramat konnte keine Evidenz für die Wirksamkeit gefunden werden. Insgesamt gab es für die meisten Psychopharmaka keine adäquate Evidenz der Wirksamkeit gegenüber Placebo [80]. Die Metaanalyse von Gu, Wang, Li, Wang und Zhang [79] nutzte die Response-Rate als Index für die Wirksamkeit von Medikamenten gegenüber Placebo (Odds ratio 1.47, 95 % CI 1.34–1.62, N = 2166). Dabei zeigten sich Fluoxetin, Paroxetin und Sertralin als besonders wirksam. Lee et al. [62] fanden für Sertralin, Venlafaxin und Nefazodon eine bessere Wirksamkeit als für andere Medikamente. Schlussfolgernd werden somit keine gesamten Substanzklassen, aber die einzelnen Medikamente Paroxetin, Sertralin und Venlafaxin als potenzielle Behandlungsmöglichkeiten für PTBS empfohlen, wobei für Venlafaxin der Hinweis auf „off-label-use" hinzugefügt wurde, da diese Substanz nicht für die Behandlung der PTBS zugelassen ist.

Schließlich geht auch die Negativempfehlung, dass Benzodiazepine nicht eingesetzt werden sollen (Empfehlung 10) auf metaanalytische Evidenz zurück. So zeigte eine umfangreiche Metaanalyse von 18 klinischen und Beobachtungsstudien (N = 5236) [88], dass Benzodiazepine unwirksam für Behandlung und Prävention von PTBS sind. Die Risiken, die mit der Einnahme assoziiert sind, überwiegen gegenüber dem potenziellen kurzzeitigen Nutzen. Es zeigte sich, dass das Risiko eine PTBS zu entwickeln, erhöht ist, wenn eine Einnahme von Benzodiazepinen unmittelbar nach dem Trauma erfolgt. Weiterhin wurden ungünstigere Therapieergebnisse, Aggressionen, Depressionen, Substanzgebrauch und ein allgemein höherer Schweregrad der PTBS im Zusammenhang mit der Einnahme von Benzodiazepinen beobachtet. Dieser Einschätzung folgen auch die genannten Leitlinien. In Berücksichtigung dieser Befunde wird empfohlen, Benzodiazepine nach akuter Traumatisierung und bei PTBS nicht einzusetzen.

Von der Evidenz zu den Empfehlungen

Die Formulierung der Empfehlungen basieren auf Empfehlungen bestehender Leitlinien zur Behandlung der PTBS [1–5, 90] sowie auf den Ergebnissen von sechs Metaanalysen [62, 63, 79, 80, 82, 88]. Der Empfehlung 8 liegen zwei Metaanalysen [62, 82] sowie die Aussagen von anerkannten Leitlinien zur Behandlung der PTBS [1–5, 90] zugrunde. Grundlage für die Empfehlung 9 waren drei Metaanalysen [63, 79, 80] und die genannten Leitlinien. Für die Empfehlung 10 lagen eine Metaanalyse [88] und die Empfehlung einer Leitlinie vor [3].

Empfehlungen für künftige Forschung

Bei der Sichtung aktueller Metaanalysen zeigte sich eine unbefriedigende Datenlage zu Kombinationstherapien bei PTBS. Zusätzlich wurde festgestellt, dass unterschiedliche Ausschlusskriterien für Psychotherapie- und Pharmakotherapiestudien genutzt werden, wodurch ein direkter Vergleich erschwert ist [5]. Bisher gibt es keine Langzeitstudien zu möglichen (Neben-)Wirkungen von Psychopharmakotherapie bei PTBS-Patienten.

Es werden daher die folgenden Empfehlungen für zukünftige Forschung ausgesprochen:

- Systematische Untersuchung zu Kombinationstherapien.
- Vergleich von Psychotherapie und Psychopharmakotherapie unter einheitlichen Ausschlusskriterien.
- Langzeit-Untersuchung zu möglichen (Neben-)Wirkungen.
- Weitere Forschung in kontrollierten klinischen Studien zu Medikation für bestimmte Symptome z. B. Albträume.

Adjuvante Verfahren

Tanja Michael, Volker Köllner und Ulrich Frommberger

Einleitung

Bei der Behandlung Posttraumatischer Belastungsstörungen (PTBS) stellen traumafokussierte Psychotherapieverfahren, die in Abschn. „Psychotherapeutische Behandlung" beschrieben werden, die Behandlungsmethode der ersten Wahl dar. Obwohl diese Verfahren nachweislich zu einer starken Symptomreduktion bei PTBS führen, bildet sich die PTBS-Symptomatik nicht bei allen Betroffenen vollständig zurück. Aus diesem Grund werden in der stationären oder teilstationären Krankenhausbehandlung oder Rehabilitation in Deutschland im Rahmen eines multimodalen Therapiekonzepts in der Regel zusätzliche Therapieverfahren eingesetzt. Grundsätzlich können adjuvante Verfahren aber auch in Ergänzung zu einer ambulanten Therapie eingesetzt werden, allerdings stehen dem häufig Kostengründe entgegen. Bisher gab es wenig Evidenz dafür, ob sich hierdurch tatsächlich eine Verbesserung des Behandlungsergebnisses erreichen lässt. In den vergangenen Jahren wurden aber erste Studien hierzu publiziert, die für dieses Kapitel der Leitlinie recherchiert und ausgewertet wurden.

Das verbindende Element adjuvanter Therapieverfahren ist ihr Einsatzziel: Die Ergänzung bzw. Unterstützung einer Haupttherapie. Einige Therapieverfahren wie z. B. Paartherapie können daher kontextabhängig entweder ein adjuvantes Therapieverfahren (z. B. Konfrontationstherapie plus Paartherapie bei Traumafolgestörungen) oder auch eine Haupttherapie bzw. Monotherapie (z. B. Paartherapie bei sexuellen Funktionsstörungen) darstellen. Die Wirksamkeit eines adjuvanten Therapieverfahrens bemisst sich daran, ob sein kombinierter Einsatz (adjuvante Therapie + Haupttherapie) effektiver ist als der alleinige Einsatz der Haupttherapie. In den letzten Jahren sind adjuvante Therapieverfahren verstärkt in den Fokus von Praktikern und Forschern gerückt [92]. In der Praxis häufig angewandte adjuvante Therapieverfahren sind u. a. Ausdauersport, achtsamkeitsbasierte Methoden und Kreativtherapie. Medikamentöse Interventionen werden nur dann den adjuvanten Verfahren im engeren Sinne zugerechnet, wenn ihr Einsatz die therapeutischen Prozesse der Hauptintervention, wie z. B. die Angstextinktion bei Traumakonfrontation, potenziert.

Dieses Kapitel bezieht sich ausschließlich auf die Forschung zu additiven therapeutischen Effekten dieser Verfahren auf die Symptomatik der PTBS. Dazu wurde eine systematische Literaturrecherche durchgeführt, die überprüfte, welche adjuvanten Interventionen in Bezug auf traumafokussierte Psychotherapie untersucht wurden. Konkret heißt dies, dass nach Studien gesucht wurde, in denen eine Intervention zusätzlich zu den in nationalen und internationalen PTBS-Leitlinien empfohlenen psychotherapeutischen Verfahren (z. B. traumafokussierte Kognitive Therapie, Prolongierte Exposition, EMDR) durchgeführt wurde. Es fanden sich Studien zu den folgenden adjuvanten Therapieverfahren (in alphabetischer Reihenfolge): Ausdauersport, Biofeedback (Atemfeedback), Cortisol (Gabe von Hydrocortison),

D-Cycloserin, Familientherapie, Hypnose, Kunsttherapie, Methylenblau, Oxytocin und Yohimbin. Die vermuteten Wirkmechanismen dieser unterschiedlichen Interventionen sollen im Folgenden kurz beschrieben werden.

Ausdauersport ist eine kostengünstige, jederzeit anwendbare und mit vielfältigen gesundheitsförderlichen Nebeneffekten assoziierte Interventionsmethode. Sein adjuvanter Effekt im Kontext der PTBS ist bislang im Zusammenhang mit dem neuronalen Plastizität fördernden Signalstoff Brain-Derived Neurotrophic Factor (BDNF) untersucht worden [93], welcher die Angstextinktion verbessern soll.

Beim **Biofeedback** werden die Patienten zur gezielten Beeinflussung physiologischer Parameter wie z. B. der Herzrate, der Muskelspannung oder der Atmung angeleitet. Biofeedback bedient sich dabei der apparativ gestützten Erfassung und Widerspiegelung der jeweiligen physiologischen Paramater durch visuelle oder auditive Animationen bzw. Signale. Als Wirkmechanismen von Atembiofeedback werden dabei u. a. die indirekte Beeinflussung der Herzratenvariabilitat [94], der entspannungsinduzierende Charakter von Atembiofeedback sowie eine Bindung von Arbeitsgedächtnisressourcen diskutiert.

Cortisol ist ein Stresshormon, welches einen gewichtigen Einfluss auf Lern-und Gedächtnisprozesse sowie Neuroplastizität hat [95]. Die Gabe von Hydrocortison [96] oder eine Nutzbarmachung morgendlicher hoher endogener Cortisolspiegel [97] wurden als adjuvante Verfahren vorgeschlagen, da Cortisol den Abruf alter Gedächtnisinhalte hemmt und die Konsolidierung von neuen Gedächtnisinhalten fördert. Somit sollen in der Therapie erlernte Inhalte, die nicht angstbesetzt sind, besser konsolidiert werden.

D-Cycloserin (DCS) ist eine antibiotisch wirksame Substanz, die zur Behandlung der Tuberkulose eingesetzt wird. Durch Beeinflussung von N-Methyl-D-Aspartat-Rezeptoren (NMDA-Rezeptoren) in der Amygdala soll es den Effekt der expositionsbasierten Psychotherapie fördern. So konnten zahlreiche Tierstudien zeigen, dass die Gabe von DCS die Angstextinktion fördert. Es wird daher angenommen, dass es auch zusätzlich zu Traumaexposition gewinnbringend eingesetzt werden kann [98].

Hinter der Annahme, dass **Familientherapie** die Effektivität von PTBS-Therapie erhöhen sollte, steht die Überlegung, dass sie innerfamiliäre Kommunikationsstrukturen fördert und damit indirekt manche PTBS-Symptome (z. B. erhöhte Reizbarkeit) verbessert. Des Weiteren soll sie sich positiv auf häufig vorkommende Beziehungsprobleme mit dem/der Partner/in und Kindern auswirken [99].

Der postulierte positive Einsatz von **Hypnose** als adjuvante Strategie in der PTBS-Behandlung basiert auf der Annahme, dass Hypnose als Mittel zur Verbesserung der Schlafqualität eingesetzt werden kann, und damit in Folge zur Verbesserung der Gesamtsymptomatik führen soll [100].

Es wird angenommen, dass **Kunsttherapie** ein sinnvolles adjuvantes Verfahren darstellen könnte, da es die Gelegenheit bietet nonverbale traumaassoziierte Erfahrungen auszudrücken und damit den Patienten hilft, diese zu verarbeiten [101].

Es ist in Tierversuchen gezeigt worden, dass der Stoffwechselverstärker **Methylenblau** Gedächtnisprozesse fördert und das Angstextinktionsgedächtnis verbessert. Daher wurde postuliert, dass während Traumaexposition erlernte, nicht angstbesetzte Inhalte besser erinnert werden [102].

Von dem Neuropeptid **Oxytocin** wird angenommen, dass es die expositionsbasierte PTBS-Therapie fördern sollte, da gezeigt wurde, dass es angstlindernd wirkt und die Angstextinktion fördert [103].

Yohimbin schließlich ist ein potenter Antagonist von alpha-2-Adrenorezeptoren. Es erhöht den Blutdruck und die Herzfrequenz und es wird angenommen, dass es die Wirkung von Traumaexposition verstärken kann, da inhibitorische Lernprozesse durch das erhöhte Arousal verstärkt werden [104].

Klinische Fragestellungen

- Welche additiven therapeutischen Effekte zeigen adjuvante Verfahren auf die Symptomatik der PTBS, wenn sie zusätzlich zu den in nationalen und internationalen PTBS-Leitlinien empfohlenen psychotherapeutischen Verfahren durchgeführt wurden?

Schlüsselempfehlungen

	Empfehlung	Empfehlungsgrad
11	Aufgrund der positiven klinischen Erfahrung im stationären Setting auch hinsichtlich der Wirkung auf komorbide Störungen können adjuvante Verfahren wie Ergotherapie, Kunsttherapie, Musiktherapie, Körper- und Bewegungstherapie oder Physiotherapie in einem traumaspezifischen, multimodalen Behandlungsplan angeboten werden. LoE: nicht anwendbar Abstimmungsergebnis: 19/19 (100 %)	**KKP**

Hintergrund der Evidenz

In einer eigenständigen Literaturrecherche wurden alle randomisierten kontrollierten Studien berücksichtigt, die adjuvante Interventionen bei erwachsenen PTBS-Patienten, welche mit leitlinienkonformer Psychotherapie behandelt wurden (vgl. Abschn. „Psychotherapeutische Behandlung"), untersuchten. Es wurden keine Studien eingeschlossen, die die Kombination von Psychopharmaka und Psychotherapie betrachteten. Medikamentöse Interventionen wurden eingeschlossen, wenn ihr Einsatz die therapeutischen Prozesse der Psychotherapie potenzieren sollte.

Darstellung der Evidenz

Insgesamt konnten 13 Studien identifiziert werden, die den Kriterien entsprachen.

Zu **Ausdauersport** konnte eine randomisierte kontrollierte Studie (N = 9) identifiziert werden, die untersuchte, ob ein 30-minütiges Laufbandtraining vor Traumaexposition zu einer Erhöhung von BDNF und einer verbessersten Therapieeffektivität von Prolongierter Exposition führt [93]. Beide Annahmen wurden bestätigt. Allerdings ist die Aussagekraft der Studie durch die kleine Stichprobe und das Fehlen einer interferenzstatistischen Analyse stark eingeschränkt.

Biofeedback wurde ebenfalls in einer randomisierten kontrollierten Studie (N = 8) untersucht. Darin wurde überprüft, ob Atembiofeedback die Effektivität von traumafokussierter kognitiver Verhaltenstherapie verstärkt [105]. Die Ergebnisse zeigen einen Trend für eine erhöhte Effektivität der Experimentalgruppe (traumafokussierte kognitive Verhaltenstherapie plus Atembiofeedback) und einen signifikant schnelleren Rückgang der Symptome in der Experimentalgruppe. Die kleine Stichprobe der Studie schränkt die Aussagekraft der Studie allerdings stark ein.

In Bezug auf die Effekte von **Cortisol** wurde in einer randomisierten kontrollierten Studie (N = 24) untersucht, ob die Gabe von Hydrocortison die Effektivität von Prolongierter Exposition verstärkt [106]. Die Ergebnisse zeigen eine Überlegenheit für die Gruppe, die Hydrocortison erhalten hat. Möglicherweise beruht der Effekt darauf, dass der Dropout in der Hydrocortison-Gruppe (8,3 %) deutlich niedriger war als in der Placebo Gruppe (58,3 %). Allerdings wurden die Daten nicht getrennt nach Therapieende und Follow-up ausgewertet. Die relativ kleine Stichprobe und die ungewöhnliche Auswertungsstrategie schränken die Aussagekraft der Studie ein und die Ergebnisse können noch nicht generalisiert werden.

Zu **D-Cycloserin** (DCS) liegen bereits vier randomisierte kontrollierte Studien vor [98, 107–109]. In allen Studien wurde DCS zusätzlich zu expositionsbasierter Therapie gegeben, in zwei der Studien wurde die Traumaexposition in einer virtuellen Realität durchgeführt. In keiner der Studien konnte gezeigt werden, dass die Gabe von DCS die Effektivität der Traumaexposition zu Therapieende verbesserte. Eine Studie zeigte sogar einen schlechteren Effekt für die DCS Gruppe [108]. Im Follow-up zeigte eine Studie, dass die DCS Gruppe im 6-Monats-Follow-up der Placebo Gruppe überlegen war. Die anderen Studien ergaben auch im Follow-up keinen Effekt für DCS. Die Befunde zu DCS sind also widersprüchlich. Zwei der Studien haben zudem mit einer Stichprobe von N = 25 [107] und N = 26 [108] kleine Fallzahlen und konnten daher eventuell aufgrund fehlender Teststärke keinen Effekt zeigen. Somit kann keine abschließende Bewertung zu DCS vorgenommen werden.

Zu **Hypnose** liegt eine randomisierte kontrollierte Studie (N = 108) vor, welche den Effekt von auf den Schlaf abzielender Hypnose zusätzlich zu Cognitive Processing Therapie (CPT) [100] untersuchte. Entgegen der Annahme hatte die zusätzlich mit Hypnose behandelte Gruppe keine verstärkte Reduktion von PTBS Symptomen.

Zu **Kunsttherapie** liegt eine randomisierte kontrollierte Studie (N = 15) vor, die untersuchte, ob sie zusätzlich zu Cognitive Processing Therapie die PTBS-Symptomatik stärker verbessern würde als alleinige Cognitive Processing Therapie

[101]. Die Ergebnisse der Studie lieferten keinen Hinweis auf eine Bestätigung dieser Annahme. Die kleine Fallzahl der Studie erlaubt aber nicht die Hypothese zum jetzigen Zeitpunkt schon zu verwerfen.

In Bezug auf **Methylenblau** wurde in einer randomisierten kontrollierten Studie (N = 31) getestet, ob sich die Gabe der Substanz zusätzlich zu imaginativer Exposition positiv auf die PTBS-Symptomatik auswirkt [102]. Es konnte kein Überlegenheitseffekt der Methylenblau Gruppe festgestellt werden. Die kleine Stichprobe der Studie schränkt die Aussagekraft der Ergebnisse erheblich ein. Zum jetzigen Zeitpunkt ist es deshalb nicht möglich zu beurteilen, ob die Gabe von Methylenblau klinisch sinnvoll ist oder nicht.

Zu **Oxytocin** wurde in einer randomisierten kontrollierten Studie (N = 17) untersucht, ob dessen Gabe die Effektivität von Prolongierter Exposition verbessern würde [103]. Die Ergebnisse zeigten keinen statistisch signifikanten Unterschied zwischen den Gruppen bezüglich der PTBS-Symptomatik, obwohl numerisch die Symptombelastung der Oxytocin Gruppe zu jedem Messzeitpunkt unter dem der Gruppe lag, die ausschließlich mit Prolongierter Exposition behandelt wurde. Die kleine Fallzahl der Studie lässt offen, ob der statistische Nulleffekt auf eine nicht ausreichende Teststärke zurückzuführen ist oder ob keine Effekte vorliegen.

Yohimbin schließlich wurde in einer kontrollierten randomisierten Studie (N = 26) untersucht [104] in der die Substanz einmalig vor der ersten Sitzung von Prolongierter Exposition gegeben wurde. Dabei wurde kein Gruppenunterschied bezüglich der PTBS-Symptomatik gefunden. Allerdings ist die Aussagekraft auch dieser Studie durch die geringe Fallzahl und die einmalige Gabe von Yohimbin eingeschränkt.

Zusammenfassend lässt sich festhalten, dass eine erstaunlich kleine Anzahl von Studien den Effekt von adjuvanten Interventionen zusätzlich zu leitlinienkonformer Psychotherapie der PTBS untersuchte. In allen Studien wurde ein adjuvanter Effekt zu einer Variation von traumafokussierter kognitiver Verhaltenstherapie untersucht. Überraschenderweise liegt keine Studie zu adjuvanten Interventionen bei EMDR vor. Leider haben die meisten Studien keine ausreichende Teststärke und es ist nicht möglich zu beurteilen, ob die untersuchte Hypothese durch die Ergebnisse entkräftet oder bestätigt ist. Mit Ausnahme von DCS gibt es auch keine Intervention, die mehrfach getestet wurde, was eine Voraussetzung für die Reliabilität der Ergebnisse wäre. Beachtenswert ist, dass Untersuchungen zur Wirksamkeit der zumindest in Deutschland im klinischen stationären Alltag sehr häufig angewandten Verfahren Ergotherapie, Musiktherapie, Physiotherapie und Qi-Gong bei der Behandlung der PTBS fehlen. Dies liegt eventuell daran, dass in vielen Ländern die PTBS hauptsächlich ambulant behandelt wird und daran, dass diese Verfahren nicht für die Behandlung der Kernsymptomatik entwickelt wurden, sondern eher einen therapeutischen Rahmen bieten. Aufgrund der positiven klinischen Erfahrung im stationären Setting auch hinsichtlich der Wirkung auf komorbide Störungen können adjuvante Verfahren wie Ergotherapie, Kunsttherapie, Musiktherapie, Körper- und Bewegungstherapie, Physiotherapie in einem traumaspezifischen Gesamtbehandlungsplan berücksichtigt werden.

Von der Evidenz zu den Empfehlungen

Zur Beantwortung der unter Abschn. „Klinische Fragestellungen" genannten Fragestellung konnten die oben dargestellten Studien keinen ausreichenden Beitrag leisten, da die Studienlage unzureichend ist. Insbesondere leidet die Forschung in diesem Gebiet an mangelnder Teststärke und unter dem Umstand, dass die Fragestellung in der Regel nur durch eine Studie untersucht wurde.

Empfehlungen für künftige Forschung

Es werden die folgenden Empfehlungen für zukünftige Forschung ausgesprochen:

- Untersuchungen dazu, ob und ggf. bei welcher Gruppe von Patienten die Hinzunahme von adjuvanten Therapieverfahren die Effektivität traumafokussierter Psychotherapie hinsichtlich der Kernsymptome der PTBS und zusätzlicher Symptome verbessern kann.
- Untersuchungen zu einigen adjuvanten Verfahren (z. B. Ausdauersport, Atembiofeedback, Cortisol), die aufgrund methodischer Defizite derzeit noch nicht empfohlen werden können, aber erfolgversprechend sind.
- Angesichts der hohen Komorbiditätsraten bei PTBS sollten Untersuchungen zur Wirkung der adjuvanten Verfahren auch auf die komorbiden Symptome durchgeführt werden.
- Untersuchungen dazu, welche Patientengruppen von einem multimodalen stationären Vorgehen mit adjuvanten Verfahren profitieren.
- Untersuchungen dazu, ob die stationäre, multimodale Therapie der PTBS, die eine Besonderheit des deutschen Versorgungssystems darstellt, bei der Therapie der PTBS insgesamt oder nur bei bestimmten Subgruppen (z. B. KPTBS) Vorteile bietet.

Komplexe Posttraumatische Belastungsstörung

Andreas Maercker, Mareike Augsburger, Maria Böttche, Ursula Gast, Tobias Hecker, Annett Lotzin, Helga Mattheß, Ulrich Sachsse, Ingo Schäfer, Julia Schellong und Wolfgang Wöller

Einleitung

Die Komplexe Posttraumatische Belastungsstörung (KPTBS) wird mit der Einführung des ICD-11 zu einer im Versorgungssystem anerkannten Diagnose [110]. Die KPTBS umfasst ein Symptombild, welches in der Regel durch besonders schwere, langandauernde und sich wiederholende traumatische Erlebnisse (sog. Typ-II Traumata) hervorgerufen wird. Häufige Beispiele sind sexueller Missbrauch oder körperliche Misshandlung in der Kindheit. Andere schwerwiegende traumatische Ereignisse, nach denen Menschen ebenfalls häufig eine KPTBS entwickeln, sind Menschenhandel und sexuelle Ausbeutung, kriegerische Auseinandersetzungen, Folter oder andere Formen schwerer politischer oder organisierter Gewalt [111]. Bei der KPTBS wurde berücksichtigt, dass insbesondere nach Typ-II-Traumata häufig komplizierte Symptommuster entstehen, die in der Regel einen höheren therapeutischen Aufwand nach sich ziehen. Neben den klassischen Symptomen der PTBS leiden Betroffene einer KPTBS zusätzlich unter gestörter Affektregulation und Impulskontrolle, einer persistierenden dysphorisch-depressiven Verstimmung, Hoffnungslosigkeit und Verzweiflung, die nicht selten mit latenter chronischer Suizidalität und teils schweren Selbstverletzungen einhergeht [110–112]. Vor allem aus frühen oder langjährigen Missbrauchserfahrungen können Störungen der Selbstwahrnehmung resultieren, sowie Gefühle der Hilflosigkeit, Antriebsarmut, Scham, Schuld und Selbstanschuldigungen, ausgeprägter Ekel vor dem eigenen Körper (Gefühl der Beschmutztheit) und Selbsthass. Häufig zeigen Betroffene eine mangelnde Selbstfürsorge, sodass eigene Bedürfnisse nicht wahrgenommen oder beachtet werden. Schließlich zeigt sich oft eine verzerrte Wahrnehmung des Täters im Sinne intensiver Rachevorstellungen, einer Idealisierung oder einer paradoxen Dankbarkeit bis hin zum Gefühl einer besonderen oder übernatürlichen Beziehung („Ich habe ihm alles zu verdanken, viel von ihm gelernt, wäre ohne ihn nicht so, wie ich bin, zwischen uns herrschte etwas ganz Besonderes"). Zu anderen Menschen ist die Beziehungsgestaltung ebenfalls oft beeinträchtigt, was sich durch sozialen Rückzug und Isolation, eine generell misstrauische Haltung gegenüber anderen Menschen und das Gefühl, niemandem vertrauen zu können, zeigen kann. Weiterhin sind für Betroffene wiederholte Brüche in Beziehungen aufgrund einer Unfähigkeit, Beziehungen stabil zu gestalten, charakteristisch. Störungen der Wahrnehmung oder des Bewusstseins können sich in dissoziativen Zuständen, wie Amnesien, dissoziativen Episoden oder Depersonalisation äußern.

Eine komplexe Form der PTBS wurde erstmalig von Herman [111] vorgeschlagen, um ein Krankheitsbild zu beschreiben, das bei Überlebenden von langandauernden und sich wiederholenden Traumata beobachtet wurde. Herman betonte, dass die Diagnose der PTBS, so wie sie bislang definiert worden war, die Situation und die Symptome vieler Überlebender von langandauernden und sich wiederholenden Traumata nicht akkurat abbilde. Die diagnostischen Kriterien der PTBS seien vor allem auf Überlebende von eng umschriebenen traumatischen Ereignissen, wie Kriegseinsätzen, Katastrophen oder Vergewaltigungen zugeschnitten. Herman schlug daher weitere diagnostische Kriterien, wie Veränderung in der Affektregulation, im Bewusstsein (z. B. dissoziative Symptome), in Beziehungen mit anderen, in der Selbstwahrnehmung und im Wertesystem vor. Aufbauend auf Hermans Konzept der komplexen PTBS wurden weitere Formulierungen für komplexe Traumafolgestörungen vorgeschlagen: *Andauernde Persönlichkeitsveränderung nach Extrembelastung* in der ICD-10 (engl. Abk.: EPACE) F60.2 [112], Entwicklungstraumastörung (developmental trauma disorder) [113] sowie *Störung in Folge von extremem Stress, nicht anderweitig spezifiziert (Disorders of extreme stress, not otherwise spe-*

cified, DESNOS) [114]. In der US-Fachliteratur wurde die Diagnose der komplexen PTBS zwar stark diskutiert, in das DSM-5 wurde sie allerdings nicht aufgenommen. Das DSM-5 wählte einen Ansatz, in dem Symptome, die mit komplexer PTBS in Verbindung gebracht wurden, als Teil der Hauptsymptomatik einer PTBS aufgenommen wurden. Anhaltende, negative kognitive und emotionale Veränderungen wurden als neues Kriterium D eingeführt und umfassen dysfunktionale Veränderungen von kognitiven Schemata, vor allem Scham, Schuld, Ekel (insbesondere nach sexuellem Missbrauch), ein Gefühl von anhaltender übermäßiger Erregung, Misstrauen, gesteigerte Risikobewertung und geringere Gefahrentoleranz [115].

In der neuen ICD-11 [116] ist die Diagnose der KPTBS durch folgende Merkmale charakterisiert: Sie entwickelt sich nach dem Erleben eines Belastungsereignisses, das typischerweise extremer bzw. langdauernder Art ist und aus dem eine Flucht schwierig oder unmöglich ist. Die Diagnose umfasst alle Kernsymptome der klassischen PTBS (Wiedererinnerung, Vermeidung, Übererregung) und zusätzlich kommen drei weitere Symptomgruppen hinzu: anhaltende und tiefgreifende Probleme der Emotionsregulation (verstärkte emotionale Reaktivität, Affektverflachung, gewalttätige Durchbrüche), ein negatives Selbstkonzept (beeinträchtigte Selbstwahrnehmung wie die Überzeugung, minderwertig, unterlegen oder wertlos zu sein, Schuldgefühle, Schamgefühle) sowie Probleme in zwischenmenschlichen Beziehungen (Schwierigkeiten, nahe Beziehungen aufzubauen und aufrecht zu erhalten). Es ist wichtig anzumerken, dass sich die Diagnose der KPTBS an der Symptomatik und nicht an den spezifischen erlebten Traumata orientiert. Eine repräsentative deutsche Studie schätzt die Ein-Monatsprävalenz der KPTBS auf 0,5 % [117].

Validität der Diagnose der KPTBS
Sowohl in klinischen als auch in nicht-klinischen Stichproben von Trauma-Überlebenden finden sich empirische Belege für die Diagnose einer KPTBS und des damit einhergehenden typischen Symptommusters, das von einer überdauernden und ausgeprägten Störung der Emotionsregulation, einer beeinträchtigten Selbstwahrnehmung und Schwierigkeiten im Aufrechterhalten von nahen Beziehungen geprägt ist. Es konnte gezeigt werden, dass sich diese Symptome spezifisch in Folge von chronischer und sich wiederholender Gewalt entwickelten und von den Folgen anderer traumatischer Erfahrungen abgegrenzt werden können, z. B. [112] mit einem erweiterten Symptombild. Personen mit Missbrauchs- oder Misshandlungserfahrungen in der Kindheit sowie länger andauernden Erfahrungen haben dabei ein erhöhtes Risiko für die Entwicklung einer KPTBS im Gegensatz zur PTBS [118, 119]. Somit scheint das Auftreten einer KPTBS mit jüngerem Alter beim Erleben des ersten Traumas zusammenzuhängen. Eine KPTBS kann sich auch nach schwerwiegenden traumatischen Erfahrungen im Erwachsenenalter entwickeln. So konnte dies z. B. bei geflüchteten Menschen und Überlebenden von organisierter oder politischer Gewalt (z. B. Völkermord) beobachtet werden [120].

Verschiedene Autorengruppen haben die Validität der Unterscheidung zwischen PTBS und KPTBS mittels latenter Klassenanalyse in unterschiedlichen Stichproben geprüft, unter anderem bei behandlungssuchenden Erwachsenen nach verschiedenen traumatischen Erfahrungen [118], einer gemischten erwachsenen Stichprobe bestehend aus trauernden Eltern nach dem Tod des Kindes und Personen nach Vergewaltigungserfahrungen oder einem körperlichen Angriff [121], in einer repräsentativen Stichprobe deutscher Jugendlicher bzw. junger Erwachsener im Alter von 14–24 Jahren. In allen Studien fand sich dabei eine Gruppe mit hoher Ausprägung der Kernsymptome der PTBS (Wiedererleben, Übererregung, Vermeidung), die sich klar von einer zweiten Gruppe mit hoher KPTBS-Symptomatik abgrenzen ließ. Eine dritte Gruppe war durch eine insgesamt niedrige Symptomausprägung gekennzeichnet [118, 121] bzw. gab es zwei weitere Gruppen mit jeweils unterschiedlichen Problemen in der Selbstregulation, jedoch ohne PTBS oder KPTBS-Symptome und damit einer geringen funktionalen Einschränkung aufgrund der Traumasymptomatik [122, 123]. Zusätzliche Hinweise für die klare Unterscheidung zwischen PTBS und KPTBS und damit der Validität der Diagnosen nach ICD-11 wurde mittels konfirmatorischer Faktorenanalyse in einer Stichprobe ehemaliger Heimkinder [119] sowie bei erwachsenen ambulanten Traumapatienten demonstriert [124, 125]. Auch die Abgrenzbarkeit der KPTBS von der Borderline-Persönlichkeitsstörung (BPS) ist empirisch gestützt [126].

Zwar weisen Befunde [127] darauf hin, dass KPTBS-Symptome bei zunehmendem Schweregrad der PTBS zunehmen, doch insgesamt unterstützen die vorliegenden empirischen Befunde die Unterteilung in eine (klassische) PTBS und eine komplexe PTBS [128].

Differenzialdiagnostik

Die differenzialdiagnostische Abgrenzung zur Borderline-Persönlichkeitsstörung (BPS) ist schwierig [129]. Die KPTBS nach ICD-11 kann von der BPS dadurch unterschieden werden, dass die letztgenannte durch Furcht vor dem Verlassenwerden, Wechsel der Identitäten und häufiges suizidales Verhalten charakterisiert ist [126]. Für die KPTBS ist die Furcht vor dem Verlassenwerden keine erforderliche Bedingung, und das Selbstkonzept ist andauernd negativ und nicht in wechselndem Ausmaß. Suizidales Verhalten kann vorkommen, allerdings seltener und meist weniger ausgeprägt als bei der BPS, so dass Umgang mit Suizidalität gewöhnlich nicht den Fokus der Therapie darstellt. Weiter beinhaltet die diagnostische Beschreibung der Persönlichkeitsstörung mit Borderline-Persönlichkeitsmuster (ICD-11) *nicht* das Vorliegen einer traumatischen Belastung oder die Kernsymptome der PTBS.

Auch die differenzialdiagnostische Abgrenzung zu dissoziativen, schweren affektiven Störungen und psychotischen Erkrankungen ist sorgfältig zu prüfen. Umfassende Intrusionen (in Form von sich aufdrängenden Gedanken und Gefühlen, visuellen Wahrnehmungen, sensorischen Empfindungen, unfreiwilligen Bewegungen und Handlungen sowie akustischen Wahrnehmungen wie Stimmen hören) können leicht mit dissoziativen oder psychotischen Erkrankungen verwechselt werden, die für die PTBS charakteristische Übererregung kann psychotischen Erregungszuständen ähneln, und chronische Anspannung und traumabedingtes Misstrauen kann paranoid anmuten. Da die genannten Störungsbilder nicht selten komorbid auftreten, kann sich die Differenzialdiagnostik schwierig gestalten. Eine zutreffende diagnostische Einordnung ist jedoch für die psychotherapeutische Behandlungsplanung unabdingbar.

Klinische Fragestellungen

- Welche Ansätze zur Behandlung der Komplexen Traumafolgestörung wie z. B. der Komplexen Posttraumatischen Belastungsstörung (KPTBS) nach ICD-11 sind geeignet?

Schlüsselempfehlungen

	Empfehlung	Empfehlungsgrad
12	Für eine KPTBS nach ICD-11 sollte die psychotherapeutische Behandlung mit einer Kombination traumafokussierter Techniken erfolgen, bei denen Schwerpunkte auf der Verarbeitung der Erinnerung an die traumatischen Erlebnisse und/oder ihrer Bedeutung liegen (siehe Empfehlung 5) sowie auf Techniken zur Emotionsregulation und zur Verbesserung von Beziehungsstörungen im Sinne der Bearbeitung dysfunktionaler zwischenmenschlicher Muster. LoE: 2a Abstimmungsergebnis: 21/24 (87 %)	**B**

Hintergrund der Evidenz

In einer systematischen Literaturrecherche zur Leitlinie konnten anhand der zugrunde gelegten Einschlusskriterien (s. Kapitel Methodik) insgesamt N = 288 randomisierte kontrollierte Studien zur Behandlung der PTBS identifiziert werden. Als Grundlage der hier vorgestellten Evidenz wurden innerhalb dieser Stichprobe Studien mit KPTBS als direkte Zielvariable recherchiert (z. B. DESNOS, geplante ICD-11 Kriterien, developmental trauma, EPCACE) *oder* PTBS als Zielvariable und mindestens zwei zusätzlichen Symptomen aus den folgenden drei Bereichen: Affektregulationsstörung (einschließlich Dissoziationsneigung), negative Selbstwahrnehmung und Beziehungsstörungen (d. h. zwei von drei Symptomclustern spezifisch für KPTBS nach ICD-11). Insgesamt N = 14 solcher Studien konnten ermittelt werden [50, 51, 64, 130–140].

Darstellung der Evidenz

Die N = 14 eingeschlossenen Studien waren sehr heterogen in Bezug auf die therapeutischen Ansätze, die verwendeten Instrumente und weitere methodische Aspekte. Diese reichten von körperorientierter Therapie als Ergänzung zur traumafokussierten Psychotherapie [140] über kognitiv-verhaltenstherapeutische Ansätze [135, 137, 141], Elemente der dialektisch-behavioralen Therapie (DBT) [51] bis zu Kombinationen aus Skills zur Emotionsregulation und Expositionsverfahren [50, 64]. Es wurden sowohl Einzel- als auch Gruppenansätze sowie Kombinationen aus beiden untersucht. Kontrollgruppen bestanden aus einer reinen Wartegruppe [50,

131, 134, 137, 138], Treatment-As-Usual (TAU) [51, 132], und Aufmerksamkeits-kontrolle [136] bis zu aktiven Kontrollgruppen [64, 130, 135, 139, 141], die zum Beispiel den zusätzlichen Nutzen von Skills zur Emotionsregulation über den Effekt von Exposition in Sensu hinaus untersuchten [64]. Auch die Stichproben unter-schieden sich: vorwiegend Frauen mit Missbrauchs– und Misshandlungserfahrun-gen in der Kindheit [50, 51, 64, 131, 137, 139–141], vorwiegend männliche Vetera-nen oder aktive Soldaten [130, 132, 136, 138], Frauen mit Erfahrung von Partnergewalt [135] sowie Genozid-Überlebende [134]. Ebenso waren die zusätzli-chen Outcomes neben der PTBS-Symptomatik heterogen und beinhalteten Dissozi-ation, Probleme der Emotionsregulation, Schuldkognitionen, andere kognitive Ver-zerrungen oder interaktionelle Schwierigkeiten.

Auf der Basis der vorliegenden Studien weisen die Ergebnisse darauf hin, dass sich die verwendeten therapeutischen Ansätze gegenüber den Kontrollgruppen, auch bezo-gen auf die zusätzlichen Symptomcluster der KPTBS, effektiv zeigten. Auf Basis ein-zelner methodisch überzeugender Studien können 1) die *Dialektisch-Behaviorale The-rapie* [51], 2) das *Skillstraining zur affektiven und interpersonellen Regulation* (STAIR) [50, 64] und 3) kognitiv-verhaltenstherapeutische Ansätze [137], einschließlich *Cogni-tive Processing Therapy* (CPT) [138, 141], als vielversprechende Ansätze zur Behand-lung komplexer Ausprägungen der PTBS betrachtet werden. Zu 1): In der Studie von Bohus et al. [51] wurden 74 Frauen mit sexuellen Missbrauchserfahrungen in der Kind-heit randomisiert einer stationären DBT-Bedingung mit Einzel- und Gruppensitzungen oder der TAU-Bedingung zugeordnet. Es zeigte sich eine signifikante Reduktion in den Symptomen der PTBS (Clinician-Administered PTSD Scale (CAPS): Hedge's $g = 1.35$), BPS (Borderline Symptomliste: $g = .52$) sowie Dissoziationsneigung (Disso-ciative Experience Scale: $g = .50$). Zu 2): Cloitre et al. [137] untersuchten die Wirksam-keit des phasenbasierten Ansatzes (STAIR) an 162 Frauen, ebenfalls mit Missbrauchs-oder Misshandlungserfahrungen in der Kindheit. Die Patientinnen wurden randomisiert der STAIR-Bedingung oder einer Wartegruppe [50] bzw. einer der drei folgenden Be-dingungen zugeordnet: STAIR/Exposition (bestehend aus je 8 Sitzungen Skillstraining und Exposition) versus zwei aktive Kontrollgruppen: STAIR/Unterstützung oder Un-terstützung/Exposition [64]. In der ersten Studie zeigte sich ein überlegener Effekt in der Behandlungsgruppe auf die Symptomreduktion der PTBS (z. B. Cohen's $d = 1.3$ im CAPS) sowie in der Affektregulation (Fragebogen: General Expectancy for Negative Mood Regulation Scale (NMRS): $d = 1.32$) zwischen Prä- und Postmessung [50]. In der zweiten Studie [64] wies die Behandlungsgruppe höhere PTBS-Remissionsraten auf (definiert als totaler Wert im CAPS < 20) im Vergleich zur Kontrollgruppe Unter-stützung/Exposition, sowohl unmittelbar nach Therapieende (Odds Ratio (OR) = 5.67, 95 % KI = 1.11–28.81, $p = .04$), als auch in den Nachuntersuchungen (OR = 4.23, 95 % KI = 1.42–12.59, $p = .01$). Hinsichtlich der Affektregulation unterschied sich die Be-handlungsgruppe zur Kontrollgruppe Unterstützung/Exposition erst zu den 3-Monats-(Fragebogen: NMRS, Cohen's $d = .45$) bzw. 6-Monats- (Cohen's $d = .50$) Nachunter-suchungen. Ein ähnliches Muster zeigte sich für signifikant geringere interpersonelle Probleme in der Behandlungsgruppe im Vergleich zu beiden Kontrollgruppen, sowohl 3 Monate (Fragebogen: Inventory of Interpersonal Problems, Cohens' $d = .63/.73$), als auch 6 Monate (Cohen's $d = .77/.66$) nach Behandlungsende [64]. Zu 3: Die Wirksamkeit Prolongierter Exposition und kognitiver Umstrukturierung im Vergleich zu zwei Kontrollgruppen (Psychoedukation und Wartegruppe) wurde ebenfalls bei 74 erwachsenen Frauen mit sexuellen Missbrauchserfahrungen in der Kindheit untersucht. Frauen in der Behandlungsbedingung wiesen im Vergleich zu beiden Kontrollgruppen im Prä-Post-Vergleich eine geringere PTBS-Symptomatik (CAPS, Cohen's d = .26/1.07), weniger Dissoziationsneigung (Fragebogen: Dissociative Experiences Scale, Cohen's d = .25/.75) sowie kognitive Verzerrungen (Fragebogen: Traumatic Stress Institute Beliefs Scale, Cohen's d = .40/1.64) auf [137].

Insgesamt reicht die aktuelle Literatur noch nicht aus, um spezifischere Empfehlungen zu geben. Weiter ist zu beachten, dass sich aufgrund der Heterogenität der Studien kaum generelle Schlussfolgerungen ziehen lassen. Darüber hinaus liegen aufgrund der Neuheit des Konzepts der KPTBS bislang keine Studien vor, bei denen Patienten mit diagnostizierter KPTBS eingeschlossen und mit Patienten mit PTBS direkt verglichen worden sind.

Von der Evidenz zu den Empfehlungen

Die Empfehlung 12 stützt sich auf die Ergebnisse der systematischen Literaturrecherche im Rahmen der Leitlinienerstellung (s. Kapitel Methodik). Entsprechend dieser Definition konnten 14 RCTs zu Ansätzen bei Patienten mit KPTBS identifiziert werden. Die Studienergebnisse dieser eingeschlossenen Studien mit Patienten mit chronischen interpersonalen Traumatisierungen weisen darauf hin, dass die etablierten Therapien der PTBS auch für Patienten mit KPTBS effektiv die PTBS-Kernsymptomatik reduzieren können.

Der Empfehlungsgrad „B" und der Evidenzgrad „2a" ergeben sich aus dem Vorliegen mehrerer gut geplanter RCTs, die allerdings nur eine mäßige Passung zur neusten Formulierung der KPTBS-Diagnose im ICD-11 haben, sondern die sich im Wesentlichen auf Vorgängerdefinitionen der KPTBS sowie auf KPTBS-relevante Symptomcluster beziehen.

Empfehlungen für künftige Forschung

Die vorliegenden Studien haben zumeist nur spezifische Aspekte der KPTBS oder einzelne Symptomcluster untersucht und nicht die KPTBS als gesamtes Störungsbild. Es ist unklar, inwiefern sich das klinische Bild der KPTBS als eigenständiges Störungsbild durch die therapeutischen Ansätze verbessert hat. Weiter bleibt offen, wie nachhaltig die jeweiligen Symptomverbesserungen sind und es fehlen Untersuchungen zur notwendigen Länge einer Phase der Stabilisierung vor der Exposition in sensu.

Es werden die folgenden Empfehlungen für zukünftige Forschung ausgesprochen:

- Methodisch hochwertige Studien mit der KPTBS als eigenem Störungsbild.

- Studien zur Nachhaltigkeit der Symptomverbesserung.
- Eine Ausweitung von Studien auf andere Stichproben ist zu befürworten. Bisher wurden vorranging Frauen nach sexuellen Missbrauchserfahrungen sowie US-amerikanische Kriegsveteranen untersucht.
- Es bleibt unklar, wie lange in einem Gesamtbehandlungsplan eine Phase der Stabilisierung vor einer Exposition in sensu sein soll. Weitere Untersuchungen sind notwendig.

Komorbide psychische Störungen

Ingo Schäfer, Ulrich Frommberger, Ursula Gast, Johannes Kruse, Astrid Lampe, Annett Lotzin und Olaf Reddemann

Einleitung

Bei den meisten Patienten mit Posttraumatischer Belastungsstörung (PTBS) liegen weitere psychische Störungen vor, am häufigsten affektive Störungen, Angststörungen wie die generalisierte Angststörung und die Panikstörung, somatoforme Störungen und Substanzstörungen. Weiter können PTBS-Patienten zusätzliche Symptome wie Dissoziation und psychotische Symptome, bzw. potenziell gefährdende Verhaltensweisen wie suizidale Handlungen oder Selbstverletzung aufweisen. Epidemiologische Studien der 1990er-Jahre in Australien und den USA wiesen darauf hin, dass etwa 80 % der Personen mit PTBS die Lebenszeitdiagnose mindestens einer weiteren psychischen Störung erfüllten, zwei Drittel erfüllten sogar zwei oder mehr [142, 144]. Diese hohen Komorbiditätsraten bestätigten sich in Folgestudien, etwa der 2007 durchgeführten Welle des Australischen *National Survey* of *Mental Health and Wellbeing* [145]. Darin erfüllten 77 % der Frauen und 86 % der Männer mit PTBS die Lebenszeitdiagnose einer weiteren psychischen Störung, wie einer Angststörung (Frauen: 54 %, Männer: 52 %), affektiven Störung (Frauen: 51 %, Männer: 50 %) oder Substanzstörung (Frauen: 32 %, Männer: 65 %). In einer deutschen Studie von Perkonigg et al. [143] wiesen in einer Bevölkerungsstichprobe von Jugendlichen und jungen Erwachsenen 87,5 % der Personen mit PTBS mindestens eine weitere psychische Störung und 77,5 % sogar zwei oder mehr weitere Störungen auf. Weiter wurden in den letzten Jahren zahlreiche Befunde publiziert, die hohe Raten der PTBS bei Personen mit anderen psychischen Diagnosen deutlich machten. So fanden sich in Bevölkerungsstichproben bei Personen mit emotional instabiler Persönlichkeitsstörung PTBS-Raten von 30 % [146] und bei Personen mit Substanzstörungen Raten von bis zu 33 % [147]. In klinischen Stichproben wurden oft noch höhere Raten einer komorbiden PTBS berichtet, z. B. 15–41 % bei Patientinnen und Patienten mit Substanzstörungen [216] und 33–79 % bei emotional instabiler Persönlichkeitsstörung [148]. In europäischen Studien fanden sich auch bei Patienten mit chronischen Depressionen [149], Zwangsstörungen [150], Erkrankungen aus dem schizophrenen Formenkreis [151] und bipolaren Störungen [152] PTBS-Raten zwischen 12 % und 30 %.

Außerdem wurden bei Patienten mit Traumafolgestörungen i. S. einer PTBS ein erhöhtes wechselseitiges relatives Risiko für ADHS [153] und Schmerzstörungen [154, 155] gefunden. Auch nach leichtem Schädel-Hirn-Trauma findet sich eine erhöhte Rate an PTBS [156].

Modelle zum Zusammenhang

Um das häufige gemeinsame Auftreten von PTBS und weiteren psychischen Störungen zu erklären, wurden verschiedene Hypothesen aufgestellt, die im individuellen Fall von unterschiedlicher Relevanz sein können [157]. So zeigte sich in einer Untersuchung von Koenen et al. [158], dass zumindest bis ins junge Erwachsenenalter bei PTBS-Patienten fast immer bereits zuvor die Diagnose einer anderen psychischen Störung erfüllt war, was die Bedeutung von vorbestehenden psychischen Erkrankungen als Risikofaktor für die Entstehung der PTBS zu unterstützen scheint [31]. So könnte etwa durch Suchtstörungen, Depressionen oder Angststörungen die Schwelle für das Auftreten einer PTBS nach traumatischen Ereignissen gesenkt werden, komorbide Störungen und PTBS aber auch auf gemeinsame Risikofaktoren und Vulnerabilitäten zurück zu führen sein [159]. Andere Befunde unterstützen das sekundäre Auftreten weiterer psychischer Störungen bei Personen mit PTBS, besonders in Bezug auf depressive Störungen und Substanzstörungen [160]. So wird etwa der Konsum von Substanzen zur Bewältigung von PTBS-Symptomen im Sinne der sogenannten „Selbstmedikationshypothese" durch zahlreiche Studien gestützt [161–163]. In Bezug auf depressive Symptome bei der PTBS wird diskutiert, ob diese eher als Teil eines allgemeinen „Posttraumatischen Syndroms" gesehen werden sollten und nicht als eigenständige Störung [164, 165]. Auch Überschneidungen zwischen den diagnostischen Kriterien der PTBS und weiteren psychischen Störungen, im Fall komorbider depressiver Syndrome etwa Anhedonie, Schlaf- und Konzentrationsprobleme, könnten zu den hohen Komorbiditätsraten beitragen [164]. Menschen mit Substanzstörungen und anderen psychischen Erkrankungen weisen ein gegenüber der Allgemeinbevölkerung erhöhtes Risiko für traumatische Erfahrungen und damit auch der PTBS auf [166]. Bei Schmerzstörungen kommt es zu negativer gegenseitiger Beeinflussung von chronischem Schmerz und PTBS [155], die auch auf synergistische Interaktionen in den beteiligten gemeinsamen biologischen Netzwerken zurückgeführt wird.

Auswirkungen komorbider Symptomatik

Die Befundlage zu den Auswirkungen psychischer Komorbiditäten auf die PTBS-Behandlung ist uneinheitlich. In verschiedenen Studien wurde ein Zusammenhang zwischen depressiven Syndromen [167, 168], Generalisierten Angststörungen [169], Alkoholstörungen [170] oder Emotional instabilen Persönlichkeitsstörungen [171] und einem schlechteren therapeutischen Outcome bei PTBS-Patienten berichtet. Andere Untersuchungen fanden keine solchen Zusammenhänge [133, 173, 174]. Bislang ist unklar, ob der Grund dafür in methodischen Unterschieden zwischen den Studien zu suchen ist, oder ob Aspekte, die bei komorbiden Patienten mit einem schlechteren Outcome zusammenhängen, bislang nicht ausreichend verstanden wurden. Dies wird auch dadurch erschwert, dass die Zusammenhänge bzw. Wechselwirkungen zwischen PTBS und komorbiden Syndromen sich – wie oben erwähnt – individuell stark unterscheiden können. Konsistenter scheint die Literatur zum Einfluss einer komorbiden PTBS auf den Verlauf anderer psychischer Störungen. So wurde etwa bei klinischen Stichproben von Patienten mit depressiven Störungen, emotional instabiler Persönlichkeitsstörung, bipolarer Störung und Psychosen aus dem schizophrenen Formenkreis berichtet, dass Betroffene, die zusätzlich eine PTBS aufwiesen, verglichen mit jenen ohne PTBS eine höhere Schwere der jeweiligen Erkrankung, mehr Behandlungsabbrüche und eine insgesamt schlechtere Prognose aufwiesen [175–178]. Besondere Beachtung verdienen Zusammenhänge zwischen komorbiden Störungen und Suizidalität, die bei einem Teil der PTBS-Patienten eine bedeutsame Rolle spielt. Ein Teil des Zusammenhanges zwischen PTBS-Diagnosen und Suizidgedanken bzw. -versuchen wird durch komorbide psychische Syndrome wie Depressionen erklärt [179]. Allerdings zeigte sich bei chronischen PTBS-Patienten, dass depressive Syndrome zwar signifikante Zusammenhänge mit Suizidgedanken zeigten, aber diese noch weit stärker mit der generellen subjektiven Beeinträchtigung durch die Erkrankung assoziiert sind [180]. Eine Studie an einer großen repräsentativen Bevölkerungsstichprobe schließlich fand bei Personen mit PTBS keine Zusammenhänge zwischen depressiven Syndromen, wohl aber zwischen der Diagnose einer Alkoholabhängigkeit und Suizidgedanken bzw. -versuchen [181].

Behandlungsplanung

Da komorbide Erkrankungen bei der PTBS eher die Regel als die Ausnahme darstellen und sich auf die Prognose der Störung auswirken können stellt sich die Frage, inwieweit sie bei der Behandlungsplanung angemessen berücksichtigt werden müssen. Dabei können die Reihenfolge des zeitlichen Auftretens von PTBS und komorbiden Störungen, ihr Schweregrad und wechselseitige Auswirkungen eine Rolle spielen, aber auch die Prioritäten der Patienten und Patientinnen, so dass diese Punkte zunächst sorgfältig exploriert werden sollten [2]. Prinzipiell kann die Behandlung integriert (gleichzeitige Behandlung beider bzw. aller Störungen durch denselben Behandler), sequenziell (Behandlung zunächst einer Störung, dann der anderen), oder parallel erfolgen (gleichzeitige Behandlung der Störungen in unterschiedlichen Behandlungen). Weiter ist auch die Behandlung lediglich einer Störung denkbar, unter der Annahme, dass die andere Störung dann ebenfalls remittiert bzw. deren Behandlung nicht mehr nötig ist. Häufig wird eine integrierte oder parallele Behandlung von PTBS und komorbiden Störungen empfohlen [2, 3], besonders bei Substanzstörungen. In einer Übersicht über Studien zur Behandlung von PTBS und komorbiden Substanzstörungen kamen Van Dam et al. [217] zu dem Ergebnis, dass die gleichzeitige Behandlung, zumindest im Fall traumafokussierter Verfahren, mit besseren Ergebnissen verbunden sei. Studien die unterschiedliche Behandlungsmodi (z. B. sequenzielle und integrierte Behandlung) direkt vergleichen stehen jedoch, wie auch bei anderen Komorbiditäten, bislang noch aus. In Bezug auf komorbide depressive Syndrome wurde häufig berichtet, dass sie sich durch eine effektive Behandlung der PTBS-Symptomatik bessern ließen [182, 183]. Dementsprechend wird bei leichter bis mittelgradiger Depression oft eine vorrangige Behandlung der PTBS empfohlen [1, 3]. Ähnliches trifft auf Patienten mit milden Substanzstörungen zu [2]. Allerdings sollten auch in diesen Fällen die Symptome komorbider Symptome sorgfältig überwacht werden und bei einer ausbleibenden Besserung eine gezieltere Behandlung erfolgen [2]. Eine vorrangige Behandlung der komorbiden Störung wird in der Regel als indiziert angesehen wenn diese, wie es etwa bei schweren Depressionen der Fall sein kann, verhindern, dass Patientinnen und Patienten von der PTBS-Behandlung ausreichend profitieren oder sie angemessen in Anspruch nehmen können [2, 3]. Weiter werden eine Reihe von zusätzlichen Symptomen und Verhaltensweisen, etwa akute Suizidalität, schwere dissoziative Symptome und selbstverletzendes Verhalten in den existierenden Leitlinien als vorrangig für die Behandlung und teilweise auch als Kontraindikationen, zumindest für die traumafokussierte Behandlung der PTBS, angesehen [1, 184]. Wenn eine traumafokussierte Behandlung durchgeführt wurde, so zeigten dissoziative Symptome in verschiedenen Studien negative Zusammenhänge mit deren Effektivität [127, 185]. Die Guidelines der International Society for the Study of Trauma and Dissociation (ISSTD) empfehlen daher eine Ergänzung der PTBS-Behandlung um störungsspezifische Interventionen, die auf alle dissoziativen Symptome abzielen. Insbesondere bei der Dissoziativen Identitätsstörung und partieller Formen derselben wird empfohlen, sie aktiv in die Therapie mit einzubeziehen [186]. In Bezug auf Substanzkonsum wird eine trauma-fokussierte Behandlung erst empfohlen, wenn Patientinnen und Patienten in der Lage sind mit Belastungen umzugehen ohne auf Alkohol oder Drogen zurückzugreifen zu müssen und an Therapiesitzungen teilnehmen können ohne unter dem Einfluss von Substanzen zu stehen [3].

Effektivität der PTBS-Behandlung

Aufgrund der Befürchtung, dass komorbide Syndrome bei der PTBS zu einer erhöhten Anzahl unerwünschter Ereignisse führen wurden komorbide Patientinnen und Patienten häufig von Studien zur Behandlung der PTBS ausgeschlossen [187], sodass lange unklar war, ob deren Ergebnisse auf sie übertragbar sind. So fanden Bradley et al. [188] in ihrer Meta-Analyse von 26 randomisierten kontrollierten Studien zur Behandlung der PTBS, dass 46 % davon Patienten mit Suizidgedanken und 60 % Patienten mit schwerer Komorbidität ausgeschlossen hatten. Eine Übersicht von Ronconi et al. [189] zeigte, dass davon besonders Patientinnen und Patienten mit Psychosen (91 %), Substanzabhängigkeit (72 %) und Suizidgedanken (59 %) betroffen waren. Inzwischen befasste sich eine wachsende Zahl von Studien explizit mit der Behandlung von komorbiden Patienten mit PTBS ohne dass sich dabei die früher befürchtete Zunahme von unerwünschten Ereignissen bestätigte [190, 191]. Die Frage ob traumafokussierte oder nicht-traumafokussierte Behandlungsansätze bei PTBS-Patienten mit komorbiden Störungen effektiver sind wird dabei aktuell kontrovers diskutiert. Während manche Autoren zu dem Ergebnis kamen, dass traumafokussierte Verfahren die Symptomatik der PTBS bei Patienten mit komorbiden psychischen Störungen effektiver reduzieren als nicht-traumafokussierte Verfahren [192, 193] konnte dies nicht durchgängig gezeigt werden. So wiesen etwa Simpson et al. [194] darauf hin, dass in verschiedenen Studien zu Patientinnen und Patienten mit Substanzabhängigkeit und PTBS die traumafokussierte Behandlung anderen Ansätzen, etwa supportiver Therapie oder manualisierter Suchtbehandlung [195, 196], nicht überlegen war.

Mehr Forschung in Bezug auf die Effekte und Mechanismen traumafokussierter und nicht-traumafokussierter Verfahren bei PTBS-Patienten mit komorbiden Störungen erscheint deshalb notwendig [3].

Klinische Fragestellungen

- Inwieweit muss die Behandlung der Posttraumatischen Belastungsstörung bei Vorliegen komorbider Störungen adaptiert werden?
- Ergeben sich aus komorbiden Syndromen Kontraindikationen für ein traumafokussiertes Vorgehen?

Schlüsselempfehlungen

	Empfehlung	Empfehlungsgrad
13	Es soll in Diagnostik und Behandlungsplanung berücksichtigt werden, dass komorbide Störungen bei der Posttraumatischen Belastungsstörung eher die Regel als die Ausnahme sind. LoE: nicht anwendbar Abstimmungsergebnis: 27/27 (100 %)	**KKP**
14	Bei der Indikationsstellung zur Traumabearbeitung sind klinische Komorbidität und Stabilität in einem Gesamtbehandlungsplan mit „partizipativer Entscheidungsfindung" zu berücksichtigen. LoE: nicht anwendbar Abstimmungsergebnis: 17/17 (100 %)	**KKP**
15	Potenziell gefährdende Symptome und Verhaltensweisen (z. B. Suizidalität, psychotische Symptome, dissoziative Symptome, Selbstverletzung, Fremdaggression, Substanzkonsum), die zu schwerwiegenden Störungen der Verhaltenskontrolle führen, stellen eine relative Kontraindikation für ein traumafokussiertes Vorgehen dar. LoE: nicht anwendbar Abstimmungsergebnis: 18/22 (81 %)	**KKP**

Hintergrund der Evidenz

In einer systematischen Literaturrecherche zur Leitlinie konnten anhand der zugrunde gelegten Einschlusskriterien (vgl. Kapitel 1) insgesamt N = 288 randomisierte kontrollierte Studien zur Behandlung der PTBS identifiziert werden. Als Grundlage der hier vorgestellten Evidenz zur Behandlung von PTBS-Patienten mit komorbiden Störungen wurden innerhalb dieser Stichprobe Studien recherchiert, deren Einschlusskriterien neben der Diagnose PTBS die Diagnose einer weiteren psychischen Störung aus den ICD-10 Kapiteln F1 – F6 beinhalteten. Insgesamt N = 22 solcher Studien konnten ermittelt werden. Beim überwiegenden Teil (N = 16) handelte es sich um Studien bei Patientinnen und Patienten mit komorbiden Substanzstörungen [172, 195–207, 218, 219]. Weiter konnten N = 2 Studien bei Patienten mit psychotischen Störungen [190, 209], N = 1 Studie bei Patienten mit Depressiven Störungen [210] und N = 3 Studien bei gemischten Stichproben von Patienten mit unterschiedlichen psychischen Störungen wie Depressionen, Emotional-instabiler Persönlichkeitsstörung und psychotischen Störungen [51, 211, 212] identifiziert werden. Jeweils die Hälfte der Studien untersuchten traumafokussierte (N = 11) bzw. nicht-traumafokussierte Behandlungsansätze (N = 11). Sie werden im Folgenden im Überblick dargestellt.

Darstellung der Evidenz

Substanzstörungen

Nicht-traumafokussierte Interventionen: Zu nicht-traumafokussierten Interventionen bei Patientinnen und Patienten mit PTBS und komorbiden Substanzstörungen konnten insgesamt N = 10 Studien identifiziert werden [197, 199–201, 203–207, 219]. Insgesamt N = 6 der Studien untersuchten ein integratives kognitiv-behaviorales Behandlungsprogramm mit einem Fokus auf Psychoedukation und dem Erlernen sicherer Bewältigungsstrategien in Bezug auf die Folgen komplexer Traumatisierungen („Seeking Safety" bzw. „Sicherheit finden") [48]. In vier Studien wurde „Seeking Safety" in einer Dosis von 12–28 Sitzungen mit anderen aktiven Behandlungsprogrammen verglichen. Diese umfassten Rückfallpräventionstraining ([199]; jeweils Einzelbehandlung), ein anderes strukturiertes Programm zur nicht-traumafokussierten Behandlung ([219]; jeweils Gruppenbehandlung) und Psychoedukation zu gesundheitsbezogenen Themen ([206]; jeweils Gruppenbehandlung). In einer Studie wurde „Seeking Safety" zusätzlich zu einer Suchtbehandlung angeboten, die 180 bis 240 Stunden einzel- und gruppenbasierte Interventionen umfasste und mit dieser alleine verglichen [204]. In allen Studien fanden sich vergleichbare Verbesserungen der PTBS-Symptomatik und des Substanzkonsums durch „Seeking Safety" und die jeweiligen Kontrollinterventionen. In einer Studie, die zusätzlich eine Kontrollgruppe mit allgemeiner Behandlung einschloss („Community Care") erwiesen „Seeking Safety" und Rückfallprävention sich dieser Behandlung sowohl in Bezug auf die Verbesserung der PTBS-Symptomatik als auch des Substanzkonsums als überlegen [199]. In einer Studie, in der lediglich 6 Sitzungen „Seeking Safety" in eine vierwöchige Entzugsbehandlung integriert wurden war das Programm der Standardbehandlung nicht überlegen [197]. Eine Studie untersuchte placebokontrolliert den zusätzlichen Effekt einer Behandlung mit Sertralin [200] und fand, dass die Kombination von „Seeking Safety" (M = 6 Sitzungen) und Sertralin einer alleinigen Behandlung mit „Seeking Safety" (M = 7 Sitzungen) in Bezug auf die PTBS-Symptomatik, nicht jedoch den Alkoholkonsum überlegen war.

McGovern et al. [201] verglichen 12–14 Sitzungen eines integrativen Behandlungsprogrammes („Integrated Cognitive Behavioral Therapy"; ICBT), das Psychoedukation zu PTBS und Substanzmissbrauch, kognitive Umstrukturierung und weitere Elemente enthielt, mit einer manualisierten Beratung zu substanzbezogenen Störungen. Dabei fand sich eine signifikant geringere PTBS-Symptomatik 3 Monate nach Behandlungsende in der ICBT-Gruppe. Allerdings war dieser Effekt 6 Monate nach Behandlungsende nicht mehr nachweisbar und es fanden sich zu keinem Zeitpunkt Unterschiede in Bezug auf den Substanzkonsum. In einer größeren Folgestudie, in der ICBT mit manualisierter Suchtberatung und der Standardbehandlung bei einer größeren Stichprobe von Patienten mit PTBS und Substanzstörungen verglichen wurde [207], fanden sich in Bezug auf die primären PTBS- und Sucht-Outcomes keine Unterschiede zwischen den drei Gruppen. Stappenbeck et al. [203] verglichen zwei Interventionen, die einen Schwerpunkt auf kognitive Interventionen, bzw. auf die Akzeptanz belastender Emotionen legten, mit einer neutralen Kontrollbedingung bei Patienten mit Alkoholabhängigkeit und PTBS. Beide Interventionen erwiesen sich in Bezug auf den Alkoholkonsum als der Kontrollbedingung überlegen, zeigten jedoch keine stärkeren Effekte in Bezug auf die PTBS-Symptomatik. Eine Studie von Back et al. [205] schließlich untersuchte den zusätzlichen Effekt von Sertralin auf die PTBS-Symptomatik und den Alkoholkonsum bei einer kleineren Stichprobe von Patienten mit PTBS und alkoholbezogenen Störungen, die eine strukturierte kognitiv-behaviorale Intervention ohne Bezug zu posttraumatischen Störungen erhielten. Dabei fanden sich keine Unterschiede zwischen der Patientengruppe, die Sertralin erhalten hatte, und der Kontrollgruppe. Zusammenfassend kann gesagt werden, dass in keiner der oben genannten Studien die jeweilige nicht-traumafokussierte Intervention anderen manualisierten Behandlungsansätzen, z. B. Rückfallpräventionstraining, in Bezug auf die PTBS-Symptomatik oder den Substanzkonsum klar überlegen war. In zwei Studien war dies in Bezug auf „Community Care" [199] bzw. eine neutrale Kontrollbedingung der Fall [203].

Traumafokussierte Interventionen: Insgesamt N = 6 Studien befassten sich mit traumafokussierten Interventionen bei Patientinnen und Patienten mit PTBS und komorbiden Substanzstörungen. Die meisten dieser Studien [195, 198, 202, 218] untersuchten Varianten der Prolongierten Exposition, die teilweise in integrativen Behandlungsprogrammen mit suchttherapeutischen Interventionen kombiniert wurde. Eine Studie kombinierte zwei Sitzungen Traumaexposition mit kognitiven Interventionen in Bezug auf die Folgen traumatischer Ereignisse [196] und eine Studie setzte eine Schreibexposition ein [172]. Coffey et al. [218] fanden bei einer kleineren Stichprobe (N = 43) von Patienten mit Alkoholabhängigkeit und PTBS, dass die traumafokussierte Intervention im Gegensatz zu einem imaginativen Entspannungsverfahren zu einem signifikanten Rückgang der PTBS-Symptome führte und das Alkoholcraving in Reaktion auf traumabezogene Auslösereize reduzierte. In einer größeren Studie verglichen Coffey et al. [198] bei N = 126 Patientinnen und Patienten mit Substanzstörungen und PTBS die Effekte von 9–12 Sitzungen Prolongierter Exposition, derselben Behandlung mit einer zusätzlichen initialen Sitzung zur Erhöhung der Motivation der Teilnehmenden sowie einer Kontrollbedingung, die 9–12 Sitzungen Psychoedukation zu allgemeinen Gesundheitsthemen umfasste. Alle Gruppen erhielten zudem eine sechswöchige Standardbehandlung im Suchtbereich. In Bezug auf die Reduktion der PTBS-Symptomatik zeigten sich die beiden Interventionen, die Prolongierte Exposition beinhalteten, der psychoedukativen Intervention überlegen, nicht jedoch in Bezug auf die Reduktion des Substanzkonsums. Foa et al. [195] verglichen bei N = 165 Patientinnen und Patienten mit Alkoholabhängigkeit und PTBS die Effekte von bis zu 12 Sitzungen Prolongierter Exposition mit und ohne zusätzlicher Behandlung mit Naltrexon mit den Effekten einer supportiven Beratung, ebenfalls mit und ohne zusätzliche Naltrexonbehandlung. Während sich die PTBS-Symptomatik bei allen vier Gruppen in vergleichbarem Ausmaß reduzierte, zeigte sich eine stärkere Reduktion der Trinktage in den beiden Gruppen, die zusätzlich Naltrexon erhalten hatten. Mills et al. [202] verglichen bei N = 103 Patientinnen und Patienten mit PTBS und Substanzstörungen die im Suchtbereich übliche Standardbehandlung mit einer zusätzlichen 13 Sitzungen umfassenden integrativen Behandlung, die kognitiv-behaviorale Suchtinterventionen mit Prolongierter Exposition verbindet („Concurrent Treatment of PTSD and Substance Use Disorders using Prolonged Exposure"; COPE). In beiden Gruppen zeigte sich eine signifikante Reduktion der PTBS-Symptomatik zu Behandlungsende und bei einem 6-Monats-Follow-up. Während sich zu Behandlungsende keine Unterschiede zwischen den Gruppen fanden, war die Reduktion in der COPE-Gruppe 6 Monate nach Behandlungsende signifikant stärker ausgeprägt. Unterschiede in Bezug auf den Substanzkonsum fanden sich nicht. In der Studie von Sannibale et al. [196] hingegen fanden bei N = 62 Patientinnen und Patienten mit PTBS und alkoholbezogenen Störungen keine Unterschiede in Bezug auf die PTBS-Symptomatik zwischen der Gruppe, die bis zu 12 Sitzungen einer integrierten Behandlung mit Traumaexposition erhalten hatte und der Kontrollgruppe, die eine kognitiv-behaviorale Intervention zur Reduktion des Alkoholkonsums erhalten hatte. In Bezug auf den Alkoholkonsum war die reine Suchtintervention der integrierten Behandlung dabei überlegen. In einer kleineren Studie untersuchten Van Dam et al. [172] bei (N = 34) Patientinnen und Patienten mit PTBS und Substanzstörungen die Effekte einer Schreibexposition, die zusätzlich zu einem intensiven, 6–12-wöchigen Suchtbehandlungsprogramm angeboten wurde. Drei Monate nach Behandlungsende fanden sich keine signifikanten Unterschiede in Bezug auf die PTBS-Symptomatik zwischen beiden Gruppen. In der Expositionsgruppe fand sich jedoch ein signifikanter Rückgang der erfüllten PTBS-Diagnosen, was in der Kontrollgruppe nicht der Fall war. Unterschiede in Bezug auf die erfüllten Suchtdiagnosen fanden sich nicht. Zusammenfassend kann gesagt werden, dass sich in einem Teil der oben genannten Studien eine stärkere Reduktion der PTBS-Symptomatik bzw. der PTBS-Diagnosen durch die traumafokussierte Behandlung fand [172, 198, 202, 218], während dies in anderen nicht der Fall war [195, 196]. In Bezug auf den Substanzkonsum fanden sich, abgesehen von der Überlegenheit der Vergleichsintervention in einer Studie [196] keine Unterschiede.

Depressive Erkrankungen

Die bislang einzige Studie, in die explizit Patienten mit komorbider schwerer Depression eingeschlossen wurden [210], untersuchte die Effekte von 14 Sitzungen einer kognitiv-behavioralen Gruppentherapie für depressive Störungen mit einer psychoedukativen Kontrollbedingung bei N = 101 männlichen Veteranen mit chronischer PTBS. In Bezug auf die depressive Symptomatik zeigte sich zu Therapieende eine Überlegenheit der kognitiv-behavioralen Behandlung mit kleiner Effektstärke, die zum Follow-up-Zeitpunkt nicht mehr nachzuweisen war. Eine Überlegenheit in Bezug auf die PTBS-Symptomatik zeigte sich nicht.

Psychotische Störungen

Inzwischen untersuchten zwei Studien die Effekte traumafokussierter Interventionen bei Patientinnen und Patienten mit PTBS und Psychosen aus dem schizophrenen Formenkreis [190, 209]. In der ersten Studie wurde bei N = 155 Patientinnen und Patienten die Prolongierte Exposition (PE), Eye Movement Desensitization and Reprocessing (EMDR) und eine Wartelisten-Bedingung miteinander verglichen [190]. In der Studie von Steel [209] wurde bei einer kleineren Stichprobe von N = 61 Patienten ein von Mueser et al. [212] entwickeltes Programm, das sich auf kognitive Interventionen in Bezug auf die Bedeutung traumatischer Ereignisse konzentriert, mit der psychiatrischen Routineversorgung verglichen. In dieser Studie fanden sich im zeitlichen Verlauf Symptomreduktionen in beiden Behandlungsgruppen, jedoch kein zusätzlicher Effekt der kognitiven Interventionen auf PTBS-Symptome oder die psychotische Symptomatik. In der Studie von Van den Berg et al. [213] fanden sich hohe Effektstärken für die beiden Traumaexpositionsverfahren in Bezug auf die PTBS-Symptomatik 6 und 12 Monate nach Therapieende. Auch in Bezug auf die psychotische Symptomatik, etwa paranoides Denken, zeigten sich in den beiden Interventionsgruppen signifikante Reduktionen [214]. Zudem zeigten sich in den beiden Interventionsgruppen signifikant weniger unerwünschte Ereignisse oder Symptomexazerbationen als in der Kontrollgruppe [215].

Gemischte Stichproben

Drei Studien untersuchten gemischte Stichproben von Patienten mit unterschiedlichen psychischen Störungen wie affektiven Störungen, emotional-instabiler Persönlichkeitsstörung und psychotischen Störungen [51, 211, 212]. In allen zeigten sich verglichen mit „Treatment as usual" bzw. einer Wartelisten-Kontrollgruppe signifikant größere Effekte in Bezug auf die PTBS-Symptomatik. Ein Behandlungsprogramm kombinierte Methoden der Dialektisch Behavioralen Therapie (DBT) mit traumaspezifischen kognitiven und expositionsbasierten Interventionen [51], während ein weiteres kognitive Interventionen in Bezug auf die Bedeutung traumatischer Ereignisse einsetzte [211, 212]. Bohus et al. [51] verglichen die Effekte eines 12-wöchigen intensiven stationären DBT-Programmes, das auch expositionsbasierte Interventionen beinhaltete, mit einer Wartelisten-Kontrollbedingung. Die insgesamt N = 74 weiblichen Teilnehmerinnen wiesen eine PTBS nach sexueller Gewalt der Kindheit auf sowie mindestens eine komorbide Störung wie Essstörungen, Depressionen oder Emotional-instabile Persönlichkeitsstörungen. In der Interventionsgruppe zeigte sich 3 Monate nach Behandlungsende eine signifikant stärkere Reduktion der PTBS-Symptome mit großer Effektstärke. Mueser et al. [211, 212] untersuchten N = 105 bzw. N = 201 ambulante Patientinnen und Patienten mit affektiven Störungen und Psychosen, von denen ein Teil auch die Kriterien der Emotional-instabilen Persönlichkeitsstörung erfüllten. Die jeweilige Interventionsgruppe erhielt 12–16 Sitzungen der von ihnen untersuchten kognitiven Intervention, die Kontrollgruppe lediglich die übliche psychiatrische Behandlung bzw. zusätzlich eine drei Sitzungen umfassende psychoedukative Intervention. In beiden Studien fand sich eine signifikant größere Reduktion der PTBS-Symptome in der Interventionsgruppe zum Ende der Behandlung und bei den Follow-up-Zeitpunkten mit kleiner bis mittlerer Effektstärke.

Von der Evidenz zu den Empfehlungen

Zur Beantwortung der klinischen Fragestellungen zum Thema Komorbidität, etwa nach Kontraindikationen für ein traumafokussiertes Vorgehen, konnten die oben dargestellten Studien keinen direkten Beitrag leisten. Kontrollierte Untersuchungen, die sich mit den Auswirkungen spezifischer Kontraindikationen befassen, sind bislang nicht vorhanden und aus ethischen Gründen auch kaum durchführbar. Bei den Empfehlungen in diesem Kapitel handelt es sich daher um klinische Konsenspunkte, die aufgrund der klinischen Erfahrung der Mitglieder der Leitliniengruppe als ein Standard in der Behandlung empfohlen werden, zu dem keine experimentelle wissenschaftliche Erforschung möglich oder angestrebt ist.

Empfehlungen für künftige Forschung

Es werden die folgenden Empfehlungen für zukünftige Forschung ausgesprochen:

- Studien zu differenziellen Effekten von traumafokussierten und nicht-traumafokussierten Behandlungselementen, sowie den komobiditätsbezogenen Interventionen.
- Studien zum Vergleich gleichzeitiger (paralleler und integrativer) bzw. zeitlich aufeinanderfolgender (sequenzieller) Behandlungsstrategien.
- Studien zu den differenziellen Effekten von Psycho- und Pharmakotherapie bei komorbiden Störungen.
- Studien zur effektiven Dosis der jeweiligen psychotherapeutischen Interventionen.
- Studien zu den längerfristigen Auswirkungen der Interventionen auf die einzelnen komorbiden Störungen, ihren Interaktionen und dem Verlauf.

Behandlung der PTBS bei Kindern und Jugendlichen

Rita Rosner, Jana Gutermann, Markus A. Landolt,
Paul Plener und Regina Steil

*Unter Mitarbeit von: Rainer Böhm, Volker Mall, Fanja Riedel-Wendt, Kerstin
Stellermann-Strehlow, Annette Streeck-Fischer, Marcella Woud*

Inhaltsverzeichnis

© Ingo Schäfer, Ursula Gast, Arne Hofmann, Christine Knaevelsrud, Astrid Lampe,
Peter Liebermann, Annett Lotzin, Andreas Maercker, Rita Rosner, Wolfgang Wöller 2019
I. Schäfer et al. (Hrsg.), *S3-Leitlinie Posttraumatische Belastungsstörung*,
https://doi.org/10.1007/978-3-662-59783-5_3

PTBS bei Kindern und Jugendlichen

Traumatische Ereignisse und Häufigkeit der PTBS

Die Definition traumatischer Ereignisse laut DSM-5, ICD-10 und ICD-11 unterscheidet sich nicht wesentlich für Erwachsene, Kinder oder Jugendliche. Eine Ausnahme bildet die DSM-5-Definition für Kinder unter 6 Jahren, bei der die Rolle der Bezugspersonen betont wird. Mehr als die Hälfte aller Kinder und Jugendlichen erleben eines oder mehrere potenziell traumatische Ereignisse [220–222], bevor sie das Erwachsenenalter erreichen. Die Häufigkeit solcher Ereignisse ist in hohem Maße von den sozialen, gesellschaftlichen und umweltbezogenen Rahmenbedingungen abhängig, in welchen das Individuum aufwächst. In Ländern, in denen Bürgerkriege, hohe soziale Ungerechtigkeit oder ein Risiko für Umweltkatastrophen bestehen, sind die Raten für das Erleben traumatischer Ereignisse und in der Folge dann auch für traumabezogene Störungen erhöht. In einer Metaanalyse, die auch Daten aus nicht repräsentativen Studien enthielt, fanden Alisic und Kollegen [223], dass im Durchschnitt 15,9 % der Kinder und Jugendlichen, die einem potenziell traumatischen Ereignis ausgesetzt waren, eine PTBS entwickeln (konditionale Prävalenz). In einer repräsentativen deutschen Studie [143] berichten 25,5 % der männlichen und 17,7 % der weiblichen Befragten (zwischen 14 und 24 Jahren), bereits ein traumatisches Ereignis erlebt zu haben, bei einer PTBS-Lebenszeitprävalenz von 1,3 %. Eine repräsentative Erhebung an US-amerikanischen Jugendlichen im Alter von 13 bis 17 Jahren ergab, dass 62 % der Jugendlichen ein traumatisches Ereignis erlebt hatten, und fand eine Lebenszeitprävalenz für eine PTBS von 4,7 % [222]. In einer Schweizer Studie [221] berichteten 56 % der befragten Schüler im Alter zwischen 14 und 16 Jahren, traumatische Ereignisse erlebt zu haben. Die Kriterien für eine aktuelle PTBS nach DSM-IV-Kriterien erfüllten 4,2 % aller Befragten. Mädchen, im Vergleich zu Jungen, waren in allen drei Studien mehr als doppelt so häufig von einer PTBS betroffen.

Störungsbild und Verlauf

Aktuell beziehen sich fast alle publizierten Behandlungsstudien auf die DSM-IV-Kriterien [224], die ein Symptom aus dem Bereich Wiedererleben, drei aus dem Bereich Vermeidung und zwei aus dem Bereich Übererregung forderten. Längsschnittuntersuchungen zum unbehandelten Verlauf der PTBS sind selten, deuten aber zumindest für eine Teilgruppe eine hohe Stabilität der Symptomatik an. Scheeringa et al. [225] untersuchten Vorschulkinder zu drei Zeitpunkten über zwei Jahre hinweg und fanden eine hohe Stabilität der Symptome. Eine PTBS-Diagnose zum ersten Zeitpunkt (vier Monate nach dem Trauma) sagte den Grad der Beeinträchtigung zwei Jahre später voraus. Osofsky et al. [226] identifizierten in der Folge von Naturkatastrophen (z. B. Hurrikan, Ölkatastrophe) vier Trajektorien im Verlauf von vier Jahren: 52 % der mehr als 4000 untersuchten Kinder (3 bis 12 Jahre) zeigten stabil niedrige Symptome, eine zweite Gruppe zeigte eine starke

Rückentwicklung von Symptomen (21 %), eine dritte Gruppe zeigte zunehmend mehr Symptome (18 %) und eine vierte Gruppe zeigte stabil hohe Symptome (9 %). Während die Gesamtsymptomschwere der kompletten Stichprobe stabil blieb, veränderten sich die Verläufe von 39 % der Befragten, wobei insgesamt 27 % hohe PTBS-Symptome nach vier Jahren zeigten. Diese unterschiedlichen Verläufe verdeutlichen die Notwendigkeit der Beobachtung traumatisierter Kinder, auch wenn diese kurz nach dem Trauma unauffällig hinsichtlich einer PTBS sind. Andererseits zeigen sie aber auch, dass sich ein substanzieller Teil der Kinder ohne Intervention erholt. Bestimmte potentiell traumatische Ereignisse, besonders wenn sie chronischer interpersoneller Natur sind (wie etwa sexueller oder physischer Missbrauch) können mit einer Reihe schwerer psychischer Störungen, Verhaltensproblemen und körperlichen Erkrankungen im Erwachsenenalter assoziiert sein [227–229].

Komorbidität

Häufig liegen zu einer PTBS auch komorbide Störungen vor. Perkonigg et al. [143] fanden, dass 87,5 % der Jugendlichen und jungen Erwachsenen mindestens eine weitere, 77,5 % zwei oder mehr zusätzliche Diagnosen ausbilden. In einer Metaanalyse von 25 longitudinalen Studien zur psychischen Gesundheit von Kindern und Jugendlichen, die Naturkatastrophen überlebt haben, betrug die PTBS-Rate bis zu 95 % und jene der Depression lag zwischen 1,6 und 81 % [230]. Eine besonders hohe Rate an Komorbiditäten (88,6 %) wurde auch bei Vorschulkindern gefunden, die vom Hurrikan Katrina betroffen waren [231]. Die häufigsten Komorbiditäten in dieser Studie waren die Störung des Sozialverhaltens (60,6 %), Depressionen (57,1 %), ADHS (33 %) und Angststörungen (33,3 %).

Über alle Altersgruppen hinweg werden damit eine Reihe von internalisierenden und externalisierenden Störungen isoliert oder als Komorbidität beschrieben [220]. Die australischen Leitlinien [3] fassen die häufigsten komorbiden Störungen altersbezogen zusammen (siehe Tab. 1). Während Angststörungen, Depression und ADHS in allen Altersgruppen häufig komorbid auftreten, finden sich einige Diagnosen altersspezifisch vermehrt, wie etwa Trennungsängste im Vorschulalter oder Selbstverletzung und Substanzmissbrauch bei Jugendlichen.

Tab. 1 Häufige komorbide Erkrankungen und Verhaltensauffälligkeiten übersetzt und ergänzt von Rosner & Unterhitzenberger [234, 235]

Vorschulkinder	Grundschulkinder	Jugendliche
Oppositionelles Trotzverhalten	Angststörungen	Angststörungen
Trennungsangst	Depression	Depression
ADHS	ADHS	Suizidale Vorstellungen
Depression	Störungen des Sozialverhaltens	Selbstverletzung
Spezifische Phobien		Substanzabhängigkeit
Störungen des Sozialverhaltens		Störungen des Sozialverhaltens

Unterschieden werden Komorbiditäten, die dem Auftreten der PTBS vorausgehen, von solchen, die sekundär in Erscheinung treten. In der oben erwähnten Studie von Perkonigg et al. [143] mit einer Stichprobe im Alter zwischen 14 und 24 Jahren stellten Depressionen (62,5 %), Drogenmissbrauch oder -abhängigkeit (65,9 %), Nikotinabhängigkeit (60,0 %) und Agoraphobie mit oder ohne Panikstörung die häufigsten sekundär auftretenden Störungen dar. Die häufigsten Störungsbilder, die einer Traumatisierung bzw. PTBS vorausgingen, waren einfache Phobie (71 %), somatoforme Störungen (64 %), und soziale Phobien (62,2 %). Multimorbidität ist besonders nach chronischer interpersoneller Traumatisierung eher die Regel als die Ausnahme [232, 233].

Differentialdiagnostik

Differentialdiagnostisch muss die PTBS von anderen Störungen abgegrenzt werden, die in der Folge von schweren Belastungen auftreten können im Kap. „Trauma- und Stressstörungen" der ICD-11 zusammengefasst sind. Es sind dies die komplexe PTBS, die Anpassungsstörung, die anhaltende Trauer-Störung, die reaktive Bindungsstörung sowie die Beziehungsstörung mit Enthemmung. Für die Abgrenzung der PTBS gegenüber diesen Störungen ist es zwingend, die Symptomatik der Kinder und Jugendlichen mittels standardisierter und validierter Erhebungsinstrumente sehr genau zu erheben. Die akute Belastungsreaktion, die im ICD-10 noch als Diagnose für die Akutphase nach einem traumatischen Ereignis vorgesehen war, ist im ICD-11 nicht mehr als psychische Störung aufgeführt.

Weiter muss bei der Differentialdiagnose im Kindes- und Jugendalter berücksichtigt werden, dass einige der Übererregungssymptome der PTBS (z. B. Konzentrationsprobleme, Reizbarkeit, Wutausbrüche) insbesondere bei kleinen Kindern fälschlicherweise als Symptome einer Aufmerksamkeitsdefizit-Hyperaktivitäts-Störung (ADHS) oder dann im Grundschul- und Jugendalter auch als Störung des Sozialverhaltens interpretiert werden können. Für die Abgrenzung ist es hier zentral, in der Anamnese sehr genau den zeitlichen Ablauf der Symptomatik zu evaluieren. Nur Symptome, die sich nach einem traumatischen Ereignis entwickeln, können durch dieses verursacht sein. Außerdem sind Symptome des Wiedererlebens und der Vermeidung nicht Teil einer ADHS und sind ebenfalls nicht typisch für eine Störung des Sozialverhaltens. Ausgeprägte Symptome des Wiedererlebens (z. B. Flashbacks, schwere dissoziative Symptome) können schließlich auch fälschlicherweise mit Symptomen einer Psychose verwechselt werden. Die Abgrenzung hiervon ist allerdings bei fundierter Diagnostik gut möglich. Im Jugendalter ist die PTBS von einer Borderline-Persönlichkeitsstörung abzugrenzen, die sich auch in der Folge chronischer Traumatisierung entwickeln kann.

Risikofaktoren: In einer Metaanalyse zu den Risikofaktoren für die Entwicklung einer PTBS in Kindheit und Jugend [236] zeigten sich für die demographischen und prätraumatischen Faktoren kleine bis mittlere Zusammenhänge (z. B. weibliches Geschlecht, niedriger sozioökonomischer Status, psychische Störung der Eltern). Für die subjektive Bewertung des Ereignisses (peritraumatisch; z. B.

wahrgenommene Lebensgefahr, Angst während des Ereignisses) und posttraumatischen Variablen (z. B. PTBS nach dem Ereignis, Vermeidung, Gedankenunterdrückung) zeigten sich mittlere bis große Effekte.

Diagnostik der PTBS bei Kindern und Jugendlichen

Einleitung

Die Diagnose der PTBS im Kindes- und Jugendalter sollte nach klinischen Kriterien erfolgen und sich auf die allgemeinen Grundlagen altersgerechter klinisch-psychologischer Diagnostik stützen [237]. Sie erfolgt auf der Basis des klinischen Befunds im Rahmen einer diagnostischen Exploration des Kindes (Gespräch, Spiel, Verhaltensbeobachtung) und wird durch eine weiterführende operationalisierte Diagnostik in Form von Interviews und/oder Fragebögen ergänzt (Selbst- und Eltern- bzw. Fremdurteil). Im Kindes- und Jugendalter ist die Erhebung einer differenzierten Anamnese sowie der aktuellen familiären und schulischen Bedingungen von besonderer Bedeutung. Fragen in Bezug auf das Erleben spezifischer potenziell traumatischer Ereignisse sollen im Rahmen der Befunderhebung auch bei Kindern und Jugendlichen explizit gestellt werden (Traumaanamnese). Weiter ist aufgrund der hohen Rate an komorbiden Störungen und Symptomen nach Traumaexposition (vgl. Abschn. „Diagnostik der Posttraumatischen Belastungsstörung") auch im Kindesalter darauf zu achten, dass die Diagnostik breit erfolgt und sich nicht nur auf die spezifischen Symptome der PTBS beschränkt. Weil Eltern insbesondere die internalisierenden Symptome ihrer Kinder häufig unterschätzen, ist immer eine Exploration des Kindes selbst nötig [238–240]. Wichtig ist bei der Diagnostik zudem die Erfassung der funktionellen Einschränkungen, welche zwingend in der Beurteilung mitberücksichtigt werden müssen.

Diagnostische Kriterien nach ICD und DSM

Zu erwähnen ist, dass die aktuellen ICD-10 Kriterien sowie die bisher verfügbaren Informationen für ICD-11 bezüglich der PTBS-Diagnose und -Symptome (sowie der Komplexen PTBS) keine Spezifika für Kinder beinhalten, d. h. keine entwicklungsabhängig verschiedene Ausprägung der Symptomatik berücksichtigen [241]. Im DSM-5 hingegen werden kindspezifische Symptome erwähnt, die bereits in der Textrevision davor eingeführt worden waren. Die DSM-IV-Diagnose galt ursprünglich als a) zu streng für Kinder und Jugendliche, da viele schwer beeinträchtigte Kinder und Jugendliche die Diagnoseschwelle nicht erreichten; b) schwer zu erheben und daher invalide (z. B. Erfassung von Intrusionen im Vorschulalter) und c) als zu insensitiv für kinderspezifische Symptomformen [242]. In der Folge wurden im DSM-IV TR [243] Modifikationen für Kinder über 6 Jahren vorgenommen, die zum Beispiel spezifizierten, dass sich Intrusionen auch im wiederholten Spiel zeigen können, dass Träume nach einem traumatischen Ereignis nicht notwendigerweise traumaspezifische Inhalte enthalten müssen, oder dass sich dissoziative Reaktionen wie etwa Flashbacks auch als Reinszenierungen im Spiel zeigen können. Diese Modifikationen blieben im DSM-5 erhalten. Weiterhin wurden, basierend auf den Vorarbeiten von Scheeringa et al. [244, 245] die Kriterien für Kinder im Alter von 6 Jahren und jünger weniger streng formuliert: Neben dem Vorliegen eines traumatischen Ereignisses gemäß Kriterium A müssen mindestens ein Symptom aus dem Bereich Wiedererleben, aber nur ein Symptom aus dem Bereich Vermeidung *oder* dem Bereich negativer kognitiver und affektiver Veränderungen vorliegen sowie zwei Symptome der Übererregung.

Aufgrund der aktuellen Befundlage ist jedoch davon auszugehen, dass die PTBS-Diagnose bzw. Reaktionen auf traumatische Erfahrungen im Vorschulalter mit den vorhandenen Kriterien und Störungsdefinitionen wahrscheinlich nicht adäquat erfasst werden können. So qualifizieren sich zum Beispiel gemäß aktueller Definition Ereignisse wie psychische Gewalt, Vernachlässigung oder Bindungstrauma, die alle im jungen Alter häufig sind, nicht als Trauma gemäß ICD oder DSM.

Mangelhaft abgebildet wird außerdem auch die PTBS von Kindern im Alter zwischen 7 und 13 Jahren, die häufig nicht das Vollbild der Störung erfüllen. Epidemiologische Studien mit dieser Altersgruppe zeigen niedrigere PTBS-Raten als im Erwachsenenalter, während die Auftretenswahrscheinlichkeit eines traumatischen Ereignisses bereits hoch ist, so dass davon auszugehen ist, dass die Diagnosekriterien eine schlechte Passung für Kinder dieses Alters haben [246]. Viele Behandlungsstudien schließen daher auch Kinder und Jugendliche ein, die zwar eine hohe Belastung mit posttraumatischen Symptomen zeigen, aber nicht in allen Symptomclustern die erforderlichen Kriterien erfüllen. Damit wird bei Nicht-Erfüllen des Vollbildes einer PTBS die funktionelle Beeinträchtigung als Entscheidungskriterium für die Indikation einer Psychotherapie deutlich wichtiger. Solche Beeinträchtigungen zeigen sich im sozialen und zwischenmenschlichen Bereich, in Schule, Ausbildung und Familie, sowie im Umgang mit den Gleichaltrigen und in romantischen Beziehungen. Internationale Leitlinien, wie etwa die aktuellen NICE-Leitlinien berücksichtigen daher Interventionsstudien mit Kindern und Jugendlichen, wenn mindestens 70 % der Stichprobe eine PTBS erfüllen.

Instrumente zur Erfassung der Symptomatik

Aktuell sind in deutscher Sprache zwei strukturierte Interviews zur Diagnosestellung erhältlich, außerdem eine Reihe von Instrumenten zur Erfassung des Schweregrads der Symptomatik bzw. solche, die sich als Screening eignen. Viele der unten genannten Instrumente beziehen sich aktuell noch auf DSM-IV und ICD-10, sodass erst in den kommenden Jahren mit der Anpassung der Messinstrumente auf die jeweils aktuell gültigen Formen der Diagnostikmanuale zu rechnen ist. Nach Möglichkeit sollten insbesondere bei Menschen mit Fluchterfahrung muttersprachliche Instrumente eingesetzt werden, um bei unzureichenden Deutschkenntnissen die Validität der Diagnostik zu erhöhen.

Kinder-DIPS PTBS-Modul (Interview)

Das *Diagnostische Interview bei psychischen Störungen im Kindes- und Jugendalter* (Kinder-DIPS) [247] ist ein strukturiertes Interview sowohl zur direkten Befragung des Kindes bzw. Jugendlichen im Alter von 6 bis 18 Jahren als auch zur Befragung der Eltern. Die beiden Versionen nehmen je ungefähr 60 Minuten in Anspruch. Das Kinder-DIPS ermöglicht die Diagnose psychischer Störungen gemäß DSM-5 und ICD-10, die Erfassung der auslösenden Faktoren sowie die durch die Störung bedingte Beeinträchtigung in verschiedenen Lebensbereichen. Das Verfahren gliedert sich in folgende drei Teile:

* Screeningteil zur Erfassung der im Vordergrund stehenden Probleme der letzten sechs Monate
* Spezieller Teil zur Erfassung der spezifischen psychischen Störungen
* Abschnitt zur Erhebung der psychiatrischen Anamnese und Familienanamnese

Die Testgütekriterien des Kinder-DIPS sind befriedigend bis sehr gut. Das Verfahren enthält auch ein Modul zur Erhebung der Symptomatik der PTBS und ist deshalb zur traumaspezifischen Diagnostik im Kindes– und Jugendalter geeignet. Der Vorteil des Kinder-DIPS liegt darin, dass bei Durchführung des gesamten Interviews, das Vorhandensein komorbider Störungen ebenfalls erhoben werden kann.

Interview zur Erfassung von Belastungsstörungen bei Kindern und Jugendlichen (IBS-KJ) (Interview)

Die von Steil und Füchsel [248] publizierten *Interviews zu Belastungsstörungen bei Kindern und Jugendlichen* (IBS-KJ) enthalten ein Modul zur Erfassung der PTBS (IBS-P-KJ). Hier handelt es sich um die deutschsprachige Version der *Clinician Administered PTSD Scale for Children and Adolescents* (CAPS-CA), welches auf den PTBS-Kriterien des DSM-IV beruht und bei Kindern und Jugendlichen im Alter von 7 bis 18 Jahren eingesetzt werden kann [249].

Das Kind wird im Interview zunächst zur Präsenz traumatischer Ereignisse in der Anamnese und zu seinen damit zusammenhängenden Gedanken und Gefühlen befragt. Danach werden alle Symptome der posttraumatischen Belastungsstörung gemäß DSM-IV einzeln erhoben, einschließlich der Zusatzsymptome für Kinder. Spezielle einführende Übungen mit Beispielen machen das Kind mit Ablauf und Struktur des Interviews vertraut. Zudem sind für jede Fragestellung je nach Alter und Bildungsstand des Kindes alternative Formulierungs- und Erklärungsmöglichkeiten vorgesehen. Die einzelnen Symptome sollen vom Kind jeweils nach ihrer Häufigkeit und Intensität auf einer fünfstufigen Skala eingeschätzt werden. Zum besseren Verständnis werden dem Kind zur Beantwortung der Fragen visuell analoge Skalen vorgelegt, welche die Antwortmöglichkeiten verdeutlichen. Neben der momentanen und/oder der Lebenszeit-Diagnose einer PTBS ermöglicht diese Skala auch eine Einschätzung des Schweregrades der PTBS sowie eine Beurteilung der Auswirkungen auf wichtige Lebensbereiche. Auch für die einzelnen Symptombereiche (Wiedererleben, Vermeidungsverhalten, Übererregung) können Mittelwerte bestimmt werden, die Auskunft über den Schweregrad der einzelnen Symptomcluster ermöglichen. Psychometrische Untersuchungen weisen dem IBS-P-KJ zufriedenstellende bis sehr gute Ergebnisse zu, so dass man von einer gesicherten Reliabilität und Validität des Instrumentes ausgehen kann. Die aktuelle englischsprachige Version für das DSM-5 liegt vor und beinhaltet auch die entsprechenden Items für den neu eingeführten Cluster D [250]. Allerdings liegt derzeit noch keine Validierung vor. Eine deutsche Übersetzung wurde von der Arbeitsgruppe Traumatologie der Kinderpsychiatrie Ulm erstellt [251].

UCLA PTSD Reaction Index
Der University of California at Los Angeles Posttraumatic Stress Disorder Reaction Index von Pynoos und Steinberg [252] steht in zwei Versionen zur Verfügung:

- Version für Kinder und Jugendliche (6–18 Jahre): Selbsteinschätzung
- Elternversion: Fremdeinschätzung

Diese Instrumente können sowohl im Interview- als auch im Fragebogenformat (Einzel-, Gruppensetting) angewandt werden. Allerdings wird empfohlen, die Version für Kinder und Jugendliche stets im Rahmen eines Interviews anzuwenden, um sicher zu stellen, dass die Fragen korrekt verstanden werden. Die Durchführungsdauer beträgt zwischen 20 und 30 Minuten.

Das Instrument ist in folgende Teile gegliedert:

- Teil 1: Mit Hilfe von 15 Fragen wird die Trauma-Anamnese erhoben
- Teil 2: Die PTBS-Symptomatik gemäß DSM-5 (Symptomcluster B, C, D und E) wird mit Hilfe von 31 Items auf einer 5-stufigen Häufigkeitsskala für den letzten Monat erfasst, welche dem Kind zum besseren Verständnis als visuell analoge Skala vorgelegt wird. Zusätzlich zu den DSM-Symptomen werden auch Schuldgefühle sowie die Angst vor einem Wiederauftreten des Traumas erhoben
- Teil 3: Mit insgesamt 8 Items werden die funktionalen Beeinträchtigungen im Alltag des Kindes erfragt

Die Auswertung kann kategorial und dimensional erfolgen. Bei der kategorialen Auswertung wird die Erfüllung der Kriterien überprüft, um so die Diagnose einer PTBS zu stellen. Bei der dimensionalen Auswertung wird durch Summierung der einzelnen Itemwerte ein Schweregradscore für die Kriterien B bis E sowie ein Gesamtwert errechnet, welcher die Einstufung eines Schweregrades der Störung ermöglicht. Allerdings gibt es hierfür bis jetzt noch keine validierten Cut-off-Werte. In Bezug auf die Testgütekriterien ist das neue DSM-5 Instrument und insbesondere auch die deutsche Version noch nicht ausreichend überprüft. Die interne Konsistenz sowie die Test-Retest-Reliabilität der DSM-IV Vorgängerversion waren ausgezeichnet, und die Validität war ebenfalls gesichert [253–255]. Die autorisierte deutsche Fassung dieses Verfahrens kann bei Steinberg (UCLA) bezogen werden.

Essener Trauma-Inventar für Kinder und Jugendliche (ETI-KJ)
Das *Essener Trauma-Inventar für Kinder und Jugendliche* [256] ist ein Verfahren zur Erfassung der PTBS bei Jugendlichen im Alter von 12 bis 17 Jahren. Es liegt in einer Selbst- und einer Fremdbeurteilungsversion mit je 43 Items vor, die Bearbeitungszeit beträgt ungefähr 15 Minuten. Erfasst werden potenziell traumatische Ereignisse sowie die Symptome der PTBS gemäß den Kriterien des DSM-IV. Der erste Teil be-

steht aus einer Trauma-Checkliste mit 12 vorgegebenen Ereignissen. Im zweiten Teil soll eine zeitliche Einordnung des schlimmsten Ereignisses erfolgen. Acht weitere Fragen erfassen die DSM-Kriterien A1 (Bedrohung der physischen Integrität) und A2 (subjektive Reaktion). Die darauffolgenden 23 Fragen gehen auf die aktuelle Symptomatik ein. Anschließend werden im vierten Teil des Bogens zwei Fragen zur zeitlichen Einordnung der Symptome gestellt (Kriterium E) und im fünften Teil die symptombedingten funktionellen Einschränkungen im Alltag (Kriterium F).

Die Auswertung des ETI-KJ erlaubt sowohl die kategoriale Diagnose einer PTBS gemäß DSM-IV als auch anhand von Cut-off-Werten die Feststellung eines Schweregrades der Störung. Das ETI-KJ wurde an einer Stichprobe von 276 Jugendlichen aus Deutschland einer eingehenden Validierung unterzogen [256]. Es fanden sich dabei gute bis sehr gute Reliabilitätskennwerte. Insbesondere für die Gesamtskala des ETI-KJ ergab sich eine sehr hohe interne Konsistenz. Auch die Konstruktvalidität scheint gesichert.

Child and Adolescent Trauma Screen (CATS)
Der *Child and Adolescent Trauma Screen (CATS)* von Sachser et al. [257] ist ein auch in deutscher Sprache vorliegendes Verfahren zur Erfassung der PTBS gemäß DSM-5 bei Kindern und Jugendlichen im Alter von 7–17 Jahren. Es liegt in einer Selbst- und Fremdeinschätzungsform vor und ist in drei Teile gegliedert. Zunächst wird mit einer Liste von 15 Items das Vorliegen eines traumatischen Ereignisses abgefragt. Anschließend werden mittels 20 Fragen auf einer 4-stufigen Häufigkeitsskala die Symptome einer PTBS erfasst. Im letzten Teil des CATS wird mit fünf Items das Vorliegen funktionaler Einschränkungen in wichtigen Lebensbereichen erfasst. Der CATS hat sich bei einer umfangreichen psychometrischen Überprüfung in drei Ländern (USA, Deutschland und Norwegen) basierend auf insgesamt 475 Selbstberichten und 424 Fremdberichten sowohl in der Selbst- als auch in der Fremdeinschätzungsform als reliables und valides Instrument gezeigt [257]. Für die Gesamtskala ergab sich eine sehr hohe interne Konsistenz und auch die Konstruktvalidität konnte bestätigt werden. Versionen in verschiedenen Sprachen, darunter auch häufige Sprachen nach Europa geflüchteter Menschen, wie arabisch, etc. liegen vor (kostenfreie Downloads unter http://treatchildtrauma.de/cats-child-and-adolescent-trauma-screening-free-download/). Eine Version des CATS zur Erfassung der komplexen PTBS nach ICD-11 ist derzeit in der Erprobung.

Trauma Symptom Checklist for Children (TSC-C)
Die *Trauma Symptom Checklist for Children* (TSC-C) von Briere [258] ist ein international weit verbreitetes Instrument zur Erfassung eines breiten Spektrums an Symptomen nach Traumaexposition. Im Gegensatz zu anderen Verfahren werden nicht nur PTBS-Symptome erhoben, sondern auch die häufigsten komorbiden Symptome. Insgesamt 54 Items lassen sich zu 6 Skalen zusammenfassen, welche Wut, Angst, Depression, Dissoziation, Depression und sexuelle Auffälligkeiten erheben. In der originalen Fassung wird das Instrument bei Kindern und Jugendlichen im Alter von 8 bis 18 Jahren eingesetzt und ist für dieses Alter auch sehr umfassend validiert. Seit kurzem liegt nun auch eine deutsche Version von Matulis und Kollegen [259, 260] vor,

welche für das Alter von 13 bis 21 Jahren psychometrisch überprüft wurde. Dabei bestätigten sich die internationalen Befunde, dass die TSC-C ein valides und reliables Instrument zur Erfassung eines breiten Spektrums an Traumafolgesymptomen ist.

Klinische Fragestellungen

- Auf welche Weise soll bei Kindern eine differenzierte Traumanamnese erhoben werden?
- Nach welchen Kriterien sollte eine PTBS im Kindes- und Jugendalter diagnostiziert werden?
- Auf welche Quellen sollte sich die Informationsgewinnung für die Diagnostik beziehen?
- Wie soll bei der Diagnosestellung vorgegangen werden?
- Welche weiteren Symptome und Verhaltensprobleme sollten abgeklärt werden?

Schlüsselempfehlungen

	Empfehlung	Empfehlungsgrad
16	Die Erhebung einer differenzierten kindlichen Traumaanamnese in Form eines Selbst- und eines Fremdberichtes sollte Teil der Befunderhebung bei allen psychodiagnostischen Abklärungen im Kindes- und Jugendalter sein. Dabei soll ein altersadäquates Vorgehen gewählt werden und es soll der familiäre und kulturelle Kontext berücksichtigt werden. Zur Erhebung der Traumaanamnese sollten die entsprechenden Fragen aus den validierten PTBS-Erhebungsinstrumenten verwendet werden (z. B. IBS-KJ, CATS, UCLA Reaction Index). Bei Vorliegen eines oder mehrerer potenziell traumatischer Ereignisse soll eine PTBS-Diagnostik durchgeführt werden. LoE: nicht anwendbar Abstimmungsergebnis: 24/24 (100 %)	**KKP**
17	Die Diagnostik soll nach klinischen Kriterien (nach jeweils gültiger Version von ICD/DSM) erfolgen. Dabei sollen funktionelle Einschränkungen in der Beurteilung mitberücksichtigt werden. LoE: nicht anwendbar Abstimmungsergebnis: 22/23 (96 %)	**KKP**
18	Zur Informationsgewinnung sollen Eltern (und/oder Bezugspersonen und/oder andere nahestehende Familienmitglieder) und Kinder/Jugendliche befragt werden. LoE: nicht anwendbar Abstimmungsergebnis: 23/23 (100 %)	**KKP**
19	Bei positiver Traumaanamnese sollten PTBS-spezifische Screening-Verfahren eingesetzt werden. Bei der Diagnosestellung sollten strukturierte klinische Interviews eingesetzt werden. Zur Unterstützung können psychometrische PTBS-spezifische Tests verwendet werden. LoE: nicht anwendbar Abstimmungsergebnis: 24/24 (100 %)	**KKP**

	Empfehlung	Empfehlungsgrad
20	Bei Kindern und Jugendlichen mit PTBS sollten potenziell gefährdende Symptome (z. B. eine mangelnde Affektregulation, mangelnde Impulskontrolle, dissoziative Symptome, Substanzmissbrauch, Selbstverletzungen, Suizidalität, Störungen des Sozialverhaltens) diagnostisch abgeklärt werden. LoE: nicht anwendbar Abstimmungsergebnis: 20/23 (87 %)	**KKP**

Hintergrund der Evidenz

Die Empfehlungen zur Diagnostik beruhen einerseits auf den Publikationen zu den oben in Abschn. „Instrumente zur Erfassung der Symptomatik" erwähnten, aktuell in deutscher Sprache verfügbaren Erhebungsinstrumenten (Psychometrik) und andererseits auf der aktuellen Literatur zum diagnostischen Vorgehen bei Kindern und Jugendlichen sowie zur Übereinstimmung von Kind- und Elterneinschätzungen der kindlichen PTBS-Symptomatik. In die Beurteilung der Evidenz eingeflossen sind auch die Empfehlungen der britischen NICE Leitlinien („NICE Guideline" Nr. 26; National Institute for Clinical Excellence, [1] sowie die australischen Leitlinien [3]).

Darstellung der Evidenz

Psychometrie

Die Informationen zur Reliabilität und Validität der einzelnen Erhebungsinstrumente (klinische Interviews, Fragebögen) finden sich in Abschn. „Instrumente zur Erfassung der Symptomatik" Es zeigt sich, dass die DSM-basierten Instrumente für Kinder ab dem Alter von ca. 6 Jahren psychometrisch hinreichend überprüft sind und in der Regel eine befriedigend bis gute Validität und Reliabilität aufweisen. Allerdings fehlt es aktuell im deutschsprachigen Raum an psychometrisch überprüften Verfahren zur Erhebung der PTBS bei Kindern, die jünger als 6 Jahre sind. Entsprechend muss die Diagnose der PTBS bei diesen jungen Kindern immer auch eine klinische Einschätzung beinhalten, welche die altersabhängige Symptompräsentation der PTBS und das Ausmaß der funktionellen Einschränkungen mitberücksichtigen.

Erhebung der Trauma-Anamnese und der Traumasymptomatik

In den Practice Parameters der Amerikanischen Gesellschaft für Kinder- und Jugendpsychiatrie (American Academy of Child and Adolescent Psychiatry [261]) wird als Minimalstandard für jede diagnostische Abklärung die Erhebung einer Traumanamnese empfohlen, auch wenn das Kind nicht explizit wegen einer Traumafolgestörung zugewiesen wurde. Diese Empfehlung beruht auf epidemiologischen Befunden, die zeigen, dass die Prävalenz von potenziell traumatischen Ereignissen bereits im Kindes- und Jugendalter relativ hoch ist und mehr als die Hälfte der Alterspopulation betrifft (vgl. Abschn. „Einleitung"). Die bei Fachpersonen verbreitete Angst, Kinder direkt nach potenziell traumatischen Ereignissen und damit zusammenhängenden Symptomen zu fragen, ist unbegründet. Es gibt zumindest aus dem Forschungskontext keine Hinweise, dass bei altersentsprechendem und adäquatem Vorgehen das Kind durch eine solche Befragung übermäßig belastet wird oder sogar eine Retraumatisierung erfolgt [262, 263].

Selbst- vs. Fremdeinschätzung

Wie bei anderen Störungsbildern stellt sich auch bei der PTBS die Frage, inwieweit Fremdeinschätzungen der Symptome, z. B. durch die Eltern, valide und in der Diagnosestellung zu berücksichtigen sind. Die Forschungslage hierzu ist relativ einheitlich und zeigt, dass die Übereinstimmung von Kind- und Elternurteil relativ gering ist, und dass Eltern die PTBS-Symptomatik ihres Kindes, besonders die internalisierenden Symptome, tendenziell unterschätzen [238–240]. Dies erschwert insbesondere bei jungen Kindern, die noch nicht selbst zu ihrer Symptomatik befragt werden können, die Diagnosestellung. Hier muss auf die Verhaltensbeobachtung als Methode zurückgegriffen werden, ergänzt durch Beschreibungen von Bezugspersonen aus verschiedenen Kontexten. Die aktuellen britischen („NICE Guideline" Nr. 26; National Institute for Clinical Excellence [1]) und australischen Leitlinien [3], sowie die Richtlinien der amerikanischen psychiatrischen Gesellschaft (American Academy of Child and Adolescent Psychiatry; AACAP [261]) empfehlen, wenn immer möglich, sowohl Kind als auch Eltern zur Traumaexposition und PTBS-Symptomatik zu befragen. Die Diagnose einer PTBS sollte in der Regel nicht allein aufgrund einer Elterneinschätzung erfolgen.

Von der Evidenz zu den Empfehlungen

Bei allen oben zur Diagnostik genannten klinischen Konsenspunkten handelt es sich um einen Konsens der Mitglieder der Leitliniengruppe, die auf Einzelstudien zu diagnostischen Themen und der klinischen Erfahrung basieren.

Empfehlungen für künftige Forschung

Es werden die folgenden Empfehlungen für zukünftige Forschung ausgesprochen:

- Untersuchung der PTBS und anderer Traumafolgestörungen im Alter von 0–3 Jahren um valide, reliable und ökonomische Diagnosekriterien und Instrumente zu entwickeln.
- Untersuchung der im ICD-11 formulierten Diagnose PTBS und Komplexe PTBS im Kindesalter. Dies beinhaltet sowohl die Validierung der Kriterien als auch die Entwicklung diagnostischer Instrumente und deren klinischen Nutzen.
- Untersuchung, Übersetzung und Validierung von Diagnosen und Diagnoseinstrumenten im interkulturellen Kontext.

Behandlung der PTBS bei Kindern und Jugendlichen

Einleitung

Ähnlich wie bei Erwachsenen liegen verschiedene psychotherapeutische Interventionen vor, die in kontrollierten Therapiestudien untersucht wurden. Psychotherapeutische Behandlungstechniken können *traumafokussierten* und *nichttraumafokussierten* Interventionen zugeordnet werden. Weiterhin gibt es Verfahren, die spezifisch für Kinder- und Jugendliche entwickelt wurden (TF-KVT nach Cohen, Mannarino & Deblinger [264]) und Adaptionen von Behandlungsprotokollen, die ursprünglich für Erwachsene entwickelt und dann altersangemessen adaptiert wurden (z. B. EMDR; NET; CPT). Bei der Wahl eines Verfahrens müssen zum einen das Entwicklungsalter des Kindes/Jugendlichen und zum anderen die aktuellen Lebensumstände berücksichtigt werden. Das Entwicklungsalter ist entscheidend für die Wahl der Methoden (z. B. Malen vs. Schreiben) und damit auch der sprachlichen Komplexität des Vorgehens. Dies spiegeln z. B. die Arbeitsblätter zu kognitiven Interventionen sowohl in Gestaltung als auch in Sprache wider. Weiterhin beeinflusst das Lebensalter auch den Umfang des Einbezugs der Eltern bzw. der Bezugspersonen. Je jünger die Kinder, desto dringender ist dies notwendig, um die Kinder in der Umsetzung des in der Therapie Gelernten unterstützen zu können. Die bisher untersuchten Manuale unterscheiden sich im Ausmaß des Einbezuges der Bezugspersonen allerdings beträchtlich. Während in der TF-KVT nach Cohen, Mannarino und Deblinger [264] 50 % der Therapiezeit für Bezugspersonen verwendet wird, beziehen andere Manuale die Eltern nur zu ein bis zwei Terminen mit ein (z. B. EMDR, Narrative Expositionstherapie für Kinder (KIDNET)). Weiterhin liegen nur wenige Studien für die Altersgruppe zwischen 14–18 Jahren vor, so dass unklar bleibt, welche Therapieansätze hier erfolgversprechend sind. Einzeluntersuchungen liegen für die Prolongierte Exposition [265, 266] und die entwicklungsangepasste Kognitive Verarbeitungstherapie (E-KVT; engl. "Developmentally adapted Cognitive Processing Therapy", D- CPT) [267] vor, und zeigen eine hohe Wirksamkeit.

Traumafokussierte Interventionen sind definiert als Therapieansätze, bei denen der Schwerpunkt auf der Verarbeitung der Erinnerung an das traumatische Ereignis und/oder der Veränderung seiner Bedeutung für das heutige Leben liegt [1, 39]. Dabei wurden in der Literatur verschiedene Varianten untersucht.

Die erste Gruppe von Behandlungsmanualen basiert auf den Prinzipien der *Traumafokussierten Kognitiven Verhaltenstherapie* (Tf- KVT) und beinhaltet üblicherweise als zentrale traumafokussierte Techniken imaginative Exposition in Bezug auf die Traumaerinnerung, narrative Exposition, Exposition in vivo und/oder kognitive Umstrukturierung in Bezug auf traumabezogene Überzeugungen. Zu den am besten untersuchten spezifischen Ansätzen innerhalb der Kognitiven Verhaltenstherapie gehören

1) das spezifische Manual mit dem Namen Traumafokussierte Kognitive Verhaltenstherapie (TF-KVT; nicht zu verwechseln mit dem generischen Überbegriff Tf-KVT für verschiedene kognitiv-verhaltenstherapeutische Interventionen) nach Cohen, Mannarino & Deblinger [264].
2) die Prolongierte Exposition [269],

3) die Kognitive Therapie [270]
4) die Kinderversion der Narrativen Expositionstherapien (KIDNET) [271]
5) die entwicklungsangepasste Kognitive Verarbeitungstherapie (E-KVT; engl. "Developmentally adapted Cognitive Processing Therapy", D-CPT [267;268]).

Innerhalb der Traumafokussierten Kognitiven Verhaltenstherapie unterscheiden sich die einzelnen Ansätze u. a. in der Dosis, in der Betonung und Umsetzung expositionsorientierter vs. kognitiver Techniken, im Anteil der Elternbeteiligung und in Bezug auf den angenommenen Hauptwirkmechanismus (Gedächtnisveränderungen, kognitive Umstrukturierung, Habituation).

Eye Movement Desensitization and Reprocessing (EMDR) [272]; als altersangepasstes Behandlungsmanual [273] ist ebenfalls traumafokussiert und hat als Elemente die umfassende Aktualisierung einer pathogenen Erinnerung, deren Nachverarbeitungsprozess durch den Aufbau eines dualen Fokus mittels bilateraler Stimulation und kurze Expositionsphasen.

Nicht-traumafokussierte Interventionen sind definiert als Therapieansätze, deren Fokus nicht auf der Verarbeitung der Erinnerung an das traumatische Ereignis und/oder seiner Bedeutung liegt. Stattdessen liegt ein Schwerpunkt solcher Ansätze auf der Vermittlung von Fertigkeiten der Emotionsregulation (z. B. Entspannung) und/oder des Umgangs mit posttraumatischen Belastungssymptomen (Psychoedukation). Diese Interventionen können supportiv sein oder gehören anderen Therapieschulen an (z. B. non-direktive Beratung, Hypnotherapie). Psychodynamische Ansätze bearbeiten traumatische Szenarien im Spiel oder als integrierte Traumamodule in der therapeutischen Arbeit.

Phasenbasierte Ansätze: Einige Therapiekonzepte kombinieren bzw. mischen traumafokussierte und nicht-traumafokussierte Techniken, häufig in einem phasenbasierten Vorgehen. Dazu gehört die entwicklungsangepasste Kognitive Verarbeitungstherapie (E-KVT [267]) bei der ein motivationsförderndes und ein Modul zur Emotionsregulation, das aus Bestandteilen der dialektisch-behavioralen Therapie für die Posttraumatische Belastungsstörung [274] besteht, vor einer intensiven Kognitiven Verarbeitungstherapie (CPT) durchgeführt wird. Bei *Skillstraining zur affektiven und interpersonellen Regulation/Narrative Therapie* (STAIR/NT) [275] handelt es sich um einen zweiphasigen Ansatz, der für Erwachsene mit einer PTBS nach Missbrauch in Kindheit und Jugend entwickelt wurde. Die Adaptation für Jugendliche (STAIR/NT for Adolescents; STAIR/ NT-A) ist eine kognitiv-behaviorale Intervention, die aus einem Fertigkeitentraining, das etwa 8–12 Sitzungen dauert, gefolgt von 4–8 Sitzungen eines narrativen Moduls besteht [276].

Aber auch Stepped Care-Modelle wurden in Einzelfällen untersucht, wie etwa von Salloum et al. [277], in denen ein Grundmodul bestehend aus drei Therapiestunden, wöchentlichen Telefonkontakten zwischen Eltern und Therapeuten und Psychoedukation, mit TF-KVT kombiniert wurde.

Da Kinder- und Jugendliche gut über die Schule erreicht werden können, wurde eine Reihe von Studien im Schulsetting durchgeführt. Diese Interventionen können zwar meistens den oben genannten Behandlungstechniken zugeordnet werden, unterscheiden sich aber in Häufigkeit, Dauer und der Art der Durchführung (meist in der Gruppe) von den Standardprotokollen. Zudem sind sie häufig auf die Akutphase nach einem Monotrauma beschränkt [278].

Klinische Fragestellungen

- Sollen Psychopharmaka eingesetzt werden?
- Welche psychotherapeutischen Behandlungsansätze sind wirksam?
- Sollen Eltern oder Bezugspersonen in die psychotherapeutische Behandlung mit einbezogen werden?
- Inwiefern ist der Entwicklungsstand bei der psychotherapeutischen Behandlung von Kindern und Jugendlichen zu berücksichtigen?
- Welche Elemente sollten in der psychotherapeutischen Behandlung berücksichtigt werden?
- Welche weiteren Problem- und Symptombereiche sollen berücksichtigt werden?
- Auf welche Weise sollen bestehende Komorbiditäten und schwerwiegende Verhaltensprobleme in der Psychotherapie berücksichtigt werden?
- Auf welche Weise soll eine aktuelle Gefährdung des Kindes/Jugendlichen in der Behandlung berücksichtigt werden?

Schlüsselempfehlungen

	Empfehlung	Empfehlungsgrad
21	Eine Psychopharmakotherapie soll in der Therapie der PTBS bei Kindern und Jugendlichen nicht eingesetzt werden. Insbesondere sollen wegen ihres Suchtpotenzials keine Benzodiazepine eingesetzt werden. LoE 1b- Abstimmungsergebnis: 20/24 (83 %)	**A**
22	Eine traumafokussierte Psychotherapie soll jedem Kind/ Jugendlichem mit PTBS angeboten werden. Bei der PTBS im Kindes- und Jugendalter ist die traumafokussierte kognitive Verhaltenstherapie die Behandlung erster Wahl. LoE 1a- Abstimmungsergebnis: 22/23 (95 %)	**A**
23	Eltern oder Bezugspersonen sollten in die Behandlung mit einbezogen werden. LoE 2a Abstimmungsergebnis: 22/23 (95 %)	**B**
24	Der Entwicklungsstand des Kindes/Jugendlichen soll berücksichtigt werden. LoE: nicht anwendbar Abstimmungsergebnis: 23/23 (100 %)	**KKP**
25	Für eine Komplexe PTBS (laut ICD-11-Vorschlag definiert) sollte die psychotherapeutische Behandlung mit einer Kombination traumafokussierter Techniken erfolgen, bei der Schwerpunkte auf der Verarbeitung der Erinnerung an die traumatischen Erlebnisse und/oder ihrer Bedeutung liegen sowie auf Techniken zur Emotionsregulation und zur Verbesserung von Bindungsproblemen. LoE: nicht anwendbar Abstimmungsergebnis: 23/23 (100 %)	**KKP**

	Empfehlung	Empfehlungsgrad
26	Ergänzend zu traumafokussierten Interventionen sollen weitere Probleme und Symptombereiche abgeklärt und in der Behandlung berücksichtigt werden, wie z. B. das Risiko weiterer Viktimisierung bei Opfern von Gewalt, Aggressivität, Trauerprozesse, soziale Neuorientierung, Neubewertung, Selbstwertstabilisierung. LoE: nicht anwendbar Abstimmungsergebnis: 23/23 (100 %)	**KKP**
27	Bei schwerwiegenden komorbiden Störungen bzw. Symptomen und akuter Suizidalität können vor dem Einsatz traumafokussierter Interventionen geeignete Interventionen zur Therapie dieser Störungen durchgeführt werden.[1] LoE: nicht anwendbar Abstimmungsergebnis: 21/23 (91 %)	**KKP**
28	Zu Beginn der Behandlung sollte die aktuelle Gefährdung des Kindes bzw. des Jugendlichen (z. B. anhaltende Bedrohung durch Täter) abgeklärt werden. Bei anhaltender Bedrohung sollen geeignete Maßnahmen zur Sicherung des Kindeswohles vorrangig ergriffen werden. LoE: nicht anwendbar Abstimmungsergebnis: 23/23 (100 %)	**KKP**

Hintergrund der Evidenz

Psychopharmakotherapie der PTBS bei Kindern und Jugendlichen

Die zur Psychopharmakotherapie der PTBS des Kindes- und Jugendalters gegebenen Empfehlungen basieren auf international verfügbaren Leitlinien und Cochrane Reviews in der jeweiligen aktuellsten vorliegenden Form [1, 82, 261]. Hetrick et al. [82] untersuchten in einem Cochrane-Review metanalytisch die Frage der Wirksamkeit einer Kombination von Pharmakotherapie und Psychotherapie der PTBS bei Erwachsenen sowie Kindern und Jugendlichen im Vergleich mit der Wirksamkeit der jeweiligen Interventionsarten einzeln. Nur eine Studie mit 24 Patienten im Kindes- und Jugendalter ging in diese Analyse ein. Zur Beurteilung der Wirksamkeit der Pharmakotherapie wurden daher auch qualitative Literaturreviews herangezogen. Ergänzt wurden diese Empfehlungen um eine systematische Literaturrecherche in der 276 potenziell relevante Arbeiten identifiziert und gescreent wurden (s. Kapitel Methodik). Daraus erfolgte ein Einschluss relevanter systematischer Reviews [6–9]. Aktuelle Einzelarbeiten auf RCT-Niveau (Erscheinungsjahr seit 2005), die in der älteren NICE Guideline oder den Parametern der AACAP (American Academy of Child and Adolescent Psychiatry) nicht berücksichtigt waren, wurden ebenfalls eingepflegt [10–13].

---

[1] Zur Behandlung der akuten Suizidalität wird u.a. auf die entsprechende Leitlinie der AWMF verwiesen [1, 82, 261, 278].

Psychotherapie der PTBS bei Kindern und Jugendlichen
Diesem Unterkapitel liegen die beiden zum Zeitpunkt der Abfassung der Leitlinie verfügbaren alle Verfahren und alle Traumatypen umfassendsten Metaanalysen aus dem Jahr 2016 zugrunde [14, 15]. Gutermann und Kollegen [14] inkludierten in ihre Metaanalyse insgesamt 135 Studien zur Psychotherapie bei Kindern und Jugendlichen mit PTBS-Symptomatik. Damit gingen die Daten von insgesamt 9562 Patienten aus sowohl unkontrollierten als auch randomisiert kontrollierten Studien ein. Morina und Kollegen [15] nahmen die Ergebnisse von 41 randomisierten kontrollierten Studien zur Psychotherapie von Kindern und Jugendlichen mit PTBS-Symptomen mit insgesamt 4184 Patienten in ihre Metaanalyse auf – unkontrollierte Studien wurden hier nicht berücksichtigt.

Um einen möglichst aktuellen Überblick über die beiden Meta-Analysen mit Suche über 2014 bzw. 2015 hinaus zu erhalten, wurde am 15.09.2016 eine Nachsuche nach bis zu diesem Zeitpunkt neu veröffentlichten Studien durchgeführt. Diese Nachsuche ergab, dass sich mit den Suchkriterien aus der Meta-Analyse von Gutermann und Kollegen 12 weitere Studien ergeben, die einem genaueren Screening unterzogen wurden. Keine dieser Studien wurde zusätzlich aufgenommen, da die Studien entweder bereits in die Meta-Analyse von Morina und Kollegen eingeflossen waren oder aus verschiedenen Gründen nicht die Einschlusskriterien erfüllten (lagen nicht in englischer oder deutscher Sprache vor, unpassender Altersbereich, Präventions- statt Interventionsstudie).

Darstellung der Evidenz

Pharmakotherapie der PTBS bei Kindern und Jugendlichen
Zusammenfassend lässt sich festhalten, dass die meisten vorliegenden Studien auf RCT-Niveau bei Kindern und Jugendlichen sich mit der Wirksamkeit von Selektiven Serotonin-Wiederaufnahme-Hemmern (SSRIs) befassten.

RCTs fanden sich für die Gabe von Sertralin, Imipramin, Fluvoxamin und Valproat. Für Sertralin zusätzlich zu TF-KVT wurde kein besserer Effekt als Placebo (n = 24) beschrieben [10]. Ebenso zeigte sich in einer placebo-kontrollierten Studie zu Sertralin (n = 131) kein Effekt von Sertralin, der Placebo überlegen war [11]. Imipramin war Placebo in einem RCT (n = 25) in der Reduktion von Symptomen einer Akuten Belastungsreaktion bei akuter Verletzung durch Verbrennung überlegen, jedoch wurde keine Aussage über eine PTBS-Symptomatik getroffen [280]. In einem weiteren RCT bei minderjährigen Verbrennungsopfern (n = 60) wurde Imipramin mit Fluoxetin und Placebo verglichen [12]. Es zeigte sich ein Trend für eine bessere Wirkung von Fluoxetin>Imipramin>Placebo auf eine akute Belastungssymptomatik, jedoch kein signifikanter Unterschied. Eine Wirkung auf mögliche PTBS-Symptome wurde nicht beschrieben [12]. In einem RCT bei Jugendlichen mit einer Störung des Sozialverhaltens wurde Valproat eingesetzt (n = 71; 12 davon mit PTBS), wobei sechs Teilnehmer in eine Hochdosis- und sechs Teilnehmer in eine Niederdosisgruppe eingeteilt wurden. Ein besseres Ergebnis beim CGI-S zeigte sich in der Hochdosisgruppe, ein Vergleich vs. Placebo wurde nicht durchgeführt [13].

Insgesamt zeigte sich bei der Gabe von SSRIs im Kindes- und Jugendalter zumeist eine gute Wirksamkeit sowohl in der aktiven Medikamenten- wie auch in der Placebogruppe, ohne signifikanten Unterschied gegenüber Placebo. SSRIs sind die Medikamentenklasse mit der höchsten Anzahl an Studien, in denen eine Effektivität berichtet wurde (jedoch häufig auch nicht placebokontrolliert), während für andere Stoffgruppen (Benzodiazepine, MAOIs, Antipsychotika, Lamotrigin, Inositol) auch negative Ergebnisse berichtet wurden [82].

In Übereinstimmung mit diesen Daten empfehlen die vorhandenen Leitlinien eine psychotherapeutische Behandlung der PTBS als erste Wahl bei Kindern und Jugendlichen und sprechen keine Empfehlung hinsichtlich einer psychopharmakologischen Behandlung der PTBS im Kindes- und Jugendalter aus. Medikamentöse Behandlung wird bei Auftreten von relevanten komorbiden psychischen Erkrankungen oder mangelnder Verfügbarkeit von Psychotherapie leitliniengerecht in den AACAP Parameters [261] angeregt. Eine neue Entwicklung stellen psychopharmakologische Studien zur „sekundären Prävention" einer PTBS nach einem Trauma dar. Auch hier besteht jedoch keine ausreichende Evidenz für eine klare Empfehlung, ebenso wenig wie im Fall der Therapieaugmentation mit D-Cycloserin, die nur einen geringen zusätzlichen Effekt zeigen konnte (PTBS-Symptomreduktion unter D-Cycloserin und CBT nicht ausgeprägter als in KVT+Placebo; Trend zu schnellerer Symptomreduktion während den expositionsbasierten Sitzungen und bessere Aufrechterhaltung der Verbesserung der Unaufmerksamkeit zwischen Beendigung der Therapie und 3 Monate Follow-up) [281].

Psychotherapie der PTBS bei Kindern und Jugendlichen

Die Australischen Leitlinien für PTBS [3] kommen für Kinder mit PTBS zu den folgenden Empfehlungen:

- Die Behandlung der Wahl für Kinder und Jugendliche mit PTBS ist die traumafokussierte kognitive Verhaltenstherapie. Entwicklungsangemessene Behandlungsprotokolle sind verfügbar und sollen verwendet werden, statt Behandlungsprogramme für Erwachsene anzupassen.
- Die Effektivität von EMDR bei Kindern mit PTBS ist weniger gut abgesichert.
- Eltern und Betreuer sollen, wenn möglich, in die Behandlung einbezogen werden.
- Schulen und Gesundheitsversorger sollen sich im Vorgehen abstimmen, um eine optimale Zuweisung und Behandlung zu gewährleisten.
- Psychopharmaka sollen weder als primäre Intervention noch als Adjunkt ein Teil der Versorgung von Kindern und Jugendlichen mit PTBS sein.

Die klinischen Handlungsempfehlungen der britischen Leitlinien („NICE Guideline" Nr. 26; National Institute for Clinical Excellence [1]) decken sich mit denen aus Australien. Auch dort wird beim Vorliegen einer PTBS grundsätzlich eine traumafokussierte KVT empfohlen, die dem Alter, dem Entwicklungsstand und den Lebensumständen der Kinder angepasst ist und zwar explizit auch dann, wenn der PTBS ein sexueller Missbrauch zugrunde liegt (Evidenzgrad B). Und ebenso wird aktuell keine pharmakologische Behandlung empfohlen (Evidenzgrad C). In einem Update im Juni 2015 konnten zwar eine Reihe weiterer Studien identifiziert werden, diese führten aber nicht zu veränderten Empfehlungen.

Metaanalysen: Im derzeit aktuellsten Cochrane Review untersuchten Gillies et al [282] ausschließlich solche Studien mit Kindern und Jugendlichen, die das Vollbild der PTBS erfüllten. Die Autoren kommen zu den folgenden Schlüssen: Es gibt Evidenz für die Wirksamkeit psychologischer Therapien, insbesondere der KVT, für die Behandlung der PTBS bei Kindern und Jugendlichen bis zu einem Monat nach Therapieende. Zum Zeitpunkt der Analyse gab es keine eindeutige Evidenz für die Überlegenheit einer psychologischen Therapie im Vergleich zu einer anderen. Es ergaben sich auch keine Hinweise darauf, dass nach Erleben einer bestimmten Art von traumatischem Ereignis eine bestimmte Therapie indiziert wäre. Die Befunde des Cochrane Reviews sind allerdings aufgrund der geringen Zahl eingeschlossener Studien (N = 14) eingeschränkt, da seit der Erstellung dieses Cochrane Reviews eine Vielzahl von einschlägigen Studien erschienen ist. Ein weiterer Cochrane-Review der gleichen Arbeitsgruppe [283] fasst Studien zur Behandlung nach einer Traumaexposition zusammen, ist daher dem Bereich Prävention zuzuordnen und wird in dieser Leitlinie zur Behandlung der PTBS nicht vertieft behandelt.

Bei den Leitlinien der WHO (World Health Organization Guidelines for the management of conditions specifically related to stress [4]) handelt es sich um eine Übersicht zu den bis zu diesem Zeitpunkt veröffentlichten Meta-Analysen. Da es sich hier um keine eigenständige Meta-Analyse handelt, wird sie in diesem Kapitel nicht weiter berücksichtigt.

In aktuellen Metaanalysen [14, 15] zur Behandlung von PTBS im Kindes- und Jugendalter konnte gezeigt werden, dass kognitiv behaviorale Therapien (KVT) die am besten untersuchte Therapieform bei PTBS im Kinder- und Jugendalter sind (56 % der eingeschlossenen Studien in Gutermann et al., [14]) und kontrollierte Effektstärken im mittleren bis hohen Bereich für die Reduktion von PTBS-Symptomen erzielen (Morina et al. [15]: TF-KVT vs. Warteliste g = 1.44, TF-KVT vs. Aktive Kontrollgruppen g = 0.66; Gutermann et al. [14]: TF-KVT vs. Warteliste g = 1.39, TF-KVT vs. aktive Kontrollgruppen g = 0.52). Gutermann et al. [14] konnten bei näherer Analyse zudem herausarbeiten, dass insbesondere kognitive und expositionsbasierte Interventionen sowie TF-KVT (nach dem Manual von Cohen et al. [264] oder Deblinger und Heflin [284]) die größten Effekte erzielen. Die neuen Ergebnisse entsprechen daher inhaltlich den australischen und britischen Leitlinien.

Damit können die verschiedenen Formen der traumafokussierten kognitiven Verhaltenstherapie als die Verfahren mit der meisten und besten Evidenz zur Behandlung der PTBS bei Kindern und Jugendlichen gelten. Innerhalb dieser Verfahrensgruppe liegen die meisten randomisierten kontrollierten Studien für das Manual nach Cohen, Mannarino und Deblinger [264] vor. Dieses Manual (sog. TF-KVT) und seine Adaptation wurden auch in einer Vielzahl von Kontexten und Kulturen untersucht.

Im Gegensatz zur Studienlage bei Erwachsenen liegen für EMDR im Kindes- und Jugendalter aktuell zu wenige methodisch gute RCTs vor, so dass EMDR aktuell zwar als vielversprechend gelten kann, aber nicht genügend abgesichert ist.

Auch für die kinderspezifische Form der Narrativen Expositionstherapie (KID-NET, [271]) liegen bisher noch nicht ausreichende Befunde vor. Bisherige Studien beziehen sich auf sehr spezifische Stichproben, wie ehemalige Kindersoldaten [285] oder Flüchtlingskinder [233], so dass eine Übertragung in das allgemeine Gesundheitssystem noch nicht als gesichert gelten kann.

Psychodynamische Interventionen sind in Deutschland verbreitet. Dies steht im Gegensatz zur Studienlage (bisher nur eine Studie, [286]). Für die ebenfalls häufige Kombination mit EMDR liegen bisher keine Daten vor.

Einbezug von Eltern oder Bezugspersonen

Gutermann und Kollegen [14] konnten in einer Metaanalyse zeigen, dass der Einbezug von Bezugspersonen in die Therapie zu höheren Effekten führt (g = 1.01), als Therapien ohne Bezugspersonen (g = 0.81). In die Analyse flossen die Daten von sowohl kontrollierten als auch unkontrollierten Studien ein, um einen größeren Datenpool zu erzielen.

Morina et al. [15] konnten jedoch bei der Analyse ausschließlich kontrollierter Studien (nur Wartelisten-Kontrollgruppen) keinen signifikant moderierenden Einfluss des Elterneinbezuges finden. Aufgrund der bisher eher spärlichen Studienlage zur Einbindung von Bezugspersonen in die Traumatherapie von Kindern und Jugendlichen lassen sich nur Tendenzen in eine positive Richtung für die direkte Beteiligung der Eltern an der Psychotherapie der PTBS des Kindes- und Jugendalters festhalten.

Einschränkend muss auch gesagt werden, dass sich hinter dem Begriff Einbezug der Eltern ein sehr unterschiedliches Ausmaß der Beteiligung der Eltern an der Behandlung verbirgt. Das reicht von 1–2 Elternsitzungen im Rahmen der ganzen Behandlung (z. B. KIDNET), über 50 % der Therapiezeit gemeinsam mit der Bezugsperson im Manual zur TF-KVT nach Cohen et al. [264] bis zu fast 100 % der Intervention im Beisein der Eltern oder Bezugspersonen bei Interventionen für Kleinkinder [287]. Die unterschiedlichen Ergebnisse der beiden Metaanalysen sind daher möglicherweise auf die verschiedenen Einschlusskriterien für Studien zurückzuführen. Eine der wenigen Studien, die den Einbezug der Eltern systematisch variierte, verglich die Standardbehandlung (Community Care) mit drei Vergleichsbedingungen (TF-KVT mit Eltern und Kindern; TF-KVT nur Eltern, TF-KVT nur Kinder; [284]) und fand, dass die Standardbehandlung den anderen Bedingungen unterlegen war.

Abgesehen vom wissenschaftlichen Hintergrund müssen zwei weitere Aspekte, nämlich inhaltliche und rechtlich formale, beachtet werden. Dies ist zum einen die *Art der Beziehung*: Der Einbezug einer Bezugsperson setzt voraus, dass diese beim traumatischen Ereignis nicht als Täter beteiligt war (also z. B. sollte der missbrauchende Elternteil nicht an der Behandlung als Bezugsperson teilnehmen) oder dass sichergestellt wird, dass zumindest keine weitere Gefahr vom Täter ausgeht. Beispiele hierfür wäre etwa eine erfolgreiche Behandlung des Drogenmissbrauchs eines Elternteils oder eine angemessene und erfolgreiche Medikation. Weiterhin leben viele Kinder nicht mehr in ihren Ursprungsfamilien, sondern in Einrichtungen der Kinder- und Jugendhilfe. Im Manual nach Cohen et al. [264] hat sich hier der Einbezug von

Einrichtungsmitarbeitern mit regelmäßigem Kontakt zum jungen Patienten bewährt und auch in der Behandlung junger unbegleiteter Geflüchteter hat sich der Einbezug von Einrichtungsmitarbeitern bewährt [288]. Formal ist es in der Abrechnung ambulanter Psychotherapien mit Kindern und Jugendlichen in Deutschland vorgesehen, dass jede vierte Stunde eine Bezugspersonenstunde ist. D. h. der Einbezug der Eltern ist eigentlich Pflicht. Allerdings stimmt die vorgesehene Dosis von 4:1 nicht mit dem Manual von Cohen et al. [264] überein, in dem von einer 1:1 Dosis ausgegangen wird. Bei einer Beantragung sollte daher auf dieses Manual verwiesen werden.

Der Einbezug der Eltern/Bezugspersonen kann nur unter bestimmten Voraussetzungen ausgesetzt werden. So können Jugendliche ab 14 Jahren eigenständig eine Psychotherapie in Anspruch nehmen und den Elterneinbezug ausschließen oder reduzieren. Ob dies wünschenswert im Sinne einer Behandlung ist, muss individuell abgeklärt werden.

Einbezug des Entwicklungsstandes

Klinisch eindeutig ist, dass die Berücksichtigung des Entwicklungsstandes im konkreten Vorgehen unabdingbar ist. So müssen sowohl die Einzelinterventionen (z. B. Einbezug von spielerischen Elementen), die Therapiedosis (je jünger desto kürzer die Interventionen) als auch Art und Umfang des Einbezugs der Eltern alters- und entwicklungsgemäß sein.

Auch die beiden Metaanalysen von Gutermann et al. [14] und Morina et al. [15] fanden teilweise Alterseffekte: In Abhängigkeit von der Vergleichsgruppe (Effekte nur für Vergleich von treatment as usual oder aktiven Kontrollgruppen, sowie in einer Analyse separat nur in randomisiert-kontrollierten Studien) konnten Gutermann et al. [14] zeigen, dass ältere Kinder im Hinblick auf die Reduktion von PTBS-Symptomen stärker von den Behandlungen profitierten als jüngere Kinder. Auch Morina et al. [15] fanden einen Zusammenhang zwischen Alter und Wirksamkeit der Behandlungen (hier jedoch nur bei Behandlungen, die gegen Wartegruppen getestet wurden). Zu berücksichtigen ist aber, dass der Median in beiden Metaanalysen um das 12. Lebensjahr lag und dass insgesamt nur wenige Studien mit jungen Kindern (unter 6) und Jugendlichen über 14 Jahren vorlagen. Damit sind diese Altersgruppen unterrepräsentiert in den Metaanalysen und die altersbezogenen Aussagen gelten daher nur für einen relativ engen Altersbereich.

Für Kinder im Vorschulalter liegt eine Adaptation der TF-KVT von Scheeringa [289] vor. Die Adaption betrifft überwiegend die Art der Vermittlung (z. B. Malen) und den Einbezug kognitiver Techniken. Für Jugendliche nach missbrauchsbezogener PTBS liegt eine Adaptation der Prolongierten Exposition [265] und eine entwicklungsangepasste Version der Kognitiven Verarbeitungstherapie [303] vor. Insgesamt deutet sich also an, dass Interventionen aus anderen Altersbereichen erfolgreich für jüngere Kinder adaptiert werden können.

Komplexe PTBS

Zum Zeitpunkt der Abfassung dieses Kapitels (Herbst 2018) fehlten sowohl spezifische Messinstrumente als auch Behandlungsstudien zur Komplexen PTBS nach ICD-11 im Kindes- und Jugendalter. Erste Veröffentlichungen zur Diagnose verwendeten Items, die aus den verschiedensten Fragebögen und Interviews extrahiert wurden, und die damit gewonnenen Ergebnisse deuten an, dass die Konzepte PTBS und Komplexe PTBS (KPTBS) gut voneinander unterscheidbar sind [290, 291].

Die oben erwähnten Phasen- oder Mischmodelle (z. B. STAIR/NT, E-KVT), die annehmen, dass Techniken zur Emotionsregulation vor einer eigentlichen traumafokussierten Behandlung stehen sollten, wurden spezifisch für „komplexe Traumafolgestörungen" entwickelt. Diese Modelle greifen aber nicht direkt auf die KPTBS-Definition des ICD-11 zurück, sondern beziehen sich auf andere Definitionen der PTBS, wie etwa die Annahme, dass Kinder und Jugendliche nach sexuellem und/oder physischem Missbrauch schwerwiegendere und zusätzliche Symptome entwickeln als in der Folge anderer Ereignisse.

Für STAIR/NT liegen Studien zur Behandlung erwachsener Patienten mit sexuellem Missbrauch in der Kindheit [50, 64] vor und zwei Pilotstudien bei Jugendlichen [276, 292]. Allerdings zeigten sich in der kontrollierten Studie keine signifikanten Verbesserungen der PTBS-Symptomatik [292] bei den Jugendlichen.

Für E-KVT liegt derzeit eine unkontrollierte Pilotstudie [267] und ein RCT vor, bei dem E-KVT mit der in Deutschland üblichen Versorgung (Treatment as Usual) verglichen wurde [303]. In beiden Studien zeigten sich große Effektstärken für die Verbesserung der PTBS-Symptomatik, aber auch der komorbiden Symptomatik. Eine Analyse des Therapieverlaufes zeigte, dass sich die PTBS-Symptomatik im Wesentlichen erst im Zeitraum der traumafokussierten KVT veränderte.

Eine post-hoc Analyse einer TF-KVT Behandlungsstudie, die Kinder und Jugendliche mit PTBS eingeschlossen hatte, deutet an, dass es möglicherweise keine differentiellen Effekte für Patienten mit KPTBS gibt. Vielmehr scheint der Behandlungserfolg gleich zu sein, auch wenn die Patienten die mit einem höherem PTBS-Schweregrad die Behandlung beginnen und auch am Ende der Behandlung mehr Restsymptome zeigen [290].

Zusammenfassend gesehen ist die Datenlage zur allfälligen Notwendigkeit eines stufenbasierten Vorgehens zum aktuellen Zeitpunkt noch sehr schmal.

Weitere Problem- und Symptombereiche

Aus den aktuellen Metaanalysen [14, 15] ist bekannt, dass sich zumindest komorbide Angstsymptome mit einer mittleren Effektstärke und depressive Symptome mit einer kleinen bis mittleren Effektstärke durch die Anwendung psychologischer Interventionen verbessern. Um die Auswirkungen des jeweiligen Therapieansatzes auf andere Symptombereiche abzuschätzen, muss auf die Ergebnisse einzelner Studien zurückgegriffen werden, da hierzu in der Regel zu wenige Ergebnisse vorliegen, um sie in einer Metaanalyse zusammen fassen zu können. So konnten z. B. Goldbeck et al., [293] nachweisen, dass sich externalisierende Symptome moderat verbesserten oder dass sich Borderline-Symptome durch E-KVT stark verbessern [293].

Insbesondere vernachlässigt wurden bisher in den meisten Studien externalisierende Symptome wie Aggressivität oder Drogenmissbrauch. Dies ist insbesondere bedauerlich, da die individuellen und gesellschaftlichen Auswirkungen mit Jugendstrafvollzug und Platzierungen in anderen geschlossenen oder halbgeschlossenen Einrichtungen bedeutend sind. Ein Ansatz, der im Rahmen der Behandlung psychischer Folgen körperlicher Gewalt untersucht wurde, zeigte zumindest ermutigende Ergebnisse [294, 295].

Opfer von Gewalterfahrungen in der Kindheit weisen im Laufe ihres weiteren Lebens ein stark erhöhtes Risiko auf, erneut viktimisiert zu werden. So zeigte sich, dass in der Kindheit viktimisierte Frauen, im Vergleich zu Frauen ohne traumatische Kindheitserfahrungen, ein zwei- bis dreifach erhöhtes Risiko hatten, als Erwachsene erneut zum Opfer zu werden [296, 297]; 10 bis 69 % aller Frauen, denen in der Kindheit sexuelle Gewalt widerfahren war, hatten in einer Langzeitstudie ein elffach erhöhtes Risiko, als Erwachsene eine Vergewaltigung zu erleben [298]. Aber auch das Erleben physischer Gewalt in der Kindheit ist mit einer erhöhte Reviktimisierungsrate verbunden [299]. Die diesen Befunden zugrundeliegenden Mechanismen und Wirkprinzipien sind zum aktuellen Zeitpunkt empirisch nicht ausreichend untersucht. Bockers und Knaevelsrud [299] fassen Befunde zusammen, die zeigen, dass eine dauerhafte emotionale Dysregulation (eine PTBS) und z. B. Dissoziation und/oder Substanzmissbrauch mit einem erhöhten Risiko verbunden sind (vgl. auch Macy [300]).

Vermutet werden kann jedoch auch, dass das Reviktimisierungsrisiko unter anderem in Zusammenhang mit dem Selbstwert und anderen traumabezogenen ungünstigen kognitiven Schemata steht. Eine Vielfalt von Studien konnte die besondere Bedeutung ungünstiger kognitiver Schemata für die Folgen einer Traumatisierung auf die psychische Gesundheit belegen [301]. Diese Befunde führten letztlich zur Aufnahme der neuen Symptomgruppe D (negative Veränderungen in Kognitionen und Stimmung) in DSM-5. Auf das Initiieren einer umfassenden funktionalen Neubewertung des Traumas und seiner Folgen sowie auf eine Stabilisierung des Selbstwertes der an PTBS erkrankten Kinder und Jugendlichen sollte daher in der Behandlung besonderer Wert gelegt werden (vgl. auch Pfeiffer et al. [302]).

Ein Teil der Kinder und Jugendlichen mit PTBS haben im Rahmen ihrer traumatischen Erfahrungen eine nahe Bezugsperson verloren. Die dauerhaften Folgen dieser Verluste, die Trauer des Kindes und eventuelle Symptome einer prolongierten Trauer sollten im Gesamtbehandlungskonzept berücksichtigt werden (vgl. Cohen, Mannarino, & Deblinger [264]).

Relative Kontraindikationen

Kontrollierte Untersuchungen, die sich mit den Auswirkungen spezifischer Kontraindikationen befassen, sind bislang nicht vorhanden und aus ethischen Gründen auch kaum durchführbar. Bei der Empfehlung zu dieser Frage handelt es sich um einen klinischen Konsenspunkt, der im Konsens und aufgrund der klinischen Erfahrung der Mitglieder der Leitliniengruppe als ein Standard in der Behandlung empfohlen wird, bei dem keine experimentelle wissenschaftliche Erforschung möglich oder angestrebt ist. Bei akuter Psychose, akuten manischen Symptomen, schwerwiegenden Störungen der Verhaltenskontrolle (aktuelle schwere Selbstverletzung, aktuelles Hochrisikoverhalten, aktuelle hohe Fremdaggressivität) und akuter Suizidalität können vor dem Einsatz traumafokussierter Interventionen geeignete Interventionen zur Reduktion dieser Symptome eingesetzt werden (wie z. B. Verbesserung der Emotionsregulation, Fertigkeiten-Training etc.). Zur Behandlung der akuten Suizidalität wird auf die entsprechende Leitlinie der AWMF verwiesen [279].

Auch zur Sicherung des Kindeswohls verbieten sich kontrollierte Untersuchungen aus ethischen Gründen, sodass es sich bei der Empfehlung zu dieser Frage um einen klinischen Konsenspunkt handelt.

Von der Evidenz zu den Empfehlungen

Für die Empfehlungen 21, 22 und 23 wurden die Literatur (Einzelstudien, Meta-Analysen, Nachsuche) gesichtet und bewertet. Bei allen anderen Empfehlungen (24 bis 28) handelt es sich um klinische Konsenspunkte und damit um einen Konsens der Mitglieder der Leitliniengruppe, die auf Einzelstudien zu diagnostischen Themen und der klinischen Erfahrung basieren.

Empfehlungen für künftige Forschung

Es werden die folgenden Empfehlungen für zukünftige Forschung ausgesprochen:

- Sowohl für Kinder im Vorschulalter als auch für Jugendliche im Alter von 14 bis 18 Jahren liegen noch wenige Studien zur Wirksamkeit von traumafokussierter Psychotherapie vor. Um Effekte abzusichern, sollten in diesen Altersbereichen weitere Studien durchgeführt werden.
- Eine bisher völlig in der Forschung unterrepräsentierte Gruppe bilden Kinder- und Jugendliche nach körperlichen Misshandlungen, die komorbide externalisierende und hier insbesondere aggressive Verhaltensweisen zeigen. Für diese große Gruppe gibt es noch kaum angepasste und überprüfte Interventionen.
- Zwar erwies sich die kognitive Verhaltenstherapie als effektiv, aber bisher fehlt die Bestimmung effektiver Bestandteile erfolgreicher Interventionen mit Hilfe von Dismanteling-Studien.
- Obwohl es eine große Zahl geflüchteter Kinder und Jugendlicher gibt, ist die Datenbasis zur Wirksamkeit von traumafokussierter Psychotherapie in dieser Gruppe sehr gering. Unklar bleibt insbesondere, ob und wie erprobte Interventionen an kulturelle Besonderheiten angepasst werden müssen und inwiefern der Einbezug von Dolmetschern in die Behandlung den Therapieerfolg verändert.
- Untersuchung des Konzeptes der komplexen PTBS und Überprüfung der Eignung möglicher Interventionen bei Kindern und Jugendlichen. Insbesondere muss untersucht werden, inwiefern ein stufenweises Vorgehen nötig ist.
- Therapiestudien fokussieren üblicherweise auf PTBS-, Angst- und Depressionssymptome. Dringend notwendig ist eine Ausweitung der Outcomes sowohl in Breite als auch der Länge bestehender Symptome. Assoziierte Verhaltensprobleme wie etwa Reviktimisierung, prolongierte Trauer oder auch Substanzmittelmissbrauch müssen ebenso berücksichtigt werden. Ebenso sollten die Studien längere Katamnesezeiträume berücksichtigen.
- Studien zur Wirksamkeit einer Kombination von Psychotherapie mit Pharmakotherapie fehlen.

Versorgungkonzepte und Versorgungsrealität bei Menschen mit PTBS

Olaf Reddemann, Julia Schellong, Brigitte Lueger-Schuster, Volker Köllner, Ulrich Frommberger und Peter Liebermann

Unter Mitarbeit von: Franziska Epple, Regina Steil und Anneke Pogarell

Inhaltsverzeichnis

I. Schäfer et al. (Hrsg.), *S3-Leitlinie Posttraumatische Belastungsstörung*,
https://doi.org/10.1007/978-3-662-59783-5_4

Einleitung

Die Versorgung von Menschen mit posttraumatischen Belastungsstörungen (PTBS) hat sich in Deutschland ebenso wie die diesbezügliche Forschung in den letzten Jahren beträchtlich weiterentwickelt. Gleichwohl besteht weiter Entwicklungsbedarf zur Verminderung persönlichen Leids und der hohen mit traumatischen Erkrankungen verbundenen Kosten: „Die Trauma-assoziierten Gesundheitskosten allein bewegen sich in einer Größenordnung zwischen 524.5 Mill. Euro und 3.3 Mrd. Euro jährlich. Die Ergebnisse sind als konservativ einzuschätzen, da die Herangehensweise eine Überschätzung der Kosten konsequent versucht zu vermeiden" [303]. Dieses Kapitel verfolgt das Ziel, einen Überblick über die gegenwärtige Versorgungslandschaft in Deutschland zu geben. Dabei liegt der Schwerpunkt auf der Versorgung Erwachsener. Besonderheiten der Versorgung von Kindern und Jugendlichen werden nur ausnahmsweise thematisiert. Das Kapitel wurde nicht formal konsentiert, sondern bezieht sich auf die persönliche Expertise und den jeweiligen Erfahrungshintergrund der Autorinnen und Autoren. Leitende Fragen bei der Erstellung waren, welche Versorgungsmodelle und -strukturen im Sinne einer evidenzbasierten Behandlung der PTBS hilfreich und inwieweit sie in unserem Versorgungssystem vorhanden sind, aber auch welche Hemmnisse einer (evidenzbasierten) Versorgung entgegenstehen und wie die Versorgung strukturell verbessert werden könnte. Zur Klärung dieser Leitfragen wurden Informationen durch Sichtung der Literatur sowie Expertenbefragungen gesammelt.

Versorgungsstrukturen – allgemeine Ziele und Herausforderungen

Die Versorgung von Patientinnen und Patienten mit PTBS und anderen Traumafolgestörungen ist ein multiprofessioneller Auftrag und erfordert insbesondere bei komplexen Traumafolgestörungen eine abgestimmte medizinische, psychotherapeutische und psychosoziale Versorgung. Eine angemessene Behandlung von Menschen mit Traumafolgestörungen erfolgt patientenorientiert, partizipativ und integrativ [5, 304]. Weiter gilt es, Stigmatisierungen entgegenzuwirken. Anzustreben sind flexible Konzepte und abgestimmte Versorgungspfade, die je nach individuellem Behandlungsbedarf eine gezielte Nutzung von ambulanten, teilstationären und stationären Beratungs- und Behandlungsangeboten ermöglichen und damit helfen, eine Fehlversorgung zu vermeiden. Ziele sind die frühzeitige Behandlung bei Minimierung von Chronifizierungsprozessen, Heilung und Linderung der Traumafolgestörungen sowie die Verbesserung und der Erhalt einer möglichst hohen Lebensqualität der Patientinnen und Patienten. Gerade für Patientinnen und Patienten mit komplexen Traumafolgestörungen und komorbiden Störungen, die oft längerer Behandlungen bedürfen, ist dabei die Klärung von Zuständigkeiten, die Auswahl therapeutischer Verfahren und die Abstimmung im Rahmen eines Gesamtbehandlungsplans eine große Herausforderung [305–307].

Eine effektive Behandlung von Traumafolgestörungen kann durch gut funktionierende Netzwerke deutlich gestärkt werden. Als **zentrale Akteure** in der Versorgung für PTBS Erkrankungen gelten unter anderem (vgl. Abb. 1):

- Hausärzte (Fachärzte für Allgemeinmedizin bzw. für Innere Medizin, praktische Ärzte, Diplom-Mediziner, Fachärzte für Kinder- und Jugendmedizin);
- Psychotherapeuten (Psychologische Psychotherapeuten, Fachärzte für Psychiatrie und Psychotherapie bzw. Nervenheilkunde, Kinder- und Jugendlichenpsychotherapeuten, Fachärzte für Kinder- und Jugendpsychiatrie und -psychotherapie, Fachärzte für Psychosomatische Medizin und Psychotherapie; Ärzte mit Zusatzbezeichnung Psychotherapie und Psychoanalyse)
- Allgemeine und spezifische Beratungsstellen (Familienberatungsstellen, Interventions- und Koordinierungsstellen, Opferhilfeeinrichtungen)
- Unterstützende Institutionen und weitere Leistungserbringer für psychosoziale Therapien sowie Traumapädagogen und Traumafachberater
- Trauma- und Opferambulanzen in den Ländern
- spezialisierte Einrichtungen (z. B. Folteropferzentren, Flüchtlingsambulanzen)
- (Universitäts)-Kliniken, Fachkrankenhäuser und Fachabteilungen in Allgemeinkrankenhäusern für Psychiatrie und Psychotherapie, Psychiatrie, Psychotherapie und Psychosomatik bzw. Psychosomatische Medizin und Psychotherapie sowie Kinder- und Jugendpsychiatrie und -psychotherapie, einschließlich zugeordneter Instituts- und Hochschulambulanzen sowie spezifische Psychotrauma-Zentren
- Einrichtungen der medizinischen Rehabilitation

Die Versorgung lässt sich in die primärärztliche/hausärztliche, die fachärztliche bzw. fachpsychotherapeutische und zahlreiche zusätzliche spezialisierte Angebote gliedern. Im Folgenden werden verschiedene dieser Versorgungsebenen dargestellt.

Primärärztliche/hausärztliche Versorgung

Die besondere Bedeutung insbesondere von Hausärztinnen und Hausärzten für die Erkennung und Behandlungssteuerung posttraumatisch belasteter Patientinnen und Patienten wird in internationalen Leitlinien und in der aktuellen Literatur hervor gehoben [1, 3, 5, 309–311].

Primärärztliche Beratungsanlässe im Zusammenhang mit posttraumatischen Belastungen sind vielgestaltig [310, 312].

Posttraumatische Belastungsstörungen als komorbides Phänomen sind nicht selten, insbesondere auch bei der Versorgung vordergründig somatischer Beschwerden (Schmerzen, Stoffwechselerkrankungen, Gefäßerkrankungen u. a.), werden aber offenbar häufig nicht erkannt [309, 313, 314].

Spottswood et al. [311] finden eine Prävalenz der PTBS in der primärärztlichen Versorgung von 12,5 %. Hausärztinnen und Hausärzte sowie andere an der pri-

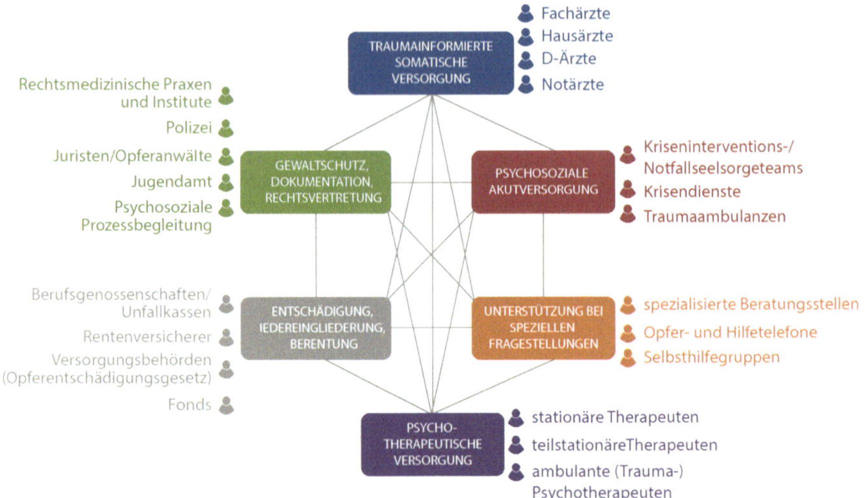

Abb. 1 Themenfelder und Akteure in der vernetzten Versorgung traumatisierter Menschen [308]

märärztlichen Versorgung beteiligte Facharztgruppen sollten also grundsätzlich die PTBS und andere Traumafolgestörungen differentialdiagnostisch (häufiger) berücksichtigen [309–311, 313, 315]. Zu beachten ist hier, dass sich infolge traumatischer Erfahrungen verschiedene klinische Störungsbilder entwickeln können wie Anpassungsstörungen, die PTBS, die komplexe PTBS und andere (meist komplexe) Störungsbilder nach traumatischer Belastung. In der ICD-11 wurden diese konsequenterweise in der Gruppe der stressbezogenen Störungen zusammengefasst. Die genauere diagnostische Einordnung ist Aufgabe der spezialisierten Versorgung.

Neben der Diagnostik und der Abklärung der Rahmenbedingungen (insbesondere Sicherheit, soziale Unterstützung) liegen die haus- und primärärztlichen Aufgaben in der Aufklärung, Psychoedukation und stützenden Begleitung im Rahmen der psychosomatischen Grundversorgung [316]. So besteht im longitudinal ausgerichteten hausärztlichen Setting die Möglichkeit unterschiedliche stützende und stabilisierende Maßnahmen und Vorgehensweisen anzuwenden [317]:

- Herstellen äußerer und innerer Sicherheit (ggf. Erstellung einer Liste mit Adressen von lokalen Hilfsangeboten, z. B. Traumaambulanzen, Beratungsstellen, Notunterkünften etc.)
- Würdigung des Leidens
- Ressourcen des sozialen Netzwerkes ermitteln, Verbundenheit/sichere Beziehungen stärken und fördern
- Behutsame Anamnese
- Stressreduktion/Beruhigung
- Stabilisierung des Selbstwertes, Hoffnung stärken
- Information/Psychoedukation

- Vermittlung von Distanzierungstechniken
- Erkundung, Anerkennung und Bestärkung der Ressourcen und bereits vorhandenen Lösungen
- Weitervermitteln

Schließlich liegen die haus- und primärärztlichen Aufgaben in der Kooperation mit verfügbaren regionalen Hilfs- und Unterstützungsangeboten.

Hinweise für Prozessabläufe, Gesprächsführung sowie Screeninginstrumente in der primärärztlichen Versorgung finden sich im Anhang.

Ambulante psychotherapeutische Versorgung

Eine traumafokussierte Psychotherapie, wie sie auch die vorliegende Leitlinie zur Behandlung der PTBS empfiehlt, kann durch die je nach Art und Ort des verursachenden Ereignisses unterschiedlichen Kostenträger, über verschiedene Wege eingeleitet werden. Für die Erstattung der Kosten für die Versorgung traumatisierter Patientinnen und Patienten sind neben den gesetzlichen und privaten Krankenversicherungen, die Unfallversicherungsträger/Berufsgenossenschaften, die Rentenversicherungsträger oder spezielle andere Sozialkassen zuständig. Eine Übersicht dazu findet sich in Abb. 2.

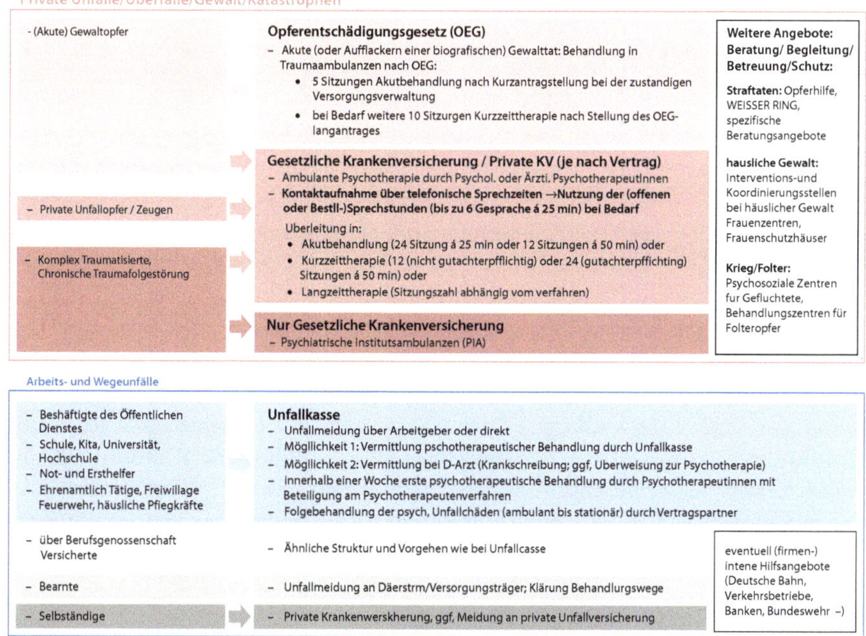

Abb. 2 Ambulante Versorgung und Behandlung bei Traumafolgestörungen [308]

Traumafokussierte Psychotherapie als Krankenkassenleistung

Nach der vom Gemeinsamen Bundesausschusses beschlossenen Psychotherapie-Richtlinie [318] ist Psychotherapie in Deutschland eine Krankenkassenleistung. Die Therapie wird durch approbierte Psychologische Psychotherapeuten, Kinder- und Jugendlichenpsychotherapeuten oder ärztliche Psychotherapeuten durchgeführt. In bis zu sechs 25-minütigen Sitzungen der psychotherapeutischen Sprechstunde (bei Kindern und Jugendlichen bis zu 10 Sitzungen) erfolgt eine erste diagnostische Abklärung und Indikationsstellung für die weitere Versorgung und Beratung der Patientinnen und Patienten. Bei entsprechender Dringlichkeit und Akuität der Symptomatik kann direkt im Anschluss an die Sprechstunde die sog. Psychotherapeutische Akutbehandlung über insgesamt bis zu 24 weiteren Sitzungen à 25 Minuten durchgeführt werden. Nach mindestens zwei und bis zu vier Probesitzungen (bei Kindern und Jugendlichen bis zu 6 Sitzungen) kann bei entsprechender Indikation eine Kurz- oder Langzeitpsychotherapie erfolgen. Einzel- und Gruppentherapie sind dabei kombinierbar. Patientinnen und Patienten können bei einer Langzeitpsychotherapie als Rezidivprophylaxe bis zu zwei Jahre nach Therapieende je nach vorheriger Dauer der Behandlung zwischen acht und sechzehn Therapiestunden in Anspruch nehmen. Patienten, die in den letzten zwölf Monaten eine Krankenhausbehandlung oder eine medizinische Rehabilitation wegen einer psychischen Erkrankung erhalten haben, haben einen Anspruch auf Vermittlung eines Termins durch die Terminservicestelle für eine Akutbehandlung oder eine probatorische Sitzung für eine sich anschließende dringend erforderliche Richtlinienpsychotherapie. Sie gilt auch für Patientinnen und Patienten, bei denen in der Psychotherapeutischen Sprechstunde eine entsprechende Indikation festgestellt und auf der individuellen Patienteninformation (PTV 11) vermerkt wurde. Für private Krankenversicherungen und die Beihilfe gelten zum Teil gesonderte Bestimmungen.

Pawils et al. [319] konstatieren eine therapeutische Unterversorgung von Menschen mit schweren sexuellen Gewalterfahrungen und komplexer posttraumatische Belastungsstörung. Nach Equit [320] folgt die Therapieplanung bei beantragten Verhaltenstherapien zu 74,3 % den Empfehlungen der Leitlinie, bei rund 30 % der PTBS-Patienten wurde keine traumafokussierte Maßnahme angegeben. Für die psychodynamischen Therapien liegen keine Untersuchungen dieser Art vor. Psychotherapeutinnen und Psychotherapeuten mit einer psychotraumatologischen Zusatzausbildung können z. B. über die jeweiligen Landesärztekammern, über die Ostdeutsche Psychotherapeutenkammer (www.opk-info) oder auf der Seite der Deutschsprachige Gesellschaft für Psychotraumatologie (DeGPT) (www.degpt.de) gefunden werden. Psychotherapeutinnen und Psychotherapeuten, die EMDR („Eye Movement Desensitization and Reprosessing") anwenden, sind häufig im entsprechenden Fachverband (EMDRIA Deutschland e.V.) organisiert und können über dessen Internetseite (www.emdria.de) gefunden werden.

Unfallversicherungsträger/Berufsgenossenschaften

Die Deutsche Gesetzliche Unfallversicherung (DGUV) bietet für Arbeits- und Wegeverunfallte im Rahmen des Psychotherapeutenverfahrens eine zeitnahe psychotherapeutische Versorgung an. Bisher ist das Psychotherapeutenverfahren ärztlichen und Psychologischen Psychotherapeuten vorbehalten, die über eine spezielle fachliche Befähigung verfügen und bestimmte Pflichten (u. a. Dokumentations- und Berichtspflicht) erfüllen. Sie können über die Internetseite der DGUV (www.dguv.de) gefunden werden, wobei eine Vermittlung in die psychotherapeutische Behandlung durch einen Durchgangsarzt (D-Arzt) oder den Unfallversicherungsträger erfolgt [321]. Wird die Psychotherapie vom Unfallversicherungsträger eingeleitet muss in der Regel innerhalb einer Woche mit der Behandlung begonnen werden. Dabei sind zunächst bis zu fünf probatorische Sitzungen vorgesehen. Im Fall von weiterhin bestehendem Behandlungsbedarf können nach einem Antragsverfahren zunächst zehn weitere Sitzungen genehmigt werden. Nach deren Abschluss und Berichterstattung können bei Bedarf weitere Sitzungen genehmigt werden.

Traumaambulanzen nach dem Opferentschädigungsgesetz (OEG)

Opfer von vorsätzlich ausgeführten Gewalttaten haben die Möglichkeit, in Trauma- oder Opferambulanzen niedrigschwellig und zeitnah eine Beratung und Behandlung zu erhalten. Anspruchsvoraussetzungen und Leistungen sind im Opferentschädigungsgesetz (OEG) bzw. dem Bundesversorgungsgesetz (BVG) geregelt. Voraussetzung für den Leistungsbezug ist neben Rechtswidrigkeit, Vorsätzlichkeit und Tätlichkeit des Angriffs ein daraus resultierender gesundheitlicher Schaden. So ist psychische Belastung durch einen Wohnungseinbruch in Abwesenheit der Wohnungsinhaber zwar rechtswidrig und vorsätzlich, nicht aber tätlich und fiele damit nicht in die Zuständigkeit des OEG. Mit den Möglichkeiten des OEG werden Opfern von Gewalttaten kompensatorische Leistungen und Heilbehandlungen grundsätzlich zugesichert. Die Vollstreckung des OEG obliegt den Versorgungsbehörden und ist Ländersache. Für viele Gewaltopfer ist insbesondere die schnelle und verhältnismäßig unbürokratische Behandlung in Traumaambulanzen nach dem OEG hilfreich [308, 322, 323]. Sie bietet nach Kurzantragstellung fünf, im Bedarfsfall und nach OEG-Langantragstellung weitere 10 Sitzungen Akuttherapie. Die Therapie wird in der Regel von psychotraumatologisch qualifizierten Psychotherapeutinnen bzw. Fachärztinnen durchgeführt.

Psychiatrische Institutsambulanzen (PIA)

Nach § 118 SGB V (Fünftes Sozialgesetzbuch – Gesetzliche Krankenversicherung) übernehmen an manchen Kliniken auch psychiatrische Institutsambulanzen die ambulante Behandlung. Voraussetzung ist, dass wegen Art, Schwere und Dauer der Erkrankung eine Behandlung in der ambulanten Regelversorgung nicht ausreichend gewährleistet ist. Eine Behandlung in einer psychiatrischen Institutsambulanz soll die stationäre Behandlung verhindern oder verkürzen. Zumeist können jedoch schwere Störungen, wie dissoziative Störungen oder komplexe Traumafolgestörungen, dort aufgrund der oft erfolgenden Pauschalvergütung der PIA nicht angemessen behandelt werden. Obwohl in einer Studie 72,2 % der PIA angaben, traumaspezifische Behandlungen anzubieten, verfügten nur 17,9 % der PIA über eine spezielle Opfersprechstunde nach OEG [324]. Grundsätzlich sind die PIA aufgrund ihrer Struktur und Arbeitsweise dabei gut geeignet, sowohl komplexe Traumafolgestörungen, als auch akute Traumatisierungen zu behandeln. Aktuell bilden sie eine qualifizierte, zeitlich befristet handelnde Organisationseinheit, die zwar zumeist aufgrund der Regularien keine längerfristige Psychotherapie anbieten, jedoch eine gegebenenfalls ausreichende Krisenintervention durchführen und überbrückend tätig sein kann, bis mittel- und langfristige Behandlungsplätze gefunden sind.

Behandlung von geflüchteten Patienten mit PTBS

Viele Geflüchtete haben im Herkunftsland, auf der Flucht und gelegentlich auch im Ankunftsland schwer belastende Ereignisse erleben müssen. Die Gesundheitsversorgung von Geflüchteten darf daher psychosomatische und psychotraumatologische Aspekte nicht vernachlässigen. Bei der Behandlung von Geflüchteten gibt es einige Besonderheiten zu beachten. Sind sie noch ohne gesicherten Aufenthaltsstatus, haben geflüchtete Patientinnen und Patienten grundsätzlich (§ 4 Asylbewerberleistungsgesetz) Anspruch auf die Behandlung akuter Erkrankungen und Schmerzzustände. „Sonstige Leistungen" – z. B. Psychotherapie – können im Einzelfall übernommen werden, wenn sie für die Sicherung des Lebensunterhaltes oder der Gesundheit unerlässlich sind und die Betroffenen besondere Bedürfnisse haben (§ 6 Asylbewerberleistungsgesetz). Dies gilt für unbegleitete Minderjährige oder Personen mit schweren Gewalterfahrungen (Folter, Vergewaltigung oder sonstige schwere Formen psychischer, physischer oder sexueller Gewalt). In diesen Fällen ist eine gesonderte Beantragung von Leistungen erforderlich, die auch Fahrt- und Dolmetscherkosten beinhaltet. Dolmetscherkosten werden jedoch nur übernommen, solange der Asylantrag noch nicht positiv beschieden ist. Im Falle eines Positivbescheids des Asylantrags tritt die Krankenkasse als Kostenträger der Gesundheitsleistungen ein, allerdings ohne Übernahme der Dolmetscherkosten. Es besteht dann die Möglichkeit, dass das Sozialamt die Kosten übernimmt, sofern keine regionalen Regelungen vorhanden sind. Insgesamt sind die Hürden für eine Behandlung vielschichtig. Die Bewilligung von Leistungen (Fahrtkosten, Kosten für Sprach- und Kulturmittler) erfolgt oft intransparent und wenig verlässlich. Es müssen unterschiedliche Kostenträger kontaktiert und jeweils müssen die Anträge getrennt begründet werden. Wenn eine dieser Bewilligungen nicht erfolgt, kann eine Therapie meist nicht stattfinden. Aufgrund dieser Schwierigkeiten kommt es oft nicht zu einer notwendigen Behandlung.

Fonds sexueller Missbrauch

Nicht alle Leistungen, die im Rahmen einer Behandlung bei komplexen Traumafolgestörungen sinnvoll wären, werden von den zuständigen Kostenträgern übernommen. Opfer sexuellen Missbrauchs im familiären Umfeld (je nach Länderbestimmung auch einer Institution) können finanzielle Unterstützung für Sachleistungen beim Fonds sexueller Missbrauch (https://www.fonds-missbrauch.de/) beantragen, der an einer beim Bund angesiedelten Geschäftsstelle verwaltet wird.

Stationäre und teilstationäre Versorgung

Akteure der stationären Versorgungsebene sind (Universitäts)-Kliniken, Fachkrankenhäuser und Fachabteilungen in Allgemeinkrankenhäusern für Psychiatrie und Psychotherapie, bzw. Psychosomatische Medizin und Psychotherapie, die häufig gleichzeitig eine wichtige Versorgungsschnittstelle bereitstellen durch zugeordnete oder angegliederte Instituts- und Hochschulambulanzen. Grundsätzlich sollte, wo möglich, der ambulanten Therapie der Vorrang gewährt werden. Eine stationäre Behandlung kann nur in einem therapeutischen Gesamtkonzept in transparenter und gut vorstrukturierter Zusammenarbeit ihren Nutzen entfalten, dann aber ggf. sogar Kosten sparen [325].

Stationäre traumafokussierte Behandlung

Wenn eine traumafokussierte Behandlung im ambulanten Setting an Grenzen gerät, kann eine stationäre traumafokussierte Psychotherapie indiziert sein. Sie kann einen geschützten Rahmen für das traumafokussierte Vorgehen bieten und profitiert von einem interdisziplinären Team aus Ärztinnen und Ärzten, Psychotherapeutinnen und Psychotherapeuten, Psychologinnen und Psychologen, Sozial- und Familientherapeuten, Spezialtherapeuten (Kunst-, Musik-, Körper und Bewegungstherapeuten) und Pflegekräften. Sie ist in der Regel geplant und mit den Kostenträgern im Vorfeld abgestimmt. Eine traumafokussierte Therapie findet oft als Intervallbehandlung statt.

Nur wenige Studien und Berichte liegen zur Evaluation solch intensiver stationärer Therapien aus dem internationalen und dem deutschsprachigen Raum vor [36, 51]. Sie belegen, dass auch bei schwer – oft in der Kindheit – Traumatisierten eine deutliche Verbesserung in Symptomatik und Lebensqualität durch eine intensive stationäre Therapie erreicht werden kann. Dies ist um so bedeutsamer, wenn man sich die lange Symptomdauer und oft hohe Komorbidität sowie die Bindungsstörungen dieser Patienten vergegenwärtigt. Gleichwohl merken Rosner et al. [307] kritisch an, dass auch hier nur zu einem geringen Prozentsatz traumafokussierte Verfahren angewendet werden. Allerdings setzt dies auch ein klares Setting und ein gut geschultes, hoch motiviertes und spezialisiertes Team voraus. Oft sind bei einem nur knappen Angebot solcher intensiven Therapien lange Wartezeiten von Patienten und ambulanten Psychotherapeuten in Kauf zu nehmen. Manche Kostenträger sind nicht bereit, die kurzfristig höheren, langfristig jedoch niedrigeren Kosten zu tragen und riskieren eher eine weitere Chronifizierung. Da Traumafolgestörungen auch langfristige negative Auswirkungen auf die somatische Verfassung der Patienten haben, ist während des klinischen Aufenthaltes auch dieser in Form konsiliarischer Untersuchungen Rechnung zu tragen. Die adäquate Fortführung der

Therapie durch ambulante Psychotherapeuten ist häufig nicht sichergestellt bzw. stößt auf große Schwierigkeiten. Damit drohen die erreichten Therapieerfolge sich wieder zu verlieren. Durch gute intersektorale Kommunikation und Vernetzung sollte sichergestellt werden, dass eine indizierte traumafokussierte Behandlung zumindest im weiteren ambulanten Setting angeboten werden kann. Eine erneute stationäre Behandlung kann bei erneuter Verschlechterung sinnvoll sein, wie auch zur weiteren Vertiefung der traumafokussierten Behandlung, wenn diese im ambulanten Rahmen nicht möglich erscheint.

Stationäre Krisenintervention

Auch zur Bewältigung von Krisensituationen (z. B. bei akuter Suizidalität, akuter Substanzproblematik, drohender Dekompensation, verstärkter Dissoziation, schweren depressiven Einbrüchen, schweren Angstzuständen oder psychotischen Syndromen), kann bei komplexen Traumafolgestörungen oder psychosozialen Zuspitzungen eine stationäre psychiatrisch-psychotherapeutische Behandlung indiziert sein, da sie mit einem multimodalen Setting einen geschützten Rahmen gewährleistet. Je nach traumatherapeutischer Kompetenz der jeweiligen Einrichtung können Kliniken mit unterschiedlicher fachlicher Ausrichtung, etwa für Psychiatrie oder Psychosomatik, eine stationäre Trauma-Akutbehandlung durchführen. Suizidale Krisen, psychotische Dekompensationen, schwere Selbstverletzungen oder eine akute Substanzproblematik werden am besten in einer Klinik mit psychiatrischer Expertise behandelt. Auf Akutstationen sollte generell auf einen traumainformierten Umgang [326] geachtet werden, da die Prävalenzrate für eine Posttraumatische Belastungsstörung bei Patienten in psychiatrischen Krankenhäusern und Fachabteilungen erhöht ist [327, 328]. Bei der Krisenintervention oder ersten Phase einer stationären psychotherapeutischen Behandlung stehen stabilisierende Maßnahmen, Ressourcenaktivierung und das Erlernen von Skills zur Entlastung, Emotionsregulation und Wiederherstellung der Alltagsbewältigungsfähigkeiten im Vordergrund [36, 307, 329].

Rehabilitation

Die Psychosomatische Rehabilitation stellt eine wertvolle Ressource im Gesamtbehandlungsplan von Traumafolgestörungen dar. Der optimale Zeitpunkt liegt hierbei meist nach der Akutbehandlung, wenn es um die berufliche und gesellschaftliche Reintegration geht [330, 331].

Ziel der Rehabilitation

Ziel der Rehabilitation ist der Erhalt von Aktivität und Teilhabe am Erwerbsleben und/oder am Leben in der Gesellschaft für Menschen, die nach der Akutbehandlung einer PTBS noch Symptome aufweisen und hierdurch von Behinderung oder chronischer Krankheit bedroht sind. Voraussetzung für die Rehabilitation sind ein Antrag der Patienten, dem ein Befundbericht von behandelnden Ärzten und/oder Psychotherapeuten beigefügt ist, aus dem hervorgeht, dass der Patient bzw. die Patientin

- rehabedürftig ist, d. h. die Erwerbsfähigkeit oder die Teilhabe an der Gesellschaft mit ambulanter Therapie alleine nicht erhalten oder wiederhergestellt werden kann. Wenn sich abzeichnet, dass die ambulante Therapie nicht ausreicht, um z. B. eine laufende Arbeitsunfähigkeit zu beenden, kann der Rehaantrag auch schon zu Beginn der Behandlung gestellt werden. Wichtig ist dann, dass die ambulante Therapie nach der Reha fortgesetzt werden kann;
- rehafähig ist und z. B. erfolgversprechend an den gruppentherapeutisch ausgerichteten Rehabilitationsangeboten teilnehmen kann. Akut Erkrankte mit einem hohen Bedarf an Einzelpsychotherapie, aufgehobener Gruppenfähigkeit oder akuter Suizidalität sind daher für die Rehabilitation nicht geeignet.

Schließlich ist im Antrag auch darzulegen, ob bei Versicherten eine ausreichende Motivation und Prognose für die Erreichung der Rehaziele besteht [332].

Möglichkeiten und Stärken der Rehabilitation in der Traumatherapie liegen in der Begleitung durch das multimodale Behandlungsteam mit hoher Kompetenz auch in den Bereichen Sozial-, Ergo- und Sporttherapie, in der Erfahrung des ärztlich-psychotherapeutischen Teams mit komplexen und chronischen Krankheitsbildern und die klare Fokussierung auf berufliche und/oder gesellschaftliche Wiedereingliederung. Bei besonderen Problemkonstellationen wie z. B. Traumatisierung durch häusliche Gewalt oder Stalking kann die heimatferne Durchführung der Rehabilitation eine wichtige Entlastung darstellen [331, 333].

Traumafokussierte Einzelpsychotherapie lässt sich in einer Rehaklinik in vielen Fällen nicht durchführen, da die notwendigen personellen Kapazitäten für Einzelpsychotherapie nicht zur Verfügung stehen und der Zeitrahmen mit 5 bis maximal ca. 8 Wochen sehr begrenzt ist. Eine Ausnahme stellt allenfalls eine unkomplizierte Typ-I-Traumatisierung, z. B. nach einem Arbeitsunfall dar.

Am Ende einer Rehamaßnahme erfolgt immer eine sozialmedizinische Beurteilung und es können weitere Leistungen, z. B. zur beruflichen Rehabilitation vorbereitet und eingeleitet werden. Gerade Patientinnen und Patienten mit einer komplexen PTBS haben sich als Risikogruppe mit ausgeprägten Einschränkungen hinsichtlich Aktivität und Teilhabe im beruflichen Bereich erwiesen [334].

Rehabilitation kann im Gesamtverlauf einer Traumatherapie sinnvoll sein [330, 331, 333]:

- Initial zum Aufbau von Therapiemotivation, wenn dies im ambulanten Setting nicht erreichbar ist;
- zur Unterstützung während einer längeren traumafokussierten Behandlung und zur Behandlung von Komorbidität bei chronisch komplexer Traumafolgestörung, ggf. auch als Intervalltherapie;
- zur Rehabilitation komorbider Störungen (z. B. chronischer Schmerz, Depression);

- nach traumafokussierter Psychotherapie zur beruflichen Wiedereingliederung;
- bei ausgeprägter Restsymptomatik zur Verbesserung der Teilhabe an der Gesellschaft (soziale Reintegration) und zur sozialmedizinischen Klärung.

Das Antragsverfahren kann aufgrund der Bearbeitungs- und Wartezeiten mehrere Wochen bis Monate in Anspruch nehmen und sollte deshalb im Rahmen der Gesamtbehandlungsplanung möglichst rechtzeitig eingeleitet werden.

Zuständige Kostenträger einer Rehabilitationsmaßnahme

Bei Versicherten im erwerbsfähigen Alter ist in der Regel die gesetzliche Rentenversicherung der zuständige Kostenträger, unabhängig davon, ob aktuell ein sozialversicherungspflichtiges Arbeitsverhältnis besteht. Entscheidend ist, dass einmal ein Anspruch auf Rehabilitation erworben wurde. Bei Rentnerinnen und Rentnern oder vor Aufnahme einer Erwerbstätigkeit (z. B. Schüler, Studierende) ist die gesetzliche Krankenversicherung der zuständige Kostenträger. Bei Privatversicherten kann je nach individuellem Vertrag der Versicherungsschutz für Rehamaßnahmen fehlen, so dass diese im ungünstigsten Fall die Rehabilitation selbst finanzieren müssten. Eine Sonderregelung gilt, wenn die Traumatisierung im Rahmen eines Arbeitsunfalles erfolgte. In diesem Fall ist die gesetzliche Unfallversicherung (BG) sowohl für die Akutbehandlung als auch für die Rehabilitation zuständig. Als Arbeitsunfall gelten Ereignisse, die „im Verlauf einer Schicht" oder auf dem Weg zum Arbeitsplatz aufgetreten sind. Längere Überlastungssituationen oder z. B. Mobbing erfüllen also nicht die Definition eines Arbeitsunfalles [335].

Spezifische Herausforderungen und Versorgungshemmnisse

In einem aktuellen systematischen Review konnten Kantor et al. [336] bei Erwachsenen mit kindlichen Gewalt- und Missbrauchserfahrungen Sorgen um Stigmatisierung, Scham und Zurückweisung, niedrige mentale Gesundheitskompetenz, mangelndes Wissen und die Behandlung betreffende Zweifel, Sorge um negative soziale Folgen, begrenzte Ressourcen, Zeit und Kosten als allgemeine in der Literatur auffindbare patientenbezogene Barrieren identifizieren. Betroffene mit hoher Ausprägung von Intrusionen und leichterer Depression konnten eher den Weg in die Behandlung finden, wohingegen Alter und Geschlecht dabei keine Rolle spielten. In anderen Untersuchungen standen auch demographische Faktoren bei Traumatisierten in Zusammenhang mit der Inanspruchnahme psychotherapeutischer Angebote. Weibliches Geschlecht, höherer Bildungsstand, Wohnen in der Stadt sowie der Schweregrad der Belastung fanden sich hier als positive Prädiktoren dafür, dass Betroffene den Weg in die Behandlung finden, wohingegen Leben auf dem Land, männliches Geschlecht bzw. niedriger Bildungsgrad sich als negative Prädiktoren zeigen [337–339]. Personenbezogene Faktoren mit einer hinderlichen Wirkung sind

z. B. Angst vor Abwertung oder Ablehnung durch andere [339], Schwierigkeiten eine adäquate Behandlung zu finden, Angst vor Stigmatisierung [340] oder eine negative Einstellung gegenüber der Inanspruchnahme professioneller Hilfe bei Menschen mit psychischen Erkrankungen [341].

Nach wie vor werden die gesetzlichen Möglichkeiten in vielen zuständigen Behörden nicht ausreichend umgesetzt. Gerade in der Kindheit schwer Traumatisierte haben in der Praxis große Schwierigkeiten von den Möglichkeiten des OEG zu profitieren und/oder werden durch sehr langwierige Verfahren belastet [342]. Hier ist zu berücksichtigen, dass die meisten dieser Betroffenen eher an einer komplexen PTBS oder anderen komplexen Folgen von Traumatisierung leiden.

Primärärztliche Versorgung

Oftmals sind im realen Versorgungsalltag bis zum Beginn oder zur Fortsetzung einer traumafokussierten Therapie, die entsprechend qualifizierten Psychotherapeuten obliegt, längere oder lange Zeiträume zu überbrücken.

Herausfordernd ist vor allem die Versorgung von Patientinnen und Patienten, die an besonders schweren, komplexen und trotz vielfacher Bemühungen nicht gebesserten Beschwerden leiden oder jener, die keine Behandlung wünschen [317].

Dies sind seltener Patientinnen und Patienten mit klassischer bzw. „einfacher" PTBS als vielmehr jene mit komplexen Traumafolgestörungen. Diese stellen in der primärärztlichen Versorgung durch die im Rahmen der oft dysfunktionalen Beziehungsgestaltung auftretenden Konflikte und Anforderungen eine enorme Herausforderung für Hausärzte und Praxisteams dar [357]. Wünschenswert wäre die zukünftige Entwicklung, Erforschung und Etablierung integrierter Versorgungsmodelle, in denen diese Aspekte Berücksichtigung finden.

Ambulante psychotherapeutische Versorgung

In einer Vielzahl der Fälle stellen komorbide Störungen, komplexe Traumafolgestörungen, aber auch komplexe soziale und juristische Problemlagen (Elternschaft, Arbeitsplatzunsicherheit, laufende Anträge, Gerichtsverfahren etc.), eine Herausforderung für die psychotherapeutische Behandlung dar, aber auch weitere Alltagsbelastungen, die die Patientinnen und Patienten wiederholt destabilisieren. Häufig erweist sich bei komplexen Traumafolgestörungen der Aufbau von Ressourcen als mühsam oder es bestehen Schwierigkeiten bei der Implementierung und Umsetzung des in der Therapie Erreichten im Alltag. Hinzu kommen Unterstützungsangebote nach Sozialgesetzbuch VI, IX und XII (z. B. betreutes Wohnen und soziotherapeutische Angebote). Probleme bei der Kostenerstattung einzelner unterstützender Verfahren und Maßnahmen erschweren oft das multimodale Arbeiten. Auch länderunterschiedliche Vergütungspauschalen, z. B. im Rahmen der PIA, können sich nachteilig auswirken.

Gerade in komplizierten Fällen besteht häufiger das Problem, dass die Zahl der genehmigten Therapiestunden nicht ausreicht. In komplexen Fällen ist eine Therapieverlängerung nach wie vor oft mit hohen Hürden versehen.

Eine weitere Schwierigkeit kann in anhaltendem Täterkontakt (beispielsweise durch Umgang der Kinder mit dem gewalttätigen früheren Partner) bestehen. All diese Problemlagen können es erschweren, den „richtigen" Zeitpunkt für eine traumafokussierte Arbeit zu finden.

Ein möglicher Ausweg kann ein abgestimmter Wechsel ambulanter und stationärer Therapie-Intervalle sein. Ein wichtiges Ziel verbesserter zukünftiger Versorgung muss deshalb in der Weiterentwicklung optimierter intersektoraler Kommunikation und Vernetzung bestehen. Bisher bestehen hier noch vielfach Abstimmungsprobleme [307, 343].

(Teil)Stationäre Versorgung

Inzwischen herrscht eine starke Ausdifferenzierung der stationär-therapeutischen Angebote. Für die ambulanten Akteure ist es nach gemeinsamer klinischer Erfahrung der Autoren dabei manchmal schwer, gemeinsam mit den Patientinnen und Patienten die konkrete Passung der Angebote zu ermessen und den adäquaten Zugang zu gestalten.

Da regelhaft die Notwendigkeit einer stationären Therapie auf komplizierende Faktoren im Fall hinweist, sollten sich sowohl zuweisende Psychotherapeuten als auch Patienten davor schützen, einen zu hohen Erfolgsdruck und die unrealistische Erwartung an die stationäre Therapie heranzutragen, dass nach dem stationärem Aufenthalt keine Therapie mehr nötig sei oder endlich die berufliche Reintegration gelingen würde. Einzelne stationäre Aufenthalte genügen häufig nicht, bisweilen ist eine Intervalltherapie (siehe oben) erforderlich.

Durch den Druck der Kostenträger entsteht immer wieder eine große Herausforderung, insbesondere, wenn unrealistische Zeitvorgaben und/oder wiederholte, kurzzeitige Kostenzusagen zu einem therapiehinderlichen Mangel an Sicherheit führen. Hinderlich im therapeutischen Prozess sind nicht selten auch laufende Renten- oder Entschädigungsverfahren. Da patientenseitig, gerade im Falle komplexer Traumafolgestörungen, häufig ein hohes Misstrauen besteht, können Behandlerwechsel und (zu) kurze stationäre Aufenthalte den Aufbau von Bindung und Vertrauen erschweren, sollten Therapieunterbrechungen, falls nicht unvermeidbar (z. B. durch Urlaube, Intervalltherapie, Vorgaben der Kostenträger etc.), Ausnahmen bleiben und gut erklärt werden.

Nicht selten bedarf es aufgrund von Überforderungsgefühlen bei Behandlern dringend regelmäßiger traumafokussierter Supervision und Intervision, regelmäßiger Fallbesprechungen und multiprofessioneller Teamsitzungen als unverzichtbarem Standard. Komplexe soziale und juristische Problemlagen erfordern den kontinuierlichen Einbezug sozialarbeiterischer Kompetenz. Dringend sind somatische Syndrome (z. B. von Unfallfolgen) zu beachten und abzuklären. Feste, vorgegebene Strukturen im Stationsbetrieb stehen möglicherweise konflikthaft der

Individualisierung der Behandlung und der Patientenautonomie entgegen. Schon die Unterbringung in Mehrbettzimmern kann für Patientinnen und Patienten nach wiederholten interpersonellen Traumaerfahrungen eine so große Belastung bedeuten, dass ein Therapiefortschritt gefährdet wird. Bei Patienten nach institutioneller Traumatisierung (z. B. Heimunterbringung, politische Inhaftierung) ist zu beachten, dass das stationäre Setting eine Überforderung darstellen kann, so dass allenfalls eine teilstationäre Therapie möglich ist. Insbesondere gegenüber Kostenträgern ist dann zu dokumentieren, dass hieraus keineswegs eine geringe Behandlungsmotivation oder Krankheitsschwere abgeleitet werden kann. Um eine gute Versorgungsqualität sicherstellen zu können, sollte auch strukturell mittel- bis langfristig dafür Sorge getragen werden, dass die Personalschlüssel im stationären Bereich den erhöhten Personalaufwand (z. B. bei traumafokussierter Behandlung) abdecken können.

Spezifische Patientengruppen und Behandlungssettings

In Bezug auf verschiedene Zielgruppen bestehen besondere Herausforderungen in der Versorgung. Eine angemessene Versorgung gerade älterer oder mobilitätseingeschränkter Menschen kann in vieler Hinsicht, aber auch bezogen auf PTBS-Symptomatik Schwierigkeiten bereiten [343]. Wenn eine PTBS im Alter auftritt, so geschieht dies meist in Begleitung von körperlichen Erkrankungen, die auch an anderer Stelle eine erhöhte Inanspruchnahme von Gesundheitseinrichtungen nach sich zieht, wobei häufig die Behandlung der körperlichen Erkrankungen im Vordergrund steht und die PTBS nicht behandelt bzw. nicht erkannt wird. So verzögert sich nicht nur die Genesung, sondern es steigen auch die Kosten [344–347]. Besonders bei dieser Altersgruppe ist eine spezifische Kenntnis der Traumafolgestörungen auch bei hausärztlichen und nicht psychotherapeutisch tätigen Fachärzten unerlässlich. Studien zu Spezifika der traumaspezifischen Versorgung Älterer in Deutschland stehen noch aus, wenngleich hier inzwischen einige klinische Erfahrung besteht [348]. Für Soldaten und Soldatinnen der Bundeswehr zeigt sich eine Lücke zwischen der Gesundheitsversorgung während der Zugehörigkeit zur Bundeswehr, einschließlich der bundeswehrinternen psychotraumatologischen Versorgungsangebote und der Gesundheitsversorgung, die nach Ausscheiden aus dem aktiven Dienst zur Verfügung steht [349]. Siegel et al. betonen auch die Notwendigkeit der Früherkennung sowie den Bedarf nach einheitlichen Behandlungsplänen, eindeutig definierten Ansprechpersonen und einem proaktiven Zugehen auf Betroffene [349]. Nicht nur im militärischen Berufskontext betrifft die Belastung durch Traumafolgestörungen auch Partner und Angehörige. Ein systematischer und regelmäßiger Einbezug der unmittelbar Mitbetroffenen erscheint sinnvoll und kann zu einem erfolgreichen Therapieverlauf beitragen. So konnten Monson et al. [350] zeigen, dass paartherapeutische Interventionen wirksam sind. Der Einbezug von Angehörigen und anderen Bezugspersonen in die psychotherapeutische Behandlung ist jedoch nur in begrenztem Umfang möglich. Bei Kindern zeigte sich, dass 70 % von ihnen nach Offenbarung eines sexuellen Gewalterlebens vielfachen Institutionenkontakt haben, der allerdings nicht immer zu einer spezifischen Traumabehandlung führt [351]. Gründe liegen u. a. in der mangelnden Kooperation der Akteure sowie in der fehlenden Eingliederung von z. B. Beratungsstellen in die etablierte Versorgungslandschaft [352]. Studien zur psychotraumatologischen Versorgung von Geflüchteten [353] verweisen insbesondere auf die Problematik der Sprache und der häufig ungeklärten Kostenübernahme [356]. Für Großschadensereignisse existieren spezielle Versorgungskonzepte, auf die hier nur verwiesen wird [354, 355]. Versorgungsqualität und Versorgungsquantität sind derzeit regional sehr unterschiedlich. Eine Verbesserung der Kenntnisse der Betroffenen, ihres sozialen Umfeldes und der Akteure in der Versorgung wären wünschenswert. Um Barrieren in der Versorgung zu reduzieren könnten regionale Netzwerke hilfreich sein. Insbesondere Betroffene mit stark ausgeprägter Symptomatik brauchen bessere Zugänge zum Versorgungssystem, z. B. über das Internet.

Empfehlungen für künftige Forschung

Insgesamt zeigt sich, dass die Studienlage zur Versorgungsforschung im Bereich der Psychotraumatologie in Deutschland noch unzureichend ist. So existiert kaum Evidenz zu Wegen in die Versorgung, noch sind die vorgeschlagenen Versorgungsstandards durch Forschungsergebnisse belegt. Dies betrifft alle Versorgungsebenen, von der primärärztlichen über die weitere ambulante bis hin zu differenzierten stationären Versorgungsangeboten. Auch zur Entwicklung, Förderung, Erprobung und Implementierung vernetzter und integrierter Versorgungsmodelle besteht dringender Forschungsbedarf. Schließlich wäre weitere Forschung zur Klärung von Barrieren und förderlichen Faktoren für die Inanspruchnahme traumafokussierter psychotherapeutischer Behandlungen ebenso wünschenswert wie die systematische Erfassung der regionalen Versorgungsangebote für den deutschen Sprachraum.

Anhang

Im Folgenden finden sich Materialien, die hilfreich für die primärärztliche Versorgung von Patientinnen und Patienten mit PTBS sein können. Neben einem idealtypischen Versorgungsalgorithmus (Abb A.1) betrifft dies Hinweise zur Gesprächsführung und zu traumaspezifischen Screeningverfahren.

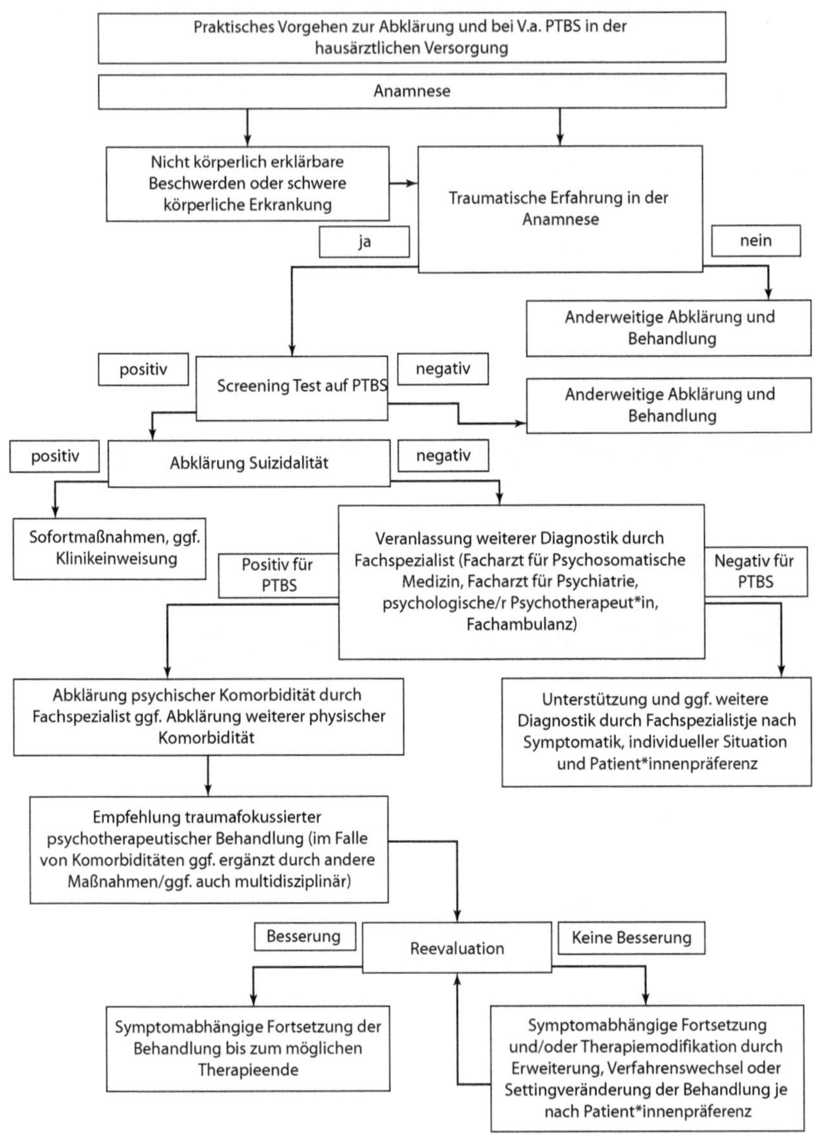

Abb. A.1 Versorgungsalgorithmus

Traumainformierte Gesprächsführung

Die Abklärung in der primärärztlichen Versorgung beinhaltet zunächst eine behutsame (eher globale) anamnestische Abklärung traumatischer Erfahrungen, wenn diese nicht aus der Anamnese bekannt sind, insbesondere in Fällen ausgeprägter somatischer, vegetativer ebenso wie somatisch nicht erklärbarer Beschwerden sowie in Fällen mit schwierigen Verläufen (z. B. schlechte Adhärenz). Grundsätzlich sind geeignete Kommunikationstechniken erlernbar [356] und ein Training ist erfolgversprechend [359]. Hilfreich ist das Konzept der traumainformierten Gesprächsführung und Betreuung (Abb. A.2).

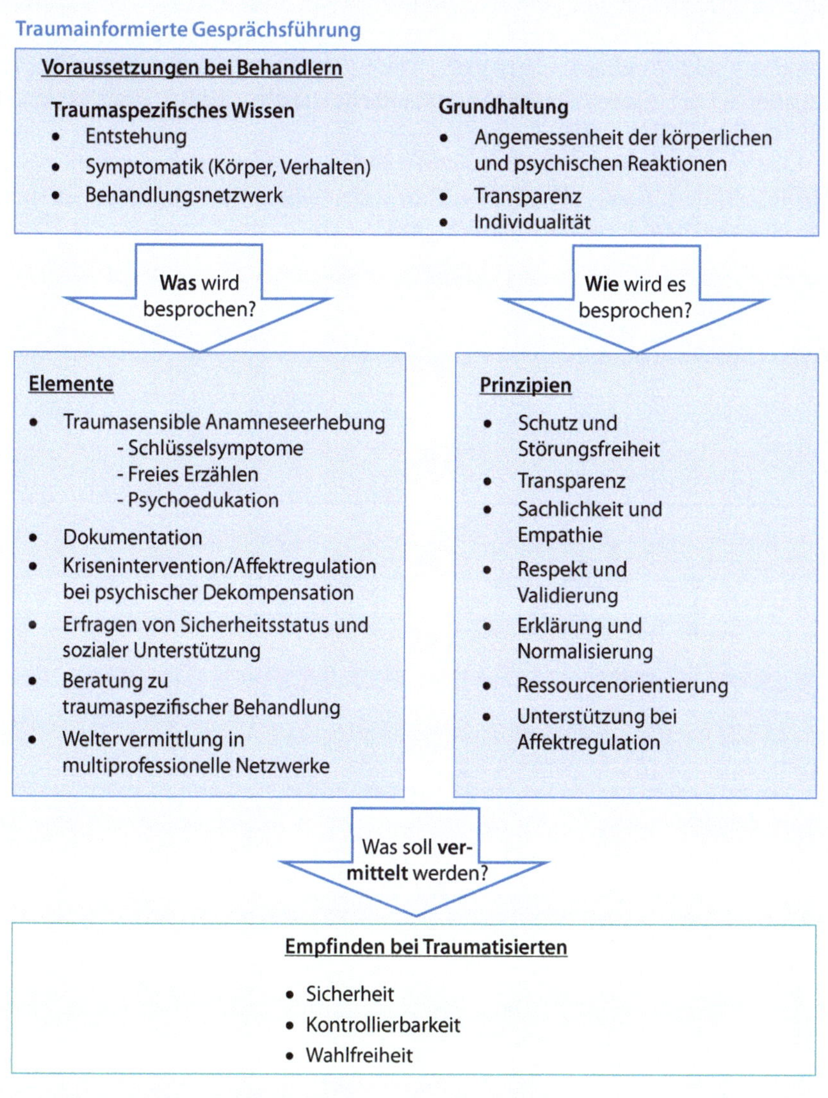

Abb. A.2 traumainformierte Gesprächsführung (mod. nach [308])

Screeningverfahren für die Praxis

Der Einsatz einfacher Screeningtests kann bei entsprechenden anamnestischen Hinweisen empfohlen werden (anlassbezogenes Screening). In Bezug auf traumatische Erfahrungen in der Kindheit kann z. B. die deutsche Fassung der „Adverse Childhood Experiences Scale" zum Einsatz kommen [360] (online verfügbar unter www.zep-hh.de). Zu Traumafolgestörungen wie der PTBS liegen ebenfalls Screeningskalen vor. So ist die kurze Screening Skala für PTBS [361] in deutscher Sprache in verschiedenen Settings evaluiert, für die hausärztliche Praxis durchaus bewährt und online verfügbar: http://www.psychologie.uzh.ch/dam/jcr:-7d0a6468-1f53-47d4-94de-b8654f5bba4f/7itemskala__PTBS_Fragebogen.pdf (letzter Zugriff 03.10.2019)

Eine noch kürzere, für den hausärztlichen Bereich entwickelte Screening-Skala ist die „Primary Care – PTSD Scale", die ebenfalls online verfügbar ist (www.zep-hh.de;letzter Zugriff 03.10.2019) [362].

1. National Institute for Clinical Excellence (London) (2005) Post-traumatic stress disorder (PTSD): the management of PTSD in adults and children in primary and secondary care. National Institute for Clinical Excellence, London
2. VA, DoD (2017) VA/DoD clinical practice guideline for the managment of posttraumatic stress disorder and acute stress disorder. Department of Veterans Affairs, Washington, D.C.
3. Phoenix Australia - Centre for Posttraumatic Mental Health (2013) Australian Guidelines for the Treatment of Acute Stress Disorder and Posttraumatic Stress Disorder. Phoenix Australia, Melbourne, Victoria
4. WHO (2013) Guidelines for the management of conditions specifically related to stress. World Health Organization, Geneva
5. American Psychological Association (2017) Clinical practice guideline for the treatment of PTSD. APA, Washington, D. C.
6. Huemer J, Erhart F, Steiner H (2010) Posttraumatic stress disorder in children and adolescents: a review of psychopharmacological treatment. Child Psychiatry Hum Dev 41(6):624–640
7. Keeshin BR, Strawn JR (2014) Psychological and pharmacologic treatment of youth with posttraumatic stress disorder. Child Adolesc Psychiatr Clin N Am 23(2):399–411
8. Maccani MA, Delahanty DL, Nugent NR, Berkowitz SJ (2012) Pharmacological secondary prevention of PTSD in youth: challenges and opportunities for advancement: pharmacology and youth PTSD. J Trauma Stress 25(5):543–550
9. Strawn JR, Keeshin BR, DelBello MP, Geracioti TD, Putnam FW (2010) Psychopharmacologic treatment of posttraumatic stress disorder in children and adolescents. A Rev J Clin Psychiatry 71(07):932–941
10. Cohen JA, Mannarino AP, Perel JM, Staron V (2007) A pilot randomized controlled trial of combined trauma-focused CBT and sertraline for childhood PTSD symptoms. J Am Acad Child Adolesc Psychiatry 46(7):811–819
11. Robb AS, Cueva JE, Sporn J, Yang R, Vanderburg DG (2010) Sertraline treatment of children and adolescents with posttraumatic stress disorder: a double-blind placebo-controlled trial. J Child Adolesc Psychopharmacol 20(6):463–471
12. Robert R, Tcheung WJ, Rosenberg L, Rosenberg M, Mitchell C, Villarreal C et al (2008) Treating thermally injured children suffering symptoms of acute stress with imipramine and fluoxetine: a randomized, double-blind study. Burns 34(7):919–928
13. Steiner H, Saxena KS, Carrion V, Khanzode LA, Silverman M, Chang K (2007) Divalproex sodium for the treatment of PTSD and conduct disordered youth: a pilot randomized controlled clinical trial. Child Psychiatry Hum Dev 38(3):183–193

© Ingo Schäfer, Ursula Gast, Arne Hofmann, Christine Knaevelsrud, Astrid Lampe, Peter Liebermann, Annett Lotzin, Andreas Maercker, Rita Rosner, Wolfgang Wöller 2019
I. Schäfer et al. (Hrsg.), *S3-Leitlinie Posttraumatische Belastungsstörung*,
https://doi.org/10.1007/978-3-662-59783-5

14. Gutermann J, Schreiber F, Matulis S, Schwartzkopff L, Deppe J, Steil R (2016) Psychological treatments for symptoms of posttraumatic stress disorder in children, adolescents, and young adults: a meta-analysis. Clin Child Fam Psychol Rev 19(2):77–93

15. Morina N, Koerssen R, Pollet TV (2016) Interventions for children and adolescents with posttraumatic stress disorder: a meta-analysis of comparative outcome studies. Clin Psychol Rev 47:41–54

16. WHO (1992) The ICD-10 classification of mental and behavioural disorders: clinical descriptions and diagnostic guidelines. World Health Organization, Geneva

17. DIMDI (2005) Internationale Klassifikation der Funktionsfähigkeit, Behinderung und Gesundheit. Deutsches Institut für Medizinische Dokumentation und Information, Köln

18. Knaevelsrud C, Stammel N, Boettche M (2012) Posttraumatische Belastungsstörungen bei Folter- und Kriegsopfern: Diagnose und Behandlung. Psychotherapeut 57(5):451–464

19. Wittchen H-U, Freyberger HJ, Stieglitz R-D (2001) Interviews. In: Stieglitz R-D (Hrsg) Psychodiagnostik in Klinischer Psychologie, Psychiatrie, Psychotherapie. Thieme, Stuttgart, S 107–117

20. Fortney JC, Unützer J, Wrenn G, Pyne JM, Smith GR, Schoenbaum M et al (2017) A tipping point for measurement-based care. Psychiatr Serv 68(2):179–188

21. Dreßing H, Foerster K (2015) Begutachtung bei posttraumatischen Belastungsstörungen. Fortschritte Neurol Psychiatr 83(10):579–591

22. Stevens A, Fabra M, Thies E (2013) Self-report vs. clinical interview for posttraumatic stress disorder in medicolegal assessment. Ger J Psychiatry 16(3):87–94

23. Spoont MR, Williams JW, Kehle-Forbes S, Nieuwsma JA, Mann-Wrobel MC, Gross R (2015) Does this patient have posttraumatic stress disorder?: rational clinical examination systematic review. JAMA 314(5):501

24. Taubman-Ben-Ari O, Rabinowitz J, Feldman D, Vaturi R (2001) Post-traumatic stress disorder in primary-care settings: prevalence and physicians' detection. Psychol Med 31(3):555–560

25. Norris F, Friedman M, Watson P (2002) 60,000 disaster victims speak: part II. Summary and implications of the disaster mental health research. Psychiatry 65:240–260

26. Fergusson D, John Horwood L, Boden J, Mulder R. Impact of a major disaster on the mental health of a well-studied cohort. JAMA Psychiatry 2014;71:1025–1031

27. Meewisse M-L, Olff M, Kleber R, Kitchiner NJ, Gersons BPR (2011) The course of mental health disorders after a disaster: predictors and comorbidity. J Trauma Stress 24(4):405–413

28. Zhang Z, Shi Z, Wang L, Liu M (2011) One year later: mental health problems among survivors in hard-hit areas of the Wenchuan earthquake. Public Health 125(5):293–300

29. Tracy M, Norris FH, Galea S (2011) Differences in the determinants of posttraumatic stress disorder and depression after a mass traumatic event. Depress Anxiety 28(8):666–675

30. deRoon-Cassini TA, Mancini AD, Rusch MD, Bonanno GA (2010) Psychopathology and resilience following traumatic injury: a latent growth mixture model analysis. Rehabil Psychol 55(1):1–11

31. Brewin CR, Andrews B, Valentine JD (2000) Meta-analysis of risk factors for posttraumatic stress disorder in trauma-exposed adults. J Consult Clin Psychol 68(5):748–766

32. Ozer E, Best S, Lipsey T, Weiss D, Ozer EJ, Best SR, Lipsey TL, Weiss DS (2003) Predictors of posttraumatic stress disorder and symptoms in adults: a meta-analysis. Psychol Bull 129:52–73. Bd 129, S 52–73

33. Schliehe F, Ewert T (2013) Die Internationale Klassifikation der Funktionsfähigkeit, Behinderung und Gesundheit (ICF) – Aktualisierung der problemorientierten Bestandsaufnahme. Rehabilitation (Stuttg) 52(01):40–50

34. DVfR (2013) Implementierung ICF zur Klassifizierung von psychischen Beeinträchtigungen. https://www.dvfr.de/fileadmin/user_upload/DVfR/Downloads/Stellungnahmen/ICF_Papier_überarbeitet_23_8_13.pdf (Zugegriffen am 04.10.2019)

35. Kelley A, Bering R (2011) Toward a functional diagnosis of posttraumatic stress disorder the application of the international classification of functioning, disability and health – children and youth (ICF-CY). Shaker, Aachen

36. Frommberger U, Angenendt J, Berger M (2014) Post-traumatic stress disorder – a diagnostic and therapeutic challenge. Dtsch Arztebl Int 111(5):59–65

37. Haase A, Schützwohl M (2013) Diagnostik und Differenzialdiagnostik. In: Maercker A (Hrsg) Posttraumatische Belastungsstörungen, 4. Aufl. Springer, Heidelberg

38. Linden M, Baron S (2005) Das „Mini-ICF-Rating für psychische Störungen (Mini-ICF-P)". Ein Kurzinstrument zur Beurteilung von Fähigkeitsstörungen bei psychischen Erkrankungen. Rehabilitation 44(3):144–151

39. Bisson JI, Ehlers A, Matthews R, Pilling S, Richards D, Turner S (2007) Psychological treatments for chronic post-traumatic stress disorder: systematic review and meta-analysis. Br J Psychiatry 190(2):97–104

40. Foa EB, Dancu CV, Hembree EA, Jaycox LH, Meadows EA, Street GP (1999) A comparison of exposure therapy, stress inoculation training, and their combination for reducing posttraumatic stress disorder in female assault victims. J Consult Clin Psychol 67(2):194–200

41. König J (Hrsg) (2012) Posttraumatische Belastungsstörung: ein Manual zur Cognitive Processing Therapy; [mit CD-ROM]. Hogrefe, Göttingen, S 134. (Therapeutische Praxis)

42. Ehlers A (1999) Posttraumatische Belastungsstörung. Hogrefe, Verl. für Psychologie, Göttingen, S 99. (Fortschritte der Psychotherapie)

43. Schauer M, Elbert T, Neuner F (2011) Narrative exposure therapy: a short-term treatment for traumatic stress disorders, 2nd rev. and expanded Aufl. Hogrefe, Cambridge, MA, S 110

44. Maercker A, Zöllner T, Menning H, Rabe S, Karl A (2006) Dresden PTSD treatment study: randomized controlled trial of motor vehicle accident survivors. BMC Psychiatry [Internet] 6(1). https://bmcpsychiatry.biomedcentral.com/articles/10.1186/1471-244X-6-29 (Zugegriffen am 03.02.2019)

45. Hofmann A, Barre K (2014) EMDR: Therapie psychotraumatischer Belastungssyndrome; [Praxishandbuch zur Behandlung traumatisierter Menschen], 5., vollst. überarb. und erw. Aufl. Stuttgart, Thieme, S 268

46. Shapiro F (2018) Eye movement desensitization and reprocessing (EDMR) therapy: basic principles, protocols, and procedures, 3. Aufl. The Guilford Press, New York

47. Dorrepaal E, Thomaes K, Smit JH, van Balkom AJLM, Veltman DJ, Hoogendoorn AW et al (2012) Stabilizing group treatment for complex posttraumatic stress disorder related to child abuse based on psychoeducation and cognitive behavioural therapy: a multisite randomized controlled trial. Psychother Psychosom 81(4):217–225

48. Najavits LM (2009) Posttraumatische Belastungsstörung und Substanzmissbrauch: das Therapieprogramm „Sicherheit finden". Hogrefe, Göttingen (Therapeutische Praxis)

49. Cloitre MK, Cohen LR, Koenen CM (2013) Sexueller Missbrauch und Misshandlung in der Kindheit. Ein Therapieprogramm zur Behandlung komplexer Traumafolgen. Hogrefe, Göttingen (Therapeutische Praxis)

50. Cloitre M, Koenen KC, Cohen LR, Han H (2002) Skills training in affective and interpersonal regulation followed by exposure: a phase-based treatment for PTSD related to childhood abuse. J Consult Clin Psychol 70(5):1067–1074

51. Bohus M, Dyer AS, Priebe K, Krüger A, Kleindienst N, Schmahl C et al (2013) Dialectical behaviour therapy for post-traumatic stress disorder after childhood sexual abuse in patients with and without borderline personality disorder: a randomised controlled trial. Psychother Psychosom 82(4):221–233

52. Deblinger E, Pollio E, Dorsey S (2016) Applying trauma-focused cognitive–behavioral therapy in group format. Child Maltreat 21(1):59–73

53. Kuester A, Niemeyer H, Knaevelsrud C (2016) Internet-based interventions for posttraumatic stress: a meta-analysis of randomized controlled trials. Clin Psychol Rev 43:1–16

54. Gonçalves R, Pedrozo AL, Coutinho ESF, Figueira I, Ventura P (2012) Efficacy of virtual reality exposure therapy in the treatment of PTSD: a systematic review. Slater M (Hrsg). PLoS ONE 7(12):e48469

55. Nosè M, Ballette F, Bighelli I, Turrini G, Purgato M, Tol W et al (2017) Psychosocial interventions for post-traumatic stress disorder in refugees and asylum seekers resettled in high-income countries: systematic review and meta-analysis. PLOS ONE 12(2):e0171030

56. Steenkamp MM, Litz BT, Hoge CW, Marmar CR (2015) Psychotherapy for military-related PTSD: a review of randomized clinical trials. JAMA 314(5):489
57. Cusack K, Jonas DE, Forneris CA, Wines C, Sonis J, Middleton JC et al (2016) Psychological treatments for adults with posttraumatic stress disorder: a systematic review and meta-analysis. Clin Psychol Rev 43:128–141
58. Ehring T, Welboren R, Morina N, Wicherts JM, Freitag J, Emmelkamp PMG (2014) Meta-analysis of psychological treatments for posttraumatic stress disorder in adult survivors of childhood abuse. Clin Psychol Rev 34(8):645–657
59. Gerger H, Munder T, Gemperli A, Nüesch E, Trelle S, Jüni P et al (2014) Integrating fragmented evidence by network meta-analysis: relative effectiveness of psychological interventions for adults with post-traumatic stress disorder. Psychol Med 44(15):3151–3164
60. Haagen JFG, Smid GE, Knipscheer JW, Kleber RJ (2015) The efficacy of recommended treatments for veterans with PTSD: a metaregression analysis. Clin Psychol Rev 40:184–194
61. Lambert JE, Alhassoon OM (2015) Trauma-focused therapy for refugees: meta-analytic findings. J Couns Psychol 62(1):28–37
62. Lee DJ, Schnitzlein CW, Wolf JP, Vythilingam M, Rasmusson AM, Hoge CW (2016) Psychotherapy versus pharmacotherapy for posttraumatic stress disorder: systemic review and meta-analyses to determine first-line treatments: research article: comparison of PTSD guidelines. Depress Anxiety 33(9):792–806
63. Watts BV, Schnurr PP, Mayo L, Young-Xu Y, Weeks WB, Friedman MJ (2013) Meta-analysis of the efficacy of treatments for posttraumatic stress disorder. J Clin Psychiatry 74(06):e541–e550
64. Cloitre M, Stovall-McClough KC, Nooner K, Zorbas P, Cherry S, Jackson CL et al (2010) Treatment for PTSD related to childhood abuse: a randomized controlled trial. Am J Psychiatry 167(8):915–924
65. Markowitz JC, Petkova E, Neria Y, Van Meter PE, Zhao Y, Hembree E et al (2015) Is exposure necessary? A randomized clinical trial of interpersonal psychotherapy for PTSD. Am J Psychiatry 172(5):430–440
66. Schottenbauer MA, Glass CR, Arnkoff DB, Tendick V, Gray SH (2008) Nonresponse and dropout rates in outcome studies on PTSD: review and methodological considerations. Psychiatry Interpers Biol Process 71(2):134–168
67. Brom D, Kleber RJ, Defares PB (1989) Brief psychotherapy for posttraumatic stress disorders. J Consult Clin Psychol 57(5):607–612
68. Christensen C, Barabasz A, Barabasz M (2013) Efficacy of abreactive ego state therapy for PTSD: trauma resolution, depression, and anxiety. Int J Clin Exp Hypn 61(1):20–37
69. American Psychiatric Association (1980) Diagnostic and statistical manual of mental disorders; DSM-III. American Psychiatric Association, Washington, D.C.
70. Abdallah CG, Southwick SM, Krystal JH (2017) Neurobiology of posttraumatic stress disorder (PTSD): a path from novel pathophysiology to innovative therapeutics. Neurosci Lett 649:130–132
71. Davidson JR (1997) Biological therapies for posttraumatic stress disorder: an overview. J Clin Psychiatry 58(Suppl 9):29–32
72. Friedman M (1988) Toward rational pharmacotherapy for posttraumatic stress disorder: an interim report. Am J Psychiatry 145(3):281–285
73. Pearlstein T (2000) Antidepressant treatment of posttraumatic stress disorder. J Clin Psychiatry 61(Suppl 7):40–43
74. Detweiler MB, Pagadala B, Candelario J, Boyle JS, Detweiler JG, Lutgens BW. Treatment of post-traumatic stress disorder nightmares at a veterans affairs medical center. J Clin Med. 2016;5(12):117
75. Kessler RC, Aguilar-Gaxiola S, Alonso J, Benjet C, Bromet EJ, Cardoso G et al (2017) Trauma and PTSD in the WHO World Mental Health Surveys. Eur J Psychotraumatol 8(Suppl 5):1353383
76. Bremner J, Randall P, Scott T, Bronen R, Seibyl J, Southwick S (1995) MRI-based measurement of hippocampal volume in patients with combat- related posttraumatic stress disorder. Am J Psychiatry 152(7):973–981

77. Bernardy NC, Friedman MJ (2015) Psychopharmacological strategies in the management of Posttraumatic Stress Disorder (PTSD): what have we learned? Curr Psychiatry Rep [Internet] 17(4). http://link.springer.com/10.1007/s11920-015-0564-2 (Zugegriffen am 03.02.2019)

78. Bernardy NC, Friedman MJ (2017) Pharmacological management of posttraumatic stress disorder. Curr Opin Psychol 14:116–121

79. Gu W, Wang C, Li Z, Wang Z, Zhang X (2016) Pharmacotherapies for posttraumatic stress disorder: a meta-analysis. J Nerv Ment Dis 204(5):331–338

80. Hoskins M, Pearce J, Bethell A, Dankova L, Barbui C, Tol WA et al (2015) Pharmacotherapy for post-traumatic stress disorder: systematic review and meta-analysis. Br J Psychiatry 206(02):93–100

81. Cipriani A, Williams T, Nikolakopoulou A, Salanti G, Chaimani A, Ipser J et al (2018) Comparative efficacy and acceptability of pharmacological treatments for post-traumatic stress disorder in adults: a network meta-analysis. Psychol Med 48(12):1975–1984

82. Hetrick SE, Purcell R, Garner B, Parslow R (2010) Combined pharmacotherapy and psychological therapies for post traumatic stress disorder (PTSD). Cochrane Common Mental Disorders Group (Hrsg). Cochrane Database Syst Rev [Internet]. http://doi.wiley.com/10.1002/14651858.CD007316.pub2 (Zugegriffen am 03.02.2019)

83. Singh B, Hughes AJ, Mehta G, Erwin PJ, Parsaik AK (2016) Efficacy of prazosin in posttraumatic stress disorder: a systematic review and meta-analysis. Prim Care Companion CNS Disord [Internet]. http://www.psychiatrist.com/PCC/article/Pages/2016/v18n04/16r01943.aspx (Zugegriffen am 03.02.2019)

84. Raskind MA, Peskind ER, Chow B, Harris C, Davis-Karim A, Holmes HA et al (2018) Trial of prazosin for post-traumatic stress disorder in military veterans. N Engl J Med 378(6):507–517

85. Stein DJ, Cloitre M, Nemeroff CB, Nutt DJ, Seedat S, Shalev AY et al (2009) Cape town consensus on posttraumatic stress disorder. CNS Spectr 14(1 Suppl 1):52–58

86. Koek RJ, Luong TN (2019) Theranostic pharmacology in PTSD: neurobiology and timing. Prog Neuro-Psychopharmacol Biol Psychiatry 90:245–263

87. Schoretsanitis G, Paulzen M, Unterecker S, Schwarz M, Conca A, Zernig G et al (2018) TDM in psychiatry and neurology: a comprehensive summary of the consensus guidelines for therapeutic drug monitoring in neuropsychopharmacology, update 2017; a tool for clinicians. World J Biol Psychiatry 19(3):162–174

88. Guina J, Rossetter SR, DeRhodes BJ, Nahhas RW, Welton RS (2015) Benzodiazepines for PTSD: a systematic review and meta-analysis. J Psychiatr Pract 21(4):281–303

89. Franco S, Hoertel N, McMahon K, Wang S, Rodríguez-Fernández JM, Peyre H et al (2016) Generalizability of pharmacologic and psychotherapy clinical trial results for posttraumatic stress disorder to community samples. J Clin Psychiatry 77(08):e975–e981

90. Tol WA, Barbui C, van Ommeren M (2013) Management of acute stress, PTSD, and bereavement: WHO recommendations. JAMA 310(5):477

91. Shiner B, Westgate CL, Gui J, Maguen S, Young-Xu Y, Schnurr PP et al (2018) A retrospective comparative effectiveness study of medications for posttraumatic stress disorder in routine practice. J Clin Psychiatry [Internet] 79(5). https://www.psychiatrist.com/JCP/article/Pages/2018/v79/18m12145.aspx (Zugegriffen am 03.02.2019)

92. Kirsch A, Equit M, Michael T (2018) Adjuvante Verfahren. In: Schellong J, Weidner K (Hrsg). Praxisbuch Psychotraumatologie. Thieme, Stuttgart

93. Powers MB, Medina JL, Burns S, Kauffman BY, Monfils M, Asmundson GJG et al (2015) Exercise augmentation of exposure therapy for PTSD: rationale and pilot efficacy data. Cogn Behav Ther 44(4):314–327

94. Schäfer SK, Ihmig FR, Lara HKA, Neurohr F, Kiefer S, Staginnus M et al (2018) Effects of heart rate variability biofeedback during exposure to fear-provoking stimuli within spider-fearful individuals: study protocol for a randomized controlled trial. Trials [Internet] 19(1). https://trialsjournal.biomedcentral.com/articles/10.1186/s13063-018-2554-2 (Zugegriffen am 05.02.2019)

95. de Quervain D, Schwabe L, Roozendaal B (2017) Stress, glucocorticoids and memory: implications for treating fear-related disorders. Nat Rev Neurosci 18(1):7–19

96. de Quervain DJ-F, Bentz D, Michael T, Bolt OC, Wiederhold BK, Margraf J et al (2011) Glucocorticoids enhance extinction-based psychotherapy. Proc Natl Acad Sci 108(16):6621–6625

97. Lass-Hennemann J, Michael T (2014) Endogenous cortisol levels influence exposure therapy in spider phobia. Behav Res Ther 60:39–45

98. de Kleine RA, Hendriks G-J, Kusters WJC, Broekman TG, van Minnen A (2012) A randomized placebo-controlled trial of D-cycloserine to enhance exposure therapy for posttraumatic stress disorder. Biol Psychiatry 71(11):962–968

99. Glynn SM, Eth S, Randolph ET, Foy DW, Urbaitis M, Boxer L et al (1999) A test of behavioral family therapy to augment exposure for combat-related posttraumatic stress disorder. J Consult Clin Psychol 67(2):243–251

100. Galovski TE, Harik JM, Blain LM, Elwood L, Gloth C, Fletcher TD (2016) Augmenting cognitive processing therapy to improve sleep impairment in PTSD: a randomized controlled trial. J Consult Clin Psychol 84(2):167–177

101. Campbell M, Decker KP, Kruk K, Deaver SP (2016) Art therapy and cognitive processing therapy for combat-related PTSD: a randomized controlled trial. Art Ther 33(4):169–177

102. Zoellner LA, Telch M, Foa EB, Farach FJ, McLean CP, Gallop R et al (2017) Enhancing extinction learning in posttraumatic stress disorder with brief daily imaginal exposure and methylene blue: a randomized controlled trial. J Clin Psychiatry 78(7):e782–e789

103. Flanagan JC, Sippel LM, Wahlquist A, Moran-Santa Maria MM, Back SE (2018) Augmenting prolonged exposure therapy for PTSD with intranasal oxytocin: a randomized, placebo-controlled pilot trial. J Psychiatr Res 98:64–69

104. Tuerk PW, Wangelin BC, Powers MB, Smits JAJ, Acierno R, Myers US et al (2018) Augmenting treatment efficiency in exposure therapy for PTSD: a randomized double-blind placebo-controlled trial of yohimbine HCl. Cogn Behav Ther 47(5):351–371

105. Rosaura Polak A, Witteveen AB, Denys D, Olff M (2015) Breathing biofeedback as an adjunct to exposure in cognitive behavioral therapy Hastens the reduction of PTSD symptoms: a pilot study. Appl Psychophysiol Biofeedback 40(1):25–31

106. Yehuda R, Bierer LM, Pratchett LC, Lehrner A, Koch EC, Van Manen JA et al (2015) Cortisol augmentation of a psychological treatment for warfighters with posttraumatic stress disorder: Randomized trial showing improved treatment retention and outcome. Psychoneuroendocrinology 51:589–597

107. Difede J, Cukor J, Wyka K, Olden M, Hoffman H, Lee FS et al (2014) D-cycloserine augmentation of exposure therapy for post-traumatic stress disorder: a pilot randomized clinical trial. Neuropsychopharmacology 39(5):1052–1058

108. Litz BT, Salters-Pedneault K, Steenkamp MM, Hermos JA, Bryant RA, Otto MW et al (2012) A randomized placebo-controlled trial of d-cycloserine and exposure therapy for posttraumatic stress disorder. J Psychiatr Res 46(9):1184–1190

109. Rothbaum BO, Price M, Jovanovic T, Norrholm SD, Gerardi M, Dunlop B et al (2014) A randomized, double-blind evaluation of D-cycloserine or alprazolam combined with virtual reality exposure therapy for posttraumatic stress disorder in Iraq and Afghanistan war veterans. Am J Psychiatry 171(6):640–648

110. Maercker A, Brewin CR, Bryant RA, Cloitre M, van Ommeren M, Jones LM et al (2013) Diagnosis and classification of disorders specifically associated with stress: proposals for ICD-11. World Psychiatry 12(3):198–206

111. Herman JL (1992) Complex PTSD: a syndrome in survivors of prolonged and repeated trauma. J Trauma Stress 5(3):377–391

112. van der Kolk BA, Roth S, Pelcovitz D, Sunday S, Spinazzola J (2005) Disorders of extreme stress: the empirical foundation of a complex adaptation to trauma. J Trauma Stress 18(5):389–399

113. World Health Organization ICD-10: mental and behavioural disorders (F00-F99) [Internet]. http://apps.who.int/classifications/apps/icd/icd10online2003/fr-icd.htm?gf60.htm (Zugegriffen am 06.10.2019)

114. American Psychiatric Association (1998) Diagnostic and statistical manual of mental disorders: DSM-IV ; includes ICD-9-CM codes effective 1. Oct. 96, 4. Aufl. 7. print. American Psychiatric Association, Washington, DC, S 886

115. American Psychiatric Association (2013) American Psychiatric Association, Herausgeber. Diagnostic and statistical manual of mental disorders: DSM-5, 5. Aufl. American Psychiatric Association, Washington, DC, S 947

116. ICD-11 – Mortality and Morbidity Statistics [Internet]. https://icd.who.int/browse11/l-m/en (Zugegriffen am 03.02.2019)

117. Maercker A, Hecker T, Augsburger M, Kliem S (2018) ICD-11 prevalence rates of posttraumatic stress disorder and complex posttraumatic stress disorder in a German nationwide sample. J Nerv Ment Dis 206(4):270–276

118. Cloitre M, Garvert DW, Brewin CR, Bryant RA, Maercker A (2013) Evidence for proposed ICD-11 PTSD and complex PTSD: a latent profile analysis. Eur J Psychotraumatol 4(1):20706

119. Knefel M, Lueger-Schuster B (2013) An evaluation of ICD-11 PTSD and complex PTSD criteria in a sample of adult survivors of childhood institutional abuse. Eur J Psychotraumatol 4; doi: 10.3402/ejpt.v4i0.22608 (Zugegriffen am 06.10.2019)

120. de Jong JTVM, Komproe IH, Spinazzola J, van der Kolk BA, Van Ommeren MH (2005) DESNOS in three postconflict settings: assessing cross-cultural construct equivalence. J Trauma Stress 18(1):13–21

121. Elklit A, Hyland P, Shevlin M (2014) Evidence of symptom profiles consistent with posttraumatic stress disorder and complex posttraumatic stress disorder in different trauma samples. Eur J Psychotraumatol 5; doi: 10.3402/ejpt.v5.24221 (Zugegriffen am 06.10.2019)

122. Perkonigg A, Höfler M, Cloitre M, Wittchen H-U, Trautmann S, Maercker A (2016) Evidence for two different ICD-11 posttraumatic stress disorders in a community sample of adolescents and young adults. Eur Arch Psychiatry Clin Neurosci 266(4):317–328

123. Karatzias T, Shevlin M, Fyvie C, Hyland P, Efthymiadou E, Wilson D et al (2017) Evidence of distinct profiles of Posttraumatic Stress Disorder (PTSD) and Complex Posttraumatic Stress Disorder (CPTSD) based on the new ICD-11 Trauma Questionnaire (ICD-TQ). J Affect Disord 207:181–187

124. Hyland P, Shevlin M, Elklit A, Murphy J, Vallières F, Garvert DW et al (2017) An assessment of the construct validity of the ICD-11 proposal for complex posttraumatic stress disorder. Psychol Trauma Theory Res Pract Policy 9(1):1–9

125. Shevlin M, Hyland P, Karatzias T, Fyvie C, Roberts N, Bisson JI et al (2017) Alternative models of disorders of traumatic stress based on the new ICD-11 proposals. Acta Psychiatr Scand 135(5):419–428

126. Cloitre M, Garvert DW, Weiss B, Carlson EB, Bryant RA (2014) Distinguishing PTSD, complex PTSD, and borderline personality disorder: a latent class analysis. Eur J Psychotraumatol 5(1):25097

127. Wolf EJ, Lunney CA, Schnurr PP (2016) The influence of the dissociative subtype of posttraumatic stress disorder on treatment efficacy in female veterans and active duty service members. J Consult Clin Psychol 84(1):95–100

128. Brewin CR, Cloitre M, Hyland P, Shevlin M, Maercker A, Bryant RA et al (2017) A review of current evidence regarding the ICD-11 proposals for diagnosing PTSD and complex PTSD. Clin Psychol Rev 58:1–15

129. Sack M, Sachsse U, Overkamp B, Dulz B (2013) Traumafolgestörungen bei Patienten mit Borderline-Persönlichkeitsstörung: Ergebnisse einer Multicenterstudie. Nervenarzt 84(5):608–614

130. Beidel DC, Frueh BC, Uhde TW, Wong N, Mentrikoski JM (2011) Multicomponent behavioral treatment for chronic combat-related posttraumatic stress disorder: a randomized controlled trial. J Anxiety Disord 25(2):224–231

131. Bradley RG, Follingstad DR (2003) Group therapy for incarcerated women who experienced interpersonal violence: a pilot study. J Trauma Stress 16(4):337–340
132. Church D, Hawk C, Brooks AJ, Toukolehto O, Wren M, Dinter I et al (2013) Psychological trauma symptom improvement in veterans using emotional freedom techniques: a randomized controlled trial. J Nerv Ment Dis 201(2):153–160
133. Clarke SB, Rizvi SL, Resick PA (2008) Borderline personality characteristics and treatment outcome in cognitive-behavioral treatments for PTSD in female rape victims. Behav Ther 39(1):72–78
134. Connolly S, Sakai C (2011) Brief trauma intervention with Rwandan genocide-survivors using thought field therapy. Int J Emerg Ment Health 13(3):161–172
135. Crespo M, Arinero M (2010) Assessment of the efficacy of a psychological treatment for women victims of violence by their intimate male partner. Span J Psychol 13(2):849–863
136. Kip KE, Rosenzweig L, Hernandez DF, Shuman A, Sullivan KL, Long CJ et al (2013) Randomized controlled trial of Accelerated Resolution Therapy (ART) for symptoms of combat-related Post-Traumatic Stress Disorder (PTSD). Mil Med 178(12):1298–1309
137. McDonagh A, Friedman M, McHugo G, Ford J, Sengupta A, Mueser K et al (2005) Randomized trial of cognitive-behavioral therapy for chronic posttraumatic stress disorder in adult female survivors of childhood sexual abuse. J Consult Clin Psychol 73(3):515–524
138. Monson CM, Schnurr PP, Resick PA, Friedman MJ, Young-Xu Y, Stevens SP (2006) Cognitive processing therapy for veterans with military-related posttraumatic stress disorder. J Consult Clin Psychol 74(5):898–907
139. Paivio SC, Jarry JL, Chagigiorgis H, Hall I, Ralston M (2010) Efficacy of two versions of emotion-focused therapy for resolving child abuse trauma. Psychother Res 20(3):353–366
140. Price C (2005) Body-oriented therapy in recovery from child sexual abuse: an efficacy study. Altern Ther Health Med 11(5):46–57
141. Resick PA, Galovski TE, Uhlmansiek MO, Scher CD, Clum GA, Young-Xu Y (2008) A randomized clinical trial to dismantle components of cognitive processing therapy for post-traumatic stress disorder in female victims of interpersonal violence. J Consult Clin Psychol 76(2):243–258
142. Creamer M, Burgess P, McFarlane AC (2001) Post-traumatic stress disorder: findings from the Australian National Survey of Mental Health and Well-being. Psychol Med 31(7):1237–1247
143. Perkonigg A, Kessler RC, Storz S, Wittchen HU (2000) Traumatic events and post-traumatic stress disorder in the community: prevalence, risk factors and comorbidity. Acta Psychiatr Scand 101(1):46–59
144. Kessler RC, Sonnega A, Bromet E, Hughes M, Nelson CB (1995) Posttraumatic stress disorder in the National Comorbidity Survey. Arch Gen Psychiatry 52(12):1048–1060
145. Australian Bureau of Statistics (2008) National Survey of Mental Health and Wellbeing: summary of results [Internet]. http://www.abs.gov.au/ausstats/abs@.nsf/mf/4326.0 (Zugegriffen am 17.02.2019)
146. Pagura J, Stein MB, Bolton JM, Cox BJ, Grant B, Sareen J (2010) Comorbidity of borderline personality disorder and posttraumatic stress disorder in the U.S. population. J Psychiatr Res 44(16):1190–1198
147. Mills K (2006) Trauma, PTSD, and substance use disorders: findings from the Australian National Survey of Mental Health and Well-Being. Am J Psychiatry 163(4):652–658
148. Frías Á, Palma C (2015) Comorbidity between post-traumatic stress disorder and borderline personality disorder: a review. Psychopathology 48(1):1–10
149. Kostaras P, Bergiannaki J-D, Psarros C, Ploumbidis D, Papageorgiou C (2017) Posttraumatic stress disorder in outpatients with depression: still a missed diagnosis. J Trauma Dissociation 18(2):233–247
150. Grabe HJ, Meyer C, Hapke U, Rumpf HJ, Freyberger HJ, Dilling H et al (2001) Lifetime-comorbidity of obsessive-compulsive disorder and subclinical obsessive-compulsive disorder in Northern Germany. Eur Arch Psychiatry Clin Neurosci 251(3):130–135
151. Schäfer I, Eiroa-Orosa FJ, Schroeder K, Harfst T, Aderhold V (2015) Posttraumatische Störungen bei Patienten mit Erkrankungen aus dem schizophrenen Formenkreis. Nervenarzt 86(7):818–825

152. Assion H-J, Brune N, Schmidt N, Aubel T, Edel M-A, Basilowski M et al (2009) Trauma exposure and post-traumatic stress disorder in bipolar disorder. Soc Psychiatry Psychiatr Epidemiol 44(12):1041–1049
153. Spencer AE, Faraone SV, Bogucki OE, Pope AL, Uchida M, Milad MR et al (2016) Examining the association between posttraumatic stress disorder and attention-deficit/hyperactivity disorder: a systematic review and meta-analysis. J Clin Psychiatry 77(01):72–83
154. Moeller-Bertram T, Keltner J, Strigo IA (2012) Pain and post traumatic stress disorder – Review of clinical and experimental evidence. Neuropharmacology 62(2):586–597
155. Scioli-Salter ER, Forman DE, Otis JD, Gregor K, Valovski I, Rasmusson AM (2015) The shared neuroanatomy and neurobiology of comorbid chronic pain and PTSD: therapeutic implications. Clin J Pain 31(4):363–374
156. Bryant RA, Ekasawin S, Chakrabhand S, Suwanmitri S, Duangchun O, Chantaluckwong T (2011) A randomized controlled effectiveness trial of cognitive behavior therapy for post-traumatic stress disorder in terrorist-affected people in Thailand. World Psychiatry 10(3):205–209
157. Lockwood E, Forbes D (2014) Posttraumatic stress disorder and comorbidity: untangling the Gordian Knot. Psychol Inj Law 7(2):108–121
158. Koenen KC, Moffitt TE, Caspi A, Gregory A, Harrington H, Poulton R (2008) The developmental mental-disorder histories of adults with posttraumatic stress disorder: a prospective longitudinal birth cohort study. J Abnorm Psychol 117(2):460–466
159. Stander VA, Thomsen CJ, Highfill-McRoy RM (2014) Etiology of depression comorbidity in combat-related PTSD: a review of the literature. Clin Psychol Rev 34(2):87–98
160. Breslau N, Davis GC, Schultz LR (2003) Posttraumatic stress disorder and the incidence of nicotine, alcohol, and other drug disorders in persons who have experienced trauma. Arch Gen Psychiatry 60(3):289–294
161. Kaysen D, Atkins DC, Simpson TL, Stappenbeck CA, Blayney JA, Lee CM et al (2014) Proximal relationships between PTSD symptoms and drinking among female college students: results from a daily monitoring study. Psychol Addict Behav 28(1):62–73
162. Sheerin C, Berenz EC, Knudsen GP, Reichborn-Kjennerud T, Kendler KS, Aggen SH et al (2016) A population-based study of help seeking and self-medication among trauma-exposed individuals. Psychol Addict Behav 30(7):771–777
163. Swendsen J, Conway KP, Degenhardt L, Glantz M, Jin R, Merikangas KR et al (2010) Mental disorders as risk factors for substance use, abuse and dependence: results from the 10-year follow-up of the National Comorbidity Survey: mental disorders as risk factors for substance use. Addiction 105(6):1117–1128
164. Flory JD, Yehuda R (2015) Comorbidity between post-traumatic stress disorder and major depressive disorder: alternative explanations and treatment considerations. Dialogues Clin Neurosci 17(2):141–150
165. O'Donnell ML, Creamer M, Pattison P (2004) Posttraumatic stress disorder and depression following trauma: understanding comorbidity. Am J Psychiatry 161(8):1390–1396
166. Grubaugh AL, Zinzow HM, Paul L, Egede LE, Frueh BC (2011) Trauma exposure and post-traumatic stress disorder in adults with severe mental illness: a critical review. Clin Psychol Rev 31(6):883–899
167. Stein NR, Dickstein BD, Schuster J, Litz BT, Resick PA (2012) Trajectories of response to treatment for posttraumatic stress disorder. Behav Ther 43(4):790–800
168. van Minnen A, Arntz A, Keijsers GPJ (2002) Prolonged exposure in patients with chronic PTSD: predictors of treatment outcome and dropout. Behav Res Ther 40(4):439–457
169. Tarrier N, Sommerfield C, Pilgrim H, Faragher B (2000) Factors associated with outcome of cognitive-behavioural treatment of chronic post-traumatic stress disorder. Behav Res Ther 38(2):191–202
170. Steindl SR, Young RM, Creamer M, Crompton D (2003) Hazardous alcohol use and treatment outcome in male combat veterans with posttraumatic stress disorder. J Trauma Stress 16(1):27–34

171. Feeny NC, Zoellner LA, Foa EB (2002) Treatment outcome for chronic PTSD among female assault victims with borderline personality characteristics: a preliminary examination. J Personal Disord 16(1):30–40

172. van Dam D, Ehring T, Vedel E, Emmelkamp PM (2013) Trauma-focused treatment for posttraumatic stress disorder combined with CBT for severe substance use disorder: a randomized controlled trial. BMC Psychiatry [Internet] 13(1). http://bmcpsychiatry.biomedcentral.com/articles/10.1186/1471-244X-13-172 (Zugegriffen am 03.02.2019)

173. Fontana A, Rosenheck R, Desai R (2012) Comparison of treatment outcomes for veterans with posttraumatic stress disorder with and without comorbid substance use/dependence. J Psychiatr Res 46(8):1008–1014

174. Olatunji BO, Cisler JM, Tolin DF (2010) A meta-analysis of the influence of comorbidity on treatment outcome in the anxiety disorders. Clin Psychol Rev 30(6):642–654

175. Cerimele JM, Bauer AM, Fortney JC, Bauer MS (2017) Patients with co-occurring bipolar disorder and posttraumatic stress disorder: a rapid review of the literature. J Clin Psychiatry 78(5):e506–e514

176. Harned MS, Rizvi SL, Linehan MM (2010) Impact of co-occurring posttraumatic stress disorder on suicidal women with borderline personality disorder. Am J Psychiatry 167(10):1210–1217

177. Holtzheimer PE, Russo J, Zatzick D, Bundy C, Roy-Byrne PP (2005) The impact of comorbid posttraumatic stress disorder on short-term clinical outcome in hospitalized patients with depression. Am J Psychiatry 162(5):970–976

178. Seow LSE, Ong C, Mahesh MV, Sagayadevan V, Shafie S, Chong SA et al (2016) A systematic review on comorbid post-traumatic stress disorder in schizophrenia. Schizophr Res 176(2–3):441–451

179. Krysinska K, Lester D (2010) Post-traumatic stress disorder and suicide risk: a systematic review. Arch Suicide Res 14(1):1–23

180. Tarrier N, Gregg L (2004) Suicide risk in civilian PTSD patients: predictors of suicidal ideation, planning and attempts. Soc Psychiatry Psychiatr Epidemiol [Internet] 39(8). Verfügbar unter: http://link.springer.com/10.1007/s00127-004-0799-4 (Zugegriffen am 03.02.2019)

181. Rojas SM, Bujarski S, Babson KA, Dutton CE, Feldner MT (2014) Understanding PTSD comorbidity and suicidal behavior: associations among histories of alcohol dependence, major depressive disorder, and suicidal ideation and attempts. J Anxiety Disord 28(3):318–325

182. Gros DF, Price M, Strachan M, Yuen EK, Milanak ME, Acierno R (2012) Behavioral activation and therapeutic exposure: an investigation of relative symptom changes in PTSD and depression during the course of integrated behavioral activation, situational exposure, and imaginal exposure techniques. Behav Modif 36(4):580–599

183. Nixon RDV, Nearmy DM (2011) Treatment of comorbid posttraumatic stress disorder and major depressive disorder: a pilot study. J Trauma Stress 24(4):451–455

184. Cloitre M, Courtois C, Ford J, Green B, Alexander P, Briere J. (2012) The ISTSS expert consensus treatment guidelines for complex PTSD in adults [Internet]. https://www.istss.org/ISTSS_Main/media/Documents/ISTSS-Expert-Concesnsus-Guidelines-for-Complex-PTSD-Updated-060315.pdf (Zugegriffen am 04.10.2019)

185. Hagenaars MA, van Minnen A, Hoogduin KAL (2010) The impact of dissociation and depression on the efficacy of prolonged exposure treatment for PTSD. Behav Res Ther 48(1):19–27

186. International Society for the Study of Trauma and Dissociation (2011) Guidelines for treating dissociative identity disorder in adults, third revision. J Trauma Dissociation 12(2):115–187

187. van Minnen A, Harned MS, Zoellner L, Mills K (2012) Examining potential contraindications for prolonged exposure therapy for PTSD. Eur J Psychotraumatol 3(1):18805

188. Bradley R, Greene J, Russ E, Dutra L, Westen D (2005) A multidimensional meta-analysis of psychotherapy for PTSD. Am J Psychiatry 162(2):214–227

189. Ronconi JM, Shiner B, Watts BV (2014) Inclusion and exclusion criteria in randomized controlled trials of psychotherapy for PTSD. J Psychiatr Pract 20(1):25–37

190. van den Berg DPG, de Bont PAJM, van der Vleugel BM, de Roos C, de Jongh A, Van Minnen A et al (2015) Prolonged exposure vs eye movement desensitization and reprocessing vs

waiting list for posttraumatic stress disorder in patients with a psychotic disorder: a randomized clinical trial. JAMA Psychiatry 72(3):259

191. Killeen T, Hien D, Campbell A, Brown C, Hansen C, Jiang H et al (2008) Adverse events in an integrated trauma-focused intervention for women in community substance abuse treatment. J Subst Abus Treat 35(3):304–311

192. Roberts NP, Roberts PA, Jones N, Bisson JI (2016) Psychological therapies for post-traumatic stress disorder and comorbid substance use disorder. Cochrane Common Mental Disorders Group (Hrsg). Cochrane Database Syst Rev [Internet]. http://doi.wiley.com/10.1002/14651858.CD010204.pub2 (Zugegriffen am 08.02.2019)

193. Sin J, Spain D, Furuta M, Murrells T, Norman I (2017) Psychological interventions for post-traumatic stress disorder (PTSD) in people with severe mental illness. Cochrane Schizophrenia Group, Herausgeber. Cochrane Database Syst Rev [Internet]. http://doi.wiley.com/10.1002/14651858.CD011464.pub2 (Zugegriffen am 08.02.2019)

194. Simpson TL, Lehavot K, Petrakis IL (2017) No wrong doors: findings from a critical review of behavioral randomized clinical trials for individuals with co-occurring alcohol/drug problems and posttraumatic stress disorder. Alcohol Clin Exp Res 41(4):681–702

195. Foa EB, Yusko DA, McLean CP, Suvak MK, Bux DA, Oslin D et al (2013) Concurrent naltrexone and prolonged exposure therapy for patients with comorbid alcohol dependence and PTSD: a randomized clinical trial. JAMA 310(5):488–495

196. Sannibale C, Teesson M, Creamer M, Sitharthan T, Bryant RA, Sutherland K et al (2013) Randomized controlled trial of cognitive behaviour therapy for comorbid post-traumatic stress disorder and alcohol use disorders. Addiction 108(8):1397–1410

197. Cash Ghee A, Bolling LC, Johnson CS (2009) The efficacy of a condensed seeking safety intervention for women in residential chemical dependence treatment at 30 days posttreatment. J Child Sex Abuse 18(5):475–488

198. Coffey SF, Schumacher JA, Nosen E, Littlefield AK, Henslee AM, Lappen A et al (2016) Trauma-focused exposure therapy for chronic posttraumatic stress disorder in alcohol and drug dependent patients: a randomized controlled trial. Psychol Addict Behav 30(7):778–790

199. Hien DA, Cohen LR, Miele GM, Litt LC, Capstick C (2004) Promising treatments for women with comorbid PTSD and substance use disorders. Am J Psychiatry 161(8):1426–1432

200. Hien DA, Levin FR, Ruglass LM, López-Castro T, Papini S, Hu M-C et al (2015) Combining seeking safety with sertraline for PTSD and alcohol use disorders: a randomized controlled trial. J Consult Clin Psychol 83(2):359–369

201. McGovern MP, Lambert-Harris C, Xie H, Meier A, McLeman B, Saunders E (2015) A randomized controlled trial of treatments for co-occurring substance use disorders and post-traumatic stress disorder: substance use disorders and PTSD. Addiction 110(7):1194–1204

202. Mills KL, Teesson M, Back SE, Brady KT, Baker AL, Hopwood S, et al (2012) Integrated exposure-based therapy for co-occurring posttraumatic stress disorder and substance dependence: a randomized controlled trial. JAMA [Internet] 308(7). http://jama.jamanetwork.com/article.aspx?doi=10.1001/jama.2012.9071(Zugegriffen am 03.02.2019)

203. Stappenbeck CA, Luterek JA, Kaysen D, Rosenthal CF, Gurrad B, Simpson TL (2015) A controlled examination of two coping skills for daily alcohol use and PTSD symptom severity among dually diagnosed individuals. Behav Res Ther 66:8–17

204. Zlotnick C, Johnson J, Najavits LM (2009) Randomized controlled pilot study of cognitive-behavioral therapy in a sample of incarcerated women with substance use disorder and PTSD. Behav Ther 40(4):325–336

205. Back SE, Brady KT, Sonne SC, Verduin ML (2006) Symptom improvement in co-occurring PTSD and alcohol dependence. J Nerv Ment Dis 194(9):690–696

206. Hien DA, Wells EA, Jiang H, Suarez-Morales L, Campbell AN, Cohen LR et al (2009) Multisite randomized trial of behavioral interventions for women with co-occurring PTSD and substance use disorders. J Consult Clin Psychol 77(4):607–619

207. McGovern MP, Lambert-Harris C, Alterman AI, Xie HY, Meier A (2011) A randomized controlled trial comparing integrated cognitive behavioral therapy versus individual addiction counseling for co-occurring substance use and posttraumatic stress disorders. J Dual Diagn 7(4):207–227

208. van den Berg DPG, van der Vleugel BM, de Bont PAJM, Thijssen G, de Roos C, de Kleine R et al (2016) Exposing therapists to trauma-focused treatment in psychosis: effects on credibility, expected burden, and harm expectancies. Eur J Psychotraumatol 7(1):31712
209. Steel C, Hardy A, Smith B, Wykes T, Rose S, Enright S et al (2017) Cognitive–behaviour therapy for post-traumatic stress in schizophrenia. a randomized controlled trial. Psychol Med 47(01):43–51
210. Dunn NJ, Rehm LP, Schillaci J, Souchek J, Mehta P, Ashton CM et al (2007) A randomized trial of self-management and psychoeducational group therapies for comorbid chronic posttraumatic stress disorder and depressive disorder. J Trauma Stress 20(3):221–237
211. Mueser KT, Gottlieb JD, Xie H, Lu W, Yanos PT, Rosenberg SD et al (2015) Evaluation of cognitive restructuring for post-traumatic stress disorder in people with severe mental illness. Br J Psychiatry 206(06):501–508
212. Mueser KT, Rosenberg SD, Xie H, Jankowski MK, Bolton EE, Lu W et al (2008) A randomized controlled trial of cognitive-behavioral treatment for posttraumatic stress disorder in severe mental illness. J Consult Clin Psychol 76(2):259–271
213. van den Berg D, de Bont PAJM, van der Vleugel BM, de Roos C, de Jongh A, van Minnen A et al (2018) Long-term outcomes of trauma-focused treatment in psychosis. Br J Psychiatry 212(03):180–182
214. de Bont PAJM, van den Berg DPG, van der Vleugel BM, de Roos C, de Jongh A, van der Gaag M et al (2016) Prolonged exposure and EMDR for PTSD v. a PTSD waiting-list condition: effects on symptoms of psychosis, depression and social functioning in patients with chronic psychotic disorders. Psychol Med 46(11):2411–2421
215. van den Berg DPG, de Bont PAJM, van der Vleugel BM, de Roos C, de Jongh A, van Minnen A et al (2016) Trauma-focused treatment in PTSD patients with psychosis: symptom exacerbation, adverse events, and revictimization. Schizophr Bull 42(3):693–702
216. Schäfer I, Najavits LM (2007) Clinical challenges in the treatment of patients with posttraumatic stress disorder and substance abuse. Curr Opin Psychiatry 20 (6):614–618
217. van Dam D, Vedel E, Ehring T, Emmelkamp PMG (2012) Psychological treatments for concurrent posttraumatic stress disorder and substance use disorder: A systematic review. Clin Psychol Rev 32 (3):202–214
218. Coffey SF, Stasiewicz PR, Hughes PM, Brimo ML (2006) Trauma-focused imaginal exposure for individuals with comorbid posttraumatic stress disorder and alcohol dependence: Revealing mechanisms of alcohol craving in a cue reactivity paradigm. Psychol Addict Behav 20 (4):425–435
219. Wolff N, Huening J, Shi J, Frueh BC, Hoover DR, McHugo G (2015) Implementation and effectiveness of integrated trauma and addiction treatment for incarcerated men. J Anxiety Disord 30:66–80
220. Copeland WE, Keeler G, Angold A, Costello EJ (2007) Traumatic events and posttraumatic stress in childhood. Arch Gen Psychiatry 64(5):577
221. Landolt MA, Schnyder U, Maier T, Schoenbucher V, Mohler-Kuo M (2013) Trauma exposure and posttraumatic stress disorder in adolescents: a National Survey in Switzerland: trauma exposure and PTSD in swiss adolescents. J Trauma Stress 26(2):209–216
222. McLaughlin KA, Koenen KC, Hill ED, Petukhova M, Sampson NA, Zaslavsky AM et al (2013) Trauma exposure and posttraumatic stress disorder in a national sample of adolescents. J Am Acad Child Adolesc Psychiatry 52(8):815–830.e14
223. Alisic E, Zalta AK, van Wesel F, Larsen SE, Hafstad GS, Hassanpour K et al (2014) Rates of post-traumatic stress disorder in trauma-exposed children and adolescents: meta-analysis. Br J Psychiatry 204(05):335–340
224. Saß H, Houben I, American Psychiatric Association (Hrsg) (2001) Diagnostisches und statistisches Manual psychischer Störungen: DSM-IV; übersetzt nach der vierten Auflage des diagnostic and statistical manual of mental disorders der American Psychiatric Association, 3., unveränd. Aufl. Hogrefe, Verl. für Psychologie, Göttingen, S 967

225. Scheeringa MS, Zeanah CH, Myers L, Putnam FW (2005) Predictive validity in a prospective follow-up of PTSD in preschool children. J Am Acad Child Adolesc Psychiatry 44(9):899–906

226. Osofsky JD, Osofsky HJ, Weems CF, King LS, Hansel TC (2015) Trajectories of post-traumatic stress disorder symptoms among youth exposed to both natural and technological disasters. J Child Psychol Psychiatry 56(12):1347–1355

227. Cutajar MC, Mullen PE, Ogloff JRP, Thomas SD, Wells DL, Spataro J (2010) Psychopathology in a large cohort of sexually abused children followed up to 43 years. Child Abuse Negl 34(11):813–822

228. Felitti VJ, Anda RF, Nordenberg D, Williamson DF, Spitz AM, Edwards V et al (1998) Relationship of childhood abuse and household dysfunction to many of the leading causes of death in adults. The Adverse Childhood Experiences (ACE) Study. Am J Prev Med 14(4):245–258

229. Teicher MH, Samson JA (2013) Childhood maltreatment and psychopathology: a case for ecophenotypic variants as clinically and neurobiologically distinct subtypes. Am J Psychiatry 170(10):1114–1133

230. Wang C-W, Chan CLW, Ho RTH (2013) Prevalence and trajectory of psychopathology among child and adolescent survivors of disasters: a systematic review of epidemiological studies across 1987–2011. Soc Psychiatry Psychiatr Epidemiol 48(11):1697–1720

231. Scheeringa MS, Zeanah CH (2008) Reconsideration of harm's way: onsets and comorbidity patterns of disorders in preschool children and their caregivers following hurricane Katrina. J Clin Child Adolesc Psychol 37(3):508–518

232. Cloitre M, Stolbach BC, Herman JL, van der Kolk B, Pynoos R, Wang J et al (2009) A developmental approach to complex PTSD: Childhood and adult cumulative trauma as predictors of symptom complexity. J Trauma Stress 22(5):399–408

233. Ruf M, Schauer M, Elbert T (2010) Prävalenz von traumatischen Stresserfahrungen und seelischen Erkrankungen bei in Deutschland lebenden Kindern von Asylbewerbern. Z Klin Psychol Psychother 39(3):151–160

234. Australian Centre for Posttraumatic Mental Health (ACPMH) (2013) Acute stress disorder and poststraumatic stress disorder in children and adolescents – a practicioner guide to treatment. ACPMH, Australia

235. Rosner R, Unterhitzenberger J. Posttraumatische Belastungsstörung (2019) In: Schneider S, Margraf J (Hrsg) Verhaltenstherapie im Kindes- und Jugendalter. Springer, Berlin

236. Trickey D, Siddaway AP, Meiser-Stedman R, Serpell L, Field AP (2012) A meta-analysis of risk factors for post-traumatic stress disorder in children and adolescents. Clin Psychol Rev 32(2):122–138

237. Landolt M (2012) Psychotraumatologie des Kindesalters: Grundlagen, Diagnostik und Interventionen, 2., überarbeitete und erweiterte Aufl. Hogrefe, Göttingen/Bern/Wien, S 224

238. Meiser-Stedman R, Smith P, Glucksman E, Yule W, Dalgleish T (2007) Parent and child agreement for acute stress disorder, post-traumatic stress disorder and other psychopathology in a prospective study of children and adolescents exposed to single-event trauma. J Abnorm Child Psychol 35(2):191–201

239. Schreier H, Ladakakos C, Morabito D, Chapman L, Knudson MM (2005) Posttraumatic stress symptoms in children after mild to moderate pediatric trauma: a longitudinal examination of symptom prevalence, correlates, and parent-child symptom reporting. J Trauma 58(2):353–363

240. Stover CS, Hahn H, Im JJY, Berkowitz S (2010) Agreement of parent and child reports of trauma exposure and symptoms in the early aftermath of a traumatic event. Psychol Trauma Theory Res Pract Policy 2(3):159–168

241. Goldbeck L, Jensen TK (2017) The diagnostic spectrum of trauma-related disorders in children and adolescents. In: Landolt MA, Cloitre M, Schnyder U (Hrsg) Evidence-based treatments for trauma related disorders in children and adolescents [Internet]. Springer International Publishing, Cham S 3–28. http://link.springer.com/10.1007/978-3-319-46138-0_1 (Zugegriffen am 06.02.2019)

242. Steil R, Rosner R (2009) Posttraumatische Belastungsstörung. Hogrefe, Göttingen/Bern/
     Wien, S 140. (Leitfaden Kinder- und Jugendpsychotherapie)
243. Saß H (2003) American Psychiatric Association, Herausgeber. Diagnostische Kriterien des
     Diagnostischen und Statistischen Manuals psychischer Störungen DSM-IV-TR. Hogrefe,
     Göttingen, S 370
244. Scheeringa MS, Weems CF, Cohen JA, Amaya-Jackson L, Guthrie D (2011) Trauma-focused
     cognitive-behavioral therapy for posttraumatic stress disorder in three-through six year-old
     children: a randomized clinical trial: TF-CBT for young children with PTSD. J Child Psy-
     chol Psychiatry 52(8):853–860
245. Scheeringa MS, Zeanah CH, Myers L, Putnam FW (2003) New findings on alternative crite-
     ria for PTSD in preschool children. J Am Acad Child Adolesc Psychiatry 42(5):561–570
246. Scheeringa MS, Zeanah CH, Cohen JA (2011) PTSD in children and adolescents: toward an
     empirically based algorithma. Depress Anxiety 28(9):770–782
247. Schneider S, Pflug V, Margraf J, In-Albon T (2017) Kinder-DIPS: Diagnostisches Interview
     bei psychischen Störungen im Kindes- und Jugendalter. Ruhr-Univ Boch RUB [Internet].
     https://omp.ub.rub.de/index.php/RUB/catalog/book/101 (Zugegriffen am 06.02.2019)
248. Steil R, Füchsel G (2006) Interviews zu Belastungsstörungen bei Kindern und Jugendlichen:
     Diagnostik der Akuten und der Posttraumatischen Belastungsstörung. Hogrefe, Göttingen
249. Nader K, Kriegler JA, Blake DD, Pynoos R, Newman E, Weather FW (1996) Clinician ad-
     ministered PTSD scale, child and adolescent version. National Center for PTSD, Boston
250. Pynoos RS, Weathers FW, Am Steinberg, Marx BP, Layne CM, Kaloupek DG et al (2015)
     Clinician-administered PTSD scale for DSM-5 child/adolescent version. www.ptsd.va.gov
     (Zugegriffen am 06.02.2019).
251. Arbeitsgruppe Psychotraumatologie der Universitätsklinik Ulm (2018) Deutsche Überset-
     zung des CAPS-CA. Ulm
252. Pynoos R, Steinberg AM (2013) UCLA PTSD reaction index for children/adolescents–
     DSM-5. University of California, Los Angeles
253. Elhai JD, Layne CM, Steinberg AM, Brymer MJ, Briggs EC, Ostrowski SA et al (2013)
     Psychometric properties of the UCLA PTSD reaction index. Part II: investigating factor
     structure findings in a National clinic-referred youth sample: factor structure of the UCLA
     PTSD reaction index. J Trauma Stress 26(1):10–18
254. Steinberg AM, Brymer MJ, Decker KB, Pynoos RS (2004) The University of California at
     Los Angeles post-traumatic stress disorder reaction index. Curr Psychiatry Rep 6(2):96–100
255. Steinberg AM, Brymer MJ, Kim S, Briggs EC, Ippen CG, Ostrowski SA et al (2013) Psycho-
     metric properties of the UCLA PTSD reaction index: Part I: UCLA PTSD reaction index. J
     Trauma Stress 26(1):1–9
256. Tagay S, Düllmann S, Hermans E, Repic N, Hiller R, Senf W (2011) Das Essener Trau-
     ma-Inventar für Kinder und Jugendliche (ETI-KJ). Z Kinder Jugendpsychiatr Psychother
     39(5):323–340
257. Sachser C, Berliner L, Holt T, Jensen TK, Jungbluth N, Risch E et al (2017) International de-
     velopment and psychometric properties of the Child and Adolescent Trauma Screen (CATS).
     J Affect Disord 210:189–195
258. Briere J (2011) Trauma symptom checklist for children [Internet]. American Psychologi-
     cal Association. http://doi.apa.org/getdoi.cfm?doi=10.1037/t06631-000 (Zugegriffen am
     06.02.2019)
259. Matulis S, Loos L, Langguth N, Schreiber F, Gutermann J, Gawrilow C et al (2015) Reliabi-
     lity, factor structure, and validity of the German version of the trauma symptom checklist for
     children in a sample of adolescents. Eur J Psychotraumatol 6(1):27966
260. Petermann F (2018) Trauma-Symptom-Checkliste für Kinder und Jugendliche. Z Psychiatr
     Psychol Psychother 66(4):253–255
261. Cohen JA, Bukstein O, Walter H, Benson RS, Chrisman A, Farchione TR et al (2010)
     Practice parameter for the assessment and treatment of children and adolescents with post-
     traumatic stress disorder. Adolesc Psychiatry 49(4):17
262. Kassam-Adams N, Newman E (2005) Child and parent reactions to participation in clinical
     research. Gen Hosp Psychiatry 27(1):29–35

263. Zajac K, Ruggiero KJ, Smith DW, Saunders BE, Kilpatrick DG (2011) Adolescent distress in traumatic stress research: data from the National Survey of Adolescents-Replication. J Trauma Stress 24(2):226–229

264. Cohen JA, Mannarino AP, Deblinger E, Goldbeck L (2009) Traumafokussierte kognitive Verhaltenstherapie bei Kindern und Jugendlichen. Springer, Heidelberg, S 196

265. Foa EB, McLean CP, Capaldi S, Rosenfield D (2013) Prolonged exposure vs supportive counseling for sexual abuse–related PTSD in adolescent girls: a randomized clinical trial. JAMA 310(24):2650

266. Zandberg L, Kaczkurkin AN, McLean CP, Rescorla L, Yadin E, Foa EB (2016) Treatment of adolescent PTSD: the impact of prolonged exposure versus client-centered therapy on co-occurring emotional and behavioral problems: treatment of adolescent PTSD. J Trauma Stress 29(6):507–514

267. Matulis S, Resick PA, Rosner R, Steil R (2014) Developmentally adapted cognitive processing therapy for adolescents suffering from posttraumatic stress disorder after childhood sexual or physical abuse: a pilot study. Clin Child Fam Psychol Rev 17(2):173–190

268. Rosner R, König H-H, Neuner F, Schmidt U, Steil R (2014) Developmentally adapted cognitive processing therapy for adolescents and young adults with PTSD symptoms after physical and sexual abuse: study protocol for a randomized controlled trial. Trials [Internet] 15(1). https://trialsjournal.biomedcentral.com/articles/10.1186/1745-6215-15-195 (Zugegriffen am 06.02.2019)

269. Foa EB, Gillihan SJ, Bryant RA (2013) Challenges and successes in dissemination of evidence-based treatments for posttraumatic stress: lessons learned from prolonged exposure therapy for PTSD. Psychol Sci Public Interest 14(2):65–111

270. Perrin S, Leigh E, Smith P, Yule W, Ehlers A, Clark DM (2017) Cognitive therapy for PTSD in children and adolescents. In: Landolt MA, Cloitre M, Schnyder U (Hrsg) Evidence-based treatments for trauma related disorders in children and adolescents [Internet]. Springer International Publishing, Cham. S 187–207. http://link.springer.com/10.1007/978-3-319-46138-0_9 (Zugegriffen am 06.02.2019)

271. Schauer M, Neuner F, Elbert T (2017) Narrative exposure therapy for children and adolescents (KIDNET). In: Landolt MA, Cloitre M, Schnyder U (Hrsg) Evidence-based treatments for trauma related disorders in children and adolescents [Internet]. Springer International Publishing, Cham. S 227–250. http://link.springer.com/10.1007/978-3-319-46138-0_11 (Zugegriffen am 06.02.2019)

272. Shapiro F (1996) Eye movement desensitization and reprocessing (EMDR): evaluation of controlled PTSD research. J Behav Ther Exp Psychiatry 27(3):209–218

273. Shapiro F, Wesselmann D, Mevissen L (2017) Eye movement desensitization and reprocessing therapy (EMDR). In: Landolt MA, Cloitre M, Schnyder U (Hrsg) Evidence-based treatments for trauma related disorders in children and adolescents [Internet]. Springer International Publishing, Cham. S 273–297. http://link.springer.com/10.1007/978-3-319-46138-0_13 (Zugegriffen am 06.02.2019)

274. Steil R, Dyer A, Priebe K, Kleindienst N, Bohus M (2011) Dialectical behavior therapy for posttraumatic stress disorder related to childhood sexual abuse: a pilot study of an intensive residential treatment program. J Trauma Stress 24(1):102–106

275. Cloitre MK, Cohen LR, Koenen KC (2013) Sexueller Missbrauch und Misshandlung in der Kindheit. Ein Therapieprogramm zur Behandlung komplexer Traumafolgen. Hogrefe, Göttingen (Therapeutische Praxis)

276. Gudiño OG, Leonard S, Stiles AA, Havens JF, Cloitre M (2017) STAIR Narrative therapy for adolescents. In: Landolt MA, Cloitre M, Schnyder U (Hrsg) Evidence-based treatments for trauma related disorders in children and adolescents [Internet]. Springer International Publishing, Cham. S 251–71. http://link.springer.com/10.1007/978-3-319-46138-0_12 (Zugegriffen am 06.02.2019)

277. Salloum A, Wang W, Robst J, Murphy TK, Scheeringa MS, Cohen JA et al (2016) Stepped care versus standard trauma-focused cognitive behavioral therapy for young children. J Child Psychol Psychiatry 57(5):614–622

278. Idsoe T, Dyregrov A, Dyregrov K (2017) School-based interventions. In: Landolt MA, Cloitre M, Schnyder U (Hrsg) Evidence-based treatments for trauma related disorders in

children and adolescents [Internet]. Springer International Publishing, Cham. S 465–82. http://link.springer.com/10.1007/978-3-319-46138-0_22 (Zugegriffen am 06.02.2019)

279. Plener PL, Groschwitz RC, Kapusta ND (2017) Suizidalität im Kindes- und Jugendalter. Nervenheilkunde 36(04):227–232

280. Robert R, Blakeney PE, Villarreal C, Rosenberg L, Meyer WJ (1999) Imipramine treatment in pediatric burn patients with symptoms of acute stress disorder: a pilot study. J Am Acad Child Adolesc Psychiatry 38(7):873–882

281. Scheeringa MS, Weems CF (2014) Randomized placebo-controlled D-cycloserine with cognitive behavior therapy for pediatric posttraumatic stress. J Child Adolesc Psychopharmacol 24(2):69–77

282. Gillies D, Taylor F, Gray C, O'Brien L, D'Abrew N (2012) Psychological therapies for the treatment of post-traumatic stress disorder in children and adolescents. Cochrane Common Mental Disorders Group, Herausgeber. Cochrane Database Syst Rev [Internet]. http://doi.wiley.com/10.1002/14651858.CD006726.pub2 (Zugegriffen am 06.02.2019)

283. Gillies D, Maiocchi L, Bhandari AP, Taylor F, Gray C, O'Brien L (2016) Psychological therapies for children and adolescents exposed to trauma. Cochrane Common Mental Disorders Group, Herausgeber. Cochrane Database Syst Rev [Internet]. http://doi.wiley.com/10.1002/14651858.CD012371 (Zugegriffen am 06.02.2019)

284. Deblinger E, Heflin AH (1996) Treating sexually abused children and their nonoffending parents: a cognitive behavioral approach. Sage, Thousand Oaks, S 256. (IVPS)

285. Ertl V, Pfeiffer A, Schauer E, Elbert T, Neuner F (2011) Community-implemented trauma therapy for former child soldiers in Northern Uganda: a randomized controlled trial. JAMA [Internet] 306(5). http://jama.jamanetwork.com/article.aspx?doi=10.1001/jama.2011.1060 (Zugegriffen am 06.02.2019)

286. Trowell J, Kolvin I, Weeramanthri T, Sadowski H, Berelowitz M, Glaser D et al (2002) Psychotherapy for sexually abused girls: psychopathological outcome findings and patterns of change. Br J Psychiatry J Ment Sci 180:234–247

287. Lieberman AF, Van Horn P, Ippen CG (2005) Toward evidence-based treatment: child-parent psychotherapy with preschoolers exposed to marital violence. J Am Acad Child Adolesc Psychiatry 44(12):1241–1248

288. Unterhitzenberger J, Lang M, Wintersohl S, Rosner R (2019) Treatment of unaccompanied young refugees with PTSD: experiences and first results of the application of an evidence-based intervention manual. Child Adolesc Psychiatry and Mental Health 13(22). doi: 10.1186/s13034-019-0282-3

289. Scheeringa MS (2016) Treating PTSD in preschoolers: a clinical guide. The Guilford Press, New York, S 222

290. Sachser C, Keller F, Goldbeck L (2017) Complex PTSD as proposed for ICD-11: validation of a new disorder in children and adolescents and their response to trauma-focused cognitive behavioral therapy. J Child Psychol Psychiatry 58(2):160–168

291. Vasileva M, Haag A-C, Landolt MA, Petermann F (2018) Posttraumatic stress disorder in very young children: diagnostic agreement between ICD-11 and DSM-5: PTSD in very young children: ICD-11 and DSM-5. J Trauma Stress 31(4):529–539

292. Gudiño OG, Leonard S, Cloitre M (2016) STAIR-A for girls: a pilot study of a skills-based group for traumatized youth in an urban school setting. J Child Adolesc Trauma 9(1):67–79

293. Goldbeck L, Muche R, Sachser C, Tutus D, Rosner R (2016) Effectiveness of trauma-focused cognitive behavioral therapy for children and adolescents: a randomized controlled trial in eight German Mental Health Clinics. Psychother Psychosom 85(3):159–170

294. Kolko DJ, Cupit Swenson C (2002) Assessing and treating physically abused children and their families: a cognitive-behavioral approach assessing and treating physically abused children and their families: a cognitive-behavioral approach [Internet]. SAGE, Thousand Oaks. http://sk.sagepub.com/books/assessing-and-treating-physically-abused-children-and-their-families (Zugegriffen am 06.02.2019)

295. Kolko DJ (1996) Clinical monitoring of treatment course in child physical abuse: psychometric characteristics and treatment comparisons. Child Abuse Negl 20(1):23–43

296. Arata CM (2000) From child victim to adult victim: a model for predicting sexual revictimization. Child Maltreat 5(1):28–38

297. Classen CC, Palesh OG, Aggarwal R (2005) Sexual revictimizion: a review of the empirical literature. Trauma Violence Abuse 6(2):103–129

298. Fergusson DM, Horwood LJ, Lynskey MT (1997) Childhood sexual abuse, adolescent sexual behaviors and sexual revictimization. Child Abuse Negl 21(8):789–803

299. Bockers E, Knaevelsrud C (2011) Reviktimisierung: Ein bio-psycho-soziales Vulnerabilitätsmodell. PPmP – Psychother Psychosom Med Psychol 61(09/10):389–397

300. Macy RJ (2007) A coping theory framework toward preventing sexual revictimization. Aggress Violent Behav 12(2):177–192

301. LoSavio ST, Dillon KH, Resick PA (2017) Cognitive factors in the development, maintenance, and treatment of post-traumatic stress disorder. Curr Opin Psychol 14:18–22

302. Pfeiffer E, Sachser C, de Haan A, Tutus D, Goldbeck L (2017) Dysfunctional posttraumatic cognitions as a mediator of symptom reduction in trauma-focused cognitive behavioral therapy with children and adolescents: results of a randomized controlled trial. Behav Res Ther 97:178–182

303. Habetha S (Hrsg) (2012) Deutsche Traumafolgekostenstudie: kein Kind mehr – kein(e) Trauma(kosten) mehr? Schmidt & Klaunig, Kiel, S 138. (Schriftenreihe/IGSF Institut für Gesundheits-System-Forschung)

304. Harik J (2018) Shared decision-making for PTSD. PTSD Research Quarterly. 29(1):1–4

305. Kliem S, Kröger C, Sarmadi NB, Kosfelder J (2012) Wie werden Verbesserungen nach Typ-II-Traumata infolge unterschiedlicher traumabearbeitender Interventionen eingeschätzt?: Eine Re-Analyse der Umfrage unter psychotraumatologisch erfahrenen Psychologischen Psychotherapeuten. Z Klin Psychol Psychother 41(1):30–37

306. Kröger C, Kliem S, Bayat Sarmadi N, Kosfelder J (2010) Versorgungsrealität bei der Behandlung der posttraumatischen Belastungsstörung: Eine Umfrage unter psychotraumatologisch erfahrenen Psychologischen Psychotherapeuten. Z Klin Psychol Psychother 39(2):116–127

307. Rosner R, Henkel C, Ginkel K, Mestel R (2010) Was passiert nach der stationären Stabilisierung mit komplex traumatisierten PTB-Patientinnen?: Die Bedeutung von Stabilisierung und Konfrontation für die Behandlung traumatisierter Frauen. Z Psychiatr Psychol Psychother 58(2):127–135

308. Schellong J, Epple F, Weidner K (Hrsg) (2018) Praxisbuch Psychotraumatologie [Internet], 1. Aufl. Georg Thieme Verlag, Stuttgart. http://www.thieme-connect.de/products/ebooks/book/10.1055/b-006-149613 (Zugegriffen am 21.03.2019)

309. Kuwert P, Hornung S, Freyberger H, Glaesmer H, Klauer T (2015) Trauma und posttraumatische Belastungssymptome bei Patienten in deutschen Hausarztpraxen. Nervenarzt 86(7):807–817

310. Shalev A, Liberzon I, Marmar C (2017) Post-traumatic stress disorder. N Engl J Med 376(25):2459–69

311. Spottswood M, Davydow DS, Huang H (2017) The prevalence of posttraumatic stress disorder in primary care: a systematic review. Harv Rev Psychiatry 25(4):159–169

312. Reddemann O, Leve V, Eichenberg C, Herrmann M (2014) Zur Bedeutung von Traumafolgestörungen in der hausärztlichen Praxis. Z Allg Med 90(3):123–128

313. Greene T, Neria Y, Gross R (2016) Prevalence, detection and correlates of PTSD in the primary care setting: a systematic review. J Clin Psychol Med Settings 23(2):160–180

314. Maercker A, Forstmeier S, Wagner B, Glaesmer H, Brähler E (2008) Posttraumatische Belastungsstörungen in Deutschland: Ergebnisse einer gesamtdeutschen epidemiologischen Untersuchung. Nervenarzt 79(5):577–586

315. Warner CH, Warner CM, Appenzeller GN, Hoge C (2013) Identifying and managing posttraumatic stress disorder. Am Fam Physician 88(12):827–834

316. Deutsche Gesellschaft für Allgemeinmedizin und Familienmedizin (2014) Positionspapier zur psychosomatischen Grundversorgung in der Allgemeinmedizin [Internet]. https://www.degam.de/files/Inhalte/Degam-Inhalte/Ueber_uns/Positionspapiere/DEGAM_Positionspapier_Psychosomatische_Grundversorgung_final.pdf (Zugegriffen am 21.03.2019)

317. Reddemann O (2016) Psychotrauma, (post)traumatischer Stress und Traumafolgestörungen in der hausärztlichen Versorgung. Ärztl Psychother 4(11):192–198
318. Gemeinsamer Bundesausschuss (2018) Richtlinie des Gemeinsamen Bundesauschusses über die Durchführung der Psychotherapie [Internet]. Verfügbar unter: https://www.g-ba.de/downloads/62-492-1733/PT-RL_2018-10-18_iK-2018-12-21.pdf (Zugegriffen am 21.03.2019)
319. Pawils S, Nick S, Metzner F, Lotzin A, Schäfer I (2017) Versorgungssituation von Kindern, Jugendlichen und Erwachsenen mit sexuellen Gewalterfahrungen in Deutschland: Ein kritischer Überblick. Bundesgesundheitsbl Gesundheitsforsch Gesundheitsschutz 60(9):1046–1054
320. Equit M, Maurer S, Michael T, Köllner V (2018) Konfrontation oder Stabilisierung: Wie planen Verhaltenstherapeuten die Behandlung bei Posttraumatischer Belastungsstörung? Verhaltenstherapie 28(1):7–14
321. Deutsche gesetzliche Unfallversicherung (2017) Psychotherapeutenverfahren – Anforderungen, Handlungsanleitung, Berichterstattung, Gebühren. https://publikationen.dguv.de/dguv/pdf/10002/12086.pdf (Zugegriffen am 21.03.2019)
322. Bollmann K, Schürmann I, Nolting B, Dieffenbach I, Fischer G, Zurek G et al (2012) Evaluation der Traumaambulanzen nach dem Opferentschädigungsgesetz in Nordrhein-Westfalen. Z Psychosom Med Psychother 58(1):42–54
323. Rassenhofer M, Laßhof A, Felix S, Heuft G, Schepker R, Keller F et al (2016) Effektivität der Frühintervention in Traumaambulanzen: Ergebnisse des Modellprojekts zur Evaluation von Ambulanzen nach dem Opferentschädigungsgesetz. Psychotherapeut 61(3):197–207
324. Driessen M, Frommberger U, Steuwe C, Schäfer I (2012) Traumaspezifische Diagnostik und Therapie in Psychiatrischen Institutsambulanzen in Deutschland – eine Umfrage der BDK und des Referates Psychotraumatologie der DGPPN. Psychiatr Prax 39(05):248–249
325. Priebe K, Roth M, Krüger A, Glöckner-Fink K, Dyer A, Steil R et al (2016) Psychiatrische Behandlungskosten von Patientinnen mit Posttraumatischer Belastungsstörung nach sexuellem Missbrauch vor und nach stationärer DBT-PTSD. Psychiatr Prax 44(02):75–84
326. Schäfer I (2008) Traumatisierungen bei psychisch erkrankten Menschen – welche Konsequenzen ergeben sich für das Hilfesystem? Perspektive Rehabilitation:32–44
327. Mauritz MW, Goossens PJJ, Draijer N, van Achterberg T (2013) Prevalence of interpersonal trauma exposure and trauma-related disorders in severe mental illness. Eur J Psychotraumatol 4(1):19985
328. Vauth R, Nyberg E (2007) Unbehandelte Posttraumatische Belastungsstörungen bei schizophrenen Störungen: eine Hypothek auf die Zukunft? Fortschritte Neurol Psychiatr 75(8):463–472
329. Reddemann L, Piedfort-Marin O (2017) Stabilization in the treatment of complex post-traumatic stress disorders: concepts and principles. Eur J Trauma Dissociation 1(1):11–17
330. Köllner V (2018) Rehabilitation. In: Schellong J, Epple F, Weidner K (Hrsg) Praxisbuch Psychotraumatologie. Thieme, Stuttgart
331. Wilms B, Broda M, Dinger-Broda A, Köllner V (2014) Zur Versorgung von Menschen mit psychischen Störungen nach sexueller Traumatisierung. PiD – Psychother Im Dialog 15(01):70–77
332. Köllner V (2014) Psychosomatische Rehabilitation. Psychotherapeut 59(6):485–502
333. Broda M, Hildenbrand G, Köllner V (2013) Versorgungsstrukturen und Schnittstellen psychotherapeutischer Versorgung. In: Senf W, Broda M, Wilms B (Hrsg) Techniken der Psychotherapie. Thieme, Stuttgart, S 312–320
334. Brenner L, Wagner B, Köllner V (2018) Komplexe posttraumatische Belastungsstörung (kPTBS)–Prävalenz, komorbide Diagnosen und Symptombelastung in der psychosomatischen Rehabilitation. [Internet]. Verfügbar unter: https://www.researchgate.net/profile/Volker_Koellner/publication/323457669_Komplexe_posttraumatische_Belastungsstorung_kPTBS-Pravalenz_komorbide_Diagnosen_und_Symptombelastung_in_der_psychosomatischen_Rehabilitation/links/5a971e0aa6fdccecff0b1812/Komplexe-posttraumatische-Belastungsstoerung-kPTBS-Praevalenz-komorbide-Diagnosen-und-Symptombelastung-in-der-psychosomatischen-Rehabilitation.pdf?origin=publication_list (Zugegriffen am 21.03.2019)

335. Gruner B, Köllner V (2016) Psychotherapeutische Versorgung nach Arbeitsunfällen. PiD – Psychother Im Dialog 17(02):44–47

336. Kantor V, Knefel M, Lueger-Schuster B (2017) Investigating institutional abuse survivors' help-seeking attitudes with the inventory of attitudes towards seeking mental health services. Eur J Psychotraumatol 8(1):1377528

337. Elhai JD, Ford JD (2009) Utilization of mental health services after disasters. In: Neria Y, Galea S, Norris F (Hrsg) Mental health and disaster. Cambridge University Press, New York, S 366–384

338. Gavrilovic JJ, Schützwohl M, Fazel M, Priebe S (2005) Who seeks treatment after a traumatic event and who does not? A review of findings on mental health service utilization. J Trauma Stress 18(6):595–605

339. Koenen KC, Goodwin R, Struening E, Hellman F, Guardino M (2003) Posttraumatic stress disorder and treatment seeking in a national screening sample. J Trauma Stress 16(1):5–16

340. Ghafoori B, Barragan B, Palinkas L (2014) Mental health service use among trauma-exposed adults: a mixed-methods study. J Nerv Ment Dis 202(3):239–246

341. ten Have M, de Graaf R, Ormel J, Vilagut G, Kovess V, Alonso J (2010) Are attitudes towards mental health help-seeking associated with service use? Results from the European study of epidemiology of mental disorders. Soc Psychiatry Psychiatr Epidemiol 45(2):153–163

342. Igney C, Ehmke J (2016) Das Opferentschädigungsgesetz–eine gute Idee mit Reformbedarf. Trauma 14(4):65–72

343. Sachverständigenrat zur Begutachtung der Entwicklung im Gesundheitswesen (2018) Bedarfsgerechte Steuerung der Gesundheitsversorgung. Gutachten [Internet]. https://www.svr-gesundheit.de/fileadmin/user_upload/Gutachten/2018/SVR-Gutachten_2018_WEBSEITE.pdf (Zugegriffen am 21.03.2019)

344. Gilbert R, Widom CS, Browne K, Fergusson D, Webb E, Janson S (2009) Burden and consequences of child maltreatment in high-income countries. Lancet 373(9657):68–81

345. Glaesmer H, Gunzelmann T, Braehler E, Forstmeier S, Maercker A (2010) Traumatic experiences and post-traumatic stress disorder among elderly Germans: results of a representative population-based survey. Int Psychogeriatr 22(04):661–670

346. Glaesmer H, Kaiser M, Bräehler E, Freyberger HJ, Kuwert P (2012) Posttraumatic stress disorder and its comorbidity with depression and somatisation in the elderly – a German community-based study. Aging Ment Health 16(4):403–412

347. McFarlane AC (2010) The long-term costs of traumatic stress: intertwined physical and psychological consequences. World Psychiatry 9(1):3–10

348. Hucklenbroich K, Burgmer M, Heuft G (2014) Psychische Folgen von früheren und akuten Traumatisierungen bei Älteren. Z Gerontol Geriatr 47(3):202–208

349. Siegel S, Rau H, Dors S, Brants L, Börner M, Wetzel S, Ströhle A, Peter L. Zimmermann, Willmund G (2017) Expertenmeinungen zum psychosozialen Versorgungsbedarf ehemaliger Soldatinnen und Soldaten der Bundeswehr. Monitor Versorgungsforschung [Internet]. (06/17).   https://www.monitor-versorgungsforschung.de/archiv/ausgaben-2017/mvf06-17 (Zugegriffen am 21.03.2019)

350. Monson CM, Fredman SJ, Macdonald A, Pukay-Martin ND, Resick PA, Schnurr PP (2012) Effect of cognitive-behavioral couple therapy for PTSD: a randomized controlled trial. J Am Med Assoc 308(7):700–709

351. Fegert JM (2007) Sexueller Missbrauch an Kindern und Jugendlichen. Bundesgesundheitsbl Gesundheitsforsch Gesundheitsschutz 50(1):78–89

352. Fegert JM, Schnoor K, Kleid S, Kindler H (2008) Lernen aus problematischen Kinderschutzverläufen – Machbarkeitsexpertise zur Verbesserung des Kinderschutzes durch systematische Fehleranalysen [Internet]. Bundesministerium für Familie, Frauen und Jugend, Herausgeber.   https://www.bmfsfj.de/blob/94214/851c3940e417a4aa7350671272877daa/lernen-aus-problematischen-kinderschutzverlaeufen-data.pdf (Zugegriffen am 21.03.2019)

353. Böttche M, Stammel N, Knaevelsrud C (2016) Psychotherapeutische Versorgung traumatisierter geflüchteter Menschen in Deutschland. Nervenarzt 87(11):1136–1143

354. Beerlage I, Helmerichs J, Waterstraat F, Bellinger M (2010) Management der Psychosozialen Notfallversorgung in Großschadens-und Katastrophenlagen. In: Katastrophenmedizin–Leitfaden für die ärztliche Versorgung im Katastrophenfall. BBK, Bonn, S 131–150

355. Beerlage I, Hering T, Nörenberg L (2006) Entwicklung von Standards und Empfehlungen für eine Netzwerk zur bundesweiten Strukturierung und Organisation psychosozialer Notfallversorgung. Schriftenreihe Zivilschutzforschung, Bd 57. Bundesamt für Bevölkerungsschutz und Katastrophenhilfe, Bonn

356. Ärztekammer Nordrhein (2015) Kommunikation im medizinischen Alltag - Ein Leitfaden für die Praxis. www.aekno.de/Leitfaden-Kommunikation (Zugegriffen am 21.03.2019)

357. Kleineberg-Massuthe H, Masztalerz O, Kölnner V, Georgiadou E (2017) Psychotherapie mit Geflüchteten in Deutschland: Rahmenbedingungen und Behandlungsanforderungen. Ärztl Psychoth 4(12):211–218

358. Praxis der Psychosomatischen Grundversorgung. Die Beziehung zwischen Arzt und Patient. 2. Überarbeitete Auflage. Stuttgart: Kohlhammer

359. Lotzin A, Buth S, Sehner S, Hiller P, Martens M-S, Pawils S et al (2018) „Learning how to ask": effectiveness of a training for trauma inquiry and response in substance use disorder healthcare professionals. Psychol Trauma Theory Res Pract Policy 10(2):229–238

360. Schäfer I, Wingenfeld K, Spitzer C (2009) ACE-D; Deutsche Version des „Adverse Childhood Experiences Questionnaire (ACE)". www.zep-hh.de (Zugegriffen am 03.10.2019)

361. Siegrist P, Maercker A (2010) Deutsche Fassung der Short Screening Scale for DSM-IV Posttraumatic Stress Disorder. Aktueller Stand der Validierung. Trauma und Gewalt (4):-208–213

362. Schäfer I, Schulze C (2010) Deutsche Version des „Primary Care Posttraumatic Stress Disorder screening questionnaire". www.zep-hh.de (Zugegriffen am 03.10.2019)